U0668718

八桂中医名家学术精要

主编 姚春 黎甲文

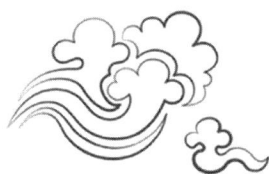

全国百佳图书出版单位

中国中医药出版社

·北京·

图书在版编目（CIP）数据

八桂中医名家学术精要 / 姚春，黎甲文主编 .—北京：
中国中医药出版社，2025.4
ISBN 978 – 7 – 5132 – 8524 – 7

Ⅰ.①八… Ⅱ.①姚…②黎… Ⅲ.①中医临床—经验—
中国—现代 Ⅳ.① R249.7

中国国家版本馆 CIP 数据核字（2023）第 207798 号

中国中医药出版社出版

北京经济技术开发区科创十三街 31 号院二区 8 号楼
邮政编码 100176
传真 010-64405721
山东临沂新华印刷物流集团有限责任公司印刷
各地新华书店经销

开本 889×1194 1/16 印张 68.5 字数 1014 千字
2025 年 4 月第 1 版 2025 年 4 月第 1 次印刷
书号 ISBN 978 – 7 – 5132 – 8524 – 7

定价 398.00 元
网址 www.cptcm.com

服 务 热 线 010-64405510
购 书 热 线 010-89535836
维 权 打 假 010-64405753

微信服务号 zgzyycbs
微商城网址 https://kdt.im/LIdUGr
官 方 微 博 http://e.weibo.com/cptcm
天猫旗舰店网址 https://zgzyycbs.tmall.com

如有印装质量问题请与本社出版部联系（010-64405510）
版权专有 侵权必究

《八桂中医名家学术精要》
编委会

主　编　姚　春　　黎甲文

副主编　戴　铭　　林　辰　　潘　霜

编　委（以姓氏笔画为序）

弓艳玲	王　萌	王柏灿	韦　坚	方　兴
邓　鑫	冯　卓	朱智德	刘　好	刘　姣
刘　强	刘儒鹏	米　琨	汤敏华	李卫红
李克译	李灿梅	李美康	李清清	杨　伟
杨艳光	肖　健	吴　林	吴海标	何世全
何新兵	邹卓成	张　斌	张燕珍	张璐砾
陈国忠	陈明伟	林寿宁	林树元	周文光
庞学丰	郑景辉	秦华珍	班　胜	莫小勤
莫清莲	唐红珍	唐振宇	唐梅文	黄　瑜
黄家诏	覃洁梅	蒙健林	窦维华	熊　瑜

中医药学具有悠久的历史，几千年来在保障民族繁衍昌盛、维护人民健康中发挥了重要作用，至今仍在健康中国建设、重大疾病防治及养生保健中具有不可替代的作用。中医药学虽然古老，但其理念并不落后，如天人合一、整体观念、辨证论治、复方治疗等理念，与西医学前沿不谋而合，体现了中华文明智慧的前瞻性和先进性。中医药能够历久弥新、学术长青的主要原因，就是千百年来守正创新，一以贯之，守正创新是中医药发展的内生动力。守正，就是坚持中医药自身的学术特点和发展规律，也是中医药传承的基础和关键；创新，就是不断汲取当代科学技术为我所用，丰富和发展自己，也是中医发展的灵魂和动力。

名老中医学术思想和鲜活的临床经验，是中医学术薪火相传的重要内容。广西中医、壮瑶医药源远流长，名医辈出，积累了丰富的经验，创造了独具特色的桂派中医流派和学术特点，在全国享有盛誉。当代桂派中医名家医德高尚、医术精湛，中医理论造诣深厚，学术成就卓越，是推动广西中医药民族医药事业传承发展的中坚力量，是承前启后的代表性人物。以姚春教授为代表的专家群体注重桂派中医传承创新研究，组织一批长期在临床一线的青年中医骨干，通过跟师临床实践，广泛收集和整理桂派中医大师的临证经验、学术思想和临证典型医案，并总结和凝练他们的学术思想与独到的诊疗技术，编撰了《八桂中医名家学术精要》。该书所载22位桂派中医名家毕生经验心得，活态传承，内容鲜活，选材丰富，文笔精当，风格独特，具有重要的理论意义和临床价值，是中医临床中一册有益的参考书。

八桂中医名家为守护广西各族人民的健康，推动广西经济社会发展作出了重要贡献。我相信，以匠心打造高品质的《八桂中医名家学术精要》，其丰富的临证思维经验、博大精深的中医智慧和独特的名家魅力，能为广大中医工作者传授名家医术心法，对八桂中医名家医术的传播与推广产生重要的促进作用，也将对中医学术进步与发展产生积极、持久的影响。

　　谨为序，呈敬意。

中国工程院院士　国医大师

中国中医科学院　名誉院长　*张伯礼*

天津中医药大学　名誉校长

2025 年 3 月于天津静海团泊湖畔

《八桂中医名家学术精要》首次收录了首批22位广西桂派中医大师，包括已故的老专家和至今仍活跃在八桂大地上的桂派中医大家，记录了他们的医事传略、学术思想和临证经验，并对他们的典型临证医案进行总结和凝练，为首部编辑整理出版的著作。

广西地处我国南疆，有"八桂"之称谓。传统中医在八桂大地得到了蓬勃发展，这背后凝聚了一代又一代中医人的不懈努力，尤其是老一辈杏林名家的薪火传承。为了更好地传承和发展桂派中医事业，赓续桂派中医脉络，汲取历代桂派中医名家经验，助力八桂名医医道医术薪火相传，我们启动了《八桂中医名家学术精要》的编撰工作，经过近两年的努力，终于完成了该书的编撰出版工作。

各位桂派中医大师医德高尚、医术精湛、学术造诣深厚、学术思想和经验独到，为广西卫生事业的发展作出了重要贡献。本书展现了他们在中医药领域的学术成果和卓越贡献，旨在弘扬八桂中医的学术特色和优秀传统，为后学者提供有益的参考和借鉴，帮助新一代中医快速成长，使之薪火相传，这对中医药事业的传承发展具有重要意义。同时，对发挥地区中医药资源优势和临床特色，推动广西中医药、民族医药事业的发展，建设健康广西、健康中国具有重要的现实意义和历史意义。

由于编写时间紧张，加之编者水平有限，本书不足之处在所难免，诚请同行专家与读者提出宝贵意见，以便修订时不断提高。

姚春 黎甲文

2025 年春日于南宁仙葫

韦贵康

黄瑾明

陈 慧 侬

黄鼎坚

韦 立 富

方显明

朱 少 廷

李廷冠

李桂文

李 瑞 吉

李锡光

张达旭

周基邦

徐 富 业

梁 申

董少龙

蓝青强

班秀文

一、名家简介

班秀文（1920—2014），字壮，是全国第一批名老中医药专家学术经验继承工作指导老师。他于 2009 年 4 月被人力资源和社会保障部、卫生部、国家中医药管理局评选为"国医大师"。在长期的临床和教学实践中，班秀文对中医学理论和辨证施治有着深入的领悟，擅长治疗内、妇、儿科疾病，以妇科为专业方向。

班秀文从医 70 余年，为了中医药的传承和发扬，他深入研究中医学理论，结合自己的临床经验和体会，著书立论，留下了宝贵的财富。他所撰写的专著包括《班秀文妇科医论医案选》《妇科奇难病论治》《壮乡医话》《班秀文临床经验辑要》等。此外，他编写了《中医基本理论》《中国妇科发展史》等教材，并发表了五十多篇论文。其中《六经辨证在妇科的应用》一文深入探讨了古代经验对现代临床的借鉴意义，受到了国内外中医学者的高度评价，甚至被日本东洋学术出版社摘要出版。

班秀文还曾担任过第六届全国人大代表、广西壮族自治区政协委员、中国中医学会理事、全国中医妇科专业委员会委员、中华医史学会理事、广西中医药学会副会长、广西中医妇科委员会主任委员、《广西民族医药研究所》顾问、南宁市中医学会理事长、高等教育学会理事、广西中医药副主任委员及主编、《广西医学》编委等职。

二、医事传略

（一）艰辛童年，苦读成才

1920 年 1 月，班秀文出生在广西隆安县雁江乡长安村那料屯的一个壮族家庭。他的祖父和父亲均为当地有名的骨科医生，备受当地群众的爱戴。班秀文从小就跟随着祖父一起上山采摘草药，祖父教他认各种中草药，激发了班秀文对医学的浓厚兴趣。然而，班秀文 7 岁那年，他的祖父和父亲相继患上急性热病，在 1 个月内先后去世。母亲为了安葬亲人，不得已卖掉了家里仅有的几亩薄田，花光了所有的积蓄。从此，母亲带着年幼的班秀文和妹妹，在贫穷中艰难生活。为了维持生计，他们一家搬到了平果县。班秀文被寄养在姨妈家，并开始当起了放牛娃。

尽管生活一直很艰苦，班秀文仍然铭记着祖父"勤学刻苦，学医济世"的教导。他一边放牛，一边坚持学习认字。后来，一位曾经念过几年私塾的梁老伯发现了班秀文的勤奋和努力，便主动教他认字。梁老伯以鞭杆为笔，以大地上的泥沙为纸，教班秀文识字、写字。从"牛字"开始，一直学到牛角、牛头、牛身、牛腿、牛尾巴……每天学习一两个字。在四年多的牧童生活里，班秀文不仅学会了写自己的名字，还掌握了许多字词。十二岁那年，班秀文在亲戚的资助下得以进入学校学习。他插班读了三年级，由于只有牧童时"牛鞭识字"的基础，起初成绩并不理想。但班秀文靠着强烈的求知欲和毅力，不断充实自己，很快就跟上了同学的步伐。一年后，他成为班上学习成绩最优秀的学生之一。然而，由于家里难以承担学费，班秀文又陷入了辍学的困境。这时，在老师和同学的鼓励下，班秀文参加了高小的考试，并以第一名的成绩被录取，得到了免学费的待遇。在学校里，他废寝忘食、手不释卷，始终保持着名列前茅的好成绩。

班秀文高小毕业后，因家境贫困无法继续升学。在村里一位长者的推荐下，他成为雁江村小学的教员，于16岁那年开始了自己的教师生涯。虽然微薄的收入仅够维持生计，但班秀文依靠自己的努力接济了家用，并在白天完成教学任务后，晚上坚持不懈地阅读各种书籍，充实自己的知识。1937年秋，南宁市的省立医学研究所公开招考两名学生。尽管几近绝望，班秀文听说这是实现行医梦想的机会，便迫不及待地报名参加考试。虽然成功以全县第一的成绩考入该校，但其余费用仍需自理。这对班秀文来说是一大负担，母亲起初并不同意他到南宁求学，但经过班秀文的苦求，母亲不得不筹集家中所有铜板并将其交付班秀文。班秀文明白母亲的辛劳与疲惫，因此下定决心好好孝顺母亲，尽自己所能以还。

平果县距离南宁有一百五十公里，由于家境贫困，班秀文只能步行前往南宁。他身揣着七个铜板，磨破了三双草鞋，历时三天三夜艰苦跋涉，终于抵达南宁，开始了他的医学之路。在广西省立南宁医药研究所三年的大学生涯中，班秀文系统地学习了黄帝内经、伤寒论、金匮要略、温病学、中药学、方剂学、妇科、儿科、针灸等课程，迅速成长起来。在这期间，他充分抓住了学习的机会，刻苦钻研，不辞辛劳，虚心向老师请教，认真揣摩他们的治学和辨证方法、用药特点，不断总结并记录下来。班秀文坚信"三人行必有我师"的道理，与同学相互切磋，共同进步。他还深得老师刘惠宁、刘六桥的喜爱，常跟师侍诊，在诊所里跟随老师切脉问病、抄方配药的过程中，受到启发和指导。这些都为班秀文打下了坚实的基础，使他的基本理论和临床实践技能在短时间内得到了极大提升。

经过艰苦的生活磨砺，班秀文锻炼出了坚强、不折不挠的性格。他以勤奋笃实的治学精神通阅精读了许多中医经典著作，口诵心记，由浅入深，不断返璞归真，日积月累，终于在医学领域成为一位杰出的专家。

（二）山乡悬壶

1940年，班秀文从广西省立南宁医药研究所毕业后，被分配到桂西山区凌云县平私医务所担任所长兼医师。当时，正处于抗战年代，百姓生活艰难，山区人民更是缺乏衣食，医疗得不到保障，许多疾病得不到及时救治。班秀文深感劳动人民的苦难，为了能给患者诊治，他通常会前往山区，即便患者缺钱，他也会少收或免收药费，或者默默地替患者垫付。尽管医院的药物匮乏，他仍上山采药、制药，并充分发挥针灸的特长，以治病防病。随着诊治患者数量的增加，他用药也越来越广泛，往往内外兼施；他的针灸技术在不断实践中也得以提高，因此医术日益精湛。他的精湛医术和高尚医德赢得了当地人民的爱戴和拥护。在山区行医期间，班秀文深刻感受到当地壮族妇女的辛劳和忍耐，因此他决定尽自己的努力帮助女性患者治疗妇科疾病。

然而，当时战争不断，人民生活苦难重重，国民政府也不太重视山区的医疗卫生工作，甚至取消了对山区医疗的支持，民不聊生，有病难求。在这种环境下，班秀文的医术和抱负无法得到施展，最终决定辞职回到家乡。回到平果县后，班秀文先后在县中学医务所和县卫生院工作，但由于社会黑暗、官场腐败以及人际斗争等原因，他难以实现自己的理想。1946年，他再次辞去公职，在县城开办诊所。他不仅诊费低廉，还常常免费为患者提供草药和诊治。凭借其在山区临床经验，以及对轻重病患认真负责、细心诊治，对患者贫富均等地看待，班秀文利用手中的银针和草药缓解了当地群众的病痛，疗效显著。他的名声逐渐传开，成为当地有声望的医生。在此期间，年轻的班秀文还被选为果德县中医师公会理事长。

中华人民共和国成立后，班秀文响应党的号召，积极推进"中医科学化"进程。1951年，他被保送到广西省立第六医士学校及中南抗疟人员训练班学习，接触到了许多西医的基础理论知识。1952年9月，班秀文被分配到广西民族卫生队，深入壮乡苗寨，为少数民族群众防病治病。那里地处山区，交通不便，药品匮乏，他发挥针灸和草药特长，使更多的生命得以挽救。翌年春天，广西隆林县德峨乡回归热流行，得到上级命令，班秀文前往疫区，奋不顾身地投入抢救，通宵达旦忙碌，最终再次挽救了许多村民的生命。1955年，班秀文调到百色地区担任医生。

（三）育人不倦，广施医道

1957年，班秀文调任广西中医学院的前身——广西省立南宁中医学校任教。后来，南宁中医学校改为广西中医专科学校，他参与了南京中医学院主编的《〈伤寒论〉教学参考资料》和《〈金匮要略〉教学参考资料》的编写工作，并于次年前往南京中医学院深造。他在接下来的几十年的医疗和教学生涯中，辛勤耕耘，成果丰硕。他先后讲授《中医诊断学》《中医内科学》《中医基础理论》《伤寒论》《金匮要略》《黄帝内经》《温病学》《中医妇科学》《中医各家学说》等课程，并一度担任广西中医学院各家学说教研室主任。1978年，他成为广西中医学院副教授，1982年被评为教授，还曾在1979年至1984年担任广西中医学院教务处副处长。1985年9月，他开始培养第一批专攻壮族医药史的研究生。1986年6月，出任广西中医学院壮医研究室主任，直接指导了我国第一家壮医门诊部的筹建和诊疗工作。他培养的陈慧侬、陈慧珍等学生，已成为全国、广西名老中医，共有18名中医硕士研究生和3名高级职称学术继承人，他们均已成为中医学术界的骨干力量。

班秀文常言："医者，病家性命所系，为医者既要有割股之心，又需医道精良，方能拯难救厄。"他认为，作为一名医生，首先要以人道关怀为出发点，以拯救生命为己任，不计较利益得失、不忘义务和道德约束，而是要诊断治疗疾病，缓解患者痛苦，挽救生命。因此，在他从医后，无论对于贫困患者还是其他需要帮助的人，他都是免费提供医疗服务、赠送药物，并且有时还会补贴患者路费。班秀文曾经接诊过干部、工程师、教师、医生等人群，但更多的是来自工厂、餐馆、农村的普通人。无论是什么职位和身份，他总是热情随和、平等对待。对于那些情绪低落、长期求医不愈的患者，班秀文更是耐心逐一地诊治、开导，以减轻他们的心理压力，并帮助他们重树信心。

1989 年，班秀文荣获广西壮族自治区和全国优秀教师称号。1990 年，他成为国家人事部、卫生部、国家中医药管理局认定的首批全国继承老中医药专家学术经验指导老师。1991 年，班秀文受聘为澳大利亚自然医学学院客座教授。1992 年，他被授予享受国务院政府特殊津贴专家。2009 年 4 月，班秀文被人力资源和社会保障部、卫生部、国家中医药管理局评选为"国医大师"，这是对他杰出成就的又一次肯定。

三、学术思想

（一）妇科治病必治血

造成妇科疾病的原因很多，外部原因通常是由于感受寒、热、湿等邪气而引起的；内部原因则通常是由于情志内伤、房劳多产、生活饮食不规律等引起的，病情复杂，也有阴寒和阳热之分。但是，妇女的月经、带下、妊娠、产乳等生理功能活动都以阴血为基础，因此与血液的变化息息相关，即所谓妇女以血为本，以血为用。正如《景岳全书·妇人规》所说："女人以血为主，血王则经调而子嗣，身体之盛衰，无不肇端于此，故治妇人之病，当以经血为先。"由于妇女生理上"数脱血"的特点，女性常处于气虚血亏的生理状态，因此在治疗妇科疾病时，应考虑到妇女以血为本、阴血易伤而难成、血分虚而易成瘀的特点，采用的处方能够补血养血而不损伤正气，止血而不耗气，调气时不忘兼顾养血，方可取得良好的疗效。血液失常容易发展为血虚、血瘀、血热、血寒等情况。治疗这些问题时，应根据病状的不同采取滋补、攻伐、清热、温化等方法。然而，由于妇女以血为本、以血为用，阴血易亏、血分易瘀的特点，因此顾护阴血并保持血液的通行流利在治血当中十分重要。班秀文选方用药方面也注意到了这一点，重视清热不过于苦寒，化瘀不过于峻猛，解毒不过于消散，消导过程注意顾护脾胃，喜用甘平或甘温的，因为甘能生血而养营，温则有利于血脉通行，从而达到补养而不滞、化瘀而不伤血的功效。同时，治血过程中班秀文也根据女性"有余于气，不足于血"的生理特点，重视疏肝以理气。肝的疏泄功能正常，则气机顺畅，气行则血行，气的运动流转使血液能散布全身；气能摄血，又能使血液在经脉内正常运行。气为血帅，血为气母，两者之间的关系密不可分，气病可以及血，血病可以及气，临床上可出现气滞血瘀、气虚血瘀、气血两虚等情况。因此，在治血之时需要注意疏肝理气。

治血之时要注意活血化瘀的运用。清代王清任的《医林改错》提出活血化瘀和补血化瘀的理论，清代医学家唐宗海在《血证论》中则指出："凡血证，祛瘀为其要。"经者血也，月经赖阴血所化生；正常情况下，女性的带下为人体正常之津液，是由任脉广泛聚合脏腑所化之精津而成，在天癸的作用下，通过任脉流注胞宫而形成。而津血同源，因此带下和血之间密切相关。正如《妇科玉尺》所说："伤血伤液，皆能成带下之疾。"在妊娠期间，阴血下行濡养胎儿，在胎儿的发育和分娩中发挥重要作用；产后母乳则由母亲的气血化生而成。可以说，妇科疾病即为血的病变，并有阴血难成易亏、虚而易瘀之特点。因此，活血化瘀是治疗妇女疾病的重要法则之一。治疗瘀血的关键在于辨别瘀血形成的原因。在临床上，导致女性瘀血的原因有很多，包括气虚、气滞、寒凝、湿热等。气和血相互依存、相互滋生，气为血帅，血为气母。气机失常可以影响血的运行，正如《素问·举痛论》所说："百病生于气也。"因此，气机不畅，升降失衡，从而导致经脉不利，血液运行受阻而形成瘀血；气虚则鼓动乏力，血行迟缓而形成瘀血。气滞和气虚都可以引起血液运行障碍，从而形成瘀血。寒为阴邪，其性收引凝滞。血液赖阳气推动运行，遇寒则凝。寒邪侵袭血脉，致脉道挛缩，血行凝滞，形成瘀血。在妇科临床中，寒凝血瘀病证多见。除寒凝血瘀外，热郁所致血瘀也不可忽视。《伤寒论》提出了"瘀热在里""下血乃愈"的理论；《血证论》也提到了"热瘀经闭"的病理和治疗方法。湿为阴邪，其性重着黏腻，易阻遏气机，损伤阳气，导致气机升降失衡，五脏气血不和，胞脉受阻，形成瘀血病变。此外，还有跌仆损伤肌肤经脉或五脏六腑的损伤，血溢脉外而形成瘀血，或者血病失治误治，最终留瘀为患。

根据瘀血的不同病因，需采取不同的治法。总之，活血化瘀可达到疏通经络、祛瘀生新、行血止痛、软坚散结、止血归经之功效。在应用活血化瘀法时，必须针对不同疾病的寒、热、虚、实性质，采取灵活变通的方法，才能达到预期的效果。常用的方法包括理气化瘀、益气化瘀、温经化瘀、凉血化瘀、滋阴化瘀、补血化瘀、燥湿化瘀等。

需要注意的是，在使用活血化瘀法时，必须正确处理正气与瘀血的关系。瘀血病变通常是顽固疾病，正虚为其本，瘀血为其标。因此，治疗应根据正气的强弱，采取徐图缓攻之法，并在使用各种化瘀法时，要考虑保护正气，这样才能达到瘀除正复的目的。如果采用攻伐峻猛的方法，妄图于旦夕之间起效，则往往会伤及生机，甚至加重病情。同时，在瘀血基本消除之时，应适可而止。正如《素问·五常政大论》所述："大毒治病，十去其六，常毒治病，十去其七……无使过之，伤其正也。"

（二）五脏为宗，尤重肝脾肾

五脏六腑为人体的核心脏器，为生命活动之主宰。《妇人大全良方》指出："妇人以血为基本。"血液旺盛则月经正常，方能孕育子嗣。心脏主管血液运行，肝脏储藏血液，脾脏统摄血液循环，肺脏则主掌呼吸，气血相辅相成。肾脏藏精，精血同源，是生殖之本。血液的产生依赖于水谷精微，而水谷精微是通过中焦脾胃运化吸收而来。精血相互转化，精也是生成血液的基础物质。脉管的畅通是保持血液正常运行的必要条件。正常的血液运行除了需要气的推动作用，也需要气的固摄作用相互协同。心主血脉，为血液的运行提供动力。肺主一身之气而朝百脉，助心脏以推动血液的运行。脾脏统摄血液循环使其不会外逸，肝主藏血而主疏泄，能调节血量，并使气行则血行。五脏功能正常协调与否，均直接或间接对妇女的生理活动和病理变化产生影响。六腑与奇恒之腑的功能也会影响妇女的身体健康，特别是胃、胞宫和冲任对妇女的生理和病理有着重要而密切的关系。因此，脏腑与妇科的关系密不可分。

在整体观念和辨证论治的基础上，班秀文强调了调补肝、脾、肾对治疗妇科疾病的重要性。血液的生成与水谷精微物质密不可分，而水谷精微物质的生成依赖于脾胃的功能。脾位于中焦，是气血生化之源，具有运化、升清和统摄血液等作用。水谷精微物质通过脾之升清功能输送至全身，通过心肺的作用化为津液气血，营养全身，从而实现气血的生化和循行，保持女性的经、孕、胎、产等正常生理功能。如果脾气虚弱，运化失常，统摄无能，则气血生化乏源，导致月经后期、月经量多少不定、崩漏或经闭等疾病。如果脾阳不振，脾的运化水液功能减退，则水液停滞，进而湿浊下注或湿聚生痰，导致带下过多，月经后期、闭经、不孕，孕妇则会发生子宫肿大的情况；如果脾不升清，气虚下陷，则容易引起阴挺；同时，血亏不能养胎，容易导致堕胎、小产之变。

血液生成的物质基础除了从脾胃化生的"后天之精"外，还离不开肾中所藏的"先天之精"。肾脏是生殖之本，主藏精，所藏之精为先天之本。肾中所蕴元阳和元阴则是构成人体阴阳之根本。妇女的生长、发育、生殖与肾的功能密切相关，如《素问·上古天真论》所言："女子七岁，肾气盛，齿更发长；二七而天癸至，任脉通，太冲脉盛，月事以时下，故有子……七七，任脉虚，太冲衰少，天癸竭，地道不通，故形坏而无子也。"肾精输泄于肝，精又能生髓，髓能化血，故《景岳全书·血证》说："血即精之属也，但精藏于肾，所蕴不多，而血富于冲，所至皆是。"肾之阳气的温煦与推动作用，对血液的生成和运行也是很重要的因素。此外，肾主水，精气的气化功能对津液的输布和排泄也具有重要的调节作用。如果肾气不足，精血衰少，肾的封藏功能无法正常运行，则可能导致月经量多、崩漏、带下质稀如水等问题；在孕妇则多有小产、滑胎之虞。肾气的强弱，是决定妇女经、带、胎、产的关键。如果肾气充沛，健康则无恙；肾气虚弱，各种疾病易于发生。

肝为风木之脏，内寄相火，体阴而用阳，具有疏泄气机、储藏调节血液的作用，起着冲任二脉中不可或缺的作用。肝在血液生成过程中也占有至关重要的地位，经脾胃腐熟消化吸收后的食物精微物质进入肝脏，即化为气血。《黄帝内经》记载："食气入胃，散精于肝，淫气于筋。"可见，肝主生化气血。《素问·六节藏象论》云："肝者罢极之本……以生血气。"肝血下注冲任，血海按时满溢，月经也能够按周期而至；而已婚育龄妇女，更需依赖于肝的升发气血孕育胎儿。冲、任、督三脉均起于胞宫，会聚于少腹下焦，与肝的升发气血密不可分。带脉环腰一周，约束诸脉，有赖于肝气的升发。如果肝气不得疏泄，则气血失调，必然会导致奇经八脉的失常，从而让妇女经带诸病丛生。

此外，肝、脾、肾之间有着密切的关系，它们在生理、病理和治疗上相互影响、相互促进、相互依赖。肝与肾同属于精血之源，二者相互依存。肾中的精气充盈，则肝血旺盛，肝有所养，肝有所用，肝之疏泄功能正常；而肝血充足，则有助于后天精微物质滋养肾所藏之先天之精。除了精血同源之外，肝主疏泄，肾主封藏，二者存在着开阖关系，机体藏泄有度，百病不生。而脾以升为健，胃以降为和，它们在升降运动中也与肝、胆、肾密切关联。肝的升发和胆汁的排泄对脾的生化和胃的和降功能有调节作用；反之当脾胃虚弱时，则可能诱发肝木不升、胆气不降等病变。脾肾为先后天之本的关系，肾阳的温煦使脾胃运化正常，脾胃运化的水谷精微又充养肾中之精。因此，在临床上，我们应该以标本兼治，从整体全面分析，以本为主，采取合理的治疗措施，以达到较好的治疗效果。

（三）辨证审慎，用药精专

班秀文在诊治疾病的过程中非常重视辨证论治，他认为这是中医的精髓，也是必不可少的诊疗手段之一。只有在认真地进行四诊资料的收集，并运用中医整体观进行分析，审证求因，才能全面地辨别病机病性，更好地分析疾病，确定治疗原则和遣方用药，从而真正实现"寒者热之，热者寒之，实者泻之，虚者补之"的效果。为了使辨证准确，需要熟练运用望、闻、问、切这四种方法搜集资料，同时对八纲、六经、脏腑、气血等辨证方法进行灵活应用，对患者进行周密观察和全面了解，才能见病知源。总而言之，只有在辨证明确的情况下，才能抓住疾病的发展规律，准确地立法用药，实现精一不乱，达到药到病除的效果。反之，如果辨证不明，用药庞杂，无论是攻还是补，清还是温，都无法实现"补虚去实"的治疗目的。

对于病因的认识应该全面，不能仅从六经、脏腑等辨证方法出发来认识疾病。班秀文主张在以辨证为主的基础上，要辨证与辨病相结合。中西医各有所长，西医学通过现代化手段对疾病的病因、病位有清晰或微观的认识，但对疾病的性质及其邪正盛衰的认识则常显不足。因此辨病既要辨中医之病，又要辨西医之病，取西医之长。例如，输卵管梗阻所致的不孕症，患者往往脉象平和，形色神态如常人。即使仔细询问患者，仍然无法探知其病变的所在，也无法很好地对证用药。通过西医的诊疗手段，如输卵管通液或造影能知道病位所在，但西医学对其是否由血瘀、气滞或痰浊所致及其对寒、热、虚、实之病性认识并不全面。解决的方法就是以中医辨证为主，适当结合西医辨病，通过西医学的检查手段认识病之所在，中医则通过辨证论治及整体观，从本质上认识疾病，这样有利于准确用药，提高临床疗效。

对于脾虚引起的月经不调、带下量多、胎漏等不同的病变，尽管以上疾病是不同的病名，但脾虚是共同的病性，因而在治疗上便有同病异治、异病同治之说。月经病治疗重在健脾益气养血；带下病在健脾的同时，不忘佐以化湿之品；胎漏则不仅要健脾益气，还要补肾安胎，以固封藏之本。这体现了中医辨证与辨病相结合的优越性。但对病因、病位的具体化认识是不够的，例如月经后期者，虽然均可属于肝肾不足之患，但有因多囊卵巢综合征引起的排卵障碍，也有因卵巢功能下降或高泌乳素血症所引起，仅从四诊是无法证实的，如能根据西医学的检查手段，结合中药调周法治疗，则能收到更好的疗效。因此，在以中医辨证为主，适当结合西医的辨病，有利于对疾病本质的认识和提高临床疗效。二者若能结合，取长补短，必能在立法遣方时左右逢源，收到满意的疗效。

班秀文在辨证论治的基础上，用药尤为精专，喜用、善用生草药。所谓生草药，指的是未经炮制的植物药。生草药的应用相当广泛，在基层卫生保健和疾病的预防与治疗方面，未经炮制的植物药往往能发挥重要作用。生草药分布广泛，无论在山区、平原、河岸、溪边还是海洋中，均有可采用的生草药。只要掌握一定的草药知识，就可以采集用于治病。中药具有四性五味之分，并且具有升降沉浮之别。每种药都有其独特的性质，每种药的功效都有一定范围，不是万能的。使用生草药同样需要辨证用药。疾病的发生和发展十分复杂，有不同的阶段，不仅有阴、阳、表、里、虚、实、寒、热之分，还有虚中夹实、实中夹虚、真热假寒、真寒假热等。需要通过望、闻、问、切四诊了解多种病证及其体征，再通过分析、综合，辨别疾病的部位、性质和正邪关系，判断疾病的证型，根据病情的不同而对证用药。只有辨证用药，疗效才能确切。反之，如果只是单纯地辨"病"，并随意使用中药，则易适得其反，疗效不佳。因此，在辨证精准的前提下，以方证相符为目的，选药遣方，无论是经方还是时方，都应灵活应用，择善而从。选方处方，既要有证有方，又要有证无方，权宜多变。有证有方指的是疾病在病机和脉证上与某证某方相符时，则以其证为据，以其方为用；若病情和某证某方在病机上相符，但脉证不一致时，则以其法为据，改用他方，以证为凭，灵活变通。可以看出，辨证是治疗疾病的关键，也是用药的重点。此外，班秀文还强调，在根据病情及药物的性味功效用药的同时，适当而简单的药物炮制能增强药物的作用，提高疗效。对于妇科病的治疗，班秀文主张以温补、润燥为要，寒温相宜。如果偏于补阳，则易发动火、耗伤阴血；若偏于滋阴，则容易腻滞、损伤脾胃。因此，选择甘润冲和的中药最为合适，掌握补和不腻、温和不燥、凉和不寒、补阳配阴、补阴配阳、补中有化、化中有补的用药原则。

（四）精研经典，致力创新

班秀文强调了对前人经验的学习和总结的重要性。他认为在当前中医界后继乏人、乏术的现状还没有得到根本改善的情况下，应该特别注重继承。在注重继承的同时，还应该注意发扬。如果忽视了继承，就无法谈论到发扬；只有充分地继承，才能进行进一步的发扬；如果只强调继承，而忽视了发扬，则会导致学术停滞不前，甚至倒退。因此，在继承的基础上强调发扬，通过继承与发扬相互促进，才能更好地推动中医发展。

班秀文认为，只有学好经典著作，才能使根基牢固，才能获得更深入的发展。在经典著作中，最重要的是学好《黄帝内经》和《伤寒杂病论》(包括《伤寒论》与《金匮要略》)，前者涉及基本理论，后者则是很好地解决了理论与实践结合的问题。

《黄帝内经》阐述了阴阳五行、脏腑、经络、病因、病机、辨证、治则等重要理论，是前人在长期医疗实践中宝贵经验的总结。如果不能很好地掌握《黄帝内经》的理论，中医学理论知识就不可能深入人心。班秀文主张，在学习《黄帝内经》时，既要粗读又要精读，通过粗读初步了解全书的内容，找出重要章节和关键语句，为精读打下良好基础；通过精读才能深入研究某一语句或某一章节的精髓。同时，要紧密结合学与用，才能深刻体会原文的精神实质。

尽管《黄帝内经》中对妇科的论述篇章不多，但是这些篇章却非常重要。班秀文对其进行了归纳整理。

第一，孕育之本在于肾。《素问·上古天真论》中明确强调了肾气是月经和胎儿孕育的基础，其原因主要是归功于"收纳五脏六腑之精"的功能。肾气对于一系列生殖、发育过程的实现至关重要，除了肾自身的作用，还需要五脏安和和冲任二脉的紧密调节配合。

第二，致病原因有内伤外感，应注意房劳。《黄帝内经》中记载了多种引起妇科疾病的原因，包括外感六淫、内伤七情和房劳所致。寒、热、湿、火、风常袭，而这些因素会诱发很多妇女疾病，其中又以寒、热二邪对女性健康的危害尤甚。寒则令血脉凝滞，热则迫血妄行，往往导致多种月经疾病的发生。又如肠覃和石瘕，病位一在肠外，一在子门，但均由寒邪侵袭、气血凝滞而成。七情过分则会伤及五脏，导致气血不畅，阴阳失衡，出现各种病证；房劳太过会伤肝，而肝主藏血，肾主藏精，精能化血，血可化精，二者均为妇女之先天，因此顾护生命之根源要从清心寡欲、适度控制房事等方面入手。如果不注意节制，肝脏就会受到影响，导致各种疾病，其中表现为月经问题最为明显。脏腑功能失调，则会对奇经八脉产生影响，尤其是冲任督带四条主要经脉与女性特有的生殖器官——胞宫紧密相连。脏腑出现问题，通过奇经的影响引起胞宫藏泄功能失常，从而导致经带胎产方面的疾病。例如，闭经就是因为子宫经脉闭塞，子宫与心相连，心气上升到肺，心气无法下行通畅，因此可能引发闭经等问题。

第三，治疗法则应重点关注纲领挈要。《黄帝内经》中有关治疗的论述内容非常广泛，大体上可以分为正治、反治、治本、治标等几个方面；在具体分类上又有汗、吐、下、和、温、清、补、消等多种分类方式。但在妇科疾病的应用过程中，需要特别关注两个方面。首先是通过疏通血脉，调节气血来治疗妇女疾病。《黄帝内经》认为，七情所伤，气滞血瘀者宜"疏其气血，令其调达，而致和平"。寒凝血瘀者则用"血实宜决之""肠覃、石瘕皆生于女子，可导而下"。其次，在用药方面，既要辨证用药又要注重扶正。如《素问·六元正纪大论》所说："妇人重身，毒之何如？有故无殒，亦无殒也……大积大聚，其可犯也，衰其大半而止。"只要是积聚的病变，即使是妊娠，仍然主张使用化瘀攻伐之品。但同时注意保胎扶正，特别提出"衰其大半而止"。《素问·五常政大论》说："大毒治病，十去其六；常毒治病，十去其七；小毒治病，十去其八；无毒治病，十去其九。谷肉果菜，食养尽之，无使过之，伤其正也。"在妇科疾病的治疗中，需要同时扶正和祛邪，保护人体正常功能尤为关键。

第四，诊法辨证，尤重色脉。疾病的发生和发展过程，是邪正盛衰消长、相互转化的过程，要了解疾病的本质，必须通过望、闻、问、切四诊的密切配合。《素问·阴阳应象大论》中说："善诊者，察色按脉，先别阴阳。"在妇女疾病的诊断和辨证过程中，更重视望诊和切诊的应用。

《黄帝内经》中共收录了13种方剂，其中班秀文对《黄帝内经》中治疗妇科疾病的第一张方剂——四乌鲗骨一藘茹丸有着独特的见解。方剂中乌鲗骨即海螵蛸，其性味咸温下行，能软坚通行，对于治疗赤白带、月经失调、血枯经闭等症状非常有效；蘆茹即茜草，具有甘寒之性，能止血活血，适用于治疗血崩或经闭；麻雀卵性味甘温，有温补精血的功效，可用于治疗男性阳痿不举和女性带下、小便不利等症状；鲍鱼性味辛温，能够补益精气，通利血脉，与上药通用，温养之效益彰。此方具有补气生精、滋阴养血、强健肝肾、活血通络的功效，适用于治疗血虚、精血不足等多种疾病。

班秀文认为"灵活"二字为学好《伤寒论》的核心，正确评价《伤寒论》，学以致用，把《伤寒论》的辨证论治和各科很好地结合起来尤为重要。班秀文赞赏清代伤寒名家柯韵伯《伤寒来苏集》中"仲景之六经为百病立法，不专为伤寒一科"的论述。《伤寒论》的思路、辨证、立法遣方不仅用于外感伤寒，也适用于多种疾病的治疗。因此，班秀文根据自己对《伤寒论》的学习体会及临床经验，率先提出六经辨证在妇科的应用，并发表论文《六经辨证在妇科的应用》，后又为日本东洋学术出版社摘要出版。

外感病和内伤病证候的产生均是邪正斗争的表现。六经辨证是《伤寒论》的核心和主要构成部分。它探讨外感疾病的传变规律和论治依据，但也同样可用于其他杂病的辨证论治。外感疾病虽由邪自外入而致病，主要以六经辨证为主，但亦离不开以脏腑经络辨证为基础。外感病和内伤病的致病来源，尽管有内外之分，归根结底仍是以脏腑经络为基础，是邪正斗争的表现。因此，六经辨证同样可以说明妇科的病变。在《六经辨证在妇科的应用》一文中，班秀文详细阐述了六经辨证与妇科经、带、胎、产等病变的联系。

太阳经为六经藩篱，其腑为膀胱，邪热内传膀胱，或邪热与水、血相结合，则会出现太阳蓄水或蓄血证。月经病可由多种内伤或外感病因引起，但妇女以血为主，治疗仍需着重于血，对于瘀积引起的经行错后，少腹硬痛等症，即可仿照蓄血证之方法施治。又因太阳寒水主气，常见证有寒、水、湿等，而妇女的带下病大多源于湿浊，治疗时常采用温肾利水或扶阳化湿之法。对于婚后多年不孕的阳虚宫寒症状，可选用温肾暖宫之法治疗。《保元心式》中曾言"背为太阳之主""心为太阳之里"，又称"太阳之根即是少阳"，因此太阳病变不仅局限于经脉之内，还与脏腑气血息息相关，可用于妇科病的辨证论治。例如班秀文治疗一位经行感冒患者，其月经周期及颜色正常，但每逢经行时均有感冒症状出现，包括头晕痛、鼻塞、恶心欲吐、肢体关节腰脊酸痛等。诊断结果为经行正虚、荣弱卫强、腠理不密，因此采用桂枝汤加当归、川芎治疗，并嘱患者经前服用三剂，半年后病情得到控制。

阳明经为多气多血之经，其病多表现为燥热证，但由于阳明与太阴相表里，为传化之腑，因此也会有虚寒之证。脾胃是气血生化之源，冲脉为血海，属于阳明。对于脾胃虚弱导致的月经不调、水饮不化、停聚中州或胃失和降，以及燥实发热引发的各种妇科杂病，都可以通过调理脾胃而治疗。

少阳经分布于胸胁，位于半表半里，与厥阴风木相表里，内寄相火。由于邪热内陷血室，与血相搏，使得经水适来适断，因此用小柴胡汤和解少阳，以泻肝经之邪。在临床上，可用于经行前后不定、胸胁苦满、乳房胀痛，或经行头晕目眩、乍寒乍热等情况。小柴胡汤不仅对少阳病有疗效，还可治疗其他多种疾病。

太阴湿土主气，阴中之至阴，为气血生化之源。妇女以阴血为本，有余于气、不足于血。太阴经内属于脾、肺二脏。若脾肺气虚，不能宣化水湿，则可能导致带下绵绵且不能食；脾虚不统血，则可能引发妇科诸病。

少阴经内属心肾二脏，兼有水火二气。当邪气侵袭少阴，病症常表现为寒热错杂，病变多发生在心肾二脏。肾藏精，心主血，精血相互转化，妇女的经期、带下、胎儿和产后病变均与心肾有关。因此常使用温肾扶阳或养血宁心之法治疗。班秀文曾治疗一名少女，平时带下量多，白色且质地稀薄，经前会出现剧烈的下腹和少腹胀痛，伴有汗出、肢体冰冷、唇面青紫、月经失调等症状。舌质暗红、有瘀点，脉沉紧，属于寒凝经痛的病证。经使用少阴篇的附子汤，并加入肉桂、吴茱萸和当归等药物进行治疗，取得了显著的疗效。

厥阴经为三阴之尽，是风木主导的经脉。病证多为寒热错杂、虚实互见，病情严重且变化多端。因此，在治疗妇女虚瘀并发产后病或月经病时，可以借鉴其方法进行治疗。

《金匮要略》是张仲景《伤寒杂病论》中的杂病部分，全书以整体观念为指导思想，以脏腑经络为理论基础，以四诊八纲为辨证中心，以八纲八法为遣方用药的依据。该书是一部系统地阐明了理法方药，结合实践突出辨证论治的专著，班秀文对其中的妇科三篇更是有着精辟论述和深刻的个人体会。

班秀文认为，《金匮要略》妇科三篇不仅论述了妇女经、带、胎、产的常见疾病，还涉及与妇女情志有关的疾病如脏躁、梅核气等，通过系统地阐明了理法方药，对妇科病变的辨证论治进行了简要而明晰的论述。学习妇科三篇，应当抓住关键，辨明疑似。例如，对于产后腹痛，需要区分血虚、寒凝、气滞、血瘀、瘀血兼阳明腑实等不同证候，辨别的关键在于当归生姜羊肉汤证的证候要点是"腹中痛"，枳实芍药散证主治是以"烦满不得卧"为证候特色，下瘀血汤证则是在服用枳实芍药散之后"假令不愈者，此为腹中有干血着脐下"，大承气汤证则是"少腹坚痛，此恶露不尽……不大便……烦躁发热"。医者需要注意"从药测证"，抓住关键，才能区别各证的异同。

《金匮要略》妇科三篇在治疗妇女疾病方面时刻不忘血本，始终本着妇女以血为主的特殊情况，照顾妇女的生理和病理特点。在遣方用药和煎制方法上，均采取扶正不滞邪、祛邪不伤正的原则。在治疗妊娠疾病中，班秀文在辨证精详的基础上，审慎使用药物，适可而止，力求既能治病，又能顾护胎元，保证母健胎安。在临床实践中，班秀文灵活运用《金匮要略》的方剂治疗经带胎产疾病，例如用温经汤治疗阳虚宫寒，冲任不足之痛经、经行前后不定、宫寒不孕等；用胶艾汤治疗冲任脉虚、阴血不能内守之经行淋漓不止、妊娠胎漏、经后疼痛等；用桂枝附子汤、白术附子汤、甘草附子汤温化祛湿，治疗带下疾病等。特别是对于当归芍药散，班秀文认为如果能够运用得宜，不仅能治疗妊娠腹痛，还能治疗月经、带下、胎孕、产后等妇科疾病，具有良好的疗效。该方剂重用白芍和营养阴、敛肝止痛；当归、川芎养血活血，调肝舒筋；白术、茯苓健脾益气，渗湿和中；泽泻甘而微寒，渗湿不伤阴。全方既有养血柔肝、健脾益气之功，又具有渗湿升阳、调理气血之效。

（五）长寿之本，养生第一

要保持健康长寿，一直是我们所追求的目标。自从人们掌握了岐黄之术后，就开始用医学知识来预防衰老和延长寿命。在预防衰老方面，《黄帝内经》中的延年益寿思想和方法备受推崇，对现代社会仍有重要的指导意义。《素问·上古天真论》中说："法于阴阳，和于术数，食饮有节，起居有常，不妄作劳，故能形与神俱，而尽终其天年，度百岁乃去。"班秀文认为，预防衰老的关键在于保护正气，防止病邪。如何顾护正气、抵御疾病，让人精神和身体都得到充分的保养，从而达到长寿之乐，是中医药学自古以来的研究课题。

第一，要保养精神。情志变化会对内脏功能产生不同的影响。《素问·阴阳应象大论》中说："人有五脏化五气，以生喜怒悲忧恐。故喜怒伤气，寒暑伤形，暴怒伤阴，暴喜伤阳……喜怒不节，寒暑过度，生乃不固。"只有精神愉快，脏腑功能才能正常，气血流畅，正气旺盛，邪气才难以侵入。如果七情过极，精神长期受到不良刺激，或者长期忧郁不乐，都会导致脏腑功能紊乱，气血不和，阴阳失调，从而早衰减寿。《黄帝内经》强调"嗜欲不能劳其目，淫邪不能惑其心"，告诫人们不要有非分的妄想，不要计较个人得失，做人要性情爽朗，胸怀坦荡，光明磊落；工作和学习则要兢兢业业，从而避免精神上受到不良刺激，达到"精神内守，病安从来"。健康的身体对情志变化也有调节作用，如过怒、过喜、过思、过忧、过恐，虽然会损伤相关的脏器，但悲能胜怒，恐能胜喜，怒能胜悲，喜能胜忧，思能胜恐。因此，《灵枢·本脏》云："至尽天寿，虽有深忧大恐，怵惕之志，犹不能减也……五脏皆坚者，无病；五脏皆脆者，不离于病。"也就是说，当五脏气血旺盛调和、正气充沛时，即使暂时受到不良刺激，也不会发病；反之，当五脏气血不足、正气衰弱时，即使受到轻微的不良刺激，也会因精神不调而发病。这就是中医学所说的"七情致病"。

第二，要注重体质锻炼。《黄帝内经》中有"夜卧早起，广步于庭""无厌于日"，强调了锻炼身体、促进气血流通、增强体力和防御疾病的重要性。因此，人们应该经常进行运动，注重"以动为纲"以及"劳逸结合"的原则，并且要注意保持体态适宜和身体节奏的和谐。对于患有慢性疾病的人，更应该注意进行适当的锻炼，如《素问·汤液醪醴论》所说："去菀陈莝，微动四极。"既要治疗疾病，祛除病邪，还要进行适度的运动。但是这种锻炼必须注意"形劳而不倦"，适可而止，做到劳逸结合，才能达到"气顺"的效果。

第三，要注意饮食调节。饮食是人类的基本需求，但是不当的饮食习惯也是导致疾病发生的重要原因之一。因此，《黄帝内经》中强调"饮食有节"，不要"以酒为浆"，还要注意"饮食自倍，肠胃乃伤"，避免饮食过量导致脾胃功能的损伤和其他脏腑受到影响。例如，长期过度摄入肥甘厚味的食物，容易导致痰湿内生，阻碍气血运行，影响正常的生殖系统功能，从而引发月经后期、月经过少、不孕症等疾病。另外，食欲偏嗜也极易导致营养物质缺乏或者气血阴阳失衡，从而引发各种疾病。正如《素问·五脏生成》所言："多食咸，则脉凝泣而变色；多食苦，则皮槁而毛拔；多食辛，则筋急而爪枯；多食酸，则肉胝䐃而唇揭；多食甘，则骨痛而发落，此五味之所伤也。"因此，人们应该合理安排饮食，控制进食量，让食物营养均衡、多样化，做到食欲适中，避免偏食和过度摄入某些食物，从而保持健康的饮食习惯。

第四，要节制房事。《黄帝内经》中有这样一句话："夫精者，身之本也。"肾精的盈亏决定了人的生长发育和衰老死亡的过程。除先天禀赋之外，肾精是否充盈很大程度上取决于后天的调养。如果正确地认识到性生活的重要性并且善于节制性欲，则肾精经常满盈，即使年龄增长也不会容易衰老。相反，如果像《素问·上古天真论》所说的那样"以妄为常，醉以入房，以欲竭其精，以耗散其真，不知持满，不时御神，务快其心，逆于生乐"，则会导致精气衰竭，真阴耗散，伤害身体的根基，甚至会在遇到外来邪气，因正气虚弱而容易感邪，并引发各种疾病，最终早亡。

第五，要避邪防侵。《黄帝内经》中强调正气在防病中起着主导作用，《素问遗篇·刺法论》提出"正气存内，邪不可干"。但同时也认识到邪气对身体健康的影响，当外来的邪气超过正常的抵抗能力时，就会对身体造成危害，所以需要"避其毒气"。《黄帝内经》除了"未病先防"，还有"已病防变"的观点，即《素问·阴阳应象大论》提出"邪风之至，疾如风雨，故善治者治皮毛"的说法。这意味着当病邪处于轻浅阶段时就要及时治疗，既可以祛除病邪又不会损害正气。如果等到病邪深入内脏，形成正虚邪实的局面后再治疗，就会"治五脏者，半死半生也"，效果往往不尽如人意。因此，《黄帝内经》不仅重视保护正气，还非常注重疾病的预防和早期治疗。

第六，要顺应环境。《素问·四气调神大论》云："夫四时阴阳者，万物之根本也。"春夏秋冬俱有阴阳的变化，这是促进万物生长的动力。人在自然界中，当然会受到外界变化的影响，因此应当根据不同季节的气候变化采取相应的保养方法。例如，春温夏热是阳气旺盛之时，需要"春夏养阳"，此时人体阳气趋于外而虚于内，注意对阳气的保养，不可过度消耗。而在秋冬季节，为阴寒旺盛之时，此时人的身体阴气盛于外而虚于内，需要"秋冬养阴"，保护好阴精避免过度消耗，以适应随之而来的春气升发的变化，从而实现气血平和，阴阳协调。同时，还要针对不同地理环境和生活习惯，采取适当的保养方法。例如在西北高原多寒燥的地区，需要穿厚衣服并食用辛热且清润的食物；而在东南低地多湿热的地区，则应穿薄衣服并食用辛凉芳香的食物。这样，就能保持体内的正气充足，保持身体健康。

此外，《黄帝内经》认为，人不仅可以被动地适应自然环境，还可以主动适应和改造自然环境，进而提高健康水平。《素问·移精变气论》中"动作以避寒，阴居以避暑"，就是指人类如何主动适应四季的气候变化。总之，正如《灵枢·本神》所说："智者之养生也，必顺四时而适寒暑，和喜怒而安居处，节阴阳而调刚柔。如是则邪僻不至，长生久视。"只有遵循这些原则，才能保持身体的健康，并有效地防范疾病。

（一）输卵管阻塞的辨证施治

输卵管阻塞是导致不孕症常见病因之一。临床上，输卵管阻塞性不孕证候虚实相兼，寒热错杂，治疗难度大，其病因主要有肝气郁结、血瘀、痰湿闭阻、气血亏虚和胞脉失养等。虚则不充，瘀则阻滞，均可导致输卵管不通。治疗上应审证求因，辨证与辨病相结合，以达到通行之目的。治疗方法有以下几种。

1. 疏肝养血，解郁导滞　输卵管位于下焦少腹，属胞脉范畴，足厥阴肝经所过。肝藏血，主升发，体阴而用阳，妇人经、孕、产、乳以血用事，血常不足，肝阴易亏，若情志怫郁，肝失条达，疏泄失职，则气机不利，胞脉瘀阻。或经产术后耗血伤阴，肝血亏损则升发无能，胞脉失养。治宜遵循《黄帝内经》"疏其血气，令其调达"之旨，疏肝养血，导滞通脉。对于输卵管通而欠畅或伞端堵塞，症见经前乳房、胸胁胀痛，经行前后不定，经量多少不一，色暗夹块，脉弱细者，可选用柴胡、香附、素馨花、合欢花、佛手花等辛平香淡之品，与当归、白芍、鸡血藤、丹参等补药配伍，以解郁行气、养血疏肝。还可在此基础上加郁金、青皮、刘寄奴、王不留行、苏木、路路通等入肝经化瘀通脉。诸药合用，化瘀不伤正，行血不损阴，疏中有养，补中寓行，从而使肝气条达，胞脉通畅。

2. 祛瘀通络，软坚消积　班秀文长期临床实践发现，输卵管阻塞的原因除了外感六淫、内伤七情导致的气滞、湿阻、热郁、寒凝等外，还有因频繁人流、腹部手术等致气血亏虚，脉络损伤，从而出现瘀血阻络，胞脉不通者，此类患者往往虚瘀并存，虚瘀互结为其病理特点。治疗应该以养血活血、软坚消瘀、疏通胞脉为法，但应避免选用破血之品，以免伤及生机，过犹不及。对于输卵管完全阻塞或附件炎性包块，症见平素常感少腹或小腹胀痛，经期疼痛，面部出现暗斑。舌边瘀点，脉象沉涩。此时，可用养血通脉汤（由鸡血藤、丹参、桃仁、红花、当归、川芎、香附、穿破石、皂角刺、路路通组成）进行养血化瘀、软坚消积，达到导通胞脉的效果。临床上，还可以根据患者体质和病情特点灵活调整治疗方案。此方性温味辛，能促进增生性病变、软化吸收瘢痕组织、松解粘连，在治疗输卵管阻塞中有较好的效果。

3. 燥湿化痰，温散通行 胞宫位于下焦阴湿之地，房事过度、寒湿之邪等因素均可损伤之。或素体脾肾阳虚，气郁不畅，清浊升降失调，而致痰湿阻滞。痰湿为阴寒之邪，湿性重浊黏腻，寒则收引，占据血室，可致阳气不伸，血运凝滞，而见胞脉瘀阻、痰瘀互结之象。治疗应该从温肾健脾、燥湿化瘀、通脉活血方面入手，以痰湿宜温宜化、瘀滞宜通宜行为原则。临床上，对于输卵管梗阻并积水，或卵巢囊肿者，症见面白形胖，月经量多色淡，带下稠黏，胸闷食少，苔白腻者，可用苓桂术甘汤（茯苓 20 g，桂枝 6 g，白术 15 g，甘草 6 g），或苍附导痰丸加石菖蒲、白芥子、浙贝母、皂角刺、泽兰等温化痰湿，活血通脉。如为经行少腹，小腹剧痛或冷痛，带下清稀，舌淡苔薄白，脉沉细，属寒湿内盛者，可选用《伤寒论》附子汤或桂枝茯苓丸（汤）加艾叶、吴茱萸、莪术、穿山甲、路路通等温经通脉，以畅血行。桂枝辛甘温散，走而不守，入血通脉，附子辛热，温肾壮阳，通行十二经络，与血药配伍，化瘀通脉，功效专一而宏大，为温化痰湿、宣通胞脉之要药。

4. 益气养血，攻补兼施 气为血之帅，"气主煦之，血主濡之"，气虚生血功能亦弱，故气虚血少，气血不摄、不运，则血液不能在脉道正常运行。脉为血府，血虚则脉道不充，气失其载。气血的亏虚，脉道的凝滞，可致胞脉失养，枯涩不通。治疗应着眼于补益气血，濡养胞脉，以恢复生殖之功。对妇女来说，治疗的关键在于补益血气，而治疗血液问题必须从五脏入手，尤其是肝、脾、肾三脏最为重要。肾为血之始，肾中之精可化生阴血，且阴血的生成要依赖肾蒸腾气化作用；脾为血之源，阴血化生离不开脾之运化与升清；肝为血之和，阴血的运行离不开肝的升发和疏泄作用的调节。对于体质虚弱、气血不足、温运乏力的输卵管阻塞患者，治疗以养血健脾、温补肝肾，佐以通行为法。常用黄芪、党参、当归、何首乌、黄精、熟地黄、鸡血藤等甘平或甘温之品，可生发气血，濡养胞脉；加用肉桂、仙茅、淫羊藿、巴戟天、菟丝子、小茴香等温肾暖肝，可鼓舞生机；香附、乌药、扶芳藤、泽兰、苏木等缓攻不峻之品则可行气化瘀，畅盛冲任气血。诸药合用，相得益彰。

（二）月经病的防治

月经病包括的内容很多，简而言之，不外是期、色、质、量的改变，并伴有腹部胀痛不适，甚则崩漏不绝或闭止不行。

月经病是妇女四大疾病之一，它不但损害妇女的身体健康，而且会影响胎孕与生育。因此，对月经病的防治具有十分重要的意义。

1. 月经病的预防措施 月经是女性正常生理现象。但是，在月经将行及行经期间，由于身体的生理变化，此时抵抗力相对低下，外邪可乘虚而入，易患各种疾病。因此，要在行经期间尤为关注自身情况，采取预防措施，避免月经病的发生。具体来说，可以从以下方面入手。

（1）注意保暖，尤其注意保持下身的温暖，以免感受寒邪。

（2）经期不要游泳，或冷水洗浴，或过食生冷，避免寒邪凝滞血脉，留瘀为患。

（3）避免长期不良的精神刺激，使脏气保持平和，从而达到气血和调、经行舒畅的目的。

（4）避免在行经期间及月经刚净时同房，以防冲任二脉损伤，瘀血阻滞胞宫等不良后果。

（5）外阴要保持清洁，月经棉条要干净、质地柔软，以免擦伤肌肤。

（6）在行经期间，不宜使用阴道药物。平时使用阴道药物时，应避免食用辛辣或寒凉之品，以免动血或寒凝血滞。

（7）定期到医院进行妇科检查，及早发现和治疗潜在的问题，避免疾病进一步发展。

月经病的发生原因虽然复杂，但内因占据主导地位，是决定因素。正如《黄帝内经》所言："邪之所凑，其气必虚。"若能坚持"预防为主"的方针，注意未病先防和已病防变，保持充足的正气，就可以有效地预防或减少月经病的发生。

2. 月经病的病因　月经病的发生原因与其他疾病类似，主要包括外感和内伤两方面。针对女性的生理特点，外感六淫中以寒、湿、热最为常见。寒、湿之邪均为阴邪，最易伤及血液运行。寒性收引，损伤阳气，凝滞血脉；湿邪重浊黏腻，最易阻遏气机，导致血液运行不畅，二者合而为患，常常导致经痛、经期错乱或闭经等月疾病的发生。热为阳邪，阳热太过则导致迫血妄行，血溢脉外，故可出现月经过早、过多，甚至出现崩漏等月经疾病。而内伤主要指体质虚弱、不良精神刺激、饮食不当及房劳多产等不良因素。这些因素均可影响脏腑、气血、冲任的功能，进而引发各种月经病变。例如禀赋不足、肾气本虚常表现为月经后期或闭经；而长期精神刺激则可导致气血失调，如肝气郁滞则可引起经痛或闭经，肝火过旺则可导致月经过早或崩漏。饮食是维持人体健康的重要因素，而暴饮或恣食生冷辛热之品则会损伤脾胃，对血液的化生和统摄造成影响，进而导致月经病的发生。如过寒则血液易凝结，经行闭阻；若过热则血液妄行，经期提前或多量出血，甚至崩漏。房事、孕产与胞宫和冲任二脉之间有密切关系，房事过度或孕产过多均会直接伤及胞宫及冲任二脉，引起血液运行失常，导致各种月经问题。因此，我们应当坚持"预防为主"的思想，加强身体锻炼，保持充足的正气，避免不良情绪刺激，注意饮食卫生，合理安排性生活及孕产计划等，从而有效预防或减少月经病的发生。

3. 月经病的诊断　月经病的诊断需要通过四诊来搜集患者的局部病变和全身症状，进行综合分析，以确定病性的寒热虚实、病位所在脏腑，才能做出正确的诊断。下面我们重点介绍如何从月经的周期、颜色、量、质的变化来辨别月经病的寒热虚实和病邪在脏或在腑的位置。

（1）经行先后　首先看月经的周期，正常情况下为28天左右，若超前或错后一周以上并伴有不适感，则属月经病变。一般来说，经行提前，多见于实证热证，经行错后，多属虚证寒证，但必须注意从全身的兼症和脉舌的变化来综合判定。如经期超前，且量多、颜色红，舌苔黄，舌质红，脉数，为实热证；而经期超前，量多，颜色淡且质稀，脉虚，舌质淡嫩，则多见于气虚血弱证；若经期错后，量少，颜色淡，四肢不温，脉虚细，舌质淡，属于虚寒证。若经期错后，量或多或少，且出现小腹、少腹疼痛，按之不减，经色紫暗而夹块，则可能是瘀血阻滞胞脉、经行不畅之患。

（2）经血的淡紫　按照正常的情况来看，月经的颜色会在行经全过程中依次为淡红、深红、淡红。经血呈紫色或有血块的多为瘀证；色如米泔则多为寒证；色深红，甚至紫黑色而鲜明则多为热证。但仍需要结合全身脉证来明确。如同叶天士所言："血黑属热，此其常也；亦有风冷外束者，十中尝见一二。盖寒主收引，小腹必常冷痛，经行时或手足厥冷，唇青面白，尺脉迟，或微而虚，或大而无力。热则尺脉洪数，或实而有力，参之脉证为的。"

（3）经量的多少　正常情况下，月经量为 30～80 mL，每次经行时间为 3～7 天，若量过多或过少，则都是病变的表现。月经过多且色淡质稀者，是由于气虚不摄血所致；量多且紫黑鲜明者，则多是热邪迫血妄行。月经过少且色淡者，是由于气血两虚；血紫而夹块者，则多为瘀热之变。当然，量的多少、证的虚实，还应结合全身情况来做出判断。例如，体形肥胖，平时带下量多，即使经行错后而量少，也属于阳气不伸、痰湿凝滞经脉，导致血行不畅；反之，体弱形瘦，心烦少寐，即使经行超前而量多，也可能是阴虚不济阳、虚火内动、血室不宁所致。

（4）经质的浓稀　月经的质地通常以不稠不稀、无凝结、无血块、无特殊臭味为正常。如果经质稠黏如脂如膏且有臭秽味，则为血热之证；经质清稀而无臭味，则是气血不足之候。

总之，对于具体月经病的判断，不仅要看局部，也要注意到整体。除了对月经的期、色、质、量的变化要有细致的了解，还要考虑患者的全身脉症情况，尤其是体质的强弱及患者的肥瘦黑白，更不应被忽略。体质强者多呈阳证实证；体质弱者多呈阴证寒证；肥白之体，证多寒化湿化；瘦黑之人，证多热化火化。

4.月经病的治疗 月经病的治疗同样要辨证论治，根据证的寒热虚实决定治疗的方法。在治疗月经病的过程中，有几个问题要特别加以注意。

（1）治病要求本，求本要调经。"治病必求其本"，这是治疗疾病的根本原则，治疗月经病也不例外。《女科经论》有言："妇人有因病而后致经不调者，有因经不调而后生病者。如因病而后经不调，当先治病，病去则经自调；若因经不调而后生病，当先调经，经调则病自除。"这里指出治病调经和调经治病虽然有先后之分，但都遵循治本的原则，最终目的是达到月经的调和。例如，虫积日久导致气血不足，经行错后甚至经闭不行者，治之当用祛积杀虫之法以治本。每次经行血量过多，以致气血亏损者，当用益气补血、止漏调经之法。二者的致病因素虽有所不同，但其结果均是导致气血不足的病变。所以治疗既要治本又要调经，才能收到预期的效果。

（2）调经要顺气，顺气要疏肝。血液是月经的主要成分。血与气息息相关。气为血之帅，血为气之母。血随气而行，气赖血以载，气行则血行，血到则气到，气滞则血凝，气热则血热，气寒则血寒，气升则血升，气降则血降。因此，调经必须要养血，养血要畅顺气机，其中以疏肝理气为重。因为肝主疏泄、升发，肝藏血，为体阴用阳之脏。肝气是否畅达，与月经有着密切的关系。如果肝气舒畅，气机疏利，则月经会按期而至。反之，如果肝气郁结，则气机阻滞，血行不畅，导致月经不调，甚至出现经闭的情况。临床上常用合欢花、素馨花、柴胡等疏肝开郁之药，以顺畅气机，调节月经。

（3）健脾和胃，以利经血之生化。胃主受纳腐熟，是人体消化食物的关键器官。脾主运化并统摄血液，二者为人体营养供给和气血生化之源。脾胃同为后天之本。它们之间的作用协调，可以使经血源头充足，从而保持月经正常。反之，如果脾胃功能虚损，不能腐熟运化食物，气血之源就会匮乏，从而导致月经不调，甚至出现经闭的情况。因此，在调节经血时，除了疏肝，还要调养脾胃，以促进经血源头充足，从而达到调理经血的目的。

（4）滋补肾气，以固经血之根基。肾藏精而主蛰封藏，是人体阴阳气血之根源，也是先天之本。肾气的强弱与经血的通行和固藏有着直接的关系。《黄帝内经》中曾有"肾气盛，天癸至，任脉通，太冲脉盛，月事以时下"之说。特别是崩漏的病变，与肾气不全、固藏无能有关。因此，在治疗崩漏时必须注重调节肾气，常酌情使用菟丝子、覆盆子和五味子等平补阴阳之品，不仅止崩、摄血效果会更好，而且有助于复旧疗效的巩固。这是因为肾为水火之脏，水足则精充，肾气旺盛，根基才牢固，不仅能治疗经血失调，也能治疗不孕症等疾病。因此，在治疗月经病的过程中，还必须注意滋补肾气，调节肾之阴阳平衡，从而达到调理经血的目的。

（5）治经要及带，治带可调经。月经病和带下病是女性常见的疾病，两者通常同时发病。治疗月经病时需要考虑它与带下病的相互影响。例如由湿热引起的病变，湿热熏蒸胞宫，损伤冲、任、带诸脉，导致水津不化，湿浊下注而绵绵带下，而冲、任、带脉的损伤，又会导致经行不正常。因此，在治疗时，不仅要治疗月经，还要治疗带下，当带下病情严重时，还应通过治带来调理月经，以达到预期的效果。

（6）调经要分型论治。由于证候既有寒热虚实之别，人的体质也有强弱肥瘦之异，因此在治疗时除了掌握基本原则，还需要结合患者的具体情况和临床表现进行辨证施治。月经病一般可分为以下几个类型。

1）血热证：本证的主要表现是经期提前，月经量多，颜色偏深红或紫黑，质黏稠，并伴随口渴、心烦等症状。舌红苔黄，脉滑数有力等。根据"热者寒之"的原则，对本证的治疗应以清热凉血为主，可使用《景岳全书》中的清化饮。方中的生地黄、牡丹皮、赤芍、黄芩既可清热，又能凉血；石斛和麦冬可养胃生津；茯苓则可健脾宁心。全方以清热凉血为主，清中有润，是治疗血热证之良方。如果月经将至时出现少腹、小腹、乳房胀痛等症状，则属于肝郁化火证。可加川楝子、合欢花、柴胡、山栀子等药，疏解郁热。若月经量过多并夹杂血块，则可加益母草、藕节、墨旱莲等药以化瘀止血。如果月经提前，量少，颜色偏红，潮热颧红，舌红少苔，脉细数，则属于阴虚血热证。可以使用《傅青主女科》中的两地汤以滋阴清热。方中以增液汤、白芍、阿胶滋养阴血，地骨皮则可清虚热。全方既能滋阴，又能养血，达到"壮水之主，以制阳光"的目的。此外，也可以加入墨旱莲、女贞子、茺蔚子等药，以增强补肾滋阴的功效。

2）血寒证：本证的主要表现为月经稀发、月经量少、经色暗淡，伴有小腹疼痛、畏寒肢冷、面色苍白、大便稀溏、小便清长等症状。根据"寒者热之"原则，对本证的治疗应以温经散寒为主，可使用《金匮要略》中的温经汤进行治疗。此方不仅能温经散寒，还有益气养血的作用，凡属于血虚寒凝的月经病，均可使用本方治之。如果伴有少腹、小腹剧烈疼痛等症状，则可以加入小茴香、香附、艾叶等药以温经止痛；如月经中夹杂血块者，则可加莪术、泽兰、益母草等药以化瘀消块。

3）血虚证：本证的主要表现为月经推后，经血量少且颜色偏淡，甚至出现经枯闭止不行，同时伴随头晕心悸，舌淡苔少，脉虚细。根据"虚则补之"原则，对本证的治疗应以补血益气为主，可使用《太平惠民和剂局方》中的人参养荣汤进行治疗。本方以补养后天脾胃为主，酌加菟丝子、覆盆子、鹿角胶等药以温养肾精，以充血液生成之源。如属血枯经闭者，则可用一贯煎加人参、黄芪、牛膝、枳实等，以补而通之。

4）气虚证：本证候主要表现为月经提前，量多，经色淡，质稀，肢体困倦，面色㿠白，心悸多汗，舌质淡，苔质薄白，脉象虚弱无力等。根据"衰者补之"的原则，主要以补气摄血为主要治疗方法，辅以升阳之法。可以采用《脾胃论》中的补中益气汤加减进行治疗。方中的人参、黄芪、白术、炙甘草能够健脾益气，当归补血调经，陈皮理气，升麻、柴胡升提。如果出血过多，伴有头晕目眩，则可以加何首乌、枸杞子以滋阴养血，荆芥炭、棕榈炭来固涩止血。如果经后少腹、小腹绵绵作痛，此属气血不足、筋脉失养之象，可用参芪四物汤加小茴香、香附进行治疗。

5）气滞证：本证候主要表现为月经推迟，量少，颜色暗红或正常，有时夹杂血块，在经前和经期时，小腹胀痛难忍，按之痛甚，伴有胸脘痞闷，乳房、胁肋胀痛等症状，舌质紫暗或有瘀点，脉象沉弦或涩等。治疗以行气活血为主，辅以化瘀，即为"抑者散之"。可以使用紫苏饮（紫苏、当归、白芍、党参、陈皮、大腹皮、甘草）与失笑散（五灵脂、蒲黄）加莪术、甘松进行治疗。由于气滞多血瘀，可以配合使用延胡索、桃仁、红花等药治之。

6）瘀血证：本证候在经前及经期时主要表现为少腹、小腹疼痛，按之不减，经量多少不定，有时经量少并淋漓不净，有时突然下血量多，颜色紫暗夹块，块下后疼痛缓解。舌质紫暗或边尖有瘀点，脉象沉涩或沉紧等。遵循"结者散之"的原则，治疗以行气化瘀为主，辅以止痛摄血。可用桃红四物汤与失笑散加减进行治疗。对于经行疼痛剧烈者，可加金铃子散、木香、香附以理气行滞；如果出现流血淋漓不净或量多者，可酌加三七、茜根、益母草、阿胶等既能化瘀又能止血的中药。

7）痰湿证：本类型的主要证候包括月经错后、量少、色淡，甚至经闭不行，常伴有带下量多，色白质稀，形体肥胖，胸闷泛恶，肢体倦怠等，苔白腻，脉滑或细缓。正如《金匮要略》所言"病痰饮者，当以温药和之"，治疗该证以健脾燥湿、行气化痰为法，可采用苍附导痰丸进行治疗。如果带下色黄稠秽，则可考虑加黄柏、连翘、苦参、薏苡仁等药物；如果经闭不行，则可以加入当归、川芎、牛膝、枳实等活血通经之药。从而达到痰湿得化、经脉得通的目的，即所谓治经要及带，治带可及经。

8）脾虚证：本类型的主要证候包括经行先后无定期，或量多如崩，或淋漓不净，经色淡而质稀，伴气短乏力，面色苍白或虚浮，四肢不温，纳差便溏，舌质淡嫩，脉细弱或虚迟等。故以"劳者温之"，以健脾益气、养血止漏为治疗原则。可用理中汤加黄芪、益母草、当归等药治之。如经血暴崩而下，则避免使用动血之品，可去当归，加海螵蛸、荆芥炭、阿胶等药以收敛止血。对于带下量多、色白质稀者，则可用附子汤合缩泉丸进行治疗，以达到温暖脾肾、固涩温化的目的。

9）肾虚证：本类型的主要证候包括经行先后无定期，经量少，色淡，甚至经闭不行或淋漓不净，伴随腰膝酸软，头晕耳鸣，精神不振，面色暗淡，大便溏，小便频数，舌质淡、脉细弱等。"损者益之"，治疗该证原则为补养肾气，养血调经。可用《景岳全书》的固阴煎加鹿角霜、覆盆子、芜蔚子、当归等药进行治疗。如果出现经闭不行的情况，则加牛膝、枳实等药以引经血下行。如有出血量多或淋漓不止的情况，多为崩漏之前兆，应区分阳虚或阴虚进行治疗。如为阳虚者，则加用黄芪、川续断、桑螵蛸、姜炭、艾叶等药物进行治疗以温肾止血；如为阴虚者，则加用玄参、女贞子、墨旱莲、阿胶等药物以滋肾摄血。

总之，疾病是千变万化的，在治疗过程中选方用药应随证而灵活加减。上述分型论治只是针对临床常见情况进行的概括，对于患者的体质强弱、病情变化、地理环境和气候等因素，在治疗过程中也需进行综合考虑，确定治疗原则，才能达到预期的治疗效果。

（三）带下病的治疗

带下有广义和狭义之别，而狭义的带下可分为生理性和病理性两种。正常情况下，妇女于经期前后或妊娠期间，在阴道内会有白色无臭的分泌物，属于生理性带下，不需治疗。但如果带下量过多、色泽异常或有特殊气味，或伴随腰部酸痛，少腹、小腹灼痛，阴道瘙痒等症状，则属于病理性带下，需及早治疗。

根据带下的颜色、质地和伴随的症状，可将其命名为白带、黄带、赤带、黑带、青带、五色带等不同的名称。其中，白带、黄带、赤带最为常见，而五色带则多见于阴道和胞宫恶性肿瘤疾患，治疗难度较大。

尽管带下病一般并不危及生命，但长期不治，可导致津液暗耗，阴精亏损，不仅会出现腰酸，少腹、小腹灼痛，肢体乏力等症状，并可能造成经期紊乱、胎孕困难，或怀孕后易于流产、早产等。因此，对于带下病要未病先防，已病防变，以保障妇女身心健康。

1. 病因复杂，以湿邪为主　带下病的致病因素主要有以下四个方面。

（1）肝气郁结　肝郁疏泄失常，郁而化火，使脾失健运，肾失封藏，而肝脉绕阴器，可导致湿热下注，胞宫塞滞，任脉不固，带脉失约，从而引发带下绵绵、色黄白、质秽或阴痒等症状。

（2）**脾气虚弱** 脾主运化而升清。脾虚不能运化水谷精微，脾不升清，津液难以输布全身，反而潴留中焦而聚为湿邪，湿浊下注胞宫，带、任脉功能障碍，则表现为带下量多、白色、质如涕或唾。

（3）**肾气虚弱** 肾为封藏之本而主水。肾气亏虚，使得下元寒冷，水液则无法温煦升腾津液，肾虚又失闭藏而不能固本，导致水液不化，滑脱下流。

（4）**湿毒内侵** 可由多种原因引起，如经行产后，胞脉空虚，或药物、器械损伤，以及阴道用具不洁等，湿浊秽毒直接乘虚侵袭，滞留阴户胞宫，久而化热生虫，致使带下呈黄白色、散发臭味、伴有阴道瘙痒和灼痛感。

总体而言，带下病的病因大多源于水谷之精微不能输布于生血，反而潴留为湿，流注下焦，以致胞宫停滞、任脉带脉受损；也有感受外湿之邪，直接侵袭带脉、胞宫而致病者。病情的轻重缓急与湿的多少密切相关：湿重则带多，湿轻则带少。《傅青主女科·带下》云："夫带下俱是证。"也佐证了湿邪与带下病的紧密关系。

2. 治疗多法，祛湿为先 对于带下病的治疗，根据病情虚实寒热的不同，虽然有温化、清热、燥湿、祛痰、补虚泻实等不同的方法，但因为该病的病因以湿为主，所以在治疗中应以祛湿为先。一般而言，湿在上在外者，宜微汗以解之；湿在下在内者，则以温肾健脾而利之。正如《素问·阴阳应象大论》中所说："其在皮者，汗而发之。""其下者，引而竭之。"治湿之法具体来说，如为湿从寒化，应以温燥利湿之法治之；如为湿从热化，则用苦寒清利之法治之；如为脉症俱实，水湿壅盛，宜攻逐利水；如为脉症俱虚，形气不足，宜扶正培元。带下病均为湿邪在内在下引起的病变，根据"诸湿肿满，皆属于脾""脾苦湿，急食苦以燥之"之说，治疗本病的原则应以健脾、升阳、除湿为主。但是，湿邪的病变不仅与脾弱有关，还与其他脏腑的功能失调有关。例如，肾为水火之脏，内蕴元阴元阳，主藏精而系胞脉，如肾虚水寒，下元不固，则带下清冷。因此，在治疗本病时，我们不仅需要健脾，还需要温养肾气。

祛湿的方法在各种方书中都有详细记载。对本病而言，最重要的是温化和清利。因为湿为阴邪，重浊而黏腻，只有通过温肾健脾，才能加强脾之健运及肾之温煦功能，从而使水液之清者能输布全身，滋养脏腑，浊者从膀胱排出。水液代谢正常，湿去则带下正常。湿为阴邪，阻遏阳气，郁久化热则易生虫，因此清热利湿、解毒杀虫法也为治疗本病常用。当然，我们强调温化和清利，并不否认其他治疗方法，例如赤带之变不仅要用苦寒燥湿，还要用活血化瘀摄血之法；出现带下量多、质稠秽臭的症状，则需要用芳香淡渗之药以祛湿；对于带下病久而正气虚弱的患者，则应该选用扶正固涩之药。

3. 辨证论治，兼以熏洗　本病患者既有全身症状，又有局部病灶，因此，在治疗时不仅要重视辨证论治，还需要注意对患处进行外治熏洗。下面介绍针对本病不同类型的一些基本治疗方法。

（1）脾虚证　脾虚症状包括带下色白或淡黄，无臭，量多质稀如水，有时如米泔，绵绵不断，面色苍白或萎黄，四肢不温，甚则二足浮肿，纳差便溏，舌质淡，苔薄白，脉缓弱等。此型属于脾失健运、湿留下焦的病变，宜以健脾升阳除湿为主，并佐以疏肝解郁之品，如可使用《傅青主女科》中的完带汤加味，该方中的参、术、草和山药均能补脾益气，促进气行水化；苍术、白术同用则能增强健脾燥湿的功效；白芍、柴胡和陈皮则能疏肝解郁，升阳理气；车前子具有滑利降泄、清热祛湿的作用；黑荆芥入血分，既能疏肝，又能祛风除湿。全方补而不滞邪，消而不伤正，正如《傅青主女科》所说："此方脾、胃、肝三经同治之法，寓补于散之中，寄消于升之内。"若伴有腰痛，则可加骨碎补、菟丝子、杜仲；少腹或小腹胀痛，则可加小茴香、香附、艾叶；若带下病久，量多，色白质稀如水，则可加巴戟天、鹿角霜、补骨脂等温肾扶阳；若带下色黄，质稠臭秽，则属于脾虚夹热之证，可使用三妙散、四妙散等方剂进行治疗。

（2）肾虚证　肾虚证根据阳虚与阴虚之分可有不同表现。阳虚者带下色白而量多，冷稀如水，淋漓不净，腰酸似折，小腹冷痛，小便频数清长，夜间尤甚，舌质淡，脉细迟；阴虚者则带下量或多或少，色黄或赤白相兼，或伴有阴痒，甚至有灼热感，心烦易怒，头晕目眩，口干耳鸣，失眠心悸，时而汗出，腰部酸困，舌红少苔，脉细数或弦数等。属肾阳虚者，治疗时需温肾扶阳，固涩止带，可使用《伤寒论》中的附子汤加鹿角霜、桑螵蛸等治疗。对于肾阴虚者，由于阴虚多火旺，以壮水以制火之法治之，可使用《医宗金鉴》中的知柏八味丸加谷精草、夜交藤、白芍和灯心草等治疗。

（3）肝火证　肝火旺盛时，带下色赤、赤白相兼或黄绿，质稠而秽，淋漓不断，月经先后无定期，精神抑郁易怒，胸胁胀满，口苦咽干，舌红苔黄，脉弦数等。此属于肝经湿热下注胞宫的病变，治疗时可用《医宗金鉴》中的龙胆泻肝汤进行治疗。方中龙胆草、黄芩、栀子和柴胡能疏肝清热泻火；木通、车前子和泽泻则能祛湿利水；当归和生地黄能补血补肝，使邪去而正不伤；甘草调理脾胃，并调和诸药。全方具有泻肝火、利湿热的功效，凡是肝郁化火，带下色赤或黄绿之实证者，均可使用。

（4）湿毒证　湿毒内侵，症见带下色黄如脓，或混浊如米泔，或如豆腐渣或混有血液，秽臭，阴部灼热、瘙痒，小便赤涩，唇干口苦，舌红苔黄，脉弦数或滑数等。本证属湿毒内侵、损伤冲任胞宫，导致蕴而生热化浊的病变，治疗时可使用《世补斋不谢方》中的止带方加减治疗。方中茵陈、栀子、猪苓、茯苓、车前子和泽泻能清热解毒，通泄利水；赤芍则能凉血解毒；牛膝能走能补，引起诸药下行。全方具有清热解毒、祛湿止带的功效。可酌情加入黄柏、金银花藤、连翘、鱼腥草和地肤子等中药，以增强其清热、解毒、利湿的功能。对于阴部瘙痒者，多为湿热生虫所致，除了内服药物，应采用苦参、蛇床子、土茯苓、槟榔、黄柏、枯矾等煎煮后趁热熏洗，每天2～3次。

治疗带下病，应辨证施治，以健脾温肾为宗旨，以祛湿为重。在结合不同的脉症基础上，分别佐以疏肝泻火、清热解毒、活血化瘀、扶正培元之品，并适当结合外治法，如热熏洗坐浴等进行治疗。只有针对不同证候采用相应的治疗方法，使用适当的药物，才能达到预期的疗效。

五、医案选介

（一）月经后期医案

月经周期延后 7 天以上，月经量基本正常，连续出现两个月经周期以上者，称为月经后期。《金匮要略》早有月经周期延长的记载。当月经后期伴随经量过少时，则有可能发展为闭经。临床上，此证可有虚实之分，其中虚证多由肾虚、血虚所致。肾虚可致冲任失养，血虚则冲任不盛，血海不能如期满溢；实证则分为气郁、痰湿、宫寒。肝藏血而主疏泄，肾为经血之源，肝肾乙癸同源，同居于下焦，母子相生。因此，在治疗上，可以疏肝资肾或温肾暖肝。若长期忧思抑郁而致气失条达，则血行不畅，血海不能如期满溢，从而出现月经后期。临床上可见月经后期，经前乳胀，经血色暗或夹瘀块，治以疏肝温肾，调达冲任，可用黑逍遥加仙茅、淫羊藿、肉苁蓉等治疗。当肾阴亏虚时，则精不能化血，常表现为月经后期量少，色暗质稠，伴有咽干失眠，大便干结等症状，舌红少苔，脉细。治疗上应滋肾养血，可选用归芍地黄汤加艾叶、路路通、大枣、何首乌、肉苁蓉等治之。若肾阳亏虚，则冲任不盛，阳虚宫寒，胞宫失于温养，临床可见月经后期，量少色淡，小腹作痛等症状，应以温肾暖宫为法，可选艾附暖宫汤加仙茅、淫羊藿、菟丝子等治之。对于形体肥胖者，多为脾虚痰湿积滞胞宫胞络，致冲任壅实，经血不能如期下注者，则以燥湿化痰、活血调经为法，方选归芍二陈汤加白芥子、远志、石菖蒲、路路通、红花等治之。

林某，27 岁，女，工人。1990 年 5 月 18 日初诊。

病史自述：经期错后 8 年，加重 1 年。19 岁时初潮，月经周期，30 天至 40 天不等，月经量较多，经期长达 10 天左右。近 1 年来，月经周期延后 10～20 天，量中等，经色暗红，夹紫块，经前乳房胀痛，少腹、小腹胀痛，腰背酸麻，经行则上述诸症缓解。形体肥胖，平时带下量较少，呈黄白相兼。末次月经为 1990 年 4 月

20日。

诊断：月经后期。

辨证：肾虚肝郁，湿瘀阻滞。

治法：补肾疏肝，化瘀利湿。

处方：当归10g，白芍10g，川芎6g，白术10g，土茯苓20g，泽泻10g，黄柏6g，苍术6g，鸡血藤20g，丹参15g，补骨脂15g。4剂，每日1剂，水煎服。

1990年6月1日二诊：自述服药后于5月20日月经如期来潮，量正常，经期干净。现自觉小腹隐痛，腰酸胀痛，舌淡红，苔薄白，脉虚细。此为经去血虚，胞脉失养，拟补肾养血益肝。

处方：鸡血藤20g，丹参15g，当归10g，川芎5g，白芍6g，熟地黄15g，川续断10g，益母草10g，炙甘草5g。4剂，每日1剂，水煎服。

1990年6月29日三诊：自述按照首诊及二诊两方交替使用，于6月18日月经来潮，色量正常，但经前仍感胸胁及乳房痞闷，经后自行缓解。舌淡红，苔薄白，脉细缓，此为肝阴不足之象，责之肾水不充，肝肾同源，可补肾以养肝。治宜调养肝肾，以巩固疗效。

处方：柴胡6g，当归10g，白芍10g，白术10g，茯苓10g，薄荷5g（后下），黄精15g，益智仁10g，怀山药15g，台乌药10g，炙甘草6g。7剂，每日1剂，水煎服。

按语：根据病史得知，患者19岁初潮即有经行延后表现，显然是先天肾气不足，冲任不盛所致。肾虚则肝失所养，肝气郁结，疏泄失职，故经前乳房及少腹、小腹胀痛，月经逾期不行。肝失疏泄，脾失健运，痰饮停聚体内，故出现形体肥胖。湿蕴化热，损伤任带，故带下色黄白。舌质暗淡，有瘀滞之象。治疗宜补肾疏肝，健脾燥湿，使肝脾功能正常，则气血调和，气机通畅，精血相生，肾精充盛，肝血旺盛。首诊方用当归芍药散合二妙散调肝健脾，养血利湿，鸡血藤、丹参补血行血，使补而不滞，骨碎补补肾化瘀，故经水能如期而致。二诊为经净之后，为阴血相对空虚的状态，故用四物汤加鸡血藤、丹参、川续断、益母草调理养血益肝。两个方子交替使用，效果显著。三诊再用黑逍遥加缩泉丸调养肝肾以调理善后。

（二）痛经医案

痛经是指在月经周期、经前或经后期间出现下腹部疼痛、坠胀等不适，原发性痛经是指没有生殖器官器质性病变引起的痛经。本病的主要特征是随着月经周期的持续出现，可以在经前出现，也可以持续至经后。它是年轻女性十分常见的病证。中医学认为，"痛经"的病位在子宫、冲任，以"不通则痛"或"不荣则痛"为主要病机，与经期及经期前后特殊生理状态有关。明代张景岳在《景岳全书·妇人规》云："经行腹痛，证有虚实。实者或因寒滞，或因血滞，或因气滞，或因热滞；虚者有因血虚，有因气虚。"班秀文认为，痛经之因虽有寒、热、虚、实之分，但是归根结底为冲任气机不畅、经血瘀滞于胞宫所致。气滞则血停，寒凝则血凝；热则煎熬阴血和津液，黏滞不畅；湿邪黏腻，则阻碍血脉；虚则无力运血，以上病因都会导致气血的瘀滞，"不通则痛"，因此治疗痛经要化瘀导滞，畅行气血，通络止痛。

黄某，22岁，女，未婚，工人。1975年7月26日初诊。

患者经行腹痛已1年余。14岁初经，月经周期、颜色和量均正常。于去年1月在经期中参加邕江冬泳之后，每次经期时均会出现剧烈的小腹及下腹疼痛，伴有头晕、食欲不佳，严重时还伴随呕吐、唇面发青、肢凉汗出等症状，致无法正常工作和学习，经色暗红，偶有血块，伴经前胸胁胀痛等。刻诊症见腰酸，伴有胸胁及乳房胀闷，为经期即将来临之象。脉细弦，舌苔淡白，舌质正常。

诊断：痛经。

辨证：寒凝血瘀。

治法：温暖肝肾，养血调经。

处方：当归9g，川芎6g，白芍12g，熟地黄12g，香附9g，艾叶5g，延胡索9g，吴茱萸2g，乌药9g，益智仁9g，大枣9g。每日1剂，水煎服，连服

3 剂。

1975 年 8 月 3 日二诊：患者服药后于 7 月 29 日月经来潮，行经期间除了轻微的腰酸痛，其余症状已缓解。脉缓和，舌苔正常。药已见效，守上方加减治疗。

处方：当归 12 g，川芎 6 g，白芍 12 g，熟地黄 15 g，艾叶 5 g，香附 5 g，吴茱萸 2 g。每日 1 剂，水煎服，连服 6 剂，以巩固疗效。

1975 年 8 月 27 日三诊：患者昨日月经来潮，经行已经无腹痛。脉象缓和，舌苔正常。仍予二诊方药继续治疗，以巩固疗效。1 年后追访，诉经期已无腹痛。

按语：本病患者病因明确，隆冬之际，经行游泳，极易感受寒邪。经行时血室正开，寒气得以乘虚侵袭而入，致血行瘀滞，胞宫不畅，故经行少腹、小腹疼痛剧烈，经色暗红，伴有夹块。因寒而致病，故以温暖肝肾、养血调经之法，以温经散寒，养血通经，药用得当，疗效显著。

（三）崩漏医案

崩漏是指经血非时暴下不止或淋漓不尽。前者称为崩中，后者称为漏下，是妇科疑难病之一，也为危急病症之一。治疗上应遵循"急则治其标，缓则治其本"的原则，并以塞流、澄源、复旧治崩三大法则进行用药。班秀文认为，重症崩漏病因错综复杂，不宜一味地使用单一方法或药物，应审证求因，根据不同情况、病因和病机，灵活运用。他强调将局部辨证与全身症状相结合，辨证与辨病相结合，随证随经，因其病而药之。塞流止血是治疗崩漏的首要步骤，应明确寒热虚实辨证，针对不同情况采取清热、温养、补虚、泻实等方法，消除迫血妄行的病因，则自然能止血。经过塞流止血处理后，需要澄源以治其本，进一步审证求因，辨清虚实，找出解决疾病的根本原因。对于崩漏善后复旧，应该以脾肾并重，以肾为主为治则，针对不同情况选择调养药物。

王某，12 岁，女，学生。1973 年 2 月 9 日初诊。

患者述去年开始月经初潮，经行量多，色鲜红，每次均服用止血药或打止血针治疗。现为第 6 次来月经，阴道流血已有 15 日，前 3 日量多，颜色淡红，之后虽量减但仍淋漓不净。除此之外，患者没有其他明显不适，饮食睡眠正常，大小便正常。脉沉细数，苔白薄，舌尖略红，面色苍白。

诊断：崩漏。

辨证：肾气不足，冲任不全。

治法：滋阴补肾，调养冲任。

处方：何首乌 18 g，墨旱莲 15 g，熟地黄 12 g，覆盆子 9 g，菟丝子 9 g，五味子 5 g，枸杞子 9 g，女贞子 9 g，怀山药 15 g，茯苓 12 g，益母草 9 g，香附 5 g，柴胡 2 g，甘草 5 g。每日 1 剂，水煎服，可连服 5～10 剂。

1973 年 5 月 3 日二诊：服药第 3 剂后阴道出血即停止。3 月 26 日经行经，量正常，持续 3 天干净。但现在已推迟 7 天，月经迟迟未来。脉细数，苔白薄，舌边略红。拟采用补肾益精之法。

处方：黄精 18 g，菟丝子 9 g，枸杞子 9 g，女贞子 9 g，覆盆子 9 g，怀山药 15 g，党参 15 g，柴胡 5 g，甘草 3 g。3 剂，每日 1 剂，水煎服。

1973 年 5 月 15 日三诊：服药后月经来潮，量多，颜色鲜红，持续 5 天干净。除轻微的少腹疼痛之外，没有其他不适症状。脉细缓，苔白薄，舌尖略红。继续补肾调养冲任之法。

处方：当归 6 g，川芎 5 g，白芍 9 g，熟地黄 12 g，艾叶 5 g，阿胶 9 g（烊化），党参 15 g，益母草 9 g，墨旱莲 15 g，荆芥 5 g，甘草 5 g。每日 1 剂，水煎服，连服 5 剂。

1973 年 5 月 25 日四诊：经过治疗，患者目前已无任何不适症状，脉象平和。为了巩固效果，再予煎服 2 月 9 日方药 6 剂，观察半年，月经正常来潮。

按语：《素问·上古天真论》云："女子二七而天癸至，任脉通，太冲脉盛，月事以时下。"而患者 12 岁开始行经，即出现月经失常，甚至漏下不止，为肾气不足、冲任不全之故。由于肾虚封藏功能失司，致冲任血海不固，经血非时而下，出现经行量多，阴道流血淋漓不止的表现。因此，治疗以滋肾益阴、调养冲任为法，以治其根本。而在具体治疗过程中，灵活运用塞流、澄源、复旧三种方法，血流之时以补肾益气固冲以塞流止血，血止之后辨证求因，从肾论治以澄源，并结合患者的年龄和生理特点，有针对性地选择药物，调整月经周期以复旧，从而使月经恢复正常的规律。

（四）带下病医案

带下病是妇女常见的四大疾病之一。一般来说并无严重危害，但长期持续导致津液长期暗耗，阴精亏损，筋骨失养，从而出现如腰酸、少腹灼痛、小腹灼痛、肢体乏力等症状，甚至可能影响正常月经、孕育胎儿，或导致妊娠疾病如堕胎、小产的发生。病理性带下的表现包括带下量多，或带下色质异常伴有秽臭，或伴有阴道瘙痒、肿胀灼痛等局部症状，需要及时治疗。

带下的致病原因虽然存在多种不同因素，如饮食劳累、七情内伤、外感邪毒等，但总的来说，其病变均与肝郁化火、肾之蒸腾作用失司、脾之运化失职、任脉失调、带脉失约有关。带下病的治疗以健脾、升阳、除湿为主，但对于湿浊之气化热生虫者，往往需要使用清热解毒、杀虫药物。而对于年老体弱、久带不止者，则又需补肾培元、补肾涩津。

班某，30岁，女，已婚，1982年4月18日初诊。

带下量多4年。患者于1978年行人工流产术后，平素带下量多，色白黄，偶伴有阴痒。迄今将近4年未孕，月经周期正常，色暗红，量一般，经行3～5天，干净。经行之时腰痛、小腹胀痛，余无特殊不适。舌质淡，苔薄白，脉虚弦。

诊断：带下病。

辨证：湿瘀下焦，胞脉不畅。

治法：化湿祛瘀，调养冲任。

处方：当归9g，白芍9g，川芎5g，茯苓15g，白术9g，泽泻9g，苍术5g，鸡血藤15g，延胡索9g，莪术5g，炙甘草5g。每日1剂，水煎服，连服3剂。

1982年4月22日二诊：服药后带下量减少，已无阴痒，但自觉耳鸣，夜难入寐。脉沉细，苔薄黄，舌淡红。因担心过用温燥攻伐之药，转用调养之品。

处方：当归身9g，白芍9g，熟地黄15g，怀山药15g，山茱萸9g，北沙参9g，麦冬9g，夜交藤15g，茯苓5g，泽泻5g，牡丹皮5g。每日1剂，水煎服，连服3剂。

1982年4月25日三诊：服药后夜寐较前好转，但仍有耳鸣。脉沉细，苔白，舌质淡红。由于药已对症，继续守方治疗。

处方：当归身9g，白芍9g，熟地黄15g，怀山药15g，山茱萸9g，北沙参9g，麦冬9g，夜交藤15g，茯苓5g，泽泻5g，牡丹皮5g。每日1剂，水煎服，连服3剂。

1982年5月9日四诊：患者月经已逾期9天，未来潮，伴耳鸣，肢倦。脉细滑，苔薄白，舌质淡红。拟补肾壮腰、益气养血之法。

处方：菟丝子15g，怀山药15g，党参15g，炙黄芪15g，当归身9g，川芎5g，白芍9g，熟地黄15g，柴胡2g。每日1剂，水煎服，连服3剂。

1982年6月15日五诊：患者停经将近两个月，疲倦，纳差，少腹痛，腰酸。脉细滑，苔薄黄，舌质淡红。经妊娠试验阳性，为妊娠胎动不安之象，拟补肾固冲、清热安胎之法。

处方：菟丝子20g，太子参15g，桑寄生15g，白芍9g，川续断5g，川杜仲5g，陈皮2g，黄芩3g，甘草5g。每日1剂，水煎服，连服3剂。

按语：该患者人流术后，胞脉受损，湿邪乘虚而入，致湿郁下焦，病程反复4年，湿滞日久，胞脉不畅，血行瘀阻，而成湿瘀互结之带下病，且患者有生育意愿，4年未受孕，故予化湿祛瘀、调养冲任法治之。首诊以当归芍药散加减治疗，方中苍术、白术燥湿健脾而止带；茯苓、泽泻淡渗利湿而泄热；当归、白芍、川芎、鸡血藤既能养血，又能活血；莪术、延胡索，重在理气化瘀；甘草调和诸药。二诊之后，患者带下正常，湿瘀既化，则重在滋补肝肾，调养冲任以助孕。最终患者湿瘀俱化，经脉畅通，则带下正常，最终得以成功受孕。

（五）不孕症医案

不孕一症分为原发性不孕和继发性不孕两种，前者古称"全无子"，多由于元阳不足，禀赋本虚；后者古称"断绪"，多由于肝肾亏虚，冲任受损引起。一般来说，原发性不孕或器质性病变引起的不孕治疗难度较大，而继发性不孕或功能性病变引起的不孕则治疗相对容易。

不孕的原因除了先天性生理缺陷和配偶因素，多属于妇女本身的病理变化，一般有肾阳虚弱、肝肾两虚、气血两虚、痰湿壅阻、肝郁气滞等。但根据临床观察，不孕症多为虚实夹杂，以肝肾两虚证最为常见。肾主藏精，肝主升发，在妇女同为先天，肝肾精血盈亏直接影响冲任二脉和胞宫。若肾精充足，则冲任二脉通盛，胞宫温煦，能主血海而能妊养胎儿。反之，肝肾亏虚，精血不旺，则冲任失养，胞宫寒冷，即使婚后也难摄精受孕。

治疗本病与其他疾病一样，需要辨清虚实的不同。虚寒者宜温补肝肾，调养冲任以培其根基；实热者宜健脾祛湿，或疏肝理气，或活血化瘀。治疗不孕症需要辨证用药，根据本病虚实夹杂、阴阳相兼的特点，在治疗过程中做到补养中要注意通行，在行气活血中要注意扶正，常用攻而不峻、行而不破之品。因气血贵在顺畅通行，因此在一派补养之中，适当加入温化通行之品，则疗效尤佳。即使是实证，如湿瘀之患，胞脉不通，虽然需要使用祛湿化瘀的药物，但冲任和胞宫为治疗本病的关键，因此在祛湿通络之后，仍需要温养之法以善后。可以看出，用药选方既要有原则性，又要权宜多变。

周某，女，34岁，职工。1990年8月21日初诊。

患者自诉6年前行人流手术，术后半年开始未采取避孕措施一直未孕，直至3个月前妊娠后出现腹痛、阴道流血，诊断为"宫外孕"并行手术治疗。术中诊断左侧输卵管妊娠行左侧输卵管切除术，并见右侧输卵管因长期炎症肿胀增粗。出院诊断：①左侧输卵管切除。②右侧输卵管硬化。术后患者月经规则，量一般，经期中腰部胀痛或小腹微痛，余无特殊不适。刻诊症见：患者表情抑郁，形体瘦弱。舌质淡，尖部有瘀点，苔薄白，脉虚细弦。妇检：子宫大小正常，质地中等，右侧附件区增厚、压痛。

诊断：①断绪。②癥瘕。

辨证：血虚气滞，瘀阻胞脉。

治则：养血活血，化瘀通络。

处方：桃仁10 g，红花6 g，当归10 g，川芎10 g，赤芍10 g，鸡血藤20 g，丹参15 g，穿破石20 g，路路通10 g，皂角刺10 g，制香附6 g。连续服用7天，每天1剂，用开水煎服。同时予猪蹄甲煲煮食疗。

1990年10月26日二诊：患者连续服用上述处方十余剂后，自觉少腹胀。舌质淡，苔薄白，脉沉细。药已对症，继续加入辛窜通络之品。

处方：鸡血藤20 g，丹参15 g，当归10 g，红花3 g，赤芍10 g，川牛膝10 g，泽兰叶10 g，路路通10 g，甘松10 g，柴胡6 g，穿山甲粉5 g（冲服）。连续服用7天，每天1剂，用开水煎服。

1990年11月9日三诊：患者连续服用上述方剂14剂后，每次药后右下腹隐痛，发作数分钟后自行缓解。目前仍有轻微疼痛感，舌淡红，苔薄白，脉细缓。此乃使用辛窜之药，直接作用于血分，而致正邪交争之象。继续使用化瘀通络法，但需要防止走窜药物动血伤正，故加入调理肝脾、益气扶正之品，以期达到最佳疗效。

处方：当归10 g，白芍10 g，川芎10 g，茯苓10 g，泽泻10 g，白术10 g，路路通10 g，赤芍10 g，莪术10 g，黄芪20 g，穿破石20 g，穿山甲粉5 g（冲服）。连续服用7天，每天1剂，用开水煎服。

1990年12月21日四诊：患者月经已干净11天。在交替使用上述两个方剂治疗的过程中，除了腰部胀痛外，没有其他不适症状。饮食、二便正常。舌淡红，苔薄白，脉细。守化瘀通络法，并配疏肝通络之药。

处方：柴胡 6 g，当归 10 g，赤芍 10 g，白术 10 g，茯苓 10 g，路路通 10 g，威灵仙 15 g，急性子 20 g，泽兰 10 g，莪术 10 g，穿山甲粉 5 g（冲服）。用开水煎服，每天 1 剂。

1991 年 1 月 23 日五诊：经使用以上方药加减 90 多剂治疗后，经净 3 ～ 7 天复查子宫输卵管碘油造影，提示右侧输卵管通畅。建议继续以补益肝肾、调理冲任法助孕。

处方：菟丝子 20 g，覆盆子 10 g，枸杞子 10 g，党参 15 g，白术 10 g，当归 10 g，赤芍 6 g，熟地黄 15 g，仙茅 6 g，路路通 10 g。连续服用 7 天，每天 1 剂，用开水煎服。嘱患者，守上方并与归芍地黄汤加巴戟天、川杜仲、菟丝子、枸杞子加减交替使用，半年后成功怀孕。

按语：本案初为人流手术，导致肝肾损伤，邪毒乘虚而入，滞留于下焦，与余血相搏结，又因患者不孕日久，情志不畅，气滞而血瘀，最终导致瘀阻胞脉，久积成癥，而成宫外孕。又由于手术刀刃损伤，耗血伤阴，而见虚瘀并存之象，但从根本而言，仍为肝肾受损，肝郁气滞，故见舌尖有瘀点，右下腹隐痛，脉虚细弦，因此治疗应以攻补兼施，就诊过程中使用桃红四物汤、逍遥散、当归芍药散等加减方剂活血化瘀，调理气血。但由于患者阴虚体质，恐攻伐太过而伤及正气，因此使用鸡血藤、丹参、路路通、穿破石、急性子、莪术、威灵仙等补养血行血、辛散温通、化瘀消积而不伤正的药物。其中穿山甲粉性善走窜，能达经络，活血散瘀，而消癥积，对治疗输卵管堵塞有良效。在输卵管通畅后，改用补肝肾、调理冲任以治本，使气血调和，冲任通盛，从而顺利受孕。

（六）胎产病案

胎产疾病是指妇女在妊娠期后和产褥期发生的疾病，是妇女常见的病症。妇女在妊娠期和分娩后的气血发生变化，气血失调，更容易发生疾病。前者称为胎前病，妇女在妊娠期间一方面阴血需要濡养胎儿，容易形成阴血偏虚；另一方面，胎儿的逐渐成长影响了气机的升降，容易导致气滞痰郁。如果禀赋本虚，阴血不足或胎气壅盛影响气机的升降，则会出现恶阻、妊娠腹痛、胎漏、胎动不安、子痫、转胞、滑胎、堕胎等病变，如不及时防治，严重者可危及胎儿和孕妇的安全。后者称为产后病，指的是妇女在分娩后（包括堕胎、小产后）一月内患上的病变。这类疾病多由于产时耗气伤血过多，气血亏损，虚瘀夹杂，抗病力弱所致。

胎前病的治疗原则是安胎与治病并举。一般着重补益脾气，以资气血生化之源，养肾固藏，以安胎元。即使是因痰湿瘀滞或气火失调引起的疾病，也应使用平和之剂，慎用或避免使用攻伐之品。产后疾病以补养气血为主，同时注意祛瘀，扶正不留瘀，祛瘀不伤正，促进新产妇气血调和，恢复健康。

杨某，女，37岁，干部。1980年3月1日初诊。

患者曾自然流产两次，要求中药治疗而就诊。该患者14岁月经初潮，其月经周期错后1～2个月。1968年结婚后，该患者的月经周期为40～60天，月经量一般，月经将行时乳房胀痛，腰酸膝软，平时易心烦躁动，大便稀薄。1968年曾行一次人工流产，后分别在1976年和1979年自然流产两次。脉细弦，舌苔薄白，舌质淡红。

诊断：滑胎。

辨证：肝肾亏损，气血两虚。

处方：太子参15 g，炙黄芪15 g，山药25 g，鸡血藤15 g，菟丝子15 g，枸杞子9 g，覆盆子9 g，茺蔚子9 g，地骨皮9 g，甘松5 g。每日1剂，水煎服，连服6剂。

1980年3月6日二诊：患者用药后自觉心情舒畅，但夜间肢体麻木。脉沉弱，舌苔薄白，舌质平和。治疗仍按上法。

处方：鸡血藤15 g，菟丝子15 g，当归10 g，白芍5 g，枸杞子9 g，党参15 g，白术9 g，覆盆子9 g，茺蔚子9 g，淫羊藿15 g，柴胡3 g。1剂，水煎服，连服6剂。

1980 年 5 月 1 日三诊：患者月经周期基本正常，经色红，量中等，但腰腿酸软。脉虚细，舌苔薄白，舌质正常。继续服用上述方 6 剂。

1980 年 6 月 14 日四诊：患者已停经 40 余天，尚未来潮，恶心欲吐，乳房胀痛，腹部疼痛，下肢轻度浮肿，纳差便溏。脉细滑，舌苔薄白，舌质淡嫩。外院诊断为早孕。改以健脾益气、补肾安胎为法治疗。

处方：茯苓 10 g，白术 10 g，黄芪 20 g，川杜仲 15 g，川续断 9 g，桑寄生 9 g，砂仁 3 g，陈皮 2 g，炙甘草 5 g。每日 1 剂，水煎服，连服 6 剂。此后，嘱患者坚持隔日煎服 1 剂以巩固疗效。

患者服药直至 12 月，自觉精神状态良好，食欲、睡眠正常，故停药。于 1981 年 1 月 26 日顺利分娩一名女婴，体重 3 kg，发育良好。

按语：滑胎的病因多种，但主要是肝肾亏损、胎元不固所致。该患者曾经人工流产 1 次，手术可导致冲任、肝肾的损失。此后，连续自然流产 2 次，为肝肾亏损，冲任不固，不能系胎，而见屡孕屡堕。因此，本病以孕前治疗为主，以滋养肝肾，补气血，调冲任，预培其损，待气血旺盛，冲任巩固，胎元得以养护，孕后胎儿自能足月顺产。

六、论文著作

班秀文在国内外学术刊物上发表了 60 余篇学术论文，主编著作 3 部。其内容囊括中医各科，以妇科为主，同时涉及内、儿、针灸各科。其中论文《论六经辨证在妇科中的运用》《论治肝的特点与妇科病的治疗》《试论心与妇科的关系》等文章在全国学术会议上宣读，尤其是《六经病变与妇科病变的联系》一文以其"师古而不泥于古，融会贯通治百病"的丰富经验受到国内外中医学者的重视，并被日本东洋学术出版社摘要出版。

（一）论文

［1］班秀文，班兆根.试论子宫肌瘤的治疗.中国医药学报，1995（4）：53-56.

［2］班秀文，班兆根.房事外感的论治.广西中医药，1994（6）：23-24.

［3］班秀文.继发性不孕的治疗.广西中医药，1992（6）：20-21.

［4］班秀文.试论妇科节育手术后诸症的病机与治疗.广西中医药，1992（6）：22-25.

［5］班秀文，李莉.古方新用于治疗阴痒.云南中医杂志，1992（6）：43-44.

［6］班秀文.铭感与期望.广西中医药，1992（3）：49.

［7］班秀文.崩漏辨证论治.中国医药学报，1992（2）：62-65.

［8］班秀文.漫话鸡血藤.新中医，1991（11）：42.

［9］班秀文.养血通脉汤.广西中医药，1991（3）：123.

［10］班秀文.古方能治今病.中医函授通讯，1991（1）：22-23.

［11］班秀文.壮乡医话——治水与治血.广西中医药，1990（6）：27.

［12］班秀文.壮乡医话——治带不忘瘀.广西中医药，1990（5）：36.

［13］班秀文.壮乡医话——经痛治疗重在疏肝理气、活血化瘀.广西中医药，1990（4）：21-22.

［14］班秀文.壮乡医话——脾以升为健.广西中医药，1990（3）：33.

［15］班秀文.壮乡医话——疏肝与柔肝.广西中医药，1990（2）：25.

［16］班秀文.壮乡医话——春夏养阳，秋冬养阴.广西中医药，1990（1）：32.

［17］班秀文.壮乡医话——滑脉不一定是妊脉.广西中医药，1989（6）：31.

［18］班秀文.壮乡医话——切脉识病.广西中医药，1989（5）：37-38.

［19］班秀文.壮乡医话——"蕹菜解药".广西中医药，1989（4）：38.

［20］班秀文，钟以林.要进一步加快中医药人才的培养.高等中医教育研究，1989（1）：13-15.

［21］班秀文.壮乡医话——针灸能治危重病.广西中医药，1989（3）：31.

［22］班秀文.壮乡医话——"心开窍于耳".广西中医药，1989（2）：32.

［23］班秀文.北乡医话——"神明之心".广西中医药，1989（1）：33.

［24］班秀文.壮乡医话——虚痰治肾.广西中医药，1988（6）：34.

［25］班秀文.治郁不离肝.广西中医药，1988（5）：39.

［26］班秀文.北乡医话——车前草.广西中医药，1988（4）：30.

［27］班秀文.北乡医话——见痰休治痰.广西中医药，1988（3）：41.

［28］班秀文.壮乡医话——肚腹三里留.广西中医药，1988（2）：36-37.

［29］班秀文.治麻贵透.广西中医药，1988（1）：42-43.

［30］班秀文.北乡医话——益母草是妇科良药.广西中医药，1987（6）：20.

［31］班秀文.附子临床运用点滴.广西中医药，1987（5）：43-44.

［32］班秀文，叶惠燕.暴怒伤肝乳断的治验.广西中医药，1987（4）：44.

［33］班秀文.北乡医话——辨证与辨病.广西中医药，1987（3）：42.

［34］班秀文.北乡医话——继承与发扬.广西中医药，1987（2）：44.

［35］班秀文.调补肝肾在妇科病的临床应用.新中医，1987（3）：1-3，19.

［36］班秀文.北乡医话——读书与临床.广西中医药，1987（1）：45-46.

［37］班秀文.壮族医药学的防治特点.中国医药学报，1986（3）：28-29.

［38］班秀文.试论治肝特点与妇科病的治疗.广西中医药，1986（3）：1-3，5.

［39］班秀文.浅谈冠心病的治疗与防.新中医，1986（1）：56，30.

［40］班秀文.试探《内经》有关妇科的论述.广西中医药，1985（3）：1-3，13.

［41］班秀文，肖衍初.试论医史教学的作用和课程设置.高等中医教育研究，1985（0）：15-18.

［42］班秀文.闭经验案一则.中医杂志，1985（5）：53.

［43］班秀文.试论心与妇科的关系.浙江中医学院学报，1985（2）：1-2.

［44］班秀文.产后小便不通.黑龙江中医药，1984（5）：40.

［45］班秀文.脏腑学说与妇科.广西中医药，1984（3）：37-39.

［46］班秀文.经行抽搐.黑龙江中医药，1984（1）：43.

［47］班秀文.六经病变与妇科病变的联系.浙江中医学院学报，1983（5）：28-30.

［48］班秀文.浅谈崩漏.山西医药杂志，1983（5）：293-294.

［49］班秀文.略论张景岳的学术思想及辨证论治的特点.广西中医药，1983（2）：7-11，17.

［50］班秀文.妇女阴痒.黑龙江中医药，1983（2）：37.

［51］班秀文.郁厥治验.广西中医药，1982（3）：7-8.

［52］班秀文.《金匮要略》论瘀初探.广西中医药，1982（1）：9-12.

［53］班秀文.崩漏证治梗概.江西中医药，1982（1）：14，23.

［54］班秀文，王占彬.谈"上病下取".浙江中医学院学报，1981（3）：1-4.

［55］班秀文.谈谈《金匮要略》的学习问题.广西中医药，1980（2）：33-36.

［56］班秀文.谈谈人体脏腑的气化.广西中医药，1980（1）：6-9.

［57］班秀文.活血化瘀法在妇科病应用的体会.浙江中医学院学报，1979（4）：8-10.

［58］班秀文.《内经》的防老思想初探.广西中医药，1979（1）：4-6.

［59］班秀文.针灸治疗疟疾的初步观察报告.中医杂志，1955（4）：37.

［60］班秀文.浅谈病人的"忌口"问题.广西赤脚医生，1978（7）：29-30.

［61］班秀文.浅谈胎前病的防治.浙江中医学院通讯，1977（1）：28-29.

［62］班秀文.月经病的防治.广西赤脚医生，1976（6）：35-37.

［63］班秀文.医案四则.广西卫生，1975（1）：37-38.

［64］班秀文.斑秃.新中医，1974（3）：27.

［65］班秀文.阴痒二例.新中医，1974（2）：31.

［66］班秀文.针灸治愈回归热二例的介绍.中医杂志，1955（12）：46-47.

（二）著作

［1］班秀文.班秀文妇科医论医案选.北京：人民卫生出版社，1987.

［2］班秀文.妇科奇难病论治.南宁：广西科学技术出版社，1990.

［3］班秀文.班秀文临床经验辑要.北京：中国医药科技出版社，2000.

七、整理者

班胜，班秀文之孙，医学硕士，副主任医师，第五批全国老中医药专家学术经验继承人。2008 年毕业于广西中医药大学并获得医学硕士学位，毕业后一直在广西中医药大学第一附属医院妇科从事临床、科研、教学工作。中华中医药学会妇科分会第七届青年委员、第二届中国中医药研究促进会妇科流派分会常务委员、广西中医药学会妇科分会常务委员、广西医师协会中西医妇产科分会常务委员、广西优生优育协会女性肿瘤生殖分会常务理事、广西抗癌协会妇科肿瘤专业委员会常务委员、广西中西医结合学会妇科分会委员、广西中西医结合学会妇科内镜分会委员。主编与参编著作、教材 5 部，参加国家及省级课题多项，获得省级科技进步奖三等奖 1 项，广西医药卫生适宜技术推广二等奖 1 项和广西医药卫生适宜技术推广三等奖 1 项。

韦贵康

一、名家简介

韦贵康（1938—），男，籍贯广西宾阳县，国医大师，主任医师，教授，博士生导师，中国中医科学院首批学部委员，享受国务院政府特殊津贴专家。现任世界手法医学联盟主席，先后担任广西中医学院院长、广西中医学院第二附属医院院长、广西壮族自治区政协常委、广西壮族自治区科协副主席、中华中医药学会骨伤科学会副会长、世界中医药学会联合会骨伤科专业委员会副主任委员等职务。

韦贵康教授从医近60年，学跨中西医，在中医骨伤科疾病治疗、中医手法应用、中医外治法应用等方面学术造诣深厚。他首创了"颈椎性血压异常"病名并提出治疗方案，还提出脊柱整体观、脊督一体论及骨伤科"六不通"病机、六通治则，总结出了"韦氏正骨脊柱整治系列手法"及"韦氏奇穴"，形成了脊柱相关疾病的中医治疗体系。

韦贵康教授临床擅长治疗颈椎病、颈椎间盘突出症、腰椎间盘突出症、颈椎管狭窄症、腰椎管狭窄症、胸椎小关节紊乱症、骨盆倾斜症，以及其他疑难杂病，例如中风后遗症、眩晕、头痛、骨科手术后并发症等。

韦贵康教授目前已发表医学论文 105 篇，主编著作 16 部，获得国家专利 3 项，以及 6 项省部级科技成果奖。此外，他还培养了超过百名硕士、博士和博士后。他发起、创立并领导广西国际手法医学协会、世界手法医学联合会、世界手法医学联盟等多个组织，已在中国及世界各地组织并主持 20 多次国际学术会议。

二、医事传略

（一）寒窗圆梦上医路

1938 年 10 月，韦贵康出生于广西宾阳县高田乡，父亲韦富田给儿子取名"贵康"，寓意身体健康便为贵。4 岁那年，韦富田积劳成疾，患上了"肺痨"并离世。那时，韦贵康的妹妹韦贵容尚不满一岁，母亲才 29 岁。随后母亲一人独自支撑起养育兄妹的任务，少年的韦贵康求知若渴。1952 年夏，他与堂哥韦贵生顺利考上初中，两人勤奋好学，特别是韦贵生学习成绩名列前茅。但在初二时，韦贵生因为肺炎感染离开了人世。父亲和堂兄的离世在韦贵康心中留下了抹不去的记忆，年轻的韦贵康立誓要学医，将来成为一名医生。

在几经波折后，1959 年，韦贵康通过高考进入了广西中医专科学校（现广西中医药大学）的中医专业学习。由于成绩优异，在学习一年后被学校联名推荐，保送到洛阳的河南平乐正骨学院学习，攻读中医骨伤专业。在河南平乐正骨学院 4 年学习期间，韦贵康在校长、平乐郭氏正骨传人高云峰的言传身教，以及各位老师的精心指导下，系统、全面地学习了中医骨伤学，并在第一学期加入了中国共产党。

本科毕业后，凭借优异的成绩，韦贵康本可以分配到经济较为发达的省区担任重点院校的专业教师。然而，作为独子，韦贵康更愿意在母亲身边尽孝，他一直深思熟虑地考虑着自己的未来。对别离多年的家乡有着深深的牵挂，所以，毅然选择了报名回广西工作，进入了广西中医学院（1964 年由广西中医专科学校升格本科建制，校名为广西中医学院，现为广西中医药大学）。在这里，他实现了小时候的梦想，成为一名医生。

（二）博学中西勇创新

大学毕业后，韦贵康并不满足仅基于课本知识。他不断向当地民间医生学习实践经验，以巩固和提高自己的临床业务能力。韦贵康在从事教学和医疗工作仅一年多的时间内，就得到了学院领导的好评，并被选为重点培训的业务骨干。1965 年，韦贵康被推荐到天津人民医院进修学习。他师从著名中西医结合骨伤科专家尚天裕教授等一些著名中西医结合骨伤科专家。这次学习使韦贵康在业务理论方面得到了新的突破，特别是在"中西医结合小夹板治疗骨折新疗法"方面。

1975 年 10 月，卫生部举办了"第二届全国中西医结合治疗骨关节损伤学习班"。韦贵康再次得到了上级组织的关心和推荐，并参加了为期三个半月的培训学习。此次培训的主要任务是学习掌握著名医疗专家冯天有医师的"新医正骨疗法"。正是通过这次学习，让韦贵康有了一次"创新"之路。

有一天，一位姓顾的工人因颈痛伴随高血压前来就诊。由于颈椎的结构比腰椎、胸椎等部位脆弱，医疗界对手法治疗颈椎病一向很小心谨慎，再加上高血压是推拿手法的禁忌，所以韦贵康婉言拒绝了患者做旋转复位手法的请求。第二天，由于颈痛加重，这位患者又来了。看着患者痛苦的样子，韦贵康在权衡轻重后决定尝试进行一次创新，给患者做旋转复位的手法治疗。事实上，施治手法之后，顾先生明显感觉症状减轻。5 天后，顾先生带来了感谢信，不仅治好了颈椎病，连高血压也好了。正是这次"意外发现"为韦贵康征服"脊柱相关疾病"揭开了序幕。这次大胆创新给韦贵康留下了深刻印象。回到广西之后，韦贵康又治愈了数十例血压异常的颈椎病患者。于是，他与同事一起将"颈椎性血压异常"这一"顽症"作为主攻方向，倾注心血，深入钻研，并进一步提出了"脊柱相关疾病"的研究，撰写了 10 多万字的"脊柱相关疾病"的学术论文，在业界广受好评。1991 年，韦贵康团队申报的"旋转复位手法与治疗颈椎性高血压异常疗效研究"荣获国家中医药管理局颁发的中医药科学进步奖三等奖。韦贵康认为，心脑血管疾病、肺病、胃病、糖尿病、抑郁症、头痛、失眠、记忆力减退、耳鸣、慢性疲劳综合征、男性阳痿、女性月经紊乱等都与脊柱的问题相关。

20 世纪 80 年代初，改革开放政策逐渐深入人心。那时，韦贵康已是一位小有名气的骨科专家和大学骨干教师。当韦贵康从报纸和医学杂志上了解到，上海市各大医院已推广应用先进的各种西医手术新技术疗法时，他向学院领导报告并请求到上海市新华医院进修深造。很快就得到了上级组织的批准同意。在新华医院进修期间，韦贵康虚心向胡清潭等教授专家请教，并学习了"镍钛记忆钉固定技术""全关节置换术""脊柱侧弯畸形手术"等新技术疗法，还专门学习了"显微外科"和"小儿骨科"等方面的知识。韦贵康还专程到上海瑞金医院、上海市第六人民医院和上海市第九人民医院等医疗单位参观学习。返回南宁后，他在广西中医学院进行业务推广。经过近一年的辛勤努力和认真传授，确保每一位骨伤科医生和进修医生学员都能熟练掌握以上这些先进的手术新疗法，有效推动了骨伤科的发展，并使其成为如今广西中医药大学附属瑞康医院的重点科室。

（三）仁心仁术重研究

韦贵康身为院长，平易近人、无微不至地对待学生与患者，从不摆架子。他关心学生的困难，了解他们的住宿和饮食情况，关注他们的上课情况。他把患者看作自己的亲人，记忆力惊人，几乎能够熟知每一位患者的病情，并时常告诫学生"细节的处理在治疗中决定成败"。他为患者治病，若一次治愈，就不会让患者再跑第二趟；针对来自农村的患者生活条件差的问题，他会想方设法减轻他们的经济负担。韦贵康说："治愈一个患者是我们医生的职责所在，不是个人的功劳；而对于未能治愈的患者或治疗效果不理想的患者，可能是我们这些医生还没有尽到应该尽的责任。因此，一个好医生应该具备百分之百的爱心来同情患者，并精益求精地为患者治疗。"

韦贵康有一双厚实的手掌，大拇指比常人更加粗壮。他少年时身体虚弱，为了强身健体，苦练功夫。他靠着倒立、手撑地来回走动来锻炼身体；同时手戳沙袋，练习指功和劈功，曾单手劈断叠放在一起的四块砖头。现在，他的大拇指可以对抗40千克的力量，让很多年轻人也望尘莫及。韦氏手法还融入了现代科学理念和生物力学原理。在治疗患者时，他的双手富有灵活性，能够一点一按地触摸病根所在的位置，判断椎节错位的方向，并可以快速地将其复位。业内人士称他的手法为"稳、准、轻、巧、透"。

他的手法成功地治疗了颈椎性血压异常病例，为他和他的同事在研究脊柱相关疾病方面打开了突破口。他们发现，脊柱力量不平衡引起的肌张力失衡，骨关节轻度位移，会导致头晕、头痛、视力障碍、失眠、心律异常、低热、排尿异常、颅脑损伤并脊柱损伤后综合征、腰腿痛等多种症状。他们将这种病症称为"脊柱相关疾病"，这与内科、神经科、五官科等常见疾病相似，因此容易造成误诊或漏诊。为了避免或减少这种情况的发生，韦贵康和他的同事们加强了对脊柱相关疾病的研究，并不断提高理论水平。韦贵康撰写了超过10万字的"脊柱相关疾病"的学术论文，阐述了他的研究成果和观点。这些学术文章发表后，引起了社会的广泛关注和同行的关注。

在新世纪之交的岁月里，韦贵康担任广西壮族自治区政协常委、医药卫生委员会主任和广西中医学院骨伤科研究所所长、博士生导师。他虽年过花甲，但仍然一直领导着门下的弟子和学生们前沿地从事医学科技的攻坚工作。韦贵康编写了《脊柱相关疾病学》《中国手法诊治大全》《实用中医骨伤科学》等26部著作，这些著作在国内外得到了广泛发行。他还发表了166篇论文，在专利方面也取得了3项成果。此外，他还主持或指导了31项课题研究，取得了6项省部级成果和2项广西科技进步二等奖、1项广西教学成果二等奖。

（四）传承中医走世界

为了让中医药走向更广阔的天地，从20世纪80年代后期起，韦贵康逐年增加广西中医学院国外医师进修培训名额，进一步扩大该校招收国外考生攻读中医骨伤等专业。1994年，何保宗等12名考生成为广西中医学院在新加坡录取的第一届中医骨伤科硕士研究生。与他们同期而来的还有丘德兴、卢荣初等来自马来西亚和澳大利亚的学生，韦贵康担任他们的总导师。经过各位教授、专家的3年精心教学，1997年按期毕业，均取得骨伤科专业的硕士学位。20多年来，韦贵康和其他教授共培养指导来自德国、新加坡、马来西亚、澳大利亚等国家的硕士研究生50多人，博士研究生4人。如今，来到该校学习中医药、中医骨伤专业的国外进修生已达1000多人次，国外中医骨伤科硕士生、博士生近百人。这些学生身怀中医技艺，为世界各地的患者造福，也成了推动中医发展的"引擎"。

1991年10月，韦贵康正式创建了"广西国际手法医学协会"的学术组织。协会成立会议上，他被大家选为本会理事长。2005年上半年，韦贵康倡议成立"世界手法医学联合会"的国际性社会组织学术团体，并于同年10月在新加坡召开的第八届国际手法医学与传统疗法学术大会上正式成立。该联合会会员来自40多个国家和地区，会员数量已达5000多人。

在韦贵康的带领和组织下，先后在南宁、桂林、北海、柳州、上海、佛山、广州、沈阳、深圳、呼和浩特，以及新加坡、越南河内、阿联酋迪拜、美国旧金山等地成功主办或承办了20多次国际性手法医学与传统疗法术大会及相关专题学术研究会。每年举办各种类型的手法医学学习班数期，为国内外培训手法医学与传统疗法专业人员5000多人。韦贵康和该联合会的同行们，为让中医走向世界而付出的聪明才智和辛苦汗水，已经换来了辉煌成绩，并将在振兴世界中医药事业史册上绽放异彩。

三、学术思想

（一）治疗骨伤疾病的学术思想

韦贵康教授长期致力于骨伤科疑难杂症的治疗和研究。他不仅考虑局部症状，而且关注整体情况，不仅注重静态因素，而且重视动态因素。他形成了独特的学术思想体系，尤其在脊柱病治疗方面体现得淋漓尽致。

1. 脊督一体论　首先，韦贵康教授提出了"脊督一体论"，即将脊柱和督脉视为一个整体。脊柱与脏腑联系密切，在功能上相互协调，在病理上又相互影响。脊柱相关疾患的病因离不开其特殊的生理解剖结构。从解剖学角度看，脊柱是人体的中轴，任何部位的负重、力的冲击、压迫最终会传导至脊柱。此外，脊柱也是全身的主要平衡机构，身体任何部位的动作均需其适当协调，方能平衡。

按照中医学理论，脊柱是督脉、膀胱经的循行通道。同时，西医学也证实了脊柱周围有相应的脊神经和交感神经，对相关脏器的生理功能有影响和调节作用。韦贵康教授认为，督脉的循行路径类似于脊神经，两者发挥的功能也相似。因此，他提出了"脊督一体"理论，即认为督脉、膀胱经的相关穴位与脊柱相关脏腑疾病密切相关。脊柱内含脊髓神经，脊柱两侧是交感神经干通路，同时也是膀胱经的通道，故而脊督是一体的。按照督脉的生理功能和脊椎的主治来看，督脉"总督诸阳"，为"阳脉之海"。《黄帝内经》指出脊柱旁开的十五穴是"督脉气所发"，同时还指出督脉与脑、头面、五官、咽喉、胸、肺、心、肝、脾、肾、胃肠及生殖器官的联系。

外邪或脊背损伤的刺激可通过经络的传递作用而影响脏腑的功能，使其循行所过的组织器官功能失常，从而出现相应的症状。脊柱及其容纳的脊髓等的病变，也可以通过经络在体表上反映出来。比如，手太阳小肠经脉所表现出的主要病症：喉痛，下颊肿，颈部不能转动，肩痛似拔，腰痛似折，颈、下颌、肩、腰、肘、臀部外侧后缘疼痛。这些症状类似于颈椎或尺神经受刺激引起的症状。足太阳膀胱经所表现出的主要病症：头痛，脊背疼痛，腰痛如折，屈髋活动受限，膝中筋如被结扎，足跟似裂，项背、腰、骶、踝、足等部位疼痛，足小趾不能活动等。以上证候类似于西医学之颈椎病、坐骨神经痛、腰椎间盘突出症等所表现出的症状。

韦贵康教授认为，脊柱相关性疾病产生与督脉、足太阳膀胱经的气血不畅、经脉痹阻有关。因此，对脊柱进行正骨和脊旁的分理点按，可使骨正筋柔，血脉通畅，进而调节脏腑功能。现代解剖研究证实，督脉的循行路径类似于脊髓的走向，足太阳经行走于脊柱1.5寸旁线，类似于交感神经在脊柱旁的位置；其3寸的旁线，几乎与脊神经后支的皮神经通路相一致。

2. 六不通理论和六通治则 韦贵康教授根据中医学"不通则痛"的理论，认为导致脊柱关节突关节紊乱、脊柱失稳、肌肉等软组织痉挛、神经血管卡压、脊柱相关脏器功能紊乱的主要原因是力的失衡。脊柱相关关节紊乱和脊柱失稳、肌肉等软组织痉挛，会导致人体气血循环不畅、经络不通，而引起相应脏腑亏虚和功能失调。软组织损伤与脊柱相关疾病属于中医学"痹证"范畴，韦贵康教授将其病理总结成"六不通"理论："不正不通、不顺不通、不松不通、不动不通、不调不通、不荣不通。"

"正则通"即"复位""纠正"的意义。若脊椎增生或关节移位，可挤压或刺激周围神经、血管等，使血运和神经功能障碍，导致一系列病症。因此，治疗应该让骨正、筋柔、经脉通畅。韦贵康教授的脊柱整治手法中包括"单人旋转复位法""角度复位法""侧旋提推法""掌推法""膝顶法""斜搬法""单髋过伸复位法""单髋过屈复位法""侧卧挤压法""旋转复位法"10种方法，这些方法体现了"正则通"的原则。

"松则通"即"松解"的意义。脊柱周围的肌肉、韧带等软组织损伤，伤侧椎旁出现肌肉痉挛，进而使关节突关节、钩椎关节或椎体边缘的韧带、肌腱附着点等发生充血、水肿、渗出，发展为纤维性变。这会导致肌肉、韧带、关节囊等粘连形成瘢痕，以致筋脉拘急，脉道气血运行不畅，从而导致气滞血瘀，"不通则痛"。因此，对于这类病理改变，韦贵康教授常采用"活筋松解法"和"拿筋法"进行针对性治疗。

"顺则通"即"顺畅"的意义。韦贵康教授在使用理筋正骨手法治疗软组织损伤与脊柱相关疾病时，注重"顺生理"的原则。例如在使用韦氏脊柱整治十八法中的"推散法"和"理顺法"时，他强调应沿肌纤维正常解剖循行方向推按；动脉供血障碍应由近端向远端推按，静脉回流障碍应由远端向近端推按；脊源性肠胃功能紊乱则沿肠胃正常蠕动方向推按。

"动则通"包括三个方面的含义：一是促进肢体的活动，二是促进气血的流动，三是促进肢体关节的被动运动。韦贵康教授非常注重主动与被动运动的配合，并强调医者在治疗操作过程中应将被动运动与理筋手法有机地结合起来。这样做可以通过被动运动理筋正骨、活利关节，有助于粘连的解除、肌力的增长、血液及淋巴循环的改善，从而促进关节周围血肿和水肿的吸收消散，预防挛缩的发生。例如颈部的"米"字功、腰部的"拱桥""飞燕""抱腿起伏"等都是通过活动锻炼，使肌肉间的不协调得以改善，脊柱力学平衡得以恢复。

"调则通"是指调节和调和的意义。脊柱相关性疾病属于中医学"痹证""眩晕""心悸""耳鸣""头痛"等范畴，其病机包括气血不畅、营卫失调、气血津液不足和脏腑功能失调等。因此，韦贵康教授不仅让理筋正骨手法纠正脊椎关节移位和治疗相应软组织损伤，还对经脉循经部位进行点按和敲击，以激发经气，调和营卫。例如，他常用"叩击法""传导法""反射法"对疾病进行治疗。

"荣则通"即荣养之意。韦贵康教授认为人体最直观的症状、体征是了解疾病状态的依据，而患者的神色容貌则是治疗后的外在表现。医者也可以通过察言观色来了解治疗效果。如果患者经过治疗后表现出容光焕发、精力充沛、步行稳健、活动自如等，则说明其气血充足、气血调和、血脉通畅。

3. 姿态失衡论 脊柱相关疾病的发生原因有多种，例如暴力外伤、慢性劳损、环境污染、心理因素、不良的生活方式以及工作体位等，其中不良的生活方式和工作体位是诱发脊柱相关疾病的重要原因之一。在日常诊疗中，韦贵康教授注重对患者姿态的评估分析，正确的姿态是指依据现代解剖学与人体生物力学，符合人体骨骼与软组织的生理要求，有利于人体健康的姿势选择。

在中国文化中，"中轴线"拥有着统领全局的作用。北京的永定门到钟鼓楼贯穿城市中心，被称为北京的"中轴线"。房子如果想要稳固，也必须找准"中轴线"，这样重力才能平衡分布。人体的"中轴线"同样至关重要，这条线就是人体的脊柱。韦贵康教授认为，养生要从人体的"中轴线"脊柱开始才能"地基"稳固，收到事半功倍的效果。

中医学认为，脊柱是督脉和足太阳膀胱经的通路。外邪或损伤可刺激脊柱并通过经络的传递作用影响脏腑与四肢。韦贵康教授指出，如果骨骼出现问题，尤其是脊柱出现错位，生理弯曲改变，该弯的地方不弯，该直的地方却弯了，就容易使身体陷入亚健康或慢性病状态。如今，心脑血管疾病、肺病、胃病、糖尿病、抑郁症、头痛、失眠、记忆力减退、耳鸣、慢性疲劳综合征、男性阳痿、女性月经紊乱等都与"问题"脊柱相关。而这些病症的产生往往有一个长短不一的代偿期，由于脊柱结构尚未明显改变，患者也仅表现为躯体的某些不适感，这种代偿期人体就可能处于一种亚健康的状态。例如，长时间的伏案工作，单一、重复的工作姿势，可以造成颈部肌肉劳损、韧带损伤和颈椎关节的炎症反应。这些反应早期在躯体上仅表现为颈肩不适、头昏、记忆力下降等，往往不引起人们的注意，但随着时间的积累，在出现临床症状和体征后，甚至有临床检验指标和影像学改变后，才真正被诊断为颈椎病。因此，许多脊柱相关疾病是经历了骨骼、关节、软组织等功能失衡的亚健康状态后而发病。

4. 顺生理反病理论 韦贵康教授治疗脊柱相关疾病采用"顺其生理，反其病理"的手法。所谓顺生理，是指在安全的活动范围内，按照人体正常解剖结构，对相应位置进行手法操作。而反病理，则是根据疾病的病因病机，将手法作用的位置和推按的方向与其病理过程相反。脊柱相关疾病是由于脊柱肌力不平衡，脊柱力学失衡，骨关节发生轻度位移，直接或间接刺激、压迫周围的血管、神经等，从而引起一系列内脏和其他器官的临床病症。当外力作用于人体某一部位时，易导致该部位的筋、骨关节结构受到破坏或轻微位移，即"筋出槽，骨错缝"，从而引起生理功能紊乱和各种临床症状。在韦贵康教授的临床治疗中，重视"顺其生理，反其病理"的原则。例如，使用理顺手法时，应沿肌纤维正常解剖循行方向推按，以治疗肌纤维损伤；内收损伤时，则进行反向的外展活动等。

5. 动态力学手法应用论 应用动态力学来实现正骨效果和施术者省时省力的目标。本文将利用杠杆原理与韦氏正骨手法相结合，来解释这一理论。

杠杆原理由以下几个重要组成部分构成。①支点：指杠杆绕着转动轴心点转动的位置。②力点：动力在杠杆上作用的点。③阻力点：阻力在杠杆上作用的点。④大小：力的量值。⑤方向：力的作用方向；⑥动力臂：从支点到动力作用线的垂直距离。⑦阻力臂：从支点到阻力作用线的垂直距离。⑧动力矩：主动力和主动力臂的乘积。⑨阻力矩：阻力和阻力臂的乘积。

对于中医推拿调整手法的杠杆原理分析，脊柱可以简化为若干个 3 点平面组成，当其中 3 个点发生异常位移时，具有整体性。在调整瞬间需要将重心转移到一个点上作为支点（就像芭蕾舞演员旋转时，用一个脚尖点地而不是两个）。为了转移脊柱重心和减少阻力以利于调整，加载手法时需要采用拔伸牵引力，并具有与脊柱病态反向的力。例如，颈椎调整手法（颈椎旋转定位扳法）的杠杆原理：受术者坐位，颈项部放松，术者站在其侧后方。一只手用拇指顶按住病变颈椎棘突旁，另一只手托住对侧下颏部，并使其向下屈颈至拇指感到棘突移动和关节间隙张开为止。然后，在保持这种前屈幅度的情况下，使其向患侧屈至最大限度。接下来，缓慢地旋转头部，当旋转到一定程度后出现阻力时，略停顿一下，然后用"巧力寸劲"做一个有控制的快速扳动，以扩大幅度。通常可以听到"喀"的响声，同时拇指下也会感受到棘突弹跳的感觉。

中医推拿手法的内涵是"持久、有力、均匀、柔和"，以达到"深入透彻"并且不对机体造成损伤的作用。鉴于这些要求，韦贵康教授对推拿按摩手法的内涵进行了力学方面的研究，发现按摩手法的刺激程度与按摩频率成比例。对某一种按摩手法来说，按摩的频率越快，对按摩部位所产生刺激程度越大；按摩频率越慢，对按摩部位所产生的刺激程度越小。有研究表明，按摩手法对施力部位的渗透性主要与该手法的动作方式有关。对同一种按摩手法来说，按摩的频率越高，按摩力越不容易向按摩部位组织内部传播。因此，在推拿手法的力度上应遵循先轻后重的顺序。对于不同的治疗部位，应采用先外周后患处、先外侧后内侧的原则，并最后进行整体按摩。在操作频率方面应遵循先慢后快的原则。总体而言，推拿手法应该有刚中有柔，柔中有刚，相互配合。

（二）韦氏九大手法治疗体系

1. 韦氏手法的特点　韦氏手法是一种以中医基础理论为指导的整脊手法，具有以下特点：

（1）强调整体观念、辨证论治、同病异治、异病同治。

（2）基于中医骨伤科正骨手法，结合现代生物医学。

（3）融合现代解剖生理学、病理学与生物力学原理，并吸收国内外先进手法。

（4）以前屈度数、侧屈度数等客观指标为手法定量标准，强调三维手法。

（5）操作轻、巧、稳、透，强调气意结合，气贯于手法之中，力动于筋骨之间，行于经络气血之内。

（6）患者无痛苦，疗效显著，提高了脊柱退行性疾病整治手法的疗效和安全性。

2. 九大手法体系

（1）正骨手法。韦贵康教授应用中医正骨手法，结合西医学理论技术，形成了独特的正骨手法体系。为了让患者复位骨折脱位，遵循"早、一、好"的原则，使患者恢复机体功能，达到帮助舒筋活络、活血祛瘀、解除痉挛的目的。骨折正骨手法操作包括拔伸、旋转、屈伸、提按、端挤、触碰、分骨、折顶、回旋、蹬顶、杠杆。拔伸是骨折正骨手法中最重要的步骤，用于克服肌肉拮抗力，矫正患肢的重叠以恢复肢体长度。按照"欲合先离，离而复合"的原则，先拔伸后由远近骨折段做对抗牵引。脱位手法包括拔伸牵引、屈伸回旋、端提捺正、足蹬、膝顶、杠抬。在进行整复时应根据关节脱位类型、移位方向、程度，以及并发症情况有针对性地选择整复手法，争取一次复位成功。在临床应用上取得了显著效果。

（2）脊柱整治手法。人体筋与骨相依相用，治疗脊柱损伤性疾病时应注重调骨，恢复人体内外平衡。脊柱损伤性疾病的手法整治要点是"理筋、调骨、对症"三联手法。在实际的临床实践中，根据实际情况合理地应用脊柱整治手法，可有效缓解因气血不足、肝肾亏虚、脏腑功能失调等引起经脉、肌肉、筋膜、骨髓失荣而导致的脊柱疾病。该手法也可复位错位的关节和椎体，解除其对周围神经及其他软组织的压迫和刺激，打通椎旁微循环障碍，疏通经脉使气血畅通，改善局部循环，松解粘连，促进肌肉筋脉中的血液运行，使脊柱及督脉得以荣养，补益气血，激发与脊督相关的脏腑功能，改善组织器官的功能异常和肢体的活动和感觉异常。对颈椎的手法治疗，还可改善颈椎性血压异常，取得良好的疗效。

（3）经筋手法。韦贵康教授以顺生理反病理理论为指导，创立了经筋手法。《黄帝内经》中描述经筋具有"宗筋主束骨而利机关也""骨为干，脉为营，筋为刚，肉为墙"功能，即经筋具有主司关节运动、约束骨骼及保护作用的3大功能。外伤、内伤导致气血运行停滞于经筋，或痰浊瘀血阻滞经筋，或气血不足经筋失养，都将导致经筋拘挛、转筋、抽搐等病理改变。韦贵康教授认为手法是治疗经筋系统疾病的重要手段。手法不仅能纠正筋出槽、骨错缝，同时也能达到"骨正筋柔，气血以流"的治疗效果。经筋手法有疏经通络、活血散瘀、消肿止痛、整复移位、宣通散结、剥离粘连、扶正祛邪、防治痿废等作用。适用于经筋性疾患、功能性疾患合并经筋病者、器质病变合并伤筋患者、免疫性疾患、外感性疾患、症状性病症等。但韦贵康教授也认为过度手法、生硬扳法等操作失误不仅解决不了原有经筋疾病，反而增添新的经筋病理损伤，甚至因操作过长或过频也会损害经筋，并提出了"经筋疲劳"的观点，与《黄帝内经》中"久行伤筋"的观点是一致的。

（4）小儿手法。在工作实践中，韦贵康教授发现小儿的"骨错缝，筋出槽"治疗手法一直是一个薄弱环节。通常，小儿寰枢关节半脱位、桡骨小头半脱位、髋关节滑膜嵌顿、髋关节半脱位等问题比较常见。使用一般的按摩推拿方法无法解决问题，因此需要采用专门为小儿设计的整复手法。针对这些年龄较小的患者，韦贵康教授潜心研究治疗方法，积累治疗经验，逐渐形成了适用于小儿常见病损的韦氏手法。随着临床经验的积累，韦氏小儿手法近年来越来越成熟，并遵循"稳、准、轻、巧、透"的原则。大量的临床研究证实了小儿推拿可以提升小儿机体的各项功能，缓解或消除小儿疾痛，促进婴幼儿的生长发育，帮助婴幼儿安然入睡，并增强小儿机体的抗病能力。

（5）治未病手法。治未病手法是韦贵康教授在长期的工作实践中慢慢形成的。主要是针对三焦养生排毒的手法，包括八个套路和六种类型，其中包括养生功、养生歌。其根本目的在于调理人体，从而达到养生保健的效果。

现代社会越来越多的人深受慢性疾病的困扰，慢性疼痛、交感神经、内分泌紊乱、性功能障碍等疾病的患病人数大幅度增加，中医的精妙也被世人重新认识。作为中医治疗手段的重要方式之一，手法越来越受到人们的欢迎。韦贵康教授提出"养生先养骨"，强调应该在矫正姿势和坚持锻炼的日常生活中保护好脊柱，因为"流水不腐，户枢不蠹"，人体亦然，必须经常锻炼运动才能保持健康，不受疾病的侵扰。

韦贵康教授还自创了"五叶功""启阳功"等许多锻炼招式，包括双手捶胸、举手下蹲、掐腰跷脚，以及颈部的"米字功""犀牛望月"等。此外，他还喜欢做"飞燕式"、腰部"拱桥"等锻炼招式。每天练习一遍，可以强身健体，延年益寿。韦贵康教授的姿态失衡理论认为，脊柱相关疾病的诱因有多种，如暴力外伤、慢性劳损、环境污染、心理因素、不良的生活方式及工作体位等，其中不良的生活方式和工作体位是诱发脊柱相关疾病的重要原因之一。因此，韦贵康教授在日常诊疗中非常注重对患者姿态的评估分析。正确的人体姿态应符合现代解剖学和人体生物力学的要求，有利于人体骨骼和软组织的生理要求，有助于维持人体健康。治未病手法可以调整不正确的坐姿，治疗由久坐导致的腰膝酸痛、内分泌紊乱、头晕和脑胀等疾病。同时，多多练习治未病的养生操可以调畅气血，鼓舞阳气，缓解焦虑，改善皮肤和肌肉的血液循环，加强器官的新陈代谢，促进胃肠的蠕动功能，并增强人体的免疫能力。

（6）阴阳手法。韦贵康教授在工作实践中发现一些疑难杂症患者，按照常规手法治疗时难以治愈。因此，他采用阴阳五行理论指导并创立了新的治疗手法。比如，根据阴阳手法，治疗由阴阳五行不平衡导致的肢体与脏腑不调；在临床应用中，他发现刺激一些奇穴反应点可以解决常规手法无法治疗的病症。韦贵康教授认为，手法治疗疾病应该根据《黄帝内经》之"逆从阴阳"为指导原则进行。他徒手判断椎体错位的角度及前后位移的左右，肌肉的粗细和松紧等，这也是韦贵康教授强调骨伤科医师必须训练好指尖触感的原因。如果角度错位较大、肌肉粗大而紧张，则为阳性；如果角度错位较小、肌肉细小且松弛，则为阴性。根据区分出的阴阳，施以手法治疗之，例如，对于阴性患者，应施以力道较大、复位角度较大的手法，治疗阳性患者时则反之。这样才能达到调和患者体内阴阳平衡的目的。对于软组织的松解，如果肌肉张力高，则属于阳急阴缓；如果肌肉张力低，则属于阳缓阴急。对于高张力的需要泻阳补阴为主，对于低张力的需要补阳养阴。但需要注意的是，凡事皆有度，只有平和适当才能实现平衡。在施治之时，应根据阴阳互根原则，兼顾阴阳两者。

（7）五行手法。根据五行学说的理论，韦贵康教授认为疼痛病变部位乃是五行结构被破坏，因此需要梳理局部"小五行"，方可调节人体"大五行"，使人体通达而无痛苦。手法根据操作部位的深浅、力度和力的作用方向，可以分为揉、拿、推、按、摩、拨、抖、点等不同类型。将其以五行划分，则有：揉、摩、擦法作用表浅在皮毛，力度柔和，方向多为环形，因此属于金；推、抖法作用在经脉，力度表浅，多做直行，因此属于火；拿捏法作用在骨和肉上，力度适中，向上提拉，因此属于土；弹拨法作用在筋上，力度略深，左右拨动，因此属于木；点拨法作用在骨和筋上，力度最深，方向垂直，因此属于水。

《黄帝内经》认为，世界上的一切事物都是木、火、土、金、水五种属性的基本物质生成的。这五种属性又被理解为五种功能和作用，五行的运作变化构成了整个物质世界。而人体之中也存在五行，即木、火、土、金、水，它们对应五个脏器：肝、心、脾、肺和肾。因此手法也可以采用五行相生相克的机制来治疗疾病。

（8）韦氏奇穴与奇术。"韦氏奇穴"是经过韦贵康教授数十年的临床实践总结得出的一组部位反应点（线、区），主要分布在十二经筋、十二经脉、督脉经线上或周边，共计40个穴位、4条线、4个区。这些穴位具有疗效确切、定位准确、操作性强的特点。此外，除了穴位本身，脊柱还形成了"线"，也称为"线上联穴"，而手背外侧的穴位（区）集中于头、颈、肩以及上背部的疾病反应点，足背外侧的穴位（区）则集中于腰骶部以及下背部的疾病反应点。这些区域统称为"区"。

韦贵康教授以"以通为用"为治疗原则，将奇穴与推拿手法相结合，开创了一套专为治疗"韦氏奇穴"而设计的方法，称之为"韦氏奇术"。奇穴具有取穴简便、效果显著等特点。如果使用得当，常能达到事半功倍的效果。因此，此治疗方法在临床上应用广泛，并不断进行深入的应用研究。选择不同的穴位来依据不同的病证，采用理顺、推散、松解、反射等手法对这些穴位进行推拿，可以使经络顺畅、筋结松解、血行恢复、内脏调和、肌肤光泽，从而达到治疗疾病的目的。操作时手法要"轻、巧、透"，不应过于用力。

（9）子午流注手法。韦贵康教授发现手法治疗时选择正确的时间也非常重要。上午适宜使用治疗手法，而晚上则适宜进行保健手法。只有当患者在最佳的时间、状态下接受治疗，医生心态也达到最佳，手法才能发挥最佳效果。

不同时间使用不同的手法，对于患者的效果有很大程度的影响。医生的心态也会随着时间的变化而发生改变。如果充分利用这一点，常可获得事半功倍的效果，因此在临床应用中也很广泛。患者在不同的时段适合使用不同的手法，通过控制时机施以不同的手法，可以使治疗效果达到最佳。

九种手法包括：正骨、脊柱整治、经筋、小儿推拿、治未病、阴阳、五行、韦氏奇穴与奇术以及子午流注。其中，正骨手法、脊柱整治手法、经筋手法、治未病手法、小儿推拿手法适用于常见病损，而阴阳手法、五行手法、韦氏奇穴与奇术手法、子午流注手法适用于疑难杂症。这九种手法遵循"稳、准、轻、巧、透"的原则，相互之间有着密切的联系，形成了独特的中医骨伤手法。

（三）十二经筋原理在四肢筋伤中的应用

1. 十二经筋系统特点　十二经筋系统的特点：它的分布与十二经脉基本相同，阳经筋分布在肢体外侧，阴经筋分布在肢体内侧。它们都起始于四肢末端，然后向躯干运行结聚于关节和骨骼附近，阳经筋则往头面方向运行，阴经筋则进入腹腔，但它们都不进入内脏。在临床上，经筋的病变一般表现为筋脉的牵引、拘挛、弛缓、转筋、强直和抽搐等。相比之下，阳经经筋的循行较经脉复杂、变异较大，而阴经经筋的变异则相对较小。手三阳之筋从手走头，手三阴之筋从手走胸，足三阳之筋从足走面，足三阴之筋从足走腹，这表明十二经筋皆起于四肢末端，结于关节，汇聚于头身，维系周身，且没有通行气血的作用。因此，十二经筋的循行方向均从四肢末端起始，呈向心性循环，并与十二经脉的循行方向不同。

经筋的向心性循行模式意味着，十二经筋与十二经脉的生理功能"行血气而营阴阳"不同，并且十二经筋的单向循行表明，它们与气血流注以及以次相传的十二经脉也不同。经筋的向心性分布特点解释了经筋接受十二经脉气血渗灌的先后有序性，在病理方面有轻重缓急，对经筋治疗方法具有理论性指导的作用。

在手三阳经和手三阴经之间，还存在着它们的联络关系，即由经筋所组成的"四结"。所谓的"四结"是指：手三阳经筋起于手指，循臑外上行，结于头部；手三阴经筋起于手指，循臑内上行，结于胸膈部；足三阳经筋起于足趾，循股外上行，结于面颧部；足三阴经筋起于足趾，循股内上行，结于阴部。此外，十二经筋主要集中于四肢关节部位，如腕、肘、肩、踝、膝、踵、髀等。这些经筋会结聚于关节处，呈现出"以筋会于节"的特点联系，从而保证了四肢各关节的稳定性和运动功能。

十二经筋沿途通过不断"结、聚、散、络"而互相联系。其中，"结"是指经筋多结合、联结在关节和肌肉等部位；"聚"是指经筋的相互缔结聚拢，主要聚集于肌肉和肌腱的部位；"散"是指筋在躯体内的布散，主要出现在肌肉纹理部位；"络"是指筋的连缀作用，约束着四肢百骸，有利于关节的屈伸运动。

2. 十二经筋原理在四肢病损中的应用　中国古代医学对四肢经筋病（主要是指筋、骨缝损伤）的认识源远流长。早在前 13 世纪的甲骨文卜辞中就有手病、臂病、关节病、足病等记载。到了周代（前 1066—前 256），《周礼·卷九》将医生分为食医、疾医、疡医、兽医四类，其中疡医指外科，主要治疗外伤疾病，并提出了包括四肢经筋病在内的用药原则："凡疗疡……以酸养骨，以辛养筋，以咸养脉，以苦养气，以甘养肉，以滑养窍。"

春秋战国时期（前 722—前 221）我国出现了医学文献中最早的一部经典著作——《黄帝内经》，该书从解剖、生理、病理、诊断、治疗等方面详细论述了四肢经筋病。《素问·五脏生成》指出："诸筋者，皆属于节。"说明筋统属关节。《灵枢·经脉》说："骨为干，脉为营，筋为刚，肉为墙，皮肤坚而毛发长。"指出骨如树干支架，脉为气血的营合处，筋者刚劲有力，肉者像墙壁一样有护卫作用。《素问·宣明五气》云："五劳所伤，久视伤血，久卧伤气，久坐伤肉，久立伤骨，久行伤筋，是谓五劳所伤。"《素问·阴阳应象大论》说："地之湿气，感则害皮肉筋脉。"这些都指出四肢经筋病或受外邪后病理变化的特点，即外有所伤，内有所损。

《灵枢·经脉》云："不可以顾，肩似拔，臑似折……颈、颔、肩、臑、肘、臂外后廉痛。"这与"臂厥"病状的描述非常相似，类似于西医学的颈椎病的症状表现。《灵枢·病传》云："或有导引行气、乔摩、灸熨、刺焫、饮药之一者，可独守耶。"这指出了治疗四肢经筋病有许多方法，如练功、按摩、针灸、药物等。

总之，《黄帝内经》中关于四肢经筋病的论述，为后世医家对软组织的病因、病理、诊断、治疗奠定了理论基础。

汉代（前202—前220）是中医学兴盛时期。当时的著名外科医生华佗不仅擅长外伤科手术，而且创造了"五禽戏"和"捏脊疗法"，这是软组织的功能疗法与按摩疗法。由于疗效显著，一直为后世医家所采用。

隋代《诸病源候论》、唐代《备急千金要方》中也有四肢经筋病的记载。特别是唐代《仙授理伤续断秘方》是我国第一本伤科学专著，其中较详细地论述了四肢经筋病的内容，如云："手足久损，筋骨差爻，举动不得。损后伤风湿，肢节挛缩，遂成偏废，劳伤筋骨，肩背疼痛；四肢疲乏，动用无力。"这指出损伤后反复疼痛的病因病理是瘀邪未尽，复感风寒湿邪形成痹证所致。

到了明代（1368—1644），医学发展又进一步。《正体类要·序》对创伤的描述更加详细。该书陆续指出："肢体损于外，则气血伤于内，营卫有所不贯，脏腑由之不和。"阐明了伤科疾病局部与整体的关系。清代（1644—1912）的《医宗金鉴·正骨心法要旨》系统总结了清代以前的伤科经验，论述了丰富的伤科理论和实践经验。其中特别对损伤后的病理变化进行了较为系统的阐述。如："夫皮不破而内损者，多有瘀血。""肿痛者乃瘀血凝结作痛也。"这表明四肢经筋病后的病理变化可表现为瘀血、扭曲等症状，而"按经络以通郁闭之气，摩其壅聚，以散之肿"。这说明手法可以行气血、散瘀结。

从上述内容可以看出，人们对于四肢经筋病的认识已有悠久历史，并是从临床实践中总结积累而来的。软组织主要具有维持活动，护卫其他重要器官和组织的生理功能。致病因素主要包括外伤、劳损和感受风寒湿邪等。病理变化方面则包括瘀血、错位、扭结、挛缩、寒湿内结以及虚损等。临床表现主要为局部疼痛、麻木、肿胀和功能受限。严重者则会从外至内，影响脏腑功能而出现一系列复杂症状。治疗方法有手法、药物、练功、针灸等多种。总之，人们已形成了一套较为完整的理论体系和丰富的临床经验，对于四肢经筋病有着实用的指导价值。

此外，应特别指出，人们对于四肢经筋病的认识强调从整体出发。人体包括皮肉、筋骨、经络、脏腑、气血、津液等组成部分。"肺主皮毛""脾主肌肉""肝主筋""肾主骨""心主血脉"。各组织的生理功能以及脏腑与各组织的表里关系，构成了人体复杂的生命活动，它们之间保持平衡，互相依存，互相制约。无论在生理活动还是病理变化方面，这些关系都不可分割。损伤所引起的病变，不仅会使组织本身受到损害，还可能引起局部气血阻滞。轻者表现为局部反应，如疼痛、肿痛、功能障碍等；重者则会通过经络影响脏腑功能，导致一系列的复杂临床症状。例如，脊柱是督脉之通道，督脉的功能是总督全身阳气。因此，四肢经筋病不仅会出现局部反应，还通过督脉影响诸阳经，经络在全身的联系作用也可影响诸阴经，进而影响脏腑。颈部损伤可能导致头晕、头痛、耳鸣、眼胀、眼蒙等症；背部损伤可能导致心悸、胃胀等症；腰骶部损伤可能导致尿频、尿急、便秘、月经不调等症。

在长期临床实践中，韦贵康教授逐步形成了一套适用于四肢经筋病的独特辨证治疗方法。如上所述，四肢经筋病的局部病理特点可有瘀血、松弛、扭曲、挛缩、错位等方面。韦贵康教授的治疗手段以消除这些病理变化为目标。当局部病理变化得到有效控制时，不仅可以消除局部症状，还可以使局部经络疏通，气血通畅，从而调和全身脏腑的功能，让全身症状得以消除。治疗方法包括内治和外治两大类。内治法是通过内服药物来实现全身性治疗。治疗方案需要根据辨证施治原则进行筛选。外治法是指局部治疗方法，在四肢经筋病中占有重要地位。常用方法包括药物治疗、理筋手法、夹缚固定、练功、针灸、拔火罐和磁疗等，应根据疾病情况和辨证选择使用。

随着西医学的发展，越来越多高精医疗设备的应用已为四肢经筋病的研究提供了有力的支持，尤其在诊断与鉴别诊断方面。诊断准确率的提高不仅推动了中医现代化的发展，而且还减少了漏诊和误诊的可能性，降低了医疗纠纷或医疗事故的发生概率。

（四）治疗脊柱相关疾病的治则治法

脊柱相关疾病，也被称为脊柱源性疾病或脊椎源性疾病。它是指颈、胸、腰椎的骨、关节、椎间盘及椎周软组织遭受损伤或退行性改变，导致脊柱稳定性下降，并在一定诱因条件下引起椎间盘改变、椎间关节错位、脊柱变形、韧带功能下降或骨质增生等，最终直接或间接刺激或压迫脊髓、交感神经、脊神经根、椎管内外血管等，引发相应的内脏和其他器官的临床症状和体征。由于这些功能失调的病症与脊柱失衡密切相关，因此通常需通过恢复脊柱失衡来消除这些病症。

韦贵康教授是基于中医学"督脉总督阳脉之海"的观念，结合西医学、解剖学、生物力学等对脊柱脊髓认识的临床医师。他形成了一套独特而行之有效的治则和治法。

1. 以通为用　韦贵康教授认为，治疗脊柱相关疾病应以通为主要目标，即采用"六通论"——正则通、松则通、顺则通、动则通、调则通、荣则通的方法。其中，正则通指纠正脊柱关节的紊乱或错位，调整脊柱生理曲度，恢复正常位置力线，使骨及周围软组织恢复正常位置，从而减轻神经、血管的刺激和压迫；松则通则是通过松解组织粘连、放松痉挛组织等手法使经脉畅通；顺则通指理顺周围软组织的收缩舒张功能和血液循环通道，促使其恢复正常结构和功能；动则通则通过主动或被动地进行肢体活动，松动筋骨、疏通气血，缓解紧张痉挛状态；调则通指调理脏腑，调和阴阳，使经络畅通；荣则通则是通过荣养脾胃、补益肝肾、益气补血等方法促进气血生化有源，筋脉得养。

韦贵康教授认为，脊柱相关疾病的诸多症状，如眩晕、心悸、耳鸣等，具有各自不同的病机，包括气血不畅、营卫失调、气血津液不足，以及脏腑功能失调等。因此，治疗时需根据病机之要，选择相应的治疗方法。手法治疗应作为主要治疗方法，同时也应根据病机选择相应的手法治疗，如纠正偏歪的脊柱关节紊乱、松解组织粘连等。在必要时，可以辅以中药调理，达到更好的治疗效果。

以颈椎病为例，该病的病性包括本虚和标实两种类型。在治疗中，韦贵康教授的核心学术思想是"通督补肾，化瘀扶正"。相关研究采用数据挖掘技术分析了韦贵康教授医案治疗颈椎病的用药特点。结果表明，在中药功效分析方面，补益和活血化瘀的药物使用频率最高，其中白芍、甘草、黄芪、杜仲、续断等补益药使用频率较高；而聚类分析则发现四组高频药物，均以补益气血、活血化瘀类中药为主，其中丹参、白芍、龙骨、甘草、降香、两面针、田三七等七种中药是韦贵康教授自创的"痛安汤"的成分，可认为该方是韦贵康教授治疗颈椎病的基本方剂。

2. 脊督协辨 《黄帝内经》中有关"脊痛"的记载。在中医学理论中，脊柱是督脉的通路。督脉从身体背部开始循行，最终进入脑部血管系统，与手足三阳经气脉相交会于大椎穴位。此外，督脉向外延伸至第二腰椎处，再汇合阳维经气脉于风府和哑门穴。督脉与脑、脊髓密切相连，经络的神气活动与神经功能息息相关。督脉两侧沿着膀胱经支配，根据《黄帝内经》的记载，脊柱旁开设的十五个穴位是由督脉气所发出的。同时，督脉还与脑、头面部、五官、咽喉、胸、肺、心、肝、脾、肾、胃肠，以及生殖器官等器官相连接。身体内部的脏腑器官功能，受到督脉经气通过足太阳膀胱经背部穴位（如背俞穴）的调节，因此，督脉对调节脏腑功能具有非常重要的作用。

督脉从脊柱中循行而来，与脊髓的位置相对应。足太阳经的第一条旁线沿着脊柱旁1.5寸处行走，类似于交感神经与脊柱旁的位置；第二条旁线则沿着脊柱旁3寸处循行，几乎与脊神经后支的皮神经通路一致。脊柱的各个结构部分之间以及与内脏器官之间在构造上相互关联，在功能和病理方面也相互影响和传递。如果督脉经气失调，不仅会引发腰背部剧痛，还可能导致"大人癫疾、小儿惊痫"等疾病。同时，由督脉脉络所支配的小腹也经常出现癃闭、痔疮、遗尿、妇女不孕症等一系列问题，这些问题都是由于督脉经络之气受阻，清阳不升，浊阴不降所致。韦贵康教授认为，在"脊督一体论"观点下，对于诊治与脊柱相关的疾病，需要对患者的脊柱损伤病理和督脉损伤病机（包括膀胱经）进行协同辨证。诊治时必须同时考虑脊柱局部影像学病损以及督脉整体可能存在的问题，采取综合治疗策略，而不仅依赖于局部影像学资料来进行限定性处理。例如，如果患者出现了脊柱软组织损伤并伴随有排尿功能紊乱症状，如果治疗时没有同时针对这些症状进行治疗，那么这些症状可能在后期成为主要症状，从而影响治疗质量。因此，在诊治初期就应该兼顾各种症状，采取综合治疗策略。

3. 柔筋正骨　在脊柱体系中，脊骨为支架，脊筋为联结，共同构成机体的形态，维护脊柱的整体统一及功能活动。筋支配骨的运动，骨提供筋的附着，二者相辅相成，共同维持动态平衡。当外邪侵入人体，在荣卫不能共存的原则下搏于筋骨，就会出现痉挛、骨痹等异常表现。然而，现代社会更多地出现了"劳损"造成的筋骨伤害，"五劳所伤"即为《素问·宣明五气》中所记载的。现代人生活和工作方式改变，常需要长时间站立或久坐，导致脊柱受损，颈腰腿痛日益增多。《素问·生气通天论》中说："骨正筋柔，气血以流，腠理以密，如是则骨气以精。"脊柱相关疾病相当于中医学"筋出槽、骨错缝"范畴，需要重视筋和骨，不能偏执于任何一方。正如《医宗金鉴·正骨心法要旨》所述："当先揉筋，令其和软，再按其骨，徐徐合缝，背膂始直。"

尽管"骨正筋柔"的理念已被中医脊柱病治疗医师们广泛接受和应用，但韦贵康教授认为古代外伤造成的对筋骨的伤害主要是骨折，因此强调了"骨正筋柔"。现代的筋骨疾病则多数由微小关节错位或筋的失养失用引起，因此在诊疗中应强调"筋柔骨正"，即首先应考虑筋的柔软性，其次再考虑修正骨的位置。比如颈椎病，颈椎周围肌群作为颈椎稳定系统的外源性稳定基础，功能正常的肌群能维持颈椎的稳定性，发挥各项功能并保持正常姿态。颈椎椎骨及其附属结构为颈椎内源性稳定基础，当颈椎出现退行性病变时，颈椎椎骨及其附属结构的解剖位置会相应改变，可伴随颈椎生理曲度的变直，甚至反弓、颈椎椎骨的旋转、侧倾，关节突错缝和颈椎棘突偏歪等问题。颈肩部肌肉的酸痛或沉重感往往是颈椎病的首发症状，说明筋的退变是最先发生的。由于筋位于体表，最容易受到外邪侵袭或劳损而发病。颈周围肌肉张力不平衡是导致颈椎骨质增生、椎间盘突出的主要原因。因此，在韦贵康教授对颈椎病姿势异常患者进行手法干预时，常将颈部肌群的治疗放在首位，即柔筋正骨、先柔筋后正骨。韦贵康教授创造了脊柱整治手法36法，其中母法18法包括理筋8法和调骨10法，子法18法包括理筋6法和调骨12法。再加上对症手法，形成综合三联手法。

4. 治养结合 对于脊柱相关疾病，在治疗后往往会出现难以改变的特定体位和容易复发的情况，因此需要强调治疗与保养相结合。韦贵康教授认为，在本病的诊疗过程中，中医学"治未病"的思想具有重要价值。

针对不同证型和不同的临床表现，临床可采用手法、针灸、拔罐及牵引等治疗方法，也可结合药物干预治疗。尤其是通过中药的内服和外用，可以调养患者脏腑的气血阴阳，使之达到调和的效果。对于治疗手术后脊柱相关疾病的患者，更应该加强身体功能的康复训练和保养，以防止复发，实现治养结合的目的。

那些患有脊柱相关疾病的人机体中气血亏虚，常常在劳累或邪气侵袭后复发。特别是长期伏案工作者更应该注重脊柱部肌肉的保养。在日常生活中，需要避免不良姿势，加强脊柱保健锻炼，以增强肌肉，从而预防脊柱相关疾病的复发。常见的脊柱功能锻炼方式包括按"犀牛望月"的方式进行颈部后伸和目上视，然后缓慢地左右旋转；按"问号功"的形态及书写顺序进行颈部运动；双手握住单杠并悬吊，使身体轻轻向上提升，足跟离地，但足尖不离地等。

韦贵康教授重视四季养生。他认为，当人体感受到外界寒冷、潮湿的邪气时，易引起疾病复发。因此，平时要注重"春夏养阳，秋冬养阴"，以巩固正气，注重脊柱的保暖御寒及饮食营养健康。不能食用肥甘厚腻的食物，因为这类食物容易化痰化湿，加剧机体经脉不通，气血失调，从而导致脊柱疾病的复发。

四、临证经验

（一）常见脊柱相关疾病的诊断认识

在临床实践中，一些症状如高血压、头晕、眩晕、失眠、耳鸣、眼花等的常规治疗效果常常不理想，许多心血管内科医生、神经内科医生、耳鼻喉科医生、眼科医生感到束手无策。中医脊柱相关疾病学的存在与发展，解决了临床上这些难题。

1. 颈椎病　以下是颈椎病的临床症状表现，常常使医生误以为是高血压、心肌缺血等其他疾病，通常称为颈源性疾病。颈椎病分为六型：

（1）颈型颈椎病　大多数患者属颈椎后关节紊乱，外伤、低头工作、习惯性不良姿势等都会使颈部的肌肉、后纵韧带、黄韧带肥厚，脊椎小关节紊乱，椎体平衡失调，棘突后移、旋转等，造成头晕、头痛、颈痛、颈部活动受限、背部困痛不适、双肩酸困疼痛、上肩疼痛等。病灶部位均出现在颈椎的第2、第3椎。

（2）椎动脉型颈椎病　单一的枕寰、寰枢关节半脱位，棘突偏移、旋转、脱位，压迫动脉血管，致其供血不足，可造成高血压、头晕、眩晕、失眠、耳鸣、眼花等。也有少数患者久病后出现合并上肢症状。

（3）神经根型颈椎病　多发生在中老年人，与低头时间长或枕头太高有关，一般为椎体退化，纤维韧带肥厚、弹性差，后关节嵌顿所引发。临床上多表现为上肢麻木疼痛、肌肉萎缩，肢体活动不灵活，双肩、背、胸疼痛困倦，心慌、心肌缺血、心脏期前收缩、心律不齐等。压颈试验、臂丛神经牵拉试验阳性。

（4）交感型颈椎病　患者经常低头，心情不畅，精神不振，颈椎生理曲度变直或反弓，导致寰枢椎错缝、后关节紊乱，出现血压增高、游走性头痛、眼花、耳鸣、多汗、恶心、呕吐、眩晕、心肌缺血、冠心病等。

（5）脊髓型颈椎病　外伤和椎体退化会导致四肢无力，肌肉萎缩，以上肢为主，大小便障碍，步态不稳，似踩棉花的感觉，霍夫曼征阳性。X线平片显示：颈椎体变扁，不规则压缩，椎间隙变窄，生理曲度变直或反弓，椎体滑脱，椎体退化性改变，后关节平衡线重影等。CT或MRI显示：椎体压缩性骨折，黄韧带肥厚，椎管狭窄，椎间盘突出并钙化，脊髓受压变性等。

（6）混合型颈椎病　长期低头工作、外受风寒湿、爱激动、生气、外伤、久病者多有。表现为游走性头痛，间断性眩晕，颈部不适，双肩酸痛，前胸、后背窜痛或酸困，上肢间断性无力、麻木，一过性大脑供血不足，失眠，乏力，高血压，心肌缺血，冠心病，内耳综合征，神经性头痛，胃痛，神经痛等。

2. 胸椎病　胸椎病需要进行功能性和器质性的区分。功能性病因包括外伤、扭伤、椎间盘突出和退化性变等。器质性病因则包括椎体结核、肿瘤和纤维瘤等。患者常表现为挺胸，胸前屈或后仰，下肢肌肉萎缩，行走不便或截瘫，大便干结，小便失禁等症状。此外，患者还可能出现表情痛苦、呼吸困难、扩胸和咳嗽等胸痛症状及下肢肌肉萎缩等症状。

3. 腰骶病

（1）腰椎间盘突出症　腰腿痛是日常生活中腰椎病最常见的表现之一。其原因很多，而腰椎间盘突出症是一种最常见的疾病，多发生于20～40岁的青壮年。有些患者虽然CT检查时可见椎间盘突出，但临床表现并不典型，可能与扭伤、搬重物、打喷嚏等病因有关。患者通常表现为髋部倾斜、下肢后侧或外侧坐骨神经痛，臀部和小腿部疼痛较为严重，夜间和休息后症状加重，病程长时还会出现肌肉萎缩、下肢麻木、胃痛等。直腿抬高试验阳性。只有详细分析和认真诊断，才能达到预期的治疗效果。根据中医学"动者通、顺者通、松者通"的理论，对患者进行正常的功能锻炼对达到愈后不易复发的目的十分重要。

（2）骶髂关节错缝　这种疾病是腰椎病的一种并发症，也是最常见的腰骶椎病症之一。引起骶髂关节错缝的原因很多，如坐姿不良、爱跷二郎腿、髋部过度扭转等。出现此病症后，会引起一系列泌尿系症状，如尿急、尿频等。女性比男性更容易患此病症。但鉴于此病症的误诊率十分高，常被误诊为肾、膀胱、前列腺、附件、生殖器疾病或妇科病等，久治不愈。体征通常表现为双腿长短不一，骶髂关节高低不平，关节间隙深浅、宽窄不等。对于此病，合缝的手法能够达到立竿见影的效果。

4. 脊柱侧弯症　脊柱侧弯症会极大地影响青少年一生的健康。青少年时脊柱侧弯症的发展相对缓慢，主要会导致偏头痛、颈肩腰腿痛、学习注意力难以集中、嗜睡等症状。

5. 脊源性疾病　脊源性疾病临床表现多种多样，包括眩晕、头痛、头晕、恶心、呕吐、失眠、眼蒙、耳鸣、高血压、脑供血不足、前胸后背痛、上臂痛、上肢疼痛麻木、肌肉萎缩、心肌缺血、心脏期前收缩、冠心病、大小便失禁、两下肢无力、行走似踩棉花感等。在治疗前一定要先确诊是哪一种类型的颈椎病，然后进行正确的治疗。

对于脊柱相关疾病，我们一定要重视中医整体观，注重病史，认真进行望、闻、问、切，结合 X 线、CT、MRI 及生化检查，进行综合分析和仔细鉴别，最终确诊并进行相应治疗。

脊柱的病损可以分为局部表现和相关病损。局部症状包括脊柱的局部压痛、叩击痛、局部青瘀、触及棘突偏歪、棘突旁软组织痉挛、局部肤色变暗、各方向活动受限或不利、软组织牵扯疼痛，以及叩击按压时可能出现的躯干和远端放射痛麻木等。

相关病损：

（1）针对颈 1～2 段的脊柱相关病损，患者主要出现眩晕、偏头痛、颞颌关节疼痛、眼胀、视力下降、面瘫、高血压和失眠等。

（2）针对颈 3～5 段的脊柱相关病损，患者主要出现咽喉异物感、过敏性鼻炎、咳嗽、皮肤瘙痒、胸闷、肩痛、上肢上举不能、心律失常和三叉神经痛等。

（3）针对颈 6～7 段的脊柱相关病损，患者主要出现低血压、心律失常、上肢尺侧麻木疼痛、颈部活动受限等。

（4）针对胸1～2段的脊柱相关病损，患者主要出现气喘、咳嗽、腋臭、心悸和上臂后侧疼痛等。

（5）针对胸3～5段的脊柱相关病损，患者主要出现心悸、胸闷、气喘、乳房疼痛、胀乳、嗳气，以及颈后仰受限等。

（6）针对胸6～7段的脊柱相关病损，患者主要出现肝区疼痛、胆石症、胆囊炎、胃脘疼痛和肋间神经疼痛等。

（7）针对胸8～10段的脊柱相关病损，患者主要出现胃脘疼痛、腹胀、胆囊炎、消瘦综合征、肥胖综合征和胃肠功能紊乱等。

（8）针对胸11～腰3段的脊柱相关病损，患者主要出现附件炎、宫颈炎、附睾炎、排尿异常、腹泻、便秘、肾结石、腰膝酸软疼痛等。

（9）针对腰4至骶椎的脊柱相关病损，患者主要出现月经不调、遗精、痔疮、阳痿、前列腺炎、子宫炎、股骨头坏死、下肢浮肿、排尿异常、下肢麻木疼痛和行走不便等。

（二）韦氏颈椎调骨手法精选

颈段调骨手法

（1）颈椎侧旋

1）单人旋转复位法：多用于上颈段。以下以第1颈椎横突偏右为例。患者取矮端坐位，颈部前屈35°，向左偏35°，并向右侧旋转45°；医生站在患者身后，左手拇指触及偏移的横突位置并固定，其余四指放在患者右侧头颈部或枕部，右手扶住患者的左面部。在右手向上方旋转的瞬间，左手拇指轻推横突向左侧，常听到"咔"的一声。左手拇指下有轻度移动感，若平复或改善即表示手法成功。

2）角度复位法：多用于中颈段。以下以第4颈椎棘突偏右为例。患者取矮端坐位，头部前屈40°，向左偏40°，并向右侧旋转45°；医生站在患者身后，左手拇指触及偏移的棘突右侧位置并固定，右手拇指与其余四指相对置于患者下颌部。此时，右手拇指和其余四指同时用力向上方旋转，左手拇指稍稍向左下推按，常听到"咔"的一声。拇指下有轻度移动感，若平复或改善即表示手法成功。

3）坐位侧旋提推法：多用于下颈段。以下以第6颈椎棘突偏右为例。患者取矮端坐位，颈部稍微前屈；医生站在患者身后，右手拇指触及第6颈椎棘突右侧并固定，左手扶住患者下颌，使头向左侧旋转45°，此时左手轻提牵引，同时右手拇指迅速向左轻推，常听到"咔"的一声。拇指下有轻度移动感，若平复或改善即表示手法成功。

（2）颈椎变直反张　微屈提推复位法适用于第3～5颈椎轻度向后移位者。以下以第3颈椎向后移位为例。患者端坐，医生右手拇指置于后移的棘突上，左手放在患者前额，颈部前屈15°，医生胸背部稍微弯曲，使患者枕部紧贴医生胸骨柄处，向左侧旋转30°，左手稍微用力向上提的瞬间，右手拇指同时用力向前上提，常听到"咔"声。手法完成后，头部恢复原位。

（3）钩椎错位　钩拉复位法适用于第6、第7颈椎两侧钩椎关节不等宽且右窄左宽的情况。以下以该情况为例。患者取矮端坐位，颈部稍前屈；医者站在患者身后，右手示指和中指触及第6颈椎椎体右侧并固定，左手扶持患者下颌使头向左侧旋转45°，此时左手向上轻提牵引，同时右手示指和中指迅速用力向左轻推，常听到"咔"的一声。示指和中指下有轻度移动感，若触之平复或改善，则手法执行成功。

注意事项：①行颈椎的手法复位时，患者应保持稍低头位（前屈位），并尽可能前屈。绝不能在后伸位下进行本旋转复位法复位。②行旋转复位动作时，双手的时间和用力大小应该保持一致，不能有先后和用力大小之分。③在行旋转复位时，如果患者难以旋转，医生应该抓住这一时机，否则复位将不易成功。④旋转复位一个椎骨，一般是扳、推法各做1次，最多做2次，不宜多做，且一般不能天天做。最快也要停1天才能做1次，最好每3天做1次，1个疗程为8～10次。

（三）"双连椅"创制及其脊柱手法应用

双连椅由韦贵康教授创制，是对胸、腰椎损伤性疾病手法治疗时的辅助工具。

1. 双连椅的结构特点　双连椅一共由前、后两张用优质木料制成的木凳组成。其中前面一张凳子的前缘上方有一条横杆，横杆下方有两条纵杆，这些构件起到固定和支点的作用。前凳比后凳高约 2 cm，两凳之间的连杆由钢条套在相适合的水管内构成，能够滑动，将前凳与后凳联结起来。总之，双连椅是参考有关资料后精心设计的。

2. 适应证与禁忌证　双连椅可以治疗胸椎的小关节紊乱症、胸椎间盘突出症、腰椎后关节紊乱症、腰椎间盘突出症、腰椎后关节滑膜嵌顿、腰椎椎弓裂并椎骨滑脱、胸腰椎的陈旧性单纯性骨折等疾病；但对于较严重的内脏疾患、身体状况较弱、妇女在妊娠期间或月经期间，以及适应证中存在脊髓、马尾症状的患者需慎用。而对于脊柱肿瘤、结核、严重骨质疏松症患者和椎骨之间有骨桥形成者，则应禁用该治疗器械。

3. 操作方法

（1）胸椎整复法

1）站位定点旋转整复法：这个方法适用于下胸段的复位。以 T_{11} 棘突病理性偏右为例，患者坐在双连椅前凳上，医生立于前、后凳之间。医生会嘱患者将右手置于头顶部，左手置于其右侧胸下部。医生以左手拇指指腹的前半置于 T_{11} 棘突的右侧，余 4 指置于患者的左胸后侧；右手从后向前向上穿过患者右腋下而跨越颈后部，以虎口抓住患者左肩部。然后医生会嘱患者挺胸、挺腹，医生以稍下蹲呈矮站桩位姿势，再嘱患者徐徐向右侧后方旋转。当患者难以继续向右后侧旋转时，医生的双手同时向相反的方向用力（此为一瞬间的爆发力），即医生左手拇指向左侧方扳动，右手将患者的上半身向右后方旋提，常可听到"咯"的一声或左手拇指下有滑动感。

2）胸椎定点旋转复位推法：这种方法是针对 T_{11} 棘突病理性偏右的情况。患者与医生的位置与上述方法相同。患者会将左手置于头顶，右手置于其左侧胸部下方。医生以右手拇指指腹的前半部置于患者 T_{11} 棘突的右侧，余4指置于患者右侧胸后侧下部，左手从后向前向上穿过患者左腋下而跨越患者后颈部，以虎口抓住患者右肩部。然后医生会嘱患者挺胸、挺腹，医生以稍下蹲呈矮站桩位姿势，再嘱患者徐徐向左侧后方旋转。当患者自行难以旋转时，医生的双手同时向左侧方向用力（此为一瞬间的爆发力），即医生的右手拇指向左前方推 T_{11} 棘突，左手向左后方旋提，常可听到"咯"的一声或拇指下有滑动感。检查 T_{11} 棘突是否平复。如已平复，复位告毕；若仍未平复，重复实施上述扳、推法。

3）膝顶胸椎棘突压肩法：这种方法适用于中胸段及上胸段的下半段胸椎复位，以 T_5 棘突病理性偏右为例。患者坐在双连椅前凳上。医生会先坐于双连椅的后凳上，摸准 T_5 棘突后，立起用右足踏在双连椅的后凳上，令患者上半身向后倾，医生以右膝的前内侧部置于患者 T_5 棘突的右侧，并让患者头后部靠在医生右肩上。医生单足下蹲在后凳上，双手手指相互交叉置于患者上胸部（小指的尺侧缘正位于患者胸骨柄的上方），前臂掌侧中部分别置于患者的左、右肩峰稍下方处。当医生双上肢向后向下徐徐用力压的同时，右膝部向上向前顶住患者 T_5 棘突。当患者难以继续向后倾，且待患者在呼气末的一刹那，医生双上肢突用一向后向下压的爆发力，常可听到"咯"一声或膝部有滑动感。触之平复，复位告毕。如未平复，可重复实施之（如棘突偏左，则用左膝前部稍内侧）。

4）膝顶胸椎棘突抱头法：膝顶胸椎棘突抱头法适用于 T_1、T_2 的复位。T_1、T_2 位置较高，膝顶胸椎棘突压肩法难以复位，因为这会使两侧肩胛骨内收，导致膝部无法顶住 T_1、T_2 棘突。相比之下，使用膝顶胸椎棘突抱头法可达到复位的目的。在此过程中，患者需要将双手交叉放在后枕部，可以帮助拉开双肩胛骨。医生可以利用膝前部来顶住患处棘突，从而完成复位，适用于 T_2 棘突病理性偏右等情况。医生使用右足踏在双连椅后凳上，右膝前部稍微向内侧置于患者 T_2 棘突的右侧。医生会嘱患者将双手交叉，掌面置于后枕部（拇指桡侧缘平后发际），并低头。此时，医生的双手分别从左右侧穿过患者的腋下，再向上以虎口抓住患者前臂中部。接着，医生会嘱患者将两肘部向前靠拢，并同时挺胸、抬头。在这一瞬间，医生会用膝部向上顶，双手向前压患者前臂，同时医生前臂向上抬起，通常会听到一声"咯"或感觉到膝部有滑动感。接下来，医生会检查是否平复。如果已经平复，说明复位完成；如果未平复，可以重复实施该操作。

（2）腰椎整复法

1）旋转扳法：适用于 L_5 棘突病理性偏右的患者。在该操作中，患者坐在双连椅前凳上，而医生则坐在后凳上。医生需要将左手拇指放在患者 L_5 棘突的右侧，其余四指自然放在患者左侧腰部。然后，医生会嘱患者将右手放在头顶上，或者交叉放置于头顶上方，同时将左手放在右侧大腿外侧。接着，医生使用右手从后向前穿过患者的右腋下，并向上向内跨越其后颈部，然后用虎口抓住患者的左肩部。医生的右膝部可以放在患者的右臀上部，或者稍微向外侧放置于患者右侧臀上部。此时，医生会嘱患者向前屈并向右后方旋转。如果患者不能自行向右后方旋转，医生需要用双手向相反方向施加力量。左手拇指向左侧方扳动，右手将患者的上半身向右后方旋提，通常会听到一声"咯"或感觉到拇指下有滑动感。最后，医生会检查是否平复。如果已经平复，说明复位完成；如果未平复，可以重复实施该操作。

2）旋转推法：是一种用于 L_5 棘突病理性偏右的患者的整复方法。在该操作中，医生需要使用右手拇指置于患者的 L_5 棘突右侧，其余四指自然置于患者的右侧腰部。同时，医生会嘱患者将左手放在顶部或交叉放置于头顶上方，右手则放在其左侧大腿外侧。接下来，医生需要使用左手从后向前穿过患者的左腋下，再向上跨越过颈后部，以虎口抓住患者的右肩部。在此过程中，医生需要注意手部动作的稳定性，以避免对患者造成二次伤害。医生会嘱患者前屈并向左后方旋转。当患者自行难以向左后方旋转时，医生需要在一瞬间爆发力，即右手拇指向左前方推，左手向左后方旋提，通常会听到一声"咯"的响声或感觉到拇指下有滑动感。然后，医生需要检查 L_5 棘突是否平复。如果已经平复，说明复位完成；如果未平复，可以重复实施该操作。整个操作过程需要医生具备高超的技术水平，并且需要尽可能做到避免二次伤害。

4. 双连椅作用原理　　胸椎椎间的连接由关节突关节（又称后关节）（1 对）、肋椎关节（1 对）、肋横突关节（1 对）、椎间盘（1 个）等部分组成；腰椎椎间的连接由关节突关节（又称后关）（1 对）、椎间盘（1 个）等部分组成，加上椎间连接的肌肉、韧带的作用，保持脊柱内在力平衡的稳定。如果遇到外伤、劳损或感受风、寒、湿邪，或异常退变等原因，使内平衡受到影响而失调，则可能导致这些小关节的移位或椎间盘突出。由于力的作用与胸、腰椎间结构的特点，其移位多为旋转性向左、向右或向前、向后等。双连椅的前凳纵、横轴杆在整复时起限制患者大腿移动作用，恰当地使用旋转、扳、推、顶等手法，就能纠正或改善多方向轻度解剖移位的胸、腰椎。双连椅的后凳可以前后移动，方便调整医生与患者之间的距离；且前凳比后凳略高，便于定位及使用旋提的力量；再应用横杆的固定作用，适当地调节力臂与力点的关系，就可达到既省力又能复位的目的。整复时，双连椅不仅稳固而且使患者的双足踏地，臀部坐点呈"三足鼎立"之势，更增加其稳固性；同时，利用双连椅注意调整胸、腰椎前屈、后伸、左右侧旋转的角度，使脊柱在失稳的情况下，然后按骨关节的移位方向与程度，巧妙使用"顺生理、反病理"的方向和适当的外力进行整复，更易收到良好效果。由于椎骨的轻度移位得到纠正，可使由此而引起的神经和血管受刺激（包括压迫或牵拉）、肌痉挛等症状得到解除或缓解，故可收到较为显著的疗效。

运用双连椅治疗胸腰椎损伤性疾病，有多种方法，临床应用要选择适应证与手法类型以及次数，掌握操作方法，不宜使用暴力、猛力、蛮力，辨证治疗才能收到良好效果。双连椅对各类型的手法掌握要求较严格，熟练操作有过程，只有按照操作规程进行，用力恰当，旋转角度掌握好，可取得事半功倍的效果。

（四）骨折整复手法

根据骨折的部位、类型、移位方式，灵活选择手摸心会、拔伸牵引、旋转屈伸、端提挤按、夹挤分骨、折顶回旋、摇摆触碰、推拿按摩等整骨手法，来纠正骨折端的各种移位。

手法整复时应注意做到稳妥有力、轻巧准确，充分利用杠杆原理复位，使骨折复位而不增加损伤，力争一次手法整复成功。

在骨折复位时必须遵循"子求母"原则，即以骨折远端去对接骨折近端。由于近骨折端与躯干相连，位置较恒定，不易变动，而远骨折端则易出现各方向移位，因此在整复骨折时应使用骨折远端对合骨折近端，才能容易地复位。但是，对于某些部位的骨折（如尺骨鹰嘴骨折、髌骨骨折），整复时应使用骨折近端对合骨折远端。

1. 手摸心会 这一法则为进行手法前的必要步骤。在骨折整复之前，治疗师必须用手触摸骨折部位，触摸时先轻后重，由浅入深，由远及近，两头相对，了解骨折端在肢体内的移位情况，再根据 X 线显示的骨折端移位情况，在治疗师的脑海中形成一个骨折移位的立体形象。正如《医宗金鉴·正骨心法要旨·手法总论》所说："知其体相，识其部位，一旦临证，机触于外，巧生于内，手随心转，法从手出……法之所施，使患者不知其苦。"以达到良好的治疗效果。

2. 拔伸牵引 拔伸是正骨手法中的重要步骤，用于克服肌肉拮抗力，矫正患肢的重叠移位，恢复肢体的长度。按照"欲合先离，离而复合"的原则，开始拔伸时，肢体先保持在原来的位置，沿肢体的纵轴，进行对抗牵引。然后，根据整复步骤改变肢体的方向，持续牵引。牵引力的大小以患者肌肉强度为依据，要轻重适宜，持续稳妥。对于儿童、老年人以及女性患者，牵引力应该不要过大。反之，青壮年男性患者肌肉比较发达，需要加大牵引力。对于肌群丰厚的患肢（如股骨干骨折），需要结合骨牵引，但是对于肱骨干骨折，在麻醉下骨折的重叠移位容易矫正，如果用力过大，常会导致断端分离，从而造成不愈合。

3. 旋转屈伸 这个方法主要用于矫正骨折断端的旋转及成角畸形。某些靠近关节部位的骨折有时牵引力量越大，成角畸形越严重，这主要是由于短小的骨折段受单一方向肌肉牵拉过紧所致。在单轴关节（只能屈伸的关节）中，只有将远骨折段连同与之形成一个整体的关节远端肢体共同旋向骨折近端所指的方向，畸形才能矫正，重叠移位也能较省力地克服。因此，肢体有旋转畸形时，治疗师可以手握其远端，在拔伸下围绕肢体纵轴向左或向右旋转，以恢复肢体的正常生理轴线。屈伸时，治疗师一手固定关节的近端，另一手握住远端沿关节的冠轴摆动肢体，以恢复骨折脱位。例如，对于伸直型的肱骨髁上骨折，需要在牵引下屈曲，而对于屈曲型的肱骨髁上骨折，则需要伸直。如果出现多轴性关节（如肩、髋）附近的骨折，则骨折一般在三个平面上移位（水平面、矢状面、冠状面），复位时需要改变多个方向，才能将骨折复位。例如，在肱骨外科颈内收型骨折复位时，需要先在内收、内旋位进行牵引，然后转移到外展位，最后前屈上举过头，并在内旋的同时扣紧骨折面，缓慢放下肢体，这样才能矫正骨折断端的嵌插、重叠、向外向前成角和旋转移位。总之，在骨折复位过程中，常见的四种移位（重叠、旋转、成角、侧方移位）通常是同时存在的。在对抗牵引下，一般首先矫正旋转及成角移位，然后远、近骨折段才能轴线相对，重叠移位才易于矫正。

4. 提按端挤　是用于处理骨折断端侧方移位的主要手法，而侧方移位则是重叠、旋转和成角畸形矫正后的主要畸形。这种侧方移位可以分为前后侧移位和内外侧移位。前侧移位需使用提按手法，医生应用两只拇指向后按住骨折处突出的一端，同时用四指提起另一端下陷的骨折。内外侧移位则采用端挤手法，医生先用一只手固定住靠近骨折的一端，另一只手握住骨折远端（用四指向医生用力谓之"端"，用拇指反向用力谓之"挤"），将向外突出的骨折端向内挤压。经过提按端挤手法，骨折的侧方移位即可得到有效的矫正。但在操作中，医生需要适当施加力度，并确保方向正确、部位准确以及着力点稳固。术者双手与患者皮肤必须紧密接触，通过对皮下组织的直接力量作用于骨折端，避免在皮肤上反复摩擦，以免损伤皮肤。

5. 摇摆触碰　适用于处理横断型和锯齿型骨折。经过前面所介绍的整骨手段，骨折大致可以整复，但对于横断和锯齿型骨折，骨折端之间可能仍有间隙。为了使骨折端紧密接触并增加稳定性，医生可以用两只手固定骨折处，让助手在保持牵引的同时，轻轻左右或前后晃动骨折的远端。当骨折端发出的骨擦音逐渐变小或消失时，说明骨折端已经紧密吻合。而触碰法适用于那些需要将骨折部位嵌插紧密的病例。干骺端处的横形骨折在复位夹板固定后，可以用一只手固定住骨折处的夹板，用另一只手轻敲骨折处远端（让骨折段紧密嵌插），从而使复位效果更为稳定。

6. 夹挤分骨　主要用于矫正并列骨折部位（如尺桡骨、胫腓骨、掌骨与跖骨等）的骨折。在这种情况下，骨折段因受骨间膜或骨间肌的牵拉而呈现相互靠拢侧方移位。整复骨折时，医生可以使用两只拇指及示、中、无名三根手指，从骨折处的掌背侧对向夹挤住两骨间隙，使骨间膜紧张，使得靠拢的骨折端分开，从而使远近骨折段相对稳定，像单纯骨折一样一起复位。

7. 折顶回旋　适用于横断或锯齿型骨折。如果患者肌肉很发达，仅靠牵引力就不能完全矫正重叠移位，那么可以尝试使用折顶法。操作时，医生应将两只拇指抵在突出的骨折处一端，然后将其他四根手指重叠环绕在下陷的骨折处另一端，通过牵引的作用，使两只拇指用力向下挤压突出的骨折端，增大成角。在拇指感觉到骨折远端和近端的骨皮质已经相顶时，要快速地反折拇指。同时，环绕在下陷的骨折端的四根手指会将这端猛然向上提起，而拇指仍然在向下挤压突出的骨折端，从而容易矫正重叠移位畸形。手法力度大小要根据原有的重叠移位情况而定。用力的方向可以是正向或斜向。如需矫正前后侧位移位，则为正位折顶；如果同时存在侧方移位，则为斜向折顶。这种手法不仅可以解决重叠移位，还可以矫正侧方移位。它也常用于前臂骨折等情况。回旋手法通常用于矫正背向移位的斜型和螺旋型骨折，以及有软组织嵌入的骨折。如果横断骨折有组织嵌入，则需要加强牵引，使得两个骨折段分开，以便解脱嵌入骨折断端的软组织。随后，医生分别握住远、近骨折段，按原来骨折移位方向逆向回旋，使断端相对，从断端发出的骨擦音可以判断嵌入的软组织是否已经完全解脱。如果是背向移位的斜型骨折，即使使用大力牵引也不容易将断端分开，因此，需要根据受伤部位所受力学原理，判断背向移位的途径，并按照骨折移位相反的方向进行回旋手法的操作。在进行操作时，必须非常谨慎，以免损伤软组织。两个骨折段必须相互靠拢，以确保背向移位的骨折得到完全复位。

8. 按摩推拿　适用于骨折已经复位后，以调整骨折周围的软组织，使得扭转曲折的肌肉、肌腱能够随着骨折的复位而舒展通达。这种方法对于关节附近的骨折尤为重要。医生在操作时需要手法轻柔，按照肌肉、肌腱的走行方向，顺着骨头从上到下捋筋，以达到舒筋散瘀的目的。

（五）韦氏奇穴与手法

1. 韦氏奇穴特点

（1）韦氏奇穴穴位呈多元特点，不是单一的阿是穴。其表现为：

1）疼痛、麻木、肿胀。

2）发白、发紫。

3）皮肤冷热感，无汗或多汗。

4）肌肉紧张或痉挛，或皮下有结节。

5）局部松弛或乏力。

6）解剖组织轻度位移。

（2）穴位可在经外，也可在经上。

（3）适宜指法，不适宜针灸、小针刀方法。

2. 奇穴整治手法

（1）整治手法操作要点

1）推散法：用于瘀证，如痛、紫、肿、筋结肌等症。操作要点：医者用拇指或掌根于局部与肢体呈锐角向近端稍用力推按 3～5 遍，疼痛以患者忍受为度。

2）松解法：用于关节粘连，肌痉挛等。操作要点：医者用拇指沿局部稍用力点按，并指端拨动 3～5 遍，疼痛以患者能忍受为度。

3）理顺法：用于筋出槽，滑膜囊肿胀，肠道紊乱等。操作要点：医者于局部用手指或掌根按照肌纤维、动静脉、滑膜囊、胃肠道的功能走行方向，进行理顺 3～5 遍，手法宜柔和。以肠紊乱理顺法为例。

4）传导法：用于经络传导障碍。操作要点：医者于局部用拇指按照经络循行方向稍用力推按 3～5 遍，以经线上"得气感"为疗效显著，疼痛以患者能忍受为度。

5）反射法：用于经络反射障碍。操作要点：医者于局部用拇指端指向病灶稍用力点按 3～5 遍，以病痛部"得气感"为疗效显著，疼痛以患者能忍受为度。

6）叩击法：适用于深部软组织及头颅、胸腹部病变部位较深的病损。医者于局部用指端或掌侧方或空拳轻击 3～5 遍，疼痛以患者能忍受为度。手法，每天或两天做一次，7～10 次为 1 个疗程，一般做 1～2 个疗程。

（2）整治手法禁忌证与注意事项

1）患有较重内脏器质性疾病慎用。

2）年老体弱、妇女月经期慎用，妊娠期禁用。

3）患有癌症、骨肿瘤及骨结核等骨病者禁用。

4）手法操作应"稳、准、轻、巧、透"；用力柔和，避免用猛力、暴力。

3. 奇穴

（1）头、颈、颌部

内眶上

定位：眉棱骨中点内侧距离 1 cm。

功效：清火明目，解烦。

主治：额头疼痛、心烦、易怒、失眠。

方法：患者采取坐姿，医生站在其后方，在内眶上穴位用示指尖向头部方向施力按摩，以"微痛又舒适"为度。

孔上

定位：枕骨大孔上缘。

功效：镇惊安神，调理气血。

主治：头后疼痛、顽固性失眠、未知原因的低热、口干、肠胃功能紊乱。

方法：患者采取坐姿，医生用一只手扶持头部，另一只手用拇指尖在穴位处向头部方向推按，以"微痛又舒适"为度。

耳后

定位：耳后 2 cm 凹陷处上方 1 cm。

功效：散瘀、清火、止痛。

主治：头痛、眼花、耳鸣、耳聋、咽部异物感。

方法：患者采取坐姿，医生用一只手扶持头部，另一只手用拇指根据症状的方向点按，以"得气"舒适为度。

颈前

定位：胸锁乳突肌下 1/3 前 2 cm。

功效：调理气血，疏通经络。

主治：颈部酸胀疼痛、心慌心跳、心律失常、血压异常。

方法：患者采取坐姿，以右侧为例，医生用右手扶持头部，使患者头偏右侧 30°，用左手拇指腹按压穴位处，斜向下按压，让胸部"得气"舒适，注意不要使用过度力量。

颌下

定位：下颌骨中点下后方 2 cm 处。

功效：疏通经络，生津止渴。

主治：头胀头晕、口渴口干、眼干鼻燥、失眠多梦。

方法：患者采取坐姿或仰卧姿势，医生用一只手扶住头部，另一只手的示指在穴位处揉按 2 ～ 3 秒钟后松开，反复进行 3 ～ 5 次。局部微热适宜。

颈侧

定位：下颌角后方向下 3 cm。

功效：疏通经络，清火宽中。

主治：头晕、眼红、胸闷、耳鸣、眼花、血压异常。

方法：用拇指腹在穴位处推按，轻重适宜及方向斜向上或下，以患者舒适为度。

颈根

定位：颈根部外侧 3 cm 凹陷处内侧。

功效：松筋解痉。

主治：颈肩疼痛、活动受限、上胸部紧缩感。

方法：患者采取坐姿，以右侧为例，医生用左手将患者头部向左侧 30° 右臂指尖置于穴位处，与肩部呈 90°，从轻到重施加按压力，让患者能够忍受。

锁骨上

定位：锁骨中点上方 1 ～ 2 cm 处。

功效：舒筋通络，活血化瘀。

主治：上肢麻痛、发凉、肌痉挛。

方法：患者采取坐姿，医生站在其后方，用示指或中指端轻柔地弹拨穴位处，让患者感受到刺痛和麻木感，注意不要施加过度力量。

（2）胸背部

胸背部的穴位位置相对固定，以下 3 个穴位可以连成一条线。

上胸穴

定位：在胸骨旁边第 3 肋或第 4 肋下缘，向侧前方 2 ～ 3 cm 处。

作用：活络通阳，宽胸理气。

主治：胸闷、胸痛、咳喘、心慌心跳等症状。

操作方法：患者端坐或俯卧，医生用拇指轻重适度地按压穴位，使患者感到舒适。

中胸穴

定位：在胸骨旁边第 7 肋下缘，向侧前方 2 ～ 3 cm 处。

作用：理气通阳，疏肝利胆，散瘀止痛。

主治：胸痛、胃脘痛、反酸、嗳气、胆囊炎和糖尿病等症状。

操作方法：患者端坐或俯卧，医生用拇指轻重适度地按压穴位，使患者感到舒适。

下胸穴

定位：在胸骨旁边第 10 肋下缘，向侧前方 2 ～ 3 cm 处。

作用：散瘀理气，疏筋止痛。

主治：上腹痛、胁痛、大便异常、腰骶痛等症状。

操作方法：患者端坐或俯卧，医生用拇指轻重适度地按压穴位，以使患者感到舒适，可以在胸部或上腹部按压。

冈下穴

定位：在肩胛冈中点向下 2 ～ 3 cm 处。

作用：疏经通络，散瘀止痛。

主治：肩部不适、上肢无力、麻木和疼痛等症状。

操作方法：患者端坐，医生站在患者后面，一只手固定肩部，另一只手用拇指适度按压穴位，使患者感到舒适。

（3）腰骶部

腰上穴

定位：在腰部第 2 和第 3 脊椎棘突旁边 2 ～ 3 cm 处。

作用：散瘀行气，通督补肾。

主治：腰痛、腹胀、大小便异常等症状。

操作方法：患者俯卧，医生用拇指、手掌或半握成拳等方式适度按压穴位，可以轻揉、按压或揉滚反复操作，以局部微热舒适为度。

腰下穴

定位：在腰部第 4 和第 5 脊椎棘突旁边 2 ～ 3 cm 处。

作用：祛瘀行气，健肾通督，疏通经络。

主治：下腰部胀痛或腰腿痛、下肢麻痛、腹痛和大小便异常等症状。

操作方法：患者俯卧，医生用拇指、手掌或半握成拳等方式适度按压穴位，可以轻揉、按压或揉滚反复操作，以局部微热舒适为度。

臀中穴

定位：在臀部中央，相当于髂前上棘与骶尾关节连线中点外侧 2 cm。

作用：解痉松解，舒筋通络，止痛。

主治：腰腿痛、会阴部坠胀、排尿异常、男性阳痿和女性月经不调等症状。

操作方法：患者俯卧，医生用拇指或肘尖适度按压穴位，用力较大，以患者能忍受为度，局部微热为宜。

（4）腹部

联穴（2线）

定位：在左侧肋下、肚脐下一寸和右侧肚腹上、上腹和左侧肚腹处选择穴位（可以形成"S"型或问号形 2 条线）。

作用：顺行疏理，解痉通里。

主治：腹胀便秘、食欲不振、消化不良和腹部脂肪过多等症状。

操作方法：患者仰卧，医生将两手五指重叠，从上至下、从内至外、从右至左轻揉按，呈"S"形或问号形，反复数次，以患者腹部微热舒适为度。

（5）四肢

肩外

定位：肩锁关节内侧 1 cm。

作用：舒筋通络，行气止痛。

主治：上肢酸、麻、胀、痛。

操作方法：患者端坐，医者站在患者身后，用拇指垂直点按患侧肩外穴 3～5次，力度由轻到重，以肢体微胀为"得气"。

峰下

定位：肩峰下 2～3 cm。

作用：散瘀，消肿，止痛。

主治：肩痛，抬肩 90° 左右疼痛明显，再上抬疼痛反而减轻，肩峰下肿胀有压痛。

操作方法：患者端坐，医者用拇指于穴位斜向肩关节推按 3～5 遍，然后慢慢高举肩关节 3～5 遍。

肘前

定位：肘前侧横纹线中点下 2～3 cm。

作用：散瘀，消肿，止痛。

主治：肘关节疼痛，肘前肿胀，活动受限。

操作方法：患者端坐，医者用拇指于穴位斜向肘关节推按 3～5 遍，然后慢慢活动肘关节 3～5 遍。

手背外（区）

定位：手部背侧掌骨 4、5 之间中点。

作用：祛瘀止痛，舒筋通络。

主治：疼痛，特别是头痛、颈痛、牙痛、肩痛，嗳气，心悸，尿少。

操作方法：患者端坐或仰卧位，医者用拇指置于穴位上向上 30° 稍用力，患者能忍受，手法舒适为宜，反复操作 3～5 遍。

髂前

定位：于髂前上棘外 1 cm。

作用：祛瘀散结，调理经络。

主治：髂腰疼痛，下肢疲劳。

操作方法：患者端坐，医者用拇、示指端于局部对按，下肢有麻木感为度。

沟间

定位：腹股沟中点稍上，股动脉搏动最明显处稍上方。

作用：活血化瘀，疏通气血。

主治：骨蚀、筋痿。

操作方法：患者仰卧位，医者用拇指探及患者股动脉搏动最明显处后，将拇指横置于该处稍上方，用力加压，阻断动脉20秒后，突然放开，以患者下肢速感灼热为"得气"。注意用力不宜粗暴，以患者能忍受为度。

髌外上

定位：髌骨外上方2～3 cm。

作用：散瘀，消肿，止痛。

主治：膝关节疼痛肿胀，特别髌骨外上肿胀明显者。

操作方法：患者仰卧位，医者用拇指置于穴位上，向膝关节方向推按，反复操作3至5遍，并做膝关伸活动。

足背外（区）

定位：多在足背外侧跖骨4、5之间中点。

作用：祛瘀止痛，舒筋通络。

主治：痛症，特别是头痛、颈痛、牙痛、肩痛，嗳气，心悸，尿少。

操作方法：患者端坐或仰卧位，医者用拇指置于穴位上向上30°稍用力，患者能忍受，手法后舒适为宜，反复操作3～5遍。

（六）手法治疗之耐手法性和经筋疲劳

在手法医学临床中，手法医师会遇到一些特殊病例。虽然这些病例明显符合手法治疗适应证，但治疗效果却不佳。有时，初始治疗有效，但再治效果没有进展或无效；有时，久治不效，或尝试各种中医理疗方法，短期无效就更换方法，最终也没有疗效。国内已有学者注意到，选择不当的中医治疗方法会引起颈、肩、背部僵硬和酸痛等经筋痹痛，尤其现代保健按摩、盲人按摩普及和扩大趋势，会导致手法无效，如推拿治疗腰椎间盘突出症无效，常被认为是手法不当或是病例选择错误。一个不可忽视的问题是，部分患者似乎有内在耐手法性，使得手法疗效未能达到预期效果。这种情况值得手法医师在辨证论治前仔细斟酌分析。

临床上的药物之耐药性已经得到普遍共识。细菌、病毒、癌细胞及肿瘤细胞等产生耐药性的概率较高，尤其以抗生素最为突出。连续使用同一药物一段时间后，药效会逐渐减弱，需要增大剂量或者改用其他药物才能达到同等疗效。长期服用消心痛可产生耐药性，导致疗效减弱。白血病复发的主要原因就是白血病肿瘤细胞产生了耐药性。中医针灸也有类似情况，长期连续多次针刺，机体会产生一定适应性，称之为耐针性。席强等观察到，机体对针刺的敏感性随着针刺次数的增加由敏感变为适应继而产生耐受，经针刺治疗一段时间后，用原有的穴位刺激强度和手法则不能取得与以往相同的疗效或疗效不佳。基于经络理论的针灸与基于经筋理论的手法有众多相通之处，手法治疗中的耐手法性也是实际存在且屡见不鲜。耐手法性，系指长时间或高强度施用手法后，机体对手法产生各种各样、程度不一的抵抗反应，原有组织敏感性下降或消失，导致手法效用下降。

经筋理论为众多中医手法的重要理论基础。十二经筋是十二经脉之气结聚散络于筋肉关节的附属体系，是中医解剖学和生理学上的概念，具有连缀四肢关节，约束骨骼，维络周身，主司运动的作用。经筋囊括了肌肉、肌腱、韧带、筋膜等组织。气血运行涩滞，痰浊瘀血停滞经筋，或经筋失却濡养，出现经筋牵引、拘挛、弛缓、转筋、强直和抽搐等病理变化。按摩手法是治疗经筋病的重要手段，适用于早、中、后期患者，但过度手法或不正确操作会引起新的病理问题。如《素问·宣明五气》所说："五劳所伤，久视伤血，久卧伤气，久坐伤肉，久立伤骨，久行伤筋。"指出长期的不良应力刺激可损伤经筋。操作错误或生硬手法不仅未能解决原有经筋病理，反而增添新的损伤，甚至恰当手法也可能因操作过长或过频而损伤原有经筋系统功能状态。针灸临床对此已有多有发现，赵学斌发现在针刺治疗过程中，疗效逐渐减弱，或同时出现虚性并发症，或者近期疗效显著但远期疗效不稳定，称其为"经气疲乏"，经气因耗损而致疲乏。此外，反复外感、持续劳作也可能产生类似效果。手法中出现耐手法性的原因，则在于经筋疲劳。经筋疲劳是因手法过度或手法失误、劳逸不当、外邪侵袭等，影响十二经筋正常气化，功能或反应减弱，经筋出现气血亏虚、筋肉失荣，导致原有病证迁延或加重，或治疗效果停滞、倒退。经筋疲劳临床上表现为耐手法性，为手法治疗时局部经筋无法承受一定力量，压痛难忍，或手法治疗时稍有效果，但旋即症状又复现，或原有症状加重，出现许多变症，或肢体麻木不仁，穴位按压没有得气感，或在短期内要求越来越重的手法。

机体因经筋疲劳而产生耐手法性反应，是基于一系列病理变化的基础。手法的本旨在于治病，但在一些特定条件下也成为致病的原因，造成医源性新伤。众多患者在接受治疗时倾向于接受更强的和更长时间的手法，认为这样会有更好的治疗效果，甚至寻求非医疗人员进行手法治疗。然而，这不仅不会有更好的疗效，反而会增加耐手法性，使原有病情变得更加复杂和严重。例如，对于激痛点手法，应逐渐缓缓加压约 1 分钟，过急过重的手法可能会引起肌肉痉挛性收缩。正常手法治疗能改善筋膜的紧张度、黏弹性和结构，而相关组织诸如韧带、肌腱、腱膜、筋膜、滑液囊等，若出现瘢痕、粘连、挛缩、张力增高等，就会引起病损，常是肌肉疼痛、关节屈伸不利的重要原因。而过度手法或失误手法使这些组织受到急性或慢性损伤后，会引起缓激肽类、5-羟色胺类等化学物质变化，这些又是新的病理产物。不当的重手法易引起腰椎间盘突出症症状加重，对一些 40 岁以下的较年轻患者长期反复多次重手法治疗，尤其是踩跷法多次频繁使用，还会造成或加重椎板增生硬化、黄韧带增生肥厚、小关节变形、神经根管狭窄及神经根变性增粗、变细等纤维化改变。而持续不当的轻手法也可能造成经筋损伤。

按压是常见手法之一。实验表明，在连续 7 天每天 2 小时的 40 kPa 压迫后，大鼠肌组织中会出现细胞肿胀现象，肌纤维排列稀疏，胞浆疏松淡染甚至透明，胞核缩小，局部可见有血细胞渗出现象，局部疼痛相关 P 物质释放增多，以及机械痛阈显著降低现象。受体固有的自我调节是机体出现耐手法性的另一原因。手法部分机制是通过受体机制进行的，其敏感性受到自身脱敏和受体数量的影响。一旦出现受体自身脱敏调节，或长期激活受体后，受体出于保护机体的本能，会通过一系列机制减少自身的表达量，直接导致药物无法最大限度激活受体，最终也导致手法疗效减弱，类似糖尿病胰岛素耐受现象。

为减少或防止耐手法性出现，在临床手法治疗中，需要注意手法连续治疗时间及手法间隔时间。一般而言，手法连续治疗时间在 30 分钟左右，不宜超过 60 分钟，重刺激点按手法不超过 20 分钟，以患者耐受为度，手法可每天施行 1 次，必要时每天施行 2 次，但脊柱扳法只宜每天施用 1 次。在使用手法的部位需要进行其他中医理疗方法时，对可能造成局部经筋损伤的拔火罐、刮痧等宜慎行，而密集针刺或火针也可能会伤及经筋气血，也应慎行。手法宜在医疗机构由医疗人员操作。医者在进行设计手法模式时，根据各种手法针对治疗原有病理，以分筋法治疗筋结，以理筋法治疗粘连，以伸筋法治疗挛缩，以脊柱扳法治疗脊柱错位，选择综合用之，在经筋整体辨病基础上获得更好疗效。而一旦耐手法性出现，则是经筋疲劳，多辨之为中医之虚证，偶尔有虚实夹杂，以补法为主，兼有清法，内服中药补中益气汤加减，避免用重手法刺激，减少手法治疗时间，增加手法间隔时间，局部经筋施以烫疗、药熨、物理治疗等，改善血液循环，促使机体敏感性恢复。

例如，对某患者，男，38 岁，因腰痛伴左下肢麻木 1 个月后就诊，经 MRI 及症状诊断为腰椎间盘突出症（腰 4 和腰 5 椎体）。治疗 3 天后症状明显缓解，但患者想获得更好的效果，在每天在医院进行治疗外，自行去另一保健场所进行理疗 2 小时，持续 10 天。此后，其病情恢复缓慢，并有腰部自觉无力。考虑到经筋疲劳和耐手法性反应，建议患者停止理疗，手法治疗改为轻柔手法，局部经筋加用烫疗和电磁波谱照射，指导进行功能锻炼。隔日进行 4 次该治疗，患者状况大为好转，原有症状基本消除。后再进行同法治疗 6 次，患者已痊愈。

手法在临床使用时，必须注意机体之耐手法性，避免造成经筋疲劳。因此，在进行手法治疗时，医生应该了解患者的病情和身体状况，避免使用过重或不当的手法，特别是对于脊柱等敏感部位更应慎重处理。

另外，患者在治疗期间也要严格遵守医生的指导，不自行进行手法治疗或到未经认证的场所进行理疗等治疗，以免加重病情或引起其他不良反应。同时，患者也应该理性认识手法治疗的作用和局限性，不能寄希望于手法治疗能够彻底治愈疾病，而应该结合药物治疗和其他相关治疗方法来综合治疗。

总之，手法治疗在中医理疗中有着重要的地位，但在施用时需要注意机体之耐手法性，避免造成经筋疲劳和医源性新伤。医生应该根据患者的病情和身体状况，选取适当的手法，并严格掌握手法的节律和力度，以达到最佳治疗效果。同时，患者也应该正确对待手法治疗，遵守医生的指导，加强康复锻炼和保健，以促进康复和预防复发。

（七）脊柱与四肢慢性病损中药内治法

1. 强调"通督补肾"原则　脊柱相关疾病是指脊柱软组织损伤，并发脊柱以外的有关系统的病症而言，临床表现纷繁多变。据目前报道，涉及的病症有 100 余种。其病症表现虽然复杂，但其发病均与脊柱软组织损伤有关，这是总的特点。因此，认清脊柱软组织损伤的病因病机，也就把握了治疗之本。韦贵康教授认为，脊柱为督脉通道，参与总督一身之阳，"肾主腰脚"，经络不通，则诸症迭出。脊柱相关疾病的病理机制为督脉受损，"不通"为病机基础，不通则痛，不通则清阳不升、浊阴不降，进而影响脏腑功能而出现复杂症状。临证时，应抓住督脉不通的病机基础，治疗用药强调以"通督"为法。然而，久病必虚，后期则用通补兼顾，即活血补肾为先法。应用通督补肾之原则，可以在临床上事半功倍。

韦贵康教授善用大补益气血、活血化瘀类中药，这体现了韦贵康教授"补肾通督，化瘀扶正"的学术思想。韦贵康教授自创方剂痛安汤，是治疗颈椎病的核心基础方剂。痛安汤是韦贵康教授在总结其多年治疗颈椎病的临床经验基础上，结合其对中医学的深刻认识和多年研究所得，博采众家之长，依据中医辨证论治原则所总结出来的应用于颈椎病治疗的经验方。痛安汤经过韦贵康教授及韦氏手法流派各专家的多年临床验证，对颈椎病具有确切而显著的疗效。痛安汤中，两面针主治"风寒湿痹，历节疼"，有解痉祛瘀、消肿止痛之功；龙骨善于利痰、收敛肝肾之精。《神农本草经读》云："龙骨能引逆上之火，泛滥之水，下归其宅。若与牡蛎同用，为治痰之神品，今人只知其涩以止脱，何其浅也。"《医学衷中参西录》云：龙骨既能入气海以固元气，更能入肝经以防其疏泄元气。对于颈椎病这类虚而兼实者，既需开痰又需固精，药对其证。一味丹参散，功同四物汤，其性专于走窜，《本草正义》有云："丹参专入血分，其功在于活血行血。"归肝经，善于活血祛瘀。余降香、田七活血化瘀，解痉止痛；白芍、甘草柔肝缓急止痛。韦贵康教授临证擅用痛安汤，旨在活血祛瘀通督止痛。颈椎病临证使用痛安汤，不仅体现出韦贵康教授对颈椎病本质的深刻认识及其"整体为主，重视局部"的临证思想，亦能体现出在颈椎病治疗上"补肾通督，化瘀扶正"的韦氏理论精髓的传承。结合缓解筋脉拘急类药物，具有解热、抗炎、镇痛等作用。姜黄、苏木、桃仁为姜黄汤的主要组成，可缓解因颈椎病引起的手臂麻木疼痛、活动受限等症状，姜黄汤尤擅长行肢臂而通痹止痛。

六君子汤是韦贵康教授活血化瘀、调补气血的主要方剂基础，体现了韦贵康教授治疗颈椎病时在"急则治其标"的基础上，标本兼顾重视扶正。结合川芎、当归、黄芪、升麻、杜仲、续断等引经药。韦贵康教授对颈椎病归经的细化，是韦贵康教授多年临证所总结出的宝贵经验，并在此经验上加入相应引经药，使得痛安汤的治疗更加具有针对性，疗效更好。

2. 强调分型论治　在中医学理论中，辨证论治是中医的精髓所在。当治疗脊柱相关疾病时，韦贵康教授常常根据病变的病理和辨证特点进行分类治疗。①瘀滞型：多发生在急性损伤早期或反复发作者身上，其症状包括局部肿胀、便秘、尿黄、厌食等。治疗可采用活血祛瘀的方法，使用桃红四物汤或复元活血汤。②风寒湿型：多见于损伤后期。其症状包括局部疼痛、麻木、遇寒痛加重、温暖缓解、筋络拘挛，或者口淡、便溏、尿清长等。治疗可采用祛风散寒胜湿的方法，使用蠲痹汤或宽筋散，并视情况加清热药。③脏躁型：多见于损伤中后期。其症状包括心烦不眠、坐卧不安、头晕、口干苦、便秘、尿黄，或者兼有头痛、耳鸣等。治疗可采用镇惊安神、滋阴清热的方法，使用甘麦大枣汤加味或天麻钩藤饮加减治疗。④亏损型：多见于损伤后期，肝肾阴虚者。其症状包括腰膝痛、头晕、耳鸣、五心烦热、大便干、盗汗等。治疗可采用滋补肝肾的方法，使用六味地黄丸。对于肝肾阳虚者，其症状包括腰膝软、畏寒肢冷、自汗、尿清长等，可采用温补肝肾的方法，使用金匮肾气丸治疗。

3. 重视皮肉筋骨伤的局部与内脏关系　人体是一个有机整体，在生理上相互密切关联，在病理上相互影响。在临床实践中，整体不足会影响局部，并且局部病变常常与整体气血阴阳虚实盛衰变化密切相关。韦贵康教授在临证时，注重局部与脏腑的关系。例如，对于颈背腰痛患者，他在通督补肾的总则下，重视兼治，并详细辨别各种症状特点。如果肿胀属于脾虚湿盛，则要健脾利湿；如果皮肤干燥属于肺阴虚，则要润肺；如果肌萎筋露属于肝阴亏损，则要补肝；如果脊骨深层疼痛属于肾虚，则要补肾。这与《黄帝内经》中的五脏体用观一致，因此能够取得良好的疗效。

4. 注重调理二便　在临床实践中，韦贵康教授探索出颈背腰痛与二便关系密切，主张治疗颈背腰痛时，需要注意调理二便。调理二便的目的是疏通气机，使浊阴得降而清阳自升，脏腑调和而诸症自愈。小便的形成和排泄与人体气化功能密切相关，涉及肺、脾、肝、肾和三焦、膀胱、小肠等。正如《景岳全书》所说："小便通血气之海，冲任水道之门户也。"其良与不良、热与不热，可反映人体气化功能的强弱。脊柱及其周围是督脉和足太阳膀胱经所循之路，因此，脊柱相关疾病的发生、发展及其转归与膀胱经之气化功能密切相关。在实践中，通过调理小便，可以疏通经络，促进脊柱相关疾病的恢复。通过调理大便，使腑气得通，浊阴得降而脏腑自安。调理二便也有"釜底抽薪""上病下治"的意义。

5. 治疗用药善于与现代研究新成果相结合　在临床实践中，韦贵康教授注重辨证与辨病相结合的方式，并善于运用现代研究新成果。例如，对于脊柱相关疾病引起的颈性眩晕症伴高血压患者，可以加用天麻；而伴低血压者，则可使用升麻。对于腰椎间盘突出症术后感染属金黄色葡萄球菌的患者，建议使用白花蛇舌草、金银花、黄芩、柴胡等药物。现代药理研究证明，天麻具有降压作用，升麻具有升压作用，而白花蛇舌草、金银花、黄芩、柴胡等则具有抗金黄色葡萄球菌作用。因此，在临床上辨证运用这些药物时，常常能取得较好的效果。

在现代研究成果层出不穷的今天，善于利用这些成果的关键在于应用有的放矢，根据辨证施治。如果生搬硬套，效果将十分有限。例如，中药何首乌含有丰富的卵磷脂成分，能够参与神经代谢，并增强超氧化物歧化酶的活性，有助于清除炎症产生的自由基。因此，在治疗脊柱相关疾病伴有神经损伤症状或供血不足产生的症状时，常常可以使用何首乌。但是，当辨证为痰湿阻滞型时，则不适宜使用何首乌。

（八）韦氏筋骨养生功法

韦氏五叶功是一套非常实用的中医健身功法，它包含了五个动作，分别是露叶式、雨叶式、风叶式、长叶式和根叶式。

1. 露叶式

动作要领：晨起时饮用 150 mL 温开水，双脚开立，闭目养神，保持 10 分钟。

功效：补充人体所需水分，清洁肠道，预防高血压、动脉硬化等心脑血管疾病。

2. 雨叶式

动作要领：双手握空拳，有节律地弹捶双侧锁骨下凹陷处，左右各 25 下。

功效：宽胸理气，调节供血。可有效预防心脑血管及肺系疾患。

3. 风叶式

动作要领：双手叉腰，如风摆动，先做形如"米"字颈部功法，后做"犀牛望月"功法，各做五次。

功效：通利关节，改善循环。可有效预防颈椎病、颈性眩晕、颈肌紧张等病症。

4. 长叶式

动作要领：双手握拳，双脚开立，与肩同宽。有节律地吸气、憋气、呼气，配合半蹲起立动作，共 15 次。

功效：吐故纳新，舒筋健腰，滑利关节。可有效预防腰腿痛、呼吸系统等病症。

5. 根叶式

动作要领：双手叉腰，双脚开立，与肩同宽。身体重心在脚尖与脚跟来回交替运动，共 50 次。

功效：缓解疲劳，改善供血。可有效预防腰腿痛、静脉曲张、小便不畅、性欲减退、痔疮等病症。

以上五个动作对于改善人体健康非常有益，而且这些动作都比较简单易学，大家可以尝试练习一下。注意务必按照正确的方法进行练习，以达到最佳效果。

五、医案选介

（一）颈性眩晕医案

张某，男，42 岁，财会人员，桂林人。初诊日期为 2018 年 4 月 21 日。

现病史：患者此前因长期伏案工作和经常处于空调冷气间，而引发颈肩部酸痛和肌肉牵扯不适感。最初通过热敷缓解，但随后症状逐渐加重。于是患者接受了按摩和自行使用跌打药膏治疗。三天前，患者睡眠时因久坐而出现颈肩部酸痛，并伴有眩晕和右侧偏头痛，但无恶心呕吐、猝倒或发热恶寒等症状。患者频繁出现眩晕，每日 2～5 次。查体发现头部向左侧倾斜，颈椎生理曲度不明显，颈活动度前屈、后伸、左右旋转受限。有生理反射，病理反射未引出。舌暗红，苔黄腻，脉涩。颈椎正侧位片及开口位片显示颈椎生理曲度变直，颈 5、颈 6 椎体钩突增生。

西医诊断为颈性眩晕；中医诊断为眩晕（湿热内盛证）。

治疗措施：采用手法治疗作为主要治疗方法。先对颈部进行分筋理筋，放松颈项部肌群，特别加强肩胛提肌、颈后竖脊肌群、胸锁乳突肌的理筋松解。然后进行钩椎关节整复手法：患者取矮端坐位，颈部稍前屈，医者站于患者身后，右手示指、中指于患者颈前触及第5颈椎右侧钩椎关节并固定之，左手扶持患者下颌使头转向左侧45°。此时左手向上轻提牵，同时右手示指、中指迅速用力向右后方推按，常听到"咔"的一声，示指、中指下有轻度移动感。同法反方向操作一次。然后再予点揉韦氏奇穴耳后（双）、颈侧（双）各30下，揉按斜方肌等肌肉群40秒，术毕。同时，中药内服天麻钩藤饮加陈皮、车前子、龙胆和胆南星。

二诊（4月23日）：患者情况好转，眩晕发作次数减少，程度缓解，综合治疗如前。

三诊（4月25日）：患者颈痛及头痛明显缓解，眩晕症状完全消失，头部转动灵活。前法治疗后，嘱患者进行相应功能锻炼。随后的半年内，未见病情复发。

按语：本案患者诊为颈性眩晕（湿热内盛证）。治疗以手法为主之中医综合疗法。手法遵循正则通、松则通、顺则通、动则通的原则，先筋后骨，松筋揉肌，旋转复位，舒展关节，既纠正错位之节，又梳理失衡之肌，脊督协辨，配合点按韦氏奇穴等，双向调节神经功能，故对于颈痛、眩晕，短期内即可获效。同时，根据韦贵康教授之经验，荣则通，调则通。无风不作眩，患者因津枯热扰、肝风内起而眩晕，故予天麻钩藤饮加减中药内服以平肝息风、清热活血。方中加陈皮，因岭南湿聚，病多感湿，如《素问·异法方宜论》所言："南方者，天地所长养，阳之所盛处。其地下，水土弱，雾露之所聚也。"方中另加车前子功专利水、善消风热，龙胆疏通下焦湿热之结，胆南星化风痰。但韦贵康教授指出，龙胆多用败胃，脾胃虚寒之人不可多用，或可用夏枯草代替龙胆，兼加麦芽顾护胃气。全方能使湿痰得祛，热邪得清，正气得养，脊督通畅。症状消除后，还嘱患者勿忘进行功能锻炼，体现出韦贵康教授治疗脊柱相关疾病时治养结合的学术思想。

（二）腰椎间盘突出症医案

肖某，女，65岁，退休教师。初诊于2001年10月。

现病史：患者自述1年前无明显诱因下出现腰骶部胀痛，久站、行走会明显感到疼痛，后渐出现左臀下肢麻痛感。1个月前腰骶部胀痛加重，伴跛行，经过口服药物、针灸等治疗未见好转。曾在广西某人民医院就诊，被建议接受手术治疗，但患者及家属拒绝了此项治疗。查体：双侧腰肌紧张，腰部活动受限，活动度约为：前屈30°，后仰15°，左右侧屈15°，$L_{4\sim5}$、$L_5\sim S_1$椎间隙及椎旁左侧有压痛、叩击痛（+），梨状肌无明显压痛，直腿抬高试验及加强试验左（+）、右（−），"4"字征试验左（±），右（−），股神经牵拉试验（−）；双下肢有静脉曲张，肌力、肌张力正常，右踝背伸肌力减弱，膝反射、踝反射正常，病理反射未引起。舌质红，苔白薄，有瘀斑，脉细弱。腰椎MRI检查结果显示：腰椎骨质增生，腰2椎体许莫氏结节；$L_{3\sim4}$、$L_{4\sim5}$、$L_5\sim S_1$椎间盘变性并突出。

西医诊断：腰椎间盘突出症；中医诊断：痹证（气滞血瘀）。

治疗措施：在腰部疼痛点进行了经理筋手法后，使用腰部双连椅旋转复位法，并对髂胫束进行了推拿。单次治疗即可缓解疼痛，治疗3次后腰部疼痛明显改善，下肢麻痛感消除。治疗7次后，患者腰腿部症状已缓解到下肢有麻木感。治疗10次后，患者可以连续行走半小时而不出现腰痛及下肢麻痛感。

按语：腰椎间盘突出症是一种常见的脊柱疾病，使用旋转复位手法可以改变腰椎内在应力状态，甚至还可以改变突出物与神经根之间的应激位置关系，从而解除对神经根等组织所产生的刺激，消除炎症物质，改善血液循环，使气血经脉畅通无阻，达到"通则不痛"的治疗目的。为达到更好的治疗效果，治疗时还需结合运动疗法、针灸等中医疗法。

（三）颈椎性高血压医案

甘某，男，40岁，公司高管。初诊于2011年4月。

现病史：2009年开始出现头晕、头痛、颈部疲劳等症状，经检查确诊为高血压，服用降压药未见明显疗效。近年来症状加重，还伴随多汗、眼花等不适。体检发现血压为162/102 mmHg，颈部活动受限，颈肌痉挛，第1、第2、第3颈椎两侧有压痛，第2、第3颈椎棘突偏左，臂丛牵拉试验（−），位置性眩晕（+）；舌红有瘀点，苔薄白，脉弦。X线检查显示颈部曲度稍有变直，第2、第3颈椎棘突接近吻合。心电图检查检测到窦性心动过缓。血脂、尿常规及眼底检查未见明显异常。

西医诊断：颈椎病（颈性高血压）；中医诊断：颈痹（肝阳上亢）。

治疗措施：采用韦氏奇穴点按，选取耳后、颈前等穴进行治疗，再施行旋转复位手法，手法轻柔，治疗后头晕、头痛有所减轻，血压下降至132/80 mm Hg。但再次来诊时，血压仍然为160/100 mmHg。因此调整治疗方案，改为每2天进行1次治疗，并同时使用中药外敷进行治疗，每天1次。最初的2周，患者的血压控制在132～140/80～92 mmHg，之后稳定在128～130/78～82 mmHg。总治疗周期为30天。3个月后随访，疗效巩固，能正常工作和参加重体力劳动，血压为126/78 mmHg。6个月后随访，疗效巩固，无胸闷、心悸等不适症状，颈部症状基本消失。

按语：该患者是颈椎病引起的高血压，通过手法调理颈椎恢复其应力平衡，减缓对自主神经的刺激，达到六通论中正则通、松则通、顺则通的效果，进而达到调达气血、调顺经络的目的。治疗中还结合使用中药外敷，以协同治疗的效果，最终取得了良好的治疗效果。

（四）颅脑外伤伴颈外伤后综合征医案

马某，男，46岁，单位职员。初诊于2004年5月。

现病史：因车祸致颅脑损伤，经手术治疗后，颅脑病症基本消失，但经常出现颈肩部不适、上肢麻木感、头晕、失眠等症状，尤其日常头痛明显，影响日常工作生活。按颅脑损伤后遗症服药治疗，但效果不明显。后来，经人介绍来到骨伤科就诊。检查显示颈部活动受限，位置性眩晕试验阳性，臂丛牵拉试验阳性，第1、第4颈椎左侧和第2、第5、第6颈椎右侧横突处有压痛，并有软组织厚实感；舌质红，苔白薄，脉涩。颈椎X线检查显示寰枢关节齿间距不等宽，颈椎生理曲度反张，第4、第5、第6椎体后缘连续性欠佳。

西医诊断：颅脑外伤伴颈椎外伤后综合征；中医诊断：头痛（气滞血瘀证）。

治疗措施：对患者进行颈椎调整、颈肩部软组织松解和头颈部穴位按摩等手法治疗，并在颈部用热疗药物进行热熨，每隔一天进行一次。经过12次治疗后，患者的症状消失，达到临床治愈。

按语：颅脑外伤伴颈椎外伤综合征，常常是传导外力致颈部损伤引起，临床易忽视颈椎损伤。在诊断时，要重视颈椎伤的症状表现。同时需要做好颈椎检查，通常需要拍摄颈椎正位、侧位、开口位、左右斜位、过伸位和过屈位片，必要时加CT、MRI检查。对于已治愈多年的患者，最近出现的颈肩部症状需要仔细检查。

（五）长短腿医案

王某，女，42岁，单位职员。初诊于2020年7月15日。

现病史：患者自述于1周前提重物后出现腰骶部疼痛，伴左臀部胀，于我院门诊就诊。当时自觉双下肢不等高，行走略有跛行，无畏寒发热，无胸闷呕吐等现象。查体发现：腰部活动稍受限，左侧腰骶区叩击痛，左髂后上棘较右侧降低并隆起，左内踝高点测量较右侧延长1 cm，"4"字征左（＋），骨盆挤压分离试验（＋），直腿抬高试验（－），病理征未引出，四肢肌力正常，皮肤触痛觉正常。舌暗淡，脉弦涩。X线检查（腰椎正侧位＋骨盆平片）：腰椎生理曲度稍变直，骨盆左侧髂翼较右侧降低，左侧闭孔较右侧变小，其余骨质未见明显异常。

西医诊断：左骶髂关节后错位；中医诊断：腰骶部伤筋（气滞血瘀型）。

治疗措施：首先点按穴位法，然后整复骶髂关节错位，左侧骶髂关节后错位整复手法，然后用拔伸牵抖法、屈膝屈髋牵抖法，最后进行调理法结束治疗。治疗频率为3日1次，治疗结束后请注意休息，两周内勿提重物及剧烈运动。两次后复查，腰骶部疼痛伴左臀部胀痛已无明显疼痛，稍有酸胀感，行走活动正常，夜间无疼痛。

按语：骶髂关节损伤应尽早治疗，骶髂关节反复损伤或关节错缝未得到及时治疗，局部出血机化，瘢痕形成充填关节空隙，造成关节内粘连或关节不稳，久之引起顽固性持续下腰部疼痛。整复骶髂关节复位前必须排除髋关节病变，手法勿暴力操作。

六、论文著作

（一）论文

[1] 韦贵康.颈椎旋转复位法治疗颈性血压异常37例初步观察.广西中医药，1978，1（1）：11–14.

[2] 韦贵康.以手法为主治疗脊柱软组织损伤伴排尿紊乱.广西中医药，1985，8（1）：9–10.

[3] 韦贵康，贾经汉.椎间孔内封闭加三步推拿手法治疗腰椎间盘突出症37例.广西中医药，1986，9（3）：15–16.

[4] 韦贵康，贺俊民，陈忠和.旋转复位法治疗颈椎性高血压104例远期疗效观察.中医杂志，1988，29（12）：53–54.

[5] 韦贵康，贺俊民，陈忠和.旋转复位法治疗颈椎性高血压104例远期疗效观察.Journal of Traditional Chinese Medicine，1989，4（2）：136–138.

[6] 韦贵康.手法为主治疗颅脑损伤并颈椎损伤后综合征16例.广西中医药，

1989，12（6）：4-5.

[7] 韦贵康. 椎间孔内封闭加手法治疗腰椎间盘突出症并黄韧带肥厚 32 例. 广西中医药，1991，14（4）：145-146.

[8] 韦贵康，陈小刚，黄有荣，等. 脊柱损伤性疾病整治手法研究和教学实践. 高等中医教育研究，1992，（1）：82-83.

[9] 韦贵康，韦坚. 影响腰椎间盘突出症手法疗效的四种相关因素的回归分析. 中医正骨，1994，6（2）：3-4.

[10] 韦贵康. 按摩颈前反应点治疗心动过速 31 例观察. 中国中医骨伤科，1995，3（3）：41-42.

[11] 韦贵康，贺俊民，陈忠和. 双连胸、腰椎整复仪的临床应用及作用原理探讨. 广西中医学院学报，1996，2（1）：12-13.

[12] 韦贵康，陈小刚，黄有荣，等. 脊柱损伤性疾病整治手法研究. 中国中医骨伤科杂志，1996，4（4）：13-16.

[13] 韦贵康，陈小刚. 中医骨伤科手法近 30 年发展述评. 广西中医药，1997，20（1）：1-4.

[14] 韦贵康. 试论中医药在国外发展的特点与趋势. 国外医学（中医中药分册），1997，19（3）：9-10.

[15] 韦贵康，陈小刚. 试论"动静结合"原则在软组织损伤治疗中的应用. 中国骨伤，1998，11（2）：6-8.

[16] 韦贵康，周宾宾，戴七一，等. 均衡骨盆牵引治疗腰腿痛的临床价值（附 54 例分析）. 中医正骨，1998，10（6）：21.

[17] 韦贵康. 腰椎间盘突出症手法意外 11 例分析. 中国骨伤，1999，12（4）：37-38.

[18] 韦贵康. 颈椎性血压异常发病特点与中医治疗. 广西中医学院学报，1999，16（4）：38-40.

［19］韦贵康，韦坚，黄荣，等.手法对颈椎病颈椎生理曲度影响的临床研究.中国中医骨伤科，1999，7（5）：13-15.

［20］韦贵康，韦坚，戴七一，等.脊柱生理曲度内在联系 X 线对照测量.中医正骨，1999，11（12）：3-4.

［21］韦贵康，韦坚，黄荣，等.手法对颈椎病颈椎生理曲度影响的临床观察.广西中医药，1999（S1）：6-8，125.

［22］韦贵康，韦坚，戴七一，等.成人脊柱四个生理曲度调查分析.中国骨伤，2000，13（4）：211-212.

［23］韦贵康，韦坚，戴七一，等.脊柱生理曲度的变化与颈肩背腰痛关系和治疗临床研究.广西中医学院学报，2000，17（4）：17-19.

［24］韦贵康.中医药学在国外发展特点与前景.广西中医学院学报，2001，18（1）：1-2.

［25］韦贵康，周红海，林玉屏，等.三路烫疗散外用治疗软组织损伤临床研究.广西中医学院学报，2002，5（3）：15-17.

［26］韦贵康.介绍一种治疗腰腿痛新的组合方法.广西中医药，2002，25（5）：35-36.

［27］韦贵康，韦坚，陈锋，等.改善颈曲对颈椎病椎基底动脉弹性的影响.中国医药学报，2002，17（7）：410-412.

［28］韦贵康，韦坚，周红海，等.颈曲改变的神经根型颈椎病手法治疗研究.中医正骨，2003，15（2）：5-6.

［29］韦贵康，韦坚，周红海，等.颈椎病颈曲改变对神经根与椎动脉的影响及手法治疗临床观察.中西医结合学报，2003，1（4）：259-261.

［30］韦贵康.中国手法医学的形成及发展趋势.中国骨伤，2004，17（4）：193-194.

［31］韦贵康，韦坚，吴梓华.痛安汤治疗混合型颈椎病 50 例疗效观察.广西中

医药，2005，28（1）：22-23.

［32］韦贵康.颈椎损伤性疾病的整合手法.中医正骨，2006，18（5）：3-4.

［33］韦贵康.四肢大关节软组织慢性损伤的整治手法研究.中医正骨，2007，19（12）：65.

［34］韦贵康，韦坚，韦理.颈椎病整合手法具体应用及力学原理分析.中国骨伤，2009，22（9）：683-684.

［35］韦贵康，刘建航，麦穗.儿童外伤性枢椎前移位治疗体会.中医正骨，2010，22（2）：58.

［36］韦贵康，邸鑫.韦氏定点侧旋提推法治疗沟环综合征疗效观察.山西中医，2011，27（5）：38-39.

［37］韦贵康，刘建航，安连生，等.试论不良的生活、工作姿态对脊柱与四肢病损的影响.天津中医药，2011，28（5）：395-396.

［38］韦贵康，王明杰，刘建航，等.韦氏骨盆调衡法配合中药验方治疗股骨头缺血性坏死的临床观察.四川中医，2011，29（6）：93-95.

［39］韦贵康，韦坚，刘建航，等.韦氏奇穴的分布与应用.中医正骨，2013，25（4）：73-74，78.

（二）著作

［1］韦贵康.骨伤疾病1000个为什么.南宁：广西民族出版社，1988.

［2］韦贵康.软组织损伤与脊柱相关疾病.南宁：广西科学技术出版社，1994.

［3］韦贵康.中医筋伤学.上海：上海科学技术出版社，1996.

［4］韦贵康.中国手法诊治大全.北京：中国中医药出版社，2001.

［5］韦贵康.中医骨伤科治疗手法图解（汉英对照文版）.上海：上海科学技术出版社，2003.

［6］韦贵康.实用中医骨伤科学.上海：上海科学技术出版社，2006.

［7］韦贵康（总主审）.国医大师韦贵康传统医学特色手法丛书.北京：人民卫生出版社，2018.

［8］韦贵康.脊柱相关疾病与手法治疗.北京：人民卫生出版社，2005.

［9］韦贵康.实用骨关节软组织伤病学.北京：人民卫生出版社，2009.

［10］韦贵康.脊柱相关疾病学.北京：人民卫生出版社，2012.

［11］韦贵康.经筋疗法.北京：中国中医药出版社，2002.

［12］韦贵康.全国中医骨伤名师韦贵康自传——我的中医之路.北京：北京科学技术出版社，2015.

［13］韦贵康.图解脊柱整治三联疗法.北京：人民卫生出版社，2012.

［14］韦贵康.韦氏骨伤手法集成.南宁：广西科学技术出版社，2019.

七、整理者

韦坚，男，博士，教授，国医大师韦贵康学术传承人。广西中医药大学附属瑞康医院客座教授、深圳市中医院三名工程特聘专家、桂林生命与健康职业技术学院岐黄中医正骨康复学院院长、美国国际医药大学博士生导师、世界手法医学联合会副主席、世界中医药学会联合会脊柱健康专业委员会常务理事及广西国际手法医学协会理事长。他曾参与编写出版10部著作，在国内外发表学术论文20余篇，并主要参与了3项省部级科技成果奖、10余项国家自然科学基金和省厅级科研项目。此外，韦坚还协助国医大师韦贵康创建了广西、广东、河南、山东等地十余个传承工作室。他曾前往美国、德国等10余个国家和地区进行学术交流或讲学。韦坚擅长应用中医传统疗法治疗骨伤科疾病、运动损伤和脊柱疾病。

黄瑾明

一、名家简介

（一）基本情况

黄瑾明，男，壮族，1937年7月生，广西贵港人，中共党员，广西中医药大学第一附属医院教授、硕士研究生导师。1965年毕业于广西中医学院，同年留校任教，历任广西中医药大学教务处处长、广西中医药大学壮医药研究所所长等职务。他享受国务院政府特殊津贴专家待遇，荣获第四届国医大师、首届全国名中医、桂派中医大师、自治区民族团结进步模范个人称号等。他担任了第二、第六、第七批全国老中医药专家学术经验继承工作的指导老师。

黄瑾明教授全面挖掘整理壮医药线点灸疗法，开创了壮医药线临床研究的先河，并将壮医药线点灸疗法作为一门课程引入大学课堂，奠定了广西中医药大学办学特色的基础。在此基础上，黄瑾明教授不断创新，形成了独具特色的学术思想和临床诊疗模式。因其对中医药事业的杰出贡献，黄瑾明教授被誉为

"壮医临床第一人"，并以其为代表性传承人的广西黄氏壮医针灸流派被列入国家中医药管理局第一批中医学术流派之中。

（二）所获荣誉

黄瑾明教授是享受国务院政府特殊津贴待遇的专家。他曾于1997年、2017年和2022年分别获得第二、第六、第七批全国老中医药专家学术经验继承工作指导老师的荣誉称号，也曾于2008年获得广西卫生厅颁发的优秀指导老师奖。2011年，他获得批准成立全国名老中医黄瑾明传承工作室，并且同年，壮医药线点灸疗法入选国家级非物质文化遗产名录，黄瑾明教授被认定为传承人。2012年，他获得广西壮族自治区卫生厅、人力资源社会保障厅授予的"桂派中医大师"称号；同年，以黄瑾明教授为代表性传承人的广西黄氏壮医针灸流派被列入第一批全国中医学术流派之中，该流派在2019年再次获批第二周期建设项目，并在区内外16家公立医院建立了二级传承站；此外，他于2017年还组建了"广西黄氏壮医针灸流派联盟"，并培养了162位学术传承人，促进了壮医针灸流派在全国的传承和推广。

鉴于黄瑾明教授对中医药事业所作出的杰出贡献，他于2017年被中国民族医药学会授予"民族医药突出贡献奖"，2018年被广西壮族自治区人民政府授予"自治区民族团结进步模范个人"称号，2019年被人力资源社会保障部、国家卫生健康委员会、国家中医药管理局授予"全国中医药杰出贡献奖"。

在2017年获得全国名中医等荣誉后，黄瑾明教授仍不忘初心，坚持定期出诊，带领团队继续挖掘、整理、规范壮医针灸疗法，并形成了蛇串疮、不寐、口僻、缺血性中风、项痹5个优势病种的诊疗方案，在基层医院推广应用。他于2018年开设了壮医针灸科独立病区，开启了壮医学临床专科的新时代。在2019年，人民卫生出版社出版了《广西黄氏壮医针灸流派临床经验全图解》和《壮医针灸三部特定穴位挂图》。2018年获得"中国好医生"月度人物，2019年获得"全国中医药杰出贡献奖"。在2019年，他主持的"广西黄氏壮医针灸的理论研究及临床推广应用"获得了中国民族医药协会科学技术进步奖二等奖。同年，"针刺壮医脐环穴干预慢性疲劳综合征的临床应用研究"获得中国民族医药学会科学技术奖三等奖。2020年，广州中医药大学第一附属医院特聘黄瑾明教授为专家，并共同建立了"华南区域中医（针灸）诊疗中心专科联盟"，同年，黄瑾明教授创建的壮医科被评为广西壮族自治区中医药管理局重点学科。2022年7月，人力资源社会保障部、国家卫生健康委员会、国家中医药管理局授予黄瑾明教授"国医大师"称号，以此表彰其在中医药事业中的杰出贡献。

（三）学术成就

1. 开创民间壮医挖掘整理先河。黄瑾明教授善于运用壮医针灸和壮药内服外用治疗内科、妇儿科、皮肤科等疑难病症，其疗效显著；凝练出治疗蛇串疮、不寐、口僻、缺血性中风、项痹等五种优势病种的诊疗方案，并在基层医院推广应用。

2. 形成独具特色的黄氏壮医学术思想。黄瑾明教授推崇阴阳互生、三气同步、三道两路、毒虚致病等壮医理论，创新提出气血均衡理论；强调调气、解毒、补虚、祛瘀四大治则；梳理验证壮医针灸特定穴位，形成药线点灸、浅刺、莲花针、拔罐逐瘀等壮医三大核心技术，并规范壮医针灸操作。黄瑾明教授整理出版了19部专著，形成了壮医针灸学理论和临床体系。2011年，壮医药线点灸疗法入选国家级非物质文化遗产名录，黄瑾明教授是其传承人。

3. 创立壮医学国家级学术流派。经过四代传承人的不断发展，壮医针灸学逐渐形成了广西黄氏壮医针灸学流派。2012年，该流派获得首届全国中医药学术传承流派建设项目资助；2019年，又获得第二轮项目建设资助，并在区内外的16家公立医院建立了二级传承站。2017年，黄氏壮医针灸流派联盟成立，与广州中医药大学第一附属医院共建华南区域中医（针灸）诊疗中心专科联盟，从而促进了壮医针灸在全国的传承与推广。

4. 坚持以现代科研成果为基础的守正创新。1992年，黄瑾明教授主持完成了"壮医药线点灸疗法的发掘整理及疗效验证研究"，获国家中医药管理局中医药科技进步奖二等奖，这也是壮医领域首个获得省部级奖项的项目之一；1995 年，他主持完成了"壮医药线点灸治疗脾虚证作用规律及疗效原理的研究"，这是广西中医药大学和壮医领域首个国家自然科学基金项目；2012 年，黄瑾明教授指导的"壮医针灸学的理论与临床研究"获广西科技进步二等奖；2014 年，获民族医药科学技术进步奖一等奖；2019 年，获中国民族医药协会科学技术进步奖二等奖。

（四）学术传承

1.开创壮医教育，奠定办学特色基础。1985 年，黄瑾明首次将壮医药的线点灸疗法列入广西中医药大学本科选修课，并亲自授课，培养了大量既掌握中医基础理论又掌握一定壮医药理论技能的本科人才。他主持完成的《壮医药线点灸疗法的研究与教学实践》获得广西优秀教学成果二等奖，成果奠定了广西中医药大学的办学特色，并在 2003 年本科教学水平评估和 2016 年本科教学审核性评估中得到专家的认可。

同年，黄瑾明教授开始招收广西中医药大学中国医学史（壮医方向）硕士研究生，先后培养了 16 名硕士研究生，包括周红海、林辰、莫清莲、周金花等人。他们相继成为广西壮医医疗、教学和科研等领域工作的骨干力量，其中林辰教授曾任广西中医药大学壮医药学院院长，被评为广西名中医、广西优秀青年中医；周红海教授则成为广西中医药大学骨伤学院院长，被评为广西名中医。

2.推广壮医技法，培养大量实用人才。1985 年起，黄瑾明教授在全国范围内开办了 30 多期壮医药线点灸疗法培训班，培训了 1500 多名学员，治疗 20 万余人次。他制作了中英文双语解说的《壮医药线点灸疗法》教学录像，并由中华医学电子音像出版社发行，向国内外传播壮医药治疗技法。

自 2009 年起，以黄瑾明教授为首席专家的广西中医药大学第一附属医院壮医科指导 20 多家县级中医院建立壮医科，共培养壮医人才 1500 余人，其中南宁市武鸣区中医医院壮医科成为国家中医药管理局重点专科。

3.传承壮医学术，形成壮医学术流派。1997年，黄瑾明教授被评为全国老中医药专家学术经验继承工作指导老师；2010年，他获得广西卫生厅颁发的全国老中医药专家学术经验继承工作优秀指导老师奖；2011年，他获得国家中医药管理局资助建设全国名老中医传承工作室。

2012年，以黄瑾明教授为代表性传承人的广西黄氏壮医针灸流派获国家中医药管理局第一批全国中医学术流派认定，全面开展学术传承工作。他接收了黄贵华教授、李美康主任医师、麦月瑶医师（香港）等34人为工作室成员，传承队伍中有博士4人、硕士19人。其中流派主要传承人黄贵华教授成为"广西名中医"，他主持的"壮医学科构建与人才培养"获得广西教学成果一等奖，"壮医针灸学的基础与临床研究"则获得广西科技进步二等奖。李美康主任医师则对壮医莲花针拔罐逐瘀疗法进行了机制研究，获得国家自然科学基金课题2项，其中1项已结题。该流派传承工作室与广州、湖南、辽宁3家中医药大学附属医院互建二级传承站，以及与区内外中医院建立16个二级传承站。这一流派于2017年通过验收，并于2019年获批国家第二期项目建设，至今流派传承队伍已增至162人，分别来自广东、湖南、辽宁、青海、贵州和广西等地。其中广西名中医有6人，博士17人，高级职称69人，形成了良好的人才梯队。2017年，组建了"广西黄氏壮医针灸流派联盟"，有55家医院加入该流派联盟。2018年，他在广西中医药大学第一附属医院开设了壮医针灸科独立病区，开启了壮医学临床专科的新时代。2020年，广州中医药大学第一附属医院特聘黄瑾明教授为专家，强强联合共建"华南区域中医（针灸）诊疗中心专科联盟"。同时，其创建的广西中医药大学第一附属医院壮医科获批成为广西壮族自治区中医药管理局重点学科建设项目，进一步推广了壮医针灸技法，开创了流派发展的新篇章。

二、医事传略

黄瑾明教授的成就体现了他数十年来勤奋求学、专心治学、坚持临床、厚积薄发的精神和诚实守信的职业道德，为壮族医学和壮族医疗事业作出了重要贡献。回顾和梳理黄瑾明教授的求学、治学、临床生涯，有助于我们更好地了解一代壮医大家的成就之路。

（一）学医经历：系统钻研，多方求学

黄瑾明教授是通过本科高等教育进入中医学殿堂的。1961 年 9 月，黄瑾明考入广西中医专科学校（广西中医药大学前身）。在学期间，他刻苦攻读，系统学习了人体解剖学、生理学、病理学、中医基础理论、中医诊断学、中药学、中医方剂学、中国医学史和中医各家学说，以及《黄帝内经》《伤寒论》《金匮要略》《备急千金要方》《本草纲目》等中医经典名著，成绩优异。1964 年下半年，黄瑾明到广西中医学院附属医院实习，在内、外、妇、儿、针灸等各个科室轮转，师从黄荣活、李士贵、田秀英、凌朝坤、高超义等著名中医专家。由于基础扎实、胆大心细，在实习期间，年轻的黄瑾明就能独立应诊，并受到患者好评。毕业后，他顺利获得了留校任教资格。

在下乡期间，黄瑾明在苍梧、贺州、北流等地坚持行医，为广大患者造福。同时，他接触到大量民间壮医的诊疗案例，深受壮族民间医疗文化的独特治疗方法和显著疗效的影响。1968 年，黄瑾明回到广西中医学院附属医院针灸科工作后，即着手开展壮族民间医学的调研、整理、论证、实践及推广等工作。这期间，他结识了龙玉乾、罗家安、农大丰等闻名一方的民间壮医，接触并学习壮医药线点灸、壮医针挑、火攻、灯花灸、鲜花叶透穴、滚蛋疗法、佩药等丰富多样的壮医特色疗法，并成功地应用于临床。这一过程为壮族医学科的建立打下了坚实基础。同时，他创办了《中医教学》（全国最早创刊的中医学杂志之一，1978 年更名为《广西中医药》，如今为全国核心期刊），在国内外有很高的知名度。在当时，黄瑾明通过对民间壮医学习、应用及办刊推广，推动了壮医的研究和发展。

1983 年，黄瑾明与黄汉儒合作，在班秀文主任带领下创办了广西中医学院壮医

研究室；1985 年 4 月，成立壮医门诊部，黄瑾明担任主任。1995 年 1 月，广西中医学院壮医研究所成立，黄瑾明任所长。他以壮医药线点灸疗法为排头兵，以壮医针灸学为突破口，以点带面，致力于壮族医学术理论体系的建立和完善，壮医针灸学术探讨和理论创立研究工作，令壮族医学得以迎来了迅速的发展。

五十多年来，黄瑾明教授植根于传统中医药学肥沃的土壤，在强烈的民族文化遗产的继承者的责任心驱动下，他跋山涉水、呕心沥血、反复实践，在继承壮族民间医学前辈的文化遗产和经验的基础上，用日日夜夜不眠不休的艰辛在专业技能上提升自己，使壮族医药学理论形成体系，壮医针灸学成为独立的学科并成功应用于临床。

（二）行医过程：中壮融合，自成一派

黄瑾明教授的行医生涯分为四个阶段：中医治疗为主、壮医疗法实践、中壮融会贯通、广西黄氏壮医针灸流派。

1. 中医治疗为主阶段。黄瑾明在临床实习和下乡期间，多从高校中医系统教育培养和跟随中医专家所学经验中汲取治疗方法。黄瑾明具备扎实的基础知识、善于思考和勇于实践的能力，在临床实习阶段就曾独立为十二指肠溃疡患者诊断治疗，并获得良好治疗效果，受到患者赞誉。在下乡期间，黄瑾明更是充分运用所学，为各地群众解除病痛。

2. 壮医疗法实践阶段。20 世纪 60 年代末期，黄瑾明陆续接触学习了多种壮医特色疗法，并逐步运用于临床实践中。例如，从母亲用露水打湿的纸钱治愈鱼鳞痣的方法中获得启发，认为露水是获效的关键。经过临床实践，黄瑾明在 1978 年《广西赤脚医生》第 9 期发表了研究结论。在五七干校学习期间，黄瑾明初次见识到龙玉乾药线点灸疗法的显著疗效，并运用到自己的临床实践中。至 1986 年底，广西壮族自治区根据国家民委关于整理少数民族古籍的指示精神，广西开展民族医药普查工作前，黄瑾明广泛学习民间壮医经验，并亲身实践，明确了壮医疗法的民族特色和临床效果。

3. 中壮融会贯通阶段。利用民族医药普查的契机，黄瑾明对民间壮医进行了更为深入调研。同时，结合中医学和西医学思维进行思考，并开展相关科研工作进行验证。在这一阶段，黄瑾明陆续挖掘出壮医名家罗家安的"针挑疗法"、武鸣地区"灯花灸法"等民间经验。特别是对东兴市揭毓璇用活鸡贴患者肚脐治疗疑难病执着的调查，黄瑾明查阅广西容县民国壮医刘惠宁所著《六桥医话》有关脐部治病的记载，提出改良方法，以"脐环穴"运用于临床，充实了现代壮医学内容。黄瑾明认为，在疗法和验方的选用中，应借鉴中医临床辨证论治诊疗模式，根据患者具体情况全面辨析、灵活运用。从 1983 年 10 月起，黄瑾明开展了多项研究，针对壮医药线点灸开展了经验整理，并按照循证医学理论进行疗效验证。历时八年主持完成这一科研项目，并完成学术专著《壮医药线点灸疗法》。1992 年，黄瑾明主持完成的"壮医药线点灸疗法的发掘整理及疗效验证研究"获国家中医药管理局中医药科技进步奖二等奖，同年 12 月，黄瑾明荣获教授职称。1995 年 1 月，黄瑾明教授牵头申报的《壮医药线点灸治疗脾虚证作用规律及疗效原理的研究》获得国家自然科学基金资助，研究历时约两年半，并顺利结题。该课题将实验室研究与临床研究相结合，用西医学方法探索壮医疗法的治疗机制，进一步提高了壮医科研水平。在此基础上，黄瑾明教授构建起科学、系统、完整、有效的壮医临床治疗体系，形成富有民族特色的广西黄氏壮医针灸学术思想。于 2012 年获得国家中医药管理局批准并资助，在广西中医药大学第一附属医院设立"广西黄氏壮医针灸流派传承工作室"，开展传承和建设工作。

4. 广西黄氏壮医针灸流派阶段。广西黄氏壮医针灸流派阶段于 2012 年经国家中医药管理局批准成立。在经过四年的建设后，该流派于 2016 年通过验收，标志着黄氏壮医学术思想的成熟和国家级壮医临床特色体系的建立。黄瑾明教授建立并提倡壮医学三道两路辨证论治体系，为壮医针灸、壮药内服外用等临床工作提供指导。黄瑾明教授善于治疗内科、妇儿科、皮肤科等疑难病症，如带状疱疹后遗神经痛、不孕不育症、陈旧性面瘫、顽固性失眠等壮医优势病种。他运用外治手法轻巧，善于使用壮药，其疗效显著。在临床实践中，黄瑾明教授强调"让患者在享受中接受治疗"，形成了黄氏壮医舒适有效的临床特色。

在这一阶段，黄瑾明教授仍然坚持对民间医药的调研。他发现百色地区特有的壮医天阴阳和地阴阳观念以及香疗疗法，并创造性地建立了以脐环穴为核心要穴的广西黄氏壮医针灸流派天阴阳针法。这是广西黄氏壮医针灸流派当前重要的研究方向之一。

（三）为医之道：患者为本，大医精诚

医学理论的价值需要经过临床实践的验证和应用。黄瑾明教授认为，壮医药学理论及其技法应该应用于临床实践之中，为广大患者服务，而不应束之高阁。

黄瑾明教授擅长壮医针灸术和医术，能够缓解患者身体上的痛楚。此外，他询问病情时细致入微、和蔼可亲，并对患者给予真诚的关怀，有助于减轻患者焦虑，激发患者积极配合治疗的信心。这种人文关怀符合西医学提倡的医疗新理念。

黄瑾明教授始终坚持"以实践为依据，以疗效为导向，以患者为核心"的基本观点，主张壮医学应符合人本特征、民族特征、时代特征和科学特征。他提出，在壮医学的理论建设中，要尊重历史传统，坚持特色发展，符合辩证唯物主义原则。在当前主要体现在以下三个方面：

（1）壮医学的生命力源自民间，壮医学的学术传承与发展应该在尊重传统的基础上坚持创新发展观，既不能脱离传统实践，也不应背离时代发展。因此，我们应该在守正传承的基础上发展创新。

（2）壮医学具有独特的天阴阳、地阴阳理论，这使得壮医学在治疗疾病方面具有其独特的优势。黄瑾明教授对于当地壮医独特的"天阴阳""地阴阳"理论和相关疗法进行了调研，并提出了基于壮医"脐环穴"理论体系的壮医天阴阳针刺疗法和以壮医天阴阳、地阴阳理论为代表的壮医学外治、内治临床特色治疗体系。这些针灸和方药经验将会为壮族人民提供更加安全、有效和可靠的治疗方案。

（3）我们应该在既往壮医辨病论治为主、辨证论治为辅的壮医临床特色的基础上，广泛实践、发展并弘扬以三道两路和毒虚致病理论为核心的壮医三道两路辨证论治理论体系，推动壮医临床的发展。黄瑾明教授指出："中医传统医学有两大特点，一个是整体观念，另一个是辨证论治，中医发展几千年，产生了四个辨证论治体系，张仲景的六经辨证，脏腑辨证，清代叶天士的卫气营血辨证，吴鞠通的三焦辨证。根据壮医基本理论，壮医的辨证采取三道两路辨证，按照三道两路辨证看病，不懂三道两路辨证方法就不是合格的壮医，现在全面推广这方面的应用，对实现壮医临床的蓬勃发展有重要的意义。"

在黄瑾明教授治疗下，他治愈了无数来自祖国大江南北和世界各地的患者，无论男女老少、富贵还是贫贱，他都能一视同仁以医者父母心竭诚为患者服务。

八桂大地地处西南，是多民族聚居区，仅居民族就有壮、汉、瑶、苗、侗、仫佬、毛南、回、京、彝、水、仡佬 12 个。这里气候多变，经济相对落后，人民不仅患有地方病，而且由于生活比较艰苦，常常出现缺医少药、不舍就医的现象。黄瑾明教授深刻地感受到当地群众生活不易，因此最不愿意听到收受红包等违背医德之事。他总是设法为患者减轻负担，避免过度医疗，选用价格相对低廉而同等疗效的壮医药，或用自己丰富的诊疗经验和高超的技术代替部分昂贵的检查。此外，他也经常参加社区或各级医疗机构组织的义诊活动，数十年如一日，默默地为各族人民看病，真正体现了慈悲为怀的医者风范。

黄瑾明教授常常教育学生，他说："无论黄皮肤、黑头发，还是黑皮肤、黑头发，甚至金发碧眼，只要是病患，我们都应一视同仁。"正是因为他医术高明、怀揣仁心，众多患者从祖国四面八方、从全球各大洋各大洲慕名而来。黄瑾明教授用自己的仁心妙术，以治愈的医案证明"医学无国界，更无人种之分"。这也证明了壮医是壮族人民智慧的结晶，它不仅有自己的理论体系，也有相当明显的临床疗效。壮医可以为壮族人民服务，也同样可以救助病患于八方。

黄瑾明教授行医近六十载，坚持求真、求是。他通过临床疗效、治疗规律、作用机制等方面的研究整理了壮医药理论，并验证了其科学性。他始终以患者为中心，风雨无阻，出诊不辍，时时关心患者疾苦，精炼针法，无痛进针，并强调"让患者在享受中接受治疗"，体现了一代壮医大家的医德风范。他治学严谨，虚怀若谷，勤求古训，博采壮方，尊重壮医前辈，虚心好学，得到了龙玉乾等壮医名家的好评。他善于创新，毫无保留地把毕生所得传给弟子，制作发行壮医针灸技术操作规范教学DVD，使壮医技法得以传承和发展，确立了壮医在我国民族医药的地位，为民族医药事业作出了杰出贡献，为当代壮医做出表率，被誉为"壮医临床第一人"。

三、学术思想

黄瑾明教授丰富了壮医学理论体系，推崇阴阳互生、三气同步、三道两路、毒虚致病等壮医理论，创新提出气血均衡学说。临床坚持以壮医学阴阳互生、三气同步理论作为临床诊疗整体指导思想。强调以毒虚致病论作为壮医临床病因学理论，气血失衡论指导病机认识，三道两路理论作为壮医临床病性、病位辨证的纲领。根据气血均衡理论提出调气、解毒、补虚、祛瘀四大治疗原则。治疗强调针药结合疗法，形成了完备的黄氏壮医临床治疗体系和学术思想。

近年来，黄瑾明教授带领团队全面梳理了壮医特定穴，操作上强调手法轻巧、浅刺无痛。出版了《壮医针灸三部特定穴位挂图》和《壮医针灸学三大疗法技术操作规范》（DVD），大力推广壮医药线点灸、壮医针刺疗法、壮医莲花针拔罐逐瘀疗法三大特色技术。并研究并推广壮医天阴阳针刺疗法，规范壮医针灸操作。整理编著了《壮医药线点灸疗法》《壮医针灸学》等19部专著，并发表了《壮医脐环穴及其临床应用》《广西黄氏壮医针灸流派天阴阳针法概述》等代表性学术论文。

黄瑾明教授强调以三道两路理论为基础的壮医三道两路辨证论治理论体系，将临床疾病种类归纳为谷道病、气道病、水道病、龙路病、火路病五大类。并结合多年临床经验总结出的黄氏调气汤、黄氏滋水补阳汤、黄氏理肤解毒汤，根据患者病情灵活加减，辨证施治，效果显著。

由于黄瑾明教授善于发挥壮医内外治疗方法的不同优势，有机结合，灵活施治，取得了令患者普遍满意的临床疗效，受到广泛好评。兹将黄瑾明教授学术思想简介如下：

（一）从毒虚致病审病因

黄瑾明教授认为，对因治疗才是疾病治本之道。对于疾病的成因，大致可归纳为"毒"和"虚"两类，毒和虚是导致疾病发病的两大因素。"毒"是疾病之外因，其种类包括痧毒、瘴毒、蛊毒、风毒、湿毒、热毒等，其内涵极广，既指具体有形的有害、有毒之物，又指一切无形之毒，泛指一切能对人体构成伤害的致病因素。黄瑾明教授强调临证要善于辨毒，正所谓"百病皆因毒而起"。在诊治具体疾病时都要辨清是哪一种毒，不同的毒邪致病其治疗方法及方药各异。

"正气存内，邪不可干""邪之所凑，其气必虚"。黄瑾明教授认为，虚也是疾病发生的重要因素，包括气虚、血虚、阴虚、阳虚等，虚则三道两路及其调节中枢脏腑运化能力和防卫能力相对减弱，不足以抗毒。因此，正气虚损不足是发病的内在基础，是外毒得以侵入人体的前提。黄瑾明教授在诊治疾病时尤强调要辨清是哪一种虚。

毒是外因，虚为内因，毒和虚相因而为病。毒进入人体后与人体正气相抗争，若正胜毒，则毒退而正安；若毒邪亢盛，正气奋勇抗毒，但终因毒邪过盛，则毒邪滞留机体，阻塞道路，损其功能，耗伤正气，导致气血平衡关系失调，终致人体天部（上部）、地部（下部）、人部（中部）三部之气不能同步运行，发而为病，此为因毒致虚；若正气明显虚损，则抗病能力低下，正不敌邪，虚不胜毒，毒可乘虚而入，此为因虚致毒，发病常较为严重，预后多属不良。临床诊断疾病时，应辨清毒和虚的关系，毒盛则以祛毒为主，虚甚则以补虚为要。

（二）从气血失衡论病机

黄瑾明教授认为，毒和虚虽为起病两个因素，但毒虚能否致病，还要看它们之间的抗争是否导致了人体气血关系的失衡。早在 1986 年，黄瑾明教授等人整理出版的《壮医药线点灸疗法》中，明确提出了"疾患并非无中生，乃系气血不均衡"的病机理论。黄瑾明教授在临床实践中以此指导壮医临床治疗，并取得了满意的疗效。病机理论指出，疾病的产生是由人体气血平衡关系失调所致。气和血是构成人体并维持其生机的两种最基本物质。气血必须保持相对平衡的状态才能正常发挥功能，维护人体健康。如果气血失衡，超出机体的自我协调和恢复能力，就不能正常化生和排泄、输布、充养机体，以及维持机体的正常生理功能，同时也会导致疾病的产生。

黄瑾明教授在临床实践中发现，不管何种疾病，都会导致人体气血关系的失衡。一般来说，外部因素在人体正气虚损、气血偏衰的基础上，通过三道与体表相通的部位或其他部位侵入"三道两路"，滞留于道路内，使其不通畅或功能失调。这可能会导致天气（上部之气）、地气（下部之气）和人气（中部之气）无法同步运行化生，从而使气血运行不畅、不通畅，失去平衡协调，最终导致疾病的产生。气血失衡病机主要可分为三类：气血瘀滞、气血偏衰和气血偏亢。然而，无论是哪一种，都可能导致人体内的三部之气（天气、地气、人气）不协调，如果超出了机体的自我调节能力，则会产生各种疾病。

基于气血失衡的病机理论，黄瑾明教授总结出具体的病机七条，用以指导临床治疗，事实证明非常有效。这七条病机分别是：①诸病瘀滞皆属于气。②诸病肿瘤皆属于瘀。③诸病瘫痪皆属于瘀。④诸病瘙痒皆属于瘀。⑤诸病疼痛皆属于瘀。⑥诸病疮疖皆属于瘀。⑦诸病痿痹皆属于瘀。

（三）从道路辨证明病位病性

黄瑾明教授在临床诊治疾病时，除了遵循传统中医学的辨证论治，还运用壮医学道路理论进行辨证。他根据壮医三道两路理论，将临床疾病种类分类为谷道病、气道病、水道病、龙路病、火路病五大类。

其中，人体消化吸收和排泄的通路称为"谷道"，包括口腔、咽喉、食管、胃肠等，并包括肝、胆、胰等重要脏腑。谷道病的主要症状有呕吐、腹胀、腹痛、腹泻、屙痢、呃逆、嗳气、厌食等消化和吸收方面的表现。

口腔、咽喉、肾、膀胱、尿道、毛孔等通道被称为"水道"，水道病的主要表现为水肿、尿频、尿急、尿闭、尿痛、遗尿、小便失禁或滴尿全无等症状。

人体与大自然之气相互交换的通道称为"气道"，包括口鼻、咽喉、气管、肺等。气道病的主要表现为感冒、头痛身痛、鼻塞、流涕、咳嗽、咳痰、咳血、胸痛、气喘、胸闷等症状。

龙路是人体内血液的通道，与心脏相关联。龙路病的主要表现为肌肉萎缩、偏枯不用、口唇指甲青紫，目诊白睛黑斑等血液运行不畅、内脏骨肉失养的表现，以及衄血、咳血、咯血、便血、皮下瘀斑瘀点等血液运行不循常道、孔窍出血的症状。

人体内传感的通道称为"火路"，即"信息通道"，与脑相关联。火路病的主要表现为局部或肢体不知冷热、不知痛痒等，甚至肢体与"巧坞"失去联系而不能行动自如，或完全不能行动的症状。

在临床诊治疾病时，黄瑾明教授将壮医的道路辨证、毒虚理论与中医学之辨证论治体系综合运用，强调必须先根据壮医道路辨证辨别为哪一道路的病变，再根据壮医毒虚理论及辨证论治思想辨别具体的致病因素及证型，进而确定治疗原则和选方用药。

（四）求气血平衡立八字治则

根据"疾患并非无中生，乃系气血不均衡"的壮医病机理论，黄瑾明教授特别推崇平衡气血的治疗原则，并广泛发挥。认为不管是气血瘀滞、气血偏衰还是气血偏亢，在治疗时都必须平衡气血。只要气血调畅均衡，就可以达到阴平阳秘，体内的谷道、水道、气道、龙路、火路就能保持通畅协调，发挥正常功能，人体的天、地、人三部之气就能同步和谐运行。据此，黄瑾明教授在前人基础上，总结出调气、解毒、补虚、祛瘀四大平衡气血治则，称之为"八字"治则，并广泛指导多种疾病的治疗。通过"八字"治则可调整人体气血阴阳，恢复平衡，使人体内三部之气、人体之气与自然界天地之气同步运行，从而气血流通，疾病可愈，健康可复。

气是构成人体的本原，是维持人体生命活动的最基本物质。气又生血，是各内脏骨肉的物质基础。只要人体一身之气调畅，则血行可通，道路可畅，天、地、人三气可复，疾病可愈。因此，黄瑾明教授治疗疾病时特别强调调气治则。调气一方面可以疏通道路之阻滞，有利于各种邪毒从三道两路排出体外。二则通畅人体之气，使之与自然界之天气、地气保持三同步，从而气血化生泉源不竭、运行畅达、排泄有常。很多疾病都可以应用调气治则。

"百病皆因毒而起"。阳性邪毒可引起气血相对亢盛，此时急需祛除邪毒，使毒去正安。阴性邪毒则多引起气血瘀滞不畅，亦需解毒。当毒虚致病病因中毒的方面明显时，亦需要解毒。如风毒盛实，气血不足，则风毒乘虚而入，阻滞于龙路和火路，引起气血运行瘀滞。此时需兼顾祛除病因，祛毒使风毒去而正气安。黄瑾明教授在临证中喜用壮医针灸的综合疗法来解除体内邪毒。若病情较重者，还常常配合中药内服或外用，综合疗法解毒效果最为理想。

补虚要义有二：一是扶助正气，以增强抗病能力；二是可以促进解毒排毒。补虚可以通过药物或非药物、外用或内服等多种方法进行。黄瑾明教授补虚擅用外用的方法，如壮医针刺补法和壮医药线点灸补法以扶助正气。对气血虚损明显者，黄瑾明教授又主张针灸补联合食补和药补三补相结合的综合方法，则其补力更胜一筹，可调补一身之气，提高机体抗病能力，促进道路通畅和三气同步运行。

祛瘀有三要义。一是指祛除和畅通人体气血之瘀滞，使气血运行通畅，机体得到气血的正常充养。二是指疏通"三道""两路"，恢复"三道""两路"的畅通和正常功能，使气血运行畅达。黄瑾明教授常采用针刺、壮医药线点灸、拔罐、药物内服等方法来祛瘀。三是祛瘀生新，所谓祛瘀生新，是指祛除瘀滞之气血，使气血畅通均衡，阴阳平衡，从而使人体之气与大自然天地之气能保持三同步，则气血化生泉源不竭，机体脏腑组织充养有源。黄瑾明教授运用祛瘀治则治疗疾病时擅长采用针刺和拔罐相结合的方法来达到祛瘀的目的。最具代表性的是壮医莲花针拔罐逐瘀疗法，其祛瘀效果显著。

（五）擅长针药结合综合治疗

根据上述理论，黄瑾明教授临床主张根据壮医三道两路辨证论治指导思想，应用以壮医针灸外治与壮医方药内服结合的综合疗法治疗各种具体病症。

1. 壮医针灸外治法　自 20 世纪 80 年代开始，黄瑾明教授率领团队深入壮乡，针对壮族医学特点，整理出了壮医药线点灸疗法、壮医脐环针疗法、壮医莲花针拔罐逐瘀疗法三大特色疗法，并在多年临床实践中应用，效果显著。

（1）壮医药线点灸疗法　壮医药线点灸疗法是经过系统临床验证研究总结出来的一种特色疗法。该疗法采用经过多种壮药制备液浸泡的直径约 0.7 mm 的苎麻线，将一端点燃形成圆珠状炭火星，然后将炭火星直接灼灸体表一定穴位或部位以治疗多种疾病。

（2）壮医脐环针疗法　壮医脐环针疗法来源于壮族民间俗称的鸡屁股肚脐疗法，黄瑾明教授加以改良，创立脐内环穴和脐外环穴，采用黄氏壮医针法针刺。该疗法具有调气、解毒、补虚、祛瘀等治疗作用，可疏通三道两路、调节气血均衡、促进三气同步，临床可治疗失眠、不孕、不育、痤疮、雀斑、荨麻疹，以及各种痛症等多种疾病。

（3）壮医莲花针拔罐逐瘀疗法　壮医莲花针拔罐逐瘀疗法是黄瑾明教授团队近年从壮族民间挖掘整理出来的一种独特的治疗方法。该疗法先用莲花针刺破龙路、火路分支，再施以拔罐以吸出瘀滞之气血，"逐瘀"效果极好，黄瑾明教授誉其为壮医"祛瘀第一法"。

在具体运用壮医针灸治疗疾病时，黄瑾明教授认为，病轻者可单用壮医脐环针疗法、壮医药线点灸疗法或壮医莲花针拔罐逐瘀疗法，即可手到病除；重者可三法联用，则祛瘀解毒之力更强，疾病可迅速痊愈，每获良效。

2. 壮医方药内治法　黄瑾明教授在临床上善于运用壮医特色诊断方法，结合中西医现代诊断方法，综合搜集病情资料，根据三道两路辨证方法辨别病情。在治疗上，根据调气、解毒、补虚、祛瘀四大治疗原则，以黄瑾明教授多年临床经验所积累的黄氏壮医调气汤、黄氏滋水补阳汤、黄氏解毒理肤汤等为基本方剂，灵活使用，在具体应用时根据病情进行个体化处理。

（六）首创壮医天阴阳外治理论体系

黄瑾明教授在临床应用壮医针灸治疗疾病时，注重运用壮医天阴阳理论。通过对百色地区壮族民间流传的朴素的天阴阳观念进行民间调研，结合广西地区喀斯特地貌及亚热带湿润季风气候特点，通过科学归纳，整理出明确的壮医天阴阳理论定义：壮医天阴阳理论是对壮医学以调气为治疗特色，实现"人气"与自然界"天气"同步，进而使人体内部天、地、人三气同步的治疗经验的规律性认识，是受"阴阳互生"理论、"三气同步"理论、"三道两路"理论、"毒虚致病"理论及"气血均衡"等壮医经典理论指导的壮医学临床基础理论。

黄瑾明教授根据壮医天阴阳理论指导以壮医脐环穴针刺疗法为主的壮医针灸临床实践，取得了显著的临床效果。对此，黄瑾明教授指导团队在2020年《中国针灸》杂志正式提出广西黄氏壮医针灸流派天阴阳针法：壮医天阴阳针法是以壮医学阴阳和天阴阳理论为指导思想，以三道两路和毒虚致病理论为针刺基本理论和辨证依据，以三气同步和气血均衡理论为治疗原则和评价标准，以调气为法、调神为本，在患者在调息静息后采用微针浅刺术平刺主穴脐环穴，采用壮医针法针刺其他辅助腧穴的综合性针刺疗法。

该针法着重调动人体的天、人、地三部气机，通过三道两路运转，达到制毒疗虚，恢复三道两路气机畅通，从而使人体气血阴阳均衡。黄瑾明教授在临床针刺脐环穴辨治多种疾病时，均采用壮医针灸天阴阳针法，取得了显著的临床疗效。

黄瑾明教授自 1965 年开始从事临床工作，至今已 80 多岁，仍坚持日门诊量 50 余人，并保留大量临床验案。他曾赴美国、英国、澳大利亚等国家从事临床工作，治愈了众多海外患者。

黄瑾明教授在临床工作中注重以壮医理论为指导，并擅长使用壮医针灸和壮药的内服外用相结合的综合立体治疗方式进行治疗。他的针灸治疗手法轻巧，内治疗法擅长壮药，辨证精妙，治疗内科、妇儿科、皮肤科等常见病及疑难病，如带状疱疹后遗神经痛、不孕不育症、顽固性面瘫、顽固性失眠等疗效显著。在此，兹将黄瑾明教授的临证经验列举如下。

（一）治疗带状疱疹的临证经验

带状疱疹，壮医称之为"培额"，根据病变部位，本病属壮医龙路病、火路病范畴。黄瑾明教授认为，培额（带状疱疹）是因为各种毒邪阻滞蕴积肌肤通道，使气血失衡，天气、地气、人气三部之气不能同步协调运行而发病。培额（带状疱疹）的治疗，当以"治早、治小、治了"为要，应在刚刚发病的时候进行综合治疗，尽力避免带状疱疹后遗神经痛的发生，若出现带状疱疹后遗神经痛，则迁延难愈。在具体治疗时，多以解毒、祛瘀为主，毒邪化解，瘀滞得通，则道路畅通，疾病易于痊愈。同时针对气血虚损的患者，辅以补虚；气机不畅的患者则配以调气。通过综合治疗，黄瑾明教授成功地治愈了许多带状疱疹的患者，带状疱疹患者治愈后可获终身免疫，很少复发。

1. 病因病机　黄瑾明教授认为"培额"（带状疱疹）的病因主要在于各种毒邪阻滞蕴积肌肤通道，使气血失衡，天气、地气、人气三部之气不能同步协调运行而导致发病。该病常由感受热毒、火毒、湿毒之邪引起，滞留于龙路、火路，随着气血流动蕴积于肌表，使皮肤龙路、火路网络分支阻滞不通，甚至会引起火路的调节中枢"巧坞"（大脑）功能失调，最终导致气血失衡，三气不能同步协调运行，从而引发该病。其病机主要在于毒邪滞留于皮肤道路，导致道路不通。

对于带状疱疹后遗神经痛（PHN）患者，多数疼痛难忍。黄瑾明教授认为，"诸病疼痛，皆属于瘀""诸病瘙痒，皆属于瘀"，气血瘀滞是带状疱疹后遗神经痛的主要病因。

2. 主要症状　带状疱疹的主要症状是局部皮肤出现集簇状疱疹，累累如串珠状，并伴有刺痛或剧烈疼痛，瘙痒等症状。疱疹多发于一侧胸背、腰部或头面部，好发于老年人、青少年及体质虚弱者。发病前常伴有一些全身症状，如倦怠、食欲不振、发热、头痛等，病程一般为 7 ～ 12 天。初期发病部位会出现灼痛感，随后炎性红斑、红疹迅速转变成水疱，状似珍珠，疱液透亮，周边则有红晕，数个或更多的水疱组成簇集状，并排列成带状。患者可能伴随着灼痛和瘙痒等不适症状，经过 1 周左右，疱液会变混浊，部分疱疹会溃破、糜烂和渗液，最后干燥结痂，直至皮痂脱落，留下瘢痕。

部分患者出现带状疱疹后遗神经痛症状，为顽固的神经痛，病程长达数个月或数年甚至数十年之久，且常伴随着瘙痒等其他症状，给患者带来了极大痛苦。

3. 治疗

（1）壮药内服　培额急性期多为毒滞皮肤，道路不通，因此黄瑾明教授经常使用黄氏解毒理肤汤加减，以解毒祛瘀，通络止痛。具体处方：生地黄 25 g，金银花 25 g，佩兰 10 g，牛蒡子 10 g，防风 10 g，黄芪 20 g，茯苓 20 g，白术 15 g，紫草 10 g，红花 5 g，茜根 15 g，鸡血藤 15 g，白鲜皮 10 g，白蒺藜 10 g，白花蛇舌草 15 g。每日 1 剂，水煎服。如果疼痛剧烈，可加三姐妹 5 g，蜂房 5 g，两面针 10 g；若水疱较多，可加重楼 5 g，蒲公英 20 g。后遗症期，虽以气血瘀滞为主，但仍有余邪未清，因此黄瑾明教授仍使用黄氏解毒理肤汤，酌情去其清热解毒之品，加丹参、赤芍、鸡血藤等祛瘀之品。

（2）壮药外洗　壮药外洗是黄瑾明教授治疗皮肤类疾病的常用方法。对于带状疱疹，黄瑾明教授提倡使用解毒汤外洗，处方如下：白花蛇舌草30 g，蒲公英30 g，野菊花30 g，两面针15 g，红糖25 g。用法：先煮四味，待香气大出，去渣，加红糖煮至融化，倒入大盆中，加温水10 L，外洗患处或湿毛巾外敷患处。黄瑾明教授指出，本方可止痛、止痒、促进疱疹消退，还可用于荨麻疹、湿疹等疾病的治疗。

（3）壮医针刺　壮医针刺为治疗带状疱疹的基础方法，可单独使用，也可配合其他壮医外治方法同用，以增加疗效。在急性期时，取穴：脐内环穴、长子穴、莲花穴。瘙痒较甚者加曲池、血海。疼痛较甚者加合谷、太冲。夜寐欠安者加发旋穴、安眠三穴、神门、内关。带状疱疹后遗神经痛时，取穴：脐内环穴、莲花穴、合谷、太冲、发旋穴、安眠三穴、内关、三阴交。

手法1：针刺脐内环穴，采用壮医天阴阳调气针法。进针前先嘱患者做腹式呼吸运动，调整呼吸，稳定情绪，消除杂念。然后采用无痛进针法进针，进针后不提插、不捻转，不强求酸麻胀针感，针毕医者右手掌心对准患者肚脐（距离15～30 cm），做顺时针缓慢旋转运动3～5分钟。在整个进针过程中，患者不要停止呼吸运动，进针完毕后仍坚持3～5分钟，并留针30分钟左右，以脐部出现温暖感并有冷气从手或脚排出为佳。

手法2：针刺其他穴位后直接留针，其中长子穴为患者最早出现的皮疹，或视诊所见最大的几颗皮疹，或皮疹最严重之区域。在带状疱疹急性期，长子穴尤为重要，为重点针刺部位，采用多针围刺之法。莲花穴亦在皮损区域，在皮损处取穴，先沿其周边向中心平刺，每针间距2～3 cm，然后再在其中向外平刺数针，形似莲花或者葵花状。每次留针30分钟，每天可进行1次，10次为1个疗程。

（4）壮医药线点灸疗法　壮医药线点灸疗法主要运用于带状疱疹急性期。黄瑾明教授认为，在疱疹局部取穴为主，具体操作如下：首先取长子穴，采用重手法灸5～6壮；其次取莲花穴，先围绕皮损部位点灸，然后在皮损处散在点灸，每处点灸1～2壮。每天可点灸1～2次，严重时可点灸3～4次，直至疱疹结痂或者消退则疗程结束。

（5）壮医莲花针拔罐逐瘀疗法　主要运用于带状疱疹后遗神经痛患者的治疗，在带状疱疹急性期疱疹消退或者疱疹结痂脱落后亦可使用。具体操作如下：首先取背廊穴、莲花穴，然后进行中医拔罐法，运用负压吸引力，促进局部气血循环，消除瘀血瘀阻。每周可进行 1 ～ 2 次，直至症状缓解。

（二）治疗失眠的临证经验

失眠，壮医称之为"嫩卟叻"，根据病变部位，本病属壮医龙路病范畴。黄瑾明教授认为龙路功能失调是导致失眠的主要因素，嫩卟叻（失眠）的病因很多，凡三道功能失调，使气血化生乏源；两路功能失职，使"咪心头"（心脏）"巧坞"（脑）等脏腑失养，均可引起龙路阻滞不畅，龙路功能失调而发为本病。其病情轻重不一，轻者入睡困难，或睡眠不稳，睡中易醒，或时寐时醒，或醒后不能再入睡；重者彻夜难眠，常伴神疲乏力、头晕头痛、健忘或心神不宁等症。若嫩卟叻（失眠）久治不愈，龙路长期瘀滞，可影响三道两路功能，变生他病。

1.病因病机　嫩卟叻（失眠）的病因甚多，可因思虑劳倦伤及谷道，影响人体天、地、人三气中人气与地气的化生，使气血化生之源不足，导致"巧坞"（脑）失养；或禀赋不足，病后、年迈，使三道两路功能不足，气血偏衰，使"巧坞"（脑）失充；或因惊恐、"咪心头"（心脏）君火独炽、情志抑郁等，影响龙路气机及其调节脏腑的枢纽功能；或饮食不节，谷道阻滞不畅。这些均可影响龙路功能，使"巧坞"（脑）失养或失调，气血失衡，天、地、人三气不能同步运行而发为本病。

2.主要症状　久久不能入睡，或睡而不稳反复醒来，时寐时醒，或早醒不能再睡；重者彻夜难眠。常伴神疲乏力、头晕头痛、健忘、心神不宁等症。或急躁易怒、不思饮食、口渴喜饮、眼红口苦、小便黄、大便难解，或头重头痛、痰多胸闷、嗳气、反酸欲呕、心烦口苦，或心悸不安、头晕耳鸣、健忘、手足心热、口干津少，或多梦易醒、头晕眼花、肢倦神疲、饮食无味、面色少华，或多梦易惊、胆怯心悸、遇事易惊、气短倦怠、小便清长。

3. 治疗 黄瑾明教授认为嫩卟叻（失眠）以阴证、气血偏衰为多见，故其调治应以补虚、调气为要。故其多采用壮医针刺治疗失眠。

取穴：脐内环穴、安眠三穴、发旋穴、神门穴、复溜穴。随症加减。

随症配穴：①体质虚弱者：加下关元穴、足三里穴、三阴交穴。②心烦易怒者：加太冲穴、期门穴、内关穴。③头昏脑胀者：加眉心穴、风池穴。④顽固性失眠者：加涌泉穴、近夹脊穴。

手法 1：针脐内环穴，采用壮医天阴阳调气针法。方法：进针前先嘱患者做腹式吐纳运动，调整呼吸，稳定情绪，消除杂念。然后采用无痛进针法进针，进针后不提插、不捻转，不强求酸麻胀针感，针毕医者右手掌心对准患者肚脐（距离15 ～ 30 cm），做顺时针缓慢旋转运动 3 ～ 5 分钟。在整个进针过程中，患者不要停止吐纳运动，进针完毕后仍坚持 3 ～ 5 分钟，留针 30 分钟，以脐部出现温暖感并有冷气从手或脚排出为佳。

手法 2：其他穴位进针后直接留针。黄瑾明教授善用安眠三穴、发旋穴和旋环穴。安眠三穴、发旋穴和旋环穴均来源于药线点灸疗法，安眠三穴在眉毛内侧端边缘，上、中、下各取 1 穴，在药线点灸之时，每穴分别点灸 1 ～ 3 壮。采用针刺时，从上穴平刺，一针透三穴，有显著的安神定志的作用。发旋穴和旋环穴在头顶头发漩涡处，发旋穴位于漩涡的中心，旋环穴围绕发旋穴一周，旁开 1 寸处，发旋穴和旋环穴具有醒脑开窍、安神止痛的作用。针刺时，发旋穴平刺，旋环穴多顺漩涡方向平刺，前后左右各取 1 针。针对顽固性失眠，黄瑾明教授喜用近夹脊穴，近夹脊穴位于后正中线旁开 1.5 寸处，左右各一行，每个椎体棘突下旁开 1.5 寸为一穴，临床使用时，多用胸近夹脊穴和腰近夹脊穴，采用平刺进针，隔一椎体进一针。

黄瑾明教授认为治疗失眠的关键是调气以调神，其核心是壮医天阴阳针法，采用壮医天阴阳针法针刺脐内环穴后，嘱患者调整呼吸，稳定情绪，消除杂念。

（三）治疗面瘫的临证经验

面瘫，壮医称之为"哪呷"，黄瑾明教授认为面瘫是由于风毒阻滞面部龙路、火路分支，临床以口眼向一侧㖞斜为主要表现的病症。根据病变部位，本病属壮医龙路病、火路病范畴。一年四季均可发病，但春、秋两季发病率较高。可发生于任何年龄，但以 20～40 岁者居多，男性略多于女性。面部左右两侧的发病率大致相等。分周围性和中枢性两型。周围性面瘫是由于茎乳突孔内组织发生炎性水肿压迫面神经所致，而中枢性面瘫是由于脑部炎症、肿瘤、脑血管疾病所致，本节所讨论的面瘫属周围性面瘫范畴。

1. 病因病机　黄瑾明教授认为，毒和虚是面瘫发病必备的两方面因素，虚是基础，是内因，毒是外因。本病的发生是由于先天禀赋不足，或后天劳作过度，或与邪毒抗争气血消耗过多，使气血偏衰，机体正气不足，三道两路功能不足，风寒等毒邪乘虚侵袭龙路、火路，痹阻于面部的龙路、火路分支内，使龙路、火路不通畅或功能失调，进而使气血运行流通受阻而瘀滞于内，形成气血瘀滞病机，使人体天气（上部之气）不通畅，头面筋脉肌肉失去气血充养，筋肉纵缓不收，终致天气、地气、人气三部之气不能同步运行化生，从而出现口眼㖞斜等症，发为本病。因此，邪毒侵袭、龙路火路瘀滞是面瘫的主要病机，而气血偏衰是发病的基础。

2. 主要症状　哪呷（面瘫）以口眼㖞斜、一侧眼睑不能闭合、鼻唇沟变浅、口角流涎、喝水则漏、不能闭眼、不能吹口哨等为主症。

多病起突然，迅速发病。每在睡眠醒来时，发现一侧面部板滞、麻木、松弛，不能做蹙额、皱眉、露齿、鼓颊等动作，口角向健侧㖞斜，病侧露睛流泪，额纹消失，鼻唇沟平坦。部分患者初起时有耳后、耳下及面部疼痛，还可出现患侧舌前 2/3 味觉减退或消失、听觉过敏等症。

3. 治疗　治疗面瘫的主要原则是调气解毒，祛瘀通络。黄瑾明教授在治疗面瘫时强调分期论治，并提出了脐内环穴天阴阳调气针法作为贯穿整个治疗过程的核心方法。

　　黄瑾明教授认为治疗面瘫的主要原则是调气解毒，祛瘀通络。在急性期，风毒明显，需加重解毒。因此，主要以调气解毒为主，后遗症期多以龙路、火路瘀滞为主，故以祛瘀通络为主。若患者兼有体虚之征象，应同时进行补虚治疗。

　　黄瑾明教授在临床治疗面瘫时主要采用壮医针刺法。取穴包括：脐内环穴、发际穴、合谷、眉弓穴、眉心穴、睛明穴、阳白穴、耳尖穴、启闭穴、翳风穴、地仓穴、颊车穴、颧髎穴、下关穴、扁担穴。在急性期，可在此基础上加用耳尖穴、少商穴、商阳穴。在后遗症期，则可加用足三里、三阴交、太溪等穴位进行治疗。强调分期论治，脐内环穴天阴阳调气针法贯穿整个治疗过程，体现了黄瑾明教授调气为先的学术思想。

　　在急性期时，应以调气解毒为主。进行壮医针刺治疗时，以患侧局部穴位为主，手法应轻柔，避免引邪气入里，加重病情。对于病情较重，口眼㖞斜或面部肿胀者，可增加清热解毒力度。可以采用耳尖穴、少商穴、商阳穴三棱针放血，或者采用局部药线点灸疗法清热解毒、消肿。药线点灸取穴为患侧局部穴位，采用轻柔手法，每穴 1 ～ 2 壮，每天点灸 1 次。

　　在后遗症期宜以祛瘀通络为主，或兼以补虚。在行壮医针刺治疗时，黄瑾明教授强调双侧针刺的重要性，认为增加健侧的治疗更有利于面瘫的康复。如患者病情较重，可采用莲花针拔罐逐瘀疗法。取穴颈龙脊穴、颈夹脊穴、扁担穴、面部莲花穴，采用莲花针叩刺相应穴位，刺破龙路、火路分支，至皮肤微微渗血或潮红，然后再予拔罐，留罐 5 ～ 10 分钟，使瘀血缓慢排出。对于气血虚甚者，还可以采用中药或食疗进行补虚。黄瑾明教授推崇黄氏健脾汤，其处方：五指毛桃 30 g，黄芪 30 g，党参 15 g，白术 15 g，陈皮 6 g，广西蜜枣 1 个，猪排骨 500 g，加水适量，武火煮沸后，改文火炖 3 小时，加入少许盐调味，佐餐饮汤。

　　总之，在治疗面瘫时，轻者可仅采用壮医针刺术，重者可综合运用壮医药线点灸疗法、放血疗法、壮医莲花针拔罐逐瘀疗法等治疗方法。同时可采用中药或食疗进行补虚治疗，整体治疗效果显著。

（四）治疗颈椎病的临证经验

颈椎病在壮医中被称为"活邀尹"，属于壮医龙路病、火路病范畴。黄瑾明教授认为颈椎病是由于气血虚弱，三道两路功能不足，颈部的龙路和火路壅塞不通，致使气血瘀滞，肩部失养，临床表现为颈项疼痛或酸胀、麻木、僵硬、转动不利等主要症状，是一种常见的临床疾病。黄瑾明教授认为，活邀尹（颈椎病）多因年事较高，气血偏衰，道路功能不足，龙路和火路不畅，气血痹阻颈项或因颈部外伤，使气血瘀滞不通，局部失养所致。

1.病因病机 颈椎病最常见于年龄较大者或长期过度劳作者，导致气血偏衰，道路功能不足，颈部的龙路和火路瘀滞不畅，气血痹阻于颈项，筋肉不和，失去气血滋养而发病。或因为外伤颈部，病情难以痊愈，导致气血瘀滞不通，局部失养，从而引起颈椎病。

2.主要症状 颈椎病主要表现为颈项疼痛或酸胀、麻木、僵硬、转动不利，疼痛常向肩部和上肢放射。还可伴有上肢冰凉、屈伸不利、头晕耳鸣等症状。

3.治疗 颈椎病的病机为气血偏衰、气血瘀滞。气血偏衰为发病基础，气血瘀滞是主要病机，故治疗上当以祛瘀通络为要，配以调气、补虚、解毒。

取穴：颈部龙脊穴、项棱穴、扁担穴、肩胛环穴、后溪穴、昆仑穴。气血不足者可加用脐内环穴、足三里、三阴交、太溪等；风寒较甚者可在龙脊穴、项棱穴、扁担穴加用壮医药线点灸疗法或者艾灸；瘀血较甚，而出现疼痛或者活动障碍者，可在颈部龙脊穴、项棱穴、扁担穴、肩胛环穴行壮医莲花针拔罐逐瘀疗法。

黄瑾明教授认为颈椎病以气血瘀滞为其基本病机，故治疗上以祛瘀为核心治则。由于龙脊穴、项棱穴、扁担穴、肩胛环穴均为线状或环状分布之穴位，并无精确针刺位置，故在针刺时，注重腧穴的触诊检查，在穴位线上及周围寻找筋结、压痛之处，以痛为腧，重点取之。龙脊穴一般直刺或左右斜刺；项棱穴直刺或向脊柱方向斜刺；扁担穴因其下有肺尖分布，故针刺时需提捏皮肤进针，以免针刺伤肺，发生气胸的风险。肩胛环穴的针刺应顺肩胛外缘的方向平刺后者向肩胛斜刺，亦要注意进针的深度与角度，避免发生风险。

针对瘀血较甚的患者，黄瑾明教授推崇使用壮医莲花针拔罐逐瘀疗法，加强活血止痛之力，瘀血去则龙路火路通畅，气血归于平衡。

（五）治疗不孕症的临证经验

不孕症，壮医称之为"不很裆"。本病属壮医龙路病、"咪花肠"（子宫）病范畴。黄瑾明教授，认为，不很裆是由于气血偏衰或气血瘀滞，使龙路阻塞，"咪花肠"（子宫）失养或功能失调所致。

治疗不很裆（不孕症），首先要注重辨病以辨病为主。若为盆腔恶性肿瘤和生殖器官畸形及先天性缺陷所致者，属壮医"石女"范畴，因壮医针灸无法奏效，故本节不进行讨论；若为排卵功能障碍、盆腔炎症、盆腔良性肿瘤等导致者，可参考本节治疗方法。

1. 病因病机　不很裆（不孕症）的病因复杂，黄瑾明教授认为女性的精液在阴道中与男性精液相遇结合后，尤其是在咪花肠（子宫）内发育成人。因此，不很裆（不孕症）多归结于咪花肠（子宫）气血瘀滞、功能失调，可分为虚实两类。虚者多由先天禀赋不足，素体虚弱；或年少屡犯手淫；或房劳过度不节，阴精亏耗太过；或大病久病屡伤气血；或谷道、水道、气道功能失调，使气血化生乏源，均可使龙路不畅，气血瘀滞于咪花肠（子宫），导致咪花肠（子宫）失养或失调，发为本病。实者多因痰毒、湿毒内阻龙路，龙路不畅，气血瘀滞于咪花肠（子宫），使咪花肠（子宫）功能失调，发而为病。其病机主要是咪花肠（子宫）气血瘀滞。

2. 主要症状　不很裆（不孕症）临床以女子结婚后夫妇同居2年以上，配偶生殖功能正常，未避孕而不受孕；或曾生育或流产后2年以上，同居未避孕而不再受孕为主要表现。由于病因不同，临床兼症各异。可伴腰膝酸软、月经不调、潮热盗汗、手足心发热、夜尿频多、白带异常、畏寒肢冷等症状，部分患者也可没有兼症。

3. 治疗 由于不孕症病因复杂，症状各异，因此黄瑾明教授主张不孕症的诊治，首要在于辨证论治。不同于中医脏腑辨证法，壮医辨证采用三道两路辨证法。三道者：气道、谷道、水道，两路者：龙路、火路。黄瑾明教授将不孕症分为水道阴虚证、水道阳虚证、三道不畅证和谷道气虚证。治疗上采用壮医针灸配合壮药治疗。

（1）水道阴虚证：主要表现为盗汗、手足心热、腰膝酸软、虚烦失眠、舌红少苔、脉细数等，治宜通调水道，滋阴补水，以壮医针灸为主，配合药物内服。

①壮医针刺。取穴：脐内环穴、下关元、复溜、太溪。手法：脐内环穴采用壮医天阴阳调气针法，其余穴位无痛进针后直接留针。每周2次，4周为1个疗程。②内服黄氏滋水补阴汤。组成：紫河车、山茱萸、女贞子、墨旱莲各10 g，何首乌、枸杞子、菟丝子、当归、熟地黄各15 g。水煎服，每日1剂，4周为1个疗程。

（2）水道阳虚证。主要表现为精神萎靡、体倦乏力、畏寒肢冷、小便清长、大便溏烂、排卵期体温偏低等。治宜温通水道，滋补阳气，以壮医针灸为主，配合药物内服。

①壮医针刺。取穴：脐内环穴、下关元、足三里、三阴交、太溪、百会。手法：脐内环穴采用壮医天阴阳调气针法，其余穴位无痛进针后直接留针。每周2次，4周为1个疗程。②内服黄氏温水补阳汤。组成：紫河车10 g，淫羊藿、补骨脂、鹿角胶、巴戟天、菟丝子、枸杞子、当归、熟地黄各15 g。阳虚甚加花椒、艾叶各5 g。水煎服，每日1剂，4周为1个疗程。

（3）三道不畅证：三道不畅证即天、地、人三部之气均不通畅，易导致气血失衡，主要表现为心情抑郁、胸胁乳房胀痛、脘腹痞闷、情绪易激动、脉弦甚或有乳腺增生等。治宜调气解毒散结，以壮医针灸为主，配合药物内服。

①壮医针刺。取穴：脐内环穴、太冲、合谷、三阴交、内关、血海、膻中。手法：脐内环穴采用壮医天阴阳调气针法，其余穴位无痛进针后直接留针。每周2次，4周为1个疗程。②内服黄氏调气解毒散结汤。组成：金耳环、柴胡各5 g，甘草

6 g，白芷、金银花、三姐妹、青皮、赤芍、桔梗、浙贝母、杏仁各 10 g，麦冬、天花粉、玄参各 15 g。水煎服，每日 1 剂，4 周为 1 个疗程。

（4）谷道气虚证：辨病为水道病，辨证为谷道虚证，气血偏衰多见水道、谷道同病。壮医学认为谷道为气血生化之源，故对于不孕症之谷道虚证，黄瑾明教授从谷道入手，水道谷道同调，每获良效。其主要表现为脘腹胀满、食欲不振、大便溏薄、肢体倦怠、少气懒言、面色萎黄或白、舌淡苔白、脉缓软无力等。治宜补谷健胃，水道谷道同调，以壮医针灸为主，配合药物内服。

①壮医针刺。取穴：脐内环穴、中脘、关元、足三里、太溪、三阴交、膻中、百会手法：脐内环穴采用壮医天阴阳调气针法，其余穴位无痛进针后直接留针。每周 2 次，4 周为 1 个疗程。②内服黄氏健脾汤。组成：黄芪 30 g，党参 15 g，白术 15 g，陈皮 6 g，广西蜜枣 1 个，用猪排骨 500 g，加水适量，武火煮沸后，改文火炖 3 小时，加入盐少许调味，佐餐饮汤。每 3 天 1 剂，连服 1 个月为 1 个疗程。

黄瑾明教授强调艾灸下关元穴在治疗水道阴虚证中的重要性，并建议将此法运用于所有证型的治疗。艾条温灸是具体操作方法，每次灸疗为 30 分钟，每日 1 次。此外，壮医脐环灸疗法也可作为治疗的选择方案。该方法的操作方式：首先用壮医天阴阳调气针法刺激脐内环穴，然后在其上铺上垫巾，在垫巾上放置厚约 5 cm 的姜绒，并使用艾绒进行灸疗，每次 3～4 壮，每周 1 次，5 次为 1 个疗程。

在治疗不孕症时，黄瑾明教授主张采用壮医和西医相结合的方法。因为不孕症与排卵功能障碍、输卵管堵塞、盆腔炎症、盆腔肿瘤、生殖器官畸形，以及激素代谢异常等疾病密切相关，所以在制定治疗方案之前，应进行相应的西医学检查，以诊断确定西医疾病及病因，并依据结果选择有针对性的治疗方法，以达到彻底治愈的目的，这是黄瑾明教授治疗不孕症的特色。需要注意的是，若为盆腔恶性肿瘤和生殖器官畸形及先天性缺陷所致者，也就是"石女"，不属于壮医治疗范畴；而如果是输卵管阻塞、抗精子抗体及抗子宫内膜抗体异常、盆腔良性肿瘤等引起的排卵功能障碍和输卵管堵塞，则可根据具体情况采用针对性的药物。例如，可以使用路路通、穿破石、红花草药以疏导道路，畅通输卵管；对于兼卵巢囊肿者，建议使用麦冬、白芷、青皮、浙贝母、金耳环、三姐妹等软坚散结中药；在泌乳素升高时，可使用炒麦芽、山楂、神曲等草药进行调节。另外，在辨别证型时还需注意观察患者排卵期体温，因为排卵期体温偏低往往代表水道阳虚。此外，黄瑾明教授也强调了解男方情况的重要性，因为阴精需与男精相搏才能形成胚胎。因此，对于所有不孕症患者，他都建议对男方进行相关检查，并在必要时采用夫妻同治的方法进行治疗。

五、医案选介

黄瑾明教授注重以壮医三道两路思维分析病情，灵活设计治疗方案，内外结合，手法轻灵无痛，遣方用药精准，致力于为广大患者解除病痛。现选取代表性医案作为例子，以三个辨证证型分类介绍如下。

（一）谷道气虚证

黄瑾明教授在临床实践中发现，谷道气虚证在广西地区非常普遍。在此基础上，选取三个具有代表性的病例进行介绍。

病例1：宫颈癌术后调理

何某，女，45岁，于2016年8月5日初诊。主要症状为宫颈癌术后疼痛持续2个月以上。病史：于2016年5月16日在某医院接受全子宫及附件切除术，并施行25次放疗。目前，患者神疲乏力，动则大汗淋漓，肛门疼痛，大便秘结，脉沉细，舌质淡白，舌苔薄白。

诊断：宫颈癌术后，壮医三道两路辨证：谷道气虚合并水道瘀毒证。

治则：调气、补虚、解毒。

治法：①内服黄氏调气汤基本方，加半枝莲15 g，白花蛇舌草15 g，猫爪草15 g，丹参12 g，蜂房5 g，浮小麦30 g，大枣10 g，七叶一枝花5 g，金耳环5 g，三姐妹 10 g。每日 1 剂，水煎分两次饭后温服。②水煎坐浴处方：苍术 25 g，黄芩 25 g，苦参 25 g，五倍子 15 g，槐花 15 g，蛇床子 20 g，地榆 20 g，冰片 2 g。每日 1 剂，水煎过滤，候温坐浴。每次 20 ～ 30 分钟，每天 1 次。

疗效：经上述治疗 2 个月，共服药 30 剂，坐浴 6 次后，患者体力增加，疲乏感完全消除，肛门不再疼痛，各种症状均已消失。

按语：本例患者为癌症术后多次放疗，表现为毒虚夹杂。黄瑾明教授辨证为谷道气虚合并水道瘀毒证，以调气补虚经典验方黄氏调气汤治疗谷道气虚，同时加入半枝莲、白花蛇舌草、猫爪草、七叶一枝花、金耳环和三姐妹等解毒壮药，用药精准，辅以黄氏水煎坐浴处方外洗解毒止痛，方案科学，疗效显著。

病例 2：左肺占位性病变伴慢性咳嗽

王某，女，64 岁。2018 年 11 月 30 日初诊，当时患有咳嗽反复 2 个月之久。

现病史：从 2 个月前开始出现咳嗽，以干咳为主，伴有咽痒、口苦等不适症状。脉滑数，舌质淡白，舌苔薄白。患者于 11 月 29 日到某医院就诊并接受 CT 检查，诊断结果为"左肺门占位"（恶性可能），伴左肺上叶阻塞性肺不张，阻塞性肺炎，纵隔淋巴结增大。

诊断：咳嗽。壮医三道两路辨证：谷道气虚合并气道阻塞证。

治则：调气、补虚、祛瘀。

治法：①壮医针灸，取脐内环八穴行天阴阳针法，包括天突、膻中、内关、足三里、合谷、曲池、三阴交、复溜等穴位，无痛进针。每次各留针 30 分钟，每 3 天针灸 1 次。②内服黄氏调气汤基本方，加入沙参 15 g，茯苓 15 g，山茱萸 15 g，法半夏 10 g，紫菀 10 g，海浮石 6 g，玉竹 10 g，百合 10 g。每日 1 剂，水煎分成 2 次，饭后温服。

疗效：经过 3 个月的治疗，包括 24 次针灸和 56 剂药物治疗后，患者于 2019 年 3 月 29 日到某医院进行复查，发现左肺门占位消失，其余相关症状也已经消失。

按语：本例患者被诊断为左肺占位性病变伴慢性咳嗽，且意外发现有恶性可能。

黄瑾明教授以谷道气虚合并气道阻塞证辨明证候，应用经典验方黄氏调气汤治疗，同时结合咳嗽加健脾止咳药组。在治疗中，患者采用黄氏壮医天阴阳针法系统治疗，没有使用攻邪之法，但仍然达到了预期的治疗效果。这个案例为后学提供了一种对于中医学理论的深入思考。

病例 3：胃脘痛

毛某，女，24 岁，于 2018 年 12 月 28 日首诊。当时主要症状为反复胃脘部胀痛长达 10 年之久。

现病史：10 年来，患者反复出现胃脘部胀痛，且伴有腹部胀满等症状。食用生冷食物会加重症状，但没有明显的反酸情况。晨起漱口欲吐，乏力困倦，易烦躁，四肢冰冷，手心易出汗，二便调，寐差。舌质红，苔薄白，脉沉细。

诊断：胴尹（胃痛）。壮医三道两路辨证：谷道气虚证。

治则：调气及补虚。

治法：①壮医针灸，取脐内环八穴行天阴阳针法，包括内关、神门、足三里、三阴交和复溜等穴位，无痛进针，每次各留针 30 分钟。每 3 天针灸 1 次。②内服黄氏壮医调气汤基本方，加入柏子仁 20 g，酸枣仁 15 g，五味子 15 g，厚朴 10 g，郁金 15 g，大腹皮 10 g，延胡索 15 g。每日 1 剂，水煎分成 2 次，饭后温服。

疗效：经过 7 次针灸和 7 剂药物治疗，患者胃脘部胀痛明显减轻，精力充沛，睡眠和饮食都有了显著改善。继续使用上述方案治疗，共服用 14 剂，巩固疗效。

按语：本例患者被诊断为谷道气虚证，虽然胃痛已经持续 10 年之久，但黄瑾明教授依旧采用了黄氏调气汤作为治疗方案，并加以气安神止痛药组以协助治疗。在治疗中，患者采用黄氏壮医天阴阳针法系统治疗，取得了良好的治疗效果，证明了中医治疗的长期和治本之道。

（二）水道阳虚证

黄瑾明教授认为，妇女孕产相关病属于水道病范畴，辨证多属水道阳虚证。

病例 4：习惯性流产

陈某，女，27 岁，在 2016 年 6 月 16 日首次到诊。

主诉：两年内妊娠异常并流产 2 次。

病史：2013 年妊娠后 1 个月出现自然流产。2014 年怀孕 2 个多月后胎停，接受人工流产。2014 年 10 月 31 日就诊于广州某医院，确诊为封闭抗体阴性。平时易手脚冰凉，大便溏烂，神疲乏力，脉沉细，舌质淡白，舌苔薄白。

诊断：习惯性流产，壮医三道两路辨证：水道阳虚证。

治则：调气、温阳、补虚。

治法：①注射丈夫血清，每 20 日注射 1 次（在妇幼医院进行）。②壮医采用针灸疗法，选取脐内环穴进行天阴阳针法。选择膻中、足三里、三阴交、复溜等穴位无痛进针，每个穴位留针 30 分钟，并每 3 天进行 1 次针灸。③内服黄氏滋水补阳汤，处方：生地黄 20 g，熟地黄 20 g，当归 20 g，淫羊藿 15 g，补骨脂 15 g，紫河车 10 g，鹿角胶 12 g，再加入菟丝子 30 g，枸杞子 30 g，艾叶 5 g，花椒 5 g，巴戟天 15 g，每日 1 剂，水煎分 2 次饭后温热服用。

疗效：通过上述治疗方法持续治疗 1 年，共注射血清 8 次，每月定期进行针灸疗法 10 次，服用药物 10 剂。2017 年 6 月 17 日，确诊患者已怀孕，随着进一步观察，未发生流产。2018 年 3 月 12 日，该患者顺利分娩一个女婴，母女健康。

按语：本例患者两年内妊娠异常并流产两次，黄瑾明教授辨证为典型水道阳虚证。经过治疗，采用了黄氏滋水补阳汤经典验方，同时进行黄氏壮医天阴阳针法和西方医学注射丈夫血清的综合治疗，确保该患者成功怀孕分娩。

（三）龙路火路证

黄瑾明教授自拟黄氏解毒理肤汤，对于皮肤龙火两路引发的皮肤病变，采用辨证论治，并结合具体情况进行加减，取得了显著的疗效。

病例 5：培额（带状疱疹）

韦某，女，52 岁。初诊时间为 2019 年 8 月 31 日。

主诉：皮肤出现簇状疱疹并伴有灼痛，已持续 7 天。

病史：患者 7 天前开始在左臀部、左腹股沟下、大腿根部，以及左侧大阴唇等部位出现簇状疱疹，呈带状分布，集中出现瘀点，并伴随灼痛、汗多。手心发热，口干引饮。舌质红，舌苔少，脉滑数。

诊断：培额（带状疱疹）。壮医三道两路辨证：龙路及火路湿热瘀毒证。

治则：解毒、祛瘀。

治法：①采用壮医针灸，选取脐内的环八穴，使用天阴阳针法，取膻中、足三里、血海、三阴交、太冲、安眠三穴、内关、神门等无痛进针，并将其留针 30 分钟。每天进行一次针灸。②采用壮医排毒汤外洗。③内服黄氏解毒理肤汤后进行加减：对于黄氏解毒理肤汤的配方，其所包含的中药有生地黄 25 g，金银花 15 g，佩兰 10 g，防风 10 g，钩藤 10 g，牛蒡子 10 g，红花 5 g，茜根 15 g，白花蛇舌草 15 g，板蓝根 30 g，土茯苓 30 g，蜂房 5 g，半枝莲 15 g，七叶一枝花 5 g，白蒺藜 10 g，猫爪草 15 g，丹参 12 g，金耳环 5 g，三姐妹 10 g，每日 1 剂，水煎分 2 次饭后温服。

疗效：经过上述治疗 17 天后，于 9 月 17 日患者的簇状疱疹完全消退，痂皮全部脱去，皮肤瘀点消失。疼痛明显减轻。继续使用黄氏解毒理肤汤进行治疗，并增加使用壮医莲花针拔罐逐瘀疗法，每周进行两次。在全疗程使用针灸及莲花针拔罐逐瘀疗法达到 15 次，服用药物 40 剂并外洗 40 次之后，患者的疼痛完全消失，未遗留后遗神经痛。

按语：本例患者为带状疱疹，该病为壮医中的疑难皮肤病，病情使患者十分痛苦。黄瑾明教授通过壮医三道两路辨证，认为该病证属于龙路和火路的湿热瘀毒证，采用黄氏解毒理肤汤内服，壮医排毒汤外洗，并结合壮医天阴阳针法进行系统治疗，最终使患者成功摆脱疼痛并恢复健康。

六、论文著作

（一）论文

黄瑾明教授著作等身，按照中国知网、万方数据知识服务平台等网站查询结果，自 1978 年发表《鱼鳞痣治验》以来，迄今为止，黄瑾明教授已发表第一作者论文 33 篇，目录如下：

[1] 黄瑾明，秦祖杰，宋宁，等．壮医脐环穴的历史渊源，理论基础与临床研究．亚太传统医药，2019，15（10）：43-45.

[2] 黄瑾明．鱼鳞痣治验．广西赤脚医生，1978（9）：15.

[3] 黄瑾明，黄贵华，苏曲之，等．壮医脐环穴及其临床应用．中国针灸，2013，33（6）：561-564.

[4] 黄瑾明，王粤湘，陈林，等．壮药内服外治配合壮医针线灸治疗带状疱疹后遗神经痛 30 例临床观察．亚太传统医药，2011，7（3）：62-63.

[5] 黄瑾明，韩海涛，李婕，等．莲花针拔罐治疗带状疱疹后遗神经痛的疗效观察．广西中医药，2011，34（1）：31-32.

[6] 黄瑾明，宋宁，黄凯．黄瑾明医案选之戒烟（三）．辽宁中医药大学学报，2007（6）：94.

[7] 黄瑾明，宋宁，黄凯．黄瑾明医案选之戒烟（二）．辽宁中医药大学学报，2007（5）：97.

[8] 黄瑾明，宋宁，黄凯．黄瑾明医案选之戒烟（一）．辽宁中医药大学学报，2007（4）：80-81.

[9] 黄瑾明，蒋日强．鼻舒宝液治疗鼻炎 30 例．广西中医药，1999（S1）：96.

[10] 黄瑾明．通痹散．广西中医药，1999（5）：36.

［11］黄瑾明，韦金育，吕琳，等 . 壮医药线点灸治疗脾虚证的临床研究 . 广西中医药，1998（6）：3-5，10.

［12］黄瑾明，邓秋妹，叶琦莉，等 . 不同穴位组对壮医药线点灸治疗脾虚证作用的影响 . 广西中医学院学报，1998（1）：68-69.

［13］黄瑾明，邓秋妹，陈永红，等 . 不同穴位组对壮医药线点灸治疗脾虚证作用的影响 . 中医杂志，1998（3）：149-150.

［14］黄瑾明，邓秋妹，黄艳宁，等 . 壮医药线点灸治疗小儿原发性遗尿 . 中医杂志，1993（5）：293-294，260.

［15］黄瑾明，王景宜，邓家刚，等 . 优化专业结构，狠抓教学质量，为适应广西经济发展需要培养合格的中医药人才 . 高等中医教育研究，1992（1）：83-87.

［16］黄瑾明 . 壮医药线点灸疗法治疗红眼病 . 广西中医药，1992（1）：45-46.

［17］黄瑾明 . 访问澳大利亚自然医学院观感 . 高等中医教育研究，1991（Z1）：59-60.

［18］黄瑾明，黄汉儒 . 壮医药线点灸疗法 . 医学文选，1991（4）：80-81.

［19］黄瑾明，钟以林，李善忠 . 壮医药线点灸对小白鼠腹腔巨噬细胞吞噬鸡红细胞功能的影响 . 广西中医药，1991（1）：43-45.

［20］黄瑾明，秦华珍 . 广西中医学会召开第三届会员代表大会 . 广西中医药，1991（5）：205.

［21］黄瑾明 . 嗜食黄土症 . 医学文选，1991（6）：78.

［22］黄瑾明，钟以林，李善忠 . 壮医药线点灸对小白鼠腹腔巨噬细胞吞噬鸡红细胞功能的影响 . 广西中医药，1991（1）：43-45.

［23］黄瑾明，董明姣，黄振兴，等 . 壮医药线点灸治疗流行性出血性结膜炎125例疗效分析 . 中国针灸，1990（2）：17-18.

［24］黄瑾明，董明姣，黄振兴，等 . 线灸治疗流行性出血性结膜炎的临床观察 . 针灸学报，1989（4）：38.

［25］黄瑾明，邓秋妹. 壮医药线点灸疗法治疗帕金森氏综合征 1 例. 中医杂志，1987（4）：20.

［26］黄瑾明，邓秋妹. 壮医药线点灸疗法与治验病例. 广西中医药，1986（2）：11-13.

［27］黄瑾明，龙玉乾，邓秋妹. 壮医药线点灸疗法验例. 内蒙古中医药，1986（4）：8-9.

［28］黄瑾明，邓家刚. 广西中医学会第二次会员代表大会在南宁召开，吴克清副主席出席开幕式并作重要讲话. 广西中医药，1986（6）：32，38.

［29］黄瑾明，黄汉儒. 壮医药线灸疗法. 内蒙古中医药，1985（1）：20.

［30］黄瑾明. 黄汝绍治疗痢疾经验简介. 广西中医药，1983（6）：1-3+14.

［31］黄瑾明，汤年光. 桂林石刻"养气汤方"考. 广西中医药，1980（2）：28-29.

［32］黄瑾明. 有文字记载的中医学史考略. 广西中医药，1979（4）：17-18.

［33］黄瑾明. 从一味甘草治病说起. 广西赤脚医生，1978（11）：13.

（二）著作

主编并出版《壮医药线点灸疗法》《壮医药线点灸疗法临床治验录》《壮医针灸学》《中国壮医针灸学》《全国名中医黄瑾明临床治验精选》等学术专著 17 部。主审或者参编著作 7 部。

1. 主编著作

［1］潘文昭，黄瑾明，陈筱钧. 奇难杂症古方选. 南宁：广西人民出版社，1984.

［2］黄瑾明，黄汉儒，黄鼎坚整理. 壮医药线点灸疗法. 南宁：广西人民出版社，1986.

［3］黄瑾明，黄汉儒. 壮医药线点灸疗法临床治验录. 南宁：广西民族出版社，1990.

［4］黄瑾明．壮医药线点灸疗法专题讲座辅助讲义．南宁：广西中医学院，1990.

［5］陆书诚，黄瑾明．奇难杂症食疗便方．南宁：广西民族出版社，1990.

［6］黄瑾明．奋进的三十五年——广西中医学院发展简史．南宁：广西民族出版社，1991.

［7］李红阳，余方，黄瑾明．针灸新穴精选．南宁：广西民族出版社，1995.

［8］潘文昭，黄瑾明，陈筱钧．奇难杂症古方选．南宁：广西科学技术出版社，2006.

［9］黄瑾明，宋宁，黄凯．中国壮医针灸学．南宁：广西民族出版社，2010.

［10］黄瑾明，林辰．壮医药线点灸学．南宁：广西民族出版社，2006.

［11］黄贵华，黄瑾明，黄敬伟．壮医优势病种诊疗、护理及技术规范．南宁：广西民族出版社，2011.

［12］黄贵华，黄瑾明整理．中国壮医针灸学特定穴位图（正面穴位图）．南宁：广西民族出版社，2011.

［13］黄贵华，黄瑾明整理．中国壮医针灸学特定穴位图解应用手册．南宁：广西民族出版社，2011.

［14］李红阳，黄瑾明，余方．针灸新穴效验辑．北京：人民军医出版社，2015.

［15］黄瑾明，李美康，周宾宾．壮医针灸学三大疗法技术操作规范．北京：北京科学技术出版社，2016.

［16］黄瑾明，黄贵华，宋宁，等．壮医针灸三部特定穴位挂图．北京：人民卫生出版社，2017.

［17］黄瑾明，宋宁，黄凯，等．壮医针灸学．北京：中国中医药出版社，2017.

2. 主审或者参编著作

［1］黄吉棠．中医学导论．南宁：广西高等教育出版社，1988.（黄瑾明为副主编）

［2］戴国庆．实用中医学．南宁：广西科学技术出版社，1989.（黄瑾明为副主编）

［3］陶节庵．伤寒六书．北京：人民卫生出版社，1990.（黄瑾明、傅锡钦点校）

［4］梁廉夫.不知医必要.南宁：广西民族出版社，1990.（黄瑾明校对）

［5］吕琳.壮医药线点灸疗法技术操作规范与应用研究.南宁：广西科学技术出版社，2007.（黄瑾明、黄汉儒主审）

［6］黄汉儒.中国壮医学.南宁：广西民族出版社，2001.（黄瑾明任学术顾问）

［7］黄贵华.广西黄氏壮医针灸流派临床经验全图解.北京：人民卫生出版社，2019.（黄瑾明主审）

七、整理者

李美康，主任医师、教授，广西中医药管理局重点学科壮医学的学科带头人；黄瑾明教授全国名中医及广西黄氏壮医针灸流派传承工作室负责人；广西黄氏壮医针灸学流派主要传承人之一，全国名中医黄瑾明学术思想与临床诊疗传承发展推广中心建设项目分中心副主任。

刘儒鹏，讲师，中医内科学博士，毕业于首都医科大学，师从首都国医名师王莒生教授，燕京赵氏皮科流派成员，中国民族医药学会皮肤病分会及科研分会理事，广西民族医药协会理事，国医大师黄瑾明学术思想与临床诊疗传承发展研究中心建设项目秘书。

陳慧儂

一、名家简介

陈慧侬，女，汉族，1940年2月8日出生，广东省南海人，中共党员，硕士研究生导师，首批全国中医药传承博士后合作导师，广西中医药大学二级教授、主任医师，第三批、第六批和第七批全国老中医药专家学术经验继承工作指导老师，全国名老中医药学术传承工作室建设项目专家、首批桂派中医大师，师从首届国医大师、妇科专家班秀文教授。陈慧侬教授从事中医妇科临床、教学和科研工作50余年，擅长运用中医药治疗各种妇科疑难病症，尤其对不孕症、子宫内膜异位症、更年期综合征、慢性盆腔疼痛症等方面有着独到见解，在全国中医妇科界享有很高的声誉，被誉为善心妙手孕育新生命的"送子观音"。

二、医事传略

（一）勤奋好学，刻苦钻研

陈慧侬教授于1963年毕业于广西中医学院，留校从事教学、医疗和科研工作至今已 50 余年。她曾外出进修西医妇科、中医妇科师资提高班和英语进修班等 3 年，1974 年晋升为主治医生，1979 年参加享有"中医妇科的黄埔军校"之称的"第一届全国中医妇科师资提高班"，是该班唯一的广西籍学员。1985 年晋升副教授，1993 年晋升教授职称。2002 年 6 月获得卫生部、国家人事部等授予的第三批全国老中医药专家学术经验继承工作指导老师称号，也被授予"广西优秀指导教师"荣誉称号；2011 年被广西中医学院第一附属医院授予"终身荣誉奖"；2012 年 4 月荣获广西卫生厅、人社厅授予的"桂派中医大师"，同年被广西人事厅评选为二级教授；2013 年 1 月被国家中医药管理局、中国中医科学院聘任为全国中医药传承博士后合作导师；于 2013 年 9 月被国家中医药管理局确定为"全国名老中医药专家陈慧侬传承工作室建设项目专家"。2017 年荣获第六批全国老中医药专家学术经验继承工作指导老师称号，次年，被聘为华南中医妇科联盟医学顾问，并在国家卫生健康委员会同中央文明办举办的"中国好医生"评议活动中被评为 10 月月度人物。2022 年再次荣获第七批全国老中医药专家学术经验继承工作指导老师称号。

（二）医术精湛，医德高尚

陈慧侬教授潜心钻研中医经典著作，积累了丰富的临床经验，形成了独到的学术思想和治疗方法，自创多种中医方剂，用于治疗月经病、带下病、妊娠病、盆腔炎、子宫内膜异位症、多囊卵巢综合征、子宫肌瘤、卵巢囊肿、不孕症、更年期综合征等妇科疾病，取得了很好的疗效。她充分发挥中医药的特色和优势，汲取传统中医治疗女子不孕症精华，善于思考和创新，形成了"补肾填精，养血化瘀""辨证与辨病相结合"等学术思想，提出了"因湿致瘀，湿瘀同治"等综合治疗方法。同时，她还密切跟踪了解妇科疑难重症疾病的西医学进展，运用中医药结合辅助生育技术治疗不孕症，极大地提高了患者的受孕率和成功率，已为广大的不孕不育家庭带来了福音，被大家誉为"送子观音"。

陈慧侬教授医德高尚，关心患者疾苦，真诚相待，无论贫富贵贱都一视同仁。

她耐心细致地了解患者的病情，并准确找出疾病原因，审因论治，用药精选，疗效显著，深受患者爱戴。她在国内外享有盛誉，不仅国内各地患者慕名前来，还有许多海外华人华侨不远万里寻找她看病。即便年逾古稀，陈慧侬教授仍然急患者之所急、想患者之所想，常常加号，主动延长看诊时间，只为让更多的患者能看得上病、治得好病。多年如一日，工作成为她生命中最重要的一部分。她认为只要患者还需要她，就没有退休的那一天，始终坚持对高超医术的追求。2011 年广西中医药大学第一附属医院授予陈慧侬教授"终身荣誉奖"。长期以来，各级新闻媒体多次报道了陈慧侬的先进事迹。由国家中医药管理局牵头组织，中国中医药出版社出版的《桂派名老中医·传记卷》，就对陈慧侬高尚的医德、精湛的医技和感人的事迹进行了深入报道。2008 年和 2019 年，《南宁晚报》先后对陈慧侬分别进行了题为《现代"送子观音"》《莫道桑榆晚，为霞尚满天》的报道，介绍了她的事迹。

（三）传承医术，培养人才

陈慧侬教授一直高度重视中医妇科的学术传承和人才培养。她长期担任教学工作，以自己的言传身教为学生做出表率，使有着数千年传承的中医薪火相传，深得学生爱戴和敬重。2002 年，被评为全国老中医药专家学术经验继承工作指导老师，2005 年获广西卫生厅颁发的优秀指导老师奖。2013 年，她成为全国名老中医药专家陈慧侬传承工作室建设项目专家，为 50 多家基层中医院培养中医妇科人才，并指导14 家县级中医院的妇科诊疗技术。陈慧侬教授指导了 400 多名研究生、进修生及传统中医班学生和留学生，培养的学术骨干、硕士研究生、进修生等大多已成为各级医院的妇科业务骨干，不少已成为妇科知名专家学者。由于她高尚的师德，陈慧侬教授被广西中医药大学授予"40 年教学楷模"荣誉称号。

（四）著书立说，成果丰硕

陈慧侬教授积极开展科学研究，主持和参与各级科研项目 10 余项，公开发表学术论文 50 余篇，出版著作 6 部。研究成果丰硕，成功开展葡萄胎病因研究并发现异常细胞嵌合现象，通过使用中药辅助治疗，获得良好的治疗效果。最终凭借其杰出贡献，陈慧侬教授荣获广西医学院科技进步奖。此外，陈慧侬教授长期担任《医药世界》《实用中医学》等学术期刊的编委，为向读者传递中医妇科领域最新知识和研究成果付出不懈努力。

陈慧侬教授医德高尚、淡泊名利，长期坚守在临床、教学、科研一线，倾注中医妇科，把脉妇女健康，把毕生精力奉献给了妇产科事业。

三、学术思想

（一）崇尚中医经典

1.《黄帝内经》 陈慧侬教授指出，对中医师来说，经典是必读之物，中医妇科医师也不例外。经典中的每一句话，甚至每一个字，都内涵丰富且意义深远。初学者往往难以理解，但经过多年临床工作后再读经典，会豁然开朗，觉得经典须臾不能离。我国古代医学经典《黄帝内经》论及与妇科有关的内容达 30 条，涉及女性解剖、生理、组织、胚胎、病理、疾病、治法、方药等各方面。《黄帝内经》这 30 条经典条文对后世妇科学的发展具有深远影响。

《素问·上古天真论》云："女子七岁，肾气盛，齿更发长。二七而天癸至，任脉通，太冲脉盛，月事以时下，故有子。三七，肾气平均，故真牙生而长极……七七，任脉虚，太冲脉衰少，天癸竭，地道不通，故形坏而无子也。"这段内容揭示了肾气在女子一生中起着重要作用，主宰着女性的生长、发育、生殖和衰老过程。只有肾气盛，天癸至，月经才能按时来潮，妇女才有生育能力；若肾气虚，天癸绝，冲任二脉不通，则月经就会绝止，妇女也就失去了生育能力。因此，在治疗月经不调、不孕症等疾病时，陈慧侬教授常从肾入手。

又如，《素问·五脏别论》将女子的胞称为"奇恒之腑"，这是因为形态上它亦脏亦腑、非脏非腑，功能上它能藏能泻，定期藏泻。女子胞壁厚、中空，似脏又似腑，但其功能以"藏"为主，而月经的出现却是体现女子胞"泻"的表现。行经后子宫内膜增厚，目的是为受精卵着床做准备，这个时期女子胞需要约一个阴历月（28天）维持"藏"的功能。如若妊娠，女子胞则体现10个阴历月（280天）"藏"而不能"泻"的生理功能。虽然分娩、行经是女子胞"泻"的表现，但毕竟是短时间的，是为第二次更好地"藏"（内膜增厚，宫内妊娠育胎儿）而做准备的。因此，女子胞虽然是"腑"，但"藏"是女子胞的主要生理功能。陈慧侬教授根据《黄帝内经》中这一理论来指导临床治疗。在她所开的处方中，其用药思维大多重于脏、重于藏，如调经种子方、加减温经汤等，组成的方剂中，大多数成分都是以入脏为主，功能多偏补、固涩、助藏，而忌"泻"之药。陈慧侬教授还运用这一藏泻理论来指导治疗不孕不育。例如，对于子宫内膜过薄和月经量少导致的不孕症，中医学认为这是子宫"藏"的功能不足，故选用入脏、补涩之品，如益肺气之人参、黄芪，入脾胃的白术、石斛、沙参，以及入肝肾的阿胶、龟甲、菟丝子、枸杞子、覆盆子、紫河车等，尤其善用血肉有情之品。对于促黄体生成素（LH）和孕酮（P）不足，以行经期长为表现之不孕或试管婴儿失败，陈慧侬教授认为这是女子胞的藏之不足、泻之有余，违反了女子胞以藏为主的生理功能，因此，在治疗时需要以温阳固冲，临床经常使用右归丸加味来治疗该病，并取得显著的疗效。

《灵枢·五音五味》述："今妇人之生，有余于气，不足于血，以其数脱血也。"由于月经每月应时而泄，受孕怀子时血聚养胎，分娩的气推血濡，产后的乳汁化生，这些都极非常耗伤阴血，故而妇女血常不足。这里所说的"有余于气"是相对于"不足于血"的情况而言，并不是气的真正有余。气血互生互化，血虚日久必致气虚。陈慧侬教授通常以女性"血常不足"的特点为临床指导，认为青春期月经来潮以后，女性机体始终处于阴血不足的状态。随着年龄增长，经孕产乳耗伤阴血，阴血亏虚的情况日益明显，成为各种妇科疾病尤其是围绝经期综合征的内在发病原因。

因此，陈慧侬教授在临床中非常重视阴血的养蓄，补血养血的四物汤成为她治疗妇科病的常用方剂。

2.《伤寒论》 陈慧侬教授认为，《伤寒论》是对后世中医妇科发展有较大影响的经典著作。如《伤寒论》第303条云："少阴病，得之二三日以上，心中烦，不得眠，黄连阿胶汤主之。"此乃少阴寒邪化热、血液受伤之候，黄连阿胶汤适用于阴虚火旺、心肾不交之心烦失眠症。心烦与心、肾有密切的关系，肾属水、心属火，肾水不足而心火过旺，则水不能升、火不能降，心肾不交，故不得卧；又肾水不足，不能制其心，故心烦。此必得滋其肾阴、制其心火才是正治，故用黄连阿胶汤以养阴清热、交通心肾。方中黄芩、黄连泻心火之有余，芍药、阿胶补营阴之不足，鸡子黄则滋阴清热两相兼顾，因本方能育阴制阳，使心肾相交、升降协调，故能治多种失眠症，陈慧侬教授临床中也常用此方加减治疗围绝经期综合征失眠者。

又如《伤寒论》第318条云："少阴病，四逆，其人或咳，或悸，或小便不利，或腹中痛，或泄利下重者，四逆散主之。"四逆散由柴胡、枳实、白芍、炙甘草四味药组成。方中柴胡为君，疏肝解郁，通达阳气；白芍为臣，敛阴养血，柔肝养肝；枳实为佐，理气散结，以利脾胃；炙甘草为使，味甘性微温，能补益脾胃、调和诸药。柴胡、枳实相伍，一升一降，解郁开结、透达阳气；柴胡、白芍相配，一散一敛，疏肝不伤阴，且有相反相成之效；白芍、甘草酸甘化阴，柔肝而缓急。四药合用，既有调理肝脾之效，又具调和气血之功。陈慧侬教授在临床中常常根据需要加减此方，用于治疗月经不调、乳房胀痛以及围绝经期综合征和盆腔炎等疾病。

3.《金匮要略》 陈慧侬教授认为，《金匮要略》对中医妇科学的发展有着更为深远的影响，不仅《妇人妊娠病脉证并治》《妇人产后病脉证治》《妇人杂病脉证并治》三篇对后世中医妇科学有着巨大的促进作用，其他篇章的内容也适用于中医妇科。如《金匮要略·血痹虚劳病脉证并治》云："虚劳里急，诸不足，黄芪建中汤主之。"黄芪建中汤由桂枝、白芍、生姜、大枣、甘草、饴糖、黄芪组成，即小建中汤加黄芪而成。方中桂枝通阳、芍药敛阴，一阴一阳，和调营卫；甘草、饴糖一阴一阳，补和营卫；生姜、大枣一阴一阳，宣通营卫。诸药合用，营卫冲和、灌溉脏腑，脏腑受济，则"虚劳里急，诸不足"得以恢复。《本草求真》云："（黄芪）入肺补气，入表实卫，为补气诸药之最，是以有芪之称……然与人参比较，则参气味甘平，阳兼有阴；芪则秉性纯阳，而阴气绝少。"可知黄芪入脾、肺经，为纯阳之品，善补阳气。脾气虚弱，精微乏源，阳无以生，阴无以长，阴阳并虚之"诸不足"者，皆可用此方建中益气。陈慧侬教授在临床常用黄芪建中汤加减治疗慢性盆腔疼痛综合征，甚至用本方加减治疗脾肾阳虚型胎漏、胎动不安者。

再如，《金匮要略·呕吐哕下利病脉证治》云："诸呕吐，谷不得下者，半夏汤主之。"小半夏汤仅由半夏、生姜两味药组成，方中半夏具有较强的祛痰降逆作用，生姜温胃涤饮、降逆止呕，不仅增强了半夏的祛痰降逆之功，还能制约半夏之毒。本方配伍完善，是一个结构简单又有效的古方。本方药虽少，却是"呕家圣剂"。古代许多方书中，凡治呕吐，多以小半夏汤为主方，以半夏、生姜为止呕要药。陈慧侬教授在临床中也常用小半夏汤加减治疗伴有呕吐症状的妇科疾病，如用小半夏汤合香砂六君子丸加减治疗脾胃虚弱型妊娠恶阻。对于脾胃虚寒者，陈慧侬教授常将小半夏汤方中的生姜改为干姜，加强其温中散寒之力，临床每每取得良好的疗效。

（二）治疗重视肾、肝、脾，特别重视肾

陈慧侬教授对中医学理论的研究造诣颇深，她在治疗妇科疾病时注重调理肾、肝、脾三脏，尤其重视补肾，其学术观点主要源于《黄帝内经》《金匮要略》《傅青主女科》《景岳全书·妇人规》，同时也受到国医大师班秀文教授"五脏并重，肝脾肾为宗"的学术思想影响。

妇女病无外乎经、带、胎、产、杂病，而经、孕、产、乳均以血为基础。血液的来源在于五脏，其中脾统血，主运化，为气血化生之源；肝藏血，主疏泄，能调节血量和血流；肾主藏精，精化气，精生血。肾、肝、脾三脏共同为经、孕、产、乳提供物质基础，其中肾在女性的生理中起着尤为重要的作用。正如《素问·上古

天真论》所言：“女子七岁，肾气盛，齿更发长；二七而天癸至，任脉通，太冲脉盛，月事以时下，故有子……七七，任脉虚，太冲脉衰少，天癸竭，地道不通，故形坏而无子也。”即肾为天癸之源、冲任之本。《素问·奇病论》云：“胞络者系于肾。”《难经》云：“命门者……女子以系胞。”《傅青主女科》云：“经水出诸肾。”《景岳全书·妇人规》云：“病之肇端，则或由思虑，或由郁怒，或以积劳，或以六淫、饮食，多起于心、肺、肝、脾四脏，及其甚也，则四脏相移，必归脾肾。”又云：“调经之养肾气以安血之室。”这些理论对陈慧侬教授的学术思想影响很大。

陈慧侬教授认为，肾、肝、脾三脏的失调是妇产科疾病的本质，而肾在妇女的生理和病理上更具有特殊意义，因此，妇科病的治疗除健脾、养肝、疏肝之外，更要注重从肾论治。从她临床常用的方剂大多是从毓麟珠、归肾丸、左归丸、右归丸、大补元煎、二至丸等化裁而来，可见其辨证思路。大量的临床实践表明，肾在妇科中的地位非常重要。

（三）善用血肉有情之品养蓄阴血

妇女的生理特点包括经、带、胎、产和乳，如李时珍所言：“女子，阴类也，以血为主。”《灵枢经·五音五味》云：“今妇人之生，有余于气，不足于血，以其数脱血也。”说明经、孕、产、乳都是以血为用，非常耗血。因此，妇女自青春期以后，机体始终处于阴血不足的状态，并随着年龄的增长，阴血不足的情况日益明显，成为各种妇科疾病的主要内在因素。因此，陈慧侬教授在治疗妇科疾病时，非常注重阴血的养蓄，特别在治疗不孕症、月经病及围绝经期综合征时，更是处处考虑长养阴血。

陈慧侬教授遵循《素问·阴阳应象大论》“精不足者，补之以味”，在药物选择上喜用血肉有情之品补肾填精、滋养阴血。血肉有情之品是与草木无情之品相对而言的，即指人与动物等有情感之物的血与肉。这些有情之品可以补助人的精、气、神三宝，填补人体之下元，达到调整阴阳、补益气血、补益冲任之目的，故临床应用效果较好，常用药有紫河车、龟甲胶、鹿角胶、蛤蚧、阿胶等。在陈慧侬教授的医案中，超过 60% 的处方中有血肉有情之品，有些甚至是两种血肉有情之品同时应用。如在排卵障碍性不孕症的治疗中，就常见到鹿角胶与紫河车同用，还有治疗围绝经期综合征时蛤蚧与龟甲同用，疗效非常显著。

（四）重视湿瘀致病，主张湿瘀同治

陈慧侬教授认为，湿邪是妇科疾病的重要致病因素。湿有外湿与内湿之别，外湿多在妇女经期、产后抗病力弱时乘虚而侵，或外受雾露、久居湿地、涉水淋雨感湿发病；内湿由脾失健运，气化失司，水湿停聚而成。湿邪属阴，其性重浊黏滞，影响气血畅行，致血行受阻；湿易伤阳气，致中阳虚弱，摄血运血无权，血滞或血失统摄而成瘀；湿邪易阻遏气机，气郁成瘀；湿邪久郁化热，湿热伤络，络伤出血，留滞成瘀，因而出现因湿致瘀、湿瘀并存的证候。正如清代医家唐容川在《血证论》中所说："夫水火气血，固是对子，然亦相互维系，故水病则累血，血病则累气。"又说："病血者，未尝不病水；病水者，亦未尝不病血也。"

冲为血海，任主胞胎，冲任两脉与妇女经妊密切相关，冲任阻滞是妇科疾病的主要病机。如脾虚生湿或湿邪内侵，导致湿留体内，伤阳气而滞血，直接或间接影响冲任血海，使气血运行阻滞，瘀阻不畅，导致经孕失常，而产生妇科疾病。

湿可致瘀，而一旦瘀血形成，气机必阻滞不畅，影响体内水液代谢，从而加重湿邪的形成，形成疾病缠绵难愈的病理基础。《灵枢·百病始生》中曰："温气不行，凝血蕴里而不散，津液涩渗，着而不去，而积皆成矣。"

湿瘀并存的证候，必有湿滞及瘀阻的特点。湿瘀蕴阻下焦，犯乎冲任则月经稀发而量少，甚则闭经不孕等；湿瘀伤及任带之脉，带脉失约，则带下量多，色、质、气味异常；湿瘀阻塞不通，经脉不利，而有重、坠、痛等伴随症状，并缠绵不已；湿邪化热，湿热迫血伤络，可表现为月经先期、崩漏或赤带绵绵；湿从寒化，壅阻胞宫致血寒，气血凝滞，而有痛经、子宫寒湿不孕等；湿盛可聚而成痰，痰湿与瘀

血并结冲任，致冲任阻滞、胞宫藏泻失常，从而出现妇科血证、痛症及癥瘕包块等。

对于因湿致瘀、湿瘀同病，陈慧侬教授主张在行气除湿的同时活血化瘀，湿瘀同治。《黄帝内经》中的"去菀陈莝"就有利湿化瘀的含义。《万氏妇人科》中的开郁二陈汤主理气化痰除湿，方中就有川芎、莪术等活血化瘀之品，以达湿瘀同治的功效。此外，还可在辨证治疗湿证的基础上加用活血化瘀药物。妇科常用的活血化瘀药物有三棱、川芎、当归、丹参、鸡血藤、赤芍、血竭、田七、云南白药、水蛭等。也可以在使用治湿方药时与活血化瘀的方剂同时使用，如加用失笑散、佛手散、桃红四物汤、膈下逐瘀汤等。这样既有行气祛湿之功，又有活血祛瘀之效，不但可以改善水液代谢，并且通过活血达到解除瘀滞的目的，改善因湿致瘀、瘀又致湿的病理循环，以期早获疗效。

（五）提倡辨证与辨病相结合

在相当长的一段时间里，辨证论治已成为中医诊疗的代名词，成为评价中医诊疗的价值标准。因此，对证的研究也就成了中医临床发展的方向与突破口。不过，值得注意的是，中医辨病的研究长期被忽视。在这方面，陈慧侬教授在临床实践中十分重视辨病论治，强调在辨病的基础上进行辨证论治，认为这应该是中医学临床诊疗活动的完整模式和固有特色，辨病与辨证共同构成了完整的中医诊断学概念。同时，她强调辨病与辨证应有机结合，避免沿用西医学病理生理改变的思维模式，而应该利用西医学检测手段，拓宽诊断视野，在中医学理论指导下对疾病整个过程变化的认识做出概括。

在临床实践中，陈慧侬教授所开方药，许多是建立在辨病论治基础上的妇科常用通治方，然后在通治方的基础上再进行辨证论治。陈慧侬教授运用的通治方药物少而精，且简便廉验。药方并不在大小，服药后有效果就是好方。实践证明，简便廉验的通治方与辨证论治相结合，是中医学按照自身发展规律实现中医现代化的必经之路。中医学本有通治方和辨证论治的特点，历代医学家在重视辨证论治的同时，亦以删繁就简的证治规律去寻求更切合病证的通治方，这对于常见病的治疗更具现实意义。如《黄帝内经》中所提到的四乌鲗骨一藘茹丸治"血枯"，《伤寒杂病论》中所记载的乌头汤治历节、黄芪桂枝五物汤治血痹、茵陈五苓散治黄疸、桂枝茯苓丸治妇人癥瘕、甘麦大枣汤治脏躁等，都可谓是辨病论治之通治方。历代方书中，类似通治方的不胜枚举。陈慧侬教授临床实践中常用的通治方有很多，如蛇床子散常被用于治疗各种阴道炎，生化汤常用于产后、流产后恶露不绝，寿胎丸则常用于治疗胎漏、胎动不安、滑胎等。此外，还有其他自拟的通治方，如五桂温经汤治疗子宫内膜异位症，消抗方治疗免疫性不孕，加减温经汤治疗原发性痛经等。

（六）衷中参西

陈慧侬教授既注重传统中医学理论，又不墨守成规；既参以西医学研究成果，又不生搬硬套、中医西化。随着现代科技的发展，疾病的分类越来越细，病种也越来越多。陈慧侬教授认为，当代中医必须衷中参西，将西医学知识融入中医学，把西医学微观检查结果作为中医辨证的重要依据。用药时既清楚每一味药的性味归经、功效主治，又要结合药理学研究，把生化、免疫、微生物、分子生物学、遗传学等引入中医学，从而为传统中医学的现代化发展开辟新的道路，但陈慧侬教授坚决反对中医西化，因为中西方医学的基本理论和对疾病认识角度上存在明显差异。西医学的辨病依据是对解剖分析、体外实验，以及对人体疾病和致病因素的研究；中医学辨病辨证以阴阳、五行、藏象、经络、气血、津液、正邪等理论为基础，通过望、闻、问、切获得的临床资料进行分析归纳而做出诊断。若中医师不用中医学理论思维，仅仅是根据患者的症状使用相应的草药，如炎症用蒲公英，病毒用板蓝根，癌症用白花蛇舌草，那就失去了中医主体。中医临床必须首先立足于自身对疾病的认知体系，保持中医临床的特色和优势。从西医学中受到启迪并有所借鉴是理所当然的，但绝不等于全部照搬替代，失去自我。

陈慧侬教授利用中医药治疗不孕症具备独特的优势和特色，取得了良好的疗效。在不孕症诊治中，基于"久病穷及肾"和"损伤气血"，提出"肾虚血瘀"为不孕症主要病理机制，采用补肾活血的方法治疗不孕症，取得了较好的疗效。

（一）排卵障碍性不孕的诊治特色

排卵障碍是女性不孕症的主要原因之一，占女性不孕症的 25% ～ 30%，主要表现为无排卵和黄体功能不全。西医学认为，正常排卵周期的建立有赖于完整的下丘脑－垂体－卵巢轴的调节功能及卵巢正常的分泌功能，其中任何一个环节不协调，均可导致排卵障碍，表现为卵泡不发育，或卵泡发育到一定阶段闭锁、不能成熟，或虽能成熟但不破裂而黄素化，卵泡不能排出，或虽排卵但黄体功能不足，或小卵泡排卵。陈慧侬教授在治疗不孕症方面积累了丰富的经验，现总结如下。

1. 病机为肾阴不足，癸水不充　女性的生殖功能主要通过肾气–天癸–冲任–胞宫的环节来实现。《素问·上古天真论》曰："女子七岁，肾气盛，齿更发长；二七而天癸至，任脉通，太冲脉盛，月事以时下，故有子……七七任脉虚，太冲脉衰少，天癸竭，地道不通，故形坏而无子也。"陈慧侬教授认为，肾为先天之本、元气之根，是人体生长、发育和生殖的基础。肾藏精，主生殖，先天之精是生殖的物质基础，而胞宫胞脉司月事及孕育，胞脉系于肾，肾与胞宫密不可分。肾主藏精气，而肾精又是化血之源，为胞宫的行经、胎孕提供物质基础。也就是说，肾气盛是天癸至的前提，是决定月经来潮的先决条件，因此成为中医生殖轴的核心。肾气旺盛，肾精充足，则天癸应时而至，冲任的气血充盛，卵泡发育成熟可排卵，则经调子嗣。若先天禀赋不足或后天失养，房劳多产，损及肾中阴阳，肾中气血精气亏虚，则天癸不能应时而至，排卵障碍，冲任失养，则不能纳精受孕。

陈慧侬教授认为，无卵及排卵功能障碍性不孕症的病理机制在于肾阴不足、癸水不充。肾寓肾阴、肾阳，《素问·阴阳应象大论》曰："阳化气，阴成形。"陈慧侬教授认为，对卵泡来说，卵泡为有形之物，靠有形之肾阴如水、精、血化生以及滋养发育成熟，是卵泡发育所需的物质基础；肾阳促进其功能，是推动卵泡发育的动力，但肾阴是卵泡形成发育成熟至关重要的物质基础。《石兰秘录》曰："肾水（包括癸水）亏者子宫燥涸，禾苗无雨露之濡，亦成萎亏。"肾阴癸水不足，不能濡养子宫则卵不长而枯萎，犹如禾苗没有雨露的滋润，不能发育成熟结出稻谷。排卵障碍性不孕临床表现多为月经后期、稀发、量少等行经物质不足、阴亏水少等症状，所以"肾阴不足，癸水不充"是本病的主要病理机制。肾阴不足，则难以聚而为精，卵子缺乏形成的物质基础或不能充分发育成熟；肾阳不足或阴阳不能协调转化，卵子缺乏排出的动力，都会导致无排卵或黄体功能不健全。由于肾阴的不足、癸水的不充还可以引起较复杂的病理变化，在临证中不能忽视。因为肾为五脏阴阳之本，肾虚运行无力，气血阻滞，或不能蒸腾下焦精液，水湿聚而成痰，又会进一步导致气血痰湿瘀滞，壅阻冲任胞宫，卵子难以正常发育及排出。故陈慧侬教授认为排卵障碍性不孕症的病因病机多以肾虚为本，气血痰湿壅滞为标。若肝失疏泄，肝气郁滞，冲任气血瘀滞，或肝郁脾虚，痰湿内阻，也可阻碍卵子排出。

　　2. 治以补肾调周，顺应气血阴阳　陈慧侬教授治疗以益阴补肾填精为至要，并详辨阴阳、虚实、寒热而立法用药，使肾精得充，经血得调则胎孕自成。根据胞宫的藏泄规律与肾的阴阳消长协调转化规律，结合月经周期的卵泡期、排卵期、黄体期、月经期的不同阶段依时用药，调整月经周期，治疗月经失调性不孕，疗效显著，遵循"谨察阴阳之所在，以平为期"的原则，在治疗过程中体现"阴中求阳，阳中求阴"的大法。具体方法如下：

　　（1）滋肾养阴，助卵发育。卵泡是有形的物质，肾阴构成其形态，是卵泡发育所必需的物质基础；肾阳促进其功能，是推动卵泡发育成熟的动力。陈慧侬教授认为，肾阴不足，难以聚而为精，卵子缺乏形成的物质基础，或不能充分发育成熟。

陈慧侬教授认为在经后期至排卵期前，此时血海空虚，冲任气血不足，冲任、胞宫阴阳气血处于"阴长阳消"的过程，阴长奠定物质基础的时期，是肾阴和天癸滋长的阶段，是卵泡充分发育成熟所必需的时期。对排卵障碍性不孕，此期促进卵泡充分发育成熟是治疗的关键所在。

因此，治疗上多以益阴补肾填精为原则，使天癸盛、冲任固，以助卵泡生长发育成熟。方药临床多选用《景岳全书》的左归丸加减。方中重用补肾益精之血肉有情之品，提高肾阴和癸水的水平，奠定卵子产生的物质基础，配合其他补肾养阴活血的药物，可达到促进卵泡发育之目的。临床上陈老用益阴补肾填精为法治疗无排卵或排卵功能障碍，受孕率可达 60% 以上。

（2）温肾活血，促进排卵。排卵期即氤氲之时，此时阴长至极，卵泡发育已臻成熟，重阴必阳，卵泡在肾阳的温煦气化作用下不断突出于卵巢表面，在肝气的疏泄作用下，卵泡成熟破裂排卵。

陈慧侬教授认为，卵泡在肾阴的作用下启动发育，但要形成氤氲状态，还需要满足两个条件：一是肾阳的温煦推动，二是冲任和胞脉气血运行流畅。若肾阳不足，不能作为内在动力鼓动卵子排出，从而出现卵子排出障碍。而肾是冲任的本源，冲则为血海，任主胞胎，肾气虚，无力推动血行，或者气滞、湿热、痰湿等因素影响冲任胞宫的气血运行通畅，冲任脉络不畅，阻滞胞宫胞脉，亦会导致卵子排出受阻。因此，陈慧侬教授认为，卵泡不能排出而黄素化多责之于肾阳不足、气滞血瘀。

治疗上，予以温肾壮阳促进卵泡发育成熟，并在鼓动卵子排出的基础上，适当加用行气活血之品，使冲任气血运行通畅，以促排卵。在左归丸的基础上加用仙茅、淫羊藿、巴戟天、鹿角胶、丹参、当归、黄芪等。若素体肾阳偏虚，则可改用右归丸加减。若气滞、湿热、痰湿等所致，分别佐以疏肝理气之四逆散、清热祛湿之三妙散、化痰燥湿之苍附导痰丸等。

（3）温肾壮阳，强健黄体。中医学认为，经前期为阳盛阴生渐至重阳，阳中有阴，月经周期中阴阳消长节律中阳生的高峰时期，肾阳功能渐趋充旺，冲任气血旺盛，则为孕育做好准备。排卵后月经期前，卵泡迅速转变成富有血管的腺体样结构称为黄体，能分泌维持妊娠所必需的孕激素、雌激素，而孕激素有使体温升高的作用。排卵后若黄体功能不全，则孕激素、雌激素分泌不足，子宫内膜发育不良，影响受精卵着床而导致不孕症。

陈慧侬教授认为，此类不孕多与肾脾阳虚为主要病机，肾阳亏虚，命门火衰，阳虚气弱，则生化失期，有碍子宫发育或不能触发氤氲之气，以致不能摄精成孕。因此，治疗不孕应以温肾壮阳、强健黄体为基本法则。陈慧侬教授在临床常用的方剂是右归丸加减，治疗着重于温阳，但宜水中补火，阴中求阳，才能使阴阳达到正常水平的平衡。常用方药包括熟地黄、山药、山茱萸、枸杞子、菟丝子、鹿角胶、当归、附子、肉桂、杜仲炭等，方中附子、肉桂、鹿角胶主要是温补肾阳；熟地黄、枸杞子、山茱萸、山药则滋阴益肾填精；菟丝子、杜仲补益肝肾；当归养血和血，助鹿角胶以补养精血。诸药配合，共奏温补肾阳、填精养血的功效，使得精血充足，冲任得养，胎孕可成。由于温阳药性味辛热的特点，不能过量使用。由于温阳药性味辛热者不可过用，因"妇人之生，有余于气，不足于血"，恐有燥烈伤阴之虑，因此，陈慧侬教授在临床常用巴戟天、淫羊藿、仙茅、肉苁蓉等代替附子、肉桂。而且，肾阳不足时，多伴有脾阳不足，脾肾阳虚，则需健脾温阳同治，加党参、白术、黄芪等。

（4）补肾活血，利受精卵着床。陈慧侬教授认为不孕症多为痼疾，久病必穷及肾，或是不孕症多有人流药流、宫腔镜或腹腔镜等手术病史，手术会损伤肾气和冲任气血。肾气亏虚后，不能推动气血的运行，容易引起冲任气血运行不畅，血气不和成瘀，胞脉瘀阻，两精不能相合，导致无子。故临床上见患者舌暗，或有瘀点瘀斑，脉弦者。因此，治疗不孕的关键就是在受精卵着床的窗口期内，予以补肾活血之法，以利于受精卵着床，使得肾气盛，瘀血去，冲任气血运行畅通，肾以系胎，血以养胎，受精卵得到肾精和气血的滋养而生长。常用方剂有当归芍药散合寿胎丸加减，常用的药物包括菟丝子、续断、桑寄生、杜仲、（炒）白术、茯苓、当归、白芍、川芎等。若未受孕则经行，此期为阳气至重，重阳转阴阶段，体内气血阳气冲盛，血海按期满盈，子宫泻而不藏，排出经血。治疗的关键在于"通"，因势利导，予以补肾活血使经血顺利排出，旧血去，则新血生，又开始新的月经周期。

3. 审症求因，病证结合

（1）肾虚型。①肾气虚证。症见婚久不孕，月经不调或停闭，经量或多或少，色暗；头晕耳鸣，腰酸膝软，精神疲倦，小便清长；舌淡，苔薄，脉沉细，两尺尤甚。此证多见于适用于黄体功能不全、排卵功能障碍、多囊卵巢综合征等肾气亏虚，以及气血不足者。陈慧侬教授常用毓麟珠以补肾益气，温养冲任。方中八珍汤双补气血，温养冲任；菟丝子、杜仲温补肝肾，调补冲任；鹿角霜、川椒温肾助阳。诸药合用，既能温补先天肾气以养精，又能培补后天脾胃以生血，使精血充足，冲任得养，胎孕可成。②肾阴虚证。症见婚久不孕，月经常提前，经量少或月经后期甚至停闭，经色较鲜红；或行经时间延长，甚则崩中或漏下不止；形体消瘦，头晕耳鸣，腰酸膝软，五心烦热，失眠多梦，眼花心悸，肌肤失润，阴中干涩；舌质稍红略干，苔少，脉细或细数。此证多见于排卵功能障碍、先天卵巢发育不良、多囊卵巢综合征、卵巢储备功能下降或卵巢早衰等女性属先天禀赋不足者。陈慧侬教授常用大补阴丸以滋补肝肾之阴，方中熟地黄、龟甲、猪脊髓可补肾养阴，填精生髓，扶助正气以培本；知母、黄柏清虚热，泻相火。此外，陈慧侬教授还常用枸杞子和菟丝子、女贞子和墨旱莲、何首乌和麦冬亦等滋补肾阴的对药。③肾阳虚证。症见婚久不孕，无排卵，月经迟发，或月经后期，或闭经，经色淡暗，性欲低下，小腹冷，带下量多，清稀如水，或子宫发育不良，头晕耳鸣，腰酸膝软，夜尿多，眼眶暗，面部暗斑，或环唇暗，舌质淡暗，苔白，脉沉细、尺弱。此证多见于黄体功能不全、排卵功能障碍、多囊卵巢综合征等肾阳亏虚者。陈慧侬教授常用右归丸以温补肾阳。方中熟地黄、山茱萸、枸杞子、山药滋阴益肾，阴中求阳；菟丝子、杜仲补肝肾之阴，强腰膝；当归养血和血，与补肾之品相配，补养精血；附子、肉桂、鹿角胶温阳化气，直补肾阳。诸药合用，可达温肾助养暖宫、填精助孕之效。

（2）肝郁型。症见多年不孕，月经愆期，经量多少不定，经前乳房胀痛、胸胁不舒、小腹胀痛、精神抑郁或烦躁易怒，舌红苔薄，脉弦。适用于排卵功能障碍、高泌乳素血症等属肝气郁结者的治疗。陈慧侬教授常用逍遥散或定经汤疏肝解郁，其中当归、白芍之养血，以涵其肝；茯苓、白术、甘草补土培本；柴胡、薄荷、煨生姜俱系辛散气升之物，以顺肝之性，而使之不郁。如是则六淫七情之邪皆治，而前证岂有不愈者哉。因此全方共奏疏肝解郁、调经助孕之效。

（3）气滞血瘀型。症见婚久不孕，无排卵，月经多延后，或周期正常但经量少或多，色紫黑，有血块，经行不畅，甚至漏下不止，少腹疼痛拒按，经前痛剧，舌紫暗或舌边有瘀点，脉弦涩。适用于子宫肌瘤、子宫内膜异位症、卵巢肿瘤，或盆腔包块等属血瘀者的治疗。陈慧侬教授常用桂枝茯苓丸以活血化瘀，消癥散结。该方为化瘀消癥之缓剂，出自《金匮要略》。方中桃仁、牡丹皮活血化瘀；加等量之白芍，以养血和血，庶可祛瘀养血，使瘀血去，新血生；加入桂枝，既可温通血脉以助桃仁之力，又可得白芍以调和气血；佐以茯苓之淡渗利湿，寓有湿祛血止之用。综合全方，乃为化瘀生新、调和气血之剂。

（4）痰湿型。症见婚久不孕，形体肥胖，经行延后，甚或闭经，带下量多，色白质黏无臭，头晕心悸，胸闷泛恶，面色㿠白，苔白腻，脉滑。适用于排卵功能障碍、多囊卵巢综合征等痰湿内阻者。陈慧侬教授常用苍附导痰丸以化痰燥湿、调经助孕。方中二陈汤化痰燥湿，和胃健脾；苍术燥湿健脾；香附、枳壳理气行滞；天南星燥湿化痰；神曲、生姜健脾和胃，温中化痰。该方能够燥湿化痰，行滞调经，治疗痰湿型不孕症。

4. 衷中参西 陈慧侬教授在治疗排卵障碍性不孕时，临证善于结合现代诊疗技术进行辨证论治。常于月经周期的第 2～5 天检测性激素水平，以了解是否有多囊卵巢综合征、高泌乳素血症、卵巢储备功能下降、黄体功能不全等情况；同时通过 B 超了解患者子宫的发育和形态学情况，以了解是否有子宫先天发育畸形、子宫肌瘤、子宫内膜异位症等；此外还通过 B 超观察卵泡和子宫内膜发育的情况，包括卵泡是否发育成熟，是否破裂排出和卵泡发育成熟的时机，以及子宫内膜的厚度等。借助西医学技术手段以明确排卵障碍性不孕的发病原因，针对其疾病的特点，适当应用西药治疗，并结合中医学的辨证论治，调理脏腑冲任气血，使得肾气旺盛，肾精充足，则天癸应时而至，冲任气血充盛，卵泡发育成熟可排卵，并在氤氲之时精卵结合则有子。

（二）卵巢储备功能下降的诊治特色

卵巢储备功能是指卵巢内存留卵泡的数量和质量，反映女性的生育能力。当卵巢产生卵子的能力减弱、卵泡细胞质量下降，导致生育能力下降，称为卵巢储备功能下降，其进一步发展还将导致卵巢功能衰竭。因此，调治和提高卵巢储备功能，对于治疗女性不孕症、提高辅助生殖技术成功率、防治卵巢早衰具有重要的临床意义。

陈慧侬教授根据该病的临床表现，认为肾阴亏虚为主要病机，治宜补肾养阴清热，采用经验方滋阴清热育卵方治疗卵巢储备能力下降，疗效显著。

1. 肾阴亏虚为主要病机　卵巢储备力下降时，卵巢内卵泡生成减少，引起黄体功能下降；雌激素的减少信号导致垂体出现反馈性的分泌刺激激素，直接引起卵泡刺激素（FSH）和黄体生成素（LH）升高，对卵泡的发育和卵子的生长产生抑制作用而导致不孕症。临床表现为月经先期、过少，或月经后期、闭经、不孕，五心烦热、腰膝酸软、眩晕耳鸣、咽干口渴、潮热盗汗或骨蒸发热、形体消瘦、失眠健忘、舌红少苔、脉细数。基础性激素水平：卵泡刺激素（FSH）$10 \sim 40$ U/L，FSH/ 黄体生成激素（LH）> 3，窦卵泡数 < 6 个。

陈慧侬教授认为，卵巢储备功能下降的病理在于肾水早竭。根据临床表现可归属于中医学的"月经后期""月经过少""月经先期""闭经""不孕症"和"绝经前后诸证"等范畴。由于女性卵巢的功能与肾主生殖密切相关。肾藏精，内寓元阴元阳。《素问·上古天真论》云："女子七岁，肾气盛，齿更发长；二七，天癸至，任脉通，太冲脉盛，月事以时下，故有子……七七，任脉虚，太冲脉衰少，天癸竭，地道不通，故形坏而无子也。"卵泡为有形之物，靠有形之肾阴精血和癸水化生以及滋养发育成熟。《景岳全书·阴阳》云："元阴者即无形之水，以长以立，天癸是也。"陈慧侬教授认为女性一生以阴为用，卵之生及胎之育，"阴精"为重要的物质基础。肾之阴精"天癸"的充盛与衰竭具体表现为月经的来潮与绝经，以及生殖能力的开始与丧失，是影响卵巢储备功能的关键因素。肾中精气不足，则天癸不充，冲任气血亏少，经血无以化生，经水渐衰，胞脉失养，而出现月经不调、不孕之症。由于阴虚则生内热，虚火灼伤阴液，就会出现咽干口渴；上扰心神出现五心烦热，失眠健忘，潮热盗汗或骨蒸发热，舌红少苔，脉细数等。卵巢早衰患者，多因先天禀赋不足，劳逸失调，七情化火，房劳多产，手术损伤肾气，导致肾精匮乏，则天癸不充，冲任气血亏虚，继而胞宫、胞脉失养，直至血枯经闭。正如《医学正传》所云："月水全赖肾水施化，肾水既乏，则经水日以干涸，渐至闭塞不通。"

2. 治以补肾养阴清热 陈慧侬教授根据该病肾阴亏虚的病机，治以滋肾阴、清相火，采用滋阴清热育卵方治疗，方药包括龟甲、熟地黄、知母、黄柏、白芍、枸杞子、菟丝子及山药。方中熟地黄味甘性温，归肝肾经，补血滋阴，益精填髓；龟甲味甘咸寒，直入肾经，滋补肾水，为壮水涵木之品。菟丝子为阴中阳药，性润而辛香流通，不温不燥，补而不腻；何首乌、枸杞子味甘平质润，功专滋补肝肾，与菟丝子相配，前者补精血兼顾能利水，后者补精血兼具通调。白芍酸寒入肝，养血敛阴，柔肝平肝。以上四味共奏平补肾中阴阳，肾有所藏则精旺，精旺则气足，气足则天癸至竭有常。山药健脾益气，补后天以资先天，为佐药。甘草益气补中，调和诸药。统观全方，药物配伍自有精妙之处，具有填精、补肾、调和气血之效，阴足则卵成；陈慧侬教授临证时随症加减，每见奇效。

临床运用时，需要注意以下五点：一是在滋肾养阴的基础上，加以血肉有情之品，可酌情选用紫河车、阿胶、鹿角胶、龟甲、蛤蚧等，以增强填精益髓之功。二是滋阴不忘阳，根据阴阳相生相用的原则，《景岳全书》所论："善补阳者，必于阴中求阳，则阳得阴助而生化无穷；善补阴者，必于阳中求阴，则阴得阳升而泉源不竭。"在滋肾养阴的基础上，佐以鹿角胶、仙茅、淫羊藿、巴戟天、紫石英、紫河车等温肾助阳调冲。三是滋阴药容易阻碍脾胃的运化，应酌加健脾理气之品，如白术、怀山药、茯苓、陈皮、砂仁等。四是由于精血相生，补肾时还需要加入养血柔肝之品，如白芍、熟首乌等。五是虚则补其母，肾为先天之本，因此在补肾的同时，可以酌情加入麦冬、沙参、玉竹之品，以达到补肺启肾、金水相生之效果。

3. 兼顾心肝脾，调理气血 卵巢储备功能下降发病以肾虚为主，同时与心肝脾相关。《黄帝内经》记载："二阳之病发心脾，有不得隐曲，女子不月。"指出月经后期、闭经与心、肝、脾有关。在治疗该病时，要兼顾心、肝、脾三脏，调理气血，具体治疗方法如下。

一是柔肝养肝。肾水不足，水不涵木，使肝气郁结，疏泄失常，或郁久化火，耗伤阴血，血行不畅，导致冲任失调，出现精神抑郁、烦躁易怒、胸胁胀满、少腹胀痛、舌边暗红或有瘀点，脉细弦等症状。治疗应以"滋肝、柔肝"为主，常用当归、生地黄、白芍、女贞子、枸杞子、山茱萸、沙参、制首乌等药。若肝郁化火，症见口苦心烦，胸胁胀满，舌暗红，苔薄黄，脉弦而数，可加钩藤、川楝子、山栀子以清泻肝火；若肝阴不足、肝阳上亢者，见头晕目眩、头痛，可加滋阴潜阳之菊花、石决明、钩藤、天麻、牡蛎、鳖甲等。

二是健脾益气。天癸虽然来源于先天，但必须受后天水谷精微的滋养。脾胃者，精气升降之枢纽，若脾化源不足，则血海空虚，不能按期满溢，月经逐渐后延或闭经、不孕，经来量少，经色淡而质薄，或神疲乏力，头昏肢倦，食欲不振，大便溏薄，舌淡，苔少或薄白，脉沉缓或弱。治以健脾益气，常用党参、白术、茯苓、山药、黄芪等；或以山药、石斛、沙参、麦冬等养脾阴。

三是滋肾清心。肾水不足，则不能上济心火，水火失济，则出现潮热盗汗、烦躁失眠、五心烦热、舌红少苔、脉细数等心肾不交的症状。治以滋肾清心，常用生脉散、甘麦大枣汤等方剂，酌加远志、柏子仁、夜交藤、合欢皮等药养心气，润肾燥，宁心安神。敛汗可酌加浮小麦、煅龙骨、煅牡蛎；除烦加竹叶、莲子心，交通心肾加黄连、阿胶。也可加养血安神解郁之合欢花、酸枣仁，清热之青蒿、鳖甲、银柴胡。

四是养血活血。多由于堕胎小产等子宫手术，或卵巢输卵管手术可损伤卵巢组织或影响卵巢血液供应，损伤肾气冲任，或久病及肾，阴精损耗；或产时大出血，血去精亏；致肾气不足，精血匮乏，肝失所养，冲任俱虚，月经停闭。治以养血活血，常用四物汤的加丹参、鸡血藤等。

4. 补肾活血调周　陈慧侬教授认为，卵巢储备功能下降以肾阴虚为本，肾的阴阳失调为纲，治疗时应养血滋阴，益精填髓，调和阴阳。顺应月经周期中阴阳的消长转化，循时用药。经后期血海空虚，在肾气的作用下蓄积阴血，治法以滋肾益阴养血，佐加左归丸加减以助卵泡发育；经间期为重阴转阳，阴精盛，冲任气血变化显著，佐以活血通络促其排卵；经前期为阳长期，阴充阳长，治宜阴中求阳，补肾助阳或佐以疏肝，维持阳长以健黄体。行经期重阳转化期，"重阳则开"，在阳气的转化下推动经血的排出，祛旧生新，重阳转阴，阳气下泄，让位于阴；胞宫"开"，行使"泻"的功能；胞宫血海满盈而溢泻，治宜养血活血，推动气血运行，使经行顺畅。

卵巢储备功能下降以月经稀发或闭经为主要表现，多有血海不充，气血运行不畅，导致瘀血阻滞的病理改变。当辅以养血活血之法，促使卵巢及胞宫脉络气血运行通畅。对于活血药的选择，但应在补养肾阴的基础上见带下渐增、脉象渐充，方可因势利导，不应过早过度地使用活血化瘀的药物，以防竭泽而渔。

（三）卵泡未破裂黄素化综合征的诊治特色

卵泡未破裂黄素化综合征（LUFS），指卵泡成熟却未破裂，卵细胞未能排出仍在原位黄素化，是一种排卵功能障碍性疾病，是女性不孕的重要原因。该病在育龄妇女中发生率为 5%，而在不孕妇女中高达 25% 左右，且复发率较高。

1. 肾虚血瘀是病因病机 卵泡未破裂黄素化综合征患者的临床表现为月经周期、经期规律，宫颈黏液变化与月经周期同步。患者具有双相基础体温及排卵后的孕酮水平升高等一系列征象。在 B 超监测下，可以观察到主卵泡的发育，并且长大成熟的卵泡在月经周期的排卵期内未能破裂而变成了黄体。但由于该病的临床表现隐匿，往往容易被忽视而误诊。根据 B 超动态监测结果可将其分为小卵泡型、卵泡滞留型及持续增大型三种类型。临床，多见于盆腔炎症、子宫内膜异位症、高泌乳素血症、多囊卵巢综合征，以及服用克罗米芬助孕患者。

陈慧侬教授认为，卵泡是有形之物，靠有形的肾阴如水、精、血化生和滋养发育成熟，是卵泡发育所需的物质基础。肾阳促进其功能，是推动卵泡发育的动力。排卵期即氤氲之时，此时阴长至极，卵泡发育已臻成熟，重阴必阳。卵泡在肾阳的温煦气化推动下不断突出于卵巢表面，在肝气的疏泄作用下，卵泡成熟破裂并排卵。卵泡在肾阴的作用下启动发育，但要形成氤氲状态还需满足两个条件，一为肾阳的温煦推动，二为冲任胞脉气血运行流畅。若肾阳不足，或肾气亏虚，不能作为内在动力温煦或鼓动卵子排出；或者气滞、湿热、痰湿、瘀血等因素影响冲任胞宫气血运行通畅，冲任脉络不畅，阻滞胞宫胞脉，导致卵子排出障碍，不能摄精成孕而导致不孕症。因此，该病的病位在胞脉和冲任，病机是肾虚血瘀。

2. 补肾活血通络是其治疗大法 针对该病机，陈慧侬教授采用补肾活血通络的治疗方法，辨其虚实寒热，并结合月经周期用药，促进卵泡排出。

在经后期，予以补肾益阴填精，使天癸盛、冲任固，卵泡得以生长发育；同时温肾壮阳，促进卵泡成熟并鼓动其外移突出卵巢。临床常用左归丸（《景岳全书》）进行加减。左归丸是张介宾由六味地黄丸化裁而成，他认为："补阴不利水，利水不补阴，而补阴之法不宜渗"（《景岳全书·新方八阵》），因此去掉了"三泻"（泽泻、茯苓和牡丹皮），加入枸杞子、龟甲胶、牛膝，加强滋补肾阴之力；又加入鹿角胶、菟丝子温润之品，补阳益阴，阳中求阴，即张介宾在《景岳全书·新方八略》）

中云："善补阳者，必于阴中求阳，则阳得阴助而生化无穷；善补阴者，必于阳中求阴，则阴得阳升而泉源不竭。"方中重用熟地黄滋肾填精，大补真阴，为君药。山茱萸养肝滋肾，涩精敛汗；山药补脾益阴，滋肾固精；枸杞子补肾益精，养肝明目；龟、鹿二胶为血肉有情之品，峻补精髓，龟甲胶偏于补阴，鹿角胶偏于补阳，在补阴之中配伍补阳药，取"阳中求阴"之义。加强滋补肾阴之力，均为臣药。真阴不足，还可引起腰膝酸软，方中菟丝子、川牛膝益肝肾，强腰膝，健筋骨，俱为佐药。诸药合用，共奏滋阴补肾、填精益髓的功效。

在排卵期，予以益气活血通络的药物，使胞脉冲任气血运行通畅，卵泡排出顺畅。常用药物包括川楝子、丹参、当归、黄芪、皂角刺、王不留行、川芎和威灵仙等。活血通络药物能促进冲任气机条达，修复炎症组织，增加卵泡张力，并有助于促排卵和助孕。

3. 分型论治　一是肝肾阴虚。此类型多见于小卵泡发育黄素化。临床表现为婚后不孕，月经先期、量少、色红、质黏稠，无血块，心悸不宁，失眠健忘，五心烦热，腰膝酸软，头目眩晕，舌红少苔，脉细数。治宜滋补肝肾，方选大补阴丸合二至丸加减。具体药物包括熟地黄、龟甲、黄柏、知母、女贞子、墨旱莲、麦冬等。

二是肾阳不足。此类型常见于黄体功能不足所致小卵泡或卵泡持续增大型。临床表现为婚后不孕，月经后期、量少、质稀，腰膝酸软，面色晦暗，头晕耳鸣，夜尿繁多，畏寒肢冷，舌淡暗，苔薄白，脉沉细或细弱。治宜健脾补肾壮阳，方选右归丸加减。具体药物包括巴戟天、淫羊藿、菟丝子、枸杞子、覆盆子、鹿角胶、紫河车、山茱萸、熟地黄、山药、黄芪、白术、茯苓、当归、川芎等。

三是痰湿阻滞。此类型多见于多囊卵巢综合征所致小卵泡或卵泡持续增大。临床表现为婚久不孕，肥胖多毛，时见面部痤疮，月经后期，或稀发，甚至闭经，带下量多、清稀、质黏腻如痰状，神疲倦怠，胸闷泛恶，纳呆，腹胀便溏，舌淡，苔白腻，脉细滑。治宜健脾祛痰利湿，补肾壮阳，方选归芎二陈汤合右归丸加减。具体药物包括当归、川芎、陈皮、半夏、茯苓、香附、巴戟天、淫羊藿、菟丝子、枸杞子、覆盆子、鹿角胶、紫河车、山茱萸、熟地黄、黄芪、白术等。

四是瘀血阻滞。此类型多见于子宫内膜异位症或有附件手术史所致卵泡滞留。临床表现为婚久不孕，月经周期正常或后期，经行腹痛，肛门坠胀，腰骶酸痛，偶有性交痛，甚者进行性加重，经行不畅，经色暗，有血块，块下痛减，舌紫暗或舌边有瘀斑瘀点，脉细弦或弦涩。治宜理气止痛，活血化瘀，方选当归芍药散合内异痛经灵加减。具体药物包括当归、白芍、川芎、白术、茯苓、川楝子、延胡索、蒲黄炭、五灵脂、川续断、菟丝子、黄芪、龙血竭等。如冷痛剧，加小茴香、桂枝温经散寒；若有癥瘕，加橘核、荔枝核等散结消癥。

五是湿热下注。此类型多见于盆腔炎性疾病所致卵泡滞留。临床表现为多年不孕，平素下腹时痛，痛连腰骶，带下量多色黄，神疲乏力，胸闷烦躁，口苦咽干，纳呆腹胀，小便短赤；舌质红，苔黄腻，脉细弦或滑数。治宜清热利湿，活血化瘀通络，方选"疏管汤"合"三妙散"加减。具体药物包括炮穿山甲、王不留行、路路通、皂角刺、地龙、川楝子、苍术、黄柏、薏苡仁，可酌情添加两面针、白花蛇舌草、忍冬藤等清热解毒的药物，以及牡丹皮、延胡索、香附等肝理气止痛的药物。

六是肝气郁结。此类型多见于精神因素或高泌乳素血症所致卵泡滞留或卵泡持续增大。临床表现为婚久不孕，月经先后无定期，经量中等或时多时少，色红质黏，情志抑郁或焦虑，经前乳胀，胸胁胀满，善太息，或伴有急躁易怒、腰部酸痛或足跟痛、耳鸣等症状，舌红苔薄，脉沉弦细。治宜理肝调冲、填精助孕为主，方选定经汤加减。具体药物包括当归、白芍、川芎、丹参、柴胡、山药、茯苓、菟丝子、熟地黄、枸杞子、王不留行、皂角刺、牛膝、川楝子、麦芽等。如果肝郁化热，则可加入牡丹皮、山栀子等药物。

（四）子宫内膜异位症不孕症诊治特色

子宫内膜异位症（简称"内异症"）是指具有生长功能的子宫内膜（包括腺体和间质）出现在子宫腔以外的其他部位。该病的主要表现为盆腔疼痛、月经异常、不孕和子宫内膜异位囊肿等。子宫内膜异位症患者的不孕率高达40%。据统计，不明原因的不孕症患者中，有40%～50%患者是由子宫内膜异位症所致。陈慧侬教授认为中医药学古籍中虽然没有对"子宫内膜异位症"具体论述，但结合其临床表现和病因，可散见于"痛经""不孕症""癥瘕""月经不调"等疾病范畴之中，该病的关键病机是瘀血停蓄，治宜活血化瘀，"以通为用"，还应补肾助阳及理气止痛，经验方"内异痛经灵"在临床治疗子宫内膜异位症取得了显著疗效。

1. 瘀血停蓄为本病的关键病机　陈慧侬教授认为，子宫内膜异位症属于中医学的血瘀证，其病理为"滞、瘀、包块"。形成此病的原因主要有三：一是经期产后房事不节，败精浊血混为一体；二是人工流产、剖宫产等过程中，冲任及胞宫受损；三是邪毒侵袭稽留不去，导致寒、热、湿瘀阻。无论何种病因，最终形成子宫内膜异位症的病理实质就是血瘀。气为血之帅，血瘀日久，必然影响气机，导致气滞。气滞反过来又加重了血瘀，从而形成恶性循环。气与血相互影响、胶结，再加上寒、热、湿等多种病理机制的相互作用和转化，导致本病难以治愈。因此，"宿瘀内结"是本病的基本病机。瘀血停积在体内，久病穷及肾，使得肾－天癸－冲任－胞宫生殖轴功能失调，导致肾阴阳亏虚，卵子无肾阴之滋润，肾阳之温煦无以生发，优势卵泡不能形成，卵泡发生闭锁、黄素化，因而不能受孕；瘀血停留，络道受阻，两精不能相搏，亦不能摄精成孕；瘀血阻塞，肾－天癸－冲任－胞宫生殖轴功能失调，扰乱经水正常的盈泻，造成经血暴下或淋漓不止，错失受孕"的候"，也会导致不孕。因此，本病的病机是肾虚血瘀。

2. 辨证要点　陈慧侬教授认为，子宫内膜异位症不孕的治疗重在助孕，如何处理助孕与子宫内膜异位症的关系是关键，怀孕本身就是对子宫内膜异位症最有效的治疗。助孕首先需要明确内异症不孕的原因，一是输卵管因素，盆腔异位内膜病变造成的粘连引起输卵管形态、功能异常，其病因多由于血瘀阻滞，冲任、胞宫、胞脉不通，精卵不能相资故不孕；二是非输卵管性因素，包括排卵障碍、卵子质量不高、子宫内环境欠佳。多因瘀血宿积体内，使得肾－天癸－冲任－胞宫生殖轴功能失调，肾阴肾阳亏虚，卵子无肾阴之滋润、肾阳之温煦无以生发，优势卵泡不能形成，卵泡发生闭锁、黄素化，因而不能受孕；瘀血停留，络道受阻，两精不能相搏，亦不能摄精成孕。

3. 治疗特色

（1）以通为治则。由于血液的运行有赖于气的推行温煦，气行则血行，气滞则血瘀；血得温则行，得寒则凝。该病病机多因肝郁肾虚血瘀所致，治疗"以通为用"，在活血化瘀的基础上，还应补肾助阳及理气止痛，研制成经验方"内异痛经灵"。该方由黄芪、龙血竭、蒲黄炭、五灵脂、九香虫、桂枝、橘核、木香、山楂、白芍、甘草组成。其中，龙血竭味甘、性平，归心、肝经。《本草纲目》记载："散滞血诸痛，妇人血气，小儿瘈疭。"它能散瘀止痛，被李时珍誉为"活血圣药"。黄芪大补脾胃之元气，与龙血竭配伍使用，使气旺血行，瘀去络通，两药合用，共为君药。九香虫性温、味辛能行气止痛，温肾壮阳；五灵脂、蒲黄炭活血化瘀，散结止痛，为臣药；桂枝鼓舞阳气，温经通脉，橘核行气散结止痛，木香行气止痛，山楂消食健胃，活血化瘀，白芍养血和营，缓急止痛，上药共为佐药；甘草补脾益气，缓急止痛，调和诸药，为使药。全方共奏活血化瘀、温经止痛之功。药理研究证实，活血药能抑制异位内膜的增生、分泌和出血，减轻组织增殖和粘连，促进包块吸收、粘连软化、组织修复和再生；补肾药可改善免疫功能及腹腔内微环境，抑制子宫内膜的异位生长。通过临床观察证明"内异痛经灵"确实能够缓解疼痛，改善症状，促进包块吸收，提高受孕率。

（2）病症结合。临床根据不孕、痛经特点、经行情况和兼症，辨清在气在血，属寒属热，肾虚、肝郁而分别论治。治疗可在"内异痛经灵"的基础上，施以疏肝理气、温经散寒、补肾益气、清热消癥等法。

一是疏肝理气。多见患者痛经的特点为"坠、胀"，经行不畅，经色暗有块，块下痛减。婚久不孕，胸胁、乳房胀痛，性情抑郁易怒。舌暗有瘀斑，脉弦或弦涩。治疗可在"内异痛经灵片"的基础上，加入川楝子、延胡索、香附、柴胡、枳壳、青皮等疏肝理气的药物，瘀血去、肝气舒则诸症消除。

二是温经散寒。多见患者痛经性质为绞痛或冷痛拒按，得热痛减，经量少，经色暗黑，有血块，块下痛减，形寒肢冷，痛甚呕恶，不孕，唇紫，舌暗有瘀斑，脉沉紧。治疗在"内异痛经灵片"的基础上，加制附子、小茴香、肉桂、艾叶等温阳散寒的药物。如腰酸膝软、小便清长者，加淫羊藿、仙茅以温补肾阳。

三是补肾益气。多见经期或经后小腹坠胀隐痛、腰骶酸引及下肢痛剧，恶心呕吐，面白肢冷，月经后期，量少，经色紫暗有块，日久不孕，头晕目眩，舌暗滞有瘀点，苔薄白，脉沉细而涩。治疗在"内异痛经灵片"的基础上，加续断、菟丝子、覆盆子、补骨脂、杜仲等温肾助阳的药物。此外，酌加当归、白芍、熟地黄补血滋阴，益精填髓。如月经量少者，加鹿角胶、泽兰补肾活血；月经量多者，加益母草、三七化瘀止血。

四是清热消癥。多见经前或经期小腹疼痛、拒按，有灼热感，得热痛甚，月经先期或量多，经色红或深红，质稠有块，口苦咽干，烦躁易怒，溲黄便结，婚久不孕，性交疼痛，舌质红或暗红，苔脉弦数。治疗在"内异痛经灵片"的基础上去桂枝、黄芪、橘核，加川楝子、延胡索、香附等疏肝理气止痛，以及两面针、白花蛇舌草、七叶一枝花等清热解毒。如月经量多者，加地榆、茜草凉血止血；口干溲黄者，加玄参、麦冬、竹叶清热除烦。

（3）顺应阴阳，周期治疗。治疗子宫内膜异位症不孕应结合月经周期，根据月经的周期特点，进行针对性的调理。经前数天至经行期间应以化瘀调经为主，因势利导；经后期血海空虚，加强滋肾养血调冲，平补肾之阴阳，促进卵子发育；排卵期是助孕的关键时期，应加巴戟天、狗脊、皂角刺等温肾阳、活血化瘀之品，促进阴阳转化以利卵子的排出；排卵后期以右归丸加减，加强温补肾阳，以维持正常的黄体功能，改善子宫内膜，提高孕育成功率。陈慧侬教授指出，此期应适当运用养血活血之品，使内膜的血运丰富，改善内膜的营养，以助胚胎的种植和着床。

（4）善用虫类药物。由于瘀血积聚形成癥瘕，如有子宫腺肌瘤、子宫内膜异位囊肿者，应在活血化瘀的同时，配伍软坚散结消癥之品，如海藻－昆布、橘核－荔枝核、鳖甲－生牡蛎等药对。此外，陈慧侬教授临床还常用水蛭、地鳖虫、鳖甲、穿山甲、九香虫等虫类药物搜剔脉络，破血祛瘀，促进病灶周围组织的血液循环，以利病灶吸收消散。

（五）多囊卵巢综合征不孕的诊治特色

多囊卵巢综合征是由女性生殖内分泌和代谢功能异常导致的排卵障碍性疾病。据报道，该病在全球的发病率为 6% ～ 10%，以无排卵或稀发排卵、高雄激素血症、卵巢多囊样改变是其主要特征。临床表现主要为月经稀发、闭经、不孕、月经失调、肥胖、多毛、痤疮等。

1. 肾虚为本，血瘀为标　女性的生殖功能主要通过肾气－天癸－冲任－胞宫的环节实现。《素问·上古天真论》指出："女子七岁，肾气盛，齿更发长；二七而天癸至，任脉通，太冲脉盛，月事以时下，故有子……七七任脉虚，太冲脉衰少，天癸竭，地道不通，故形坏而无子也。"陈慧侬教授指出，肾气盛是天癸至的前提，是决定月经来潮的先决条件，是中医生殖轴的核心。肾气旺盛，肾精充足，则天癸应时而至，冲任的气血充盛，卵泡发育成熟可排卵，则经调子嗣。对于卵泡来说，卵泡为有形之物，靠有形之肾阴如水、精、血化生，以及滋养发育成熟，是卵泡发育所需的物质基础；肾阳促进其功能，是推动卵泡发育的动力。

陈慧侬教授认为，肾虚和血瘀是多囊卵巢综合征的主要病机。肾虚是本病的基本病因，肾阳虚，命门火衰，冲任失于温煦，不能摄精成孕；肾阴虚，精血不足，冲任失于滋养，则不能滋养胞胎。在此基础上，若精血不足，气血运行不畅，或水不涵木，肝气郁结，气滞血瘀，则冲任胞宫失养，可致月经后期、月经量少、闭经；血凝气结阻滞胞宫，卵巢皮质包膜厚，排卵障碍则不能受胎。若肾阳不足，不能温煦脾阳，健运失职，不能运化水湿，则聚湿成痰，痰浊阻滞冲任胞宫，亦可致月经后期，甚至闭经；痰湿阻滞，不能启动氤氲乐育之气而致不孕。《女科切要》云：

"肥白妇人，经闭而不通者，必是湿痰与脂膜壅塞之故也。"朱震亨指出，肥盛妇人"躯脂满溢，闭塞子宫"致"经水不调，不能成胎"。傅山也曾论及肥胖痰湿之人易患此病："且肥厚之妇，内肉必满，遮子宫，不能受精。"因此，本病以肾虚为本，血瘀为标。

2. 补肾活血促排卵　多囊卵巢综合征的临床表现为月经后期、闭经、不孕，卵巢增大、白膜增厚，存在多个不同发育阶段的卵泡，并伴有颗粒细胞黄素化。针对这种情况，治疗关键是促排卵，助孕安胎。促排卵就是使不成熟的卵泡发育成熟，并能从卵巢破裂排出，从而实现怀孕。

（1）补肾填精，助卵泡发育。陈慧侬教授认为，卵泡为有形之物，肾阴形成其形质，是卵泡发育所需的物质基础；肾阳促进其功能，是推动卵泡发育的动力。多囊卵巢综合征的病理机制是卵泡发育不成熟出现的无排卵，肾精充实是卵子发育成熟的前提，因此治疗以益阴补肾填精为主要原则，使天癸按期而至、冲任通盛，则可助卵泡生长发育成熟。方药临床多用《景岳全书》左归丸加减：熟地黄、山药、山茱萸、枸杞子、川牛膝、菟丝子、鹿角胶、龟甲胶。同时还要根据具体病情进行辨证加减。方中重用补肾益精之血肉有情之品，提高肾阴癸水的水平，奠定卵子产生成长的物质基础，配用其他补肾养阴活血药，可达到促进排卵之目的。治疗用药多在经后期至排卵期前，此时血海空虚，冲任不足，冲任、胞宫阴阳气血处于"阴长阳消"的过程，阴长奠定物质基础的时期，是肾阴、天癸滋长的阶段，此期促进卵泡充分发育成熟是治疗的关键所在。

（2）温肾壮阳，活血促排卵。陈慧侬教授认为，卵泡在肾阴的作用下启动发育，但要形成氤氲状态还需满足两个条件：一是肾阳的温煦推动，二是冲任胞脉气血运行流畅。多囊卵巢综合征出现的卵巢白膜厚，卵泡不能排出而黄素化，多责之于肾阳不足，气滞、痰阻、血瘀等因素所致。肾阳不足，无法作为内在动力鼓动卵子排出，导致卵子排出障碍。此外，肾为冲任之本，冲为血海，任主胞胎，肾气虚则无力推动血行，气滞、湿热、痰湿等因素影响冲任胞宫气血运行通畅，冲任脉络不畅，阻滞胞宫胞脉，亦会导致卵子排出受阻，而不能摄精成孕。

在治疗方面，着重予以温肾壮阳，促进卵泡的发育成熟，并在鼓动卵子排出的基础上，适当加用行气活血之品，使冲任气血运行通畅，以促排卵。在左归丸的基础上，可酌加仙茅、淫羊藿、巴戟天、鹿角胶、丹参、当归、皂角刺、黄芪等药物。若患者肾阳偏虚，可改用右归丸加减。若肝郁气滞，出现高泌乳素血证，加柴胡、麦芽、川楝子等；若肝胆郁热，加夏枯草、柴胡、栀子、牡丹皮等；若痰湿瘀阻，加当归、川芎、苍术、香附、陈皮、半夏、茯苓、胆南星等；若湿热瘀阻，加黄柏、苍术、薏苡仁、芡实、牛膝等以清热祛湿。

（3）补肾调周，顺应气血阴阳。陈慧侬教授治疗以益阴补肾填精为至要，并详辨阴阳、虚实、寒热而立法用药，使肾精得充，气血得调则胎孕自成。根据胞宫的藏泄规律与肾的阴阳消长协调转化规律，结合月经周期的卵泡期、排卵期、黄体期、月经期的不同阶段，依时用药，调整月经周期，治疗月经失调和不孕，疗效显著。根据"谨察阴阳之所在，以平为期"的原则，治疗着眼于"阴中求阳，阳中求阴"大法。

经后期是月经后到排卵前的时期，是胞宫储存精气和卵泡成长的阶段，重在补肾之阴。常用滋肾助卵方，药物包括当归、白芍、熟地黄、山茱萸、山药、菟丝子、枸杞子、何首乌、紫河车、鹿角胶等。经后用药方中重用龟甲胶、何首乌、熟地黄、枸杞子、山茱萸等滋补肾阴，紫河车、鹿角胶滋补肾阳，在此取其温肾助阳、补益命门之意。即所谓阴中求阳，因肾中之阴精需要在肾中阳气的作用下才能逐渐充盈，诸药合用，可促使卵泡发育成优势卵泡。

排卵期是肾中阴阳转化的时期，关键在重阴转阳，加用巴戟天、淫羊藿、覆盆子、皂角刺、鸡血藤、丹参等补肾壮阳活血药物，促使成熟卵泡的排出。

黄体期是指排卵后至月经来潮前，以阴阳双补为主。该阶段用药包括鹿角胶、菟丝子、当归、川芎、巴戟天、赤芍、桃仁、熟地黄、枸杞子、益母草、淫羊藿、紫石英等。方中菟丝子、鹿角胶、巴戟天、淫羊藿等温补肾阳，填精补髓；熟地黄、枸杞子滋阴补肾，填精养血。此方阴阳俱补，益肾填精，可达到阴中求阳，阳中求阴，阴阳平衡，生化无穷。加入当归、川芎、桃仁、赤芍、益母草等活血通经的药物，以助补肾之功效的充分发挥，使月经周期的阴阳消长转化能顺利进行。

月经期是阳气至重和重阳转阴的阶段，此时体内气血阳气冲盛，血海按期满盈，子宫泻而不藏，排出经血，治疗关键在"通"，因势利导。应针对性地进行补肾活血，使经血顺畅排出，旧血去则新血生，月经周期得以继续。

在治疗方面，可以结合西医学方法以提高疗效，在月经周期的第 2～5 天检测性激素水平来判断是否恢复正常；通过 B 超了解卵泡和子宫内膜发育的情况，调理脏腑冲任气血，使得肾气旺盛，肾精充足，则天癸应时而至，冲任的气血充盛，卵泡发育成熟可排卵，并在氤氲之时指导受孕，精卵结合则有子。

3. 用药特点 针对多囊卵巢综合征的治疗，陈慧侬教授的用药特点是在补肾填精、壮阳活血的基础上，重用鹿角胶、龟甲胶、紫河车、炮穿山甲等厚味血肉有情之物。这些药物可温补肾阳，填精补髓，调和冲任气血，滋养胞宫，以达到调整机体阴阳气血平衡。通过调整肾－天癸－冲任－子宫生殖轴的功能，使其正常运转，即下丘脑－垂体－卵巢轴功能得以恢复正常，从而抑制卵巢分泌睾酮，降低血液中睾酮浓度，促进卵巢卵泡的正常发育和排出。

五、医案选介

（一）多囊卵巢综合征、不孕症（脾肾阳虚证）

苏某，女，34 岁，于 2014 年 5 月 30 日就诊。主诉：月经周期推后，未避孕 2 年未孕。患者自诉近 2 年来月经周期推后，周期 37～45 天，月经量少，色暗红，末次月经 2014 年 5 月 30 日，现经行第 1 天，量少，色暗红，经前腹痛，夜梦多，于 1 年前曾在外院诊断为"多囊卵巢综合征"，服用达英－35 治疗，现已经停药。有生育要求，未避孕未孕 2 年。月经 14 岁初潮，2～3/37～45 天，月经量少，痛经，孕 1 产 1，2009 年顺产 1 女婴。性激素六项（2014 年 3 月 30 日）：FSH：6.12 IU/L，LH：13.5 IU/L，PRL：13.82 ng/mL，E_2：17.09 pg/mL，P：0.19 ng/mL，T：0.6 ng/mL（正常值为 0.11～0.57 ng/mL）。舌淡红，边有齿印，苔薄白，脉沉弱。

西医诊断：①多囊卵巢综合征。②不孕症。

中医诊断：①月经后期。②不孕症。③痛经。

辨证：脾肾阳虚证。

治则：补肾益气，温养冲任。

方药：右归丸加减。

处方：当归 10 g，白芍 20 g，山茱萸 10 g，怀山药 10 g，熟地黄 20 g，鹿角胶 10 g（烊化），黄芪 20 g，白术 10 g，菟丝子 10 g，陈皮 5 g，甘草 10 g，香附 10 g，续断 10 g。共 15 剂，每日 1 剂，水煎服。

二诊（2014 年 6 月 18 日）：月经周期第 18 天，末次月经 2014 年 5 月 30 日，5 天干净，量中等，经来推后，现无不适，舌淡红，苔薄白，脉沉弱。继续予以补肾健脾、益气调经为法治疗，处方：黄芪 20 g，当归 10 g，鹿角胶 10 g（烊化），白术 10 g，柴胡 10 g，山茱萸 10 g，陈皮 5 g，甘草 10 g，茯苓 10 g，紫河车 10 g，续断 10 g。共 15 剂，每日 1 剂，水煎服。

三诊（2014 年 7 月 14 日）：月经周期第 15 天，末次月经：2014 年 6 月 30 日，经期 5 天，痛经，经量少，周期 30 天，大便溏烂，日行 2～3 次。舌淡红，苔薄白，脉沉弱。经治疗患者月经周期正常，继续守方加减治疗，处方：当归 10 g，白芍 20 g，白术 10 g，鹿角胶 10 g（烊化），黄芪 20 g，续断 10 g，菟丝子 10 g，紫河车 10 g，熟地黄 20 g，柴胡 10 g，怀山药 10 g，山茱萸 10 g。共 15 剂，每日 1 剂，水煎服。在此基础上治疗 2 个月。

四诊（2014 年 9 月 12 日）：月经周期第 13 天，末次月经：2014 年 8 月 30 日，周期 30 天，痛经，夜寐差，梦多，舌淡红，边有齿印，脉沉弱。复查性激素六项

（2014年9月4日）：正常。FSH：7.06 IU/L，LH：4.2 IU/L，PRL：16.85 ng/mL，E_2：66 pg/mL，P：0.13 ng/mL，T：0.45 ng/mL（正常值为0.11～0.57 ng/mL）。今B超：子宫大小正常，内膜厚7 mm，左侧卵泡0.9 cm×0.8 cm，右侧卵泡0.9 cm×0.7 cm。考虑卵泡不长，予以补肾填精壮阳，助卵泡发育之右归丸加减。处方：鹿角胶10 g（烊化），紫河车10 g，菟丝子20 g，枸杞子10 g，五味子5 g，当归10 g，白芍20 g，淫羊藿10 g，巴戟天10 g，甘草10 g，续断10 g。共15剂，每日1剂，水煎服。在此基础上结合月经周期调周治疗，月经后期补肾填精，排卵后加用温肾壮阳，治疗3个月。

复诊（2015年1月14日）：月经周期第17天，末次月经：2014年12月28日，周期为29天，舌淡红，边有齿印，脉沉弱。B超监测：内膜8 mm，左侧卵泡17 mm×18 mm。考虑有成熟卵泡排出，予以补肾安胎之寿胎丸加减治疗，处方：菟丝子20 g，当归10 g，川芎10 g，甘草6 g，川续断10 g，山茱萸10 g，桑寄生10 g，阿胶10 g（烊化），白术10 g。共15剂，每日1剂，水煎服。

在此基础上随症加减治疗，于2015年7月1日复诊，停经41天，末次月经5月20日。下腹隐痛10余天，无阴道流血，白带正常，纳寐可，偶有咳嗽，舌淡红，苔薄白，脉细滑。血人绒毛膜促性腺激素结果为2362 mIU/mL。考虑患者治疗后已经妊娠，根据证候考虑为脾肾两虚，予以补肾健脾，益气安胎，方选寿胎丸合四君子汤加减治疗。处方：菟丝子10 g，川续断10 g，杜仲10 g，桑寄生10 g，阿胶10 g（烊化），白术10 g，茯苓10 g，生党参20 g，当归10 g，白芍10 g。共7剂，每日1剂，水煎后服用。

按语：多囊卵巢综合征是生育年龄妇女中常见的一种复杂的内分泌及代谢异常所致的疾病，其特点为慢性无排卵（排卵功能紊乱或丧失）和高雄激素血症（妇女体内男性激素产生过剩），主要临床表现为月经周期不规律、不孕、多毛和（或）痤疮。本例患者月经后期，未进行避孕未孕2年，而且经行痛经，属于中医学"月经后期，痛经，不孕症"的范畴。患者舌淡，边有齿印，脉沉细，考虑为脾肾阳虚所致。因先天肾气不足，肾虚精血亏少，脾虚不能运化水谷精微，气血化生匮乏，冲任亏虚，血海不能按时满溢，故出现月经后期、量少；而肾虚、冲任虚衰，则不能摄精成孕，故不孕；肾精不足，不能濡养胞宫冲任，故下腹隐痛；肾阴不足，虚火上扰心神，致夜寐欠佳。因此，该病诊断为"月经后期、痛经、不孕症"，辨证为脾肾阳虚，治法补肾健脾，养血调经，方选右归丸加减。方中山茱萸、熟地黄、山药补肾养血填精，巴戟天、淫羊藿代替附子、肉桂，合鹿角胶、紫河车温补肾阳，填精补髓；当归、白芍补血柔肝养阴，黄芪健脾益气，合怀山药以补脾益气助脾胃运化，以资后天气血生化之源；香附、柴胡、陈皮行气活血通经，补中有行；甘草调和诸药。全方补养肝脾肾精血，冲任气血冲盛，血海按时满溢，复查性激素恢复正常。因卵泡发育不良，在此基础上结合月经周期治疗，经后补肾养阴，排卵期补肾助阳，补中有行，补而不滞，填精益髓，冲任得固，故经治疗后卵泡发育成熟，受精成孕。孕后补肾益气安胎，故肾气盛，气血旺，则胎自安。

本病案采用右归丸方剂治疗不孕症，体现了陈慧侬教授"补肾调周治疗不孕症"的学术观点。

（二）不孕症、卵巢储备功能下降（肾阴虚夹湿热证）

刘某，女，37岁，于2015年6月24日就诊，主诉：经行腹痛2年，未避孕未孕1年。患者自述2年前开始出现经行下腹疼痛，月经周期提前至24～25天，经量中等，有血块，经行下腹疼痛，第1～2天痛甚，经期为5～7天，末次月经2015年6月15日。2015年3月因子宫内膜息肉，在宫腔镜下行手术切除。患者现觉腰酸、口干、心烦失眠、纳寐欠佳、二便调，舌红暗，苔黄腻，脉细弱。孕0产0。性激素：FSH为19 IU/L，余正常；丈夫精液分析结果正常。

西医诊断：①不孕症。②卵巢储备功能下降。

中医诊断：①不孕症。②痛经。

辨证：肾阴虚夹湿热瘀结证。

治法：养阴清热，活血化瘀。

方药：大补阴丸合三妙散加减。

处方：龟甲 10 g，知母 10 g，黄柏 10 g，熟地黄 10 g，生地黄 10 g，苍术 10 g，薏苡仁 10 g，怀山药 10 g，白术 10 g，川楝子 10 g，九香虫 10 g，五灵脂 10 g。共 15 剂，每日 1 剂，水煎服。

二诊（2015 年 7 月 10 日）：于 7 月 9 日经行，现经行第 2 天，周期 25 天，经量中等，经色暗红，有血块，经行第 1 天下腹痛较前缓解，块出痛减，纳寐可，二便调。舌红，苔黄腻，脉细弦。性激素六项：FSH：11.51 IU/L，LH：5.49 IU/L，PRL：11.92 ng/mL，E_2：20.18 pg/mL，P：0.49 ng/mL，T：0.19 ng/mL。经过治疗，FSH 已经降至基本正常，考虑经行期，经后补肾养阴，在上方基础去五灵脂，加山茱萸 10 g，枸杞子 10 g，地骨皮 10 g。处方：龟甲 10 g，知母 10 g，黄柏 10 g，熟地黄 10 g，苍术 10 g，薏苡仁 10 g，山茱萸 10 g，怀山药 10 g，枸杞子 10 g，生地黄 10 g，地骨皮 10 g，白术 10 g，川楝子 10 g，九香虫 10 g。共 10 剂，每日 1 剂，水煎服。

三诊（2015 年 7 月 20 日）：月经周期第 12 天，无不适，舌红，苔黄腻，脉细弦。考虑排卵期，在补肾养阴的大补阴丸基础上促卵泡发育。处方：龟甲 10 g，知母 10 g，黄柏 10 g，熟地黄 10 g，山茱萸 10 g，怀山药 10 g，菟丝子 10 g，枸杞子 10 g，生地黄 10 g，地骨皮 10 g，川楝子 10 g，墨旱莲 10 g。共 15 剂，每日 1 剂，水煎服。

四诊（2015 年 8 月 5 日）：月经周期的第 26 天，原月经周期 25 天，觉下腹坠胀，偶有腰酸，纳寐可，大便干，小便黄。舌红，苔黄腻，脉细滑。尿人绒毛膜促性腺激素阳性。考虑血热所致胎动不安，予以补肾养阴、清热安胎的保阴煎加减。处方：续断 10 g，桑寄生 10 g，菟丝子 10 g，白芍 10 g，阿胶 10 g（烊化），川楝子 10 g，黄柏 10 g，当归 10 g，茯苓 10 g，甘草 10 g，熟地黄 10 g，石斛 10 g。共 7 剂，每日 1 剂，水煎服。

按语：该患者因婚后不孕、痛经就诊，FSH 为 19 IU/L，属于西医学的不孕症、卵巢储备功能下降，中医学属不孕症、痛经。患者因肾精亏虚，精血不足，以致阴虚血热，热迫血妄行则月经周期提前；肾虚不能濡养腰府则腰酸；肾精不足，虚热内生，上扰心神，出现失眠多梦；舌红为肾精亏虚的表现。患者有痛经，有血块，舌暗红，脉弦，说明患者肾精亏虚，水不涵木，气滞血瘀，瘀阻冲任，不通则痛。舌红，苔黄腻，说明有湿热。故本病诊断为不孕症、痛经，辨证为肾阴虚夹湿热瘀结证，治宜补肾养阴，清热祛湿，活血化瘀，处方选大补阴丸合三妙散加减。方中龟甲、熟地黄、生地黄滋肾养阴补血；黄柏、知母清热泻火；山药、白术健脾益气，以资气血生化之源，并助脾健运祛湿；黄柏、薏苡仁、苍术清热祛湿；川楝子、九香虫、五灵脂理气止痛，活血化瘀；甘草调和诸药。并结合调周治疗，经后期补肾养阴，排卵期加菟丝子等补肾助阳，共奏补肾益精、清热祛湿之效，故肾阴充足，冲任气血充盛故有子。孕后考虑阴虚血热损伤冲任，胎元不固导致胎动不安，故予以补肾养阴清热安胎的保阴煎治疗，使得湿热祛，肾气盛以系胎，冲任阴血充足以养胎则胎安。本病案应用大补阴丸治疗卵巢储备功能下降所致的不孕症，体现了陈慧侬教授"补肾养阴、病症结合"的学术观点。

（三）不孕症、月经后期（肾阳虚夹血瘀证）

杨某，女，28 岁，于 2013 年 9 月 25 日初诊。主诉：人流术后月经周期推后，未避孕未孕 4 年。病史：患者自述 2009 年因早孕行人流术，术后月经周期为 40～42 天，末次月经 9 月 11 日，经期 4 天，经量中等，无痛经。现未避孕未孕 4 年，腰酸，纳可，寐欠佳。孕 1 产 0，2009 年人流 1 次。输卵管造影检查提示：左侧输卵管通畅，右侧输卵管通而不畅。B 超监测显示有优势卵泡但未破裂，性激素六项正常。舌淡，苔白腻，脉沉细。

西医诊断：不孕症（未破裂卵泡黄素化综合征）。

中医诊断：①不孕症。②月经后期。

辨证：肾阳虚夹血瘀证。

治法：补肾养血，固冲调经。

方药：归肾丸加减。

处方：菟丝子20 g，太子参20 g，白术10 g，甘草10 g，川续断10 g，杜仲10 g，当归10 g，川芎10 g，巴戟天10 g，淫羊藿10 g，鹿角胶10 g（烊化）。共15剂，每日1剂，水煎服。

二诊（2013年10月8日）：月经周期第28天，末次月经为9月11日，周期为40天，经行4天干净，患者现觉腰部酸痛，右下腹隐痛，纳可，寐欠佳，二便调，舌淡暗，苔薄白，脉沉弱。处方：淫羊藿10 g，仙茅10 g，当归10 g，川芎10 g，甘草10 g，丹参10 g，益母草10 g，牛膝10 g，川楝子10 g，巴戟天10 g。7剂，每日1剂，水煎服。

三诊（2013年10月18日）：月经周期第37天，经未行，无特殊不适，舌红，苔薄白，脉沉弱。考虑经前期，予以活血通经。处方：龟甲10 g，知母10 g，白芍20 g，当归10 g，川芎10 g，桃仁5 g，川续断10 g，杜仲12 g，丹参12 g，益母草10 g，牛膝10 g。共7剂，每日1剂，水煎服。

四诊（2013年10月25日）：患者月经周期第3天，末次月经为10月22日，周期41天，经量中等，至今未净，经前乳房胀痛，口干，多梦，二便调。舌淡暗，苔薄白，脉沉弱。患者舌淡说明肾阳虚，舌暗说明有瘀血，现为经后期，在补肾养阴的基础上温肾壮阳，活血化瘀。处方：山茱萸10 g，何首乌20 g，熟地黄20 g，丹参10 g，川芎10 g，当归10 g，香附10 g，白芍20 g，鹿角胶10 g（烊化），蒲黄炭10 g，甘草10 g，牡丹皮10 g。共10剂，每日1剂，水煎服。

五诊（2013年11月8日）：月经周期第16天，咽痛、咳嗽、流清涕、头晕，B超结果显示：子宫内膜厚度8 mm，左侧卵泡7 mm×6 mm，右侧卵泡9 mm×5 mm。舌淡红，苔薄黄，脉浮。考虑风热感冒，予以疏风清热、和解少阳的小柴胡汤加减。处方：柴胡10 g，山芝麻10 g，黄芩10 g，薄荷6 g（后下），法半夏10 g，荆芥 10 g，白芍 10 g，当归 10 g，甘草 6 g，白术 10 g，桑寄生 10 g。共 7 剂，每日 1 剂，水煎服。

六诊（2013 年 11 月 14 日）：月经周期第 23 天，感冒已经痊愈，现无不适，纳可，寐欠佳，二便调，舌淡暗，苔薄白，脉沉弱。考虑月经将行，予以疏肝理气的逍遥散加减。处方：当归 10 g，白芍 10 g，甘草 6 g，柴胡 10 g，川续断 10 g，白术 10 g，鹿角霜 10 g，益母草 10 g，巴戟天 10 g，川芎 10 g，熟地黄 10 g。共 14 剂，每日 1 剂，水煎服。

七诊（2013 年 11 月 28 日）：月经周期第 5 天，末次月经 11 月 23 日，周期 30 天，经量中等，至今未净，经前乳房胀痛，二便调。舌淡暗，苔薄白，脉细弦。现为经后期，在补肾养阴的基础上温肾壮阳，活血化瘀。处方：当归 10 g，白芍 10 g，熟地黄 10 g，山茱萸 10 g，何首乌 20 g，鹿角胶 10 g（烊化），川芎 10 g，香附 10 g，甘草 10 g，法半夏 10 g，陈皮 5 g，紫河车 10 g。共 7 剂，每日 1 剂，水煎服。

八诊（2013 年 12 月 5 日）：月经周期第 13 天，无不适。舌暗红，苔薄白，脉细弱。今日 B 超结果：子宫内膜厚度 4 mm，右侧卵泡 28 mm×22 mm，张力欠佳。右侧卵泡发育已达 28 mm×22 mm，但仍未破裂。结合患者舌暗红，脉细弱，考虑为肾阳虚血瘀所致，予以补肾温阳、活血化瘀促卵泡破裂。处方：当归 10 g，川芎 10 g，甘草 10 g，香附 10 g，川续断 10 g，赤芍 10 g，杜仲 10 g，皂角刺 10 g，巴戟天 10 g，淫羊藿 10 g。共 7 剂，每日 1 剂，水煎服。

九诊（2013 年 12 月 16 日）：月经周期第 24 天，大便溏烂，夜寐可，纳可，舌淡暗，苔薄白，脉沉弱。于 12 月 7 日月经周期第 15 天，行 B 超检查：子宫内膜厚度 5 mm，右侧卵泡 22 mm×26 mm，张力差。考虑卵泡已经排出，继续使用补肾温阳、活血化瘀的当归芍药散治疗，处方：淫羊藿 10 g，巴戟天 10 g，当归 10 g，白芍 20 g，甘草 10 g，赤芍 10 g，川续断 10 g，杜仲 10 g，鬼箭羽 10 g，丹参 12 g，艾叶 10 g，白术 10 g。共 7 剂，每日 1 剂，水煎服。

十诊（2013 年 12 月 23 日）：停经 31 天，经未行，周期 30～40 天，无不适，舌淡暗，苔薄白，脉细弱。考虑月经将行，予以活血通经之四物汤加减。处方：当归 10 g，川芎 10 g，赤芍 10 g，香附 10 g，艾叶 10 g，牛膝 10 g，川续断 10 g，甘草 10 g，丹参 12 g，牡丹皮 10 g，怀山药 10 g，益母草 10 g。共 7 剂，每日 1 剂，水煎服。

十一诊（2013 年 12 月 30 日）：停经 38 天，经未行，周期 30～40 天，无不适，晨起大便溏烂，日行一次。舌淡暗，苔薄白，脉细弱。考虑脾虚失于运化而致大便溏烂，予以健脾益气之香砂六君子汤加减。处方：白术 10 g，茯苓 10 g，生党参 12 g，砂仁 5 g（后下），木香 5 g，益母草 10 g，鹿角霜 10 g，甘草 10 g，菟丝子 10 g，白芍 20 g，甘草 10 g，香附 10 g，牛膝 10 g。共 10 剂，每日 1 剂，水煎服。

十二诊（2014 年 1 月 10 日）：停经 49 天，经未行，昨天下腹隐痛，已经乳胀 10 余天，舌淡暗，苔薄白，脉细弦。予以补肾活血通经。处方：黄芪 20 g，血竭 5 g，川续断 10 g，甘草 10 g，丹参 12 g，桃仁 10 g，益母草 10 g，牛膝 10 g，菟丝子 10 g，巴戟天 10 g，川芎 10 g，白术 10 g。共 7 剂，每日 1 剂，水煎服。

十二诊（2014 年 1 月 17 日）：停经 55 天，经未行，现腰痛，口干，乳房胀痛，舌淡暗，苔薄白，脉细弦。处方：黄芪 20 g，淫羊藿 10 g，仙茅 10 g，香附 10 g，甘草 10 g，艾叶 10 g，牛膝 10 g，丹参 12 g，桃仁 10 g，益母草 10 g。共 7 剂，每日 1 剂，水煎服。

十三诊（2014 年 1 月 23 日）：停经 62 天，自觉体倦多梦，纳差，便溏，舌暗，苔薄白，脉细滑，B 超：早孕见胎心胎芽。考虑孕后脾虚失于健运，予以补肾健脾安胎之寿胎丸合四君子汤加减，治疗。处方：菟丝子 10 g，桑寄生 10 g，黄芪 20 g，生党参 10 g，白术 10 g，当归 10 g，白芍 10 g，茯苓 10 g，甘草 10 g，砂仁 5 g（后下）。共 15 剂，每天 1 剂，水煎服。在此方基础加减治疗 15 天，诸症缓解，建议进行定期产检。

按语：患者月经周期延后、未避孕未孕 4 年，属于中医学的月经后期、不孕症。

根据患者舌淡、苔薄白、脉沉细，考虑为肾虚证。肾虚冲任虚衰，不能摄精成孕，出现卵泡发育不良导致不孕症；肾虚精亏血少，冲任亏虚，血海不能如期满溢，致使月经后期；此外，肾虚不能濡养外府，故出现腰酸和下腹坠胀；舌淡红，苔薄白，脉沉，均为肾虚的表现。另外，根据患者舌暗，考虑患者有瘀血，瘀血阻滞，气血运行不畅，血海不能按时满溢，从而导致月经后期；瘀血阻滞胞宫胞脉，导致卵泡不破，故本病诊断为月经后期、不孕症，辨证为肾虚血瘀证，治则补肾填精，活血化瘀，方选归肾丸加减。方中山茱萸、熟地黄养血益精；当归、川芎养血活血；巴戟天、菟丝子、覆盆子、川续断和杜仲补肾温阳，促进卵泡发育；白术健脾益气，鹿角胶补阴助阳以养任督二脉，甘草调和诸药。全方共奏补肾活血、养血调经之功效，同时排卵期加活血通络的皂角刺、赤芍等助卵泡成熟并排卵，在着床期继续予以补肾活血之品助受精卵着床，使肾气盛，气血调，冲任充，血海如期满溢，故月事以时下，有子。孕后结合患者的舌脉予以辨证治疗，患者舌淡薄白，考虑患者脾肾两虚，予当归芍药散、四君子汤合寿胎丸补肾养血，固冲安胎。寿胎丸出自《医学衷中参西录》，具有补肾安胎之功效，主治肾虚滑胎，以及妊娠下血、胎动不安、胎萎不长者。方中菟丝子补肾益精，肾旺自能荫胎；桑寄生、续断能够补肝肾，固冲任，使胎气强壮；阿胶滋养阴血。此外，还要加用当归芍药散合四君子汤健脾益气，使肾气盛、气血旺，则胎自安。

（四）不孕症、子宫内膜异位症（肾阴虚夹血瘀证）

陈某，女，38岁，于2014年1月9日就诊。主诉：未避孕未孕5年，经行腹痛5年。病史：患者自诉婚后未避孕未孕5年，性生活正常，月经12岁初潮，月经推后，周期35～50天，经期5～7天，经行下腹剧痛，疼痛拒按，经色暗，血块多，经前乳房胀痛，口干、口苦，末次月经2014年1月9日。于2013年5月9日行宫腹腔镜手术提示：①子宫内膜异位症Ⅰ期。②双侧输卵管囊肿。③原发性不孕。④子宫内膜炎。术后予以孕三烯酮6个月治疗。曾患有"结核性胸膜炎"病史，经治已痊愈。舌暗有瘀斑，脉弦。

西医诊断：①不孕症。②子宫内膜异位症。

中医诊断：①不孕症。②痛经。③月经后期。

辨证：肾阴虚兼血瘀证。

治法：补肾养阴，化瘀止痛。

方药：内异痛经灵合大补阴丸加减。

处方：龟甲 10 g，知母 10 g，熟地黄 10 g，黄柏 10 g，北黄芪 20 g，血竭 5 g，丹参 10 g，鬼箭羽 10 g，当归 10 g，川芎 10 g，延胡索 10 g，川楝子 10 g。共 12 剂，每日 1 剂，水煎服。

二诊（2014 年 1 月 20 日）：月经周期第 12 天，口干口苦，大便溏烂，肛门有下坠感。B 超提示：子宫内膜厚度 6 mm，左侧卵泡 12 mm×9 mm。舌质稍红，苔黄腻，脉细弦。考虑排卵期，卵泡发育不良，在补肾养阴的基础上加补肾壮阳之品。处方：枸杞子 10 g，菟丝子 20 g，龟甲 10 g，熟地黄 10 g，黄柏 10 g，麦冬 10 g，鹿角胶 10 g（烊化），茯苓 10 g，川楝子 10 g，墨旱莲 10 g，女贞子 10 g，甘草 10 g。共 14 剂，每日 1 剂，水煎服。

三诊（2014 年 2 月 18 日）：于 2014 年 2 月 17 日经行，经行第 2 天，经量中等，色暗红，经行腹痛、腰酸较前缓解，周期 38 天。舌质稍红，苔黄腻，脉细弦。考虑患者上月卵泡发育不良，经后期在补肾养阴的基础上，加温肾壮阳之覆盆子、鹿角胶。处方：山茱萸 10 g，菟丝子 10 g，枸杞子 10 g，龟甲 10 g，鹿角胶 10 g（烊化），覆盆子 10 g，黄柏 10 g，丹参 12 g，白术 10 g，茯苓 10，砂仁 5 g（后下），甘草 5 g。共 12 剂，每日 1 剂，水煎服。

四诊（2014 年 3 月 7 日）：月经周期第 18 天，大便溏烂，肛门有下坠感。B 超检测：子宫内膜厚度 8 mm，左侧卵泡 18 mm×18 mm。考虑排卵期，予以补肾养阴，活血助排卵。处方：当归 10 g，川芎 10 g，甘草 10 g，丹参 10 g，皂角刺 10 g，白芍 20 g，鹿角胶 10 g（烊化），紫河车 10 g，菟丝子 10 g，柴胡 10 g，白术 10 g，黄柏 10 g，龟甲 10 g。共 14 剂，每日 1 剂，水煎服。在此基础上经后期守 2 月 17 日处方 12 剂，排卵后守 3 月 7 日处方加减治疗 14 剂。于 2014 年 11 月 7 日因停经 34 天，恶心欲吐，查尿人绒毛膜促性腺激素阳性。经治疗已经妊娠，孕后予以补肾养阴、健脾安胎治疗，现已经顺产 1 孩。

按语：患者因未避孕未孕、经行腹痛、月经周期推后 5 年就诊，属于中医学的不孕症、痛经、月经后期。患者有结核性胸膜炎，素体阴虚，水不涵木，则肝气郁结，气滞血瘀则气血运行不畅，不通则痛，故出现痛经；肾阴亏虚，气滞血瘀，血海不能按时满溢则月经后期；肾阴亏虚，冲任虚衰不能摄精成孕，出现不孕。故本病中医诊断为不孕症、痛经、月经后期；辨证为肾阴虚夹血瘀证，治则补肾养阴，化瘀止痛。治疗分期进行，首先腹腔镜手术多损伤气血，湿热瘀结，予以补肾养阴，清热利湿，活血化瘀，方选内异痛经灵合大补阴丸加减。内异痛经灵为陈慧侬教授治疗子宫内膜异位症的经验方，方中川楝子、延胡索理气止痛；血竭、鬼箭羽、丹参活血化瘀；三妙散清热燥湿；大补阴丸补肾养阴清热；黄芪健脾益气，防活血化瘀伤及正气；当归、川芎养血活血；甘草调和诸药。其次结合月经周期予以补肾养阴，助卵泡发育治疗，经后期加大补阴丸以补肾养阴，排卵后加鹿角胶、巴戟天等补肾助阳。经此治疗，肝肾精血调和，冲任气血通畅，故经调成孕。

（五）不孕症、月经后期（肾阳虚夹血瘀证）

苏某，女，31 岁，护士，于 2013 年 4 月 8 日初诊。主诉：月经周期推后、未避孕未孕 3 年。病史：患者自述 3 年来月经周期推后，时两月一潮，外院诊断为多囊卵巢综合征，服用炔雌醇环丙孕酮片治疗已经 5 个月，检查发现雌二醇偏低，服用补佳乐有所好转。子宫输卵管造影提示：子宫未见异常并且双侧输卵管通畅。B 超提示：子宫肌瘤。近 3 个月月经基本正常，末次月经为 4 月 4 日，经量中等，经色暗红，无痛经。性激素检查：T 为 1.17 ng/mL（参考值为 0.11 ～ 0.57 ng/mL）。患者有甲状腺功能亢进病史，现服用甲巯咪唑药物维持量治疗。舌淡红，苔薄白，边缘有齿痕，脉沉细。孕 0 产 0。

西医诊断：①不孕症。②多囊卵巢综合征。③子宫肌瘤。

中医诊断：①不孕症。②月经后期。

辨证：肾阳虚夹血瘀证。

治则：补肾填精，益髓补虚。

方药：右归丸加减。

处方：当归 10 g，白芍 10 g，甘草 10 g，川芎 10 g，香附 10 g，鹿角胶 10 g，何首乌 20 g，山茱萸 10 g，黄芪 10 g，血竭 5 g，川楝子 10 g，巴戟天 10 g。共 12 剂，每日 1 剂，水煎服。

二诊（2013 年 4 月 19 日）：月经周期第 15 天，B 超：左卵泡 16 mm×14 mm，子宫内膜厚度 7.3 mm，无不适，脉细弱。考虑排卵期，在补肾填精的基础上温肾壮阳。处方：巴戟天 10 g，淫羊藿 10 g，鹿角胶 10 g（烊化），紫河车 10 g，当归 10 g，川芎 10 g，黄芪 20 g，川楝子 10 g，皂角刺 10 g。共 7 剂，每日 1 剂，水煎服。

三诊（2013 年 5 月 2 日）：月经周期第 28 天，有生育计划，上月监测卵泡，卵泡未破裂黄素化，考虑月经将行，予以经后第 3 天用药补肾填精。处方：制何首乌 20 g，山茱萸 10 g，白芍 20 g，川芎 10 g，香附 10 g，甘草 10 g，白术 10 g，熟地黄 20 g，鹿角胶 10 g（烊化），紫河车 10 g，龟甲 10 g。共 12 剂，每日 1 剂，水煎服。

四诊（2013 年 5 月 17 日）：月经周期第 11 天，末次月经 5 月 6 日，经行第 3 天经色暗红，经期 7 天干净，无痛经，周期 32 天。考虑排卵期将至，上月卵泡不破裂黄素化，治疗在补肾填精、助卵泡发育的基础上温肾壮阳，加用活血化瘀促卵泡破裂。处方：鹿角胶 10 g（烊化），紫河车 10 g，当归 10 g，川芎 10 g，山茱萸 10 g，枸杞子 10 g，龟甲 10 g，川续断 10 g，杜仲 10 g，巴戟天 10 g，丹参 20 g。共 7 剂，每日 1 剂，水煎服。

五诊（2013 年 5 月 24 日）：月经周期第 18 天，末次月经 5 月 6 日，B 超检查：

子宫内膜厚度 8 mm，右侧卵泡 1.6 mm×1.0 mm，子宫肌瘤。白带少，体倦乏力，脉细弱。处方：川芎 10 g，白芍 10 g，白术 10 g，茯苓 10 g，甘草 10 g，香附 10 g，巴戟天 10 g，鹿角胶 10 g（烊化），紫河车 10 g，丹参 12 g，龟甲 10 g。共 14 剂，每日 1 剂，水煎服。此基础守方加减治疗 6 个月。

六诊（2013 年 12 月 9 日）：停经 79 天，末次月经 9 月 20 日，无腹痛及阴道流血，便溏，日行三次。尿人绒毛膜促性腺激素阳性，血人绒毛膜促性腺激素 81038.53 IU/L，P：27.18 ng/mL，B超：孕囊 5 cm×5.3 cm×1.8 cm，有胎心。舌淡红，苔薄白，脉细滑。经治疗患者已经妊娠，结合中医学"治未病"，为防治胎动不安，治则予以补肾健脾，益气安胎，方选寿胎丸合香砂六君子汤加减。处方：菟丝子 10 g，桑寄生 10 g，阿胶 10 g（烊化），川续断 10 g，白术 10 g，茯苓 10 g，生党参 12 g，甘草 10 g，砂仁 5 g（后下），木香 5 g（后下）。共 15 剂，每日 1 剂，水煎服。

按语：患者月经周期推后、未避孕未孕 3 年，属于中医学的月经后期、不孕症。多囊卵巢综合征为卵巢呈多囊样改变且无排卵，治疗的目的是恢复月经周期，促进其有成熟卵泡和排卵。根据患者舌淡红、苔薄白、脉沉细的表现，考虑该患者为脾肾两虚，肾气亏虚，天癸不至，冲任失养，血海不能充盈，导致不孕。肾阳虚弱，冲任失养，血海不能按时充盈，故月经周期推后，量少色淡。该患者舌淡，苔白，脉沉细，提示肾阳不足。因此，本病中医诊断为不孕症、月经后期，辨证为肾阳虚证。治法是温肾助阳，填精益髓。方选右归丸加减。方中鹿角胶、山茱萸、紫河车补肾助阳而益精气；巴戟天、淫羊藿温肾壮阳，以促进肾精助卵泡发育；当归、白芍养血调经；川芎、香附、川楝子疏肝理气调经；针对患者子宫肌瘤，瘀血阻滞胞宫，予以血竭活血止痛；黄芪益气健脾。并结合月经周期治疗，经后补肾养阴，排卵期卵泡不破裂黄素化综合征，在补肾养阴填精的基础上，加温肾壮阳活血之巴戟天、丹参、皂角刺等，补中有行，补而不滞，填精益髓，冲任得固。经治疗，达到温肾助阳、填精助孕之功效，使精血充足，冲任得养，胎孕乃成。孕后补肾健脾，益气安胎，故肾气盛，气血旺，则胎自安。

六、论文著作

（一）论文

［1］劳祥婷，杨进，逯克娜，等.陈慧侬教授基于补肾活血法探讨子宫内膜异位症的中医外治策略.四川中医，2021，39（3）：1-3.

［2］逯克娜，陈慧侬.陈慧侬治疗早发性卵巢功能不全的中医思路探颐.时珍国医国药，2020，31（10）：2523-2524.

［3］陆海美，李婧，李卫红，等.育阴养卵方治疗肾阴虚证卵巢储备功能下降的疗效观察.广西中医药，2020，43（2）：16-19.

［4］李卫红，李婧，余丽梅，等.陈慧侬治疗卵巢储备功能下降所致不孕经验介绍.新中医，2019，51（10）：345-347.

［5］李卫红，陈慧侬，李婧，等.陈慧侬治疗高泌乳素血症不孕经验.湖南中医杂志，2019，35（6）：28-29.

［6］李善霞，张艳红，何东云，等.补肾养血方对肾阴虚型卵巢储备功能下降和卵巢早衰的临床作用.辽宁中医杂志，2019，46（6）：1246-1249.

［7］李善霞，林寒梅，陈慧侬，等.多囊卵巢综合征不孕患者子宫内膜容受性研究治疗进展.广西中医药大学学报，2019，22（2）：68-74.

［8］李善霞，何东云，张艳红，等.补肾养血方治疗肾阴虚型卵巢储备功能下降的临床观察.中华中医药学刊，2019，37（2）：361-364.

［9］李卫红，陈慧侬.陈慧侬教授治疗输卵管阻塞性不孕的经验.广西中医药，2017，40（4）：60-61.

［10］李卫红，陈慧侬.陈慧侬诊治妇科盆腔疼痛症的特色.广西中医药，2016，39（5）：48-49.

［11］李卫红，陈慧侬.陈慧侬教授运用补肾活血法治疗崩漏经验探析.四川中医，2016，34（4）：7-9.

［12］李卫红，余丽梅，陈爱妮，等.陈慧侬补肾活血法治疗子宫内膜异位症的经验浅析.辽宁中医杂志，2015，42（11）：2083-2084.

［13］李卫红，陈慧侬.陈慧侬运用补肾活血法治疗复发性流产经验.中医杂志，2015，56（7）：554-556.

［14］逯克娜，陈慧侬.加味寿胎丸对免疫性反复性早期流产患者抗子宫内膜抗体的影响.中医临床研究，2014，6（32）：10-11.

［15］余丽梅，陈爱妮，陈慧侬.自拟滋阴清热育卵方治疗卵巢储备功能下降44例.广西中医药，2013，36（2）：25-26.

［16］邓萍，陈慧侬.陈慧侬教授运用当归芍药散治疗复发性流产血栓前状态的认识.中国医药导报，2012，9（8）：168.

［17］黄连春，陈慧侬.中药周期治疗闭经58例.陕西中医，2009，30（11）：1464-1466.

［18］韦丽君，陈慧侬，罗纳新，等.妇科慢性盆腔疼痛症的研究进展.广西中医药，2009，32（5）：1-2.

［19］韦丽君，陈慧侬，罗纳新，等，中医治疗妇科慢性盆腔疼痛症100例.广西中医药，2009，32（2）：20-21.

［20］陈慧侬，韦丽君，苏月明.淫羊海马散治疗绝经后骨质疏松症75例.广西中医药，2008，31（6）：17-18.

［21］黄海笑，陈慧侬.陈慧侬教授慢性盆腔炎治验一例.广西中医学院学报，2007（3）：46-47.

［22］刘玛平，覃菁，陈慧侬.中药直肠给药治疗妇科血瘀证研究概况.河南中医，2005（3）：84-86.

［23］黎敏，陈慧侬.疏肝化痰活血祛瘀法治疗高泌乳素血症一例.广西中医药，

2005（1）：47-48.

［24］徐建阳，覃菁，陈慧侬，等．中医肝郁证的动物模型研究．广州中医药大学学报，2004（1）：73-76.

［25］丘平，陈慧侬．清热燥湿活血法治疗免疫性不孕一例．广西中医药，2003（5）：58-59.

［26］陈慧侬．妇科疾病因湿致瘀之我见．广西中医药，1996（2）：44.

［27］陈慧侬．内异痛经灵汤．广西中医药，1996（1）：31.

［28］商恩荣，陈慧侬，韦明芳，等．葡萄胎曾患者家族癌症史研究．广西科学，1994（3）：37-40.

［29］陈慧侬．更年期综合征与肾虚血瘀的关系．广西中医药，1992（6）：28-29.

［30］陈慧侬．理冲汤加减治疗慢性盆腔炎89例．广西中医药，1990（3）：15-16.

［31］陈慧侬．妇科补虚治痛验案三则．广西中医药，1989（3）：23-24.

［32］陈慧侬．辨证与辨病相结合治疗闭经．吉林中医药，1989（3）：2-3.

［33］陈慧侬．论妇科虚损致痛与补虚治痛．广西中医药，1988（3）：6-7.

［34］陈慧侬．养阴增液法治疗恶阻重症45例．中医杂志，1986（12）：5.

［35］商恩荣，陈慧侬，韦明芳，等．南宁市112例葡萄胎的发病调查和家族癌症史研究．癌症，1985（4）：247.

［36］陈慧侬．流产后常见病症的辨证及治疗．浙江中医学院学报，1985（2）：24-25.

［37］商恩荣，韦明芳，徐丽娜，等．葡萄胎回顾性调查．癌症，1984（2）：110-112.

（二）著作

［1］陈慧侬．女性奇病自疗妙方三百首．南宁：广西民族出版社，1992.

〔2〕陈慧侬. 女性康体自疗妙方. 南宁：广西民族出版社，1992.

〔3〕陈慧侬. 妇科盆腔疼痛症的中医诊治. 南宁：广西民族出版社，2010.

〔4〕陈慧侬，李卫红. 全国名老中医陈慧侬教授妇科医案集. 北京：化学工业出版社，2018.

〔5〕陈慧侬，李卫红. 全国名老中医陈慧侬教授治疗不孕症经验集. 北京：化学工业出版社，2019.

〔6〕黄干. 桂派名老中医·传记卷：陈慧侬. 北京：中国中医药出版社，2011.

〔7〕韦丽君，罗纳新. 桂派名老中医学术卷·陈慧侬. 北京：中国中医药出版社，2021.

此外，陈慧侬教授还参编了不少专著，如《中医妇科历代医籍汇编》《实用中医学》《医学考试指南》《广西乡村医生中西医学复习考试题解》《南方医话》等。

七、整理者

李卫红，女，医学博士，教授，博士研究生、硕士研究生导师。首届中医药传承博士后，师从于全国名中医陈慧侬教授。世界中医药学会联合会妇科专业委员会常务委员，中华中医药学会妇科、生殖医学分会委员，广西中医药学会妇科分会常务委员，广西党外知识分子联谊会理事会理事，广西统一战线百人团专家。

李卫红擅长运用中医药治疗妇科不孕不育、月经失调、痛经、子宫内膜异位症、习惯性流产、多囊卵巢综合征、卵巢早衰等。主持和参与国家级和省级以上课题研究十余项，发表论文50多篇，主编3本专著，培养20余名硕士研究生。荣获广西科学技术进步三等奖2项，广西医药卫生适宜技术推广二等奖1项、三等奖2项，中华中医药学会科学技术三等奖2项，湖南省中医药科技二等奖1项，广西高等教育教学成果三等奖1项，广西高校教育教学软件大赛二等奖1项。

黄汉儒

一、名家简介

黄汉儒，享受国务院政府特殊津贴专家，担任中国民族医药学会副会长、中国民族医药协会副会长和广西民族医药协会会长等职务。他出生于 1943 年，壮族人，桂派中医大师，第二届全国名中医，第五批全国老中医药专家学术经验继承工作指导老师。此外，他还是著名的壮医药学家，中国壮医药学术理论和壮医药学科的主要奠基人和学术带头人。

黄汉儒于 1965 年毕业于广西中医学院医疗系本科，1982 年在中国中医研究院获得医学硕士学位，是壮医药发掘整理研究领域的专家，已致力于该领域 40 余年。他形成了自己鲜明的学术思想和独特的诊疗技术，并积累了丰富的临床经验。他还参与了《广西壮族自治区发展中医药壮医药条例》和《壮药质量标准》的制定，并担任壮医执业医师资格考试专家组组长、首席专家十余年。

1995 年，在全国民族医药学术交流会上，黄汉儒首次宣读了《壮医理论体系概述》论文。之后，他在《中国中医基础医学杂志》和《中国中医药报》上发表该论文，提出了阴阳为本、三气同步、脏腑气血骨肉、谷道气道水道、龙路火路、毒虚致百病、调气解毒补虚等壮医基本理论。1999 年，他编著出版了《壮族医学史》，是第一部公开出版发行的壮族医学史专著，填补了壮族医学史研究的空白，并获国家图书奖提名奖。2000 年，他主编出版了《中国壮医学》，对壮医理论体系进行了全面阐述，并首次构建了系统的壮医药理论体系。他主持的《壮医理论的发掘整理和临床试验研究》获广西科学技术进步奖二等奖和中华中医药学会科技奖。此外，他还发表了 50 余篇学术论文，出版了 6 部学术专著。

黄汉儒是我国壮医理论体系研究第一人、壮医药学科的主要创建者，为壮医事业的建设和可持续性发展作出了重要贡献，使其从"民间壮医药"上升为"壮医药学"，实现了壮医药从经验上升为理论的历史性飞跃。在 2006 年，他被国家中医药管理局和国家民族事务委员会授予"全国民族医药工作先进个人"荣誉称号。

二、医事传略

黄汉儒先生在 1965 年毕业于广西中医学院医疗系本科，并于 1982 年在中国中医研究院获得医学硕士学位，成为广西地区的首批中医硕士研究生之一。在接下来的几年中，他担任了广西罗城仫佬族自治县人民医院中医师、中医科主任，以及广西中医学院院刊编辑、研究室副主任、科研生产处副处长等职务，工作辛勤，成绩显著。

（一）求学之路——从壮乡到北京

黄汉儒先生于 1943 年 1 月 31 日出生于广西忻城县遂意乡堡流村一个壮族农民家庭。他 6 岁时就进入初小，10 岁时自己挑着柴火和干玉米翻过几个山坳，前往离家 20 多里外的古蓬镇读高小，并在那里继续读完了初中和高中。由于幼年丧父和家庭变故，黄汉儒早年就饱尝了人生的艰辛，但也激发了他的进取精神。1961 年，黄汉儒在忻城县古蓬中学高中毕业后，考取了位于首府南宁的广西中医学院，从此踏上了从医之路。

当时，广西中医学院聚集了一批全区有名的中医教师和医师。在四年的大学时光中，黄汉儒如饥似渴地学习中西医知识，有幸直接聆听了韦来庠、庞仲越、林沛湘、班秀文、秦家泰、梁锡恩、梁鹏万、徐守中等老一辈中西医专家的教导和指导，打下了比较坚实的中西医理论基础。特别是 1964—1965 年在自治区中医院实习时，直接师从广西著名中医内科专家、中医教育家韦来庠副院长，侍诊数月。临别时，韦教授亲笔赠书："从辨证到辨病，从辨病到辨证，不断学习，不断提高。书此与黄汉儒同学共勉。"韦来庠先生早在 1945 年就创办了广西南宁高级中医职业学校并担任校长，学贯中西，德高望重。老前辈语重心长的教诲，更加坚定了黄汉儒攀登中医学高峰的信心和决心。

毕业在即，黄汉儒主动要求到比较艰苦的地方去工作。因为他知道那里最需要医生，最缺乏医药。就这样，他被分配到九万大山下仫佬族聚居的罗城县人民医院中医科，在那里一干就是 13 年。

当时，中医科只有一间门诊室，没有中医病房，诊疗条件很差。当他看到基层中医由于条件太差而无法开展许多业务时，便主动向县政府、县卫生局和县医院领导提出创办中医病房和在乡镇卫生院建立中医门诊的建议。在得到领导的支持后，他克服重重困难，和同事一道亲手创办了县医院 25 张床位的中医住院病区和该县龙岸中心卫生院的中医科。1977 年下半年，为了摸清全县的民族民间医药情况，他受县卫生局的委托，带领一个三人调查组，在数月之内走遍了罗城县一百多个村屯，采访并造册登记了该县的一百多名民族民间医生，收集验方秘方近千条，受到地、县卫生局的表扬，并在《广西日报》进行了宣传报道。

从 1969 年 12 月开始，黄汉儒作为三线建设医疗队成员和团部卫生所负责人，参加广西 6927 工程铁路建设，奋战在桂、黔交界的荒坡野岭和深山老林之中。工地的艰苦生活磨炼了他的意志，也增长了他的才干，特别是使用中草药防病治病的实际本领。他经常亲自带领各营连的医务人员上山采药，加工并配方使用，有效地防治了流脑、乙脑、流感等传染病和一般常见病，曾创造了所在团队数千民工每人每月只花8分钱医药费而能保障健康的纪录。同时，他也从原来在学校只认识一二百种草药，增加到能认识和使用三四百种草药，并取得了许多新的临床经验。

四年半的艰苦野外生活，对黄汉儒而言，并非"惩罚"，而是一次宝贵的锻炼和学习机会。他除了尽力保障民工健康，还利用一切可用的时间来学习重要著作。此外，他还涉猎了不少经济学、历史和文学等领域的著作。1977年3月，他发表了一篇题为《社会主义劳动竞赛好——学习列宁〈怎样组织竞赛〉一文的体会》的文章，在《广西日报》理论版上发表。该文被罗城县相关部门印发给全县各企业，供学习参考。黄汉儒的扎实专业基础和广泛知识储备，为他未来的深造和事业发展创造了有利条件。

在长期的艰苦生活和工作考验中，黄汉儒在党的十一届三中全会后获准成为中共罗城县委预备党员，实现了多年的入党意愿。这使他在人生道路上更加坚定了奋斗目标，并对知识追求和事业发展充满希望。1979年4月，他成为广西第一个中医药研究院医史文献专业的硕士研究生，并幸运地成为著名医史文献专家马继兴教授和余瀛鳌教授的学生。这条求学之路对黄汉儒来说越来越宽广。

马、余两位导师是医史文献方面的专家，他们知识渊博、学问精深、学风严谨，而且对学生要求很高。在这里，黄汉儒得到了比较全面系统的医史文献研究方面的科学训练。导师为黄汉儒和另外两位中医药文献研究生安排了一年的基础理论再学习，特许他们到中国中医研究院和北京中医学院库房进修1个月，还亲自带着他们到上海图书馆查阅1个月的资料。导师要求他们每天至少浏览40本专业书籍，能熟练掌握《中医图书联合目录》和其他重要工具书。同时，他们还要协助导师进行文献整理研究方面的科研项目。医史文献研究所还设有民族医史研究室，由著名医史专家蔡景峰教授担任室主任，向研究生讲授少数民族医药发展史。通过大量阅读和导师的指导，黄汉儒加深了对中医药和各民族医药历史和现状的了解。

在倾听导师讲授民族医药发展史、感受民族医药这个伟大宝库的同时，黄汉儒的心里却有一种莫名的隐痛：在中国，许多人虽然知道藏医药、蒙医药、维吾尔医药、傣医药等，却鲜有人知道壮医药。而广西作为壮族聚居的省级民族区域自治区，壮医药的学术地位和社会地位却远不及壮族悠久历史、灿烂文化、众多人口和发展水平应得的应有之地位。造成这种状况的主要原因，就是因为壮医药从未得到全面系统的发掘整理，也未能形成具有民族特色、地方特色和文化特色的理论体系。作为壮族有文化的后代，作为广西第一个中医药研究院医史文献专业硕士研究生，黄汉儒自觉地肩负起了责任，认为必须回广西带头开展壮医药的发掘整理研究工作，并使古老的壮医药尽快由经验上升为理论。这样，丰富多彩的壮医诊疗技术和方药才能通过标准化、规范化而得到大规模的推广应用，从而造福人类。他想为民族争气，为祖国争光，为壮医药在民族传统医药中立足作出自己应有的贡献。

（二）事业追求——从首都回广西

1982 年 10 月，黄汉儒在中国中医研究院完成研究生学业，并获得医学硕士学位。当时，只有 3 名学生从这个专业毕业。黄汉儒的导师和院领导希望他留在北京，而其他单位也希望能"挖"到这样的人才。由于在研究生学习期间，黄汉儒在《健康报》上发表了一系列倡议性文章，如"为近代医家立传""应当重视卫生经济史的研究"，引起了卫生部政策研究室的关注。相关领导希望他留在研究院，或调动到卫生部工作，但这些都不能改变黄汉儒回到广西从事壮医药研究的决心。广西中医学院和相关部门也非常希望他能够回到家乡工作。因此，他告别了导师和研究院，回到母校广西中医学院，并被安排在科研生产处工作。

壮医药的研究需要基地和必要的物质条件。黄汉儒建议广西中医学院成立医史文献研究室和壮族医药研究室。国医大师班秀文教授担任这两个研究室的主任，而黄汉儒则被任命为专职副主任。他牵头承担了由广西卫生厅下达的《壮医研究》科研课题。自 1983 年至 1984 年，黄汉儒和他的课题组全力投入文献搜集、文物考察及实地调查采访，陆续发表了多篇论文，如"靖西县壮族民间医药情况调查报告""初步探讨壮族医学史""岭南地理环境与壮医学"等。逐渐有人认识到壮医药在历史上的客观存在，但黄汉儒很快就认识到，如果不加速研究进程，没有一个跨越式的发展，就很难适应形势需要，也难以和其他兄弟民族医药并驾齐驱。这需要一个更大、自主性更高的研究机构来实现。经过反复考虑，他决定向自治区卫生厅、自治区民委和自治区人民政府建议，成立一个独立的民族医药科研机构——广西民族医药研究所。

一些好心的同志提醒黄汉儒要慎重再慎重，因为筹建省级科研所不是件容易的事情，可能会没有回头路。当时，他已被任命为学院科研生产处副处长兼党总支书记，只需按部就班地工作，他的前途应该不错。然而，黄汉儒看重的是做事而不是做官，为实现自己的理想和事业，他选择了背水一战，即创建一个以壮瑶医药为主要研究方向的独立民族医药科研机构——广西民族医药研究所。值得欣慰的是，黄汉儒的建议得到了自治区主要领导陈辉光、韦纯束、覃应机、甘苦、金宝生等同志，以及卫生厅和自治区民委领导的赞同和支持。自治区党委副书记金宝生颁布了相关批示，黄汉儒被调到自治区卫生厅负责广西民族医药研究所的筹备工作。

1984 年，第一次全国民族医药工作会议召开并得到国家的部署。同年，国务院发出了《关于加强全国民族医药工作的几点意见》（国办发〔1984〕102 号）。自治区领导为此指示，并由黄汉儒带领的筹备组在"只争朝夕"的精神下夜以继日地工作。不到半年时间，他们就完成了有关研究所的申报、审批、选址等基建前期准备工作。黄汉儒本人到北京向国家科委汇报，并回答了项目审批论证专家们的提问和质疑。这些努力促成了国家科委于 1985 年 5 月 31 日批复同意成立广西民族医药研究所。该研究所被自治区人民政府列为庆祝自治区成立 30 周年的重点建设项目，得到了专款资金支持，并于 1988 年 12 月建成。研究所一边上基建，一边开展科研医疗业务，人员编制从建所时的 30 人，在 2 年内增加到 100 人，成为全国规模较大的专业民族医药研究机构之一。1993年2月，中国中医研究院决定将广西民族医药研究所定为该院的民族医药研究基地，并挂上了"中国中医研究院广西民族医药研究所"的牌子。广西民族医药研究所至今已承担和完成了200多项各级各类民族医药科研课题，并取得数十项科研成果，获得多项省部级以上科技进步奖。卫生部崔月犁、陈敏章、张文康部长，国家民委李德洙主任等部委主要领导，以及全国人大甘苦副委员长等都曾到该研究所视察指导工作。

黄汉儒作为该研究所的主要创始人，连任研究所所长长达16年。他以高瞻远瞩的战略眼光撰写了《壮医研究的现状及2000年设想》（详见中国科协《2000年的中国研究资料》第60集），并提出了广西壮医药1985—2000年的发展规划。他倡议成立广西民族医药协会，并担任法人代表，创办全国独家、全国发行的《民族医药报》，兼任社长（法人代表）。从1986年到1992年，广西开展了大规模的民族医药古籍普查整理工作。黄汉儒是自治区卫生厅民族医药古籍普查整理领导小组办公室主任，直接组织和具体指导了这次普查整理工作，基本上摸清了广西民族医药的历史和现状、特色和优势，为壮瑶医药和其他民族医药的进一步发展奠定了坚实基础。广西的大部分县市都留下了他的调研足迹。作为这次普查成果之一的百万字专著《广西民族医药验方汇编》由他主编出版，并陆续建立了广西民族医药陈列室和广西民族医药标本室。原国家中医药管理局副局长、中国民族医药学会会长诸国本教授在谈到广西民族医药事业时指出：广西的壮医药能得到较快的持续发展，原因当然很多，但一开始就成立广西民族医药研究所、广西民族医药协会、民族医药报社等一批民族医药专业机构，并获得事业编制和事业经费的稳定支持，有自己的宣传舆论工具，肯定是一个成功的经验。黄汉儒关于发展壮医药事业的设想、构思和实践，随着时间推移，越来越展现出活力，为事业的发展赢得了主动权。

自治区政府批准将广西民族医药研究所更名为"广西民族医药研究院"，并且该研究院的升级扩建项目得到了国家发改委和自治区政府的大力支持。该项目已被列入《中国·广西壮瑶医药振兴计划规划纲要》。

（三）学术建树——从中医到壮医

黄汉儒主任医师是广西的第一位中医硕士研究生。他具有多年的中医临床实践经验，并得到过广西和北京的多位名医、名师指点。在中医学理论和临床方面，都有较高的造诣。在广西罗城县工作期间，他创建了县医院中医病房，并亲自主持治疗疑难重病患者，取得了良好的疗效。他还创建了罗城县龙岸中心卫生院中医科，该科室日门诊量经常达百人以上。他还成功与西医同道合作，抢救治愈了烧伤总面积达 95%、三度烧伤面积达 33% 的特重瓦斯爆炸烧伤患者（见《广西中医药》1978年第 4 期《中西医结合治愈大面积烧伤 9 例的体会》）。这项治疗在广西开创了中西医结合治疗大面积烧伤的新纪录。

作为中医医史文献专业毕业的硕士研究生，黄汉儒曾为广西中医学院的本科生和研究生讲授过《中国医学史》和《中医各家学说》等课程。他以第一点校人的身份，完成了原卫生部下达的中医古籍整理科研项目——我国大部头的中医古医案专著《续名医类案》（110 多万字）的点校注释整理任务。该书经过他的点校整理后，已于 1997 年 5 月由人民卫生出版社出版，并获得广西高校科技成果奖三等奖。

黄汉儒主任医师在学术上的建树，更多地体现在壮医药的发掘整理、研究提高和推广应用方面。

1. 壮医史研究的突破　任何事物的产生和发展，都是一个历史的过程，壮医药也不例外。任何科学研究都不能割断历史，壮医药研究更需要依托历史。为了确证壮医药在历史上的客观存在、发展水平和重要贡献，探寻壮医药的发展轨迹和发展规律，黄汉儒以医史文献专业科技工作者的学识和敏感，在壮医药发掘整理的起步阶段，就把医史研究作为重要的科研任务来抓，务必要有所突破。

他带领自治区卫生厅民族医药古籍整理办公室的同志，以及广西中医学院、广西民族医药研究所医史文献研究室的科研人员，通过查阅数以百计的历史资料和广泛深入的实地调查，先后发表了《靖西县壮族民间医药情况考察报告》《关于壮族医学史的初步探讨》《壮医源流初探》《壮药源流初探》《土司制度下的广西民族医药》等多篇医史论文。

他们以大量确凿的文献、文物以及实地调查资料，证明了壮医药的悠久历史，以及在治疗常见病症方面的较高发展水平。例如，在针刺治病、使用和制造金属针具、应用毒药和解毒药等方面，都达到了较高的水平。他们的学术突破，使人们进一步认识到，壮医药事业的发展趋势不可逆转，并为壮医药的推广应用扫除了学术上的偏见和障碍。

1999 年 11 月，黄汉儒主任医师作为第一作者发表的《壮族医学史》一书由广西科学技术出版社公开出版，获得桂版图书特别奖和国家图书奖提名奖，被同行专家誉为"壮医发展史上的里程碑"。

2. 壮医基础理论研究的突破 经过 20 多年的发掘整理和研究提高，黄汉儒主任医师所编写的《中国壮医学》一书于 2000 年 12 月公开出版。在此之前，黄汉儒主任医师首次在 1995 年 5 月国家中医药管理局批准的全国民族医药学术交流会上，宣读了长篇论文《壮医理论体系初探》，提出壮医的基本理论框架；随后于 1996 年 6 月，在《中国中医药报》和《中国中医基础医学杂志》（第 6 期）上，发表了详尽介绍壮医理论体系的万字论文《壮医理论体系概述》。2002 年 2 月 2 日，由黄汉儒主任医师担任主要负责人的《壮医理论的发掘整理与临床试验研究》科研成果在南宁通过了专家鉴定，并在当年获得广西科技进步二等奖和中华中医药学会科技奖。壮医理论体系得到了同行专家和国家主管部门的认可，实现了壮医药从经验上升为理论的历史性飞跃。

壮医理论体系的形成，将壮医药引进了当代高等教育，为编写壮医本科教材提供了理论支持。该理论体系的形成促成了全国首家省级壮医医院——广西壮医医院的诞生，并被列为全国重点建设的 10 家民族医院之一。另外，壮医理论体系的形成还促成了原卫生部正式批准壮医开展执业医师资格考试，推动了《广西壮药质量标准》《广西发展中医药壮医药条例》的颁布实施。此外，该理论对于壮医药科研、诊疗规范化、标准化和壮药产业的开发，也有着重要的指导和推动作用。

3. 壮医药线点灸疗法发掘整理和推广应用的突破 壮医独特的一种诊疗技法——壮医药线点灸疗法，原来只在广西柳江县（今柳州市柳江区）一家名为龙氏家族的民间传承中流传，难以推广应用。1985年年初，黄汉儒主任医师和广西中医学院黄瑾明教授等人为了发掘这种简便廉验的壮医治疗方法，前往柳江县多次拜访该疗法传承者——当时担任柳州地区卫生局副局长，后来任柳州地区民族医药研究所所长的龙玉乾同志，学习该技法，并对其进行全面系统的整理。随后，1986年3月由广西人民出版社公开出版了《壮医药线点灸疗法》一书。接着，他们首先在广西中医学院壮医门诊部进行了大量推广应用和技术人员的培训。在几年的临床实践检验之后，于1990年1月出版了《壮医药线点灸临床治验录》一书。同时，组织科研人员对该技法的作用机制进行了深入研究。1992年，由广西中医学院和广西民族医药研究所共同承担的《壮医药线点灸疗法发掘整理及疗效验证研究》通过专家鉴定，并获得了广西医药卫生科技进步一等奖和国家中医药管理局科技进步二等奖。如今，壮医药线点灸疗法已在国内数百家医疗机构推广应用，甚至传播到国外的一些国家和地区。它被国家中医药管理局确定为在全国推广的实用诊疗技术，是我国民族医实用诊疗技法发掘整理和推广应用的成功范例。

（四）关注社情民意——人大代表与政协委员

黄汉儒主任医师是一位少有的科技人员，他既担任过人大代表，又担任过政协委员。自1988年至2002年，他连续担任广西壮族自治区第六届和第八届政治协商会议委员，以及第八届全国人大代表。他非常珍视这些参政议政的机会，认为这是党和政府对民族医药事业高度重视和关注的体现，也是人民群众对自己的信任和期望。因此，他必须认真履行职责，关注社情民意，尤其是要关注广大人民群众对发展民族医药事业方面的要求、愿望和建议。在每年的人大代表和政协委员视察活动中，他总是选择医药卫生状况较差的少数民族地区进行深入调查和研究。经过认真思考和分析，他撰写了包括调查报告、政协提案、人大建议在内的多份文件，并向政协和人大提交。他提交的关于加强民族医药工作、在农村和城市社区推广民族医药适用诊疗技术、加强民族医药人才培养、创办民族医药大学、加强民族医药立法工作，保护民族药材资源、实现可持续发展的建议，受到了自治区相关部门和国家相关部委的高度关注。他曾多次以人大代表或政协委员的身份前往百色市各县，深入调研壮族聚居区，倾听当地群众对发展民族医药特别是壮医药的建议。当他获悉百色地区的 500 多名民间壮医每年为群众看病 60 多万人次，相当于 3 个中等县医院的门诊量时，他立即向区人大、区政协反映，希望加强对民族医药的扶持与保护，为民族民间医生的合法执业开绿灯，以期从根本上解决人民群众"看病贵""看病难"的问题。在制定和通过《广西发展中医药、壮医药条例》时，自治区人大多次征询了黄汉儒主任医师的意见，并请他列席自治区人大常务委员会会议。他常说：人大代表和政协委员不是官员，而是民意代表。如果没有关注社情民意、倾听人民群众的呼声，没有强烈的责任感和深入实际的精神，就不能担当好代表和委员的职责，就会辜负人民群众的厚望和重托。他不仅这样说，更是这样做的。

（五）脚踏实地——淡泊名利为良医

黄汉儒主任医师在 1984 年成为广西中医学院科研生产处的副处长，并担任过中国民族医药协会、中国民族医药学会和广西中医药学会等多个组织的副会长职务。他曾多次被评为广西优秀医药卫生科技工作者和卫生系统优秀共产党员。然而，尽管他是一个出色的医生和学者，到他 2003 年退休时，仍然是一名副处级干部，有人嘲笑他"20 年一贯制"。黄汉儒主任医师对此十分谦逊，认为自己并不适合当官，所以只要能够胜任所长这个职位就很不错了。他从不为自己的职位晋升速度慢而抱怨或发牢骚。与他接触过或曾到他办公室的人都可以感受到，他非常朴实。虽然他兼任多个社会和学术职务，如中国民族医药协会副会长、中国民族医药学会副会长及广西中医药学会副会长等，但他并没有将这些职务看作什么光环。相反，他把它们视为一种真正的社会责任，并且一丝不苟地履行自己的职责。他担任广西民族医药协会会长时间最长，已经超过了 20 年，曾担任副会长兼秘书长、法人代表 11 年，担任会长、法人代表 12 年。区内的很多民族民间医生都非常愿意与他接触，并把他当作一位值得信赖、可以交心的朋友和兄长。2008 年 3 月，卫生部批准开展壮医执业医师资格考试，自治区卫生厅任命他为专家组长和首席考官。因此，越来越多的人来找他咨询民族医药问题，尤其是壮族医药方面的问题。

即使工作非常繁忙，黄汉儒主任医师始终耐心回答民族医药工作者提出的问题，认真向相关部门反映他们的困难和要求，并尽可能地协助解决问题。他曾连续担任自治区卫生系列高级职称评审委员会委员和民族医药学科组组长超过 10 年。在评审过程中，他总是非常认真地审阅各地上报的评审材料，从实际出发，公正地对专业人员做出评价，及时将符合晋升条件的人员推荐到更高一级的职位上。在他担任研究所所长和高级职称评审委员会委员期间，许多本所和广西中医学院的优秀年轻人才在 30 多岁就获得了正高职称。他自己在 47 岁时获得了正高职称。黄汉儒主任医师把他对民族医药事业的发展寄托在新一代年轻人身上。

2001 年 8 月，黄汉儒主任医师从研究所所长的岗位上退休，担任学术顾问和名誉所长。2003 年 1 月，他正式退休。然而，他仍然为民族医药发展事业不知疲倦地努力。例如，在 2007 年，他前往北京 10 次，或者陪同新班子的主要领导前往国家中医药管理局和中国中医研究院汇报工作，或者参加由有关部门召开的会议，或全国重点民族医院、重点专科和重点项目的评审活动。他还作为主要讲演者出席了在南宁举办的第九届国际传统药物学大会，并就"壮药的开发利用"发表了专题演讲。最近几年，他已获得了国家中医药管理局、国家民委授予的"全国民族医药先进个人"称号。然而，他对此只字不提，淡然地说："我只是做了一些应该做的事情，并没有做得很好。这些荣誉让我感到惭愧！人老了还要不断学习，否则就真的会落后了。"

黄汉儒老师的人生经历对后辈学习者来说是一个榜样和启示。在党和政府的支持下，在黄汉儒老师的指导下，一批壮族医药的后起之秀必定会茁壮成长，壮族医药事业也必定会迎来新的发展历程。

三、学术思想

（一）溯本求源，发掘探究壮医发展史

黄汉儒教授首次对壮族医药的起源、形成和发展进行了系统研究。在黄汉儒教授的系列论文和专著中，论证了壮医药在历史上的存在、达到的成就，以及为保障壮族的生息繁衍所起的作用，提出了十大关于壮族医药史的独特学术思想。

（1）从远古至先秦已有壮医药的萌芽。壮族医药起源很早，大约在远古的新旧石器时代，已经有壮族医药的萌芽。壮医与中医的起源几乎是同步的。

（2）从考古来看，在壮族地区原始时代的文化遗存中，考古工作者发现了不少尖利的石器、石片，以及骨针实物。这些尖利的石器、石片、骨针等是壮族先民的针刺用具。武鸣壮乡出土的青铜浅刺针实物，说明了壮族先民在金属针具的制造及针刺疗法的应用等方面曾经达到较高的水平。

（3）花山崖壁画为春秋战国时期壮族先民的艺术杰作，蕴含丰富的壮医药内涵。从医学角度看，它是关于壮医祛病健身的功夫动作图。

（4）岭南环境与壮医药息息相关。壮族先民自古以来就生息在岭南特别是广西地区，岭南环境与壮医药有密不可分的联系，与壮医药特色的形成密切相关。如广西壮族地区地处亚热带，药物资源丰富，为壮药学的发展提供了得天独厚的条件。历史上不乏有关壮药的文献记载。历代壮医积累了丰富的药物方剂知识，并将其用于防病治病。

（5）壮医对痧瘴等地方多发病有着丰富的防治经验。在元代以前，壮医对痧病已有认识。痧病是指热性疫病或暑热病证，其病因病机为机体内虚，痧毒内侵。痧

病的临床表现多种多样，如红毛痧、标蛇痧、绞肠痧、夹色痧、黑利痧等。民间对痧病的划分有上百种之多。针对不同的病情，壮医可选用徒手捏痧、刺痧、刮痧、割痧、挑痧、点痧、绞痧、药物熏蒸等各种疗法，也可内服壮药配方，疗效更佳。瘴是指由于感受"瘴毒"而引起的一类疾病，是古代岭南地区的常见病和多发病。

（6）医巫结合是壮医历史上曾经的存在形式。壮族地区文化的发展特点中，医巫同源、医巫并存对壮医药产生了重大影响。由于受巫文化的影响，医巫结合成为壮医历史上曾经的存在形式，在某些疾病治疗方面有着较好的效果。然而，中华人民共和国成立前，在闭塞边远的壮族乡村，医巫形式更为突出。

（7）壮医有独特的预防疫病方法。如佩药法：每年端午节期间，壮族人将自采的壮药或上年采集的草根香药扎成药把，挂于门旁或置于房中，或做成药囊，佩于身上，以辟秽除瘴。隔离更衣法：当有痧瘴疫疠等流行时，壮族各邻村之间暂停交往，各户谢绝串门，若有本村人从远方归来，则嘱其先止步于村舍外，家人提篮装衣迎候，更换家人送的衣物，再进村。换下的衣物则予以蒸煮，高温消毒，以防疫病传染。

（8）壮乡药市是壮族地区独特的文化习俗。在广西靖西、德保、忻城、贵港等地，每年农历五月初五，壮族草医药农和普通群众会将自己采集的各种壮药拿到圩镇上摆摊售卖。其中以靖西端午药市最具规模和代表性。黄汉儒教授曾经多次前往靖西考察，他认为壮乡药市是独特的文化习俗，对促进壮医药知识的传播起到了重要的作用。

（9）壮医学史采用了独特的分期方法。根据壮族医药自身发展的特点，结合我国历史上封建王朝发展史，将壮族医学史分为起源（远古至先秦）、知识的积累（春秋战国至宋代）、初步形成与发展（唐宋至民国）三个阶段，这样的分期方法更为科学。

（10）壮族医药史有着较高的评价。历史上壮族医药的存在是客观事实，大量文物、文献、口碑、传说等资料提供了有力的证据。在极端恶劣的自然条件下生存繁衍，使壮族成功成为人口超过 1800 万的民族，而壮医药发挥了重要的作用。壮族医药在历史上取得了较高的成就，包括壮药学的发展及其药物方剂知识的积累，以及十多种疗法的应用，如草药内服、外洗、熏蒸、敷贴、佩药、刮疗、角疗、灸法、挑针、陶针等，这些方法从先秦时期开始萌芽草创，经过汉魏六朝的发展，到唐宋时已经较为完备，有效地保障了本民族的健康繁衍。

（二）本立道生，发掘创新壮医基础理论

黄汉儒教授认为，"天"和"人"是中国传统哲学出现最早、历时最久的一对哲学范畴，包含了多种复杂的含义。壮医的天人自然观，即壮医对人与自然关系的理解，受"天人合一"和"三才理论"的影响，强调阴阳为本、天地人三气同步。黄汉儒教授首次把壮医理论体系的核心归纳为阴阳为本、三气同步、脏腑气血骨肉、三道两路等学说，其主要内容有：

1. 阴阳为本阴阳学说　阴阳是对事物属性归类的概念。天地万物可分为阴阳两极。例如，天为阳，地为阴；白昼为阳，黑夜为阴；火为阳，水为阴。人体各器官也可分为阴阳，例如，背为阳，腹为阴；腑为阳，脏为阴；外为阳，内为阴等。壮族医学认为，大自然的变化都是阴阳变化的结果，人体生理和病理的变化以及疾病的发展都是阴阳变化的结果。

根据黄汉儒的考证，由于壮族先民所处的特殊地域环境，尽管年平均气温较高，但四季仍较分明。日月穿梭，昼夜更替，寒暑消长，冬去春来，事物两分的性质十分明显，因此，壮族先民很早就产生了阴阳概念。受中原汉文化的影响，壮族先民在生产生活中广泛使用阴阳阐释天人关系，并解释人体的生理和病理。明代《广西通志》云："壮族民间笃信阴阳。"韦冠英修、梁培火英等人编纂的《贺县志》记载"尝思天一生水，地二生火，是则水火者，乃先天之阴阳。阴曰元阴。阳曰元阳。元阴者，即元精，元阳者，即元气，精气足，则阴阳和，安有元阴元，竭元气无根而有阴阳真假之病哉，而不知世之人为七情劳欲所伤，故真阴假阳之病，从此而生矣，何

也？阴者寒也，阳者热也，真寒假热之谓也，其阳非假无以辨其阴之真，其阴既真，即可辨其阳之假，于以知真阴固阴而假阳亦阴也，人徒知真阴之寒乃寒而不辨假阳者为真阴之极寒，极似火之象，夫乃叹真假之分，真者固当辨其真假者，尤当辨其假治，此者观其形之有神无神，切其脉之有力无力，闻问之余，自如指掌之明矣。善治之法，或以附子理中加减之，冷服四逆猪胆汁之从治，所谓热因寒用也，于此而扶危救急可为济世安民之方矣。"这一记载反映了阴阳为本理论的渊源。

（1）阴阳为本的基本内涵　①天地万物的变化，都由阴阳运动变化引起，阴阳运动变化是天地万物变化的根源。②阴阳对立、阴阳互根、阴阳消长、阴阳平衡、阴阳转化是阴阳运动变化的基本形式。阴阳总是相互对立、相互依存，处于阴消阳长、阳消阴长的运动变化中。在一定条件下，阴阳可以相互转化，阴可转化为阳，阳可转化为阴。阴阳始终处在运动变化之中，即便阴阳平衡，也是相对的。

（2）阴阳为本的应用　①说明人体生理情况：认为健康是指人体内部阴阳协调，人与自然保持协调的结果。②说明人体病理情况：认为疾病的发生是由于人体内部阴阳协调被打破，人与自然不能保持协调的结果。③对病证进行分类：壮医把证候分为阴证和阳证，如已故著名壮医罗家安把痧病分为阴盛阳衰、阳盛阴衰、阴盛阳盛等几类。④确立治则：调整阴阳是壮医治则之一。

2. "三气"同步学说　"三气"指天、地、人三气，同步指保持协调平衡。三气同步，即天地人三者协调平衡的状态。壮医认为，三气同步是根据壮语"人不得逆天地"或"人必须顺天地"意译而来。老壮医覃保霖先生总结出了这一概念，并经对民间壮医实地调查予以证实。

（1）三气同步的基本内涵　①人禀天地之气而生，为万物之灵。②人的生命周期受天地之气的涵养与制约，人气与天地之气相通。③人要适应天地之气的变化，否则易受伤害或生病。④人分为天人地三部，各部分需同步运行，否则影响健康。天气主降，地气主升，人气主和。升降适宜，中和涵养，则气血调和，阴阳平衡，脏腑自安，并能适应大宇宙的变化。⑤人体先天与后天之气需协调，才能达到天地人三气同步的健康境界。

（2）三气同步的应用　①指导人体生理：认为健康是人与天地保持同步，人体内部各部分保持同步的结果。②指导人体病理：认为疾病的发生是三气同步被打破，造成三气不同步。③指导疾病治疗：所有疾病的治疗都是为了恢复天人地三气的同步平衡，如果无法恢复，人就会死亡。

3. 脏腑气血骨肉学说　壮医认为，脏腑气血骨肉是构成人体物质基础的重要元素，其中包括：

（1）脏腑　指位于颅内、胸腔、腹腔等独立实体。在壮医学中，没有明确的"脏"和"腑"的区别。壮医将心脏称为"咪心头"，将肺脏称为"咪钵"，将肝脏称为"咪叠"，将胆囊称为"咪背"，将肾脏称为"咪腰"，将胰腺称为"咪曼"，将脾脏称为"咪隆"，将胃称为"咪胴"，将小肠称为"咪虽"，将膀胱称为"咪小肚"，而女性的子宫则被称为"咪花肠"。这些脏腑各有自己的功能，共同维持着人体的生理状态。在壮医学中，脏腑之间没有表里之分，也不存在相互络属关系和五行配五脏的理论。当内脏受损或功能失调时，就会导致疾病发生，但不同的疾病之间并没有必然的生克传变模式。在"巧坞"的统一指挥下，脏腑各司其职。

（2）气血　壮医将气称为"嘘"，认为气是人体功能和生命活力的表现，是推动人体运动的动力。虽然气看不见，但可以感受到。有气无气是生死的分界线之一。出于对气的重视，调理气是壮医治疗疾病的重要原则之一。壮医将血液称为"勒"，认为血液是营养全身脏腑、骨肉和四肢百骸的重要物质，得天地之气而生，赖天地之气而行。血液的颜色、质量和数量均有一定常度，血液的变化可以反映出人体的很多生理和病理变化。查验血液颜色和黏稠度的变化是一些老壮医判断疾病性质和预后的重要依据。刺血、放血、补血都是壮医治疗疾病的重要方法。

（3）骨肉　壮医将骨骼称为"夺"，将肌肉称为"诺"，认为它们构成了人体的框架和外形，是人体运动器官，能够保护内脏，使其不受损伤。人体的各种通道、谷道、气道、水道，以及龙路、火路等都在骨肉内运行。因此，骨肉损伤会导致人体重要通道的损伤，从而引发其他疾病。

（4）壮医对生殖功能的认识　壮医学认为，生殖功能源于天地阴阳之气的交感作用。男性精液称为阳精，女性精液称为阴精。男性的精液产生于"咪麻"（睾丸），女性的精液产生于"花肠"。人体随着年龄的增长而逐渐失去生殖能力，两种精液相遇形成胚胎，然后在子宫内发育成人。一个人的生命有限，但整个人类的生命却能够代代相传，与天地共存并保持"三气同步"。

（5）壮医对精神活动的认识　壮医将大脑称为巧坞，认为它在上属天，位高权重。整个身体的脏腑、骨肉、气血以及三道两路，尤其是精神情志、语言和思考功能，都受到巧坞的掌控和指挥。因此，巧坞是人体名副其实的"总指挥部"。巧坞乱或巧坞坏就会导致各种脏腑功能失调，从而使三种气无法同步，引发疾病甚至死亡。

4. 三道两路学说

（1）三道　指谷道、水道和气道。①谷道：壮医将进食的食物消化和吸收的通道称为"谷道"，用壮语称之为"条根埃"。主要包括食道和胃肠，在肝胆胰等化生关键器官发挥主要功效。壮族是典型的稻作民族之一，最早种植水稻的民族之一。基于长期的实践，他们认识到五谷禀天地之气以生长，赖天地之气以收藏，得天地之气以养人体，因此将具有消化吸收功能的通道称为"谷道"。②水道：水是生命之源，壮医将人体水液运行和散布的通道称为"水道"，用壮语称之为"条口罗林"。水道与谷道相互关联，人体在吸收水谷精微物质之后，从谷道排出粪便，从水道排出尿液汗液。肾与膀胱是水道的调节枢纽。③气道：壮医将人体与大自然之气相互交换的通道称为"气道"，用壮语称之为"条口罗嘿"。气道呼吸进出口在于口鼻，交换的枢纽在于肺。

三道理论是壮医基础理论的核心内容之一。它强调通道畅通、调节适度，使人与天地保持同步平衡，从而保持健康状态。如果三道不畅通或调节失度，就会导致天人地三气不能同步，发生疾病。

（2）两路　指龙路和火路。龙路和火路是壮医对维持人体生机和反映疾病动态有重要作用的两条内封闭通路的命名。①龙路：壮医称龙路为"口罗隆"，火路为"口罗啡"。壮族传统认为，龙是制水的，龙路即血液传输的通路（部分壮医也称之为血脉、龙脉），其主要功能是为脏腑骨肉输送营养。龙路有干线和网络，遍布全身，其中枢在心脏。②火路：火为触发之物，其性迅疾（火速之谓），感之灼热。壮医认为，火路是人体内传感之道，用现代语言称之为"信息通道"，其中枢在于"巧坞"。火路与龙路一样，有干线和网络，遍布全身，使正常人能够在极短时间内感知各种外界信息和刺激，并经由中枢"巧坞"处理，迅速做出反应，从而使人体适应各种变化，保持天人地三气同步平衡。如果火路不畅通，则人体失去对外界信息的反应、判断和适应能力，导致疾病甚至死亡。

（三）阐幽探赜，阐发壮医病因病机

黄汉儒教授认为，毒虚致百病。在病因病机方面，毒包括痧毒、瘴毒、蛊毒、风毒、湿毒等，虚则包括气虚、血虚、阴虚、阳虚等。毒和虚是导致疾病发生的主要原因，使人体失去常度并表现为病态。若适当治疗病态，或者人体自身防卫、修复能力能够战胜邪毒，则人体常度逐步恢复，疾病趋于好转并最终痊愈。否则，三气不同步，会导致人体气脱、气竭而最终死亡。

1. 对病因的认识

（1）外因——毒。毒是壮医对能引发疾病的物质的统称。广西壮族地区位于亚热带，山林茂密，气候湿热，动植物腐败产生各种毒物而引发瘴疾，山间野生的动植物和其他毒物甚多。唐代陈藏器《本草拾遗》指出："岭南多毒物，亦多解物，岂天资乎？"由于毒物较多，中毒的情况也较为普遍，壮族先民对于中毒有着特别深切的感受，并总结了丰富的救治中毒的方法。壮医将能够对人体造成伤害的致病因素称为毒，种类繁多，有的毒性猛烈，有的缓慢起毒性作用，有的为有形之毒，有的为无形之毒，有的损伤皮肉，有的伤害脏腑和体内重要通道。毒邪侵入人体，其是否致病取决于两个方面：一是毒邪力的大小，二是人体正之强弱。毒之致病，主

要是因为毒力过强或者正气过弱，正邪相争，正不胜邪，致使人体的天、人、地三气不同步而发生疾病。或者某些毒邪直接滞留于人体"三道""两路"内而导致疾病。不同毒邪致病的情况因其性质、侵犯主要部位，以及作用机制各异，同时由于人体对毒的抗争程度不同，在临床上可能表现为各种不同症状和体征。但总的来看，毒病在临床上主要表现为红肿痛热、溃烂、肿瘤、疮疖、黄疸、血液病等急性炎症，以及器官组织的器质性病变，同时出现功能改变等。需要根据不同毒邪及致病特点进行详细辨别。黄汉儒在调查总结民间壮医经验的基础上，结合个人的临床体会，提出了毒虚致病的学说。

①痧毒，壮医学认为是痧病的主要病因。痧病又名发痧、痧气、痧麻，全年皆可发生，尤以夏秋季节多见。痧病多由体弱气虚者感受外界痧毒、热毒或暑毒等因素引发，或因饮食不节、内伤谷道而发作。痧病的治疗若不得当，易造成其他疾病恶化，故民间壮医有"万病从痧起"之说。该病主要表现为全身胀累、头昏脑胀、胸腹烦闷、恶心、倦怠无力、胸背部透发痧点，甚至昏迷、四肢厥冷，或出现吐泻、寒热交替、胀痛、唇甲青紫等症状。目诊可见"勒答"脉络较红、散乱，甲诊可见甲红紫。民间壮医对痧症的分类繁杂，包括内、外、妇、儿各科，如按发病缓急可分为轻痧麻和重痧麻，按其兼症可分为哑巴痧、绞肠痧、痧麻夹色、标蛇痧等，按性质可分为寒痧、热痧、暑痧、风痧、阴痧等。但临床上，习惯只分热痧、寒痧、蚂蟥痧、红毛痧、标蛇痧等，各型痧症的治疗方案基本相同或相似。

②瘴毒，壮医学认为是瘴病的主要病因，瘴是指由于受"瘴毒"感染引起的一类疾病，统称为瘴气。在古代岭南地区，瘴病是一种常见病、多发病，具有一定的传染性。有关资料显示，至少在汉代，壮族先民就对瘴有了初步的认识。瘴病表现为间歇性寒战发冷、高热、出汗等症状，其中间日发冷、三日发冷和天天发冷热等不同类型。患者会出现寒战发抖，10分钟至1小时后发热、头痛、口渴，持续4～8小时后，全身出汗，体温下降，疲乏不堪，昏昏欲睡。恶性发作者，常伴随头部剧痛、昏迷、抽搐、精神失常或胡言乱语等，可危及生命。如该病迁延日久，还会导

致积聚肿块。宋代周去非在《岭外代答》中将瘴疾分为冷瘴、热瘴和哑瘴，并归纳其症状为："轻者寒热往来，谓之冷瘴；重者纯热无寒，更重者蕴热沉沉，无昼无夜，如卧炭火，谓之热瘴；重者，一病则失音，莫知所以然，谓之哑瘴。"并进一步指出预后："冷瘴未必死，哑瘴治得其道，间亦可生。"宋代范成大的《桂海虞衡志》将瘴疾分为青草瘴、黄梅瘴、新禾瘴、黄茅瘴等。《桂海虞衡志》载："邕州两江，水土尤恶，一岁无时无瘴，春曰青草瘴，夏曰黄梅瘴，六七月曰新禾瘴，八九月曰黄茅瘴，土人以黄茅瘴为尤毒。"现代社会，瘴已逐渐减少，但某些疾病如果表现出瘴的特征，仍可按瘴进行辨治。

③蛊毒：以前人们把蛊当作一种陋俗怪异、神秘的文化现象。然而，在医学上看，蛊实际上是一种毒素，能使人生病，并导致患者产生心理或生理方面的变化。其程度轻重不同，有时会危及生命。广西壮族地区素有"蛊毒之乡"的称号。宋代周去非的《岭外代答》中记载了蛊毒："广西蛊毒有两种，有急杀人者，有慢杀人者，急者顷刻死，慢者半年死。"至今，壮族部分边远地区仍然存在蛊毒，并常与巫术结合使用。"发""弄""噩害（五害）""闷"是广西北壮地区和南壮地区对蛊的不同称呼。蛊毒的症状复杂多样，变幻无常，严重程度一般较高。有文献记载其主要表现："或咽喉肿痛，不能吞饮，或面目青黄，日渐羸瘠，或胸有溃物，咳嗽时作，或胸腹胀鼓，肢体麻木。""或痛楚难堪，或形神萧索，或风鸣于皮膏，或气胀于胸膛。"还有一些症状类似于急慢性血吸虫病、重症肝炎、肝硬化、重症菌痢，以及食物、药物、毒物的中毒症状等。总之，蛊毒是由动物躯体、植物药草、毒汁及其他未知矿物混合而成的一种毒素，其中蝎子和蜈蚣等含有毒素。这些毒素一旦侵入人体，就会对"龙路""火路"以及"三道"产生伤害，导致"天人地"同步平衡失调，引发中毒症状。

④风毒：壮医学认为，风毒是导致疾病的主要因素之一。风毒所致的疾病种类繁多，在民间有 36 种风和 72 种风之分。在搜集的壮医手抄本《此风三十六样烧图》中列举了中风、肚痛风、急惊风、哎迷风、撒手风、鲫鱼风、马蹄风、慢惊风、天

吊风、看地风、弯弓风、蛇风、夜啼风、乌宿风、蚂蟥痧风、疳风、上吐下泻风等。由于风毒闭阻"龙路""火路"，其主要症状为抽搐和昏迷。同时可能出现发热、头痛、汗出恶风、咳嗽、鼻塞、流涕、肢体麻木、强直、痉挛、四肢抽搐、角弓反张、皮肤瘙痒、目诊见脉络散乱等症状。根据患者抽搐的姿势不同，民间壮医通常将风毒分类为鸡爪风、撒手风、看地风、弯弓风以及地倒风等；按其兼症差异则分为水泻风、黑沙风、肝痛风、夜啼风、呃逆风、肝胀风、潮热风、昏迷风、发冷风、迷魂风等；按照声音的差异分类则有羊风、马风、鹦鹉风、猪母风等；此外还有老鸦风、鹊惊风、蛇风、羊癫风、癫猪风、路鸟子邪风、鱼口风、马蹄风、鲫鱼风、螺蛳风等以动物名称命名的疾病。除此之外，还包括寒风、五鬼风、散惊风、乌缩风、虎口风、内吊风、天吊风、缩沙风等风毒疾病。

⑤湿毒：壮医学认为，湿毒是主要致病因素之一，与壮族所处的地理气候特点有关。《素问·异法方宜论》明确指出："南方者，天地所长养，阳之盛处也，雾露之所聚也。"而明代《广西通志》记载："岭南外区，瘴疠熏蒸，北方戍人，往者九死一生……今闻发北兵逾万人戍岭外，下湿上蒸，病死必多。盖以其地炎懊、卑湿，瘴疠特甚，中原士卒，不服水土，不待戈矛之及矣。"因此，壮族聚居区地处亚热带，气候炎热，阴湿多雨，故壮医学认为很多疾病皆与湿毒有关，不是没有道理的。湿毒致病，若滞留于肢体骨肉，可见肢节疼痛、头身困重、倦怠、关节酸痛、头重如蒙。若湿毒滞留于三道，则可见食少、胸闷腹胀、泛恶呕吐、黄疸、水肿、腹泻、痢疾、小便清长、目诊"勒答"脉络混浊等。

⑥虫蛇毒：由于气候环境的原因，壮族地区多虫蛇，毒虫、毒蛇咬伤时常发生，因而壮族先民积累了丰富的救治经验。如明代《广西通志》记载："岭南不唯烟雾郁蒸，亦多毒蛇猛兽……又有人被蝮蛇咬，遍身肿烈，口吐黄水，良久闷绝，有一道人以新汲水调香白芷末二钱，灌之立苏，再服即愈。道人云：此合用麦门冬汤，今仓卒以水代之，亦效。又有被蛇伤而垂困者，一僧以五灵脂一两，雄黄半两，为末，酒下一钱即愈。"《宾阳县志》记载："毒蛇及花蜘蛛咬伤方：用乌臼树去皮，括取木

身之液汁，频涂之，忌落生水，三日即愈，若被青竹蛇咬，则用火篙芽槌烂，敷之立愈。"壮族民间还有很多救治虫蛇咬伤的验方和方法。

⑦食物毒：食物毒指引起人体中毒的毒素，种类不一，可引起各种中毒症状。壮族先民对救治食物中毒积累了丰富的经验，历代地方志都有记载。例如，饮用不卫生的水会引发中毒症状。《永淳志》记载："南宁浔州一带，江水从交趾诸山流出，春夏大雨时，行山见孔雀巨蟒莽及各毒物涎沫积粪冲入于江，水色时红时碧，腥秽不可近，中毒轻者泄泻胀闷，重者辄死，宜以矾澄之，以贯众镇缸，庶可饮，然不若汲井水饮之。"《钩吻中毒》的治疗方案记录在怀集县志上："岭南卫生方云：中钩吻毒，即时取鸡卵抱未成雏者，研烂和麻油灌之，吐出毒物乃生，稍迟即死。治苦满药、熊胆叶二毒，仅传用羊血，未闻别有治法，凡一切毒草，另有疗治良方，愿博雅君子补而辑之。"另外，怀集县志还记载了救治三跳藤毒和羊角纽毒的方法，分别使用蚺蛇胆和羊血或蚺蛇胆治疗。陈藏器云："蘘菜汁解野葛毒，取汁滴其苗，即萎死，南人先食蘘菜，后食野葛，相伏无苦，魏武帝啖野葛至尺，盖先食此菜也。"

（2）内因——虚。在壮医学中，"虚"是人体发生疾病的主要原因之一，除毒邪外。壮医将虚分为气虚、血虚、阴虚和阳虚四类。虚不仅是病因，也是疾病的表现。人因为虚而生病，又因为病而致虚。虚症状多种多样，如软弱无力、神色疲劳、形体消瘦、声低息微等，甚至会出现衰竭和死亡。虚导致身体内部的运化和防御能力下降，容易遭受外部邪毒的入侵，出现毒虚并存的复杂症状。壮医认为，虚的原因有两个方面：一是先天禀赋不足，如父母羸弱、孕期营养不良或早产等；二是后天过度劳作、与邪毒争斗、正气消耗过多且得不到适当补充、人体自身代谢失常等。

①气虚是壮医学所认可的病因之一。在壮医的视角中，气为"气道"所主，具有推动、温煦、防御、固摄、气化作用。如果人体气虚，则会表现为上述功能不足的症状，例如生长发育缓慢、早衰、血的生化不足、水液排泄不畅、气的温煦作用失常、体温降低、畏寒肢冷、气血运行迟缓等寒性变化等，还容易感染疾病，若患已有病，则可能日久不愈，出现各种出血、自汗、多尿、小便失禁、久泻滑脱等症

状，以及各种代谢失调的病变。

②血虚是指壮医学所认可的病因之一。在壮医的视角中，血为龙路所主，主要具有营养和滋润作用。血虚导致机体枯衰，表现为机体营养不足的症状，如面色不华，目诊脸膜淡红，头晕、形体枯槁等。

③阴虚是指人体阴气虚衰，无力制约阳气，导致阳气相对偏亢的状况。在临床上，可以表现为潮热盗汗、五心烦热、口干舌燥、舌红少津、脉细数等虚热证。

④阳虚是指人体阳气虚衰，无力制约阴气，导致阴气相对偏亢的状况。在临床上，可以表现为面色苍白、畏寒肢冷、小便清长、神疲倦怠、自汗、脉微细弱等虚寒证。

2. 壮医对病机的认识

（1）毒虚致病。在壮医学中，毒和虚是导致疾病发生的主要原因。虚指正气虚或气血虚，既是发病的原因，也是病态的反映，是致病的两大因素之一。虚可以表现为软弱无力、神色疲劳、形体消瘦、声低息微等临床症状，甚至引发衰竭死亡。由于身体虚弱，运化能力和防御能力相应减弱，更容易遭受外界邪毒的侵袭，表现出毒虚并存的复杂临床症状。毒和虚使人体失去常态而表现为病态。如果这种病态得到适当治疗，或人体的自我防卫、修复能力能够战胜邪毒，则人体常态逐步恢复，疾病趋于好转而痊愈。否则，三气不能同步，导致人体气脱、气竭而死亡。

（2）阴阳失调。壮医学根据阴阳为本的理论认为，在生理状态下，阴阳应保持协调平衡，人才不会患病。而阴阳失调则会引发疾病，其具体表现包括阴盛阳衰、阳盛阴衰、阴衰阳衰、阴盛阳盛、独阴独阳等。阴阳失调是壮医对病机的概括，引起阴阳失调的原因有多种，如中毒、外伤和过度劳作等。

（3）气血失衡。在壮医药线点灸疗法中，有一句著名的口诀："疾病并非无中生，乃系气血不均衡。"根据壮医气血理论，气和血是涵养生命的两种基本物质。气和血保持均衡是维系人体健康的基本条件之一，如果气和血失去均衡，则会导致疾病的发生。因此，在治疗上，调和气血是壮医治疗某些内科疾病的主要手段之一。

（4）道路不畅。壮医学认为，谷道、气道、水道、龙路和火路的功能都是通畅为用，三道畅通，调节有度，人体之气就能与天地之气保持协调平衡，表现出健康状态，而三道阻塞或调节失度，则会引起疾病的发生。龙路的功能主要是为内脏骨肉输送养分。龙路不通，则内脏骨肉失去养分，从而导致疾病的发生。火路的主要功能为感知和传导内外界的各种信息。火路不通，则人体失去对内外界信息的反应与处理能力，导致疾病发生甚或死亡。

（5）三气不同步。壮医学认为，人体自身三气必须同步运行，与自然三气达成适当平衡，否则会引起疾病。例如，天气本应降温却没有下降，地气本应上升却没有上升，人气本应柔和却变得刚烈，都可能引起疾病的发生。其中，邪毒是引起三气不同步的主要原因。许多内科疾病都是由于三气不同步而引起的。

（四）探赜索隐，阐明壮医临床诊断特色

1. 壮医目诊　壮医非常重视目诊、甲诊和询诊，其中特别注重目诊。目诊不仅可以诊断疾病，而且还能指导治疗和预测疾病转归，甚至确定患者是否已经死亡。黄汉儒教授认为，目诊是壮医最具特色的诊疗方法。因为眼睛是天地赐予人体的窗口，是光明的使者，也是人体三气之精华所在的地方。人体的气血、筋骨肉体、谷道水道气道、龙路火路和"巧坞"功能等都可以通过目诊来反映。在正常的生理状态下，目得天地人三气之养，故能容纳一切，洞察一切；而在病理状态下，目也能反映百病。

壮医目诊法的理论基础是：人体各个部位、器官和组织在眼睛上都有特定的反应区。当它们发生生理或病理的变化时，大多可以反映到眼部的巩膜上。巩膜会出现不同的信号。通过观察这些信号的变化，就可以测知疾病的病变位置、病变性质、病变范围、病情的轻重和疾病的预后及转归。有经验的壮医目诊专家甚至能够判断某些癌症的扩散范围、个数和物理形态等。初步研究表明，壮医目诊不仅可以发现人体各器官、组织和部位的病变，还能通过异变信号及巩膜的脉络形态和颜色变化

来指导临床治疗和配方用药，收到理想的效果。例如，如果患者眼睛巩膜上胃区出现大 U 形信号，则提示可能患有胃炎；而胃区出现带瘀点的细 U 形信号，则提示为胃溃疡。

壮医目诊的要义是医患双方相互配合。医者通过观察患者的眼睛来诊断疾病，而患者的眼睛则可以反映百病。在壮医目诊的发展史上，老一辈的壮医主要通过肉眼观察患者眼睛上的神采、色泽，眼睛灵活度、干涩度和脉络变化，来判断疾病。随着经验的不断总结和提高，受到牛马等兽医目诊的启发，发展出了使用放大镜进行目诊的一套方法。广西民族医药研究所的目诊专家在继承前人经验的基础上，经多年的临床实践，总结出了一整套放大镜目诊方法。该方法主要是在四倍放大镜下，通过观察眼睛的色泽、形态和脉络细微变化，来判断疾病的病变位置、病因病性和预后。根据壮医经验的总结和初步研究结果表明，人体各组织、器官和部位的病变都可以在巩膜上有特定的反应区；而同一组织器官的不同疾病，在反应区上也可以有不同的异变信号。同时，根据眼睛上异变信号的变化，还可以判断疾病的新旧、轻重。

（1）检查体位及方法　为方便检查，患者可取坐位、卧位或站位。首先，医生应嘱患者双目往前平视，并缓缓地左右转动眼睛，以便观察。接着，医生应拿起放大镜（无放大镜者不用亦可）和手电筒，照射患者的"勒答"（眼睛），以便观察更清楚。然后，医生应用示指和拇指分开患者的上下眼皮，让患者将视线集中于自己脚尖，以充分暴露巩膜区域。在检查时，医生应注意白睛上各脏器相对应的反应区内有无颜色、血脉异常，脉络的弯曲度、分布、走向及色泽的变化。

（2）定位规律　壮医目诊需要遵循一定的定位规律。一般来说，躯体上部疾病在瞳孔水平线以上表现，躯体下部疾病在瞳孔水平线以下表现。此外，瞳孔内侧主要反映躯体内侧疾病，瞳孔外侧主要反映躯体外侧疾病，左眼主要反映躯体左侧疾病，右眼主要反映躯体右侧疾病。但也有部分疾病在双目都有体现，躯体上部疾病也可以在瞳孔水平线以下得到体现，躯体内侧疾病也可以在瞳孔外侧得到体现。

（3）定性规律　壮医目诊诊断疾病的性质，主要在于观察相应区域血管发生的形、色的改变，这被称为"定性规律"。

①根据形态定性。根部粗大：若看到局部血管根部粗大，则往往表示该疾病为顽固性疾病，病程长，常伴随器官损害，如冠心病、慢性肾病等。曲张或怒张：若相应区域血管呈怒张状，则往往提示龙路不通、血瘀证或疾病较重、较急，如急性肺炎、急性肝炎等。延伸：指血丝很长，延伸到其他区域，往往表示疾病的发展方向以及范围，说明该部位疾病向另一部位发展或转化，如腰腿痛（坐骨神经痛）、上肢痛、骨髓炎等。离断：指延伸的血管在一定部位或中间突然中断，也有被黑色瘀血点分隔开的情况，此征象往往表示该部位器官龙路不通，局部血液循环障碍、狭窄、阻塞等，常见于颈椎病、输卵管闭塞、脉管炎等。分叉：若白睛上的血管状若树枝样分叉，则表明该器官炎症的播散扩张或血液运行障碍等，例如痔疮可以从血管分叉条数来判断痔核的多少及大小。隆起：若球结膜血丝浅表，明显、红活，则表示该病为急病、新病，或为急性炎症开始，如十二指肠球部溃疡、尿路感染等。雾斑：片状青紫斑，像瘀血凝集成一模糊小片，往往属气滞血瘀证（虫积除外），提示患者有该部位的胀痛症状。例如，在肝、胆区见此征，多提示有肝气郁结症状，见于女性还可以提示有乳房疾病，如乳腺小叶增生等。黑点：血管末端的黑色瘀点，往往与雾斑相兼出现，一般多属血瘀证，提示该病病程长，症状较重，可见于肝硬化、陈旧性损伤（包括手术伤口）。如果见于儿童，则多提示为虫积。黑圈：在观察白睛时，若见到一种比黑点稍大的黑色圆圈，则不仅是一种严重的瘀血症状，而且提示该部位有包块状肿块可能，必须高度警惕，注意其他体征，并建议患者做进一步检查，以探明病情。螺旋形状：如在白睛上见到螺旋形状血管，则表示血液循环严重障碍或者是气滞血瘀，血流不畅，导致血络挣扎延伸，临床上往往有疼痛、刺痛、灼痛等症状，部分癌症患者常见。蜘蛛网状：蜘蛛网状血管，提示患者有风痰、血瘀。例如哮喘，由于血液供氧不足造成侧支循环的建立，同时，也可长期哮喘、血管破裂、血管散乱等导致此征象的出现。叶脉状：血丝像树叶叶脉状分枝，表示

体内龙路严重瘀阻，或者是体内瘀血证，临床上癌症患者多见。

横行血丝：若白睛上部的血管呈"一"字形，则往往表示消化系统（谷道）的严重病变。贯瞳：血丝延伸进入黑睛，或穿过黑睛，俗称赤脉贯瞳，其中一条赤脉为病轻，两到三条赤脉则波及面广，为病重，赤脉不穿过瞳神为病缓，穿过瞳神为病急。临床上见到此征，多属淋巴系统的严重疾病。

②根据色泽定性。如果血管呈现鲜红色，则多为新病、急病或热病；如果呈现紫红色，则多为邪毒热毒深重；而深红色则表示症状加重，加深也意味着病情恶化。还有一些学者认为这是由浅入深的病邪在人体脏腑中发展，这种现象是邪热盛，正气虚，邪正相争的表现。如果血管颜色是红中带黑，则多为新病或久治不愈，入里化热，热炽血滞，瘀血内生。这表示病程长，瘀血严重，邪热盛，正气虚。另外，如果血管颜色为红中带黄，则提示病情好转，病势减轻。如果血丝呈淡黄色，则提示病将愈，或者该病证将消失，但血丝颜色略带红色则表示病情好转，病势减轻。如果血丝颜色浅淡，则可能属于虚、寒，提示相应脏腑的气血不足、寒凝气滞、血行不畅等，但部分浅淡的血丝也是正常现象。区别在于：病变者血丝多而乱，正常者血丝少而直。如果血丝颜色呈暗灰色，则可能为陈旧性病灶，多见于肺结核、肝炎等痊愈后留下的"烙印"现象。这主要是由于巩膜上的血管发生变化，疾病重、损害大，血管改变后不易复原，从而长期留下"烙印"。这种情况可以提示病史。

（4）总体规律　壮医目诊的总体规律可以用下面几句话来概括：颜色深浅判断新旧，弯曲频率轻重不同，脉络混浊表示湿毒，脉络散乱为风毒，脉络近瞳属火毒，脉络靠边属寒毒，黑斑代表瘀毒，而蓝斑则代表谷道虫毒。这些规律的意义如下：

颜色深浅：白睛上的脉络颜色过深，呈深红色或绛红色，表示该反应区对应的脏器有宿疾；若颜色较浅，呈鲜红色或粉红色，表示该反应区对应的脏器处于新病初期，或者病情较轻。

脉络弯曲度：一般而言，脉络弯曲多且弯度大的状况多见于急病或重病，而脉络弯曲少且弯度小的情况则多为轻证、慢性病或久病。

分布情况：在"勒答"（眼睛）上，龙路脉络边界浸润混浊、模糊不清，表示体内有湿毒。若脉络多且散乱，分布毫无规则，则为风毒作祟；若脉络多且集中，靠近瞳仁，则为火毒或热毒。若脉络分散并远离瞳仁，则多为寒湿之毒或风寒之毒。若在白眼上出现黑斑或黑点，则表示体内有瘀毒，这种现象常见于龙路及火路不畅通的疾病，例如半边瘫等。若在白睛上出现蓝点、黑点或蓝斑，则代表谷道虫毒内积。

（5）应用举隅

1）筛查癌症：壮医目诊预测癌症是一个十分重要的研究领域，但是就目前的研究结果来看，从人的白眼球上所表现出的各种癌症信号来看，还没有明显的特异性。因此，在进行分析和判断时必须结合其他目诊信号以及全身症状，并使用现代科学仪器进行确诊。按照壮族医生的经验，当出现以下信号之一或多个时，应该提高警惕：①白眼球颜色苍白、无光、呆滞、晦暗或黄染。②眼球上半部血管紫暗，呈"－"形或"U"字形走向。③眼球巩膜出现薄雾斑状阴影圆圈，中间有黑色瘀点（中间深黑，四周浅淡的阴影状圆圈），整个颜色暗灰无光。此外，黑色圆圈也有诊断意义。④白眼球血管呈现螺旋形弯曲、怒张、颜色鲜红。⑤白眼球血管呈树叶叶脉状走向，颜色鲜红。⑥赤脉贯瞳，见到白眼球血管鲜红、怒张，两条以上延伸穿过瞳孔。

另外，如果整个白眼球颜色白而无光，且血丝稀少，也有参考意义。

2）诊断伤损：壮医目诊是一种在患者没有自觉症状的情况下，通过观察患者眼睛巩膜或球结膜血管的形态和颜色变化，来诊断伤损部位、疼痛性质及发病时间等情况的方法。

壮医目诊主要依靠"报伤点"来判断伤势。所谓的"报伤点"，是指在患者没有眼部自觉症状的情况下，白眼球上出现青紫色血管浮起，血管末端有瘀血点。如果该瘀血点在血管末端、瘀血点颜色较黑，如针尖大小，则提示体内有伤。如果瘀血点不在血管末端，或离开血管，或在血管中部，均无诊断价值。瘀血点的颜色和形状等变化，可以反映伤损的轻重程度和性质，例如伤气、伤血或气血两伤等。

①诊伤定位。壮医目诊伤定位的总原则：报伤点出现在左眼，说明身体左侧有伤；出现在右眼，则说明身体右侧有伤。报伤点出现在瞳孔水平线以上，表明伤在脐水平线以上（主要指腰背、上肢、肩周和头部）。其中，腰部的报伤点多出现在稍微向内侧的瞳孔上方，瘀血点多在瞳仁附近；脊柱的报伤点的瘀血点多居中；肩部和上肢的报伤点的瘀血点多偏向外侧；下肢的报伤点的血丝相对上肢更长，且多超过瞳仁水平线，并多偏向瞳仁外侧。有些学者认为，当双下肢俱伤时，可以看到血丝呈中断跳跃状态。报伤点出现在瞳孔水平线以下，则主要表现在脐水平线以下（主要指双下肢和骨盆，也包括胸骨）。伤在乳头上方时，瘀血点位于中间；伤在乳头上内侧或胸骨旁时，瘀血点偏于内侧；伤在乳头上方外侧及锁骨窝下时，瘀血点偏向外侧；伤在胸骨柄两侧时，则呈"Y"形血络分叉，瘀血点位于分叉末端。

此外，如果报伤点出现在眼的外侧，在瘀血点的上下次序中，分别表示腋后线、腋中线及腋前线受伤。如果报伤点出现在眼的内侧，则提示对侧胸胁受伤。

②诊伤定性。如果报伤点颜色淡如云，散而不聚，表示伤在气分（轻伤）。如果报伤点颜色黑而沉着如芝麻，则表示伤在血分（伤重）。如果报伤点颜色为黑点圆、周围片状，颜色淡如云彩，呈不规则晕状，则说明气血两伤。血丝呈弯曲的蛇形或螺旋状，表示有比较剧烈的疼痛。

3）诊断寄生虫病：在白睛的任何部位，如果呈现出蓝黑点或蓝黑斑，则可能是蛔虫症。具体地说，我们可以在巩膜与球结膜间的毛细血管顶端和旁边看到呈青黑色或蓝黑色的圆形斑点，它们的大小约为针尖到绿豆大小，境界有清晰和模糊之分，数量可多可少，不会突出结膜表面。如果斑点大，那么就表示寄生虫是成虫；如果斑点小，那么就表示寄生虫是幼虫；如果斑点多，那么就表示寄生虫数量多；如果斑点少，那么就表示寄生虫数量少。如果在巩膜与球结膜间的血管上端和边缘呈现出多样状的浅紫色或云絮状斑块，则可能是钩虫。同样，斑块大小也是感染程度深浅的指标，斑块越大表示感染程度越深，斑块越小表示感染程度越浅。如果在巩膜与球结膜间的上半部出现黑色斑点，则可能是蛲虫。以上这些征象与病情呈正消长趋势，即眼征越明显，病情越严重；限征越淡，病情越轻。

4）诊断瘴疾：在眼结膜和巩膜的毛细血管末端或弯曲部位，出现了黑点、青紫色、棕色、紫红色、银灰色等各种斑点，这些都是疟疾的表现之一，中医壮医称之为"瘴"。疟疾指征的斑点有圆形、多角形、三角形、宝塔形、漏斗形等多样性，其大小为 0.3～0.4 mm，斑点境界有清晰和模糊之分，在模糊的斑点中心还会有黑点，疟疾发作时疟斑多呈黑色或青紫色，略凸出表面，境界清晰，血管末端呈膨胀状；而疟疾治愈后，毛细血管可以恢复正常或成为斑迹。此外，在近角膜线处的球结膜浅层血管呈螺旋状弯曲，血管管径较粗、颜色深紫，走行弯曲，以近角膜缘端明显，至窟窿部消失，这也是诊断疟疾的特征之一。

2. 甲诊　壮医甲诊是壮族特色诊断方法之一，在壮族聚居地区应用较广，有着较大的实用价值。壮医甲诊是基于传统壮医理论，认为龙路、火路在人体内组成一个庞大的网络系统，"嘘""勒"精微在其中传输，灌注全身，维持了正常的生理活动。若邪毒侵入，亦以龙路、火路为通道。人手部指甲上下密布着龙路、火路末梢的网络分支，整个指甲就像一个"屏幕"，可以反映出人体毒之轻重、"嘘""勒"之盈亏，以及脏腑骨肉的功能状态等。

（1）观察部位和名称　为了观察指甲的变化，壮医首先要明确常用的观察部位及名称。第一是甲体，即手指末节指面的角质小板，是指甲的主要部分。第二是甲床，为甲体下的真皮层。第三是月痕，是甲体根部的半月形苍白区。第四是甲襞，是围绕甲体周围的组织。壮医甲诊主要通过观察甲体、甲床、月痕和甲襞等部位的形态、质地和色泽的变化来诊断疾病。

（2）观察方法　壮医诊查指甲时，一般选在自然光线下，室温最好选在 20℃左右，过冷或过热都会对指甲造成一定的影响，从而影响甲诊的准确性。操作时，受检查者应平伸手掌，掌心向下，将手掌自然地平放于齐胸高的桌面上或医者的掌心上。各指应自然伸直，平心脏高度为宜。医者可以用肉眼观察或放大镜观察，在适当距离上逐个检查患者各个指甲甲体、甲尖、甲根、月痕和甲蟹等部位的变化。一般应检查双手指甲，以便相互对比，进行综合判断。

（3）指甲颜色　壮医甲诊重在观察指甲颜色的变化。正常甲色淡红润泽，其色过红或过淡皆为有疾（天气变化影响者除外）。一般而言，甲色鲜明多为新病、轻病，甲色晦暗多为宿病、重病。甲色过深，呈鲜红色或深红色，为热毒为患；若呈绛红色，则其热毒更重；若呈青紫色或黑色，则为热毒内重或寒毒深伏，或龙路、火路瘀毒内阻。甲黄如橘子色则为黄疸。甲苍白无华则主虚主寒，多为"嘘""勒"诸不足之象。

（4）指甲质地　健康人指甲质地厚薄均匀、鲜活、光滑洁净。在病理状态下，甲体呈细小纹路坚条状，则为内虚，为"嘘""勒"阴精不足；指甲失养，甲床有絮状白点或白斑，则为谷道功能低下或有虫积；甲软而不坚，则为"嘘""勒"不足症；甲薄而脆，色鲜红，则为虚火；甲薄而脆，呈淡白色或苍白色，甚至易断裂，则为"勒"不足之候，常见于久病体弱、营养不良者。若指甲增厚，凹凸不平，则为湿热痰饮诸毒内阻，尤以水湿之毒多见。若甲体中间凸起，而两边凹下如弓状，则表示有痰浊阴邪内聚，甚或有病积肿块。

（5）月痕　月痕位于指甲根部，形如一弯新月。壮医学认为，若月痕暴露太多，则为"嘘""勒"阴精外泄，常见于阴不足而火毒盛、肝火盛者。若月痕暴露太少或月痕全无，则为阳不足而寒毒盛，主内寒阴证。

（6）甲尖主病　当人的指尖被按压后，指尖的颜色会由红色变为白色，但是如果松开压力之后，颜色不能立刻恢复原貌，或需要等待很久才能恢复，那么说明体内的"嘘""勒"等问题不足，龙路、火路不够充盈，或者内部有寒毒、瘀毒内阻，影响了龙路和火路的畅通。这种情况在某些贫血或冠心病患者中比较常见。

（7）甲襞主病　甲襞的颜色异常，可能呈现苍白、紫绛、乌黑或杂色斑驳，这可能与毒盛病进或者"嘘""勒"荣枯有关。

（8）应用举隅法　用右手拇指和示指的指腹夹住患者手指末节的甲缘两侧，逐

八桂中医名家学术精要

渐施加压力至甲背中部呈现出红色团块为止（两侧为白色，中央为红色）。依据形态不同的红色团块来判别疾病的类型。如果是圆形团块则表示感受到了外邪，症状尚未显现；如果是球形团块则表示具有外感症状，症状已经明显。如果甲床面上有芝麻状的黑点（大于头发丝），则说明患者曾经有外伤或疾病史（黑点在右手则对应左身躯受伤）。如果甲床远端靠近甲缘处呈现出背弓向末端的弧形红线图形，则表示患者可能出现了腰部胀痛、失眠和多梦等征兆。如果甲床面上出现了白斑，则根据出现时间的长短可以分别提示脾胃虚弱且容易得病，以及阳虚、血虚或夹色病等征兆。如果甲床呈现滞暗并且按压之后不能很快散开，则可能是心阳虚衰或"夹色"病的征兆。如果按压左手示指的指甲尖，指甲根部出现三角形如山，则说明没有病；如果血流到指甲尖，就可能出现心脏疼痛，而且血色上升会变黄。如果按压左手中指的指甲尖，凡是血流到指甲根形成山形，则说明没有病；如果血流到下面，则可能有轻微的病，而且血流到指尖则经常出现头晕和头痛等症状。如果按压左手无名指的指甲尖，血色扩散开来则会出现腰痛现象，而且如果血流到根部，则会有手足麻木的症状；如果指甲双侧有血，中间没有血，则可能会出现耳鸣或耳聋等症状；如果血沿着手指甲的两侧向外扩散，并且出现了黄色，则可能会出现月经不调等问题。如果血色呈现半圆形，则可能表示患者怀孕。如果按压右手示指的指甲尖，血色扩散开来则呼吸会感到不畅，嗓音也会嘶哑；如果血流到根部，则可能是肺部出现了病变。如果按压右手中指的指甲尖，则指甲血色扩散开来呈现丝状，则四肢会感到无力；如果血色上升并且出现了黄色，则可能是消化不良的表现；如果血色流向两侧并在中间出现白色，则手足尖部会感到麻木。如果按压右手无名指的指甲尖，血色上升则可能会出现身体骨骼酸累的情况；如果呈现灰紫色，则脊骨两侧到头部之间会出现疼痛；如果指甲两侧有血、中间没有血，则可能是关节疼痛；如果上端没有血，则会经常夜尿频多；如果整个指甲没有血，或者颜色呈现灰紫，则可能是膀胱痛或淋病的表现。

3. 壮医辨病与辨证 壮医在诊断中进行辨病与辨证，是其诊断的重要组成部分。

辨病指通过各种诊断技法，对收集到的病理资料进行归纳、综合分析判断，并以此确定患者所患疾病的种类，归属于哪个科别。壮医辨证在辨病的基础上，进一步判明疾病的病因、病位、病态等因素，进行综合分析，以确定疾病的阴阳属性。壮医辨病，主要关注六大类疾病，即痧、瘴、蛊、毒、风、湿；而壮医辨证，则主要分为阴证和阳证，同时也兼顾虚证实证和寒证热证的辨别，但是以阴盛阳衰证和阳盛阴衰证的辨别为总体方向。

壮医辨证即辨别疾病的类型，一般分为两种：阴证和阳证，指的是疾病过程中的两种状态。阴证表现为神疲乏力、倦怠、畏寒肢冷、面色及指甲苍白、脏腑气血骨肉、三道两路功能衰退等现象。阳证则表现为面色红、发热、肌肤灼热、烦躁不安、呼吸气粗，甚者神昏谵语、打人骂人、小便黄赤、舌红、目诊见"勒答"红丝明显，甲诊见甲面红紫或青紫等症状。阴证和阳证是壮医对疾病证型的概括，主要指疾病过程中阴盛阳衰和阳盛阴衰两种情况。每一种疾病都可以在不同的时期、不同的患者身上表现为阴证或阳证，也可能在治疗后由阴证转为阳证，或由阳证转为阴证。通常来说，正虚毒轻的情况或疾病后期更容易表现为阴证；而正盛毒重的情况或疾病初期更容易表现为阳证。壮医学认为，从证型的变化可以判断疾病的转归，由阴转阳则多表示疾病转趋好转，由阳转阴则表示疾病加重，甚至预后不良。

辨病即辨别疾病的病因、病位和病性。壮医通过长期的临床实践认识到，虽然许多疾病都有一些共同症状，但每一种疾病都会有一两种特征性的临床表现作为与其他疾病鉴别的依据，即所谓的主症。主症在临床上常常相对固定而且比较典型，并能从其他患者身上重复出现。壮医主要通过观察患者的主症以及其他体征进行辨病。

（五）尊古不泥古，疏解壮医临床治疗特色

1. 治疗原则　黄汉儒认为，壮医治疗总则是调气、解毒、补虚。调气、解毒和补虚是针对人体生理病理、病因和病机提出的治疗原则。调气通过各种具体的治疗

方法，如针灸、拔罐、引舞、气功、药物等来调节、激发或通畅人体之气，主要用于治疗气滞、气虚等病证；解毒通过药物及其他疗法祛除毒邪以达到治疗目的，主要用于毒病，如红肿热痛、溃烂、肿瘤、疮疖、黄疸、血液病，以及各种中毒的治疗；补虚则使用具有滋补作用的食物、药物以及其他疗法来治疗虚弱性疾病，以达到补虚的目的。壮医治疗强调祛邪解毒，强调早期治疗和调气。为了确保功效、便于使用，壮医对药物的使用方法简便而专业。同时，壮医非常重视补虚，注重食疗和动物药。据考古发现，壮族先民早在两千多年前已经开始使用金属医针作为调气的主要工具。1976 年，在贵县（今贵港市）罗泊湾汉墓出土的植物叶标本经鉴定为铁冬青，是壮医常用的清热解毒药，证明壮医对毒药和解毒药的了解相当丰富。同时，由于壮族地区多位于山区，因此食疗在这里得到广泛应用。壮医学认为，一些山珍野味，因生长于大自然深山老林，天地之气涵养最多，其补虚之力更加卓越。总的来说，壮医治疗原则强调祛邪解毒，重视早期治疗和调气，使用简便而专业的药物，同时注重补虚，使用血肉有情之品为主要补品；在治疗方法上，则注重壮医药线点灸、针挑、刮痧、药物竹罐拔罐、壮药内服外洗等多种特色疗法的运用。

2. 治疗特色

（1）总体治疗特色　①壮族医学治疗疾病重视祛邪解毒。这种注重祛邪解毒的特点形成于基于壮族毒虚致病论以及"三道""两路"沟通人体内外的认识，而这种形成与壮族所处的特定自然环境和社会环境有关。古代壮族地区自然环境恶劣，地多毒物，壮族人居住分散，交通闭塞，生活较为简朴，思想较为单纯，因此内伤杂病，尤其是情志方面的病变相对较少，而邪毒所致疾病较多，故而注重祛邪解毒。

②壮族医学认为，人在无病时要注重养生保健，培养人之正气，防止痧瘴等毒的入侵。已发病者，则主张早治。具体操作上，要根据毒的部位、轻重和病情的深浅缓急来采用适当方法治疗。通常来说，对于毒轻病浅的人，多采用外治法；对于毒重且病复杂者，则多采用内外并治，力求尽快疏通三道两路气机并祛毒外出。在壮族地区，群众也或多或少地掌握一些防治技术。因此，无论是病倒在地头还是山

边，都能得到简单的治疗，为进一步治疗赢得了时间。这也体现了壮族医学治疗疾病力争早治的特点。

壮族医学治疗疾病时，重视调节三道两路气机。有多种多样的方法可用于调理三道两路气机，具体要根据不同的疾病而定。

③壮族医生用药力求简便、廉价、有效。无论是内服药还是外用药，都选用作用大、起效快的药物，并尽量减少组方药味，以免药物使用过多而降低疗效。例如，桂西山区的一位壮族医生擅长治疗急性乳腺炎。他常用的两味药，在村前屋后都能找到。每遇到求医的患者，他就拿适量的鲜芭蕉根捣烂加温外敷患处，接着在背部肝俞等穴位针挑放血，第2天再换用鲜马鞭草捣烂加温外敷患处，这样的治疗效果较好。

④壮族医生在补虚时多用动物药或动物药膳，如遇到花肠虚冷无子者，则以山羊肉、麻雀等为主要食疗方法；对于阴虚干咳，则可食用猪肉、老母鸭、煲莲藕等食物。有时，壮族医生会对一些夹瘀者采用扶正祛瘀之品，并常配怀山药牛肉粥一同服用，以增强扶正之功。总之，壮族医生在补虚时多选用血肉有情的食材。

（2）壮医内治用药特点　壮药资源在广西十分丰富，因此内治法是壮医经常使用的一种方法，包括煎汤、制成散剂、丸剂、胶囊等内服方式，以达到治疗目的。

药物内服疗法适用范围广泛，适用于内科、外科及妇儿科等各个领域。具体选择药物应根据病情而定。对于有毒或辛辣的药物，应禁止使用或小心使用，必要时可通过炮制等方法降低其毒性，以免发生药物中毒。

①对因治疗，辨病论治。内治法可以根据治疗原因进行选择药物，如针对疟疾，可以选用毒蒿、槟榔；针对痧病，可以选用金银花、板蓝根、山芝麻、黄皮果；针对疮肿，可以选用两面针、半边莲、大青叶、七叶莲；针对黄疸，可以选用茵陈、田基黄、郁金等药物。②对症治疗，辨症论治。内治法也可以根据治疗症状选择药物，例如针对外感痧毒症，如果患者出现咽痛症状，可加用毛冬青、鱼腥草、穿心莲、玉叶金花等药物；如果患者出现咳嗽症状，可以加用十大功劳、土瓜蒌、三叉

苦、百部、穿破石等药物。③辨病为主，专方专药。针对不同的疾病，内治法可以大量使用专方专药，例如针对胃病，可以选用山白虎胆、过江龙、金不换等药物；针对痨病，可以使用不出林、石油菜、铁包金、穿破石、黑吹风等药物；针对红白痢，可以使用凤尾草、地桃花、金银花藤等药物。④辨阴证阳证。内治法也可以根据阴阳证辨证选择公药母药进行治疗。

壮医在药物运用方面积累了丰富的经验，例如"以红治红，以黄治黄，以白治白，以黑治黑，以形补形"等。此外，根据药物的形态、性味来判断药物的功效，例如藤木通心定祛风，对枝对叶可除红；枝叶有刺能消肿，叶里藏浆拔毒功；辛香定痛祛寒湿，甘味滋补虚弱用；圆梗白花寒性药，热药梗方花色红；根黄清热退黄用，节大跌打驳骨雄；苦能解毒兼清热，咸寒降下攻坚；味淡多为利水药，酸涩收敛涤污脓等。

（3）壮医外治法特点　壮医在长期的医疗实践中，对疾病进行防治，非常重视采取外治疗法，内病外治、外病外治是壮医临床的一大特色和亮点。壮医的外治法内容丰富多彩，包括针灸、刮痧、拔罐、敷贴、熏洗、药罐、点穴和足浴等方法。

针对不同患者和病情，壮医运用针刺、点灸、拔罐、刮痧、经筋等外治疗法，选择人体龙路、火路等体表气聚部位（穴位）进行治疗，调整、调节和畅通人体气血，增强人体抗病能力，促进邪毒化解或排出体外，从而达到治疗目的。

总之，壮医在外治法方面积累了丰富的经验，并且注重根据患者的具体情况进行个性化治疗，以提高治疗效果。

（六）透古通今，阐述壮医预防特色

1. 未病先防。未病先防，就是在疾病未发生之前，采取各项预防措施，增强身体免疫力，防止疾病的发生。壮医在防病方面有多种方法，例如晨间瘴气蒸腾时，外出赶路时口含生姜以辟秽解毒；在多雨多热的夏天，对山溪峒水先用白矾过滤再饮用；对于年老体弱者，可用辟秽解毒或舒筋活络的药物垫席而睡；对于体弱多病

的儿童，则常佩挂芳香解毒的物品。此外，良好的饮食习惯、科学的起居规律、适度的锻炼、舒畅的情绪，以及调养身体正气，也是重要的防病方法。

2.既病防变。即如果患病，应尽早诊断并争取早期治疗，采取有效的措施，防止疾病的传变与发展。对于传染病，应及时采取隔离措施，防止疾病的传播。在壮族地区，当疫病流行时，各村间暂停交流，外出归家后先使用壮族药汤进行洗浴，以辟秽解毒。对于非传染性疾病，首先通过目诊等方式进行早期诊断，随后采用多种壮医方法和壮族药物进行早期治疗，以防止疾病的进一步发展。

（七）实事求是，客观评价壮医药理论体系

壮族在历史上没有形成规范通行的文字。因此，壮族医药理论长期得不到系统的发掘整理和文字总结。壮医医疗经验除一些史书、志书有零散记述外，主要通过民间口耳相传的方式流传下来。因此，壮医理论体系形成相对较晚。直到 20 世纪 90 年代，才基本形成理论体系框架。

尽管壮医药过去缺乏系统的本民族文字记载，但壮医药在历史上的客观存在，并对民族的健康繁衍作出了重要贡献。这是任何人都否定不了的事实。壮医药理论涉及的有关文字资料，是从大量的地方志、博物志及有关中医药文献中搜集出来的。这些文献的作者大多作为文人流官在岭南壮乡生活过。对当地风土人情较了解，因而其记载具有较大的可信性。证实许多民间壮医确实掌握了一定的解剖生理病理知识及诊疗理论，并用于指导临床实践。

壮医理论属朴素、宏观的理论，它不是现代实验研究的结果，因而壮医理论体系的形成，不受现代实验条件和环境制约及影响。虽然历史上壮族没有形成本民族规范通行的文字，但壮族有本民族的语言，而且是一种古老成熟的语言，足以进行学术交流和传授知识。加上长期反复大范围的临床实践，因而壮医的原始经验有可能形成概念和上升为理论。这是壮医实践经验在认识论上的飞跃。

壮医理论不是某一个壮医的个人创造，而是无数壮医长期同疾病作斗争的经验

总结和升华，因而能有效地指导着壮医的临床实践，而且具有浓厚的地方民族和文化特色。随着壮医临床实践的深入和借助现代科学技术手段，壮医理论体系将在实践中不断得到补充、修正和完善，从而起到更好地指导实践的作用。

黄汉儒首次比较全面系统地论证了壮医药在医史上的客观存在、发展水平，以及未来的发展趋势。黄汉儒还首次比较全面系统地总结提出了壮医的"阴阳为本、三气同步、脏腑气血骨肉、三道两路、毒虚致病"的理论体系和"调气、解毒、补虚"的壮医治疗原则。这些成果使壮医药成为我国历史上缺乏本民族规范通行文字记载而获得成功整理、形成理论体系的民族医药，通过鉴定并被国家主管部门认可。专家认为，这对于尚未进行整理的其他民族医药具有示范作用。黄汉儒是我国壮医药理论的主要奠基者和学科带头人。

（八）不辱使命，竭力推进壮医药可持续发展

黄汉儒提出了关于壮医药可持续发展的见解，认为民族医药可成为广西新兴的战略产业，并成为广西医药产业进一步发展的突破口和切入点。理由是广西拥有丰富的民族医药资源，良好的民族医药产业基础和千载难逢的民族医药发展机遇。但是，民族医药未来的发展必须解决一些瓶颈问题，例如人才、执业资格、服务能力、壮医药立法、壮医药标准，以及发展模式等问题。为了应对这些问题，黄汉儒以人大代表、政协委员和壮医药学术带头人身份，着力推进并参与了以下几个事项：

1. 将壮医药纳入高等教育体系，培养壮医高级人才。自 2002 年起，广西中医学院成立了壮医药学院，招收壮医方向的本科生。至今已经有 60 多名学生毕业。

2. 开展壮医执业医师资格考试，解决壮医合法执业问题。自 2008 年起，广西开展了壮医医师资格考试试点工作，470 多名规定学历的考生参加了 2008 年的考试，其中 129 名通过考试获得合法的执业资格。2009 年的考试也使得 109 名考生获得了相应的执业资格。

3. 将壮医药的发展纳入地方法规。2009 年 3 月，《广西壮族自治区发展中医药壮

医药条例》正式颁布实施，从此壮医药的发展有了明确的法律依据。

4. 制定壮药质量标准。2008年，广西药品食品监督管理局组织制定了《广西壮族自治区壮药质量标准》（第一卷），共收录了160多种壮药，为壮药的研发提供了参考标准。

5. 探索新的发展模式。认为壮医药的发展不能仅仅依靠国家投资，应该采取政府主导、社会参与、多方筹资的道路，走国家、地方、社会共同参与的新的发展模式。

在发展广西中医民族药产业的过程中，必须高度重视环境保护、生态平衡和可持续发展的问题。尽管广西的中医民族药材资源相对较丰富，但并非取之不尽、用之不竭。如果只是盲目地采挖开掘，那么很快就会面临资源枯竭的严重局面。对于一些广西的主要特产药材，我们应该结合广西的区域经济发展规划，有针对性地引种栽培。对于一些濒危的药用动植物，必须遵守国家有关法规，制定必要的保护措施。

四、临证经验

（一）用药经验

黄汉儒大学毕业后，曾在民族地区县级医院、卫生院和铁路工地卫生所从事临床工作，通过大量使用中草药和民族药防病治病。他的治疗方法是根据对壮医毒虚致病的认识，灵活运用解毒药和补虚药进行组方。黄汉儒在临床多治疗常见病、多发病和部分疑难病。黄汉儒经常使用的药物如下：

（1）解痧毒　山芝麻、贯众、金银花、忍冬藤、马绥丹、南蛇勒、路边菊、黄荆叶、紫苏、生姜、土荆芥、青蒿、大青叶、黄皮叶、两面针、穿心莲、山豆根、救必应、葫芦茶、大金花草、鸭跖草、草鞋根、磨盘草、十大功劳、金果榄、百解藤、罗芙木和虾蚶草等。

（2）解瘴毒药　假茶辣、萝芙木、土柴胡、夜香牛、马鞭草、常山、青蒿、槟榔、薏苡仁、苍术、艾叶、高良姜、山奈、楮叶、苦瓜、辣椒、大蒜、锦地罗、杨桃、白花藤、姜黄、半夏、乌梅、红花茶、杜茎山、檀香、石菖蒲、佩兰、盐肤子和姜叶。

（3）解蛊毒　甘草、大蒜、蜘蛛香、大荠荠、郁金、排钱草、黄藤、都淋藤、玳瑁、金钗股、薏苡仁、雄黄、山姜汁和七叶一枝花。

（4）解热毒　绞股蓝、火炭母、鸡骨草、三叉苦、雷公根、半枝莲、路边菊、路边青和粪箕笃等药物。

（5）解风毒　五味藤、黄荆、七叶莲、走马胎、防风草、铜钻和桃仙。

（6）解湿毒　葫芦茶、三白草、八角枫、九龙藤、九节风、金线草、田基黄、路路通和鬼画符。

（7）治疗风湿病　苍术、黄柏、薏苡仁、金银花、车前草、茅根、十八症、白藤、吹风藤、金刚藤、半枫荷、牛七、千斤拔、牛大力、杜仲藤、九龙藤、马桉丹、九节风、八角枫、透骨消、过江龙、大罗伞、小罗伞、走马胎、丢了棒、通城虎、七叶莲、五加皮、宽筋藤、救必应、红吹风、臭牡丹根、过岗龙根、枫寄生、海风藤和红鱼眼等。

（8）补虚药　补气用黄花倒水莲、土人参、荷包山桂花和风车藤等，补血用何首乌、白花油麻藤、龙眼肉、藤当归、地黄、红药和鸡血藤等，补阴用乌龟、甲鱼、黄精、墨旱莲和绥草等，补阳用补骨脂、杜仲、巴戟天、肉桂、蛤蚧、狗肉、山羊肉、核桃等。

（二）临床诊疗经验

在疾病分类上，强调壮医理论的指导作用，按痧瘴蛊毒风湿、三道两路病对疾病进行归类。临床擅长诊治痧瘴蛊毒、风湿疾病。

1.痧病　又名发痧、痧气、痧麻等。壮族民间历来有"万病从痧起"之说，民间对痧病的分类也十分繁杂，涉及内、外、妇、儿各科，达上百种之多。痧病多由体弱气虚者，外感痧毒、热毒、暑毒等，邪毒内阻三道两路气机，或饮食不当，内伤谷道，邪毒留滞于肌肉之间，毒正交争，发为痧病。其诱因有受热，如高温作业、阳光暴晒、天气炎热而穿衣过厚、常食煎炒油炸之品等；受寒，如淋雨、吹风、浸水、天气寒冷而穿衣过少等；劳累过度，如身体抵抗力低而长途步行，劳累出汗过多，疲劳同房、冲红、受寒，过食刺激性食物等。这些都可以导致痧毒内侵，阻滞三道两路气机而发为痧病。临床上，痧病一般都有全身酸累、胸腹烦闷、速发痧点等症状及体征。部分有恶心呕吐，重者有昏迷、四肢厥冷，或发寒发热、唇甲青紫等，但不同类型的痧病其表现不尽相同。

黄汉儒教授认为，痧病的治疗原则为解毒除痧，宣通气机。常用内服药物有山芝麻、贯众、金银花、忍冬藤、马绶丹、南蛇勒、路边菊、黄荆叶、紫苏、生姜、土荆芥、青蒿、大青叶、黄皮叶、两面针、穿心莲、山豆根、救必应、葫芦茶、大金花草、鸭跖草、草鞋根、磨盘草、十大功劳、金果榄、百解藤、罗芙木、虾钳草等。此外，还可采用熏蒸、捏痧、挑痧、刮痧、割治、点痧、绞痧、拖烫、拔罐、药线点灸等方法治疗。

常用验方：

（1）南蛇勒、马莲鞍、荆芥、藤黄莲、两面针、防风、黄金扣、生姜各10～15 g，水煎服，每日1剂。

（2）山芝麻、草鞋根、两面针、古羊藤、南蛇勒各15 g，水煎服，每日1剂。

（3）山芝麻20 g，三叉苦20 g，金银花20 g，柴胡15 g，水煎服，每日1剂。

（4）地胆头10 g，吊水莲10 g，六月雪10 g，毛算盘10 g，红网子藤10 g，一扫光10 g，水煎服，每日1剂。

（5）雷公根10 g，大田基黄10 g，九龙盘10 g，狗脚迹10 g，地桃花10 g，水煎服，每日1剂。

总之，痧病多属热毒为患，患痧期间最好少食肥甘油腻之品，禁食煎炸热性食物，应注意休息，多饮水，多吃新鲜蔬菜等富含维生素之品。对痧病重症，除应用壮医技法治疗外，还应及时配合其他方法进行治疗。

2. 瘴病 瘴病是一种由"瘴毒"引起的疾病，通称为瘴气。疟疾、流感等传染病属此类疾病。瘴病主要由于气候炎热、多雨，以及各种植物的落叶、败草和动物尸体等腐烂而产生瘴毒。瘴毒侵入人体后，会导致气机不畅，阴阳失调，从而出现发冷、发抖、高热、汗出、休克等症状。治疗的原则是解毒除瘴，调理气机。常用药物包括假茶辣、萝芙木、土柴胡、夜香牛、马鞭草、常山、青蒿、槟榔、薏苡仁、苍术、艾叶、高良姜、山奈、楮叶、苦瓜、辣椒、大蒜、锦地罗、杨桃、白花藤、姜黄、半夏、乌梅、红花茶、杜茎山、檀香、石菖蒲、佩兰、盐肤子、姜叶等。此外，还可以采用佩药、药线点灸、刮疗、针刺、拔罐等治疗方式。

常用的验方如下：

（1）马鞭草 30～60 g，水煎取汁，分两次服。在瘴病发作前 2 小时、4 小时各服 1 次，症状消失后再连服 3 日，每日 1 剂。

（2）青蒿 30 g，水煎取汁，在发作前 2 小时服，每日 1 剂，连服 3 日。

（3）槟榔 10 g，半夏 10 g，乌梅 10 g，土常山 10 g，水煎服，每日 1 剂，连服 3 天。

（4）望江南、算盘花、大叶紫珠、土牛膝、苍耳各 30 g。煎水外洗全身，每天 1 剂，洗 2～3 次。

（5）斑鸠站（臭黄荆）全草适量。捣烂如指头大，在发作前敷桡动脉处，每天换药 1 次。

需要注意的是，西医学中的疟疾及流行性感冒等传染病也属此范畴。由于这些疾病发病急骤，病情较重，传染性强，因此预防工作尤为重要，应采取综合性预防措施。如果出现一例或多例患者的家庭，应尽早发现、报告，并及时隔离治疗患者，由当地疾病控制机构采取解毒措施。对于瘴毒中的重症及传染性较强的疾病，除采用壮医壮药治疗外，还应及时配合其他疗法进行救治。

3. 蛊病 蛊病（水蛊）是一种以腹部胀大、脉络暴露为症状的疾病。在西医学中，急慢性血吸虫病、重症肝炎、肝硬化和重症菌痢都属于这类疾病。该疾病通常由饮食不节或情志所伤、血吸虫感染、水道不通，以及气机不畅等原因引起。主要症状包括腹部胀大，按之如囊裹水或稍坚，皮肤呈苍黄色，脉络暴露等。治疗原则为驱毒杀虫，宣畅气机，疏通水道。常用药物包括甘草、大蒜、蜘蛛香、大莨茅、郁金、排钱草、黄藤、都淋藤、玳瑁、金钗股、薏苡仁、雄黄、山姜汁、七叶一枝花等。

常见处方包括：

（1）红吹风 10 g，地桃花 15 g，古羊藤 10 g，小拦路 10 g，南蛇勒 10 g，白及 15 g，生地黄 15 g，水田七 15 g，水煎服，每天 1 剂。

（2）紫背金牛 10 g，白花蛇舌草 10 g，半边莲 10 g，岩黄连 10 g，水榕树根 15 g，了刁竹 6 g，水煎服，每天 1 剂。

（3）排钱草 25 g，白花丹 15 g，车前草 10 g，土茵陈 12 g，岗梅 10 g，酸藤根 10 g，五爪金龙 6 g，水煎服，每天 1 剂。

（4）金不换 15 g，牛奶果根 10 g，岗稔根 15 g，水煎服，每天 1 剂。

（5）葵扇子 10 g，阴阳莲 12 g，七叶一枝花 10 g，岩黄连 10 g，田基黄 15 g，水煎服，每天 1 剂。

需要注意的是，在血吸虫病感染区域内，应积极开展群众性卫生运动，消除中间宿主（钉螺），从根本上遏制血吸虫病的传播途径。对于"图爹病"（蛊病、水蛊）症状较重者，除使用壮医和壮药治疗之外，还应采用其他治疗方法进行救治。患病期间需注意休息。

4. 毒病　毒病的范围很广，毒的性质不同，致病的表现也不一样，如药物中毒、食物中毒、农药中毒等。这些疾病多数病急危重，致死率高。除采用西医治疗之外，还建议结合中医药急救方法，以提高救治成功率。

对于一般的热毒所致疾病，其症状有发热、口渴、尿黄，或者痈疮红肿热痛等。此时可采用绞股蓝、火炭母、鸡骨草、三叉苦、雷公根、半枝莲、路边菊、路边青、粪箕笃等药物进行治疗。

对于毒虫咬伤、蜂蜇伤、蜈蚣咬伤、蜘蛛咬伤等情况，应排毒解毒。可以采用雷公根、冰糖、绿豆、慈菇、鲜天名精、雄黄、鬼针草、野荞麦、老虎芋头、鲜鸡矢藤叶、鲜芝麻叶、烟筒尿、半边旗叶、海金沙、七叶一枝花、凤尾草、田螺蛳、野芋头、马莲鞍、丝瓜叶、陈皮、田基黄、柑子木叶及苗、黄枝叶及苗、苍耳草叶、黄毛耳草、聚龙过路黄、夏枯草、鲫鱼胆、草鞋根等药物进行治疗。

常用验方：①金银花 12 g，板蓝根 12 g，紫花地丁 10 g，紫苏叶 10 g，木黄连 10 g，苍耳根 10 g，茅根 10 g，大青叶 10 g，藤黄莲 10 g，刺苋菜 10 g。水煎服，每日 1 剂，用于热毒。②金银花 50 g，野菊花 50 g，鲜车前草 50 g，鲜马齿苋 50 g。水煎服，每日 1 剂，用于热毒。③金银花 20 g，甘草 15 g。水煎服，用于毒蕈中毒。④白头翁 20 g，车前草 20 g，溪黄草 20 g。水煎服，用于蚕豆中毒。⑤南瓜藤 60 g，甘草 20 g。水煎服，用于河豚鱼中毒。

5. 风病 是指风毒入侵人体而导致的疾病，包括风疹、猪头肥和起风等。风毒侵入人体肌肤后会游走不定或结聚于体内某一部位，导致气机不畅，阻滞了龙路、火路及其血管网络的正常运行。当风毒侵入肌肤，游走不定并阻塞两路，则会发生风疹。当风毒侵入人体并结聚于头部阻塞两路时，则会发生猪头肥；当风毒侵入人体后结聚于胸腹部阻塞两路时，则会发生起风。风疹易遇冷或被风吹拂而发作。此时皮肤会出现白色或红色斑块，形态不规则，边界清晰，稍微高于皮肤，瘙痒难忍，并会迅速在不同部位反复发生。部分患者可能会伴有头晕、发热、呕吐、纳食减少、腹痛、腹泻和呼吸困难等症状。猪头肥多在冬春季节发作，青少年易患。其症状为腮腺部位肿胀疼痛，咀嚼困难，可能双侧受累，并伴有突然发抖、高热等症状。男性患者还可能会伴有睾丸肿痛。起风症则表现为突然的腹胀，皮肤绷紧如鼓面，按之无法凹陷，呼吸急促，甚至危及生命。治疗风病的原则为排毒祛风，常用药物包括五味藤、黄荆、七叶莲、走马胎、防风草、铜钻、葫芦茶、木黄连、金银花、夏枯草、金银花藤、薄荷、生葱白、白术、牡丹皮、浮萍、生地黄、麦冬、甘草、茶油、花生油、厚朴、番泻叶、桃仁、乌药、郁李仁、莱菔子、青皮、火麻仁、木香和香附等。同时，药线点灸治疗也是一种可行的治疗方法。

常见的验方有：

（1）风疹。①防风10 g，牡丹皮10 g，浮萍20 g，麦冬15 g，生地黄20 g，甘草6 g，水煎服，每日1剂。②白花草鲜叶200～300 g，捣烂取汁外擦患处。③防风50 g，浮萍30 g，赤芍39 g，牡丹皮30 g，木贼30 g，水煎洗浴，每天1剂。④韭菜250～300 g，浸于热水中片刻取出，趁热蘸米醋稍用力擦患处，每天1次。

（2）猪头肥。①金银花30 g，夏枯草30 g，水煎服，每天1剂。②葫芦茶12 g，木黄连15 g，金银花25 g，板蓝根20 g，水煎服，每天1剂。③板蓝根30 g，薄荷10 g，水煎服，每天1剂。④防风10 g，荆芥10 g，甘草6 g，水煎服，每天1剂。⑤海桐皮60 g，木棉树皮60 g，山菠萝15 g，水煎服，每天1剂。

（3）起风。①生葱白10根，茶油30 mL，将葱白捣烂，调麻油1次服完。②醋酸、花生油各适量，混合后服。③厚朴10 g，番泻叶10 g，桃仁10 g，郁李仁10 g，乌药10 g，莱菔子10 g，青皮10 g，火麻仁10 g，木香6 g，香附6 g，水煎服，每天1剂。

特别提醒：风病是感受风毒后引起的疾病，包括西医学的荨麻疹及流行性腮腺炎等。对于患有猪头肥（流行性腮腺炎）的患者，应及早隔离治疗，以免该病的扩散。对于风病较重的患者，除使用壮医壮药进行治疗外，还应配合其他疗法进行救治。

6. 湿病　是一种由湿毒引起的疾病，主要包括风发旺和能蚌两种类型。

（1）风发旺。又称为风湿骨痛、风手风脚，其主要症状包括筋骨肌肉关节酸痛、麻木、重着、伸屈不利、肿大等。类风湿关节炎和风湿性关节炎属于风发旺范畴，主要由于湿毒等毒邪内侵，留滞于筋骨肌肉关节，气血运行不畅而成。不同性质的毒邪，侵犯的部位和作用机制各异，以及人体对毒的抗争程度不同，会导致临床上表现出各种不同的症状和体征。例如，风毒致病多表现为游走性关节肌肉疼痛，而湿毒致病则多表现为关节肌肉重着、麻木等。若邪毒侵犯肢体日久，可致四肢关节肌肉两路不通，甚至导致关节变形和行走困难等。治疗风发旺的原则是除湿解毒，宣痹止痛。常用药物包括苍术、黄柏、薏苡仁、金银花、车前草、茅根、十八症、白藤、吹风藤、金刚藤、半枫荷、牛七、千斤拔、牛大力、杜仲藤、九龙藤、马桑丹、九节风、八角枫、透骨消、过江龙、大罗伞、小罗伞、走马胎、丢了棒、通城虎、七叶莲、五加皮、宽筋藤、救必应、红吹风、臭牡丹根、过岗龙根、枫寄生和海风藤等。

常用验方包括：①藤当归 15 g，藤杜仲 15 g，桑寄生 15 g，续断 15 g，五加皮 15 g，黄根 15 g，中灵草 20 g，白术 10 g，甘草 6 g，青风藤 15 g，海风藤 15 g。每日 1 剂，水煎服。②红鱼眼 50 g，宽筋藤 15 g，红花青藤茎 50 g，地灵苋茎 75 g，了刁竹 20 g。水煎服，每天 1 剂。③枫寄生 15 g，海风藤 15 g，九节风 20 g，吹风藤 15 g，半枫荷 20 g，五加皮 20 g。水煎服，每天 1 剂。④通成虎 10 g，丢了棒 10 g，七叶莲 10 g，宽筋藤 10 g，麻骨风 15 g。水煎服，每天 1 剂。⑤三钱三 50 g，藤当归 50 g，藤杜仲 50 g，大钻 50 g，九节风 50 g，宽筋藤 50 g，两面针 50 g，伸筋草 50 g。每日 1 剂，外洗加药熨。

（2）能蚌。壮医又称黄疸。西医学认为，黄疸型肝炎、肝硬化、寄生虫病、部分血液性疾病、部分感染性疾病，以及一些药物中毒、肿瘤等均可引起黄疸。其病因病机主要由于湿毒外侵或饮食所伤，湿毒内生，谷道不通，气机不畅，湿郁而发黄。临床上，黄疸的主要表现为头面、眼睛、全身皆黄，黄色鲜明或晦暗，或如烟熏，或如金色。此外还可兼见发热口渴、心中烦闷，腹部胀痛，口干而苦，想吐，小便黄如浓茶。有时也会出现大便难结，或头重身困，胸腹痞满，食欲减退，厌油腻，呕吐，腹胀，大便溏烂；或胁痛腹满，神志不清，乱语，或不思饮食，腹胀，大便不成行，神疲发冷，口淡不渴。舌质红，苔黄腻或黄、干，口唇绛红或干，舌下脉络粗胀、色青紫。目诊中，"勒答"白睛黄色，脉络弯曲多，颜色呈红色，"勒答"上龙路脉络边界浸润混浊、模糊不清。

治疗黄疸需要遵循解毒、利湿、退黄的原则，常用药物有小飞扬草、水杨梅、白马骨、鸡骨草、青箭、苦地胆、狗干菜、拔脓草、铁苋菜、蚱浆草、红背叶、山芝麻、鬼针草、密蒙花、白背风、三叶人字草、虎杖根、黄鳝藤根、地桃花、红臭牡丹叶、十大功劳、大田基黄、小田基黄、阴行草、白花蛇舌草、黄饭花根、粽粑叶根、柳树皮、阴阳莲、栀子根、土茵陈、竹叶菜、金针根、黄竹、枇杷树根、苦李根、黄花菜、一枝香、三姐妹、马连鞍、鲤鱼尾、八角莲、土甘草、九龙胆（金果榄）、路边菊、山黄连（南天竹）、山豆根、三月泡、犁头草、灯盏菜、马鞭草、叶下珠、黄毛耳草、球头草（水蜈蚣）、车前草、玉叶金花、马蹄草（积雪草）、白背桐、救必应、算盘子、绣花针等。

常用验方：①小叶金花草 10 g，救必应 10～15 g，紫背金牛 10 g，人字草 30 g，薏苡根 20 g，水煎服，每天 1 剂。②田基黄 30 g，岗捻根 20 g，红无娘藤 30 g，虎杖 30 g，大血藤 30 g，水煎服，每天 1 剂。③小叶金花草 10 g，救必应 10～15 g，紫背金牛 10 g，人字草 30 g，薏苡根 20 g，水煎服，每天 1 剂。④竹荚菜 20 g，崩天碗 30 g，红丝线 10 g，草决明根 10 g，土茵陈 20 g，水煎服，每天 1 剂。⑤仙鹤草 15 g，扛板归 10 g，救必应 10 g，一点红 30 g，栀子根 10 g，水煎服，每天 1 剂。⑥田基黄 30 g，岗捻根 20 g，红无娘藤 30 g，虎杖 30 g，大血藤 30 g，水煎服，每天 1 剂。⑦十大功劳 15 g，姜黄 10 g，栀子根 15 g，虎杖 20 g，白花丹 15 g，吊水莲 20 g，配牛肉 300 g 炖热，吃肉喝汤，每天 1 剂。⑧栀子 20 g，丹竹根 20 g，金针根 25 g，虎杖 20 g，竹叶菜 25 g，配鸡肉或猪肉 250 g 炖服，每天 1 剂。⑨白背风 15 g，三叶人字草 30 g，密蒙花 30 g，鬼针草 5 g，水煎服，每天 1 剂。⑩红无娘藤根 30 g，田基黄 20 g，虎杖 30 g，大血藤 30 g，岗捻根 30 g，水煎服，每天 1 剂。

五、医案选介

（一）壮药"葫芦神仙汤"治疗痛风医案

患者基本情况：男，50 岁，壮族，南宁某公司董事长，2006 年 8 月 5 日开始发病。

主诉：两足第一跖趾关节及踝关节红肿疼痛反复发作 3 个月，加重 1 周。

现病史：3 个月前，患者的两足第一跖趾关节及踝关节突然出现无明显诱因的红肿、发热和疼痛，尤其在夜间疼痛加重且活动受限，触痛也非常明显，同时有发热和恶寒的症状。在一个三甲医院的检查中发现患者的血尿酸明显升高，最终被诊断为"痛风"。在服用西药 6 天后，症状有所改善，但之后仍不断复发。在一周前，患者再度发作，不过这次服用西药效果欠佳，因此前往壮医医院就诊。患者既往史和家族史均无特殊情况。患者表示自己在工作中应酬较多，常食用海鲜、肥甘厚味的食物，且爱喝啤酒。

检查：患者面色黝黑，形体较胖。两足踝关节及第一跖趾关节仍有红肿，并且触痛非常明显，活动也受限。根据某医院化验单，患者的尿酸水平明显升高。舌质红，舌苔黄腻，脉滑数，提示患者有湿热毒盛的情况。

诊断：壮医：发旺。中医：痹证。西医：痛风。

病因病机：患者的关节被湿毒和热毒所阻滞。

治则：通水道，清热毒，除湿毒。

治法：葫芦神仙汤加减。

方剂：葫芦茶 60 g，金银花 30 g，见肿消 15 g，土牛膝 15 g。每日 1 剂，水煎服，连服 10 剂。

复诊：2006 年 8 月 15 日，患者进行了复诊。患者表示服用药物后症状有明显减轻。医生建议患者继续服用该方剂再进 10 剂，每日 1 剂，水煎服。

三诊：2006 年 8 月 25 日。患者表示症状基本消失，血尿酸检查结果也在正常范围之内。医生嘱咐患者要注意饮食调理，并经常以葫芦茶 30 g 水煎当茶饮，以预防症状复发。在接下来的一年里，患者未出现任何症状复发的情况。

预后：良好。

按语：本案例为典型的痛风病例。壮医诊断为"发旺"，而中医则诊断为痹证。根据病因病机，治疗主要采用葫芦茶为主药，通水道，清热毒；金银花和见肿消为帮药，助葫芦茶消肿止痛，清热利湿；土牛膝为引药，引湿热毒从尿排出（葫芦茶治痛风为壮医民间验方）。值得注意的是，对于痛风每月发作一次的患者，需要连续服用该药物 1 个月以上。

（二）山芝麻汤加味治疗夏日发痧（标蛇痧）医案

患者基本情况：男，42 岁，壮族，农民，广西忻城县遂意乡人。1965 年 8 月就诊。

主诉：全身酸累不适伴发热、口干 1 天。

现病史：患者夏日下地劳动，中午突感全身酸痛不适，伴发热、面红、口干咽痛，饮水亦难以解渴，尿黄赤，回家休息至次日中午，症状仍未解，遂登门求诊。诊见神疲乏力，面色潮红，舌质红苔黄、中腻。试以手指刮其胸部和脊背两侧，见条索状隆起似蛇状，遂诊为"标蛇痧"。其他病史无特殊。

检查：面潮红，目赤，舌质红，舌苔黄、中腻，脉洪数。体温 39 ℃，血压 120/86 mmHg，心率 100 次 / 分，呼吸 28 次 / 分。以手指刮其胸部和脊背两侧，则见条索状隆起似蛇状。

诊断：壮医：痧病（标蛇痧）。中医：风热感冒。西医：感冒。

治则：解痧毒，清热毒，除湿毒，兼调气。

治法：山芝麻汤加味。山苎麻 20 g，青蒿 15 g，黄皮叶 10 g，鬼针草 10 g，辅以刮痧，3 剂，每日 1 剂，水煎服。

复诊：服上药 3 剂后复诊，患者症状体征消失，饮食起居如常。

预后：良好。

按语：本例按壮医诊断为标蛇痧，多属湿热毒邪引起，以全身酸累不适，发热，口渴引饮，小便短赤，神疲，以手刮刺胸部和脊背两侧，见条索状隆起似蛇状为特征。治疗以清热除湿解毒为法，方中山苎麻清热解毒，为主药、母药；青蒿清热解暑，黄皮树理气除湿，调谷道，为帮药；鬼针草清热解毒，为引药；诸药合用，共奏清热除湿、解痧调气之功。

（三）救必应汤加味治疗痧病（绞肠痧）医案

患者基本情况：男，50岁，壮族，农民，宜州流河乡人。1965年10月就诊。

主诉：患者自述全身酸累不适，伴有发热和口干，症状持续一天。

现病史：该患者在夏日下地劳动时，中午突然感到全身酸痛不适，同时伴随发热、面红、口干咽痛，以及饮水时难以解渴。排尿呈黄色，颜色偏红。回家休息至第2天中午，症状未缓解，遂前来就诊。检查时发现该患者神疲乏力，面色潮红，舌头呈红色，舌苔黄、中腻。医生试用手指刮其胸部和脊背两侧，看到条索状隆起，像蛇一样弯曲。据此诊断为"标蛇痧"。患者无其他特殊病史。

检查：该患者的面部发红，眼睛发红，舌头呈红色，舌苔黄、中腻，脉洪数。体温达到39℃，血压为120/86 mmHg，心率100次/分，呼吸28次/分。医师用手指刮其胸部和脊背两侧发现条索状隆起，像蛇一样弯曲。

诊断：壮医：标蛇痧。中医：风热感冒。西医：感冒。

治则：解痧毒，清热毒，除湿毒，同时调理气血。

治疗方法：采用山芝麻汤加味。处方：山苎麻20 g，青蒿15 g，黄皮叶10 g，鬼针草10 g，辅以刮痧，共3剂，每日1剂，水煎服。

复诊情况：患者服用上述药物3剂后进行了复诊。复诊时，患者的症状和体征已经消失，饮食和活动跟平常一样。

预后：良好。

按语：本例按壮医诊断为标蛇痧，多由湿热毒邪引起，表现为全身酸累、发热、口渴引饮、小便短赤、神疲，以手刮刺胸部和脊背两侧可以看到条索状隆起，似蛇一般弯曲。治疗以清热除湿解毒为法，方中山苎麻清热解毒、为主药、母药，青蒿清热解暑、黄皮叶理气除湿、调谷道，为帮药，鬼针草清热解毒、为引药。诸药合用，共同发挥清热除湿、解毒调气的功效。

（四）青蒿汤加味治疗瘴病医案

患者基本情况：男，32岁，壮族，职业为农民，来自广西罗城县乔善乡，就诊于1968年8月。

主诉：每隔一天发冷发热，持续半个月以上，伴有神疲乏力症状。

现病史：患者每隔一天就会出现发冷发热的症状，至今已持续半个月未好转。神疲乏力，形体逐渐消瘦，无食欲，小便黄。就诊时见面色青白，舌质红，苔白中黄，脉弦数。患者同村也有人患有类似的病症。

检查结果：面色潮红，神疲，舌质红，目诊可见白眼巩上的血管曲折较多、曲度大，且比较密集，靠近瞳孔。苔白中黄，脉弦数。体温为38.2℃，心率为96次/分，呼吸为26次/分，血压为110/80 mmHg。

诊断：壮医：瘴病。中医：疟疾。西医：疟疾。

治则：解除瘴毒，调理气机。

治疗方法：使用青蒿汤加味。主要成分为青蒿60 g（鲜品捣碎），槟榔15 g，香附10 g，土柴胡15 g，独角莲10 g。服用3剂，每日1剂，水煎后饮用（将中药水煎后加入青蒿汁饮用）。

复诊情况：经过3剂药物治疗后，患者已不存在发冷发热的症状，精神状况正在逐渐好转。医嘱患者食用适量狗肉汤隔日1次，连服三次以巩固疗效。半年后的随访结果显示，患者没有复发。

预后：良好。

按语：针对该疾病的主要病因在于感染了瘴毒，导致气机不畅，阴阳失调引发，主要症状为发冷、发热和汗出，休作有时。治疗方法是解除毒素和瘴气，并调理气机。方剂中主药为青蒿和槟榔，具有辟瘴解毒和调理气机的功效；香附能够理气，土柴胡则有清热凉血和行气的功效；独角莲能够有效解毒。合理应用这些药物，可以起到协同作用，共同发挥解毒除瘴的作用。

（五）独活寄生汤治疗痹病（壮医称发旺）医案

患者基本情况：女，58 岁，系干部，籍贯为广西南宁市，最初就诊时间为 1990 年夏季。

主诉：自 3 年前开始反复出现腰、膝和踝关节疼痛，遇到天气变化时症状加重。

现病史：患者于 1987 年春季开始出现腰、腿和踝关节疼痛、红肿和热痛等症状，并反复发作了 3 年多。天气变化会使疼痛加重，同时逐渐导致活动不便。在发作期间，患者曾用过西药及中药（详细用药情况不详），症状得以缓解。但停药后不久，症状又重新出现。患者于 1990 年夏季再次发作并前来求治于壮医门诊。当时，患者出现了腰部压痛、膝和踝关节肿胀等症状。患者舌质淡红，苔白稍腻，脉沉涩。既往病史无特殊内容。

检查：目诊发现，患者的白睛上部毛细血管周边存在模糊不清的情况。此外，患者的舌质淡红，苔白稍腻，脉沉涩，且存在腰部压痛和膝、踝关节肿胀，活动受限。同时，链球菌溶血素 O 水平为 800 单位，红细胞沉降率水平为 35 mm/H，类风湿因子试验结果为阳性。

诊断：壮医：发旺。中医：痹病。西医：风湿性关节炎。

治则：以祛风除湿、补益肝肾和调气止痛为治则。

治法：

（1）每日服用 50 mL 独活寄生汤浸酒，共 1 次。

（2）使用以下处方：过江龙 30 g，土杜仲 24 g，鸡血藤 24 g，走马胎 15 g，四方藤 15 g，五加皮 15 g，吹风藤 15 g，九节茶 18 g。将以上药物煎汤后服用，每日 1 剂，连续服用 7 天。

复诊：在患者服用上述治疗方案之后进行复诊。患者反映症状明显减轻，因此再次使用原方加上针灸治疗，并对曲池、足三里、犊鼻、肩髃和昆仑等穴位进行刺激。三重检查之后，患者的关节疼痛症状基本消失。

预后：预后状况好。

按语：风湿性关节炎属于壮医学发旺范畴。壮医学认为，该病是各种邪毒（风、湿、痧、热、寒等）入侵人体内部，导致人体"三道""两路"堵塞，进而停滞于关节及肌肉中，从而形成此病。若邪毒长时间停留于患者体内，四肢关节肌肉及"两路"易受影响，导致身体功能受限、关节畸形，甚至残疾。治疗方法主要为解毒祛湿、通畅"两路"、舒筋活络等。处方中，过江龙具有疏风除湿、舒筋活络的作用；土杜仲可舒筋活络，强筋壮骨；鸡血藤可促进血液循环，舒筋活络；走马胎可以壮筋骨，活血祛瘀；四方藤可舒筋活络，祛瘀生新；五加皮能够祛风湿，壮筋骨和活血祛瘀。此外，吹风藤可祛风散寒，除湿通络；九节茶可有效祛风除湿，活血止痛。综合使用以上药物，可以达到祛风除湿、通络的效果。

（六）罗马降压汤治疗兰奔（眩晕）医案

患者基本情况：本案患者为壮族男性，50岁，系干部，户籍在广西南宁市，最初于1998年3月来院就诊。

主诉：患者反复出现头晕头痛两年，伴有心悸失眠。同时，患者存在记忆力减退、耳鸣、眼花、视力下降、肢麻等症状。西医学认为其患有高血压，经服用降压药后症状可短期缓解。近来，患者头晕头痛、心悸失眠症状加重，故转至壮医医院治疗。患者有高血压病史，血压曾高达200/120 mmHg。

检查：患者面色潮红，经目诊白睛11～12点头部反应区血管根部增粗，呈曲张或螺旋状；血管末端可见瘀斑点，黑睛11～12头部反应区虹膜纤维纹理模糊，周围可见乳白色。舌质红，舌苔为白中黄，脉弦数。体温为37.3℃，心率105次/分，呼吸30次/分，血压150/108 mmHg。

诊断：壮医：兰奔。中医：眩晕。西医：高血压。

治则：调理气血，通络降逆。

治法：处方为罗马降压汤。罗芙木根12 g，马鞭草15 g，钩藤9 g，土杜仲

24 g，墨旱莲 30 g，白茅根 30 g，桑寄生 18 g。每日 1 剂，水煎服用，连服 15 天。

复诊：患者完成罗马降压汤疗程后复诊，各症状明显减轻，血压维持在 130 ～ 140/85 ～ 90 mmHg 之间。

预后：患者预后良好。

按语：壮医学认为，兰奔是由于体内脏腑功能失调、阴阳气机逆乱，加上情志失调、过劳等原因，使气血上逆，巧坞功能失调而形成。治疗上，宜调理气血，通络降逆。罗马降压汤方中，罗芙木根、马鞭草、钩藤是降逆通络的主药，土杜仲、墨旱莲、白茅根、桑寄生则加强了降逆通络、调理气血之功，是帮药。诸药合用，可起到降逆通络、调理气机、降压的作用。

六、论文著作

（一）论文

［1］黄汉儒.立足传统，面向前沿，坚定不移把壮瑶医药研究推向前进.壮瑶药研究，2020（1）：5.

［2］黄汉儒.壮瑶药传承发展，壮大人民健康事业.壮瑶药研究季刊，2018（2）：3.

［3］黄汉儒.振兴壮瑶医药，为人类健康作出应有的新贡献.壮瑶药研究季刊，2017（1）：8-9.

［4］黄汉儒，梁启成.壮医药资源开发利用的现状.广西中医药，2003（6）：42-43.

［5］黄汉儒.壮族医药的发掘整理.广西中医药，2001（3）：1-2.

［6］黄汉儒.壮医理论体系概述.中国中医基础医学杂志，1996（6）：3-7.

［7］黄汉儒.壮族医药的发掘整理.中国民族医药杂志，1995（1）：37-39.

［8］黄汉儒.艰苦创业,发奋图强——在广西中医学院建校35周年校庆校友报告会上的发言.高等中医教育研究,1991(Z1):21-24.

［9］黄汉儒,黄瑾明.壮医发展史概述.中国医药学报,1987(6):25-26.

［10］黄汉儒,黄瑾明.老壮医罗家安传略.广西中医药,1987(6):18-19.

［11］黄汉儒,刘智生,覃卓明.广西壮族自治区人大常委会主任甘苦同志在全区少数民族医药古籍普查整理工作会议上的讲话.广西中医药,1987(2):30-31.

［12］黄汉儒,刘智生,黄瑾明,等.广西靖西县壮族民间医药情况考察报告.广西中医药,1986(6):6-8.

［13］黄汉儒.张景岳在诊断学上的贡献.新中医,1983(12):10-12.

［14］黄汉儒.论张景岳的治学精神.浙江中医学院学报,1983(3):41-42.

［15］黄汉儒.广西召开首届中医理论、医学史、医古文学术交流会.广西中医药,1983(1):4.

［16］黄汉儒,余瀛鳌.张景岳论内科危急重症.广西中医药,1982(5):11-14.

［17］黄汉儒,王立,余瀛鳌.钱乙医案述评.广西中医药,1981(3):15-18.

［18］黄汉儒.《黄帝内经》的成书与中医理论体系的形成.医学与哲学,1981(1):75-77.

［19］曾翠琼,黄汉儒.壮医葫芦茶除痹汤治疗急性痛风性关节炎的临床观察.中国民族医药杂志,2017,23(3):1-4.

［20］曾翠琼,黄汉儒,王奇.黄汉儒教授解毒调气法治疗瘴病临证经验.四川中医,2015,33(12):2-4.

［21］林辰,黄汉儒,薛丽飞.论壮医学的基本特点及核心理论.中国中医基础医学杂志,2012,18(11):1205-1206.

［22］陈秀香,黄汉儒.略论广西民族药资源的开发利用.中国民族医药杂志,1997(2):40-41.

［23］何子强,黄汉儒,刘智生,等.壮医的历史沿革、现状与发展对策.中国

民族民间医药杂志，1994（1）：7-10，45.

［24］莫莲英，黄汉儒，何最武，等.瑶族医药初探.民族研究，1991（6）：46-51.

［25］黄瑾明，黄汉儒.壮医药线点灸疗法.医学文选，1991（4）：80-81.

［26］黄瑾明，黄汉儒.壮医药线灸疗法.内蒙古中医药，1985（1）：20.

［27］郭君双，黄汉儒，王立，等.宋代儿科巨著《幼幼新书》.新中医，1983（9）：58-60.

［28］张世筠，孟琳升，黄汉儒.建议为近世医家立传.中医杂志，1980（6）：79.

［29］韦明婵，马艳，曾翠琼，等.壮医病名规范化研究初探.中国民族医药杂志，2019，25（7）：68-70.

［30］韦明婵，秦祖杰，林江，等.壮医基础理论研究进展.中国民族民间医药，2018，27（24）：56-61.

［31］曾翠琼，王奇，黄汉儒.黄汉儒教授"湿毒"论治痹病经验探析.中国民族民间医药，2015，24（21）：24-25.

［32］宋宁，庞声航，黄汉儒，等.壮医研究概况与展望.广西中医药，2003（4）：38-41.

［33］李彤，李琼，黄汉儒，等.壮瑶医望诊诊断肝癌的临床研究.辽宁中医杂志，1999（12）：541-542.

［34］何子强，刘智生，黄汉儒.壮族医药学文献拾萃.中国民族医药杂志，1998（1）：37-38.

［35］陈秀珍，韦金育，岑利族，等.壮医药罐疗法治疗痹病的临床研究.中国民族医药杂志，1995（1）：25-27.

（二）著作

［1］黄汉儒，黄景贤，殷昭红．壮族医学史．南宁：广西科学技术出版社，1998.

［2］黄汉儒．中国壮医学．南宁：广西民族出版社，2001.

［3］黄汉儒．妇科通治方．北京：中国医药科技出版社，2010.

［4］黄汉儒，黄景贤，殷昭红．壮族医学史：壮文．南宁：广西科学技术出版社，2012.

［5］黄汉儒．中国壮医学．南宁：广西民族出版社，2016.

［6］黄汉儒．中国壮医学．南宁：广西民族出版社，2018.

［7］黄汉儒，韦英才，谭俊等．广西民族医药验方新编．南宁：广西科学技术出版社，2018.

［8］黄汉儒，滕红丽．壮医药基本名词术语规范．南宁：广西科学技术出版社，2020.

［9］黄汉儒，钟鸣，容小翔．壮医药．南宁：广西科学技术出版社，2021.

［10］黄汉儒，罗日泽．民族医药报验方汇编 1989—1991．南宁：广西民族出版社，1990.

［11］黄汉儒，罗日泽．民族医药报验方汇编 1996—1997．1998.

［12］魏之琇编；黄汉儒等点校．续名医类案．北京：人民卫生出版社，1997.

七、整理者

1. 王柏灿，男，1962 年 10 月生，汉族，广西岑溪人，中共党员，医学硕士，壮医主任医师、教授。历任广西卫生厅民族医药古籍办副主任、广西民族医药研究所壮医基础理论研究室主任、广西民族医药研究所办公室主任、广西民族医药协会秘书长等职务。

长期从事壮医药的发掘整理和研究工作，在专业领域有较高的学术造诣，师从黄汉儒教授，为黄汉儒教授的学术继承人。先后主持和参加国家级、省部、地厅级研究课题 20 多项，获广西科技进步奖二等奖 2 项；主编和参编《中国壮医学》《中国壮医内科学》《历代壮族医药史料荟萃》《中国壮药学》等壮医药学术著作，主编壮医执业医师资格考试《壮医学》培训教材，发表学术论文 20 多篇，承担国家中医药管理局民族医药文献整理课题《壮医基础理论研究》编撰工作。参与壮医执业医师资格考试筹备工作及《中国·广西壮瑶医药振兴计划规划纲要》的起草和实施组织，为壮医药事业的发展作出了积极贡献。

2. 林辰，二级教授，博士生导师，广西名中医，广西高校卓越学者，广西知识产权领军人才，广西五一劳动奖章获得者，广西高等学校高水平创新团队带头人。

历任广西中医药大学壮医药学院院长、《广西中医药大学学报》和《广西中医药》杂志编辑部主任、德国中国传统医学研究院（Chinesische Naturheikunde Akademie e.V）中方院长；兼任世界手法医学联合会常务副主席，中华文化促进会康养文旅委员会副主任，全国职工健康促进工程科普专家组副组长，中国民族医药学会科研分会、药用资源分会和肝病分会副会长，中华中医药学会养生康复分会常务理事等职务。

临床擅以药食相助、针药相辅、中医和壮医相结合诊治为长。倡"三因"健康养生，首创壮医"环穴""络央穴"理论和取穴方法，提出"凡病皆可外治"壮医外治新理论和新模式，独创多维联用外治法和壮医环针法，独著《中国壮医针刺学》首次在理论层面上对壮医针刺进行系统梳理、总结及提升，是第一部以文字记载并对壮医针刺穴位图进行系统和完整表述的壮医著作，有效填补了壮医针刺临床研究的空白，是壮医发展史上一个新的里程碑。主编出版著作及全国中医药行业高等教育"十三五""十四五"规划教材 20 部；获授权专利 6 项；获中国民族医药学会科技进步一等奖和学术著作一等奖各 1 项、广西科技进步二等奖 4 项。

黄鼎新坚

一、名家简介

黄鼎坚,从医 60 多年,坚持"以人为本,仁心仁术"之心救治众多患者,秉承辨证、辨病、辨经三结合,形成"针、灸、线、药"杂合以治的独特诊疗技艺,擅用缓慢捻转进针法,取得显著疗效。

黄鼎坚,男,1939 年 8 月生,广西东兰人,中共党员,本科学历,硕士研究生导师,广西中医药大学第一附属医院主任医师。

1963 年毕业于广西中医学院中医专业,曾任广西针灸学会名誉会长,2007 年被国家中医药管理局授予"全国老中医药专家学术经验继承工作优秀指导老师",2009 年获批"全国先进名医工作室(站)——黄鼎坚名医工作室",2012 年获广西壮族自治区卫生厅、人力资源社会保障厅授予的"桂派中医大师"称号。

(一)潜心一线,传道授业

跟师我国近代针灸大师朱琏先生,坚持从事临床、教学一线工作至今，临证强调经络与脏腑辨证，倡形、气、神同调，擅用经方针药结合治疗各科常见病及痿、瘫、痹、痛等疑难杂症，在术后康复与调理方面积累了丰富经验，与他人合作出版了《壮医药线点灸疗法》。注重学科建设发展，强调读经诵典不泥古、守正创新不离宗，发扬针灸特色优势，勤勤恳恳、诲人不倦，培养的学生遍布全国各地甚至海外。

（二）传承经典，自成体系

综合中医经典要旨，积极总结推广民族医药特色，对点穴疗法、药线点灸、太极针法、李氏对应取穴配方规律刺法等民间技艺进行挖掘、整理，并广泛应用于临床，自成"四时时辰应经对症"针线药结合法、营卫气血通和为期的学术思想，以子午流注、缓慢捻转独特进针法，成为广西针灸流派杰出代表。

（三）推广传播，服务基层

成立广西针灸专科联盟，定期开展传承暨广西针灸联盟针灸临床新进展学术交流活动，发挥专科技术和人才的辐射带动作用，促进各级针灸医疗服务优质化和同质化，提高基层针灸医疗服务水平。积极参加国内外学术交流活动，多次前往越南、马来西亚、挪威、德国、瑞典等国，传播中医针灸文化。深入基层开展帮扶活动，2014 年成立首家村级名医基层工作站，年逾八十仍坚持每季度定期组队入村入户服务，得到了当地群众的广泛赞誉。

二、医事传略

（一）从大山里走出来的针灸名医

1993 年，在东兰中学 45 周年校庆的庆典大会上，黄鼎坚教授满怀激情地将自己

"山矮、人高、水浊、心清"的敬匾献给母校时，年逾古稀的覃松山老校长紧握他的双手，频频点头，激动地说："鼎坚，你为东兰争了光！"

黄鼎坚，1939年8月4日出生于广西壮族自治区东兰县大石山区的农村。1956年秋，他以优异成绩考入东兰中学，靠着大哥和学校老师、同学的资助，他坚持勤工俭学，以门门功课优秀的成绩顺利地高中学业。在中学时代，黄鼎坚教授就燃起了对医学的向往，对医生这一职业充满崇敬。黄鼎坚教授来自缺医少药的大石山区，从小家境贫寒，生活艰辛，8岁起每逢阴雨天就关节疼痛，影响学习、生活，入中学时偶遇镇上一位名叫朱汉的郎中，几根"旱针"扎入双膝部位，顷刻疼痛缓解，从此"旱针""中医"四字便印入他的脑海中。读高中期间，黄鼎坚教授不幸患上阑尾炎，得到当时县医院院长黄志民的手术治疗，4天痊愈出院。1959年7月，幸运之神终于垂青这位勤奋学习的大山之子，黄鼎坚教授以优异成绩考取广西中医学院（现广西中医药大学）医疗系，成为有史以来东兰县考入中医学院第一人。他对来之不易的学习机会非常珍惜。寒窗苦读四年，黄鼎坚教授用大山赋予的那股坚忍不拔的毅力，潜心研读着一部部晦涩难懂的"砖头"般厚重的中医专著。毕业后，黄鼎坚教授被分到学校附属医院轮科锻炼，1965年轮到针灸科就走不出去了，由于对针灸有着特殊的感情和天赋，最终临床轮转结束，被老师看中，留在针灸科，从事针灸临床和教学工作。指导老师要求他在临床的同时，还要带教、参加教材编写工作，以及从事理论教学，他把压力当动力，一步一个脚印，在针灸医学的道路上迈进。

黄鼎坚教授跟李任源老师学习安全留针法、子午流注疗法。1976年师从近代针灸大师朱琏，这是他提高针灸水平的一个新起点，他不但学习大师的诊疗方法和技术，还受到大师西学东渐思想的影响，这些开阔了他的思路，形成了他"学宜广"的治学风格。后来又参与朱琏遗著《新针灸学》第三版的整理和编撰工作。1980年到南京参加全国高等中医院校师资提高班，得到针灸大师邱茂良、肖少卿、杨长森的直接传授。1989年到北京参加全国高级针灸专修班，直接聆听贺普仁、程莘农大师的教诲。黄鼎坚教授曾深入学习20世纪70年代末出现的全息生物学，以及20世纪 90 年代兴起的足部反射区疗法，并在实践中适时加以应用，充分反映了他"学宜广"的务实求知态度，乐于接受新事物。除了从书本学习外，他还向同行学习，取他人之长补自己之短，坚持"知之为知之，不知为不知"的态度。要做好这一点并非易事，贵在放下自身架子，不耻下问，这样才能真正学到他人之长处。哪怕是他人只言片语的体会或点滴经验，都应抱着"他山之石，可以攻玉"的心态，虚心学习，并验之实践，以实践的结果作为取舍之标准。黄鼎坚教授平时不失时机地向壮医名师李才魁老师学习民间草药知识、太极针，随李任源老师上山采药认药，下乡为民防病治病。在针灸教研室的安排下，他还向民间老中医龙玉乾虚心求教，学习具有壮族医疗特色的药线点灸疗法，并与他人一道将龙老运用药线点灸疗法的散在而宝贵的经验分门别类地归纳整理，编撰出版了《壮医药线点灸疗法》一书，并完成了"壮医药线点灸疗法的整理和疗效验证"工作，为这一具有壮族民间医疗特点的药线点灸疗法的传承与推广作出了贡献。

1963 年，黄鼎坚教授毕业后留校任教，至今已 60 余年。他在针灸学术上"择善而从，自成一家"，将针灸学视为一门独特完整的学术体系，包含"理、诊、法、方、穴、术"，认为其临床主导思想在于中医学的整体观、辨证观、动态平衡观。他注重经络辨证，强调临证辨证、辨经、辨病论治。同时，他融合了传统的经络辨证和现代的经络全息疗法，形成了独具特色的经络诊察方法。他认为针灸治病的关键是补虚泻实，以平为期，虚则补之，实则泻之，不虚不实以经取之。此外，黄鼎坚教授继承了古代医家针灸药并举、以针为主的特点，同时受到近代针灸大师朱琏的神经针灸学说的影响，并挖掘本地区民族医药特色，形成了针、灸、线、药为一体的独特诊疗体系。黄鼎坚教授在薪火传承中，光大了杏林，成为一名备受尊重且技术高超的当代针灸名医。

（二）"未出校门就退休的医生"

黄鼎坚教授常戏称自己为"入校未出门就退休的医生"。1959 年，他参加高考前本打算报考文史类专业，但在赴百色考试前十二天，两位班主任根据当时的时势和他的具体情况分析，要求他改报医农类志愿。最终，他以优异成绩考取广西中医专科学校（现广西中医药大学）医疗系，从此踏上了中医高等学府之路。由于处在国家三年困难时期，学校的学习、生活环境都十分艰苦。同时，中医学的知识体系深奥、晦涩难懂，许多同学都觉得枯燥乏味，产生了厌学情绪。但黄鼎坚教授却怀着对中医学的追求默默啃读，记录下老师讲解的内容，课后再反复推敲。黄鼎坚教授大学期间的课堂笔记是公认的较完整的版本，常常被同学们借阅传抄。他喜欢在课余时间去图书馆、古旧书店查阅中医书籍，以提升自己的学习兴趣。针灸学一开课，他就特别兴奋，为了尽快掌握针法要领，还买了一套毫针，在同学间互相操作，自己关节有不适时就在自己身上扎。假期回家，他都不忘带上那筒针和针灸书，老乡有病痛时就给他们扎针治疗，有的患者扎一两次就好了，从此他与针灸结下了不解之缘。

1963 年，黄鼎坚教授毕业，本以为作为东兰县第一个中医科班出身的中医师，回乡服务是铁定的。但由于他学习、实习成绩双优，因此被留校任教。在工作中，黄鼎坚教授酷爱中医事业，兢兢业业，得到了领导和同事的赞誉。由于他没有时间回东兰探望父母，每次发工资后只能通过邮局寄些钱回去，以报答父母的养育之恩。1976 年秋，父亲病故的噩耗传来，他悲痛万分，但当时正跟随中国针灸名家朱琏大师学习、工作。他认为人死不能复生，而中国新针灸学失传才是中华民族沉痛的悲剧。于是，他发电报给邻里房叔为父亲草理后事，自己则甘当"不孝之子"，为中医事业默默奉献。

作为针灸学教师，黄鼎坚教授一直具有奉献情怀和创新意识。1981 年，他参加全国高等院校针灸师资进修班学习归来后，立刻承办全区针灸学习班，并率先创建广西首家针灸专科病房。这为广西针灸科中心和国家中医药管理局重点建设专科建设奠定了基础。针灸专科病房不仅成为广西中医学院针灸实习和培养人才的临床基地，而且也成为对外交流的窗口。它率先接收澳、美、法等国家和地区的针灸留学生。黄鼎坚教授不厌其烦地对他们进行带教指导，有时以自身为活标本，在"试验田"中耕耘。一位美籍留学生曾热泪盈眶地竖起大拇指，赞扬黄鼎坚教授"very good"！

黄鼎坚教授非常重视中医针灸在外国人心中的形象。1984 年到 1986 年，他应卫生部（现国家卫生健康委员会）的委派，参加援外医疗队，前往非洲尼日尔共和国工作。在那两年里，他充分利用自己对痿、瘫、痹、痛症的针灸特长，帮助了一位又一位顽疾患者克服病痛的折磨。有一位非洲老人半身不遂，卧床已有一年之久，治愈后感恩涕泪，望着黄鼎坚教授手中银闪闪的长针问道："这是上帝赐给的神针吗？"黄鼎坚教授笑了。但这一笑引发了一个问题：外国人知之甚少，甚至许多中国普通百姓也对针灸疗法所知甚少，认为它神秘莫测。这是因为人们未能从病理生理角度了解它的原理。于是，一个想法在黄鼎坚教授的心中萌发：他要写一本关于针灸疗法的科普书籍。因此，他白天替外国朋友缓解疼痛，晚上则挑灯熬油，埋头著书立说。1988 年，广西科学技术出版社出版了一本名为《点穴疗法》的著作，先后印刷 6 次，发行量达 12 万册之多。该书获得 1988 年至 1992 年广西第三届优秀科普作品三等奖。1996 年 8 月，一个从美国打来的长途电话告诉黄鼎坚教授，他在纽约的一家书店看到了《点穴疗法》，但此书缺货。这位美国人对中国传统医药有着如此浓厚的兴趣，作为该书作者，黄鼎坚教授在激动之余，无论如何也要满足来自异国他乡的要求。第二天，他将家里仅存的两本样书邮寄到了大洋彼岸。此外，黄鼎坚教授还参与了《壮医药线点灸疗法》《实用中医学》等七部著作的编写工作，参加了"壮医药线点灸疗法与临床验证研究"等三个科研项目，并获得地市、省部级成果奖。他在省级以上期刊上发表或交流的论文数量超过 30 篇。他的学术论文《全息生物学为中医学奠定了现代生物学的基础》被准许在挪威第二届国际生物全息生物学学术讨论大会上交流。1992 年，黄鼎坚教授被载入《中国中医名人辞典》，1995年又被载入《中医名医系列》一书。由于工作出色，1995 年黄鼎坚教授被评为广西壮族自治区优秀医疗科技工作者。1997 年，他被人事部（现人力资源社会保障部）、卫生部、国家中医药管理局评定为全国老中医药专家学术经验继承工作指导老师，并被聘为广西中医学院针灸推拿学专业硕士研究生导师；2000年，他又被聘为广西中医学院针灸推拿学学术带头人。作为一位名医、专家，黄鼎坚教授曾被列入《中国名人辞典》《中医名医列传》《当代名老中医图集》《共和国名医专家大典》。2005年，他被选为入选国家"十五"科技攻关计划项目"名老中医学术思想、经验传承研究"课题的百名名老中医之一。当时正在瑞典讲学、交流的黄鼎坚教授不顾当地医疗界的挽留，不远万里回到国内，将自己多年临床经验和学术思想毫无保留地传授给课题组，帮助他们按时顺利地完成任务。

黄鼎坚教授从一个年轻的农家子弟走进中医药大学，开始了长达60多年的行医生涯，这段经历充满了悬壶济世和薪火相传的情怀。这位八桂针灸名家是第二批全国老中医药专家学术经验继承工作指导老师之一，在1980年成为主治医师、讲师，1985年在非洲援外时通过考试和技术考核晋升为副主任医师，并于1992年晋升为主任医师。黄鼎坚教授的个人档案资料、组织关系等始终保留在中医药大学，他因此自嘲为"未出校门就退休的医生"。

2005年退休后，黄鼎坚教授仍然致力于临床服务，不断参加社区义诊及广西壮族自治区科学技术协会组织的科技三下乡活动，为农村群众献医献药，给当地医生讲授医学知识。他的贡献得到了国家中医药管理局和中华中医药学会的认可和表彰，分别授予他"师承工作优秀指导老师个人先进工作者"的称号和"全国名老中医先进工作室（站），黄鼎坚名医工作室"的牌匾。黄鼎坚教授的工作室还成为国家中医药管理局名医工作站建设单位之一。他继续为针灸事业的发展尽心尽力，是一位难得的名医传人。

（三）博观约取，自成一家

黄鼎坚教授长期从事中医针灸教学和临床工作，一直忠于职守、爱岗敬业、勤奋求实，并积累了丰富的经验。他信仰的古今针灸医家有杨继洲、朱琏、邱茂良、肖少卿、贺普仁等。他喜欢读的针灸著作包括《灵枢》《针灸大成》《金针梅花诗钞》《新针灸学》《针灸篡要》。他崇尚药王孙思邈的名言："人命至重，有贵千金。"黄鼎坚教授之所以取得今天的成就，与他持之以恒的处事态度密不可分。他喜欢竹子的韧性，并常引用郑板桥的诗句来鼓励自己："咬定青山不放松，立根原在破岩中。千磨万击还坚劲，任尔东西南北风。"

在长期的针灸临证中，黄鼎坚教授提出："针灸学是一门独特而完整的学术体系，包括理、诊、法、方、穴、术。"他认为针灸临床的主导思想在于中医学的整体观、辨证观和动态平衡观。临证强调辨证、辨经、辨病论治三结合。他将传统的经络辨证和近代的经络全息疗法融合，形成了自己独具特色的经络诊察方法。他还强调，针灸治病的关键为补虚泻实，以平为期，虚则补之，实则泻之，不虚不实以经取之。

黄鼎坚教授注重针刺选穴的精准度。他指出，毫针刺法是构成针灸学"理、诊、法、方、穴、术"六大内容的重要组成部分，也是影响针刺疗效的关键因素之一。进针手法，黄鼎坚教授推崇缓慢进针法，并发扬了朱琏老师的缓慢进针法，提出进针要"轻、稳、准"。在使用缓慢捻转进针法时，为避免在皮肤层针入时产生刺痛感，最关键的一点是在皮肤层的捻转操作要尽量轻巧，幅度要小（通常小于15°），下压指力的运用要均衡适当，实压虚捻，这样患者在整个进针过程中通常不会感到刺痛。在皮肤层进针时，患者通常可以感受到一种轻微的麻胀感，即"皮肤感"，而这种感觉也属于针感之一。但如果采用快速进针法，则难以感受到此种皮肤感。缓慢捻转进针法引发的"皮肤感"是针刺刺激皮肤浅层得气时皮部络脉之气被激发的表现。因此，易于循经脉线扩散或由穴位处向外辐射。这种感觉出现同时有利于深层得气感的获得，能够使得针刺过程中于皮肤、浅、深三个不同层面均能获得针感，从而更好地发挥真正意义上"疏通经络"的作用。此外，该法对肌肤损伤少，尤其能避免伤及血管、神经，同时也安全、卫生。这正是缓慢捻转进针法的优点所在。正是由于以黄鼎坚教授等为代表的一批朱琏弟子以及他们的学生对缓慢进针法的继承和推广应用，才使其发展成为广西针灸流派的特色。

选方配穴是针灸治疗的重要组成部分。黄鼎坚教授认为，组方配穴不应过于追求全面，因为方穴太多会相互制约，难以达到预期效果。因此，在选穴配方上，他强调遵循《素问·至真要大论》中提出的"谨守病机，各司其属"之原则。他在择穴组方时十分严谨，务求简洁精准。为了避免取穴繁杂，他在临床上特别注重方穴与理法的紧密配合。他在选穴组方上尤为重视特定穴、经验穴和反应点的应用。黄鼎坚教授选穴精要，定穴准确。在临床用穴方面，一般不超过 8 个穴位，以 4～6 个穴位为多。

黄鼎坚教授在临床实践中非常注重中医针灸特色与优势的发挥，同时善于挖掘本地区的民族医药特色，形成了包括针、灸、线、药四种治疗方法的独特诊疗体系。他尤其擅长运用针灸疗法治疗神经系统和肌肉关节运动系统病证，如面瘫、面痛、眩晕、失眠、偏头痛、痿、痹、瘫等疾病。此外，他还广泛应用药线点灸、挑刺、点穴、埋线等疗法治疗各种疾病，对于临床疑难病症，他坚持"一针二灸三用药"的原则，常用中药调理脏腑功能，或用中药外洗、外敷治疗皮肤湿疹、牛皮癣、银屑病等，从而取得了让人满意的疗效。在治疗过程中，他重视针灸药结合，并且善于灵活运用不同的疗法进行治疗。总之，黄鼎坚教授在针灸临床实践方面有着丰富的经验，并注重将传统中医针灸理论与西医学相结合，从而为患者提供更加安全、有效的治疗方法。

（四）光大杏林，传针万里

黄鼎坚教授长期以来担任中医针灸学和针灸医籍选课程的教学工作。他开设专题讲座并提供临床指导。自毕业留校开始，他便从事针灸教学，并于 1989 年成为针灸推拿本科专业的教授。从 1983 年参加国家援非医疗队到 1987 年开始接纳国外针灸留学生，再到 1995 年招收针灸推拿学硕士研究生，以及 2001 年担任中医传统班师带徒的指导教授，黄鼎坚教授在各个领域承担着任务。他于 1997 年被审定为第二批全国老中医药专家学术经验继承工作指导老师，并担任人事部、卫生部和国家中医药管理局的师带徒任务。至今,黄鼎坚教授的学生遍布各领域和世界各地。其中有广西名中医、博士、硕士、主任医师等,他们活跃在针灸临床、教学和科研领域。

"不通十二经络,开口动手便错",黄鼎坚教授特别注重针灸基础理论的学习。他是科班出身,在大学时期的学习给他打下了坚实的基础,也是他工作的基石。他深刻理解学生追求知识的心情,因此对于针灸医籍的讲解总是循循善诱、深入浅出。他从临床案例入手,带领学生进入经典理论的学习,使他们少走弯路,抓住核心。对于留学生,他能根据每个人的汉语能力和专业背景进行因材施教,使他们回国后能够将所学应用到实践中。为此,他还撰写了论文《对提高涉外针灸临床教学质量的思考》。黄鼎坚教授常说:"医者,仁术也。""仁"是孔子儒学的最高标准,更是中医的道德根本,体现了对生命的关怀和尊重,"人命至重,有贵千金"。他认为,孙思邈的《备急千金要方·大医精诚》应是每个医学生的入门必读。医生进入临床就意味着服务于患者,医学生只有在学习阶段打下坚实的基础,才能做到"仁心立术,济世救人"。黄鼎坚教授在工作中严于律己、以身作则。即使担任广西中医学院第一附属医院副院长期间,他仍坚持门诊工作和病房查房制度。生活中,他平易近人,愿意倾听学生提出的想法,并热心帮助学生解决困难。

作为广西中医学院第一附属医院针灸科主任,黄鼎坚教授十分重视针灸临床基地的建设。1980年,在他的领导下,广西第一家针灸病房成立。现在这个病房已经发展成为广西针灸医疗中心和国家中医药管理局的重点专科。由于针灸病房的建立、病种的增加,以及业务的扩大,针灸学科梯队得到了建立,针灸人才也得到了培养。此外,这还为针灸推拿学专业的本科生和硕士研究生提供了良好的临床实践环境。同时,针灸科还成为医院与学院对外交流的窗口,接纳了大量的外国留学生,使广西针灸学派的特色传播到世界各地。2000年,针灸推拿学被列为学院的重点学科,黄鼎坚教授被选为针灸推拿学学术带头人。

黄鼎坚教授长期以来积极推广针灸学。他在20世纪70年代担任广西针灸学会秘书长,承办了广西针灸师资进修提高班,积极参加国内外学术活动。他曾于

1989—1990 年两次前往越南和柬埔寨进行业务考察，1992 年出席在挪威举办的第三届国际全息生物学学术研讨会，1995 年出席在马来西亚举办的国际医学论坛大会，1997 年出席在北京举办的世界针灸学会联合会成立 4 周年暨学术研讨会，1999 年受德国自然疗法医学会邀请前往德国进行为期 3 个月的中医、针灸教学交流并先后在自然疗法学院 7 个分校包括奥地利教学点开展活动，2000 年出席在西班牙的东西方医学交流论坛大会，2002 年出席在摩尔多瓦举办的替代医学讨论交流会，2004 年应邀前往瑞典讲学。黄鼎坚教授一直积极促进国际医学文化的交流与合作，并接待过联合国亚太地区卫生组织传统医学访问团，以及日本、美国、澳大利亚、越南等国的医学和教育考察团。

如今，黄鼎坚教授虽年过八旬，但仍坚持每周出诊两天，指导国内外学生并参加各种形式的科技推广讲座及学术论坛。他为人谦和、不计得失、品德高尚，是我们后辈学子学习的榜样。他说："低头做事，昂头做人。""处处尽心，即是快事；举步踏实，便是坦途。"这种谦虚的态度和务实的信条时刻激励着我们。

三、学术思想

黄鼎坚教授专攻《黄帝内经》《难经》《针灸大成》等典籍，博采众长，继承古人思想并勇于创新。他认为：针灸学是一门独特而完整的学术体系，它以中医基础理论为基础，以经络腧穴学为基本理论，以经穴诊察、针灸治疗为诊疗手段，从而成为一个完整的学术体系。总之，针灸学是"理、诊、法、方、穴、术"的有机结合。

黄鼎坚教授临床治疗已经 60 多年，形成了以"天人合一"的整体辨证观为核心的学术思想。他倡导"治宜杂"，提倡"一针二灸三用药"，注重治神与手法，发扬缓慢进针手法，善于选穴，方剂简明有效。

（一）"天人合一"的整体辨证观

1. 有机整体观　中医的有机整体观认为，人是一个有机的统一体，无论从结构上还是从功能上，甚至是从内外关系上，都被看作一个不可分割的有机整体。由此，考虑中医的问题就必须全面、系统地将局部和整体联系起来，通过综合分析和归纳，才能得到完整的答案。在中医有机整体观的理论指导下，阴阳五行学说、脏腑经络学说、卫气营血学说等诸多理论贯穿其中，也一直有效地指导着中医的临床实践，其科学性和生命力得到了证明。

另外，在中医有机整体观的指导下，针灸临证所使用的循经取穴配方、上病下治、下病上治、左病右治等方法，都是有机地从整体考虑，而不是片面地"头痛医头、脚痛医脚"。

2. 动态平衡观　黄鼎坚教授在中医整体、辨证观念的基础上提出，在临床诊疗中要坚持动态平衡观。中医学认为，人体的平衡不是简单的对称性平衡，而是由人体脏腑经络、组织器官及其功能活动协调统一所产生的平衡，并且这种平衡并不是消极的静态平衡，而是动态的平衡。一个机体如果能够在上下、左右、表里内外等方面协调平衡，那么这就是健康的表现。这种平衡是人体脏腑阴阳之间相互滋生以及相互制约的一种协调关系，同时，这一关系的存在正是生命运动趋势处于相对稳定状态的结果。因此，"阴平阳秘"这一理论便强调了阴阳平衡状态对健康的重要性。从中医学动态平衡观的角度来看，疾病的发生是人体脏腑经络、组织器官之间平衡失调以及人与外界环境间的平衡被破坏的结果。无论是人体内部稳态失常，还是人体内外平衡协调失常，都是人体正邪双方力量对比关系不协调的表现，如《素问·通评虚实论》所云："邪气盛则实，精气夺则虚。"《素问·阴阳应象大论》也指出："此阴阳更胜之变，病之形能也。"

从动态平衡观的角度而言，疾病是在一个正邪不断斗争的运动变化过程中产生的，因此，人体内部平衡失调也是动态的。如《素问·天元纪大论》所说："动静相召，上下相临，阴阳相错，而变由生也。"伴随着阴阳消长胜负、五行相乘相侮的动态变化，病证特点也会相应地显现不同阶段的特点。因此，在诊断治疗上需要以动态观察分析疾病的动态变化过程，随时把握疾病性质的变化以及病势发展，从而更灵活、更准确地辨证治疗，适时因势利导，补正纠偏。黄鼎坚教授在诊疗疾病过程中始终坚持动态平衡的观点。他认为，一方面要从疾病的证候分析入手，以平衡的观点找出五脏六腑间失衡的病因病机和病位所在，确定脏腑阴阳的偏盛偏衰，然后通过具体治疗以调动人体调节功能，促进内部动态平衡的恢复；另一方面，也要认识到病证一旦形成，并非一成不变，要注意病证的传变演化，对不同的病理阶段要用动态的观点观察分析，准确判断疾病所处的阶段，立法、配穴紧随证候，具体情况具体处理。例如，在痹病的治疗上，初期以寒湿为主时治以散寒祛湿，而当寒湿化热时则治以清热化湿。

3. 全面辨证观 辨证论治是中医学的精髓，也是中医临床治疗上的独特思维模式和方法论。黄鼎坚教授认为，在针灸临床的特点基础上，辨证的具体内容应该强调三个方面，即辨病、辨证、辨经结合。

辨证的首要目的是在众多的症状中找出主症，并识别其性质。因为在疾病的发展过程中，阴阳气血、脏腑经络等方面的失调表现不一定平衡，必然存在能反映主要病机的主症。因此，在辨证时需要善于找出主症并确定其性质。辨病是通过疾病临床表现的特点，并将客观的辅助检查结果作为依据进行归纳分析，同时与各种类似疾病进行鉴别比较，最终确定病名。辨经是根据病变部位及所表现出来的证候，运用经络理论进行分析和归纳，推究病机，在辨证归经的基础上，对疾病的病位和病性进行判断。

黄鼎坚教授认为，针灸临床不仅需要重视八纲辨证、脏腑辨证等基本辨证方法，还特别强调经络辨证。只有掌握和综合运用好八纲辨证、脏腑辨证、经络辨证等方法，针灸治疗才能有明确的方向，取得良好的疗效。因此，经络辨证应被视为针灸临床辨证论治的一个重要环节，其直接关系到针灸临床的疗效。黄鼎坚教授将传统的经络辨证和近代的经络全息疗法融合起来，形成了他独具特色的经络诊察方法，包括循经查因、第二掌骨侧全息诊法和手诊法、耳穴诊察、足部反射区按压诊察、背俞穴和原穴诊察，以及目诊。此外，黄鼎坚教授在寸口脉诊的基础上，还会检查太溪、趺阳和神门脉。对于疑难、危重症患者，黄鼎坚教授会检查脾胃和肾气、心气、先后天之气以及五脏六腑所主之气，以判断疾病的转归。

（二）治病求本，从脾胃论病

中医学认为，脾胃是气血生化之源，负责维持人体正常生命活动，故有"脾胃为后天之本"之说。过去，脾胃治疗的研究侧重于方剂，而轻视针灸疗法。然而在黄鼎坚教授的多年临床实践中，他发现以脾胃为诊断方向的针灸疗法具有广泛的适应证和优异的疗效，因此值得进一步总结和深入研究。《灵枢·本藏》云："经脉者，所以行血气，而营阴阳，濡筋骨，利关节者也。""胃之所出气血者，经隧也。经隧者，五脏六腑之大络也。""足太阴者里也，其脉贯胃属脾络嗌，故太阴为之行气于三阴。阳明者表也，五脏六腑之海也，亦为之行气于三阳。""阴中之至阴，脾也，其原出于太白。"脾胃所化生的营气、卫气和血液等精微物质需要通过脾经和胃经输送到五脏六腑、四肢百骸，以维持脏腑功能的正常。而针灸治疗的穴位分布在经脉上，通过调节脏腑功能来达到调理脾胃并治疗疾病的目的。

从生理学角度来看，脾胃是气血生化之源，五脏六腑都依赖于脾胃所化生的气血来维持正常的生理活动。而在病理学方面，脾胃具有免疫防御功能，体质强弱和五脏六腑气血盛衰等与之密切相关。脾属脏，胃为腑，它们相互配合是食物消化吸收过程中的主要器官，也是维持人体能量来源的重要脏腑。如果脾胃的功能发生障碍，除了可能出现脾胃本身的疾病，还会影响其他脏腑的正常功能，反之亦然。因此，针对脾胃的疾病治疗，能够有效地治愈其他脏腑的疾病，进而提高针灸疗效，具有非常重要的意义。

（三）倡"治宜杂"，针药灸结合

黄鼎坚教授认为，针灸临证施治总则不外乎求本，调和阴阳。

1. 治病必求其本　"本"即阴阳平衡的法则，疾病与阴阳失衡有关。在八纲辨证中，阴阳排在首位。"察色按脉，先别阴阳"；治疗上应"调和阴阳，以平为期"。

2. 补虚泻实　此为针灸治疗的根本原则。其中，"虚"指正气（经气）不足，"实"指邪实（经气阻滞不通）。在针灸施术时，应当根据症状选择相应的穴位和操作手法，遵循"盛则泻之，虚则补之，热则疾之，寒则留之，陷下则灸之，不盛不虚以经取之"的法则，以达到调整阴阳平衡的目的。

3. 急则治其标，缓则治其本　在治病求本的情况下，应着重治疗导致疾病的主要因素，对于急性症状可采取针对标证的治疗。针灸专家黄鼎坚教授指出，临床治疗贵在"杂"，即所谓"杂以合治"，既要"杂而在理""杂而有效"，又要"杂而不乱"。在针灸疗法的范畴中有许多治疗方法可供选择。除了传统的毫针、艾灸、拔罐、放血等治疗方法，还可以配合使用其他方法，如指针、穴位注射、药线点灸、针挑、熨疗等，以便根据患者的实际情况选用相应治疗方法，从而提高临床疗效。此外，黄鼎坚教授还重视针药并重的治疗思想。

临证施治贵在通权达变。因为任何一种治疗方法都有其长处和不足，没有一种治疗方法是万能的。只有因人、因时、因地制宜地综合运用各种治疗方法，根据患者病情的变化适时灵活、正确合理地配合运用，才能取得最佳的治疗效果，使患者尽快康复。

（四）针刺本于神，治神重手法

在针灸临床治疗中，"神"与医患双方的关系密切。《素问·宝命全形论》提出："凡刺之真，必先治神。"《灵枢·本神》中也明确指出："凡刺之法，先必本于神。"《灵枢·官能》则进一步强调了察观患者精神魂魄状态的意义，医生除要观察疾病表现外，还要了解患者的思想情绪和精神状态。只有在对患者全面掌握的基础上，才能运用适当的针刺手法，获得预期的治疗效果。因此，在黄鼎坚教授看来，论治尤其施术是针灸临证过程中关键的环节，而重视治神、注重手法则是疗效最大化的保证。

1. 神的含义　至于"神"这个词的含义，则十分广泛。《黄帝内经》对"神"的定义也是多样的。它既可以指代人体生命活动的总称，也可以指具体的精神意识思维活动。比如，《素问·天元纪大论》指出，"阴阳不测谓之神"，它的含义是指天地间阴阳万物复杂变化的总称。而《灵枢·小针解》中"神者，正气也"的说法，则是指人体的生理功能或正常生命活动。同时，《灵枢·本神》提到，"两精相搏谓之神"，揭示了人的生命之始；《灵枢·平人绝谷》中也提到，"神者，水谷之精气也"，将"神"与精气联系在了一起。在这种情况下，运用针刺手法需要关注患者的神气状况，同时，针刺者和患者在针刺过程中要守神，把握神气的运行方向，确保针刺的效果。

"神"在针灸临床治疗中与医患双方都有密切关系，它对于针刺操作手法要求是否成功，针刺疗效能否提高，都有其重要意义。《素问·宝命全形论》说："凡刺之真，必先治神。"《灵枢·本神》中说："凡刺之法，先必本于神"。《灵枢·官能》也说："用针之要，无忘其神。"《灵枢·本神》又说："是故用针者，察观病人之态，以知精神魂魄之存亡得失之意。"说明医生既要观察疾病的表现，又要了解患者的精神状态和思想情绪。在全面掌握上述情况的前提下，运用与之相适应的针刺手法，才能获得预期的治疗效果。黄鼎坚教授认为，针灸临证过程中，辨证固然重要，论治尤其施术亦是关键，明确掌握针灸的程序、步骤、目的与要领，是对医者最基本的要求，重视治神、手法是疗效最大化的保证。

2. 调神于诊疗之中

（1）步骤与要领。我们以常用的毫针为例，详细介绍从持针到入针，再到出针每个步骤的特定动作技巧和目的要求。这些步骤环环相扣、相辅相成，而各种针法和灸法也需要不同的操作要领，医师会根据患者病情，因时制宜地选择合适的操作要领。

（2）治疗过程中的精神集中。在针灸治疗过程中，尤其需要医者和患者高度集中注意力，并要求互相沟通与配合，这是获得最大化疗效的必要条件。

（3）进针手法。①缓慢进针、分层取气、得气为先：毫针刺法是构成针灸学六大内容之一，也是影响针刺疗效的关键因素之一。黄鼎坚教授推崇并发扬了朱琏老师的缓慢进针法，他提出进针要轻、稳、准。进针时应该保持皮肤层的捻转操作尽可能轻巧，且幅度要小（常小于15°），适当运用下压指力，根据患者肌肤张力进行调节。在整个进针过程中，这样的操作可以避免患者产生刺痛感，尤其是在较易产生疼痛的皮肤层进针时，亦很少出现疼痛。患者通常会感觉到一种轻微麻胀及传导感，即所谓的"皮肤感"，这是针刺刺激了皮肤浅层自内而外传导的表现。这种感觉的出现也方便了深层得气的获得，使得针刺过程中于皮肤、浅、深三个不同层面均能获得针感。缓慢进针手法已成为广西针灸流派的特色之一。②黄鼎坚教授擅长运用搓捏复合行针手法。行针是使针刺产生一定治疗效应的重要步骤和操作方法，在针灸发展的漫长历程中备受重视。在60余年的针灸临床实践中，黄鼎坚教授认识到搓捏复合手法是一种行之有效的激发经气的方法。这种方法是在搓法的基础上，把捻、捏、震、捣等手法有机地结合起来，灵活地运用催气、守气、行气、补泻等不同环节，从而起到有效激发经气、实施补泻的作用。在具体应用时，根据催气、守气、行气、补泻这几个不同环节的需求，黄鼎坚教授运用不同的操作手法，以便达到预期的效果。

（五）选穴精准，重视效穴

黄鼎坚教授指出，组方配穴不宜过度追求繁杂，大而全的取穴方式似乎能覆盖所有情况，但实际上会相互制约，难以达到预期疗效。因此，在证候选择和穴位组合上，应当严谨有度，力求精简。为了避免选穴过于复杂，黄鼎坚教授在临床上注重方穴与理法的协调，特别重视特定穴、经验穴和反应点的应用。他精选穴位，准确选穴，临床常用穴位一般不超过8个，以4～6个为宜，甚至能够做到一针或两针见效。

精通经络的走向和穴位的位置确定，包括一些特殊穴位的定位方法，是针灸医生必备的临床基本功。黄鼎坚教授认为，穴位定位不准或偏离经脉，则很难感受到预期的针刺反应和疗效，因此他严格按照骨度分寸、局部解剖标志来进行穴位定点，并用循按、指切加以确认。同时，他非常注重一些特殊穴位的定位方法，在穴位定位上从不马虎草率，力求准确无误。

四、临证经验

（一）治疗五官疾病的用穴特色和手法特点

1. 辨证特点和思路 黄鼎坚教授认为，"治形"是治疗老年耳鼻喉科疾病时应遵循的原则之一。治疗应以扶正为主，兼顾祛邪，甚至单纯扶正治疗。治疗的目标是"正气存内，邪不可干"。张景岳在《治形论》中指出："凡欲治病者，必以形体为主；欲治形者，必以精血为先，此实医家之大门路也。"黄鼎坚教授关于五官疾病的辨治思路，主要体现在以下几个方面。

（1）重视脾胃。脾胃为后天之本。据说"脾不及则九窍不通"，古人称"有一分胃气，存一分生机"。《医宗必读》云："安谷则昌，绝谷则亡。胃气一败，百药难施。一有此身，必资谷气。谷入于胃，洒陈于六腑而气至，和调于五脏而血生，而人资之以为生者也，故曰后天之本在脾。"《理虚元鉴》强调补虚的"二本三统"，健脾补脾即为一本。咽喉、鼻与脾胃关系尤为密切。黄鼎坚教授在治病过程中非常重视调理脾胃、顾护胃气，尤其对于咽喉病患者，多不同程度地施用顾护脾胃药。黄鼎坚教授在临床上用来调护脾胃的方法很多。喜用经典配穴如合谷、足三里等，中药常用的有炒扁豆、莲子肉以补脾敛脾气，藿香、砂仁芳香化湿醒脾，薏苡仁健脾化湿，焦山楂、焦神曲、焦麦芽健脾和胃、化食消积，麦冬、沙参等以防温燥太过而伤中焦，桂枝、肉桂等以防苦寒药物损伤脾胃阳气，滋补药中加入砂仁、陈皮、橘红等以畅通脾胃之气而补而不腻。老年患者、脾胃虚弱者应饭后服药或减少用量。还应注意中病即止，不宜久服。

（2）重视肾。肾为先天之本，为气之根，一身阴液之根本。肾与耳的关系尤为密切。因此，在治疗耳病时，应该注重肾的调理。《素问·上古天真论》曰："五八，肾气衰，发堕齿槁；六八，阳气衰竭于上，面焦，发鬓颁白；七八，肝气衰，筋不能动；八八，天癸竭，精少，肾脏衰，形体皆极，则齿发去。""肾气衰"是衰老的根本原因。肾虚是老年人的生理特点和病理基础，补肝肾是治疗中老年耳鼻喉科疾病的基本方法。肾气衰弱表现为阴阳俱不足。血为阴，气为阳，阴在内阳之守也，阳在外阴之使也，故阴为阳之基础。因此，在补肾法中应以补肾阴为主。由于乙癸同源、精血互化，所以肝肾并治能相得益彰。在治疗时要特别重视肝肾之治，以治病求本。但由于老年人脾胃虚弱，使用滋补药物时有时难以承受，因此更应该减少或不使用过于刺激性的药物，而采取平补法。黄鼎坚教授经常使用太溪穴以补肾聪耳，并辅以何首乌、女贞子、墨旱莲、桑椹、黄精等。如果患者出现肾阳虚，则可适当使用菟丝子进行温补，同时可以辅以杜仲、淫羊藿等。黄鼎坚教授在强调补肾的同时，也应注重兼顾其他脏腑，比如同时补肾健脾、补肾益肺、补肾养心等。

（3）重视肝。这是黄鼎坚教授辨治声带、耳、咽喉疾病的又一特点。肝主筋，声带为筋之余，故声带属肝。肝主疏泄，调畅气机，气行则血行、津液得以输布全身。肝失疏泄则气机运行不畅，血行迟滞而瘀，津液不行则为痰为湿，聚于局部则表现为痰凝血瘀，而出现声带肿胀、肥厚、息肉、结节等病变。肝经循于耳，耳部诸多病变同样可从肝论治。《景岳全书》有"五脏喑"之说："肺为声音之门，脾为声音之源，心为声音之主，肝为声音之枢，肾为声音之根。"在耳鼻喉科疾病中，很多疾病与肝有关。比如，外耳道炎、分泌性中耳炎、化脓性中耳炎、突发性耳聋、神经性耳聋、梅尼埃病、声带息肉、慢性喉炎等，均可考虑从肝论治。黄鼎坚教授在临床上善用风池穴，一穴多刺取奇效。同时，黄鼎坚教授认为在治疗老年耳鼻喉科疾病时，应该在健脾、补益肝肾的同时，适当考虑益气养血、益气养阴、补益肺脾、养心安神等方法，不应拘泥于一两种治法。

（4）治疗以扶正祛邪为主。"邪之所凑，其气必虚"，这也是老年人罹患耳鼻喉科疾病的基础。正气虚弱，导致邪气侵袭、邪气滞留，影响气血、津液的运行，从而使机体出现病态。即使患者罹患急性耳鼻喉科疾病，也会存在着相当程度的"正虚"，因此在治疗中应务必注意邪正的程度。一般而言，在治疗中的原则均是扶正为主、祛邪为辅，扶正不用猛药，祛邪不用峻剂。如此，则正气渐复，邪气缓退，机体康健。但在治疗中同时要注意辨证，分清缓急。对于部分疾病，如急喉风等，务必在确保患者平安的前提下运用中药治疗。

2. 效穴、特色疗法

（1）关于风池的妙用。风池是足少阳胆经、阳维脉、阳跷脉的交会穴位，被誉为头面五官之要穴，其主治功能与其所在位置密切相关。由于足少阳胆经、阳维脉、阳跷脉均贯穿头面部，因此风池可有效治疗头面部疾病，如眩晕、头痛、面瘫、面痛、目赤肿痛、迎风流泪、鼻渊、鼽衄、耳鸣、耳聋、失语、声嘶等。此外，风池也是祛风的重要穴位，素有"风之池"的美称。阳维脉主管身体表面，可治疗苦寒和热病，因此风池具有祛风解表的功效，可用于治疗头痛发热、热病汗不出、感冒、鼻塞等外感表证。风池位于脑后项部，与阳维脉、阳跷脉、风府、目系相通，在治疗眩晕、失眠、中风和昏厥等方面具有息风通络、醒脑调神的功效。

黄鼎坚教授在刺激风池时不拘泥于常规方法，使用自己的特殊定位和针刺技巧，取得了较好的临床效果。在长期的实践中，他发现随病而异的刺激点能够产生更好的针刺感，从而达到更好的治疗效果。他首先确定一个中心点，称为风池1穴。这个穴位位于风府与耳垂之间的连线上，完骨和斜方肌正中线的中点。外上角被广泛用于治疗眼疾，因为针刺感常常到达眼部，所以命名为风池2穴。内上角主治头痛，针刺感常常到达头顶，被命名为风池 3 穴。外下角主治咽喉和声带疾病，针刺感常常向咽喉方向倾斜，因此被命名为风池 4 穴。风池 2 穴和风池 4 穴的中点主治鼻病，针刺感常常到达鼻部，被命名为风池 6 穴。

（2）配合使用适当的效穴。黄鼎坚教授通常会根据病情选择相应的穴位，以加强治疗效果。例如，远端常采用合谷穴，这是因为"面口合谷收"。眼病可配光明穴或睛明穴，鼻病可配迎香穴，耳病可配翳风穴或听宫穴，口、唇和齿病可配承浆穴或夹承浆穴，舌、咽喉和声带病可配天容穴或天牖穴、廉泉穴，脾胃虚弱可配足三里穴，肾虚可配太溪穴，肝风内动可配太冲穴。

（3）善于使用缓慢捻针法。黄鼎坚教授在临床实践中通常会使用缓慢捻转进针的方法，患者对该方法反应良好。在消毒后，避开毛孔，将针轻轻接触在穴位皮肤上，在稍加压力的情况下，缓慢用拇指左右捻转进针，捻转的角度应该小于 15°，分三次深入，使每一次针刺都有相应的针刺感。采用缓慢捻转进针法通常能够增加气至病所的概率，且具有无痛、安全、易感传、针气充分、治疗效果好等优点。

（二）针灸治疗中风的经验

中风是针灸科常见病证。黄鼎坚教授认为，针灸治疗中风的疗效确切，关键在于督心肾经、分期论治，以及并发症的治疗。只要治疗及时，辨证正确，取穴合理，手法恰当，绝大多数患者通过针灸康复治疗后都有不同程度的好转和恢复，大部分患者可完全康复，重新回到社会、重返工作岗位。

1. 中风病位在脑　对于中风的病位，历来有较大的争议。有人认为病在心，也有人定位于肝。但黄鼎坚教授则认为其病位在脑，与心肝肾脾有密切关系。其依据如下。

（1）历史沿革。早在《黄帝内经》中就已经指出，中风病位在头部，即在脑。《素问·调经论》云："血之与气，并走于上，则为大厥，厥则暴死，气复反则生，不反则死。"说明了中风气血逆乱，上冲于脑，神明失司，则猝然昏仆。《素问·生气通天论》云："大怒则形气绝，而血菀于上，使人薄厥。"明确指出中风病位在上、在颠，即在脑部。自汉迄明，医家未达《黄帝内经》微赜，多宗《金匮要略》旨意，以为病在脏腑经络，遂置脑而不论。直至清末，始有张伯龙、张锡纯、张山雷启《黄帝内经》之秘，采西学之长，阐明中风病位在脑。张山雷说："凡猝倒昏瞀，痰气上壅之中风，皆由肝火自旺，化风煽动，激其气血，并走于上，直冲犯脑，震扰神经。"

目前大多认为，中风的病因病机责之虚、火、风、痰、气、血等六方面。人体在内外致病因素的作用下，脏腑阴阳失去相对平衡，尤其是五脏中的心、肝、肾三脏功能失司，导致风、火、痰、瘀，正气自虚，进而气血逆乱上犯，脑髓神机受损，致脑脉痹阻，或血溢脑脉之外而成病。

综上所述，《黄帝内经》提出中风病位在头，即在脑，后经张伯龙、张锡纯、张山雷引申发挥，使中风在脑的论点明白晓畅。

（2）脑的生理病理特点十分重要。脑位于髓海之中，主管人的精神、意识、思维和运动。清末学者王清任曾对脑的功能进行了详尽阐述，而杨宝琴教授则依据内经提出中医脑髓说，并以此指导针灸治疗中风。通过文献研究的分析，黄鼎坚教授提出了脑的生理病理特点如下。①脑是元神之府。《素问·脉要精微论》云："头者，精明之府。"《灵枢·大惑论》云："五脏六腑之精气，皆上注于目而为之精。"《本草纲目·辛夷》也言："脑为元神之府。"《类经·针刺类》则说："脑为髓海，乃元阳精气之所聚。"王清任认为："两耳通脑，所听之声归于脑。两目系如线，长于脑，所见之物归于脑。鼻通于脑，所闻香臭归于脑。"古代学者汪昂在《本草备要》中记载："人之记性，皆在脑中。"这说明脑具有产生感觉，主管语言、思维和记忆等功能。②调节躯体运动。《冯氏锦囊秘录》云："脑为原神之府，主持五神，以调节脏腑阴阳，四肢百骸之用。"王清任指出："目视耳听，头转身摇，掌握足步，灵机使气之动转也。"脑藏于灵机，可以掌管全身器官的运动。③脑与脏腑经络关系紧密。中医学的藏象学说将脑的生理和病理归属于心，分别属于五脏。脑通过经络与脏腑密切联系。《灵枢·大惑论》云："五脏六腑之精气，皆上注于目而为之精……裹撷筋骨血气之精而与脉并为系，上属于脑，后出于项中。"脑是元神之府，主管神志和脏腑经络，协调全身各部位的功能活动，因此脑与脏腑经络关系密切。中风病位在脑，脑病必然反应于脏腑经络，表现为中经络和中脏腑的病变，也可能重点表现在心、肾、肝和脾等脏腑上，而病变表现在脏腑经络各不相同，这是多种因素综合作用的结果。

（3）中风病因病机十分复杂，其发生涉及多种因素。风、火、痰、瘀是中风的主要病因，脑是其病位所在。肝肾阴虚，水不涵木，肝风妄动；五志过极，肝阳上亢，引动心火，风火相煽，气血上冲；饮食不节，恣食厚味，痰浊内生；气机失调，气滞而血运不畅，或气虚推动无力，日久血瘀。当风、火、痰浊、瘀血等病邪上扰清窍，导致"窍闭神匿，神不导气"时，则会引发中风。其中，"窍"指脑窍、清窍；"闭"指闭阻、闭塞；"神"指脑神；"匿"为藏而不现；"导"指支配，引申为主导。"气"指脑神所主管的功能活动，如语言、肢体运动、吞咽功能等。

2.穴重督心肾经 根据以上对中风的病因、病机、病位，以及脑病的生理、病理和脑与中风的关系的分析，在治疗中提出了调督宁心益肾的论述。

（1）首取督脉 督脉是"阳脉之海"，负责统领全身的阳经。在循行分布上，督脉直接与脑、心、肾等重要脏器相连，其重要性不言而喻。因此，在中风治疗中，调理督脉气机至关重要。近代医家甚至有"病变在脑，首取督脉"之说。①督脉与神密切相关。督脉起于"胞中"，属于脑，络及肾贯穿心。《素问·骨空论》云："督脉者……入络脑……络肾……上贯心"。《难经·二十八难》亦曰："督脉者……入属于脑。"脑被视为元神之府，掌控人体的所有生命活动；心则是君主之官，主管神明；头为精明之府，脑为"髓海"，这全都依赖于肾精的不断滋养。而督脉络及脑与肾，能够将其精气输送至脑内，促进元神的恢复。督脉与脑、心和肾之间的这种紧密联系，决定了它与神之间的特殊关系。②督脉是"阳脉之海"。《灵枢·刺节真邪》指出："虚邪偏客于身半，其入深，内居荣卫，荣卫稍衰，则真气去，邪气独留，发为偏枯。"这明确说明中风偏瘫是由于气血衰竭、元气不足，以及邪气停留所致。清代医家王清任在《医林改错》中更明确地表示："半身不遂，亏损元气，是其本源。"并开创了利用活血化瘀的方法治疗中风的先河。而元气源自命门，其脉"上贯心入喉"，与心紧密相连，得到君火的补助。此外，督脉与手、足三阳经相交于大椎穴，通过哑门穴与阳维脉相交，并在百会穴与太阳经相交。督脉与阳经之间的这些相互作用，使其内含全身之阳，因此，《难经本义》中指出："督之为言督也，为阳脉之海，所以都纲乎阳脉也。"在中风的治疗中，督脉发挥着重要作用。③联系脏腑。除与奇恒之腑的脑有直接联系之外，督脉的功能还以脏腑功能为基础。《灵枢·经脉》中说："肝足厥阴之脉……连目系，上出额，与督脉会于巅。"因此，督脉能够得到肝气以为用。肝脏藏血而内寄相火，体阴而用阳。《素问·骨空论》中载督脉"贯脊属肾"，与肾相通。通过这种联系，督脉得到了肾中阴精的充养，并且在命门处起源的元气也能得到命火的温养。此外，督脉的脉络"上贯心"，与心相通，从而得到君火之助和心血之养。另外，督脉还与诸阳经相交，因此是阳脉之海。同时，督脉与冲任同起于胞中，与心、肾、肝相交。心主血，肾藏精，肝藏血，而任脉则是阴脉之海。因此，督脉能够调节阴阳，推动十二经的气血运行。滑伯仁云："夫人身之有任、督，犹天地之有子午，可以分，可以合。分之以见阴阳之不离，合之以见浑沦之无间，一而二，二而一者也。"中风的病因在于脑，同时涉及脏腑经络、气血、阴阳等问题，所以中风的治疗必须注意调督。④沟通诸经。督脉对中风的治疗作用还体现在其与诸经脉的联系上。手足三阳经脉、经筋都直接或间接与督脉有联系。由于阳是主动的，所以督脉在主持人体运动功能方面也很重要。此外，督脉起源于胞中，与心、肾、肝、任脉相交。《灵枢·海论》中说："脑为髓之海，其输上在于其盖，下在风府。"这里的"盖"指的是百会穴。《行针指要赋》指出："或针风，先向风府百会中。"《备急千金要方》中也载有："治半身不遂、失音不语者，灸百会，次灸本神……风府。"哑门、前顶也是治疗中风的重要穴位，《玉龙歌》说："中风不语最难医，发际顶门穴要知，先向百会明补泻，即时苏醒免灾危。"《百症赋》云："哑门、关冲，舌缓不语而要紧。"《类经图翼》中还说："哑门主治……中风，尸厥，暴死不省人事。"大量的古代中风针灸文献都记载了以阳经和督脉穴位为主的中风取穴方法。因此，黄鼎坚教授结合医学精华和多年临床经验，治疗中风首选的是督脉，其中风府、百会、上星、神庭、印堂（虽然是奇穴，但在督脉经循行线上）、素髎、人中、命门、筋缩等穴位，要结合具体证型选取三四个穴位进行治疗。

（2）调心以安神通络。心在经络上与脑相通。《灵枢·经脉》指出："从心系，上夹咽，系目系。"证明了心在经络上与脑相通，督脉"上贯心"，心与督脉也相通。《素问·六节藏象论》中亦记载了心在中风治疗中的重要作用："心者，生之本，神之处也，其华在面，其充在血脉。"心为君主之官，主血脉，藏神而主精气。中医学中，人的精神意识和思维活动统归于心，故曰"心藏神"。同时，神分为五种，表现不同，即魂、魄、意、志、神，这五种神分别归属于五脏，但都是在心的统领下发挥作用。心主神志的功能与心主血脉的功能密切相关，血液是神志活动的物质基础。《灵枢·营卫生会》中认为："血者，神气也。"中风主要表现为神明失蒙和脉络不通，因此心在中风治疗中具有重要作用。针对中风的治疗，黄鼎坚教授提出应注重运用心及心包经穴位，常选取极泉、通里、神门、内关等穴位进行治疗。因此，"调心以安神通络"在中医学中有着重要的地位。

（3）益肾以充脑。肾主精为脏腑阴阳之本，又主骨生髓，上注于脑。如果肾精不足，脑髓就会失去充实。督脉上行于脑，下络于肾，将肾中元精源源不断地输送至脑，正如《医学衷中参西录》所述："脑为髓海，实由肾中真阴真阳之气，酝酿化合而成，缘督脉上升而灌注于脑。"元气是人体生命活动的原动力，其源于肾。肾藏元阴元阳，肾阳为全身阳气之根本，对五脏六腑、四肢百骸有温煦作用。心阳需要肾阳的鼓动，否则就会出现心阳不振、血行瘀滞的情况。肾气是生命的原动力，也是血液循环和瘀血消散的重要推动力量，正如王清任所言："元气既虚，必不能达于血管，血管无气，则必停留而瘀。"肾精化血，精充血必旺，精少血必亏。老年人阴精亏损，导致化血不足，血液难以在血管内正常运行。因此，肾虚元气不足，易导致瘀血内停。此外，多数中风患者存在肝肾亏虚和肝风内动之症状，需要滋肾固其本，并涵水以平木。

因此，黄鼎坚教授认为补肾对于中风治疗至关重要，常选取命门、肾俞、阴谷、太溪等穴位。临床上可根据病情选择其中一到两个穴位进行针灸治疗。

黄鼎坚教授通过以上对中风的病因病机、病位分析，结合古代和现代文献研究、现代临床和实验研究，认为治疗中风应从督脉和心肾入手。一般处方为百会、素髎、后溪、内关、通里、阳陵泉、太溪，临床可根据病情加减。对百会、素髎进行针刺可通督醒脑，调动五脏六腑的精气。取后溪能通督脉；选用内关和通里则可以调节心脏和神经系统，平定精神。阳陵泉是舒筋通络的要穴，太溪是肾经的原始穴位，可以补肾生髓以益脑。在之前的研究中，黄鼎坚教授发现以调督为主的针刺组治疗中风效果显著优于头针组和以阳明经为主的组别，从一定程度上证实了调督为主针灸法的理论和研究思路的有效性。

3. 治宜分期论治 根据病程长度不同，中风可分为早期、恢复期和后遗症期。各期间病机有所变化，治疗效果也不同，因此应分期治疗，不可一刀切。

（1）早期治疗应该注重调神开窍。中风早期指 3 周或者 1 个月以内，这时患者大多住在神经内科接受西药治疗，到针灸科来治疗则多数是恢复期或后遗症期。研究结果表明，中风早期和恢复期的治疗效果较好，而后遗症期的效果较差。虽然针灸对中风的治疗效果已经得到公认，但早期的针灸介入仍存在一些争议。黄鼎坚教授认为，早期针灸治疗可提高治疗效果，促进肢体运动恢复，促醒并提高认知功能，减少并发症。

黄鼎坚教授认为早期贵在调神开窍。中风的病机是窍闭神匿，不仅中脏腑其病在神，而且中经络早期也大多有神志的改变。现代研究证实，绝大多数的腔隙性脑梗死患者早期均有认知障碍的改变，而这恰恰对应于中医"神"的改变。促进脑神恢复可促进肢体康复。"神能导气"，因此中风治疗应以调神为先，在选穴上注重督、心、肾经。

早期治疗首先需要分清中脏腑和中经络。对于中脏腑患者，还应当分清是闭证还是脱证。若为闭证，当以开闭醒脑为主，可取风府、人中、百会通督开窍醒脑；配合手十二井穴点刺出血，以接通阴阳经气；涌泉导热下行，平肝并能降压。1周以内的刺激不可太大，而病情相对平稳后则可加大刺激。对急性期的患者，刺激有一定的急救作用。但为了疗效的显著和持久，必须针对其原因治疗，如肝阳夹痰上扰、蒙闭清窍所引起的闭证昏迷。分析其原因，大多由于精血衰耗，肝肾阴虚为其根源。阴虚则水不涵木，木少滋荣，肝阳偏亢，夹痰上逆为其表现。治疗应以平肝息风治其表，补益肝肾治其本，例如补太溪（肾水）、泻太冲（肝木）。这两个穴位均为原穴，前者属足少阴肾经，后者属足厥阴肝经，二穴具有疏通三焦原气、调整内脏功能、补肾泻肝的作用。对于风痰流窜、瘀阻血脉、气血壅滞、营卫失调所引起的昏迷，主要症状为头痛、头晕、肢体瘫痪、口㖞、言语謇涩、苔腻、脉滑。治疗应以化痰开窍为主，取人中、丰隆、三阴交、行间，均用泻法。丰隆为足阳明胃经的络穴，脾胃互为表里，脾健则湿痰自去；三阴交为足三阴经的交会穴，可治肝、脾、肾三经的病变，有平肝息风、健脾益肾之功，行间为肝经的荥穴，肝属木，泻行间（火）穴，是实则泻其子也；人中有醒脑开窍的作用。

对于闭证患者，保持大便通畅也是重点。这对于病情的转归和预后关系很大，因此一般加用一些通腑的穴位，如天枢、水道、上下巨虚等，可在保持腑气通畅方面发挥作用。若大便数日不通，除了以上针灸方法，还可以使用星蒌承气汤等来加强通腑之功。

若中风患者已经是脱证，或者由于闭证持久，有转为脱证之趋势时，应该谨慎选择治疗穴位，一般不宜取十二井穴与十宣穴。可针刺人中、足三里、内关、印堂、三阴交，使用平补平泻法。元阳脱者当急救回阳，可灸气海、关元二穴以召元阳之来复，刺人中、素髎可振元神之靡弱，这是治标的方法。

对于中经络的患者，病情相对较轻，应及早采用针灸治疗，这对于后期恢复很有帮助。病情稳定后，患者进入恢复期，此时机体气血阴阳严重失调，除偏瘫外，还伴有其他一系列的症状。总之，正气虚弱，邪气留恋，需要及时治疗，加速恢复。对于不同的症状，要采取不同的针灸方法。

（2）针对中风恢复期的治疗，应该标本兼顾，以通为主。黄鼎坚教授认为，在治疗恢复期的过程中，以"通"为主要目的，同时注意标本兼顾。其中，"通"主要是指采用通经活络的方法进行治疗，在选穴和治疗时可以注意以下几点：①可选择"跳动穴"，如极泉、内关、合谷、环跳、秩边、委中、三阴交等穴位。这样有利于针刺的传导，能够通关过节，往往可以达到惊人的效果。②可以选择多气多血之经，比如阳明经，可以促进气血的传输。③可以采用头针，要长时间留针，并督促患者在留针时进行肢体的运动，这样往往可以收到事半功倍的效果。④可以刺络放血，主要选择尺泽、委中等穴位，可以促进气血的流通。⑤可以采用补气益血的穴位和方法，以推动气血的运行。如补足三里，灸神阙、气海、关元等穴位。常用的阳经穴位包括风池、肩髃、曲池、手三里、外关、合谷、后溪、肾俞、环跳、秩边、风市、伏兔、委中、阳陵泉、足三里、承山、悬钟、丘墟、解溪、昆仑等。阴经的穴位，如极泉、曲泽、少海、内关、通里、神门、劳宫、阴陵泉、曲泉、三阴交、太溪等穴。在选择穴位治疗时应注意阴阳平衡，尤其对于肢节拘挛（肌张力较高）的患者，如上臂内收、手指屈曲、足内翻、走路呈偏瘫步态的患者，更有必要。以上穴位并非每次都需要使用，但因为中风疗程较长，不能长期固定于某些穴位，可以在以上穴位中选择3～5个，交替使用。

（3）针对中风后遗症患者的治疗，应坚持以补为主。病程长久，一些患者可能会出现肌肉萎缩、关节功能减退等情况，导致身体较弱或运动受限等表现。在此阶段，应注重阴阳气血俱专，采用"痿证"治疗方法进行辨证论治。在选穴方面，需要特别关注任脉、督脉、肝经、肾经以及脾经。

中风后遗症期拘急僵硬的情况比较普遍，此时需要注重调补肝肾，养筋柔筋。《灵枢·九针论》云："肝主筋。"《素问·六节藏象论》云："肝者……其充在筋。"这说明肝是筋膜的主要"供应者"，与运动有关。当肝脏气血充盛时，筋膜就会得到充分的营养，从而筋力强健、运动灵活。而《素问·经脉别论》中指出："食气入胃，散精于肝，淫气于筋。"如果肝脏的气血亏虚，筋膜就会失去营养，导致筋力不足，运动不顺畅。此外，《素问·痿论》中也显示："肝主身之筋膜。"筋附着于骨节，因为筋的弛张收缩，使得全身肌肉关节能够自如运动，所以又有"肝主运动"之说。但是，只有在筋能够充分得到营养供应的情况下，才能够具备运动有力的能力。肾主骨和髓的生长发育，与骨的功能有关。肾藏精，精生骨髓，骨髓充实，骨骼强壮，运动达标。肾的精气盛衰，会直接影响骨骼的生长、营养、功能等。由于肝藏血，肾藏精，精血同生，所以肝阴和肾阴相互滋养，肝肾相生。肝和肾均内藏相火，相火源于命门。针灸时可选择阳陵泉、太冲、曲泉、太溪等穴位。

《素问·痿论》云："治痿独取阳明。"针刺阳明经的穴位可以疏通气血，"血行风自灭"。从脏腑的功能来看，阳明经是五脏六腑之海，主润宗筋，具有营养滋润的作用。由于人体的精微营养来源于后天脾胃，且肝肾的精血也需要脾胃生化的支持。如果脾胃功能不足，精微与精血生化之源就会不足，导致筋脉失去濡养，肌肉消瘦、肢体不灵活，难以恢复。因此，还需选用一些与脾胃有关的穴位，如足三里、三阴交、中脘、建里、脾俞、胃俞等穴位，使脾胃运化功能转健，饮食得增，精液气血充沛，促进脏腑功能的正常运转，筋脉得到濡养。

同时，针灸与康复相结合，可以达到更好的疗效。黄鼎坚教授认为中风的康复是一个系统工程，不能过分依赖针灸而忽略其他治疗方法。针灸和康复各有所长，互相配合可以提高治疗的效果。在临床实践中，常常在针灸后不取头针，以此进行康复治疗，往往会收到意想不到的疗效。

（三）针灸治疗面瘫的经验

周围性面瘫是针灸科最常见的疾病之一，其疗效明显，但在临床和研究中仍存在许多问题。黄鼎坚教授认为，在临床上不要只执一法，而要考虑到多方面的因素，如疗效的影响因素，是否配伍他法，诊断与评定的量化，以及效价比、效时比、效次比、效痛比等。根据不同的情况制定相应的治疗方案。

1. 分期辨证纠面瘫

（1）早期应浅刺少针。发病 1 周之内为初期，少数为 2 周。此期病情可能继续发展，部分有加重趋势，为发展期。多有受风史，或汗出当风，或贪凉受风，或酒后吹风。加之机体正气不足、脉络空虚、卫外不固，致使风寒或风热之邪乘虚入中面部络脉，致气血痹阻，经筋功能失调，筋肉失于约束，故而出现㖞斜，可夹湿。病势浅表，辨证多为风寒、风热、肝胆湿热，治疗以宣泄表邪为主。选穴以阳明、太阳为主，如阳白、太阳、颧髎、地仓、颊车、迎香、合谷等。治疗时应根据症状选取三四穴。此期风邪初发，手法宜浅刺，进针 2 ~ 3 分，刺在皮下即可，以免引邪入里。太阳穴可采用向后斜刺法。有人认为此期不宜针刺，但黄鼎坚教授长期实践证明早期治疗更有利于恢复，能控制病情的发展。此期治疗的关键是浅刺。

（2）中期可注重透刺。发病 1 周后为中期，此期病情基本稳定，疾病逐渐好转，为恢复期。此期耳前后疼痛、听觉异常等风邪症状消失，而主要以经络不通症状为主，故治当疏通经络。针刺都应由浅入深，可采取一穴多透，如阳白透鱼腰、太阳透率谷、地仓透颊车等。还可配合刺络放血。

（3）后期应随情而变。这一期变化较大。大多数患者 1 个月左右可基本向愈，但有少数可迁延不愈。甚至可兼变证，如出现面肌痉挛、倒错，则针刺时间稍长，约 3 个月。此期针刺不能太深，刺激量不要太大。应由深转浅，尤其临近口、眼轮匝肌的穴位，小心诱发兼变证。出现面肌痉挛则应浅刺，倒错者则双侧同治，对于顽固者要重温补。

2. 重视疗效影响因素

（1）疗效与病位的关系。一般来说，病变部位低的患者在治疗后疗效更好，而病变部位高的则疗效较差。病情轻重与病变损害部位有密切联系，如损害在膝状神经节及以上部位，则多为重型疾病；损害在镫骨肌，则多为中型疾病；病变在茎乳孔以下，则多为轻型疾病。然而，临床上也有观察到病位高的患者恢复较好的情况。

例如，许多伴有带状疱疹的患者，在配合药物、药线点灸、刺血治疗后疱疹消失较快，面瘫症状也恢复较快。因此，医者应根据具体情况采取积极的应对措施，必要时可采用激素、抗病毒药物、中药、点灸、刺络拔罐等方法以增强疗效。不应因为病位高就心灰意冷，并将这种情绪传达给患者，从而让患者也失去信心。

（2）疗效与病程的关系。有些医者认为7天内是急性期，此时水肿明显，不宜治疗。但根据临床观察，越早治疗疗效越好，发病后15天内恢复最佳。虽然1～7天处于急性发展期，但缓慢分层浅刺并不会增加水肿，而且多可控制或减少其发展。病程长者的恢复速度较慢。此外，需要注意的是，病程长并不代表疗效差，如果坚持治疗仍有望获得理想效果。在临床实践中，很多病程半年以上的患者求治于黄鼎坚教授，最终也能取得较好的效果。因此，不应轻易放弃治疗。

（3）疗效与病情轻重的关系。面瘫患者可分为完全性和非完全性两种。一般来说，症状较轻的患者疗效更佳，而症状较重的则疗效较差。但事实上，并非症状较重的患者就一定疗效不好。有些早期症状明显的患者恢复速度也很快，说明恢复的快慢与多种因素有关。肌电图、神经传导速度在一定程度上可判断病情轻重。黄鼎坚教授在临床实践中发现，一般面瘫患者通过其半个月左右的症状、体征评测，即可预测预后。如果再配合肌电图，则能更加明确其预后情况。

（4）疗效与病因、病性的关系。面瘫多有风寒、风热、肝胆湿热等不同病因病性。虽然文献报道风寒型多见且效果较佳，但黄鼎坚教授治疗带状疱疹患者成功使用龙胆泻肝汤后，面瘫随疱疹消退而迅速恢复。这说明针对不同病因，应采用相应的治法。例如，治疗风寒型可采用面部闪罐结合牵正散加减等，治疗风热型可采用内服板蓝根、菊花、连翘、赤芍、钩藤、僵蚕等清热解毒的中药并配合刺络拔罐等，治疗肝胆湿热型可采用龙胆泻肝汤、药线点灸等方法，通常能取得较满意的疗效。

（5）疗效与体质的关系。对于体质虚弱、免疫力低下等患者，面瘫治疗效果也会缓慢。针对这种情况，黄鼎坚教授常使用中药扶正祛邪，并常与灸足三里等配合以扶正，这是临床上常被忽视的。往往医务工作者只重视祛邪，而忽略了一些患者的虚弱体质。

（6）疗效与并发症的关系。面瘫的病因多种，且受累肌肉轻重不同，并发症也各不相同，治疗时应采用不同的治疗方法。例如，合并耳鸣耳聋的可加用风池、翳风等，合并带状疱疹的可加用药线点灸，味觉缺失的可加用风府透哑门，面肌痉挛的可加用太冲等，额纹消失的可加用额部刺络拔罐，鼻不动的可加用迎香透鼻通穴等。

（7）疗效与刺激量的关系。有报道称，有1例面瘫失治患者在治疗过程中接受过快过猛的针灸治疗，即地仓透颊车，感觉如电灼，异常疼痛，次日面瘫明显加重。这说明早期患者处理手法应柔和轻柔。

（8）疗效与调护的关系。从发病诱因来看，大多数面瘫患者有吹风受凉史或劳累史等，这类患者应避免风寒，控制饮食（禁辛辣刺激、发性食品），当勤于锻炼。此外，许多顽固的面瘫患者在治疗过程中常表现出情志不畅等现象。情志不畅，气机郁结，容易阻碍经络，从而影响病情的恢复。因此，调节患者的情绪也是治疗面瘫的重要环节。

此外，针灸治疗面瘫还涉及针灸手法、疗程、针刺频率、留针时间等多种因素。临床医生在治疗面瘫时应进行全面评估，注意关注这些影响因素，不应固执于特定的治疗方案。对于不同程度的患者可以采用相应的治疗方法。如果病情较为严重，多种治疗方法的配合使用可能更加有效。同时，对于患者的心理状况也需要进行妥善的关注和调节，以帮助患者更好地恢复健康。

3. 巧用灸罐助疗效　黄鼎坚教授认为，面瘫治疗的疗程相对较长，单一的针刺治疗往往力量不足，应采取联合治疗以增强疗效。因面瘫多属于寒证，而到后期也多伴随着气血亏虚，所以黄鼎坚教授在临床实践上常常配合灸法或罐法治疗。在早期阶段，可以采用闪罐法，可使用小罐，将罐吸住后立即拔起，如此反复多次地吸住拔起，拔起吸住，直至皮肤潮红、充血，但不可致瘀血。这样既可以发挥留罐的作用，又可以避免长时间留罐造成的疼痛不适、皮肤起疱，以及罐子脱落，也避免了面部留罐影响美观。而在病至中后期时，可采用走罐法，可在面部和额部进行走罐。这种方法多用于局部皮肤麻木、疼痛或功能减退等疾患，尤其适合不宜留罐的患者，如小儿、年轻女性的面部。黄鼎坚教授闪罐疗法强调依次沿着皮部走向闪罐，并根据疾病的虚实情况，决定闪罐的次数以及皮肤充血程度。

当然，临床上并非绝对不能采用留罐治疗。对于顽固性面瘫患者，可适当选用刺络拔罐法。但此时必须详细说明留罐治疗的细节，否则容易引发麻烦。另外，如果患者在治疗后有不适感，表现为针刺恐惧等心理压力，医生应理解患者心情，可以使用灸法、闪罐疗法、穴位按摩法，以及面部肌肉锻炼等方法，以巩固疗效。在此过程中，医生也应进行适当的引导和教育，帮助患者缓解心理压力，增强治疗效果。

（四）针药结合内外同治治疗痹证的经验

痹是指病邪入侵肢体的经络、肌肉、关节，导致气血运行不畅，引起疼痛、肿大、肿胀或麻木等症状，甚至影响肢体运动功能。西医学将其包括在风湿热、风湿性关节炎、肌纤维织炎和坐骨神经痛的范畴内。痹证是针灸临床常见病种，治疗方法主要以局部近侧取穴与循经取穴为主，辅以阿是穴。然而，疗效有时并不理想。黄鼎坚教授结合传统理论知识和方法，参考现代解剖学和神经定位技术，总结出一套治疗痹证行之有效方法。下面列举几个例子。

1. 特定穴的应用

（1）井穴的应用　对于外邪入侵经络而导致各部位痹阻不通，尤其是剧痛病症，治疗前可以在各所属经脉的井穴，使用三棱针点刺放血。对于阴经，则选用相表里的阳经井穴。

（2）输穴的应用　《难经·六十八》云："输主体重节痛。"《灵枢·顺气一日分为四时》云："病时间时甚者，取之输。"可以看出，输穴是治疗肢体、关节肿痛，尤其是与气候变化有密切关系的风湿性关节炎的一类重要穴位。

黄鼎坚教授根据疼痛部位所属的经脉，选用其所属阳经输穴或是阴经的相表里经输穴，并采用提插、捻转等方法得气后，使用单向捻转法将气送至患处。如果患处位于针刺部位之上，则采用顺时针方向的捻转方法，使气感往上传至患处。如果患处位于针刺部位之下，则采用逆时针捻转方法将气送至患处，并嘱患者意守患处，以体会针感。

（3）络穴的应用　《针经指南》记载："络穴正在两经中间，若刺络穴，表里皆治。"黄鼎坚教授选用同名经络穴、左病取右穴、右病取左穴的方法来治疗同名经痹证，收到了良好的效果。例如采用手太阳小肠经络穴支正来治疗足太阳膀胱经腰痛，选用手少阳三焦经络穴外关来治疗足少阳胆经坐骨神经痛，采用足阳明胃经络穴丰隆透承山来治疗手阳明大肠经肩痛等。此外，针刺方法上采用滞针手法，以单向捻针的方式，捻紧针柄 1～3 分钟，然后嘱患者活动关节，留针 30 分钟，每 10 分钟捻针一次。如果疼痛伴有局部肿胀、瘀血，还可在针刺络穴前使用同一经脉井穴的点刺放血，通过络穴与井穴的相配合使用，治疗一些急性肩颈腰部疼痛及坐骨神经痛，常常能起到立竿见影的效果。

（4）郄穴的应用　据记载，郄穴是经络上气血深藏的部位。黄鼎坚教授认为对于脏腑或四肢躯干的急性疼痛，可采取其所属或相表里阳经郄穴治疗。例如，采用手太阳经郄穴养老穴来治疗落枕及一些急性肩背酸痛，以足少阳胆经的外丘穴来治疗少阳经的颈项痛等。对于伴随局部肿胀疼痛的，治疗前可以在局部点刺出血，然后在郄穴进行针刺，以达到良好的效果。操作过程与治疗络穴时大致相同。

（5）八会穴的应用　据《灵枢·经脉》中所言"胆主骨"。张介宾解释道："胆味苦，苦走骨，故胆主骨所生病。"因此，针对与筋骨有关的病变，尤其是伴随肌肉痉挛的疼痛，黄鼎坚教授采用少阳胆经穴、筋会阳陵泉的方法来治疗。另外，《经穴·经脉独考》中则说道："冲为十二经之海，其腧在大杼……冲脉与肾之大络起于肾下，盖肾主骨，膀胱与肾合，故为骨会。"大杼为骨之会，因此在治疗慢性病为主的周身关节痛、骨痛和脊柱痛方面，黄鼎坚教授也多使用大杼穴。

（6）八脉交会穴的应用　八脉交会穴是指奇经八脉与十二条经脉之气相通的八

个穴位，即内关、公孙、外关、足临泣、列缺、照海、后溪、申脉。《医学入门》中说道："周身三百六十六穴，统于手足六十六穴，六十六穴又统于八穴。"并称八法者，奇经八穴为要，乃十二经之大会也。有关这八穴治疗痹证，在《针灸大全》中有记载："后溪配申脉主治目内眦、项、肩等部疾病。足临泣配外关主治目外眦、耳、颊、颈、肩等部疾病。"选取八穴中与疾病相关穴位按灵龟八法定时开穴，或按患者来诊时间按时开穴，配合局部用穴，治疗痹证的急性疼痛，有显著的效果。

2. "阳化气，阴成形"理论的应用　根据黄鼎坚教授的观点，治疗骨质增生等痹证应从阳而治，因为这类疾病多由寒、痰、湿等阴性物质所致，可采用温阳益气的方法从根源上消除。可以选用督脉的大椎、命门、腰阳关等穴位，以及疼痛部位所循行经过阳经的穴位或最痛点处进行艾炷灸。对于钙质缺乏导致的骨质疏松等痹证，则应该从"阴"方面入手进行治疗，因为筋骨需要精血的滋养和赋形，因此可以加用任脉上的气海、关元、神阙，以及三阴经上的穴位。

3. "诸痛痒疮，皆属于心"理论的应用　根据《素问·至真要大论》"诸痛痒疮，皆属于心"的理论，黄鼎坚教授认为心主血，血液循环不畅则会导致疼痛，因此治疗痹证可以从心开始入手。对于发作急、症状较轻的疾病，可以选择心经的络穴通里，或选择小肠经的输穴后溪，采用针刺后配合患者运动的互动式针法效果最佳。对于病程较长的痹证，甚至合并有心悸、胸部闷痛等症状的情况，可以选择心包经的内关、心经的神门，以及其他相关穴位进一步治疗。

4. 结合西医学穴位注射或埋植羊肠线治顽固痹证　黄鼎坚教授在《灵枢·邪气脏腑病形》"深内而久留之"的理论指导下，运用中西医结合的观点和方法，结合西医学解剖知识及 X 线、CT 定位技术，总结出一套有效的治疗方案，针对颈肩综合征、肋间神经痛、腰腿痛等病症，选用与病痛同侧脊神经节段相对应的夹脊 2～3 穴，通过穴位注射或埋植羊肠线的方法来治疗。穴位注射的药物多选用如当归、丹参、野木瓜等活血通经的注射液。具体穴位注射的方法是使用 7 号针头注射器，在快速过皮后，直刺达椎板骨膜处，进行提插捻转，寻找针感，待针感出现及回抽无血液后，将药液注入穴位，每穴 2 mL。埋植羊肠线的方法：定穴后，常规消毒，用 9 号腰穿针或输液针头，镊取一段 1 ～ 2 cm 已消毒的羊肠线，从针头斜口植入，左手拇指、示指绷紧或捏起进针部位皮肤，右手持针快速刺入穴内，并上下提插，得气后，向外拔套管，向内推针芯，将羊肠线植入穴位深处，检查羊肠线断端无外露，无出血，按压针孔。这种方法对于顽固性痹证有良好的疗效，每隔 2 周治疗 1 次，可以帮助患者缓解疼痛、恢复功能。

5. 讲究针法，针药并用 黄鼎坚教授治疗痹证除认真选穴外，针刺的手法也颇有讲究。针对明显的热痹或寒痹，他选取具有补泻作用的穴位，运用烧山火、透天凉等手法，使寒邪得去、热邪得清。对局部选用的阿是穴，他则用苍龟探穴等刺法，使针感向四周扩散。针对一些久治不愈的顽固痹证，适当配合中药内服及外洗，也是很重要的手段。在治疗痹证的中药中，常配伍温通经络及虫类、藤类的药物，例如桂枝、延胡索、半枫荷、络石藤、威灵仙、鸡血藤、乌梢蛇、僵蚕、全蝎等。他认为通则不痛，这也是治疗痹证的关键，针药配合能较好地达到这个目的。此外，对于中老年的患者，他强调加用补肝肾、强筋骨的药物，如黄精、桑寄生、川续断、杜仲、牛膝等。

（五）针灸治疗妇科病的经验

1. 妇科疾病的辨证治疗总纲 《素问·上古天真论》云："女子七岁，肾气盛，齿更发长；二七而天癸至，任脉通，太冲脉盛，月事以时下，故有子；三七，肾气平均，故真牙生而长极……七七，任脉虚，太冲脉衰少，天癸竭，地道不通，故形坏而无子也。"这一段内容揭示了女性一生中肾气的重要作用。肾气主宰了女性的成长、发育、生殖和衰老过程，只有在肾气充沛、天癸到来时，月经才能按时出现，女性才有生育能力；相反，如果肾气不足、天癸衰竭、冲任二脉不通，则会导致月经失调、不孕症等问题。因此，在治疗月经不调、不孕症等疾病时，医生常常从肾脏入手。

《素问·五脏别论》称女性子宫为"奇恒之腑"，这是因为它在形态上既有像脏，又有像腑的特点，功能上能够藏与泻，定期存储和排出物质。女性子宫壁结实而中空，形似脏器，但功能上主要是"藏"物，而月经的出现则表明子宫"泻"了物质。

此外，《灵枢·五音五味》云："今妇人之生，有余于气，不足于血，以其数脱血也。"这段话揭示了女性血虚的病因，阐述了妇女"血常不足"的特点。由于月经、分娩、哺乳等生理现象会耗费大量的血液，所以妇女容易出现血虚的情况，而所谓"有余于气"，只是相对于"不足于血"的状态而言，并非气真正有余。事实上，气与血是相辅相成、互生互化的，长期的血虚会导致气虚。因此，在临床治疗中，医生常以补益阴血为重点来调理妇女身体，尤其对围绝经期综合征等疾病，更应引起足够的重视。

2. 临证经验

（1）注重经络诊察。黄鼎坚教授在临床实践中将辨经、辨病、辨证相结合，注重经络诊察和穴位诊断。他认为，穴位诊断对于判断疾病的位置、性质，以及选择经脉和穴位进行治疗非常重要。在穴位检查方面，他特别重视腰骶部腧穴的检查。他发现，在妇科疾病中，腰骶部往往有反应点。这是由于冲任二脉皆起于胞中，向上经过脊髓，在腰骶和臀部与督脉、膀胱经和肾经相交会。

（2）活用特殊穴位。黄鼎坚教授治疗妇科疾病时，喜欢使用承浆、十七椎和三阴交等穴位。其中，承浆为任脉穴位，能够治疗小腹急痛，效果显著。十七椎为经外奇穴，与冲任经、少阴经、太阳经交会，针灸该穴可以从阳治阴，能够止血、固漏、调经止痛、利湿祛瘀，对于治疗腰腹痛、崩漏、月经不调等疾病非常有效，是近端穴位的重要选择。三阴交为三阴经的交会穴位，足三阴经和冲任二脉在中极和关元交会，因此，三阴交也是治妇科疾病的重要穴位之一。

（3）巧妙运用多种取穴方法。黄鼎坚教授的取穴方法精简而有效，每一种疾病最多只使用三至五个穴位，即可获得良好的治疗效果。他根据患者的病情，灵活巧妙地运用多种不同的取穴方法，例如远端取穴、近端取穴、随证取穴和随症取穴等。对于崩漏患者，他通常采用灸隐白穴；对于白带多的患者，则多选用环跳穴；肾虚时则配合太溪穴治疗；气虚时则常针灸足三里穴；血热时则使用血海穴治疗；湿热时则采用刺次髎穴；对于治疗小腹痛，则常常针承浆穴，而对于两侧少腹痛，则多针行间和归来穴；至于腰痛，则通常采用手三里穴。在针灸取穴的过程中，他更多地运用腰骶部的穴位，这不仅因为腰骶区是病变反应点，而且冲任二脉、督脉、膀胱经和肾经等都在此处交会。此外，还可以从阳引阴，有效地治疗阴病，同时腰骶针灸也更加安全和方便。

（4）注重缓慢捻针法。在针灸科就诊的妇科患者中，往往有疼痛的问题。黄鼎坚教授擅长使用缓慢捻针法，该方法具有无痛、安全、易感传、得气满意和疗效好等优点。腰腹部穴位深度较大，为了求得效果，常常采用深度刺激的方法。而使用缓慢捻针法则更为安全，同时感传好，且能够将气达病所。

（5）灵活运用针药结合。妇科疾病包括湿热、瘀血、阴虚、血虚和血热等多种类型。针灸治疗可以起到缓解疼痛、止血的作用，同时中药也可以清热、活血、固本等。二者结合起来，可以相得益彰，达到更好的治疗效果。

（6）重视标本缓急，宜辨证施治。妇科疾病常常病程较长，在临床治疗中，需要重视标本缓急，采用先治标后治本的方法。首先，需要治疗标证，如清热利湿、祛瘀止痛等。然后，根据病情的发展，适当调整用药方案，如补阴益气、养血强肾、健脾利湿、活血化瘀等。当然，也可以采用同时治疗标本的方法，对于治疗妇科疾病来说，需要在实践中灵活运用。

五、医案选介

（一）不孕症

患者乐某，女，30岁，2019年5月5日初诊。

婚后3年未避孕，一直未孕。患者称男方各项检查均正常，近2年来曾中西医调理，但效果不佳。月经周期推后伴量少，40～50天来潮一次，平素体质较差，手足冰凉，少腹冷，纳食不馨，大便溏烂。彩超检查提示"子宫肌瘤""卵巢多发囊肿"。患者既往有地中海贫血病史。末次月经日期为2019年4月20日，5天净，量少，色淡欠鲜红，夹血块，伴少腹隐痛。目前状况为面萎黄少华，手足冰凉，少腹冷，纳食不馨，夜眠欠佳；月经多错后，色淡欠鲜红，经期少腹隐痛，经后头晕，倦怠乏力；大便次数多、质稀烂，小便尚调。舌质淡红，胖大；苔微白，中根部稍厚。

西医诊断：原发性不孕症。

中医诊断：不孕症（脾肾阳虚）。

治则：健脾温肾，涩肠固元。

针灸：选用百会、关元、三阴交、脾俞、肾俞、足三里等穴位，同时选择双侧针刺，每次20分钟，隔日1次。

中药：使用四君子汤加四神丸，并根据患者情况进行适当加减，每日1剂。同时，患者配合艾草煎水泡脚，水温为30～40℃，每天早晚各1次。

针灸治疗采用隔日1次的方式，10次为1个疗程，疗程间隔3天，经过3个疗程的治疗，患者病情有所好转，纳食增加，精神状态改善，月经依时而至，或推迟3～5天，经色转淡红。然而，患者大便仍稀烂，每日2～3次不等，同时伴有脐周空痛畏寒。在第4个疗程中，除原先的针灸方案外，还加入神阙穴，用吴茱萸、菟丝子、五倍子，研末姜醋调敷穴位。2019年9月，患者到妇幼保健院进行专科检查，确诊为早孕。但在孕后22周，患者阴道不时流少量血液，头晕，纳呆，诊脉细滑数、无力。

更方：使用中脘、关元、阳池、足三里、百会、隐白等穴位进行治疗。

中药：十全大补汤去川芎，加五味子、砂仁、川续断、生姜、大枣，每日1剂。同时配合药膳乌鸡糯米怀山药大枣粥。

患者于2020年4月剖宫产，生一女，母女平安。

按语：本病案属于中医学的"不孕症"范畴，患者平素体虚，月经周期推后、量少，手足冰凉，少腹冷，纳食不馨，大便溏烂，舌质淡红、胖大，苔微白、中根部稍厚。因此辨证为脾肾阳虚型不孕症。

妇女正常的生理功能与肾气、天癸、冲任的盛衰关系密切。患者素来脾肾两虚，脾主运化水谷精微，是后天之本；肾藏精，是先天之本；先后天相互资生，肾精及其所化生的元气依赖于脾胃运化水谷精微充养，脾精不充则肾精失养，脾气虚弱则肾气亏虚，肾虚则天癸衰，冲任二脉失于濡养，督脉失煦，则月事不能以时下，故不能有子。

黄鼎坚教授嘱患者孕前先调治月经，纠正体质偏颇，以气血调和为期。治疗时选取冲任督脉上的穴位和背俞穴，以健脾温肾、涩肠固元、调经种子。百会为督脉经穴，位于颠顶，灸之以升提陷下之中气，固摄下元。关元为足三阴经与任脉的交会穴，《针灸大成》记载："关元主月经不通，绝嗣不生。"该穴灸之有益气健脾、培元补肾、调经促孕的功效。三阴交偏于滋补阴精，健脾升阳、益气调气，起到调节气血的作用。脾俞、肾俞具有益气健脾、补肾填精的作用。足三里为足阳明胃经的合穴、下合穴，有健运脾胃、补中益气之功效，阳明气血充盛，则生化有源，冲任通盛。

同时，方选四君子汤合四神丸加减内服，艾叶浴足，以健脾温肾，经针灸和中药调治，患者月经依时而至，但大便仍稀烂，日2～3次不等，伴脐周空痛畏寒，故予吴茱萸、菟丝子、五倍子研末姜醋调敷神阙穴，温中补虚，助阳止泻。2019年9月，患者成功受孕。孕22周患者阴道少许流血，自觉头晕，纳呆，考虑为气血不足，胎元失养，故取中脘、阳池、隐白灸之以益气健脾固冲，并辅以中药及药膳粥以益气养血固胎。经针、灸、药综合调治，患者于2020年4月行剖宫产手术，产一女。

不孕症严重影响女性的生活质量，所以患者常承受巨大的精神压力。在临床中，黄鼎坚教授重视对患者的心理疏导，通过与患者良好的沟通，来帮助其缓解身心压力。黄鼎坚教授还嘱患者治疗期间练习黄氏站桩功法，放松心情，提升阳气，以取得更好的疗效。针灸、中药、穴位贴敷、足浴、药膳等多法并用，故在短期内成功受孕。受孕后继续辨证安胎，则胎元稳固。

（二）带状疱疹

患者赵某，男，61 岁，2021 年 7 月 1 日就诊。

因为"左侧颜面部、头颞部及口腔内疱疹，伴疼痛 5 天"前来就诊。从 2021 年 6 月 27 日开始，患者出现左侧颜面部（眼角、耳部、口角）、头颞部和口腔内的疱疹，伴疼痛。疼痛呈持续性烧灼样热辣痛，夜间疼痛明显，影响睡眠。患者曾尝试使用头孢等药物，但症状未见改善，遂前来针灸门诊寻求治疗。门诊诊断为"带状疱疹"，并将其转入病房继续治疗。

刻下症：左侧颜面部（眼角、耳部、口角）、头颞部以及口腔内均有疱疹，并伴随疼痛。疼痛的性质为持续性烧灼样热辣痛，夜间疼痛明显。此外，患者张嘴说话及进食时均感困难，左侧口角和耳部的疱疹已经破溃，并伴有黄色渗液。左眼发红充血，下牙龈肿痛，舌红，苔黄腻，脉弦数，纳少，寐差，小便黄，大便干结、量少。在进行全面体检后，患者神志清楚，表情痛苦，体温 37.8℃。专科检查结果显示：在左侧眼角、耳部、口角、头颞部，以及口腔内均可见散在簇集状疱疹，大小不等，周围皮肤潮红，疱疹内可见黄色液体，触之局部肤温稍高。疼痛视觉模拟评分为 8 分。既往史：有 2 型糖尿病病史，长期服用阿卡波糖、格列齐特片控制血糖。西医诊断：①带状疱疹。②2 型糖尿病。中医诊断：蛇串疮——湿热蕴结证。治疗方法为清热解毒利湿，消疱通络止痛。西医治疗措施包括抗病毒治疗、止痛、营养神经，以及控制血糖。中医治疗将分为三个阶段。

第一阶段：壮医药线点灸＋针刺＋井穴放血。①药线点灸法：在患处的周边选取莲花穴，将皮损围住进行点灸，呈莲花形状，并随着皮损的缩小而缩小范围。同时，选用二号药线，用示指、拇指持药线的一端，并露出线头 1 ～ 2 cm。将线头在酒精灯上点燃，如有火焰必须扑灭，只需线头有圆珠状火星即可。接下来，将有火星的线端对准穴位，顺应腕和拇指做屈曲动作，拇指指腹稳重而敏捷地将有火星的线头直接点按于穴位上，一按火灭即起为1壮，一般1穴灸1壮。②针刺：选取风池、颈夹脊、曲池、支沟、合谷、血海、足三里、阳陵泉、太冲穴，合谷、太冲取双侧，余穴均取左侧。嘱患者右侧侧卧位，选取左风池穴，定位在耳垂与风府连线上，完骨与斜方肌高点连线中点。以此点画十字象限，在耳侧外下象限。常规消毒后，采用0.3 mm×40 mm一次性针灸针，采取朱琏缓慢捻针法，针尖斜刺向鼻尖方向0.5寸。操作上以缓慢、间歇地捻转进针为主，在皮肤层的捻转操作轻巧且幅度小于15°。下压指力与左右捻转力的配合运用均衡适当，实压虚捻。在缓慢捻进的过程中，引发针感循胆经向上，传至耳颞部及头顶部，再向前传至颜面部。颈夹脊穴采用0.25 mm×25 mm一次性针灸针，进针深度0.5～0.8寸。针刺得气后接电针仪，采用2/100 Hz疏密波，强度以患者耐受为度，通电30分钟后出针。足三里穴采用0.25 mm×40 mm一次性针灸针行针刺补法，余穴采用0.25 mm×25 mm一次性针灸针行针刺泻法。③井穴放血：在商阳、关冲穴处点刺出血，常规消毒后隔日交替进行。经数天治疗后，患者的体温恢复正常，患处疱疹基本结痂，疼痛减轻。

第二阶段：颜面部壮医药莲花针拔罐逐瘀法和针刺。①经过第一阶段治疗，患者带状疱疹已经结痂并开始脱落，渗液吸收，面部皮肤变得干燥。医生选取面部阿是穴常规消毒，用莲花针轻拍面部，直到面部略有出血，然后使用真空气罐拔罐，以达到逐瘀和排毒的功效。等待血液凝固后，才取下罐，并再次常规消毒放血处。②针刺：沿着皮损局部阿是穴围着针刺，进针深度0.5寸。针刺得气后接电针仪，采用2/100 Hz疏密波，强度以患者耐受为度，通电30分钟后出针。余下穴位与第一阶段的针刺穴位和方法相同。治疗14天后，患者的疼痛模拟视觉评分为2分，疱疹消退，部分皮肤已经平整，局部可见暗红色色素沉着，皮肤瘙痒，肤温正常，其他症状都已消失，临床痊愈。

第三阶段：壮医药线点灸。采用药线点灸法，选取脐周四穴和足三里。脐周四穴：以神阙穴（脐中）为中心，向上下左右各移动1.5寸，并选取每个方向上的1个穴位，共4个穴位。点灸方法同前。

按语：带状疱疹属中医学"蛇串疮"范畴。其发病多由机体正气不足，湿热毒邪经过肝胆经熏蒸肌肤而引起。而在病程后期，余毒未清，瘀血阻塞肌肤，容易导致神经痛。带状疱疹急性期主要表现为热毒邪盛行，此时宜采用"火郁发之"方法，顺势而为，开泄毛孔，以助邪外出，使邪有出路，来缓解病情。患者平常喜欢食用肥甘食品，且既往有消渴病史，说明其脾胃功能运化失职，湿邪内生，瘀久化热，湿热毒邪进入头面部肌肤及口腔，因而出现了带状疱疹的症状。此种情况属于湿热蕴结证，治疗应采用"清热解毒利湿，消疱通络止痛"的方法。此外，按照"火郁发之"理论，带状疱疹的初期阶段应该采用壮医药线点灸疗法进行治疗，以引导邪外出，顺畅气行。壮医药线点灸疗法是流传于壮族地区的一种传统医疗方法，临床实践证明其非常有效，可以舒缓痛感、促进带状疱疹消退，并预防和治疗后遗神经痛。

对于本病患者的治疗，在采用朱琏缓慢捻进进针法时，以风池为主穴，这种针刺方法可以增强针刺的感受，使气至病所，从而更好地起到了疏通头面部风热和治疗目赤肿痛的功效。黄鼎坚教授认为，缓慢捻进进针法会使导气感增强，有利于激发皮部络脉之气，也有利于深层得气感的获得，使得针刺过程中能在皮肤、浅部和深部三个不同层面获得针刺感受。这些可以更好地发挥真正意义上的"疏通经络"功能。在治疗10天后，该患者的皮疹已消退，皮肤瘙痒也减轻了。黄鼎坚教授认为，瘙痒相比疼痛来说很轻，这说明局部皮肤气血已经流通，病情正在好转。

临床研究表明，朱琏抑制一型针法结合壮医药线点灸治疗急性期带状疱疹，可获得更好的镇痛效果，而且神经痛复发率低，这与血清IL-6、IL-8和SP水平的降低有关。另外，选取手阳明经和手少阳经井穴放血泄热，可以极大地改善口腔疱疹和牙龈肿痛。针刺夹脊穴不仅可以调节膀胱经和督脉两经之经气，而且还能通过对相应背俞穴的影响达到调整气机的作用，进而达到气机调畅，从而不再感到疼痛的效果。现代研究表明，针刺夹脊穴可以阻止痛觉纤维传导，提高痛阈，增强机体的疼痛耐受能力，也可以影响交感神经末梢化学介质的释放，达到止痛的作用。

曲池和支沟能使三焦原气通达，通腑泄热；合谷和太冲的配合取义于"开四关"，一气一血、一阳一阴、一升一降共同发挥作用，共奏清热利湿、通络止痛之功效。血海是脾经腧穴，不仅可以调理脾胃、清利脾胃湿热，还能起到行气活血、解毒止痛的效果。阳陵泉既是胆经合穴，又是胆经下合穴，采用针刺泻法，能够清泻少阳热毒，对于耳部、眼部和头颞部等少阳经循行部位的疾病具有远程治疗作用。足三里是胃之下合穴，不仅对六腑本身疾病及相关疾病具有显著疗效，而且穴位本身还具有泄热通便、强健身体、提升正气、抗御病邪、健脾利湿的功效。这些穴位合用，可以起到清热凉血解毒、扶正通络止痛的效果。

本病案的治疗包括三个关键点。在第二个关键点，即疱疹消退后的恢复期，采用壮医莲花针拔罐逐瘀法，以促进余毒清解，达到祛邪排毒、逐瘀生新的治疗效果。壮医莲花针拔罐逐瘀疗法可预防和减轻由于病毒侵犯神经而引起的神经周围炎症和粘连，减少纤维包裹，防止后遗神经疼痛的发生。黄鼎坚教授认为，临床治疗贵在"杂"，临证施治贵在通权达变，正如《素问·异法方宜论》所说："故圣人杂合以治，各得其所宜。"在针灸疗法中有各种治疗方法，临床治疗时需要考虑不同情况下的合理选择。除传统的针刺、艾灸、拔罐等治疗方法外，还应结合其他方法，如药线点灸、壮医莲花针、针挑等，以提高临床疗效。黄鼎坚提倡的"杂"，并非将治疗方法随意组合，而是要求医生对各种治疗方法进行全面了解和掌握，并根据不同情况选择正确的治疗方法。只有因人、因时、因地制宜地针对病情，加以灵活综合治疗，才能获得最佳的治疗效果，患者才能得到最好的康复结果。

（三）湿疹

患者赵某，男，41 岁。2020 年 5 月 12 日初诊。

患者因"会阴部皮疹反复 10 余年"就诊。多年来，患者一直出现会阴部皮肤的反复皮疹，暗红色，时有肿痛、瘙痒感，尤其在夏天更为严重，长期不退。经中西医专科用药稍有缓解，但仍时有反复，食欲可，大便黏糊，每日 1 次。体格检查：会阴部皮肤颜色暗红，粗糙，大小不等的散在丘疹，有白色剥落，瘙痒。唇舌红，舌边圆胖，苔嫩黄，脉滑数。西医诊断为湿疹，中医诊断为湿疮（湿热瘀滞）。治则：健脾化湿，解毒止痒。

治疗方案：针灸：三焦俞、脾俞、委中、筑宾、血海，均取双侧，每次 20 分钟，每日 1 次，连续 3 次。中药：苦参 10 g，土茯苓 20 g，紫草 6 g，甘草 3 g，桔梗 10 g，白花蛇舌草 10 g，苍耳草 6 g，葛根 10 g，黄芪 15 g，6 剂，水冲服，每日 1 剂，分两次服。忌燥热食品。另外给予：生苍耳草 60 g，水煎泡浴、坐盆。

二诊：2020 年 5 月 21 日。患者肤痒明显减轻，没有新皮疹发生，大便通畅、成形，便后肛门有灼热感，脉滑数，舌红，苔腻黄。

处理：针灸隔日 1 次，方同前。中药守上方加玄参 20 g，马齿苋 15 g，20 剂，水冲服，每日 1 剂，分两次服。外洗方：苦参 30 g，野菊花 20 g，牡丹皮 15 g，明矾 10 g，20 剂，煎水外洗患处，每日 1 剂。

三诊：2022 年 6 月 12 日。患者症状无反复，皮疹不时瘙痒，大便每日 1 次。

处理：针灸原方基础上加双侧曲池，隔日 1 次。中药守上方加生地黄 20 g，马齿苋 20 g。

四诊：2020 年 8 月 26 日。患者夜间皮肤微痒，出现深色皮疹，皮肤变薄；口微苦，食欲正常；大便成形，排便前干结后溏泄；脉滑数，舌红，苔黄，中根稍厚。

处理：针灸：膈俞、脾俞、三焦俞、曲池、委中，10 次为 1 个疗程，隔日 1 次。中药：葛根 15 g，生地黄 20 g，天花粉 20 g，白花蛇舌草 15 g，土茯苓 20 g，虎杖 15 g，桔梗 10 g，野菊花 15 g，甘草 6 g，10 剂，水冲服，每日 1 剂，分两次服。

患者坚持中医针灸及中药治疗 1 年，皮疹消退，至今病情无反复，临床痊愈。

按语：本案患者因工作作息不规律，经常熬夜，易引发肝血亏虚，血虚生风，且耗伤正气，导致外邪易袭而发病。据《医宗金鉴》记载"此证由肝、脾二经湿热，外受风邪，袭于皮肤，郁于肺经，致遍身生疮"，可见湿疹与手太阴肺经、足厥阴肝经、足太阴脾经关系密切。黄鼎坚教授认为本病的发生虽形于外而实发于内，湿热相搏，郁于体内，外不能宣泄，内不能利导，泛于肌肤腠理所致。此病缠绵多年，久病必虚必瘀，尤其是阴部瘙痒难耐，查其脉滑数，唇舌红，舌边圆，胖，苔嫩黄，表现为脾虚被湿热所困之象，治疗应健脾化湿，解毒止痒。故选用脾俞健运脾胃，三焦俞解腑热、运水湿，筑宾为阴维脉郄穴，能祛湿化瘀解毒，血海、委中拔罐祛风止痒。初诊内服中药苦参、土茯苓、白花蛇舌草、苍耳草清热燥湿解毒，紫草活血透疹，黄芪健脾补气、托毒外出。生苍耳草水煎后泡浴，能解毒止痒。再诊时，肤痒大减，疹无新发，大便已通畅、成形，便后肛门热辣感，脉滑数，舌红，苔腻黄，热象明显，内服方加用玄参清热泻火、马齿苋解毒。外洗方苦参、野菊花、牡丹皮、明矾清热凉血，活血化瘀。三诊时症状未再复发，疹子已消退但时有轻微瘙痒，大便恢复正常，针刺加用曲池泻法清热，内服方不必使用玄参，改生地黄清热凉血即可。四诊时，患者症状包括夜间轻微皮肤痒，疹斑色暗，皮肤变薄；口微苦，纳可；大便成形，前结后烂；脉滑数，舌红苔黄，中根稍厚。考虑久病必虚必瘀，针刺方加膈俞拔罐祛瘀。坚持针灸加中药治疗一年，疹退肤净，至今未再发作，疗效显著。本病忌食腥味及羊肉等燥热之品，避免热水烫洗，因此调护亦很重要。

（四）痫证

患儿李某，女，2岁。初诊日期为2017年9月21日。据家长代述，小孩口吐白沫已长达10个月，并时常抽搐。从去年11月高热恢复后，每2至3个月便会突然出现斜视和抽搐，伴随口吐白沫的症状。经专科诊断为"癫痫"，西药治疗后病情得到缓解，最近一次发作是在9月12日，现求中医中药治疗，前来就诊。目前症状为口涎多，睡觉喜欢趴着，纳食不振。往常发作多在感冒或腹泻后，大便每日1次且成形。查体结果：精神可，尚活跃，目白，灵活，口齿清晰，有少量鼻涕，指纹红，苔白腻，根部厚实，双肺未闻及病理性杂音。中医诊断为"痫证（脾虚）"，治则以健脾化痰为法。

治疗方案如下：针灸：风府（透哑门）、间使、肾俞、腰奇、风池、丰隆、合谷，单刺不留针，每日1次，针后点灸各一壮，疗程为15次。中药：白术6g，茯苓6g，陈皮3g，甘草3g，远志3g，石菖蒲3g，灵芝6g，神曲6g，分3剂。每日1剂，分两次温服。调摄：避免接触寒冷，调节饮食结构，避免食用易引发痰涎的食品。同时在小儿自理的情况下进行捏脊，每日1次。

二诊：2017年9月25日。患儿发热1天，伴有咳嗽声音明显。查体结果显示体温为38℃，舌红，舌苔黄色，咽部充血，流涕，微有出汗。肺部听诊未发现啰音。

治疗方案如下：针灸：大椎、肺俞、风门、肩髃拔罐，耳尖、少商单刺放血。中药：桑叶6g，菊花6g，岗梅10g，桔梗6g，蝉蜕3g，连翘6g，薄荷3g，甘草3g，分3剂，每日1剂，分两次温服。

三诊：2017年9月27日。患者发热并咳嗽，食欲尚可。肺部听诊未出现异常，指纹浅红，舌尖红，咽部未见异常。中药守上方去蝉蜕加前胡6g，橘红6g，分3剂服用。每日1剂，每次需用水冲泡2次。

四诊：2017年9月29日。患者感冒症状已缓解，癫痫未复发。指纹淡红，唇红，苔厚而嫩，白色。精神状态良好。继续按照方剂服用，已服用10剂。

五诊：2018年1月3日。患者最近不断打喷嚏，无发热，无咳嗽。指纹浅蓝，舌红，苔中根白，稍微有些厚，咽部未见异常，精神状态活跃。中药：陈皮3g，半夏3g，茯苓6g，甘草3g，石菖蒲6g，远志3g，六神曲6g，白术6g。共10剂，每次服用时需用水冲泡2次。同时进行针灸治疗。

六诊：2019年3月9日。在过去的一年中，患者未发生抽搐和惊跳。睡眠质量不佳，经常翻来覆去，并流口水。有时候食欲不振，精神状态活跃，说话不清晰，易急躁，但不时可以正常发音。排便正常。中药：在1月3日的方剂基础上，加入香附3g。共10剂，每次服用时需用水冲泡2次。同时进行针灸治疗。

七诊：2019 年 4 月 23 日。患者病情稳定，眼神活泼好动，不时可以正常发音，能够说出完整的四字词语，例如"公共汽车"等，表现出对新鲜事物的好奇心。主动告知大小便情况。然而，患者仍然存在口水较多的问题，此外，睡眠时会流涎。中药：白术 6 g，茯苓 6 g，石菖蒲 3 g，远志 3 g，陈皮 3 g，半夏 3 g，六神曲 6 g，甘草 3 g。共 10 剂，每次服用时需用水冲泡 2 次。同时进行针灸治疗。

2019 年 4 月 23 日之后，患者持续服用中药，并进行规律针灸治疗 1 年，治疗期间未出现复发症状。患儿已返回家乡重庆并就读幼儿园，连续 3 年随访未出现复发症状。

按语：小儿癫痫有五大病因。其中，第一大病因是"风"，《诸病源候论》记载："原其癫病，皆由风邪故也。"肝风内动，常常导致头痛、眩晕、抽搐等外在病理表现。第二大病因是"火"，宋代官修方书《太平圣惠方》云："夫小儿热痫者……内有积热之所致也……热极甚者则发痫也。"第三大病因是"痰"，《医学纲目》记载："痰溢膈上则眩甚，仆倒于地，而不知人，名之曰癫痫。"第四大病因是"瘀"；第五大病因是"虚"。《素问·奇病论》云："人生而有病颠疾者，病名曰何？安所得之？岐伯曰：病名为胎病。此得之在母腹中时，其母有所大惊，气上而不下，精气并居，故令子发为癫疾也。"小儿的生理特点是"脾常不足，肾常不足"，小儿神气怯弱，元气未充，脾虚生痰，痰蒙清窍，虚实夹杂，易成癫痫。综上所述，小儿癫痫的病因不外乎"风""火""痰""瘀""虚"五大类。

本例患儿，一诊时口涎多，喜趴着睡觉，纳欠振，以往发作多在外感、腹泻后，苔白腻、根厚，是为典型的脾虚生痰。因此，采用健脾化痰的方法进行治疗。内服方用白术、茯苓健运脾胃，陈皮醒脾化痰，远志、石菖蒲宁心开窍，灵芝安神补血，神曲化积和中。针刺选穴：风府（透哑门）、风池开窍醒脑，间使宁心安神，肾俞、腰奇补先天肾气，丰隆、合谷化痰。针后加用药线点灸，加强穴位刺激。二诊时外感发热，咽红，予大椎、肺俞、风门、肩髃拔罐，耳尖、少商单刺放血使热有所出。中药内服以桑菊饮为主，清热利咽。此后一年癫痫未发，但睡眠不安宁，流口水，考虑肝脾两虚、心火上炎，针刺选穴加四神聪益智开窍，肝俞疏肝养血，大陵清心火。中药剂量只需原方 1/3，维持治疗即可。2019 年 4 月 23 日诊后带上方药 50 剂回家，坚持中药治疗 1 年，治疗期间症状未再反复。现患儿已回重庆上幼儿园，连续 3 年随访未反复，其家人表示万分感谢。

六、论文著作

（一）论文

[1] 黄鼎坚.浅谈经络的功用及其在针灸临床的应用,广西中医药,1984（2）:35-37.

[2] 黄鼎坚.浅谈虚实在针灸施治中的应用,广西中医药,1985（3）:29-30.

[3] 黄鼎坚,肖继芳,陈翰芝.加强基地建设为培养针灸人才服务.高等中医教育研究,1989（2）:23-25.

[4] 黄鼎坚.论毫针针刺手法.广西中医药,1997（3）:1-3,15.

[5] 黄鼎坚,刘彪,陈尚杰,等.脑梗死针灸治疗方案的优选及对 IR 的影响.中国针灸,2005,25（2）:79-81.

[6] 黄鼎坚.针灸特色之思考.世界中医药,2007,2（1）:36-38.

（二）著作

[1] 黄鼎坚.穴位埋线疗法.南宁:广西科学技术出版社,1999.

[2] 黄鼎坚.中国当代名医名家特色手法视频教学（第一辑）.北京:科学技术出版社,2020.

[3] 黄鼎坚.鼎坚健身功法.北京:科学技术出版社,2019.

1.邹卓成，博士、副主任医师，中国针灸学会火针委员会理事，广西康复医学会针灸分会副主任委员、广西针灸学会理事。他是黄鼎坚教授学术继承人之一，长期担任黄鼎坚名老中医传承工作室骨干，并致力于推广和应用黄鼎坚学术思想，尤其关注"杂合以治"及药线点灸疗法的研究和应用。他主持并参与了5项国家自然科学基金课题、3项广西自然科学基金课题和2项其他厅局级课题，并发表第一作者或通讯作者论文20余篇，获得广西医药卫生适宜技术推广奖2项。

2.冯卓，博士、副主任医师，中国针灸学会临床分会委员，广西针灸学会常务理事。她是黄鼎坚教授学术继承人之一，作为黄鼎坚名老中医传承工作室的骨干，负责整理、总结、传承和推广黄鼎坚教授学术思想。她主持广西自然科学基金1项，参与多项国家级课题研究，并发表第一作者或通讯作者论文10余篇。

3.赵利华，针灸推拿学博士，广西中医药大学教授、博士研究生导师，中医美容主诊医师，广西针灸学会副秘书长、经络美容专业委员会副主任委员。她是黄鼎坚教授的弟子之一，也是黄鼎坚名老中医传承工作室的骨干。她熟练掌握了广西针灸流派特色的"缓慢捻进进针法"，重视针灸整体养生保健。她主持了7项国家级和省厅级课题，并以第一作者或通讯作者身份发表了90余篇论文，其中包括8篇SCI文章和15篇中文核心期刊。她曾获得广西医药卫生适宜技术推广奖一等奖1项、三等奖2项。

4.黄瑜，医学学士，广西针灸学会理事。她是黄鼎坚教授的女儿，继承了黄鼎坚的真传，并成为黄鼎坚名老中医传承工作室的骨干之一，负责临床治疗、总结和推广黄鼎坚教授的学术思想。她主编了《黄鼎坚针灸临证经验集要》，并参编了《中国当代中医名家特色手法（第一辑）》。

韦立富

一、名家简介

韦立富（1939— ），男，针灸主任医师，中国共产党党员，朱琏嫡传弟子，广西第一批桂派中医大师，第三、第六批全国名老中医药专家学术经验继承工作指导老师，中国针灸学会第四届理事会理事，广西针灸学会名誉会长。南宁市针灸研究所第四任所长，南宁市第七人民医院（南宁市中西医结合医院）原针灸科学科带头人，现任朱琏针灸学术国际研究基地建设项目学术总顾问。

韦立富继承了朱琏针灸学术思想的精髓和核心，以"中西结合、科学针灸"为理念，并结合自己的临床经验和创新，形成了独特的针灸学术思想及手法特色，用穴"少而精"，娴熟运用朱琏兴奋法和抑制法。他擅长针灸治疗神经、肌肉运动系统疾病，如痉挛性斜颈、小儿多发性抽动秽语综合征、小儿遗尿症、脊髓空洞症、重症肌无力、脊髓侧索硬化症等，手法独特，疗效显著。因为他的卓越技术和治疗成果，国内外患者慕名而来，深受广大群众的好评。他曾经常收到群众的感谢信及锦旗，并多次参加国内外疑难杂症的专家会诊。

1961年至1978年，韦立富协助朱琏老师先后举办过十六期各级针灸培训班，为广西各地及部队培养了大批针灸有用人才，为针灸事业的传承作出了很大贡献。韦立富还继承了朱琏老师"针灸外交"的思路，早在1986年10月—1988年11月参加中国广西第六批援外医疗队，赴尼日尔首都尼亚美医院工作；1991年11月—1992年5月，按照上级要求，韦立富在波兰举办过两期针灸学习班，讲授神经学派的针灸学术思想和临床经验，获当地媒体好评，为中国–波兰文化科学技术交流作出了有益的贡献。他曾多次前往泰国、越南等国家和地区，同时开展义诊及会诊。目前，他担任"朱琏针灸学术国际研究基地建设项目"学术总顾问，持续为广西区内外及东盟国家中高级针灸人才培养和交流服务。他已经培养了41名针灸传承弟子，其中高级职称有23名，博士2名，硕士17名。他已先后举办东盟针灸培训班两期，培养海外针灸技术人才五十多名。他还举办了四期区级继续教育项目暨韦立富临证经验学习班，培养了700多名针灸医务人员。

韦立富早年就积极参加有关针灸的科学研究，其中课题《血清离子（钾、钠、钙、镁）浓度与人流术针刺镇痛效果的关系》获得南宁市科技进步三等奖。此外，他多次获得南宁市政府、卫生厅及科协等部门授予的先进工作者、工作积极分子、优秀共产党员及优秀指导老师等称号。2011年，他荣获医圣杯全国优秀医务工作者称号。2014年，他被国家中医药管理局评为第二批"国医大师"推荐候选人，并于2015年荣获中华中医药学会授予的"中医药学术发展成就奖"。他个人发表的论文超过20篇，并主编出版了3部专著《桂派名老中医·传记卷·韦立富：金针度人》《针灸治验——桂派中医大师韦立富学术经验集》《朱琏针灸手法图解》。

二、医事传略

（一）从小萌芽的医学梦想

1939 年，韦立富出生于广西融水县永乐乡，一个壮族普通农民家庭。经历了抗日战争和解放战争，韦立富的幼年生活颠沛流离。8 岁那年，韦立富患上严重的中耳炎，由于当时缺医少药，差点就造成耳聋，他的父母亲带着他找到当地的名老中医覃仲光。在内服和外用了几剂中草药后，他的中耳炎就治好了。常见的草药居然有如此神奇的疗效，此事在他小小的心里种下了一颗坚定的种子：他对中医产生了浓厚的兴趣，立志将来一定要学习中医，造福人民，为他人免除病痛。

韦立富初中毕业后不再读高中，于 1956 年 7 月考取了广西中医学院的前身——广西中医专科学校。他是首届 3+2 模式培养的大专生，也是大苗山里较早走出来的一位名副其实的大学生。从此，他告别祖父、祖母、父亲、母亲及兄弟姐妹，走出大苗山，踏上探寻中医药学之路。

（二）正规教育奠定基础

在广西中医专科学校期间，他勤奋研究，是班上的优秀学习生。五年中，他遍读《黄帝内经》《伤寒论》《金匮要略》《针灸大成》等中医经典，刻苦背诵经典著作和汤头歌诀，并学习了《人体解剖学》《生理学》《病理学》《微生物与寄生虫》《临床诊断学》《内科学》《外科学》等西医基础理论知识，为将来成为一名优秀医师打下良好基础。韦立富曾先后获得学校颁发的"乙等优秀生""甲等优秀生""特等模范生""六好学生"等荣誉证书。由于学习成绩优异，1961 年毕业后，韦立富成为广西中医专科学校首批留校任职的 28 名青年教师之一，他被分配到针灸教研室，开始了成为一名老师及医师的人生第一步。

1961 年 12 月，受广西中医专科学校委派，韦立富来到我国当代著名针灸学家朱琏身边进行深造。朱琏曾任中国中医研究院副院长兼针灸研究所所长，当时朱琏随其丈夫陶希晋同志刚从北京调到南宁工作不久，到南宁后任中共南宁市委常委兼副市长，并组建南宁市针灸研究组，担任组长。韦立富在针灸研究组内，在朱琏身边学习和工作，直至 1978 年 5 月，朱琏不幸去世。他是跟随朱琏学习和工作时间最长、最受朱琏器重的门生之一，也是最能深刻领会和实践朱琏针灸医学科学理论及其独特针灸手法的得意门生之一。

（三）勤于临床积累经验

在朱琏老师身边进修学习期间，老师还经常带着他出诊，或者让他单独出诊，利用业余时间为患者诊病及进行针灸治疗。朱琏老师曾语重心长地对他说："立富啊，你是壮族出身的医生，我希望你能成为一名合格的白求恩式医生，全心全意为人民服务，为广大患者解除疾苦。"为此，韦立富还深入工厂、农村、部队，为工农兵服务。同时还负责整理朱琏的科研资料、临床实践病历等。

1977 年 2 月，他正式从广西中医学院调到南宁市针灸研究所工作，任"针灸一室"主任，开始长期从事针灸临床实践工作。韦立富工作 60 多年来，兢兢业业，始终坚守在临床的第一线，平均日门诊量达 60 多人次，累计门诊量达 70 余万人次；他积累了以神经系统疾病为主，且手法独特、疗效显著的临床诊治学术经验，擅长治疗颈椎病、腰椎间盘突出症、痉挛性斜颈、小儿多发性抽动秽语综合征、小儿遗尿症、脊髓空洞症、重症肌无力、脊髓侧索硬化症等疑难杂症。国内外许多患者慕名而来，深受广大群众的好评。

（四）随师办学传授经验

1962 年至 1972 年，韦立富协助朱琏老师先后为自治区、南宁市开展了不同规模、多种形式的针灸培训班和师资班、讲座及学习班等，开办各类针灸训练班 20 多期。他们为地方部队广西军区、空七军举办过多期针灸培训班，开展诸如驻邕空七军举办"航医针灸学习班"等，为广西地方和部队培养了大批针灸专业人才。加上于1976年成立的南宁市"七·二一"针灸大学，开展专科培训，为部队及广西各地培养的针灸骨干人才就达千余名。在开展的各期针灸培训中，朱琏亲自给学员讲授《新针灸学》，一般由韦立富协助并带教实习。直至朱琏逝世后，还组织"七·二一"针灸大学办了两期培训班，韦立富均担任主讲。

韦立富早年就跟随在朱琏老师身边学习和工作，边诊治患者、边聆听教诲，基本上都参与了朱琏老师在广西开展的各级针灸培训班，深受朱琏针灸学术理念的熏陶，尤其赞同她那种研、教、践合一的多元化教学理念。韦立富继承和发展了朱琏老师的针灸学术思想，以朱琏的《新针灸学》为教学模板，注重穴位的解剖及与神经关系，通过辨病分析，根据神经反射调节原理，将十四经穴与神经系统结合，治疗不同的疾病，要根据其所在部位，取相应的神经节段或反射区域内的穴位。在教学中始终贯彻朱琏提出针灸治病的原理："针灸之所以能治病，不是直接以外因为对手，而是激发和调整人体内部神经系统，尤其是高级中枢神经系统（包括大脑皮层）的调节功能和管制功能的作用，从而达到治愈疾病的目的。"并根据神经系统的特点，总结出以抑制法和兴奋法两大治疗大法来概括和统御针灸操作，并且以针灸刺激手法、刺激部位和刺激时机这三个因素作为针灸治病的关键。在临床上大胆实践，他不断形成和完善他自己的学术特点，积累了丰富的临床经验，成为针灸学术界神经学派的代表人物之一和忠实践行者。

（五）走出国门展示风采

1986年9月，韦立富踏出国门，走向世界，运用中国的针灸医术为世界人民服务。韦立富参加援助非洲医疗队，来到尼日尔，在尼亚美首都医院工作，为患者诊治各种疾病。举一个典型病例，某患者于19年前在法国因车祸导致腰椎间盘突出症，腰骶部疼痛并放射至右下肢，不能行走，坐车上下班，在上下车途中也要带上小板凳，走不了几步，坐一下，再走几步，方能到达目的地。患者曾先后经法国巴黎、马赛等地医院多方治疗，效果欠佳。经介绍中国针灸医术，患者同意接受治疗。韦立富给他针了右侧环跳穴，用抑制法一型手法，当针刺入臀部肌肉深部时，患者出现针感，如线条样触电感并扩散至足底、足趾，留针30分钟，每隔10分钟行针1次，同时给予双侧大肠俞穴温和灸15分钟。起针后，患者能独自从卧房走到客厅，工作人员问他："先生，好一些没有？"患者答："不是好一些，而是好了很多，你看，我现在行走不是方便多了吗？"之后，坚持每天针灸1次，十天1个疗程后基本痊愈。

在尼日尔两年期间，韦立富共诊治病患23700多人次，包括80多种疾病。此后，韦立富又先后应邀到波兰、泰国、越南，开展讲学和为当地人民群众诊病治病，运用中国的针灸医术挽救他们的生命和减轻病痛，体现了"专家有国籍，针灸技术无国界"的国际人道主义精神。并接受所在国媒体记者专访，在波兰和泰国均有整版通篇报道针灸医学及实际病例，推广、宣传中国针灸医学。韦立富在波兰举办过两期大型针灸学习班，传授中国传统的医学理论及其独特的针灸操作技术，使中国针灸医学在波兰生根开花结果，造福于世界人民。

例如，1992年2月，韦立富在波兰讲学时，遇到一例罕见病例：在波兰波兹南市有一个3岁半的女孩，患变态反应性疾病，表现为过敏性哮喘，在当地医院做过敏原测试，结果对许多物质过敏，包括灰尘、螨虫、动物毛、天花粉、异样气味，甚至牛肉、羊肉、面粉、草莓、西红柿、牛奶等。每遇到上述物品，哮喘必发无疑。脱敏药用到极量，也无济于事。听说中国的针灸医学很神奇，她母亲带着她来诊治。当时见到该女孩时，大家都很惊讶。由于很多食品不敢吃，女孩面黄肌瘦，口唇苍白，呈典型的营养不良状态。且呼吸急迫，喘鸣不断。韦立富当即给予针刺双侧大杼穴，采用抑制法二型手法操作（由于患者是儿童，所以采取了较抑制法一型手法轻的抑制法二型手法），患儿产生酸胀针感，并在背部扩散，不断行针3分钟后，患儿喘鸣声渐渐停息，即抓住机会，让患儿喝牛奶一瓶（250 mL），喝完后也未见哮喘发作。继续留针 15 分钟后才起针。在场的波兰医生、患儿家属均感到针灸之神奇，称赞不已。次日复诊，其母亲高兴地说："昨日针灸后至今天，小孩的哮喘未曾发作过。"继续如法针灸治疗 1 个疗程，并嘱其母亲给予患儿做指针点按背部穴位及捏脊。1 个月后患儿已可进食很多食物，面色转红润，精神大振，体质也渐渐增强了，已基本痊愈。这也说明掌握针灸刺激时机的重要性。

三、学术思想

（一）学术特点概述

韦立富在继承朱琏学术思想的基础上，有所创新和发挥。始终以"中西结合、科学针灸"为理念，坚持"以神经系统尤其是高级中枢神经系统在疾病的发生、发展、治疗、转归过程中起关键性作用"的观点，结合《黄帝内经》的"治神观"，在针灸治疗中重视辨神、治神，擅长治疗神经系统病症。辨证上，韦立富注重将辨病与辨证结合，形成以辨神经功能状态为中心的"病症结合"辨证体系。治疗上，韦立富强调以"兴奋法和抑制法"来概括和统摄针灸操作手法，推崇缓慢捻进进针法，重视手法与针感，并且在取穴上创造性地提出结合神经系统理论，依据脊神经、交感神经节段分布规律及大脑皮层投射区来进行取穴，注重针灸操作的精细化和个性化。总体的针灸学术特点：神经与经络并重，针法与灸法并举，取穴"少而精"。

1. 神经与经络并重 韦立富认为神经系统在针灸治病中发挥着重要的调节作用，而经络系统是我国传统医学基础理论体系中的重要组成部分，也是针灸治病的理论基础。经络的物质基础实际上就包括了神经系统以及血管、淋巴和结缔组织等。大量研究表明，经络的解剖形态学上存在许多神经干和神经纤维，99% 的穴位解剖存在神经。通过循经感传现象，可以发现体表大部分周围神经分布与经络线吻合。例如，患者截肢后常有肢体依然存在且发生剧烈疼痛的感觉，即幻肢痛。主要是脊髓痛觉非特异传导通路的抑制性冲动减少，以致大脑皮层形成异常兴奋灶。虽然经络"断了"，但大脑皮层上的联系没有断，仍会出现有感传传到不存在的手、脚上的现象。说明经络的实质是神经反射系统。因此，针灸能治疗幻肢痛，也是通过高级中枢神经系统而发挥作用的。

韦立富在中医辨证和经络辨证的基础上，融入了现代生物医学辨病的思维，始终贯穿着朱琏针灸神经调控的学术思想，运用神经调衡的理念进行治病。韦立富主张辨病和辨证相结合，"辨病"不仅要借助现代诊查手段（体格检查及辅助检查等）来明确疾病诊断，还应该结合现代解剖和疾病的病理机制，从相关神经功能的角度来进行综合分析，以指导临床治疗；"辨证"即进行中医辨证和经络辨证，分析主要的中医病因病机，以指导取穴。总之，韦立富的针灸学术特点是：神经与经络并重，针法与灸法并举，取穴精准，手法精细，在临床上取得了显著的疗效。

2. 针法与灸法并举　韦立富认为，针刺进针后，通过综合运用进、退、捻、留、捣等基本手法，可以使局部产生"得气"的感觉，简称为"针感"。针刺治病，必须产生一定的针感，才能获得应有的疗效。这是针灸给机体的一个刺激信号，通过神经的传导反射，最后，在高级中枢神经系统和大脑皮层的统一指挥调整下，有病的组织、器官才能调节恢复至正常。这就像打电话一样，甲方给乙方打电话联系办一件事，对方发觉后接听了电话，双方做了信息沟通，乙方答应了甲方的办事要求，于是双方的信息沟通就产生了效果。如果甲方打了半天电话，乙方不接听无反应，就无法进行信息交流，那当然甲方委托乙方办的事就无法办成，这电话也就等于白打了。同时韦立富也强调：相对于针法而言，灸法同样重要，各有特点，两者不可偏废，不可以此代彼，要相辅相成。灸法在防治疾病上有其独特的作用，能弥补针治的一些不足之处，如果能灵活地与针法相配合，便可以提高和巩固疗效。灸治操作得当，患者会有温热的舒适感，也能出现与针刺时一样的线性感传。相对于针法，灸法相对安全，不会发生滞针、弯针、断针和晕针等现象。有些惧怕针刺和过分敏感的患者可以少用针法，多用灸法，甚至完全使用灸法。通常艾条不直接接触皮肤，不造成皮肤破损，故不用对皮肤进行消毒，也适用于一些不易消毒的皮肤，例如皮肤病和溃疡创面等。在灸治的过程中，如患者感觉不舒服，可以随时变换体位，较为方便。一般人也容易学会使用，便于推广。正因为灸治有这些独特而明确的优点，所以韦立富教授强调针法与灸法并用，不可偏废。

3. 推崇缓慢捻进进针法 缓慢捻进进针法是针灸流派中独有的进针法，也是朱琏针刺手法的基本特点，它有别于其他针灸流派的进针法。最常运用于抑制型手法中，是每一位学习朱琏针法的学生的必修内容。韦立富强调：若是不能灵活运用并操作缓慢捻进进针法，就不算真正掌握了朱琏针法。

缓慢捻进进针法，不受毫针长短的限制，也不论针刺的方向是直刺、斜刺还是横刺，都可以采用此法进针。这种进针法有一个特点，即它可以使患者产生一种特殊的皮肤感觉。按现代神经生理学所知，皮肤的某一点，在大脑皮层上有相应的代表点，因此利用这种刺激而产生的皮肤感觉，就可能影响大脑中枢而产生一定的治疗作用，大量的临床研究证明也确实如此。所以韦立富强调一定要掌握好这种进针法，这对提高临床疗效显得更为重要。

缓慢捻进进针法的基本操作方法：持针的上肢姿势，要平肘、举腕和抬手，用拇、示两指或拇、示、中三指的指头执住针柄。在针尖还没有接触皮肤时，要"指实"（手指捏紧针柄）执针，以免消毒过的针掉下来。针尖接触皮肤时，要近、轻、稳，不能远远地重重地慌忙地往穴位上刺；针尖接触皮肤后，要"指虚"（执针柄的手指稍微放松）执针，捻捻停停，停停捻捻，停时指实，捻时指虚，指实指虚交替运用，并稍加压力，逐渐把针捻进。这种虚实交替、停捻结合的方式，可以使针尖在皮肤的末梢神经上有一种持续的刺激，容易促使患者产生的皮肤感觉若存若离，不发生明显的疼痛。

缓慢捻进进针法的优点：第一，医者手执针柄，不直接接触针身，防止交叉感染。第二，虚实交替，停捻结合，避免疼痛不适。第三，可分为皮肤、浅部和深部（天、地、人）三层的操作过程，提高针刺的效应。通过皮肤后缓慢捻转探找感觉，逐层深入，在每一层都给一定的刺激量，使每层都产生适当的针感，每一层的针感可以不一样，但最后捻进到预定的深度时，这样累加的针感就非常强。捻针进入时，要耐心细致，切忌操之过急，否则反而不容易捻进，也容易错过良好的针感。第四，缓慢捻进进针法的手法要轻柔，进针缓慢，可以避免弯针、滞针，以免患者产生心理抵触。

韦立富认为，这种进针法比不问情况即快速刺入法在速度上稍慢些，但优点明显。只要肯花时间学习和练习，完全可以掌握。且其适用范围很广，一般慢性病和老年、体弱的患者，或是初次接触针灸、心理上惧怕的患者都可以适用。

4. 强调手法与针感效应 韦立富认为，针刺手法是影响疗效的关键因素。对于身体功能处于过度抑制或衰退状态下的，应该促进身体功能，解除过度抑制，唤起正常兴奋作用，要运用兴奋法。而对于身体功能处于异常兴奋（亢进）状态的，可以起到镇静、缓解、制止和增强正常抑制的作用，因此称它为"抑制法"。兴奋法和抑制法实际上就是综合运用基本针刺手法（进、退、捻、留、捣等），并在临床治疗过程中结合针刺部位、时间和针感因素进行综合要求的一种操作方法。主要的影响因素有取穴的多少、刺激手法的强度、刺激的时间及患者感觉的轻重四个方面。如兴奋法一般取穴较多，采用快速刺入法或快速捻进法进针。进针后以捣针为主，行迅速短促的浅刺、速刺，持续 5～20 秒钟。不留针或留针时间短（不超过 10 分钟）。抑制法一般取穴少，采用缓慢捻进进针法。进针后，先缓慢捻转，而后快慢配合，指实捻针。捻转频率快（大于 2～3 次/秒），捻转角度大（90～360 度/次），虚实交替捻针，捻针频率快慢结合，捻针也可配合捣法。留针时间 15～30 分钟。

针刺行针时，施以一定的针刺手法（如进、退、留、捻、捣）后，患者会产生一定的感觉，这种针下的感应，称为"针感"，传统医学称之为"得气"。朱琏在其专著《新针灸学》一书中，对针感总结归纳为以下十三种感觉：酸、麻、胀、痛、痒、凉、热、抓紧、压重、舒松、触电样、线条牵扯样、线条样徐徐波动（波浪式地慢慢放散）。《灵枢·九针十二原》云："针之要，在于调气。""气至而有效。"因此，韦立富认为"针感"正是针灸治病取得疗效的关键，"气至病所"也是最好的、最理想的针刺感传状态。

针感出现后再继续配合虚实捻针手法，就可以调整针感的大小、强弱，或扩散及传导，从而有针对性地调整神经、肌肉的状态，获得较好的效果。一般来说，指实捻针，捻得快、角度大、连续捻转次数多，刺激强烈，针感较重；指虚捻针，捻得慢、角度小、连续捻转次数少，刺激轻，针感较轻。如快速地进、退或捣，多产生痛、触电样、线条牵扯样或热、痒感；缓慢地进、退配合捻针则多产生酸、麻、胀、抓紧、压重、舒松的感觉。如施行兴奋法时，行针时可有短暂的痛、胀或触电样针感，并传至穴位周围或病位。抑制法时，行针时局部可有较轻而舒适的酸麻胀的感觉，并有线条牵扯样或触电样针感传至肢体远端或病位。

（二）理法思路与方穴特点

1. 理法思路 韦立富认为，人体或生物都是生活在自然界的外环境之中，外环境变化时，机体内部也必须做出适应性反应。通过神经和中枢神经系统调节运动系统以完成一定的动作，调节内脏活动以保持稳态。这些整体反应是由人体内的三种调节机制来完成的，即神经调节、体液调节，以及器官、组织、细胞的自身调节，其中又以神经调节最为重要，而反射是神经调节的基本方式。反射是由刺激引起的经反射弧完成的一种规律性反应。反应有两种表现形式，即兴奋和抑制。兴奋是指刺激引起机体由相对静止状态转为活动或活动状态的加强；抑制是指机体由活动状态转为相对静止状态或活动状态的减弱。兴奋和抑制是人体功能状态的两种基本表现形式，也是大脑皮层功能活动的两个基本过程。两者互为前提，对立统一，可随条件改变互相转化。由于遗传、外伤、中毒、感染、肿瘤、营养缺陷等病因的影响，机体功能状态的兴奋和抑制的相对平衡被破坏，出现某些运动、感觉、分泌功能亢进的病症，如疼痛、痉挛、哮喘发作、高血压、运动兴奋、炎症等，或某些功能衰退，以及超限界过度抑制的病症，如休克、虚脱、弛缓性麻痹、感觉减退、反应迟钝，神志昏迷和精神、运动抑制等。体液调节和自身调节，则是在高级中枢神经系统的参与下才能得以完成的。所以，神经和高级中枢神经系统是起主导性、决定性作用的。

韦立富传承朱琏针灸学术的精髓。朱琏认为，疾病的发生主要是因为内环境的失衡而表现为神经状态的过度兴奋或过度抑制。因此，针灸治疗疾病就是要将这种失衡的神经状态重新调整平衡。朱琏把针刺的手法按照治疗目的及刺激强弱分为兴奋法和抑制法。其中，兴奋法属弱刺激，能促进神经功能、解除过度抑制、唤起正常兴奋作用；抑制法属强刺激，能镇静、缓解、制止神经功能状态，增强正常抑制的作用。兴奋法的行针特点以进退捣针为主，短促刺激，手法幅度小、频率慢、持续时间短和刺激量小；抑制法的行针特点以捻针为主，快慢结合，手法幅度大、频率快、持续时间长和刺激量大。不管是兴奋法还是抑制法，行针过程皆要求"得气"，重视调整针感效应，强调针法和灸法同施。韦立富认为，针灸治疗疾病，就是要调整神经系统的失衡状态。因此，运用抑制法或兴奋法就是其治疗的根本大法。

2. 方穴特点　韦立富认为，针灸治疗疾病，要同时针对病患部位的神经和相应水平的中枢神经进行相应的选穴治疗。一方面，要针对局部的患肌，选取患肌起始及附近的穴位，直接调整局部神经肌肉的异常兴奋或抑制状态，起到镇静、止痛、缓解肌肉张力的作用。另一方面，在病患同脊髓节段或其以下节段水平的肢体远端或头部选取相关的穴位，可以从大脑皮层水平进行调节，抑制中枢水平上的异常兴奋或抑制信号，不仅能协同缓解局部的症状，还能较好地缓解患者中枢神经的症状（如紧张、焦虑、抑郁、嗜睡、昏迷等其他症状）。选穴上，创造性提出结合神经系统理论，依据脊神经、交感神经节段分布规律及大脑皮层投射区来进行取穴，重视神经点或神经干相关部位的穴位，善取大关节（颈、肩、肘、髋、膝）附近穴位，并结合传统的特定穴、经验穴进行临床应用。善用调神穴位，如面部、头部、颈后区的穴位；常配合运用全身性、强壮性的穴位，如上背部、腹部、手足阳经的合穴等。因此，其用穴组方的习惯又常常具有中医学舒畅气机、通阳益气的特点。

（一）针灸治疗痉挛性斜颈经验

1.病证结合，通阳益气 痉挛性斜颈是一种局限性肌张力障碍疾病，主要表现为颈部肌肉间断或持续的不自主收缩，导致头颈部扭曲、㖞斜、姿势异常，属于椎体外系疾病。本病的发生可能与遗传、环境、感染、中毒、代谢异常等多种因素有关，发病机制尚不明确。目前临床上对痉挛性斜颈的治疗主要以作用于中枢神经系统的药物、肉毒素治疗及外科干预治疗为主，但却难以避免药物的不良反应，存在高复发率以及手术的高风险率。

从中医辨证来看，此病属中医学"痉证""筋病""痉风""瘛疭"等范畴。《素问·生气通天论》强调："阳气者，精则养神，柔则养筋。"韦立富认为本病的病因包含病邪直中、痰湿内阻、阴虚风动三个方面，主要病机是内外病邪导致阳气不通，筋脉失养。局部筋脉失去阳气温养而出现拘急、疼痛，甚至是发痉和挛缩。《金匮要略方论本义·痉病总论》云："脉者，人之正气正血所行之道路也，杂错乎邪风、邪湿、邪寒，则脉行之道路必阻塞壅滞，而拘急之症见矣。"风、寒、湿等外邪直中三阳经脉，致使阳气在颈部受阻，上下运行不畅，不能濡养筋脉，经脉拘急而见发痉。《素问·至真要大论》云："诸痉项强，皆属于湿。"又云："宗筋主束骨而利机关。"人体因素体脾虚或思虑过度，一方面可致脉中阳气不足或内耗；另一方面导致痰湿内蕴，升降失司，浊阻筋络，经脉阳气不相顺畅，宗筋失养而机关不利。《景岳全书·痉证》曰："愚谓痉之为病，强直反张病也。其病在筋脉，筋脉拘急，所以反张。其病在血液，血液枯燥，所以筋挛。"先天禀赋不足，或起居失常、颈部过劳，气血耗伤，筋脉空虚，阳气与阴血均不足以养筋，阴虚筋燥，导致经筋结聚无常，表现出拘挛弛纵而发痉等肝风内动之证。正如《素问·至真要大论》所云："诸暴强直，皆属于风。""诸风掉眩，皆属于肝。"因肝为升降之枢，肝虚则导致筋脉气血不足，阳气上下不相连贯而发痉；另外，气机升降失常，气郁化火，闭阻清窍，扰动神明，又易表现出失眠、多梦及焦躁等系列症状。总之，不论其病因是外邪、痰湿还是阴虚，其主要的病机都是颈部的阳气不通、筋脉失养。因此，韦立富提出了"通阳益气"为主的治疗原则，再根据不同的并发症状，兼以"祛风、化痰、滋阴"等治疗。本病为阳经受病，手足三阳经脉、阳跷、阳维及督脉均循行经过颈部，当从阳经论治。韦立富认为本病属经筋，临床表现亦多是手足阳明经、少阳经和太阳经循行部位的筋肉痉挛、疼痛为主的症状。因此，除在局部按照"通阳益气"的治疗原则，选取相应经脉的经穴或阳性点刺激外，还应在肢体远端按"循经取穴"的原则选取相对应经脉的合穴进行针刺，以激发和补充本经经气，从整体的层面进行综合治疗。

2. 中西并用，以抑制法为主 痉挛性斜颈属于神经系统疾病，是颈肌受到中枢神经的异常冲动引起不可控制的阵挛或挛缩。这种异常冲动起源于锥体外系中枢，或起源于某处传递至四周，再经颈部神经传至局部肌肉。针灸治疗时应对颈部神经或中枢进行相应的抑制作用才能有效控制其症状的发生。因此，韦立富主张痉挛性斜颈的针灸治疗，要同时针对病患部位的神经和相应水平的中枢神经进行相对应的选穴治疗。一方面，要针对局部的患肌，选取患肌起始及附近的穴位，直接调整颈部神经肌肉的异常兴奋（亢进）状态，起到镇静、止痛、缓解肌肉张力的作用。另一方面，在病患同脊髓节段或其以下节段水平的肢体远端或头部选取相关的穴位，从大脑皮层水平进行调节，抑制中枢水平上的异常兴奋信号，不仅能协同缓解局部肌肉的症状，还能较好地缓解患者紧张、焦虑、抑郁等其他症状。

朱琏早在1951年就提出："针灸之所以能治病，不是直接以外因为对手，而是激发和调整了机体内部神经系统，尤其是高级中枢神经系统的调节功能和管制功能的作用，从而治愈疾病。"针对痉挛性斜颈的临床表现，韦立富主张运用抑制法进行治疗，要求此操作方法与"通阳益气"法相结合，既可有效地激发和调整穴位的经气效应，做到"气至病所"，又能较好地达到"通阳益气"的目的。根据痉挛性斜颈的临床表现，韦立富认为针刺治疗应补虚与泻实并用、疏经和益气兼行，建议按照朱琏的针灸理论指导手法操作，即在疏通阳气的基础上，采用针刺手法的操作补充或增强这种经气效应。临床运用朱琏抑制型手法（强刺激）以疏通阳经经气，缓慢捻进进针法进针后，继续以捻法寻找针感，捻针快慢结合，手法幅度一般在180°～360°，频率3～4次/秒。当局部出现针感及针感传导后，再改为轻捻法，手法幅度小于90°，频率1～2次/秒，继续缓慢捻针刺激以加强针感反应。从操作上看，朱琏抑制法与传统的泻法十分类似，主要是为了解除局部的"实状"，但手法运用显得更有量化性和可重复性。另外，在远端选用阳经的合穴及"四关"穴，虽然也运用上述操作手法，但其更多则偏向于益气疏经的治疗目的，主要为了改善经气虚的状态。在病患局部也可以运用艾灸的方法，以补益阳经经气，更能增强针刺的这种针感效应。

3. 穴证相宜，远近配穴 韦立富辨病和辨证结合，局部选用手足阳明经、少阳经和太阳经腧穴，并根据神经解剖的结构，结合CT等检查手段，从分析病患部位所涉及的患肌与颈脊髓节段神经分布的关系来确定具体用穴。主要选取手阳明、手足少阳经腧穴为主，采用远近配穴法，以局部穴位为主，配合肢体远端穴位。韦立富教授根据自己多年的临床经验，总结出治疗痉挛性斜颈的具体针灸处方：风池、天柱、新设、天鼎、天牖。风池、天柱穴是足少阳、足太阳经穴，为传统颈部疼痛及痉挛的常用穴。《针灸甲乙经》曰："颈痛项不可顾……风池主之。"又曰："暴拘挛，痫眩，足不任身，取天柱主之。"此外，这两个穴位还位于痉挛性斜颈主要患肌的起始部位，现代研究表明风池、天柱穴深部分布有枕大神经干及其分支和枕小神经本干及其分支。新设为朱琏发明的新穴，在风池穴直下，第3、第4颈椎之间旁开约3.3 cm，斜方肌外侧凹陷处，左右共两穴，是治疗痉挛性斜颈的经验效穴。在病理状态下，患者新设穴体表阳性反应敏感性增加。该穴位于斜方肌外缘，其下有第3、第4、第5颈神经后支的内侧支的分布，能支配斜方肌和头夹肌。刺激此穴可以有效改善斜方肌、胸锁乳突肌及其他颈部肌肉的血液流通和神经兴奋性。天鼎穴是手阳明经穴，浅层为颈阔肌，深层为中斜角肌起点；天牖穴是手少阳经穴，与头夹肌、头半棘肌、胸锁乳突肌及斜方肌关系均密切。故天鼎与天牖是治疗颈肩背部痉挛强直的关键穴位。韦立富应用的这一组主穴，都分布在颈部的阳经上，是"通阳益气"法用穴的直接体现。同时，这些穴位位于痉挛性斜颈常见患肌的上部、中部及下部的反应点上。根据神经调节的原理，局部给予适当的刺激，可以有效地调整该区域的神经，从而恢复患肌的功能。

除主穴外，韦立富治疗痉挛性斜颈还需进行远部取穴，取穴大致可分为以下几个部分。

（1）头部取穴　印堂、神庭、百会。此部分不仅可以疏调督脉经气，还可以从大脑皮层角度进行调节，同时具有镇惊安神的作用。

（2）四肢取穴　曲池、足三里、阳陵泉、外关、合谷、太冲。其中，曲池、足三里、阳陵泉为手足阳明经和足少阳经的合穴，外关为手少阳经络穴和阳维脉交会穴。以上配穴能够激发和补充本经经气，协同疏通颈部的患肌经筋，以镇痛止痉，是"通阳益气"法配穴的综合体现；合谷、太冲合称"四关"穴，能使升降协调、阴阳顺接，具有益气、安神、祛风、止痉之功效。

（3）其他配穴方法　肩背部疼痛、胀紧感配肩井、肩中俞、肩外俞、巨骨、秉风、肩髃、肩髎、天宗，取"经脉所过，主治所及"之意；痰湿内阻配丰隆、阴陵泉，健脾化痰；阴虚风动配内关、神门、三阴交、太溪、太冲，滋阴安神。

以上配穴不仅考虑减轻局部胀紧疼痛症状，也针对缓解患者的紧张、焦虑、抑郁和失眠等整体症状。此外，除了直接调整局部缓解的神经功能，还从大脑皮层上进行调整，以抑制中枢水平上的异常兴奋信号，从而可以协同缓解颈部患肌痉挛疼痛的症状。在针刺的同时，局部还需配合熨热灸法。以上局部与远端经穴同用，周围和中枢神经同调，针法和灸法兼施，都是为了更好地激发局部经气，以通阳益气、祛风止痉和疏解经筋。

4.手法独特，讲究针感　韦立富认为，针刺手法是影响疗效的关键因素。主穴采用朱琏抑制法一型手法，即每次取 1～2 个主穴，缓慢捻转进针法进针，使针感逐渐增强，并不断向远端放散，产生较重而舒适的酸、麻、胀或触电样感觉。留针30 分钟，每 10 分钟行针 1 次，以连续波刺激，强度以患者能耐受为度。配穴根据症状选取 1～3 个穴，同样采用朱琏抑制法一型手法治疗，使患者得到强烈而舒适的感觉。局部配合熨热灸法。沿着患肌的走向，来回施灸，以局部皮肤潮红为度。每天 1 次，每周 5 次，10 次为 1 个疗程，一般需连续治疗 3 个疗程以上。

韦立富教授针灸临证要求患者取端坐位，适合针刺颈部侧面及后面的穴位，或双侧颈部同时取穴，且不影响肩背及肢体远端的取穴。腧穴常规消毒，常取0.30 mm×40 mm 一次性针灸针（苏州医疗用品厂有限公司），抑制法一型手法要求针尖垂直于皮肤，用缓慢捻转进针法进针，进针后分天、地、人三层，逐层捻进，指实、指虚交替捻针或配合捣针，先行重捻针，捻针幅度大于 180°，频率为 180 次 / 分左右，针感逐渐增强，针感加强后改指虚轻捻针，患者出现胀、麻、触电样、线条样等感觉，并向周边扩散或传导。如针新设穴，患者可获得线条样或触电样针感传导至颈肩外侧部；针天牖穴，患者可获得线条样或触电样针感传导至颈项前侧部；针天鼎穴，患者可获得线条样或触电样针感向上下或颈项前侧传导。韦立富认为，"针感"正是针灸治病取得疗效的关键，"气至病所"是最理想的针刺感传状态。

韦立富教授运用针灸治疗痉挛性斜颈，辨病和辨证结合，指出其主要病机是阳气不通，筋脉失养，提出了"通阳益气"的主要治疗原则，在施治时，融合运用朱琏针灸的学术思想，既考虑局部神经肌肉的调节作用，也考虑高级中枢神经的调控作用。局部选用手足阳明经、少阳经和太阳经腧穴，结合患肌与颈脊髓节段神经分布的关系来明确关键性穴位的选取；远部取督脉腧穴、四肢相关阳经的合穴和"四关穴"，且运用朱琏抑制型针法，讲究得气，局部配合熨热灸法。这种局部与远端经穴同用、周围和中枢神经同调、针法和灸法兼施的方法，历经多年的临床实践验证，疗效肯定，值得推广。痉挛性斜颈多起病缓慢，早期症状轻微，逐渐发展加重至不能控制，常历时数年。可因患者情绪波动、疲劳或精神刺激诱发或加重，且多数患者伴有紧张、焦虑、抑郁、失眠等症状，甚至害怕与人接触等心理问题。因此，在针灸治疗的同时，要嘱患者放松心情、调节生活压力，适当地对其进行心理疏导。另外，本病一般病程较久，治疗的疗程较长，需要患者有足够的耐心和决心，避免急躁，充分配合医生的治疗安排，不要中途随意中断治疗。

（二）针灸治疗颈椎病经验

颈椎病即项痹，在古代医籍中的病名有很多种，以项部强痛为主要症状特点的名称有"头项痛""颈强痛""颈筋急""颈痛""项背强""颈项强""项似拔""风伤项急"等。主要症状是指项部肌肉筋脉牵强拘急疼痛，古代文献中早期常以此症状来称呼本病。早在《阴阳十一脉灸经》中就论有项痛，其曰："足巨阳之脉……其所产病头痛，耳聋，项痛。"《素问·至真要大论》曰："阴痹者，按之不得，腰脊头项痛，时眩，大便难。"

颈椎病又称颈椎综合征，是颈椎骨关节炎、增生性颈椎炎、颈神经根综合征、颈椎间盘脱出症的总称，是一种以退行性病理改变为基础的疾患。主要由于颈椎长期劳损、骨质增生或椎间盘脱出、韧带增厚，致使颈椎脊髓、神经根或椎动脉受压，出现一系列功能障碍的临床综合征。表现为椎节失稳、松动；髓核突出或脱出；骨刺形成；韧带肥厚和继发的椎管狭窄等，刺激或压迫了邻近的神经根、脊髓、椎动脉及颈部交感神经等组织，引起一系列症状和体征。颈椎病的临床表现较为复杂，症状呈多元化，通常按临床表现将其分为下列类型：颈型颈椎病、神经根型颈椎病、椎动脉型颈椎病、脊髓型颈椎病、交感型颈椎病和食管压迫型颈椎病。

中医关于颈椎病病因病机的论述较为详尽，大致可分为外邪侵袭、气血瘀阻、经脉阻滞、脏腑相关、劳损及外伤等几类。如《素问·痹论》云："风寒湿三气杂至，合而为痹也。""痛者寒气多也，有寒故痛。""其风气胜者为行痹，寒气胜者痛痹，湿气胜者为着痹。"《素问·至真要大论》云："诸痉项强，皆属于湿。"如《素问·调经论》云："寒湿之中人也，皮肤不收，肌肉坚紧，荣血泣，卫气去，故曰虚。"如《素问·骨空论》曰："失枕在肩上横骨间。"《妇人大全良方》曰："颈项强急……若因鼾睡失枕而致。""又有挫枕转项不得者……项背筋脉拘急。"归纳而言，颈椎病的发生、发展与体质的盛衰，以及生活环境、劳损、外伤等有密切的关系。

现代生理病理认为，颈椎间盘的纤维环在20岁前就开始退化，髓核亦于25岁左右出现退变。稍后椎体的软骨亦出现退变，并逐渐失去其半透明膜的作用，从而加快了髓核和纤维环的变性和老化。颈椎间盘的退变可导致颈椎失稳，长期下去，椎体边缘便出现骨质增生，骨刺形成，韧带肥厚，从而导致椎间隙狭窄、椎间孔狭窄、椎管狭窄等。慢性劳损是颈椎退变最关键的病因之一。常见的慢性劳损包括不良体位、工作姿势不良、不适当的体育活动和外伤等。

韦立富教授认为，从中医学的角度看，本病属于经筋，临床表现多是手足太阳经和手少阳、手阳明经循行部位的筋肉疼痛、牵扯样麻痛为主的症状。从现代神经学角度看，本病属于神经系统中外周神经受卡压引起的病变。治疗以局部取穴为主，按系统疾病分区选用腧穴的部位：取颈后区、肩背部和四肢的穴位。

韦立富教授对本病的治疗方法是用抑制一型手法。取穴原则：局部取穴（颈肩部等）、远部取穴（手臂、手部）。取穴包括风池、天柱、大杼、新设［位置：风池穴直下，第四颈椎旁开两寸（约3.3 cm），斜方肌外侧凹陷处］、外关、养老、后溪、合谷。每次操作取局部性穴位1～2个＋远部穴位1个，用1.5寸毫针直刺。运针至患者有胀、酸感或短时麻、触电样感觉，并向周围扩散或放散至肢体远端。要求针感逐步增强，但要以患者耐受为度，即持续的舒适感，留针30分钟，其间行针1次，轻捻提出法取针。温和灸颈肩部穴位10～15分钟。

韦立富认为，对于颈椎病，不管是外伤、劳损，还是风寒湿邪侵袭所致，其结果都是局部经筋的经气受阻，不通则痛，以此确立其基本治法就是通阳益气。即疏通颈肩部及上肢部的手足太阳经和手少阳、手阳明经的经气为主。如主穴风池、天柱穴是足少阳、足太阳经穴，为传统颈部疼痛及痉挛的常用穴。《针灸甲乙经》云："颈痛项不可顾……风池主之。"现代研究表明风池、天柱穴深部分布有枕大神经干及其分支和枕小神经本干及其分支。朱琏发明的新穴位于风池穴直下，第3、第4颈椎之间旁开约3.3 cm，斜方肌外侧凹陷处，左右共两穴，是治疗颈椎病的经验效穴。在病理状态下，患者新设穴体表阳性反应敏感性增加。该穴位于斜方肌外缘，其下有第3、第4、第5颈神经后支内侧支的分布，能支配斜方肌和头夹肌。刺激此穴可以有效改善斜方肌、胸锁乳突肌及其他颈部肌肉，并支配神经的血液流通和神经兴奋性。根据脊神经节段分布规律，在远端取外关、养老、后溪、合谷等穴，可以直接调整支配该区域的神经功能状态。因颈区外周神经受卡压、局部炎性因子不断刺激、神经功能表现过度兴奋，治疗方法为抑制法。以抑制法一型手法重而较强烈的刺激，抑制外周神经过度兴奋的信号，并可以改善局部的血液循环，抑制炎症因子细胞，促进致痛物质的排泄和代谢。通过神经系统自身的调控作用可以让机体恢复。

（三）针灸治疗失眠症经验

失眠，中医学称之为"不寐""不得眠""不得卧"，其主要症状包括入睡困难、无法保持睡眠状态、睡眠深度过浅、易醒、多梦、早醒、醒后不易再睡，醒后或白天出现倦怠乏力、精神不济等，是睡眠障碍中最为常见的一种症状。流行病学的研究结果显示，各种慢性失眠和持续性失眠在世界范围内发病率高，并有上升趋势。不寐不仅影响着人们的学习、工作及身心健康，也影响着人们的社会功能。

中医学认为失眠主要由阳不交阴、阴阳失衡所致，《灵枢·口问》云："卫气昼日行于阳，夜半则行于阴，阴者主夜，夜者卧。""阳气尽，阴气盛，则目瞑；阴气尽而阳气盛，则寤矣。"《灵枢·大惑论》又言："卫气不得入于阴，常留于阳。留于阳则阳气满，阳气满则阳跷盛，不得入于阴则阴气虚，故目不瞑矣。"其中涉及多个脏腑，与心、脾、肝、肾等密切相关。《难经》云："人之安卧，神归心，魄归肺，魂归肝，意归脾，志归肾，五脏各安其位而寝。"认为心藏神，神不安则不寐；肝藏血，血舍魂，血虚肝旺可使魂不能藏，从而引发不寐；脾藏意，主健运，脾失健运则气血化源不足，不能养心安神而致不寐；肾藏精，肾水不能上济心阳，心火不能下温肾阴，心肾不交亦能导致不寐。此外，痰也是失眠的重要病机，《温病条辨》云："不寐之因甚多，有阴虚不受阳纳者，有阳亢不入阴者……有痰饮扰心者。"痰热上扰，煽动心火，则心神妄动，致烦扰不眠，不得安睡；痰热内扰肝血，则魂无所依，魂不守舍，可见卧寐不安、多梦等症。

一般情况下，肝气郁结、心火亢盛、痰火内扰或胃气不和，导致脏腑气机升降失调，阴阳不循其道，使阳气无法进入阴部，从而引起心神不安的实证失眠。若因老年体衰、气血不足或病后气血亏损，阴阳失衡或思虑过度、劳伤心脾，导致心失所养、神无所主，或是心虚胆怯，虚火上扰，就属于虚证失眠。在特定条件下，虚证和实证可以相互转化、相互影响，形成心肾不交、阴虚火旺等虚实夹杂的失眠证型。

韦立富认为本病中医病机主要为阴阳失衡、心神受扰。针灸治法上应以调神、交通阴阳为主，故以督脉、阳明、少阴经脉的经穴为主穴进行治疗。从西医学病理分析，本病属于脑部皮层神经及自主神经功能性失调的病变。根据临床症状、体征及病机分析，本病表现为脑部皮层神经及自主神经功能性失调而过度兴奋有关。故治疗方法为抑制法，以重而较强烈的刺激抑制神经过度兴奋的信号为目标，通过神经系统自身的调控作用，使局部功能恢复。

韦立富教授对本病的治疗，常以局部性取穴结合全身性取穴为主，按系统疾病分区选用腧穴的部位为：取头部、颈后、腹部、腰背部和四肢的穴位。主穴为印堂、神庭、百会、四白、通里、三阴交。配穴依据不同部位的症状选取。如头晕、头痛或头部不适，选用颈后区及头部穴位，加风池、完骨、翳风、四神聪、太阳等；颈肩背酸累痛及不适，选颈肩背部穴位，加天柱、新设、大杼、肩中俞、肺俞、厥阴俞、膏肓、天宗、脾俞等；胃痛、胃脘胀闷、胃肠不适及便秘等，选腹部、腰部及下肢穴位，加中脘、天枢、关元、肾俞、大肠俞、足三里等；心悸、胸闷不适，选胸部及上肢远端穴位，加膻中、曲池透少海、内关或外关、合谷等；多梦、易惊醒、夜尿等，常选用四肢穴位，加足三里、曲池、悬钟、太溪、行间、内庭等。

操作：印堂、神庭、百会三穴，针尖向上平刺，其他穴位按照常规刺法。用抑制法二型。多取平卧位或俯卧位，每次取 1～2 个主穴，配穴根据症状选取 2～3 个穴，采用缓慢捻进进针法，使针感逐渐增强，并不断向远端放散，产生较重而舒适的酸、麻、胀或触电样感觉。也可配合温和灸或熨热灸，每次 10 分钟。隔天治疗 1 次，每周 3 次，10 次为 1 个疗程。

韦立富在诊治失眠症时，主张从中西医病机分析，辨病与辨证相结合，综合分析疾病的病位、病性及相关脏腑的功能，抓住重点，但又兼顾其他症状。针灸治法上应以调神、交通阴阳为主。故从督脉、阳明、少阴经脉治疗，多选用能入脑调神的穴位，如督脉的印堂、神庭、百会穴，阳明之四白、足三里穴；少阴选通里、三阴交穴。同时注重调神和强壮功能的配合，多选用大脑皮层投射区内的特殊感觉区，且能起益气、补肾、强壮作用的特定穴，如多气多血的阳明经和任脉经穴，并结合脾经、肾经、膀胱经下合穴及交会穴，如中脘、关元、足三里、地机、三阴交、太冲等。既是针对兼症的治疗，又是从远端取穴，调整脑部皮层神经及自主神经功能性失调而导致的过度兴奋。故治疗方法为抑制法，以重而较强烈的刺激，抑制神经过度兴奋的功能状态。

（四）针灸治疗腰椎间盘突出症经验

腰椎间盘突出症是因腰椎间盘变性，纤维环破裂，髓核突出，刺激和压迫神经根、马尾神经所表现的一种综合征。本病好发于 20～40 岁青壮年，占腰椎间盘突出症总患病人数的 80%，男性多于女性。下腰部椎间盘为本病的好发部位，其发病约占总发病的 98%。其中第四、第五腰椎之间的椎间盘突出约占 60%，第五腰椎与第一骶椎之间的椎间盘突出次之。腰椎间盘突出症属中医学中"腰痛"范畴，其最主要表现就是腰痛、下肢放射样疼痛或麻痛感。

本病的病位在腰，肾虚为发病之本。"肾为先天之本""腰为肾之府"，故肾脏病变往往先反应于腰部。《素问·脉要精微论》云："腰者肾之府，转摇不能，肾将惫矣。"肾气亏虚，不仅内部气机发生紊乱，也可导致外邪侵犯而产生病变，外伤、劳损、风寒湿邪的侵袭都是在肾气亏虚的基础上才起作用的。本病以血瘀为标，跌仆闪挫等外伤，均可伤及经络，或为筋骨错缝而致气血瘀滞，气血阻于腰间，故可令人腰痛似折，不可俯仰。

西医学认为椎间盘退化变性是产生本病的病理基础，外力和劳损是导致疾病的主要因素。随着年龄的增长，以及不断地遭受挤压、牵拉和扭转等外力作用，使椎间盘发生退化变性，髓核含水量逐渐减少而失去弹性，继而使椎间隙变窄、周围韧带松弛或产生纤维环裂隙，形成腰椎间盘突出症的内因。在外力的作用下，髓核可向裂隙处移动或自裂隙处向外突出，刺激或压迫邻近的软组织（脊神经）而引起症状。在椎间盘退行性变的基础上，某种可诱发椎间隙压力突然升高的因素可致髓核突出。常见的诱发因素有增加腹压、腰姿不正、突然负重、妊娠、受寒和受潮等。

韦立富教授认为，从中医学的角度看，本病属于经筋，临床表现主要为足少阳经和太阳经循行部位的筋肉疼痛、牵扯样麻痛等症状。在现代神经学角度下，主要是因为腰部的外周神经受到卡压，导致神经传导失控而发生病变。治疗方法主要是局部结合全身性取穴，按系统疾病分区选用腧穴，取腰部、臀部和下肢的穴位进行治疗。在局部采取"通阳益气"的原则，选择相应经脉的经穴或阳性点进行刺激。同时，在肢体远端，按照"循经取穴"的原则选取相对应经脉的穴位进行针刺，以激发和补充本经经气，从整体层面进行综合治疗。

韦立富教授对本病的治疗一般按照神经分布规律取穴。主穴为环跳、秩边，为坐骨神经干循行经过的部位。配穴方法以症状表现的部位为基础进行选择。具体而言，腰部选用大肠俞、三焦俞、气海俞、肾俞，臀部选用新建、居髎，大腿部选用风市、殷门、承扶，小腿部外侧选用阳陵泉、悬钟、昆仑，后侧选用委中、承山、飞扬。每次选取 1 个主穴和 2 ～ 3 个配穴（根据疼痛或牵扯的部位选择）。采用缓慢捻进进针法，并要求产生较强的针感，留针时间为 20 ～ 30 分钟。

对于腰椎间盘突出症，不管是外伤、劳损，还是风寒湿邪侵袭所致，其最终结果都是局部经筋的经气受阻，不通则痛，因此其基本治法就是要通阳益气。主要疏通腰部、臀部及腿部的阳经，选择少阳经环跳穴和太阳经秩边穴为主穴。从现代生理病理分析看，腰部外周神经失调和神经肌肉功能表现过度兴奋有关，因此治疗方法为抑制法。通过刺激坐骨神经干循行附近的大穴，如环跳、秩边、气海俞、大肠俞、居髎、委中、承山等穴位进行治疗，以抑制法一型手法重而较强的刺激，以抑制外周神经过度兴奋的信号为目标，可以通过神经系统自身的调控作用使机体功能恢复。

（五）针灸治疗小儿遗尿症经验

遗尿症是儿童时期的一种常见疾病，指小儿已到自主控制排尿年龄，但仍无法自主随意排尿。中医学称之为"夜尿""遗溺"等症状。遗尿在临床上多指5岁以上小儿睡觉时自行排尿，醒后才发现的一种疾病。西药治疗效果一般，易反复发作，并且不良反应较大。据不完全统计，有5%～10%的5～6岁儿童夜间尿床，通常男孩比女孩多。近期有增多趋势，已成为儿童常见的疾病之一。西医学认为遗尿症与神经系统有关，尤其是与高级中枢神经系统和自主神经系统的功能失调有关。此外，也有学者认为针灸治疗遗尿症与调节大脑皮质的醒觉功能、提高膀胱对尿容量刺激阈值，以及增加抗利尿激素产生等因素有关。

中医学很早就有关于遗尿的记载。《灵枢·九针论》云："膀胱不约为遗溺。"巢元方《诸病源候论》中列有"遗尿候"和"尿床候"。王肯堂《证治准绳幼科·遗尿》言："肾与膀胱俱虚，而冷气乘之，考试不能拘制，其水出而不禁，谓之遗尿。"临床上，遗尿以虚证多见。韦立富认为，本病多与脾、肺、肾、任脉和膀胱的功能失调有关，主要是肾阳不足，气化失司，膀胱失约。同时常见脾肺气虚证，重则为脾肾阳虚、下元虚寒之证。因此，在治疗上遵循《灵枢·本输》"虚则遗溺，遗溺则补之"的原则。局部选用任脉和膀胱经脉穴位为主，远端用肾经、阳明及太阴经穴位为主，以益气补肾。这些穴位可以激发和调整中枢神经系统的调节功能和管制功能，从而恢复膀胱的功能。

韦立富教授对本病的针灸治疗，取穴：主穴选足三里、三阴交、阴陵泉、关元、肾俞、中极、膀胱俞。配穴：地机、曲骨、命门、大杼等。每次取主、配穴中的1～3个轮流使用。以朱琏著《新针灸学》一书中的抑制法二型手法进行治疗。腰腹部和上背部的穴位，还可配合温和灸或拔火罐法，每次每穴治疗10分钟左右。每日1次，10次（两周）为1个疗程。1个疗程结束后，休息2～4天，视病情再进行下一个疗程的治疗。如果病症已被控制，应继续治疗几次，以巩固疗效。

韦立富教授在诊治小儿遗尿症时，注重病症结合、因症兼顾和取穴灵活：主张从中西医病机分析，辨病与辨证相结合，综合分析疾病的病位、病性及邪正关系，重点抓住产生疾病的主要原因进行治疗，但又兼顾其症状轻重缓急及影响，同时要考虑年龄、性别、身材、体质及外部环境等因素，灵活取穴。韦立富认为，遗尿症大多数是由于大脑皮层上控制排尿的"警戒点"敏感性降低所致。针灸通过对反射区上特定穴位给予适当的刺激，可以激发与调整神经系统，尤其是高级中枢神经系统的调节功能和管制功能，提高"警戒点"的作用，所以能达到治愈本病的目的。韦立富认为，小儿遗尿症的中医病机主要是脾、肺、肾、任脉、膀胱的功能失调，关键是肾阳不足，气化失司，膀胱失约。同时常见脾肺气虚证，重则为脾肾阳虚、下元虚寒之证。故治疗时强调以"益气、补肾、温阳"为根本，注重"调神和强壮功能"的配合，多选用能入脑调神的穴位，如督脉的命门穴；四肢多选用大脑皮层投射区内的特殊感觉区，且能起益气、补肾、强壮作用的特定穴，如"多气多血"的阳明经和任脉经穴，并结合脾经、肾经、膀胱经下合穴及交会穴。故针刺足三里、三阴交、阴陵泉、关元、肾俞、中极、膀胱俞、曲骨、地机、大杼、气海、命门、大椎、膏肓等。同时常配合温和灸及拔火罐，以益气温阳通络治疗。此外，"调神"的原则也体现于积极开展心理咨询及指导，以提高家长及患儿对本病的全面认识，指导其尽力消除各种有害的精神心理因素的影响，防止半途而废，合理安排患儿的饮食起居，避免过度紧张和疲劳，开展规律引导，防止病情的加重和复发等。

（六）针灸治疗多发性抽动 – 秽语综合征经验

小儿多发性抽动 – 秽语综合征是一种常见于 2 ～ 15 岁儿童的精神类疾病，男性多于女性。早期多表现为反复、迅速、不规则的肌肉抽动，少数患者出现发声痉挛。大部分患者最终都会出现程度不同的不自主肌肉抽动和发声痉挛。其临床主要表现为不自主眨眼、面部肌肉抽动、摇头、努嘴、耸肩、喉内作响、蹬足、秽语、模仿语言等症状。流行病学研究资料表明，小儿多发性抽动 – 秽语综合征的发病率为（0.5 ～ 1）/10 万，近期有增多的趋势。本病一般认为属锥体外系病变，其发病机制尚不明确，可能与遗传等因素、基底神经节功能障碍、脑内儿茶酚胺的代谢加速、脑内多巴胺神经递质过剩或多巴胺受体超敏有关，也有学者认为与神经心理缺陷、精神因素有关。

本病目前没有明确的中医病名，根据《素问·病机十九条》记载："诸风掉眩，皆属于肝。"本病与中医学"慢惊风""肝风内动"的范畴相符。韦立富认为，小儿脏腑稚阴稚阳，常因禀赋不足、感受外邪、五志过极或跌仆损伤等原因，而致阴阳容易出现偏颇，且常易表现为"阳常有余，阴常不足"的阴虚阳亢症状。若先天禀赋不足，肾精虚亏，水不涵木则肝阳失潜，肝风内动。若外邪入侵，风邪闭阻经络，渐耗真阴，变生肾精亏虚、虚风内动之证。若跌仆损伤，脑络受阻，阴精日渐内耗，变生虚风内动之证。若长期精神压抑，或学习负担过重，管教过严等，均可使小儿木失条达，肝气郁滞，久之则气郁化火，肝阳亢盛，酿成风阳鼓动或痰火内扰之证。因此，除先天遗传因素外，许多罹患多发性抽动 – 秽语综合征的小儿可见脑炎、长期精神抑郁、脑部受压或损伤等诱因。因此，结合小儿"肝常有余""心常有余"的生理特点，临床上患儿多表现为易兴奋、易激动、多动任性等特点，表现出不自主筋肉抽动、摇头、努嘴、耸肩、蹬足、烦躁不安、失眠、注意力不集中等阳亢阴虚的表现。结合小儿"脾常不足"的生理特点，则易酿生痰浊，风火夹痰走窜经络，扰动心神则烦躁；风痰阻滞经脉，筋肉失养则见不自主抽动；舌咽部筋肉痉挛、抽动，则见怪声、口出秽语。故此病病位在肝、心，与脾、肾有密切关系，属本虚标实，本为脏腑，标在局部筋肉，为肝肾不足、肝风内动、心神受扰、筋肉失养之证。

韦立富教授治疗小儿多发性抽动－秽语综合征，选取穴位：主穴包括印堂、神庭、百会、风池、足三里、三阴交、阳陵泉、合谷、曲池。配穴包括内关、交信、支沟、肝俞、肾俞、大肠俞、四白、攒竹、太冲、行间、丰隆、天柱、新设、大抒、风门、附分、神阙、环跳、新义、颊车、承浆等。每次取 1 至 3 个主穴和配穴轮流使用。治疗时使用朱琏著《新针灸学》中的抑制法一型或二型手法。对于腰腹部和上背部的穴位，还可以采用温和灸或拔火罐等方法进行治疗。对每个穴位治疗大约10 分钟。每天进行一次，每个疗程包括 10 次（两周）。1 个疗程结束后，需要休息2 至 4 天，然后根据病情再进行下一个疗程的治疗。如果病情得到有效控制，应该继续治疗几次，以巩固疗效。

在治疗小儿多发性抽动－秽语综合征时，韦立富教授注重综合考虑病症的结合、病机的因素，以及取穴的灵活性。他主张综合使用中西医疾病机制分析的方法，并将辨证论治与病因病机相结合。韦立富教授重点关注疾病的主要原因，但也会综合考虑病情的轻重缓急以及影响，并根据患者的年龄、性别、身材、体质和环境等因素，灵活地选择穴位。进行诊断时，他会根据病史和临床症状做出明确诊断，并排除其他锥体外系疾病，如舞蹈症、肝豆状核变性、癫痫肌阵挛发作、药源性不自主动作等。他强调现代检测手段的应用，如脑电图、脑多普勒和脑的影像学检查（如脑 CT、MRI 等），以了解和排除脑部疾病。

韦立富教授认为，小儿多发性抽动－秽语综合征的中医病机主要是肝肾不足、肝风内动、心神受扰、筋肉失养，而西医学认为神经系统主要是锥体外系功能失调所致。因此，治疗时强调以"治心、调神"为首要任务，以"平肝息风、强壮功能"为根本方针。治疗时应选取可以进入脑部调节神经的穴位，如督脉和颈后区的穴位；四肢上应选取大脑皮层投射区内的特殊感觉区，如"多气多血"的阳明经穴、下合穴和交会穴。应在印堂、神庭、百会和风池等穴位上进行针灸，以起到醒脑定惊、镇惊安神的作用。在足三里、三阴交、阳陵泉、合谷和曲池等穴位上进行针灸，可以调整并加强脏腑功能，平肝息风，疏通经脉，协调阴阳。对于腰腹部和背部的穴位，可以使用温和的灸法或拔火罐法来鼓舞气血。这也是为了避免过度紧张和疲劳，并提高患者的免疫力，预防呼吸道感染，防止疾病加重和复发。

除治疗病症本身外，韦立富教授还强调了心理咨询和指导的重要性。他认为，指导家长及患儿尽力消除各种有害的精神心理因素的影响，并合理安排患儿的饮食起居，可帮助提高患者对疾病的全面认识，预防半途而废，防止病情加重和复发。同时，韦立富教授还会根据次要症状选择相应的配穴，例如失眠加内关、交信和神阙，便秘加支沟、大肠俞和丰隆，面部抽动加四白、攒竹和太冲，耸肩甚者加天柱、新设、大抒、风门和附分，肢体抽动甚者加环跳、新义、太冲和行间，秽语加颊车和承浆，肝肾不足较甚者加肝俞、肾俞和太溪等穴位。

五、医案选介

（一）颈椎病医案

张某，男，65岁，就诊日期：2019年2月10日。

主诉：左侧颈项部酸痛伴头晕已两年。

现病史：患者原有颈椎病，两年前左侧颈肩部疼痛加剧，且伴随着头晕、头颈部活动受限。经过多家医院先后诊治，疗效不佳，特来求诊。

既往史：曾有高脂血症、高尿酸血症。

查体：神情自如，表情自然，腹平软，无明显压痛及反跳痛，心肺检查未见异常。颈肌紧张，压顶试验阴性，臂丛牵拉试验阴性，神经系统检查正常。舌苍暗，舌下有瘀点，苔薄白稍腻，脉沉弦稍数。

辅助检查：2017 年 9 月 MRI 检查示：颈椎退变 $C_{4\sim5}$、$C_{5\sim6}$ 椎间盘变性、膨出，$C_{3\sim4}$、$C_{4\sim5}$ 两侧椎间孔变窄。10 月 7 日，诊断：① $C_{4\sim5}$ 椎间盘突出，$C_{5\sim6}$、$C_{6\sim7}$ 椎间盘膨出。②颈椎骨质增生。③两侧筛窦、上颌窦炎症。

中医诊断：项痹（气滞血瘀）。

西医诊断：颈椎病。

治疗：

2 月 10 日：针天柱、大杼、支沟（左）、印堂，抑制二型手法，拔附分（左）10 分钟。针后头晕已减轻。

2 月 13 日：针风池、肩中俞、新义（左），抑制二型手法，拔肩外俞（左）10 分钟。

2 月 14 日：针新设、秉风、曲池（左），抑制二型手法，拔附分（左）10 分钟。

2 月 15 日：针定喘（双）、秉风、新主（左），抑制二型手法，拔肩外俞（左）10 分钟。

2 月 16 日：针大杼（双）、巨骨、支沟（左），抑制二型手法，拔附分（左）10 分钟。上症已明显减轻，连续治疗两个疗程。

按语：颈椎病是因颈椎长期劳损，骨质增生，椎间盘突出，韧带增厚，压迫颈脊神经根和血液循环功能障碍所致的综合征。在中医学上属于"痹证""项强""头痛""眩晕"等病。《素问·至真要大论》云："诸痉项强，皆属于湿。"颈椎病以颈项疼痛、酸楚、胀麻，可伴有颈部活动受限或肩背部疼痛，板滞发僵感，有针刺样或放射性肩臂手麻疼痛，有的伴有眩晕、头痛、耳鸣、耳聋、恶心、呕吐，并且眩晕发作与颈部体位改变有关等症状。以局部取穴为主配合远端穴位治疗，可选用新设、风池、天柱、肩中俞、大杼、风门、肩井、天宗、肺俞、附分、新义、外关、支沟、合谷、曲池、足三里、阳陵泉、悬钟等穴，轮换使用。选用 2～4 个穴位，采用缓慢捻进进针法，青壮年患者用抑制一型手法，少年和老年人用抑制二型手法，伴有肢麻症状者，肢体上的穴位用兴奋法针刺，留针 30 分钟，中间行针 2～3 次，每隔 10 分钟行针 1 次。颈背部配合拔火罐或温和灸法，可以缓解局部肌肉、韧带的痉挛，消除局部炎症、水肿，改善血液循环。

（二）失眠症医案

罗某，男，70 岁，就诊日期：2019 年 9 月 13 日。

主诉：睡眠不佳已两年，近一年来加重。

现病史：患者于两年前玩手机过多后，出现睡眠不佳，每晚仅能入睡两三个小时，易醒，难入睡，服安眠药也只能睡四五个小时，夜尿多，每晚要起床小便 5～7 次，特来诊。平素口舌易生溃疡，大便稍干结，舌尖红少苔，脉细。

既往史：高脂血症、高尿酸血症、高血压、前列腺增生。

中医诊断：不寐（心肾不交）。

西医诊断：①失眠症。②高脂血症。③前列腺肥大。

治疗：

8 月 30 日：针足三里（双）、印堂，抑制二型手法，灸神阙 10 分钟。

8 月 31 日：针肾俞（双），抑制二型手法，拔阳关 10 分钟。昨日针灸后，夜尿已减少至一次。

9 月 1 日：针三焦俞（双）、丰隆、太阳（右），抑制二型手法，拔阳关 10 分钟。

9 月 4 日：针大肠俞（双）、风池、太阳（右），抑制二型手法，灸命门 10 分钟。

9 月 5 日：针风池、太阳（左）、气海俞（双），抑制二型手法，拔阳关 10 分钟。

9 月 6 日：针风池、太阳（右）、肾俞（双），抑制二型手法，拔阳关 10 分钟。

9 月 7 日：针三阴交（双）、印堂，抑制二型手法，灸关元 10 分钟。

睡眠已有明显好转，可以入睡 6 小时左右。

9 月 13 日：针阴陵泉（双）、神庭，抑制二型手法，灸中极 10 分钟。

连续治疗两个疗程。

按语：失眠症的患者，大多数都是大脑皮层应该兴奋却兴奋不起来、应当抑制时又抑制不完全，因此出现一系列睡眠障碍的症状。我们不主张再用安眠药一类药物来治疗，这是为了避免反复的恶性循环出现，导致病情更加恶化，而选择针灸治疗。针灸的最大特点是手法操作，没有不良反应，非常安全。其次，针灸对神经系统疾病的治疗效果较好。它可以直接刺激神经，并通过神经传导，在大脑皮层的统一指挥和调整下，使神经系统的正常调节功能和管制功能恢复正常状态。

本例患者患病时间较长，因晚上长期玩手机，耗气损神伤阴，已出现肝肾阴虚、心肾不交的症状。因此，每次选取 1～2 个穴位，采用针刺抑制法一型手法操作，"针感"出现较强却很舒适，能在大脑皮层上起到良好的抑制作用。结合选用腹部、腰背部的穴位，调补元气、滋养肝肾阴精，并配以温和的灸法及拔罐，每次每穴 10～20 分钟。腰背部诸穴接近中枢神经的脊髓附近，不仅能刺激神经，又能改善脊柱两侧的血液循环。

（三）突发性耳聋医案

冯某，男，72 岁，就诊日期：2023 年 1 月 16 日。

主诉：左耳听力下降 10 余年，右耳听力下降 2 月余。

现病史：家属代诉，10 年余前患者左耳开始出现听力下降，未予系统治疗。2 个月前右耳出现听力下降，遂至南宁市第二人民医院住院治疗，诊断为：①突发性耳聋（右）；②感音神经性耳聋（左）。出院后上述症状未见明显改善，为进一步治疗，遂来我科门诊就诊。面色稍红，舌尖红少苔，脉弦细。

既往史：2010 年在广西中医药大学附属瑞康医院行腰椎手术，术后时有腰痛发作。

辅助检查：两耳电测听检查：右耳听力下降 50～100 dBHL，左耳听力下降 70～100 dBHL。2017 年 10 月南宁市第二人民医院检查：ABR 反应阈值：左耳 50 dBHL，右耳 50 dBHL，双耳纯音听阈测定：双耳语频均值 R/L 为 63/70 dBHL。双耳鼓室图 A 型。

中医诊断：耳聋（肝肾阴虚）。

西医诊断：突发性耳聋。

治疗：

1月16日，针足三里、听宫（双）、印堂，抑制法二型手法，灸气海10分钟。

1月17日，针风池、听会（双）、百会，抑制法二型手法，拔大杼（双）10分钟。听力已有所改善。

1月18日，针太冲、耳门（双）、上星，抑制法二型手法，灸关元10分钟。

1月19日，针翳风、太溪（双）、百会，抑制法二型手法，灸气海10分钟。

1月22日，针风池、听宫（双）、神庭，抑制法二型手法，拔大杼（双）10分钟。

1月23日，昨晚腰部酸胀累痛。针完骨、听会、环跳（右）、肾俞（双），抑制法二型手法，拔陶道。

1月24日，针听会、完骨、环跳（左）、气海俞（双），抑制法二型手法，拔阳关。腰痛已有减轻。

1月25日，针耳门、中渚、太溪（双），抑制法二型手法，灸关元10分钟。

1月26日，针风池、翳风、液门（双），抑制法二型手法，拔陶道10分钟。已可以用中等音量交谈。

继续巩固治疗1个疗程。

按语：耳鸣和耳聋是神经性而非器质性病变。神经性耳鸣患者常感觉听到某种声音，如蝉鸣、蜂鸣、铃声、风声、波浪声或机器声。声音高低不一，伴随耳内胀闷或全聋。神经性耳聋指外耳道、鼓膜、鼓室、耳咽管等结构正常，外界声音能传到内耳，但神经结构有了损伤，不能传入或感知声音，导致听力下降或全聋，以及耳鸣、耳内胀闷、头晕和头痛。其主要原因可能是药物中毒、急性迷路炎、急性传染病（例如腮腺炎、脑膜炎和流感）、老年性耳聋、职业性耳聋、高血压及脑动脉硬化症等。针对不同的病因、部位、年龄和功能状态，可以灵活运用针刺手法。例如，对于儿童患者，可采用兴奋一型；而对于年老或体弱者，则可采用抑制法二型手法，在起针时使用兴奋法；一般的青壮年可采用抑制法二型手法；有些患者则局部针刺耳周穴位采用兴奋法二型，而在四肢穴位方面，包括足三里、三阴交、曲池和外关等，则可使用抑制法二型手法。神经性耳鸣可采用抑制法一型或二型手法治疗，并可辅以温和的灸法；而神经性耳聋则可采用兴奋法二型或抑制法二型手法进行治疗。每个疗程包括 10 次治疗，休息 2 天后继续治疗。医院检查显示，该患者双耳听力显著下降，已接近全聋，医院曾建议进行高压氧舱治疗。目前通过针灸治疗，每次选取肢体或后颈区域的一个穴位，再选取耳区一个穴位，采用抑制法二型手法留针 15 分钟。起针时使用兴奋法，对耳内听神经直接刺激，可起到兴奋作用，恢复听力效果显著。四肢和后颈区域的特定穴位刺激可疏通高级中枢神经系统和下位中枢神经及其组织、器官之间的联系，从整体上发挥调整和管制作用。

（四）面肌痉挛医案

谢某，女，52 岁，就诊日期：2019 年 9 月 20 日。

主诉：左眼睑及口角肌肉不自主跳动、抽动 8 个月。

现病史：患者于年初因工作繁忙后出现右上下眼睑不自主跳动、抽动。渐渐右口角肌肉亦抽动，伴见心烦、睡眠欠佳。经其本院行 MRI 检查，显示右侧内听道开口处可见右侧小脑下前动脉分支血管与面神经相接触。有听觉过敏，面肌抽动则加剧。服用中药治疗效果不佳，特来就诊。

既往史：有高脂血症、甲状腺结节病史。

查体：神情、表情自如。腹平软，无明显压痛及反跳痛。心肺检查未见异常，脊柱无异常。神经系统检查正常。舌质红，苔黄，脉弦数。

中医诊断：痉病（阴虚阳亢）。

西医诊断：面肌痉挛。

治疗：

9 月 20 日，针足三里、四白（双），抑制法二型手法，灸神阙 10 分钟。

9月21日，针迎香、颊车、太阳、风池（右）、合谷（左），抑制法二型手法，拔大杼。

9月22日，针四白、下关、颊车（右）、天柱（双），抑制法二型手法，拔陶道。

9月25日，针迎香、大迎、颊车（右）、完骨（双），抑制法二型手法，拔大杼（双）。

9月26日，针风池（双）、听会、四白、太阳（右），抑制法二型手法，拔身柱。上述症状已经有明显减轻。

连续治疗3个疗程。

按语：面肌痉挛，可单独发生于眼睑部或口角周围，是眼轮匝肌或口轮匝肌异常兴奋所致，不能自行控制。也可以眼睑部和口周部肌肉同时出现不自主地频繁抽动。严重时，可见面形改变，患侧因频繁抽动而眼裂变细，口角向患侧㖞斜，患侧面肌张力增高，发紧感，张口说话亦感觉不便，影响个人形象和与人交流。病因尚未十分明确，但与神经系统关系密切。从其发生的部位和不自主抽动的性质上考虑，该病症的出现，且经久不愈，可能与高级中枢神经系统（包括大脑皮质）对下级神经系统的三叉神经、面神经等颅神经和脊神经的调整、控制作用发挥欠正常，或作用欠有力等有关。也可能是面部频繁地不自主抽动，已在大脑皮质上形成了异常兴奋的病理性兴奋灶，不断地干扰大脑皮质向下级中枢发出的正常调节指令。因此，其面肌不自主抽动频繁发生，经久不止。运用针灸治疗，在其相应的1～2个穴位上给予抑制法一型手法。有时用"安全留针法"，给其在一个穴位上长时间的持续性强刺激。可使大脑皮层上产生良性刺激，不断地向皮层周围扩散，最终把引起不自主抽动的病理性兴奋灶压制住，保证了高级中枢神经系统所发出的正常调整作用的指令能顺利地到达下级中枢神经系统，有效地调节和控制机体组织、器官和肌肉的不正常活动。于是面肌痉挛即可治愈。

（五）脊神经感觉异常医案

韦某，男，76岁，就诊日期：2019年9月7日。

主诉：左侧颈项部及左上肢前内侧皮肤蚁爬感反复出现4个月。

现病史：患者原患脊神经根炎，20年前经针灸治疗后一直安好。近4个月来突觉左上臂前内侧出现线条样蚁爬感，反复出现。后又见左耳后颈项部亦有线条状蚁爬感，自耳郭向下过前胸达肋部，甚奇之，特来诊。

既往史：高血压、血糖偏高、高脂血症。

查体：神情、表情自如，腹平软，无明显压痛及反跳痛，心肺检查未见异常，神经系统检查正常。面色稍黄，舌质淡，苔白，脉沉稍弦细。

中医诊断：痹证（气血两虚）。

西医诊断：颈段脊神经感觉异常。

治疗：

9月7日，针天柱、翳风、新义（左），抑制法二型手法，拔大杼（左）10分钟。

9月13日，针大杼、巨骨、新义（左），抑制法二型手法，灸附分（左）10分钟。上症已减轻。

9月25日，针完骨、肩中俞、耳门、新义（左），抑制法二型手法，拔肩外俞（左）。

9月26日，针风池、和髎、风门（左），抑制法二型手法，拔大杼（左）10分钟。上症已消失。

10月23日，左颈部有不适、轻微牵扯样痛。予针风池（双）、新义（左），抑制法二型手法。

10月25日，针完骨、巨骨、手三里、合谷（左），抑制法二型手法，拔肩外俞（左）。上症已大减，再巩固治疗1个疗程。

按语：本病与神经根炎的治疗类似。脊神经根炎是指各种原因引起的颈、胸、腰骶神经根及神经干的病变。其主要病因为脊椎疾病，如骨质增生、脊椎后关节紊乱、椎间盘突出。此外，肿瘤压迫、外伤、先天畸形、感染、中毒均可引起，少数病因不明。主要症状依受损脊椎节段不同而有不同症状。颈胸椎脊神经根炎表现为一侧颈项部疼痛连及肩背部，胁肋疼痛酸胀，并伴有一侧上肢发麻或感觉异常。腰骶神经根炎表现为腰部、臀部及下肢的疼痛。严重时下肢活动受限，并有一侧骨盆肌及下肢肌无力，感觉减退。也可两侧受累。以局部取穴配合远部取穴，用针刺抑制法一型手法，配合在肩背部拔罐 10 分钟，或温和灸 10～15 分钟。有些轻症患者 2～3 天或 1 个疗程内就能获得良好的疗效。

六、论文著作

（一）论文

［1］韦立富.针灸治疗腰椎间盘脱出症 41 例.广西中医药，1993（2）：20-21.

［2］韦立富，陶爱今.针刺配合雀啄灸治疗遗尿 99 例.上海针灸杂志，1994（6）：261.

［3］韦立富.针灸治疗多发性抽动－秽语综合征 15 例.中国针灸，1997（9）：547-548.

［4］韦立富，岳进，潘小霞.现代针灸学家朱琏学术思想简介.中国针灸，2008，28（9）：667-671.

［5］韦立富，潘小霞，刘兵，等.朱琏针灸临床特色与经验.中国针灸，2015，35（1）：94-97.

［6］岳进，韦立富.针刺兴奋法治疗晕厥 48 例.上海针灸杂志，2005，24（3）：25.

［7］马玲，韦立富，莫智珍.朱琏抑制手法加温针灸治疗腰椎间盘突出症的疗

效观察.广西医学，2014（9）：1332-1334.

［8］潘小霞，韦立富.韦立富针灸治疗痉挛性斜颈经验.中国民间疗法，2006，14（9）：3-4.

［9］潘小霞，韦立富，岳进，等.朱琏针灸兴奋法在中风偏瘫中的运用.上海针灸杂志，2009，28（2）：72-74.

［10］潘小霞，岳进，韦立富.针灸治疗腰椎间盘突出症53例临床分析.华夏医学，2005，18（6）：1048-1049.

［11］岳进，马玲，潘小霞，等.朱琏兴奋手法治疗周围性面瘫临床观察.辽宁中医杂志，2016，43（11）：2379-2382.

［12］黄允香，莫永兰，韦立富.朱琏指针点按疗法对中风偏瘫运动功能的效果研究.医药前沿，2016，6（20）：290-292.

［13］莫智珍，岳进，陈明明，等.朱琏兴奋针法联合耳尖放血辅助治疗小儿风热型外感发热40例临床观察.江苏中医药，2018，50（2）：57-59.

［14］岳进，曾珊，马玲，等.朱琏兴奋手法对不同证型周围性面瘫疗效的影响.中医外治杂志，2016，25（6）：47-49.

［15］黄允香，莫永兰，何云峰，等.朱琏指针点按疗法联合自我管理模式在中风偏瘫患者中的应用研究.护士进修杂志，2017，32（13）：1212-1215.

［16］陈丽容，潘小霞，陈明明，等.朱琏针刺兴奋法对缺血缺氧性脑损伤幼鼠脑组织氧化应激的影响.国际中医中药杂志，2016，38（3）：238-241.

［17］莫智珍，陈明明，吴新贵，等.朱琏兴奋法联合康复治疗中风后肩手综合征临床观察.中国民族民间医药，2020，29（2）：84-87.

［18］郑法文，潘小霞，陈丽容，等.朱琏针刺兴奋法对缺血缺氧性脑损伤幼鼠的保护作用.针灸临床杂志，2016，32（4）：81-83.

［19］陈明明，潘小霞，郑法文，等.朱琏针刺兴奋法对缺血缺氧性脑损伤幼鼠神经细胞凋亡和PI3 K、AKt、Caspase-3蛋白表达的影响.上海针灸杂志，2016，35

（5）：592-595.

（二）著作

［1］廖铁星，韦立富.桂派名老中医·传记卷·韦立富：金针度人.北京：中国中医药出版社，2011.

［2］岳进，潘小霞，韦立富.针灸治验——桂派中医大师韦立富学术经验集.北京：中国中医药出版社，2016.

［3］吴海标，潘小霞，韦立富.朱琏针灸手法图解.南宁：广西科学技术出版社，2020.

七、整理者

吴海标，男，针灸专业硕士研究生、副主任医师，韦立富嫡传弟子，广西第二批中（壮瑶）医优秀临床人才。2009年8月起在南宁市第七人民医院针灸科工作至今，于2015年7月聘为针康一区副主任。从事中医针灸临床研究工作16年，协助科主任及带头人完成了国家中医药管理局针灸重点专科建设、韦立富全国名老中医传承工作室建设、朱琏针灸学术国际研究基地建设及多期南宁市临床重点学科特色专科建设等工作。负责针灸科多期继续教育项目申报，参加区内外大型针灸学术交流活动多期，尤其负责与中国中医科学院针灸研究所进行针灸学术业务对接，现任"失眠症诊疗中心"专科负责人。

临床业务能力突出：熟练运用针灸治疗颈肩腰腿痛、偏瘫、面瘫、颈椎病、失眠、肩周炎、耳鸣耳聋、眩晕、带状疱疹后遗神经痛等，在应用朱琏针灸治疗中风偏瘫和痉挛性斜颈、结合多种针法治疗反复发作颈腰肌筋膜炎和顽固性失眠，以及针药结合治疗阳痿、早泄、不孕不育等方面具有丰富经验。2018年6月至12月曾对口支援刘圩镇中心卫生院，2019年5月至2020年6月参与脱贫攻坚并对口支援马山县乔利乡卫生院。在此期间，利用专业技术能力提升当地中医药服务能力，实现当地基层卫生业务的翻倍增长，获得当地领导的一致认可。

学会任职及科研业绩：现为广西针灸学会常务理事（自 2020 年起）、中国针灸学会委员（自 2016 年起）、中国针灸学会专业技术评估委员会委员（自 2020 年起）和南宁市中西医结合学会秘书长（自 2022 年起）。主要研究方向：朱琏针灸学术研究与针灸防治中风、痛症研究，擅长应用朱琏针法与多种针法的综合运用。主持科研课题 2 项，参与课题 5 项。获得 1 项实用专利，以及 6 次医院及相关学会优秀奖和 2 项自治区科技厅科普读物优秀奖。目前已发表专业学术论文 17 篇，其中 1 篇发表在核心期刊上。主编出版专著 3 部：《新编中医诊疗策略》《朱琏针灸手法图解》《项痹病中医治疗策略》。

方显明

一、名家简介

方显明，男，1951 年 6 月出生于广西柳州市，祖籍湖南省祁阳县（今祁阳市）。1974 年 7 月毕业于广西中医学院医疗系中医学专业，1988 年 6 月于广州中医药大学中医内科专业研究生毕业，获医学硕士学位。广西中医药大学二级教授，被聘为学校学术委员会和学位委员会委员。2002 年被聘为广州中医药大学心脏急症专业博士导师组成员，2003 年被聘为广西中医药大学中西医结合临床学科带头人、中医（中西医结合）心内科学科带头人。2008 年被聘为广州中医药大学中医内科学专业博士生导师。

1991 年被广西壮族自治区教育委员会、广西壮族自治区人事厅授予"广西壮族自治区优秀教师"荣誉称号；1993 年 10 月起经国务院批准享受政府特殊津贴。2003 年首批被广西壮族自治区卫生厅、广西壮族自治区人事厅授予"广西名中医"称号，2008 年 8 月被国家五部委确定为第四批全国老中医药专家学术经验继承工作指导老师，2012 年被确定为全国名老中医药专家传承工作室专家，同年首批被广西壮族自治区卫生厅、广西壮族自治区人力资源和社会保障厅授予广西"桂派中医大师"称号。

方显明教授拥护中国共产党的领导，热爱祖国和中医药事业，有强烈的事业心和献身精神。为人师表，作风正派，热情为患者服务；检查患者细心，诊治患者耐心，医疗行为规范，具有良好的医德医风，深受学生和患者的欢迎。先后获广西中医药大学"先进工作者""优秀卫生工作者""优秀教师""优秀硕士导师""教学名师""广西传统医学优秀指导老师""40年教学楷模"等荣誉。

方显明教授从事中医内科临床教学、医疗、科研工作50多，先后承担过各年级本科生、研究生、外国留学生等《中医内科学》和《DME方法学》两门课的教学工作。在教学实践中，努力探索教学方法，理论联系实际，教书育人，在提高课堂教学质量方面取得了突出成绩，深受学生们的爱戴。自编教材《DME方法学》和《中西医结合内科学》分别获得广西中医学院首届优秀教材一等奖和二等奖。主编《简明中西医结合内科学》（2004年由广西人民出版社出版）一书获2006年度广西高校优秀教材二等奖。2007年任第一副主编，出版了《中医内科学》汉英双语教材（由人民卫生出版社出版），该教材被列为普通高等教育"十一五"国家级规划教材、卫生部"十一五"规划教材和全国中医药高等院校双语教材。

先后培养毕业并获博士学位3人、硕士学位47人（含国外7人）。培养的研究生中，获得各级荣誉和优秀论文者18人次。

方显明教授科研基础扎实，具有较强的科研组织能力。他结合临床需要开展科学研究，在冠心病、高血压和高脂血症等方面取得了卓有成效的工作。同时，他还致力于开发广西特色方药，取得了一系列的研究成果。例如，获批国药准字号新药1个，已授权国家发明专利2项。此外，他还获得了广西科技进步奖一等奖1项、二等奖2项和三等奖3项，以及广西医药卫生科技进步奖二等奖2项和三等奖2项。他曾被学校评为"科技工作突出贡献奖"，并在2004年获得了广西"卫生系统科技工作先进个人"称号。

方显明教授还曾被聘为多项基金的评审专家，包括国家自然科学基金、中华中医药学会科学技术奖、北京市自然科学基金以及广西三项基金的评审专家。

方显明教授治学严谨，在长期的医疗实践中积累了丰富的临床经验，并形成了自己独特的学术思想。他强调"辨病"是疗效的基础，"辨证"是疗效的关键。只有辨病准确、辨证得当，才能提高中医药的疗效。他擅长心脏病和脾胃病的中医药诊治，尤其对冠心病、高血压以及慢性胃病有较深的造诣。他率先提出冠心病的病机乃"脏气虚于内，痰瘀痹于中"，主张标本兼顾、通补并行、痰瘀同治，并倡导益气化痰通瘀法。他还成功地研制了中成药益心脉颗粒，临床用于治疗冠心病心绞痛以及慢性心力衰竭，疗效显著。对于慢性胃炎的治疗，他强调要熟悉脾与胃的生理病理特性，并把握"燥湿相济、升降相因"的生理特性和"易寒易热、易虚易实"的病理特点，审因论治，主张燥湿相济，清补兼施，自立健脾益胃、清热燥湿治法。他创制的协定处方有胃炎康Ⅰ号、胃炎康Ⅱ号和胃痛灵合剂，临床用于治疗慢性浅表性胃炎和反流性食管炎，疗效显著。自 1993 年开设专家门诊以来，为全国各地患病群众解决了不少疑难问题，如运用中医药理论治疗心梗后心绞痛、高血压、高脂血症、心脏早搏、慢性心衰、慢性浅表性胃炎，以及慢性结肠炎等内科疾病，均取得了显著效果，并深受广大患者欢迎。他曾于 2004 年 3 月被广西卫生厅授予 2002—2003 年度广西卫生行风建设先进个人称号。

现诊治的患者来自全国各地，在国内享有一定的声誉和影响，在临床医疗工作中充分发挥了名老中医专家的作用。

在坚持临床工作的同时，方显明教授重视临床经验的积累与总结，积极撰写论文，参加学术交流，主办或协办国际、国内及广西的专业学术会议。自 1988 年以来，在国内外专业刊物上发表论文 200 多篇，其中 SCI 文章 3 篇，主编或参编出版著作 8 部。在国内中医、中西医结合学术界具有较大的影响。

方显明教授曾被聘为中国中西医结合学会理事会理事、中国中西医结合学会活血化瘀专业委员会副主任委员、中国中西医结合心血管病专家委员会委员、广西中西医结合学会副会长、广西中医药学会常务理事、广西中西医结合学会活血化瘀专业委员会和心血管专业委员会主任委员等职。现任岭南高血压中西医结合防治联盟主席、广西中西医结合学会心血管病专业委员会名誉主任委员、广西壮族自治区老科学技术工作者协会第七届常务理事。先后获得"中国中西医结合贡献奖""中国老科学技术工作者协会科学技术奖""中国老教授协会'科教兴国'优秀工作先进个人""广西老教授协会奖",并多次被广西中西医结合学会评为"学会工作先进个人"。

二、医事传略

(一)学医经历

方显明是下乡插队的知识青年,1971 年 2 月被公社选送上了大学,走进了广西中医学院。他回想两年多与农民们同吃同住的农村劳动与生活,觉得不仅让他学会了干各种农活,而且还学到了农民那种不辞辛劳、纯朴厚道的优良品德。上大学之后,他十分珍惜这种来之不易的学习机会,孜孜不倦地学习,虚心向老师求教,打下了良好的中医学专业基础。

1972 年学校组织教学分队下到各县、公社(乡镇)医院,进行开门办学。他被分在钦州教学分队,来到了钦州县(今钦州市)人民医院,吃住在医院宿舍和食堂。一边上理论课,一边到病房、门诊,向当地医生、护士学习,包括给患者测血压、量体温、打针(肌肉针和输液针)、发药,以及跟随医生查房和看门诊等医疗和护理工作。这种理论与实践相结合的临床教学模式,让学生们的临床实践技能(即动手能力)确实都得到了很大提高。

让他记忆犹新的一次病例讨论,秦家泰老师在课堂上已给他们上过中医内科"痰饮"的理论课,又在临床见习课时,带他们看了一个支气管哮喘急性发作的患者,并让学生们结合这个典型病例开展了讨论。根据患者的临床表现,结合其舌脉象，方显明首先发言，谈了自己对该患者的辨证诊断和立法处方的意见。认为该患者辨病可诊为"痰饮"中之支饮，辨证属于外寒内饮证（既有外感风寒之表证，又有寒饮伏肺之里证），可用小青龙汤治疗。把自己对支饮病辨证论治的认识和所写医案与同学们共同讨论。通过讨论，同学们都同意他提出的中医辨病辨证及处方用药的意见，且得到了秦家泰老师的充分肯定。

这种理论联系实际的教学方法，让学生们学用结合，不仅可以加深学生对书本理论的进一步理解，并且可以提高学生分析问题和解决问题的能力。中医骨伤科是一门很有特色的中医课程，课堂上的理论课学习固然需要，但临床实际操作更为重要。记得西医内科的一次临床见习课，黄祖斌老师带学生们看了一位胃病的住院患者，当叫他开口伸舌让学生们看舌象时，患者因开口过大，两侧下颌关节突然脱臼，整个下巴掉了下来，当即不能伸舌和说话，大家一时不知所措。正当要叫中医骨伤科李桂文教授来时，他自告奋勇地说："让我来试试。"按照李桂文教授在课堂上给他们讲过的下颌关节脱臼扶位方法，用两手拇指和其余四指夹住患者两侧下颌骨往下按，待感觉到骨体移动时，向内、向上用力挤压，听到滑入响声就复位了。复位后询问患者，原来该患者曾有习惯性下颌关节脱臼的病史。这次下颌骨脱臼复位的成功实例，被师生们传为佳话。之后，对这种理论联系实际、边学边用的教学方法师生们都很感兴趣，认为不仅能巩固已学过的专业理论知识，也提高了学生的实际操作能力。

大学期间的勤奋学习，践行开门办学的教学模式，使他的中医内科临床"三基"知识更为扎实，也为日后走上社会，用中医药知识更好地为人类卫生健康服务创造了良好的自身条件。

（二）行医过程

1.开门办学的历练 1974年6月，他大学毕业后被分配到学校担任中医内科教师，开始了从事中医内科临床医疗工作的行医生涯和中医内科学教师的职业生涯。同年9月，他随学校横县教学分队来到了横县人民医院开展临床教学实践。这家医院是一个综合性医院，设有内科（含传染病）、外科、妇产科、儿科、五官科、口腔科、检验科、放射科等临床科室，设有约 200 张病床。教学分队主要由临床各科老师和 30 多位学生组成，参与当地医院临床各科医疗和教学任务。因为他是一名青年教师，需要到基层医院锻炼。所以，既要亲自参加当地医院的临床一线医疗工作，如分管病床、参加值班，也要给学生上理论课和带学生临床见习，即边医疗、边教学，承担的任务比较重。开门办学期间，教学分队与县医院和公社医院相互轮转，每学期轮流一次。他先后承担过学校七二级至七五级等四个年级中医学专业的中医内科理论课和临床见习带教工作。其中，七四级横县分队的学生给他印象尤为深刻。在完成日常的医疗教学工作之外，学生们自发地成立了哮喘、肝癌等研究小组，要求带他们一起开展临床科研工作。有一次他带学生们下到了横县东方红公社三大队时，发现有一个村竟然有 30 多个哮喘患者。经调查主要与饮用水污染有关，结合这一情况，除向该大队领导提出一些合理化建议外，他们对这些哮喘患者采用了穴位针灸、艾灸、微量氨茶碱穴位注射和服用中草药等各种治疗方法，获得了很好的效果，受到了当地农民的欢迎。横县这个地方有吃生鱼片的习惯，有不少因吃生鱼片而患肝吸虫性肝硬化，然后转化成肝癌的患者。对这类患者，师生们开展了积极的健康宣教，让他们不要食用未煮熟的鱼虾，患了肝吸虫病要及时治疗，以免病情恶化，转变为肝硬化和肝癌。还给肝硬化、肝癌的患者服用疏肝健脾、软坚散结的中药治疗，取得了较好的临床效果。其中有一位同学毕业后留校，仍执着于肝癌的研究，并研制出了一种治疗早期肝癌的中成药——卡实宁胶囊。三年多的开门办学实践，不仅让他在基层医院得到了很大的锻炼，不断夯实自己的专业理论基础，提高了临床医疗和教学的能力，而且也在与学生们的日常交流中，建立起了深厚的师生情谊。

2. 继续教育的学习与医疗教学实践 1977 年 10 月，开门办学结束后回到学校，11 月他参加了学校举办的青年教师提高班学习。通过为期一年的脱产学习，方显明系统地学习了中医四大经典和西医学相关基础知识，在专业理论基础方面得到了进一步充实与提高，为更好地适应国家培养高层次人才的需要，补上了重要的一课。

1979 年 3 月至 1985 年 8 月，他主要在学校第二附属医院参加组建中医病房、主管患者、门诊急诊及见习带教等临床一线医疗和教学工作。除在本校第二附属医院带教外，还到过自治区人民医院、南宁地区人民医院、南宁铁路医院、南宁红十字会医院等多家医院进行带教，较好地完成了七七级至七九级及西中班的临床带教任务。

1982 年 8 月到 1983 年 1 月，由教研室推荐，方显明到了上海中医学院举办的第三届全国中医内科高年师资班进修学习。由 56 位上海知名中医和中西医结合专家亲自授课，接受了高规格的中医药文化熏陶，并通过了课堂教学的试讲，获得了结业证书。半年的师资培训，使他又得到了一次充实和提高。

3. 攻读硕士研究生学位　虽然医疗、教学工作已有 10 余年的经历，但他深知医学教育不是一次完成，而是多次完成，要不断地学习，继续深造，才能不断提高。作为中医药高等院校的大学教师，不仅要以教学为主，也要以科研为己任，只有这样才能适应国家培养高层次人才的需要。为此，他经过多年的考研准备，1985 年 9 月，考上广州中医学院中医内科专业心血管方向研究生，师从著名中医学专家、国医大师邓铁涛教授，实现了再次学习与深造的愿望。研究生期间，他在广州中医药大学第一附属医院心内科病房、第二附属医院（省中医院）心内科门诊参加了心血管科日常的医疗教学工作，如主管病床、参加值班、带本科学生实习、跟师门诊及独立门诊等。同时，结合导师邓铁涛教授治疗冠心病的经验，对从痰论治冠心病心绞痛的临床疗效进行了前瞻性研究，还结合生物流变学的原理，研究了冠心病痰证患者的血液流变学生物特性，自己做实验，探讨了冠心病的血液流变学相关机制。他说研究生阶段的跟师门诊，多次聆听了邓老的谆谆教诲，让他学到了导师的临床经验；独立完成的科研课题实践，又让他掌握了临床科研的方法，提高了自己的临床科研能力。1988 年 6 月，他完成了毕业论文并通过答辩，获得了医学硕士学位。

（三）为医之道

学成回到学校后，方显明积极投身医疗、教学、科研工作中，脚踏实地，在医学之路上逐渐成长，取得了显著成绩。

注重教学改革与教材编写 自1988年7月研究生毕业回到广西中医学院后，方显明一直在中医内科教研室参加中医内科临床医疗、教学和科研工作。他先后承担过本科生、进修生、专业证书班、研究生等不同年级学生中医内科学的理论教学和临床带教任务。1990年他担任了中医内科教研室副主任，除协助主任安排教学科研工作外，还积极投身于教学改革，不断改进教学方法。课堂教学采用了导入法、提问法、表解法、举例法、互动法等多种形式的课堂教学方法。讲课时，他注意突出重点难点，对重点内容深入浅出，难点内容讲深讲透，让学生明白清楚，并注重理论联系实际，收到了显著教学效果。他还利用业余时间开设"第二课堂教学"，不定期地给在校大学生做专题讲座，不仅拓宽了大学生的知识面，还启发了大学生的创新思维，得到了师生们的充分肯定，曾获学校课堂教学特别优胜奖。临床见习带教，他每次事前都认真做好准备，选择临床典型病例，给同学讲解如何运用中医四诊收集患者的症状体征，并针对不同专业的学生，采用因人施教的方法。如对西学中班的学生，临床见习的重点是要看中医如何收集患者的临床资料，怎样辨病与辨证，开出正确有效的处方。按照这种思路进行临床带教，学生们都十分满意。

教材是一种供教学用的资料，是学生用以获取相关知识的一种重要工具。为了提高学生的获知能力，更好地指导学生书写规范中医内科病例，在教研室主任的支持下，1991年4月他参与编写了《中医内科临床实习手册》一书，供学生见习、实习参考。1994年他在研究生和本科生中首次开设了"临床医学科研设计、衡量与评价"（DME方法学）课程，并自编出版了《DME方法学》教材（该教材获学校首届优秀教材一等奖）。方显明结合自己的研究课题和科研实践进行讲授，让学生们学习和接触科学研究的知识与方法，为今后的科研工作打下了基础。

（四）开展临床科研与学术活动

（1）科研活动 方显明教授除完成教学任务外，还结合临床需要，开展了一些具有地方特色的中医药验方的临床研究。他曾主持和承担过国家、省厅等各级科研课题 10 多项，均如期完成并获成果奖。

其中，方显明主持的国家"十一五""经血宁胶囊"研究课题，先后由广西教育厅和科技部立项资助。该项课题率先在广西开展中医急病血证的研究，充分利用广西中草药资源，采用广西民间常用止血草药白背叶、扶芳藤配伍成方，进行了止血、抗炎相关实验和临床验证观察等的一系列研究。经过 25 年的历程，方显明成功地研制出一种治疗上消化道出血和妇科出血性疾病（月经过多、宫血等）的中成药——经血宁胶囊，2002 年获国家中医药管理局新药批文。该项技术成果转让给企业后，经血宁胶囊已在全国 9 个省市各级医院使用，仅广西就有 200 多家医院应用。该成果获得了显著的社会效益和经济效益，并为贫困山区经济发展作出了贡献。后经血宁胶囊于 2010 年被列入广西基层医疗机构基本药物目录。该项研发成果获 2014 年度广西科技进步奖二等奖。

方显明教授在攻读研究生期间就已确定了冠心病的中医药防治研究方向。毕业后，他仍执着于这方面的研究。他在理论上秉承导师的"五脏相关"理论和"冠心病重视治痰"的学术思想，提出了冠心病"脏气虚于内、痰瘀痹于中"的病机学说。并较早地将痰瘀致病理论用于冠心病及其相关危险因素的研究。获省、厅等各级部门立项资助共有 7 项，资助经费 40 余万元。从药理到病理，从亚细胞到分子生物学水平甚至基因水平，进行了一系列的实验研究和临床观察研究。历时 26 年，由他主持完成的研究成果"痰瘀学说在冠心病及其相关危险因素的临床应用与实验研究"，获 2011 年度广西科技进步奖二等奖。

（2）学术活动 方显明教授组建成立了广西中西医结合学会活血化瘀专业委员会和心血管病专业委员会，并担任主任委员。该学会是一种群众性的学术团体，也是交流学术、促进学科发展的一个载体，通过广西中医药学会报请上级单位批准，他多次主办或协办了全国性、区域性和省级学术交流大会或学术年会。他还组织本学科专家，编辑出版了《心血管疾病中医康复疗法》和《岭南特色活血化瘀药的现代研究与临床应用》两部书。通过学术交流，使本学科的发展在国内具有一定的影响。他还多次应邀参加国际性、全国性专业学术大会，并进行主题演讲，并到全国各地给各种培训班讲课，为促进学术繁荣和学科发展作出了应有的贡献。

（3）医教、管理实践与学科建设　从广州中医药大学研究生毕业回到学院后，方显明教授一直在广西中医学院第二附属医院内二科（中医科）参加医院医疗一线的工作。1992年从教研室副主任调任学校医疗系副主任，之后不久，又调任学校科研处任副处长、处长。尽管已经到学校重要部门参与管理工作，但仍抽出时间，定期到学校第二附属医院专家门诊出诊，参与院内会诊和门诊带教工作。在长期的医疗实践中，方显明积累了丰富的临床经验，擅长冠心病、高血压、高脂血症、心律失常、心衰病等心血管疾病的中医诊治。2006年按学校领导的指示，他又到学校第一附属医院心血管内科指导学科建设，参加了门诊带教、教学查房、提高科室中药使用率及临床科研等工作。2008年被国家中医药管理局批准为全国第四批老中医药专家学术经验继承指导老师，并被广州中医药大学聘为中医内科博士生导师。其间，不仅通过了心内科"十五"重点建设专科项目的验收，还通过了"十一五"强化建设专科项目的立项，作为项目负责人申报了国家临床重点专科（中医行业）广西中医药大学第一附属医院心血管内科建设项目并获立项资助，获得了300万元的项目经费。

2011年11月，方显明被医院授予"终身荣誉奖"。2012年被国家中医药管理局批准为全国名老中医药专家传承工作室建设项目专家。经过几年的培养，两位学术继承人均顺利地通过答辩，取得了博士学位。同年，他被广西卫生厅、广西人力资源和社会保障部授予了"桂派中医大师"荣誉称号。2016年6月，传承工作室建设项目通过国家验收，较圆满地完成了传承建设项目。

2014年4月，方显明从学校退休。于2016年8月返聘于广西中医药大学附属瑞康医院，在国医堂和心内一科参与门诊、中医查房、临床带教、中医会诊等医疗工作。年门诊量约5000人次，临床带教每年指导学生500多人次。就诊的患者来自全国各地，有黑龙江、内蒙古、吉林、辽宁、湖南、湖北等 18 个省市，在广西各地也有 11 个市县，在患者中享有良好的口碑，深受患者的信赖和欢迎。也曾获得广西中医药大学附属瑞康医院授予的"模范教师"荣誉称号。

（五）成就与荣誉

方显明教授之所以能够从一名普通中医大学生成长为一代广西名中医、桂派中医大师，得益于党和政府的亲切关怀，学校和老师们多年的培养，他自己也付出了艰辛与努力。在医疗、教学和科研各方面都取得了一定的成绩，先后获得了"广西壮族自治区优秀教师荣誉称号""享受国务院政府特殊津贴专家""广西卫生系统科技工作先进个人""广西名中医""广西桂派中医大师""第四批全国老中医药专家学术经验继承指导老师""中西医结合贡献奖""中国老科技工作者协会奖""中国老教授协会科教兴国优秀工作奖先进个人"等。

他的事迹先后入编《八桂英才谱》（2001 年 9 月由广西民族出版社出版）、《广西特级教师 / 优秀教师名典》（2005 年 9 月由广西师范大学出版社出版）、《中国中西医结合医学家传》（2007 年 10 月由中国协和医科大学出版社出版）及《广西大百科全书——当代人物》（2008 年 11 月由中国大百科出版社出版）。

三、学术思想

方显明教授从医 50 多年，学业与经验丰富，尤其在中医内科疾病方面拥有深厚的临床经验和卓越疗效，形成了独具个性的学术思想。

（一）理论建树

1. 他秉持"通阳泄浊法"治疗胸痹心痛的仲景理论，并结合《黄帝内经》"心痹者，脉不通"的血瘀学说，较早地将痰瘀学说应用于冠心病防治，并提出了"脏气虚于内，痰瘀痹于中"的病机学说，倡导采用益气通阳、化痰通瘀（亦即益气化痰通瘀）治疗冠心病。他进行了一系列的实验和临床研究，在国内外 32 种期刊上发表了 55 篇文章（包括一篇 SCI 文章，影响因子为 6.081），累计引用量达 352 篇次。该成果被广泛引用，多次在由方显明教授主办的全国全区学术研讨会上进行主题报告，并在广西中医药大学、马来西亚针灸中医学会和广西中医药大学、泰国孔敬大学医学院联合举办的中医药学术大会上得到了交流。在国内外产生了重要的学术影响。

2. 在《黄帝内经》病机十九条"诸风掉眩，皆属于肝"的启发下，他创立了高血压"肝风立论"的理论，认为该病以肝肾内虚为本，肾水亏虚，不能涵养肝木，导致肝阳失制，风阳升动，扰乱清窍而引起眩晕。他对高血压进行了大量的临床研究，如高血压证候类型的临床流行病学调查、天麻钩藤饮及其优化配方对高血压的干预作用以及相关实验研究，并取得了丰硕成果。他领导的团队成为国内九大高血压中医学术团队中的六个核心中医学术团队之一，在国内中医药学术界享有较大的影响。

（二）学术观点

1. 强调中医辨病与辨证的重要，以辨病为纲，辨证为目，认为辨病是疗效的前提，辨证是疗效关键。

方显明教授认为，中医自古以来早就有"病"与"证"的称谓和区别。如东汉末年张仲景《伤寒杂病论》中就有六经病及其不同证候的记载。如太阳病，有伤寒中风表实证和表虚证之不同，表实证用麻黄汤，表虚证用桂枝汤。但杂病部分，由晋代医家王叔和分编在《金匮要略》中，其中有的病名是病和证不分的，且一直沿用至今。如咳嗽、黄疸、惊悸等，是以症状而言病名，但中风、历节、血痹是以病因病机结合症状而言病名。在现行《中医内科学》教材中，前者约占 40%，后者约占 60%。无论是"病"或"证"，都可说是中医的病。因此，作为一个中医内科医生，首先要辨病正确，明确中医的"辨病"标准。也可以说，辨病是"纲"，是分门别类的总则，这是中医诊治疾病、提高疗效的前提。

辨证，就是辨别中医病证的证候属性。关于中医"证"的现代研究已有数十年的历史。古代之"证"是指疾病的外在表现，即朱丹溪所谓"有诸内者，必形诸外"。所以，"证"也就是"证候"。也就是说，人体内部的疾病可以通过外在的各种症状表现出来，也可以通过体表皮肤、五官、四肢、百骸及舌脉反映出来，通过诊其外部的各种症状、体征，可以知道内部五脏六腑、经络气血所发生的各种病变。但"有诸内者，必形诸外"可以表现为如下两种情况：一种是真象，也就是正常反映，如风热感冒证可出现发热、面红、咽痛、口干，舌质红、苔薄黄、脉浮数等风热表证。所以《伤寒论》开宗明义告诉我们一定要明辨外感病的阴阳总纲。如《伤寒论》第7条曰："病有发热恶寒者，发于阳也；无热恶寒者，发于阴也。"以有热、无热辨外感病属阴属阳，告诉我们疾病表现的症状虽然复杂，但只要抓住疾病的本质、真象，就可以执简驭繁。另一种是假象，也就是异常反映，如真寒假热、真热假寒等。《伤寒论》第11条说："病人身大热，反欲得近衣者，热在皮肤，寒在骨髓也；身大寒，反不欲近衣者，寒在皮肤，热在骨髓也。"指出寒热是外感热病中的一种常见症状，要注意透过现象以探知其本质。患者身大热而反欲近衣，是阴寒之邪凝滞于内，虚阳浮越于外，所以外热是假，内寒是真；身大寒却反不欲近衣者，是邪热炽盛而郁于内，阳气不能透达于外，所以外寒是假，内热是真。所以，对"证"的外在表现要分清其是真象还是假象，才能做出正确的判断，把握证的真正本质。

证候是各种疾病复杂的症状表现，辨证就是根据其不同证候做出属表属里、属寒属热、属虚属实、在表在里、在气在血、在脏腑、在经络的正确判断。由于个体差异的存在，同样的病不同的患者可以有不同的证候反映。例如高血压，主要有头晕、头痛、失眠三种自觉症状。但大多数患者可辨病诊为眩晕（约占80%以上），而且可以细分为各种不同的证型。例如有肝阳上亢、阴虚阳亢、痰浊上蒙、气血亏虚、肝肾阴虚、瘀血阻络和冲任失调等不同证型。每一种证型都有其各自的一组特征性的症候群，因此辨证是"目"，是辨证过程中必须把握的关键。例如肝阳上亢型眩晕，多有头痛且胀、性情急躁易怒、面红目赤、舌红苔黄、脉弦有力等证候特点。以眩晕伴有头胀痛、性情急躁易怒、舌红脉弦为该证型的辨证标准，只有抓住这一特点，才能辨证准确。

辨证过程也是建立中医临床思维的过程，这对于一个中医内科医生来说非常重要。要培养自己良好的中医临床思维，需要每一个中医内科医生都要有较为扎实的专业基础知识。包括对每一病证的病因、病机、病性、病位、理法方药知识的熟悉程度和掌握程度，对中医内科常用方药的掌握程度等。只有建立良好的中医临床思维，辨病正确，辨证准确，遣方用药得当，纲举目张，才能提高中医诊治疾病的疗效。

2. 主张从痰瘀论治胸痹心痛（冠心病），认为"脏气虚于内、痰瘀痹于中"是胸痹心痛的病机关键所在，而痰瘀之形成与五脏虚损有关，故治疗上主张"通补兼施，痰瘀同治，心脾（胃）同调"。自创验方有益心脉颗粒（医院注册中成药制剂）、益心通脉饮、养心通脉饮等，用于胸痹心痛（冠心病）的治疗，获得了满意的效果。

基于痰瘀相关理论，方显明教授于20世纪80年代末就提出了冠心病"脏气虚于内，痰瘀痹于中"之病机学说。所谓"脏气虚于内"，是指五脏之气虚损为本病的内在病理基础。认为冠心病虽然病位在心，但也与其他脏器相关。心气（阳）不足，无力行血，心络瘀阻；肺气虚损，治节不利，不能助心气以行血脉；脾气虚损，健运失司，水湿不运，聚湿生痰，痰浊壅滞；肝气虚损，疏泄不利，气血运行不畅，心脉瘀阻；肾气虚损，温煦无权，诸脏气化失常，痰浊瘀血诸邪自生。所谓"痰瘀痹于中"，是指痰浊、瘀血痹阻于心络之中。痰是津液输布失常，凝聚而成；瘀是血液运行障碍，涩滞而成。二者相互为因、互相影响，是导致该病发生发展的重要致病因素。

张仲景《金匮要略》中"阳微阴弦"和"责其极虚也"的记载，是以脉论因，指出了胸痹心痛之病机为"阳微阴弦"和"极虚"。"阳微"指胸阳不足；"阴弦"指寒凝、痰浊、瘀血等阴凝之邪；"极虚"指"脏气内虚"。因为胸阳（心阳）不足较甚，所以阴邪乘虚上犯，痹阻胸阳，凝滞脉络而发病。如尤在泾《金匮要略心典》所说："阳痹之处，必有痰浊阻其间耳。"

由上可见，脏虚于内是冠心病发病的内在基础。"脏气虚于内、痰瘀痹于中"之病机学说，是对冠心病病机的一个全面、核心的认识。既注重了五脏在致病中的相关性，又重视了痰瘀之间的互因互患。脏虚与痰瘀互为因果，构成冠心病本虚标实、虚实兼夹的病理特性，且贯穿疾病的发生发展过程。因此，治疗冠心病采用益气通阳、化痰逐瘀之法（益气化痰通瘀法），往往是获效的关键所在。强调益气通阳，可以促进五脏之气化功能恢复；化痰逐瘀，可以通络脉之瘀滞，使邪去而正安。标本兼顾，寓补于通，通补并行，方可获得满意的疗效。

3. 提出眩晕（高血压）治疗从少阳的学术观点，认为血压昼夜变化与中医十二时辰经脉卫气的运行有关，足少阳经脉循行的时间是子时，此时正是由阴转阳的时辰，经气始旺，血脉充盈，故血压升高。认为子时属少阳，可作为血压的重要调节点之一，现正运用时辰医学的原理，应用柴菊降压方和非药物疗法进行进一步的临床验证。

方显明提出治疗从少阳的观点，是基于对 24 小时动态血压变化规律进行调查。人的血压存在变异性，一天 24 小时当中，有时高有时低，容易波动，这也是目前降压药仍然不易控制血压达标的原因之一。为了了解血压 24 小时的动态变化规律，他收集了我院心内科门诊和住院的 360 例高血压患者 24 小时的动态血压资料，用圆形资料进行统计分析，以探讨血压与中医十二时辰经脉及卫气运行的关系。

方显明发现了血压昼夜变化的两个特点，具体如下：

1）"四峰一谷"是中医时间学的理论基础，其中卯时、辰时、酉时、子时最高（四峰），丑时最低（低谷）。这些时辰所对应的经脉分别为手阳明大肠经、足阳明胃经、足少阴肾经、手少阳三焦经、足少阳胆经和足厥阴肝经。按照昼夜循环，血压平均最高值构成了一个由卯时→辰时→酉时→子时→卯时的循环网络，对应的经脉气流注始旺，血脉充盈，因此血压也会升高。其中卯时（5 时至 7 时）是第一个高峰，此时已是日出，属阴中之阳，卫气初行于阳分；辰时（7时至9时）是第二个高峰，之后逐渐下降；到酉时（17时至19时）是第三个高峰，此时已经是日入了，卫气始行于阴分；到子时（23时至凌晨1时）是第四个高峰，此时已经是夜半了，之后逐渐下降，到丑时（凌晨1时至3时）降至最低谷。之后到卯时又开始逐渐升高，如此，循环无端，人的血压也是这样。因此，《素问·金匮真言论》说："鸡鸣至平旦（寅卯），天之阴，阴中之阳也，故人亦应之。"

2）经脉流注与卫气运行息息相关。古代医家认为，卫气在一日一夜十二辰中五十周于身……平旦阴尽，阳气出于目而上行于头，始循阳分，行于太阳、少阳、阳明之经。日入则循于阴分，留注次序为从肾注心，从心注肺，从肺注肝，从肝注脾，从脾注肾。可见，卫气的运行与十二经脉流注时辰密切相关。

在足少阳胆经方面，历代医家对其枢纽作用有着不同的解释。《素问·六节藏象论》中记载："心者，生之本，神之变也，其华在面，其充在脉……凡十一脏，取决于胆也。"李东垣认为，"胆者，少阳春生之气，春气升则万化安，故胆气春升，则余脏从之，所以十一脏取决于胆"。因为胆属木，应春季。少阳之气至春乃发，其经气开始运行，胆气春升，则五脏六腑从之。这是从五脏与自然界季节变化的关系来认识的。张景岳认为："胆……能通达阴阳，而十一脏皆取乎此也。"张志聪则认为："胆主甲子，为五运六气之首，胆气升，则十一脏之气皆升，故取决于胆也。"二者从阴阳学说、运气学说诠释了这一观点。

从经脉循行流注时间上看，足少阳胆经经气流注时辰为子时，即夜间23点至1点，是阴尽阳升之时。换言之，足少阳胆经是转阴至阳之经。因此，吴东锡在其著作《医学求是》中指出："阳之初生而始发则从胆，胆为转阴至阳之地，为少阳，是阳之枢。"他认为少阳是阴阳交接、阳气初生的关键部位。因此，足少阳胆经在血压昼夜运行中发挥着十分重要的作用，并对血压调节可能产生关键性的作用。

通过调查结果，方显明认为少阳胆经流注时辰是血压昼夜变化的一个调定点。因此，他提出了以少阳论治眩晕（高血压）的学术观点。在临床上，常常使用自拟柴菊降压方配合非药物疗法（如简易降压操）治疗高血压患者，并得到了较为满意的临床疗效。

4.强调脾胃疾病的治疗首要是熟悉脾胃的生理和病理特性，把握其"不通则痛"或"不荣则痛"的病机特点。治疗上主张以"通为用"，以"理气止痛"为基本法则。他提出了遣方用药应当符合"燥湿相济、寒温并投、虚实兼顾、升降相宜、气血调和、以平为期"的二十四字诀用药原则。这一原则可帮助医生根据患者的实际情况，合理选用中药，并制定个体化的治疗方案。

他认为，首先需要熟悉脾胃的生理和病理特性。尽管胃病位于胃部，但与脾关系最为密切。由于脾和胃同居于中焦，属土，通过经络联系，脾和胃构成表里关系。脾属于脏腑中的阴性器官，胃属于阳性器官。它们具有不同的生理特性，脾"喜燥恶湿"，胃"喜润恶燥"，而"燥湿相济"有助于维持中焦的平衡环境。这两个器官的主要功能是升降气机。脾主运化、升清（脾气散精）；胃主受纳、降浊（胃气降浊）。因此，脾气宜升以升为用，胃气宜降以降为顺，升降相因，共同完成食物消化、吸收和排泄等生理过程。

脾和胃的病理特点可以用两个字来概括：易虚易实。由于脾脏藏精并不通泻，因此易损而致虚（运化无权，气血乏源），胃腑泻实并不藏，因此易伤而致实（气失和降，邪气壅实）。易寒易热，是脾和胃的另一个特点。脾属于阴土，以阳气为本，如果脾气损伤，会导致寒邪内生（运化无力，寒湿内生）；胃属于阳土，以阴津为本，如果胃阴受损，就会导致热邪内生（津少阴亏，虚热内生）。脾和胃的病理表现可以归纳为两个方面：一是功能障碍，如宿食、湿热、痰湿、瘀血等实邪阻滞，导致中阳被遏；二是功能不足，如脾胃气虚、阳虚、阴虚等，导致运化无力，化源匮乏。因此，溯本求源、审因论治是治疗脾胃疾病是否有效的前提。

其次，须把握胃病的病因病机特点。胃病多与外邪侵袭、饮食不节、情志失调、病后失调等因素有关，其中饮食所伤和情志所伤最为常见。其病机特点为肝胃或脾胃不和，气机升降失调，气血运行不畅，中焦痞塞不通，不通则痛，或久患胃病，阴阳气血失调，胃络失养，不荣则痛。其病机演变常有规律可循：因于饮食，可由食滞不化，内生痰湿，郁而化热，而致湿热胃痛。因于情志失调，肝胃不和，气机郁滞，气郁化火，而致肝胃郁热胃痛。进而湿热或郁热可伤及胃阴，而导致阴虚胃痛；伤及胃络则可导致瘀血胃痛，加之脾胃虚损，而出现脾胃气虚或中焦虚寒胃痛，故胃病的病机演变多以"因实而致虚、因虚而致实"为其特点，病性多寒热错杂、虚实兼夹。

根据这一特点，结合自己多年临床实践经验，他提出了"燥湿相济、寒温并投、虚实兼顾、升降相宜、气血调和、以平为期"的二十四字诀用药原则，临床常用胃痛灵、胃炎康、胃炎平等自创验方治疗慢性胃炎，取得了不错的疗效。

总之，胃病的发生与饮食、情志有关，尤其是饮食。而它易反复发作，所以疼痛容易缓解但难以根治。他提出应着眼于长期防治，"三分治七分养"。要注意控制饮食，不偏食，倡导细嚼慢咽，切忌狼吞虎咽，要建立良好的饮食卫生习惯。同时要戒怒，避免情志失调，保持心情舒畅，才能远离胃痛，病愈而健康。

5. 推崇名医张从正治病"先论攻邪，邪去而元气自复"的论治思想，重视"祛邪气"与"调脏气"，认为外入之邪，祛邪气即正气自安；内生之邪，多由脏腑失调，气郁、食滞、痰湿、瘀血、火热等邪内生为患，调脏气则内邪自消，故强调"脏气强则邪气无扰，邪气去则脏气安宁"。

他认为疾病当分外感与内伤。外感病多由外邪入侵所致，而内伤之病多因脏腑气机失调，气郁、宿食、痰湿、瘀血、火热等邪内生为患。他推崇张从正治病"先论攻邪，邪去而元气自复"的论治思想，认为"脏气强则邪气无扰，邪气去则脏气安宁"，重视"祛邪气""调脏气"。例如，他的一位研究生患感冒发热，当时正值七、八月，曾自服银翘散汤剂2天，发热仍未退，让他给开药。他询问病史后，根据该同学有恶寒重发热轻，鼻涕清稀，无汗，头痛身痛等症状，病前有受凉史，考虑为暑湿感冒。认为暑邪当令之时，天暑下逼，地湿上蒸，湿热交蒸，易致人之腠理疏松，卫表不固。加之患者多贪凉就寝，或喜空调风扇，易受寒湿外侵，湿困肌表，而病感冒，给予荆防败毒散辛温解表、散寒除湿，服药 2 剂，患者大量出汗而痊愈。因汗后邪随汗出而去，病自安然，此为"邪气去则脏气安宁"。

一位内蒙古呼伦贝尔的老年女性患者，因胸闷咳嗽 1 个月而于 2020 年 6 月到当地医院检查治疗，诊断为肺癌，行化疗药治疗后，胃肠道不良反应虽不大，但病变无多大改变，而慕名前来广西中医药大学附属瑞康医院国医堂找方显明教授看病。初诊咳嗽较轻，气短乏力，纳食减少，痰白黏稠，舌淡暗，苔白厚腻，脉沉细略涩，他辨病为咳嗽，属痰湿郁肺、气机阻滞证。给予止嗽散加味治疗，服药半个月，咳嗽已，其他症状明显改善。续以调理肺脾，补气健脾，养阴润肺，化痰散结，用参苓白术散加山慈菇 9 g，半枝莲 20 g，猫爪草 15 g，玄参 12 g，鱼腥草 15 g 等，调治近 1 年半，随访患者，诉 CT 复查肺部肿瘤已消失，肿瘤标志物转阴，纳食正常，无明显自觉症状。此为"脏气强则邪气无扰"。

6. 临证用药，倡导"用药如用兵，贵在配伍精"，用药主张熟悉药物性味，知晓医理。医药不分家，处方配伍应当精当，轻重有序，开药不在多，重在看疗效。

方显明教授在多年的行医实践中积累了较丰富的临床经验，用药更是别具一格。他认为："医药不分家，医生应熟知药物性味、归经，才能对症下药。"他常对学生们说："用药如用兵，贵在配伍精。"也就是说，处方之疗效不在乎药味多少和药量大小，而在于配伍是否合理，处方是否精当、有效。认为古代医家历来就有用少药以治顽疾之先例，如仲景有"一味矾石治脚气冲心""狐蜃病阴蚀用苦参洗"之记载。所以说，医生用药如将军用兵，用兵打仗，应熟悉兵法，重在如何布阵取胜。医生治病，应熟悉药物性味，重在如何配方除病。他记得曾于 1993 年 6 月的一天，在专家门诊给一位 58 岁老药工诊治。老药工因患肾结石在某大医院用中草药排石，结果服药治疗 1 周后，非但肾结石未能排出，反而引起胃脘部疼痛难忍，伴腹胀纳呆，恶心反酸，而前来找他求治。察其舌质淡红，苔厚浊微黄，脉弦细紧数，辨病诊为胃痛，辨证属药食伤胃。因胃伤及脾，输化不及，胃气失于和降，不通则痛。针对病因，他用了楂曲平胃散加麦芽、鸡内金、香附、木香、砂仁等消食和胃、理气止痛中药，并开了 3 剂药给患者。老药工不肯离去，反复问道："就那么几块钱药，能解决问题吗？"看患者不相信他这位年轻医生，就劝说他先服几剂药试试吧。结果仅服了 3 剂药，胃痛消失，彻底改变了老药工的看法。因此，他给患者看病时，遣方用药考虑患者的病情、身体状态，从患者角度着想，从不开大处方，药量也很规范，很少开超量的药。

四、临证经验

方显明教授长期从事中医内科临床诊疗工作，对内科各种疾病的中医诊治积累了丰富的临床经验，尤其是治疗冠心病（胸痹心痛病）、高血压（眩晕）、高脂血症（膏脂病）、心脏早搏（心悸）、哮喘（哮病、痰饮）、脾胃病（胃痛、胃痞）及糖尿病（消渴）等疾病，有自己的心得体会和独到见地。

（一）胸痹心痛宜寓补于通

他认为胸痹心痛多由痰瘀痹阻、心络不畅、抑遏心阳而致。他崇尚宗仲景之法而善于加减变通，认为胸痹之治，当以寓补于通、通补并行。补即扶正，宜益气通阳，补心之阳气，温气以行，则能推动血液正常运行，而无痰凝血瘀之变；通即祛邪，宜化痰通瘀，痰瘀去则心络自通，元气自复，脏气方可安宁。正所谓"脏气强则邪气无扰，邪气去则脏气安宁"。

验案：郗某，男，54 岁。2005 年 8 月 5 日初诊。自诉胸部闷痛发作，持续半小时不已，而前来就诊。症见胸部闷痛时有发作，与劳累有关，伴有气短乏力，饮食正常，二便自调。曾于 2004 年 6 月因急性心梗而在广西壮族自治区人民医院行经皮冠状动脉腔内成形术（PTCA）＋支架置入术，术后常服通心络、血府逐瘀胶囊等活血化瘀药治疗。西医诊断：心梗后心绞痛。中医诊见舌质稍暗，苔白，脉象弦细无力。辨病属胸痹，乃气虚痰瘀之证。治以益气通阳、化痰逐瘀之法，给予益心脉颗粒（医院制剂室提供，药物由红参、桂枝、瓜蒌皮、水蛭、茯苓等制成），每次10 g，每日2次，温开水冲服。

2005年9月2日二诊：患者药后胸部闷痛明显减轻，气短稍缓解，能缓步上六楼，偶有心悸，饮食、二便均正常。舌稍红，苔微黄，脉弦细。考虑有痰郁化热之象，当配合清热化痰药，方用益心通脉饮。方剂组成：党参15 g，白术10 g，茯苓15 g，竹茹10 g，枳壳10 g，法半夏10 g，橘红6 g，瓜蒌壳10 g，丹参12 g，山楂12 g，甘草5 g。暂进3剂，每日1剂，水煎分两次服。同时使用益心脉颗粒，每次10 g，每日2次，温开水冲服。

2005年9月23日三诊：服药后，患者胸部闷痛、心悸等症状明显减轻，能缓步上七八楼，饮食和二便均正常。舌淡红，苔薄白少津，脉弦。效果不错，继续使用原方治疗。

2005年10月14日四诊：服药后，患者胸部闷痛等症状已经消失，饮食和二便均正常。舌淡红，苔白，脉弦细。继续使用原方治疗2个月，以巩固疗效。

随访2年，患者有时会因劳累而感到轻微的胸部闷痛和心悸，但休息或服用益心脉颗粒即可缓解。

按语：此次患者胸部闷痛发作持续时间较长，且有冠心病支架植入术史，中医辨病属胸痹，因劳则气耗，故发作与劳累有关。气虚则运血无力，易致瘀血阻滞脉络，故而胸痛不移，伴气短乏力、心悸；胸闷、苔白为痰浊阻滞之征，舌暗、脉弦细无力为气虚血瘀之象。参合脉证分析，其病性属本虚标实，心气虚为本，痰浊瘀血为标，治宜补气通阳、化痰逐瘀，通补并行，故用益心通脉饮和益心脉颗粒治疗（该药为医院制剂），用人参大补元气、振奋心阳；桂枝辛甘通阳，辅人参以温通心阳；瓜蒌化痰行滞，水蛭活血逐瘀，共为佐药；茯苓淡渗利湿、健脾宁心，为使药。诸药配伍，有补气通阳、化痰逐瘀之功。方剂和益心脉颗粒合用，切合病机，故能奏效。

（二）治眩必治风，风平眩自定

眩晕是临床常见疾病，与高血压、脑动脉硬化症、椎基底动脉供血不足、贫血等有关。眩晕分为外感和内伤。前者多与外邪侵袭，例如风寒入侵，由表及里，伤及脾胃，导致眩晕、呕吐、腹胀、便溏等症状，类似于胃肠型感冒。后者多与脏气失调、肝风内动有关。如肝阳上亢、风阳上扰，气血不足、血虚生风，痰浊中阻、风痰上蒙，肝肾亏虚、阴虚风动，瘀血阻络、瘀阻风动等。这些病因种种，但均与肝风密切有关，故《素问·至真要大论》有"诸风掉眩，皆属于肝"之说。他认为肝体阴而用阳，阴易损而阳易亢，阴虚阳亢则肝风内动而作眩，故其治疗的关键在于调理脏气、平肝息风，使阴阳气血调和，则眩晕自可平息。提出"治眩必治风，风平眩自宁"的观点，这是他多年来对眩晕治疗的体会。

验案：患者文某，女，85岁。2012年5月26日初诊：因头晕眼花发作1周而由儿子扶送至门诊就医。诉近周来无明显诱因而感头晕眼花，胸闷恶心，呕吐清涎，伴有畏寒，纳食尚可，大便干结，每日1次，小便自调。既往有高血压病史，平时血压波动在130～170/64～96 mmHg，常服坎地沙坦片治疗。诊见舌质淡红，苔白腻，脉虚弦。西医诊断：高血压2级（极高危组）。中医辨病属眩晕，辨证为肝风夹痰、上蒙清窍之候。治宜化痰息风、平肝潜阳之法。方用半夏天麻白术汤加味。处方：法半夏10 g，白术10 g，茯苓15 g，陈皮6 g，天麻10 g，钩藤15 g（后下），石决明30 g，白蒺藜10 g，珍珠母30 g，甘草5 g。每日1剂，加姜枣水煎，分两次温服。

2012年6月2日复诊：自诉头晕眼花明显减轻，无胸闷呕恶，二便自调。舌质淡红，苔薄白，脉弦细。效不更方，守方再进7剂，以巩固疗效。随访1个月，眩晕未再复发。

按语：耄耋老人，肾虚精亏，肝木失养，肝气旺而风阳动，故病眩晕。木旺克土，脾虚生痰，肝风夹痰，上扰清窍，而见头晕眼花、胸闷恶心；中阳不振，虚寒内生，而见畏寒、呕吐清涎、大便干结；苔白腻，脉虚弦，乃痰浊中阻、脾虚肝旺之象。参合脉证，其病本虚标实，乃肝风夹痰、脾虚肝旺之候。治疗首当化痰息风、平肝潜阳，次以健脾益肾，而善其后。方中天麻平肝息风，加入钩藤、白蒺藜以加强息风之力；石决明、珍珠母平肝潜阳；法半夏、白术、茯苓、陈皮、甘草健脾化痰；生姜、大枣和胃安中。诸药配伍，功能化痰息风，平肝潜阳，俾风木得平，则头眩自宁，故能药到病除。

（三）高脂血症重在调肝脾

高脂血症，也称为血脂异常，是指脂肪代谢或运转异常，导致血浆中一种或几种脂质高于正常。该病伴随其他疾病可有不同的临床表现。例如，伴随高血压而出现头晕者，通常被诊断为"眩晕"，而伴随冠心病而出现胸痛者，则多属于"胸痹"。如果伴随着疼痛、唇舌紫暗，那么就属于"血瘀证"的范畴。

方显明教授认为，高脂血症通常由于饮食不节而引起，例如暴饮暴食、消化不良；酗酒无度，损伤脾胃，输化无力；食用甘肥厚味，阻碍脾运等。其病因病机通常责之于"肝脾不调"。虽然人体内的脂质代谢与五脏六腑都有关系，但是肝脾两脏尤为重要。因为肝脏主要负责疏泄、帮助水谷腐熟与运化，而脾脏则主要负责运化并升清；胃主受纳、降浊，升降得当气机流畅，这样就能够使水谷的消化、吸收以及排泄正常进行。如果肝脾不调，气机升降失和，容易导致郁滞不畅、运化失司，从而使得水谷精微不能正常输化，聚集于体内，形成痰湿、脂浊，壅滞脉道而成病。因此，在治疗上，他重视调理肝脾为主，采用疏肝健脾、祛瘀消脂的方法（调肝脾祛瘀浊法）。他采用《太平惠民和剂局方》逍遥散为基础加减，自创验方调脂口服液（含柴胡、绞股蓝、当归、白芍、白术、茯苓、荷叶、茵陈、何首乌、泽泻、炒山楂等中药）。研制成功的医院中成药有调脂口服液、调脂胶囊，临床已应用 20 多年，对高脂血症、脂肪肝、早期动脉硬化及肥胖症患者，疗效堪称满意。

验案：蒙某，男，63 岁。2012 年 3 月 6 日初诊，主要症状为偶有胸闷不适、头晕有昏沉感、肢体困重乏力、纳可，但多食觉胃胀不适、晨起口苦、大便时溏。平素性情急躁。有高脂血症病史两年。检查结果显示：身体稍胖，腹部胀大，体重指数为 28。血脂方面：总胆固醇 8.46 mmol/L，甘油三酯 2.0 mmol/L，高密度脂蛋白胆固醇 1.06 mmol/L，低密度脂蛋白胆固醇 6.2 mmol/L。舌质淡红，舌苔淡红稍暗，苔白厚浊，脉沉细。西医诊断为高脂血症。中医辨证属眩晕，是因为肝脾不调、脂浊瘀滞所致。给予调脂口服液（含绵茵陈、柴胡、当归、醋白芍、白术、茯苓、荷叶、泽泻、山楂、淫羊藿），每次 10 mL，每日 3 次，温开水送服。连服 2 个月后，胸闷、头晕等症状消失，复查血脂正常。随访半年未出现复发，血脂无异常。

按语：调脂口服液是一种中成药配方，源于宋代《太平惠民和剂局方》逍遥散。该方的主要成分为柴胡，用于疏肝解郁、调畅气机；当归、白芍、淫羊藿，用于养血柔肝、补益肝肾；白术、茯苓，用于健脾利湿；茵陈、泽泻、荷叶，用于清热利湿、散瘀利湿；山楂，用于消食散积、祛瘀通脉。这些成分按照中医学理论进行配伍后，能够起到疏肝健脾、活血散瘀、利湿消浊等作用。调脂口服液能够有效地调和肝脾，清热利湿，畅通气血，促进脂质代谢，从而治疗高脂血症。此方具有中成药剂型的优点，易于服用和携带，并在临床上取得了较好的效果。

（四）心悸宜养心宁脉

"悸者，动也"，心悸是一种病证，表现为自觉心中跳动、不能自主，又称惊悸、怔忡。自古以来，认为惊悸多因外受刺激，时有发作，呈阵发性，症状轻微，所谓"惊自外至者也，惊则气乱"；而怔忡多因脏气亏虚、由内而起，时时发作，症状较重，故有"夫怔忡者，此心血不足也"之说。方显明教授认为，心悸有多种病因，或因阳气内虚，或由阴血内耗，或由饮食停留在心下、水气乘心，或事务繁忙、劳心伤神，或气郁不宣、化火扰心等。但总由心失所养、神无所归、悸动不安，或心神受扰、心气逆乱、心神不宁而作。其病既有虚证，也有实证，虚证较多。中医学认为"心主血、脉舍神"，治疗上应注重养心宁脉。养心宜补气养阴，或温阳益气；

宁脉宜解郁、清火、化痰、祛瘀、利水。若心悸日久不愈，心失所主，阳气耗散，心神浮越，则当镇心安神。可用龙骨、牡蛎、珍珠母等潜阳宁心之品，收敛浮阳，安宁心神。

验案：雷某，女，60岁。初诊时，患者自述心慌心跳反复已有3年余，并加重两周，同时伴随心烦少寐和耳鸣，其中以左耳为甚。患者口干欲饮，胃纳可，二便调。既往患者有高血压及心律失常病史3年余。动态心电图检查提示频发室性早搏（15800次/24小时），常服琥珀酸美托洛尔及降压西药治疗，血压控制尚可，但早搏无减少，故要求中医治疗。

检查后，发现患者舌淡红，苔少，脉细结代。参合脉证，断为心悸，辨证属气阴两虚，治宜益气养阴、复脉定悸。给予患者宁心汤治疗。处方：党参20 g，麦冬15 g，北五味10 g，丹参10 g，茯苓15 g，苦参10 g，干生地黄30 g，桂枝10 g，炒酸枣仁15 g，火麻仁15 g，阿胶10 g（烊化），炙甘草10 g。给药7剂，每日1剂，水煎分两次温服。

二诊时，患者服药后心悸心慌、口干明显好转，耳鸣减轻，睡眠有所改善。舌淡红，苔少，脉细结代。心率为78次/分，早搏8次/分。效果不错，党参改为太子参15 g。继予药7剂，每日1剂，水煎分两次温服。

三诊时患者服药后心悸心慌、耳鸣继续减轻，睡眠改善，舌淡红，苔少，脉细结代。心率为76次/分，早搏5次/分。医生加入石菖蒲10 g和远志6 g，以开窍宁神。继予药7剂，以巩固疗效。

四诊时，患者服药后心悸、耳鸣偶尔发作，睡眠、胃纳均可。舌淡红，苔薄白，脉细，时有结代。心率为78次/分，早搏3次/分。效果良好，心悸症状消除，继续给药7剂，以巩固疗效。

按语：经过治疗，患者的症状逐渐减轻。在中医学中，心律失常属于"心悸"的范畴。这种病多因久病不愈导致气阴耗伤，或年老后心气开始衰弱，阴损及阳，心失滋养和温煦而发生，即所谓的"年六十而心气始衰"。临床上多见虚证或虚中夹实证，治疗以滋养心阴或温通心阳为主。患者因气阴两虚，心脉失养，心神不宁，故出现心悸和心慌；肾阴亏虚，水不济火，心肾不交，则有心烦少寐和口干耳鸣等症状。苔少、脉细是阴虚的表现，而脉结代则是心气虚不能鼓动血脉，气血不能自续的现象。治疗应以益气通阳、滋阴复脉为主，故采用自拟经验方宁心汤进行治疗。

《伤寒论·辨太阳病脉证并治下》第177条指出："伤寒脉结代，心动悸，炙甘草汤主之。"宁心汤则是从《伤寒论》炙甘草汤改变而来。该方中的炙甘草为君药，可以益气补中、通利血脉，《名医别录》谓甘草可"通经脉、利血气"。生地黄、麦冬、阿胶、火麻仁、五味子、酸枣仁、茯苓可以滋阴养血，宁心安神，重用生地黄滋阴血以养心脉；党参和桂枝则可以益气通阳、行瘀复脉，两者共同作为臣药使用。苦参可以清热燥湿坚阴，"安五脏，定志益精"（《名医别录》），现代药理研究表明，苦参所含活性成分苦参碱和氧化苦参碱有抗心律失常的作用，丹参则可以活血通脉，二药共同起到佐使药的作用。这些药物配伍在一起，滋而不腻，温而不燥，使阴阳气血调和，心脉安宁，从而治愈心中动悸的症状。

（五）哮病支饮用青龙

哮病为一种寒痰伏肺，阻塞气道，导致肺失宣肃，使气上逆成喘的病证。而支饮是痰饮中的一种，因饮邪撑在肺内，使气失宣肃，饮邪上迫，导致肺气上逆而成喘。二者均为喘病，但前者喘作时喉间有哮鸣声或水鸡声，后者饮邪迫肺，气道受阻，亦可伴有痰鸣。且这两种疾病都容易受寒邪感染，因此都可以使用小青龙汤解表散寒、温化寒痰水饮来治疗。方显明教授认为，其辨证依据有五：患者有咳嗽气喘症状；因气喘而不能平卧；背部恶寒怕冷；咳痰清稀如泡沫；切诊两脉弦细而紧。

验案：张某，男,64岁。2015年5月22日初诊：自述咳嗽气喘已有1年半之久；初发因不慎感受风寒，咳嗽时频繁，未经诊治，继而遇寒即咳，同时伴随着气喘，不能平躺，咳出泡沫样痰，舌苔黄，脉弦紧数。辨病诊为支饮，辨证为饮郁化热证。治疗宜解表化饮，佐以清热。方用小青龙加石膏汤化裁：麻黄6 g，桂枝10 g，白芍

10 g，生石膏 30 g，细辛 3 g，茯苓 15 g，法半夏 6 g，五味子 6 g，甘草 3 g，干姜 6 g，鱼腥草 15 g。给予 7 剂免煎颗粒，每日 1 剂，早晚各服 1 次，用开水冲服。

2015 年 5 月 29 日二诊：患者咳喘症状较前减轻，咳嗽次数减少，舌质淡红，苔薄黄，脉弦滑。效果良好，继续使用原方治疗 7 剂，每日 1 剂，用温水冲服，分两次服。

2015 年 6 月 5 日三诊：患者咳喘逐渐平息，痰少且为白黏状，舌质淡红，苔薄黄，脉弦滑。继续使用原方调治 2 个月，随后改用六君子汤健脾化痰以巩固疗效。随访 3 个月，患者咳喘未再发作。

按语： 由于饮邪内伏，一遇寒邪便会发作。表寒引动内饮，因而出现咳喘、不能平卧的症状，咯出的痰呈泡沫样；苔黄、脉弦数则为痰饮化热所致。辨病为支饮，辨证为饮邪恋肺、饮郁化热证，治疗宜温肺化饮并清里热。方用小青龙加麻杏石甘汤化裁。方中麻黄、桂枝相互配合，发汗散寒以解表邪，麻黄能宣发肺气而平喘咳，桂枝有化气行水的作用。干姜、细辛则能温肺化饮；法半夏燥湿化痰；五味子则有止咳平喘的作用，并与白芍一同营养补益，与辛散之品相搭配，不仅可以加强止咳平喘，还可以防止辛散温燥过度；石膏、鱼腥草则能清热化痰；而茯苓则有利湿化痰的作用；甘草则可益气和中，调和寒温。二诊时患者出现了好转的症状，但痰热未消，因此继续使用原方治疗。等病情稳定后再进行健脾益气、燥湿化痰的治疗，补土生金，以杜生痰之源。

（六）胃病勿忘疏肝气

胃痛，又称胃脘痛，俗称胃病。它是一种以上腹部近心窝处常发生疼痛为主要临床表现的病证，是消化道中的常见症状之一，可发生于任何年龄。因此，有"十人九胃病"的说法。胃痛病位于胃，其生理特点是喜润恶燥，实而不藏。胃的生理功能包括受纳和腐熟水谷，消化、吸收和运送食物，胃气以降为顺。胃痛的原因涉及寒邪客胃、饮食伤胃、肝气犯胃和脾胃虚弱等多方面因素。其中，寒邪伤胃会凝滞胃络，使胃气失于和降；饮食伤胃则包括如偏食冷饮冷食、过饥过饱、饮酒贪杯、过食酸辣香燥等，这些都会损伤胃络，以致胃失和降；肝郁气滞，失去了疏泄作用，肝气犯胃，胃失和降；脾胃虚弱、运化无力，则胃络失养，和降失宜。凡此种种，都会影响胃失和降的功能，尤其是肝气郁滞，易乘脾犯胃，致胃失和降，不通则痛。因此，他认为胃病的原则是以通为用，勿忘疏肝理气。

验案：患者黄某，男，54岁，经商。2011年12月30日初诊。患者自述胃痛已有半月余，表现为灼痛或隐痛，多出现在餐后，伴有嗳气和反酸感，喜温喜按，胃口可，二便正常。平时喜欢饮酒，有慢性胃炎病史2年。舌质稍红，苔薄白，脉细少力。2011年12月28日胃镜检查结果：食管距门齿34 cm处至贲门，四壁见四条条状溃疡和糜烂，部分融合；胃底黏膜重度充血水肿，呈"蛇皮样"改变，可见散在糜烂面；胃体胃底黏膜重度充血水肿，呈"蛇皮样"改变，粗糙，部分呈颗粒状，粗大皱襞，皱襞顶端充血、糜烂；胃角：黏膜充血水肿、粗糙，呈颗粒状、结节样改变，黏膜下毛细管网透见，见大量胆汁斑附着；胃窦：黏膜充血水肿，粗糙，呈颗粒状、结节样改变，黏膜下毛细管网透见，见散在糜烂。西医诊断：①慢性非萎缩性胃炎。②反流性食管炎。经中医辨证属于脾虚胃热之候。治疗原则是益气健脾为主，佐以清热和胃。治疗方剂是自创的胃痛灵方：党参3 g，白术2 g，茯苓3 g，砂仁1 g，白芍3 g，法半夏2 g，佛手2 g，煅瓦楞子3 g，蒲公英4 g，炙甘草1 g。进药7剂，每日1剂，分2包，每次1包，用开水冲服。

2012年1月6日二诊：患者自述胃脘有灼热感，餐后轻微胃胀痛，胃口正常，二便调。舌尖稍红，苔白，脉缓。疗效佳，继续守原方7剂，用开水冲服。

2012年1月13日三诊：患者自述胃脘疼痛已经消除，但仍有口苦口干，大便稍溏，每日1次，小便正常。舌质稍红，苔薄黄，脉弦缓。继续守方调治3个月，此后每2～3日1剂调服，其间偶有胃部不适，无须服药即可自愈。

2012年6月14日复查胃镜提示：食管各段形态正常，黏膜光滑呈粉红色，蠕动正常；胃底黏膜充血水肿，未见糜烂、溃疡、肿物；胃体黏膜形态正常，呈粉红色，未见糜烂、溃疡、肿物；胃角：黏膜及形态正常；胃窦：蠕动良好，黏膜充血水肿，未见糜烂、溃疡及肿物。经过近 3 年的随访，患者没有任何自觉症状。

按语：酒性湿热，易伤害胃气。患者嗜酒贪杯，湿热内蕴，久而损伤脾胃，导致运化无力，湿热瘀滞，气机不畅而引发胃痛。其胃痛喜温喜按、脉细少力，为脾虚中寒之象；嗳气反酸乃土壅木郁、肝郁化热之征。因此，治疗方案应该以益气健脾为主，佐以疏肝和胃，兼顾清瘀热。处方中党参、白术、茯苓、炙甘草可以益气健脾，安中止痛；佛手、瓦楞子、砂仁、法半夏、白芍则能理气制酸、疏肝和胃；蒲公英同时具有清瘀热的作用；炙甘草则起到调和诸药的作用。这些药物组合在一起，可以起到健脾益气、理气疏肝、和胃清热的疗效。使脾胃功能强健，运化自如，气机调畅，自然不会有湿滞热瘀的困扰，从而达到治疗目的。

（七）消渴重在治肾

消渴，即古代所称的"消瘅"，其中，"消"指消耗津液，"瘅"则指内热炽盛，导致真阴损伤的一种常见病证。其临床特征为口渴引饮、多食、多尿，或尿液混浊如脂，或尿有甜味，身体消瘦，类似于西医学中的代谢性疾病，如糖尿病。根据消渴的三大主证，即多饮、多食、多尿，可将其分为上消、中消和下消。具体而言，上消以口渴多饮为主，中消以消谷善饥为主，下消以多尿、尿如膏脂为主。然而，临床上三消证候往往同时出现，仅表现为程度轻重不同。

消渴的形成主要与生活因素和体质因素有关。就生活因素而言，主要与饮食和情志有关。例如，饮食嗜好不当，如过于嗜酒或恣意食用肥甘厚味的食物，会损伤脾胃，导致脾胃运化失调，从而产生内热、化燥，消谷耗津，最终导致消渴。情绪方面，如果五志过极、情绪不遂，或者由于郁结而化火，也容易导致津液流失、阴虚火旺，从而引起消渴。正如《灵枢·五变》所述："怒则气上逆，胸中蓄积，血气逆留……转而为热，热则消肌肤，故为消瘅。"而与体质因素相关的原因则是禀赋不足。例如，肾阴不足、房劳过度、脑外伤等，都容易导致真阴受损、化火内炽，最终导致小便多，成为消渴。

方显明教授认为，消渴之发病与肺、胃、肾脏腑相关，而本源于肾，其关键在于阴虚燥热。患者肾阴亏虚、阳失温煦，气无法化水，上不能滋养于肺，中不能滋润于胃，导致阴津减少、燥热增多，两者相互影响。久之，由于阴血虚弱，血行不畅，从而引起瘀血阻络，甚至影响阴阳平衡，形成阴阳两虚的证候。因此，消渴症状缠绵难愈，需要长期用药治疗。

消渴的治疗应以滋阴清热为主，重点在于治肾。对于以上消为主的患者，应该通过补肾阴、濡润肺津（滋其肾而润其肺）的方法来治疗，可以使用麦味地黄汤，加入沙参、天冬和天花粉等中药。对于以中消为主的患者，应该通过滋补肾阴、清泄胃热（滋其肾而清其胃）的方法来治疗，可以使用玉女煎，加入黄连、生地黄和葛根等中药。对于以下消为主的患者，应该通过滋补肾阴、补益肾阳的方法来治疗，如果是偏阴虚的话，可以使用大剂六味地黄汤来强化滋补肾阴，特别是重视生地黄和山茱萸的使用。如果是阴虚阳亢的话，可以使用知柏地黄汤来滋肾阴以清内热。如果是偏阳虚的话，可以使用《金匮要略》的肾气丸来滋肾阴而补肾阳，阴阳双补。对于消渴兼有瘀血证的患者，可以加入桃仁、丹参和赤芍等中药以活血化瘀，促进血液循环。

验案：罗某，男，49 岁。2020 年 7 月 15 日初诊，主要症状是近期口渴多饮，食欲正常，夜间尿频，每晚 3 ～ 4 次，同时感觉神疲乏力。经过在本市某大医院的体检，发现空腹血糖为 19.5 mmol/L，餐后 2 小时血糖为 22.7 mmol/L，糖化血红蛋白 C 为 11.39%，诊断为糖尿病，但罗某不愿服用西药。中医诊查发现，罗某的舌质稍红，舌苔白中带黄，脉细数，尺脉少力，初步诊断为消渴。经过辨证论治，罗某表现出下消肾阴亏虚的症状，同时还伴有肺津不足和胃中积热的现象。应该以滋阴补肾为主，兼以润其肺而清其胃，重点在于治肾虚。可以钱乙六味丸方加味。处方如下：黄芪 30 g，生地黄 30 g，怀山药 20 g，牡丹皮 10 g，山茱萸 10 g，西洋参 10 g，麦冬 15 g，灵芝 10 g，茯苓 15 g，泽泻 10 g，黄连 5 g，葛根 30 g。共开 15

剂，配成颗粒剂，每次 1 包，每日 2 次，用开水冲服。

2020 年 7 月 22 日二诊：服用药物后患者口渴明显减轻，夜间尿频降至 1 ～ 2 次，神疲乏力也有所缓解。检查舌脉象，患者舌淡红，苔薄白，脉细缓。因症状有所好转，故继续按原方再开 15 剂，服用方法同前。

2020 年 8 月 5 日三诊：患者服用药物后口渴已不明显，夜间尿频只有 1 次，感觉不再乏力。检查舌脉象，患者舌淡红，苔薄白，脉细弦。在守方调治近两个月后，病情明显缓解。9 月 23 日，复查血糖情况显示，空腹血糖为 8.69 mmol/L，餐后 2 小时血糖为 8.67 mmol/L，糖化血红蛋白 C 为 8.96%。由于病情已经得到有效控制，因此建议罗某继续按原方治疗，以巩固疗效。

按语：口渴多饮是由于肺胃郁热引起的，夜间尿频则是由于肾虚膀胱气化无力所致，神疲乏力是津液亏耗的表现。患者舌红苔黄，脉细少力，则提示阴虚内热，气津两伤。综合上述症状分析，罗某的消渴病因是肾虚阴亏，同时存在肺胃郁热症状。治疗上应当以滋阴补肾为主，兼以润肺津，清胃热。六味地黄丸专门用于滋补肾阴，配合黄芪、人参、灵芝等成分以益气培元，有助于化解阴液不足的问题。麦冬、葛根则能够滋润阴津。黄连可以帮助清理胃部热毒。通过这些配伍使用，有助于滋补肾水，清除内热，养护阴津，调节腑脏气机，从而消除消渴。

五、医案选介

（一）胸痹（冠心病）验案

胸痹其因由"阳微阴弦"所致。"阳微"指上焦阳气亏虚，"阴弦"指下焦寒凝、瘀血、痰浊等阴邪痹阻。由于上焦阳气虚，则下焦阴实之邪得以乘虚上犯阳位而发生胸痹，因此其病当"责其极虚也"，说明了胸痹本虚标实的病性。本虚是指胸中阳气亏虚，心肺居于胸中，心为阳中之阳，主要是指心之阳气亏虚；标实指寒凝、血瘀、痰浊等阴邪痹阻。阳虚则生内寒，寒凝则温气不行，血滞成瘀，血瘀则津液不行，内聚成痰。如《金匮要略心典》所言："阳痹之处……必有痰浊阻其间耳。"因此，胸痹实由痰瘀痹阻、心络不畅、抑遏心阳而致。方显明教授认为，胸痹之治，应扶正祛邪、寓补于攻。扶正宜益气通阳，补心之阳气，温气以行则能推动血液正常运行，而无瘀血痰凝之变；祛邪宜化痰通瘀，痰瘀消则心络自通，元气自复，脏气方可安宁，正所谓"脏气强则邪气无扰，邪气去则脏气安宁"。

验案：刘某，男，64岁，干部。

1990年9月8日初诊，因患急性心肌梗死曾先后两次到本市某省级医院住院治疗。此次就诊离出院不到1个月，复觉胸闷、胸痛，固着不移，脘腹胀闷，不思饮食，动则汗出，气短乏力，面色苍白，舌暗淡，边有齿印，苔厚腻，脉弦滑，沉取无力。检查：血压为160/94 mmHg，形体肥胖，面色无华，心率为82次/分，节律规整。心电图示：①陈旧性心肌梗死。② T波异常（T Ⅱ、Ⅲ、aVF、V$_5$、V$_6$倒置）。西医诊断为心肌梗死后心绞痛，中医诊断为胸痹（心脾气虚、痰瘀痹阻证）。治宜益气健脾，化痰行瘀。处方：西洋参6 g（蒸服），党参18 g，白术12 g，法半夏10 g，橘红、枳壳各6 g，茯苓15 g，山楂12 g，竹茹10 g，丹参15 g，甘草5 g，田七粉3 g（冲服）。每日1剂，水煎取200 mL，分两次温服。

患者服用此方6剂后，胸痛和腹胀等症状明显减轻，食欲改善。继续服用15剂后，胸痛和腹胀等症状消失，饮食正常，体力增加，并能够到室外活动。按照方剂治疗1个月后，患者的症状基本消失。经过检测，血压为140/86 mmHg，心电图显示T波异常明显改善（T Ⅱ、Ⅲ、aVF、V$_5$、V$_6$由倒置变为低平）。之后，患者接着服用复方丹参片调治3个月，并在随访期间持续3年未出现症状复发。

冠心病属于"胸痹"病证范畴，其病位在心，并累及脾，导致心脾气虚。病性属于本虚标实，以气虚特别是心气虚为主要病因，痰瘀为主要表现。其病机由脏气失调、气血、津液运行不畅等多种因素共同作用而致，最终导致痰瘀内着，痹阻心脉，抑遏心气而产生症状。脏虚是内在病理基础，而痰瘀则是脏虚之病理产物，贯穿胸痹心痛发病过程中。治疗时需考虑到虚实兼顾、标本并举的原则，方显明教授提倡采用"益气健脾，化痰通瘀"的治法。方中四君子汤与温胆汤配伍使用有助于治疗冠心病。其中，党参可益气、补脾以运中州；白术、茯苓可利湿除痰，健脾宁心；白术与枳壳合用，可理气、除胸痞；茯苓与党参合用，可补脾、宁心，与法半夏、橘红合用，可助化痰；山楂可消食痰而通血脉。这些中药的配伍，有助于补气健脾，化痰通瘀。诸药配伍恰当，因此疗效显著。

（二）心悸（心脏早搏）验案

"悸者，动也"，心悸即自觉心中跳动、不能自主的一种病证，亦称惊悸、怔忡。历代医家认为，惊悸多因外受刺激，症状较轻，常呈阵发性，且有"惊自外至者也，惊则气乱"之说；怔忡多因脏气亏虚，症状较重，时时发作，故有"夫怔忡者，此心血不足也"之记载。

心悸的病因种类繁多，或因阳气内虚，或由阴血内耗，或由饮停心下，水气乘心，或因事务繁忙、劳心伤神，或因气郁不宣、化火扰心等。但总的来说，这些病因都与心失所养、神无所归、悸动不安，或心神受扰、心气逆乱、心神不宁有关。方显明教授认为，其病有虚有实，虚多实少，且多见于虚实并存的情况。治疗上以补虚为主、虚实兼顾。补虚宜补气养阴，或温阳益气，泻实当疏肝、清火、化痰、祛瘀、利水，随证施治。

若心悸日久不愈，阳气耗散，心神浮越，则当镇心安神。宜用龙骨、牡蛎之类潜阳之品，收敛浮阳而安其位。

验案：董某，女，33岁，已婚。

2018年2月16日初诊：患者因反复心悸心慌1个多月而前来求诊。自诉1个多月前因商场管理工作繁忙，而突觉心中悸动，伴胸闷、气短、偶尔头晕、夜难入睡、时有心烦，纳可，二便正常。曾到过我市大医院心血管内科就医，1月22日行24小时动态心电图检查，提示心率81次/分，室性早搏单发24667个，阵发性二联率

305 个，三联率 2223 个。诊为"频发室性早搏"，建议行射频消融术治疗。

就诊时检查：心率 86 次／分，早搏 20 次／分，呈二联率或三联率。因怕西药影响生育而求治于中医。中医诊见舌质淡红，舌苔薄白，脉细、结代。参合脉证，辨病诊为心悸，属心阴亏虚之证。姑拟益气养阴、宁心安神之法，给予天王补心丹加减。处方：太子参 15 g，麦冬 12 g，五味子 6 g，丹参 10 g，玄参 10 g，茯苓 15 g，炒酸枣仁 20 g，远志 6 g，当归 6 g，生地黄 20 g，生牡蛎 30 g，生龙骨 30 g，炙甘草 12 g。给药 7 剂，每日 1 剂，加水 800 mL，煎取 200 mL，分两次温开水送服。

2018 年 2 月 23 日二诊：患者心悸症状逐渐平稳，偶尔胸闷气短，睡眠改善，不再感到心烦。检查显示：心率为 78 次／分，早搏发生频率为 10 次／分，呈二联律。舌质红，苔薄白，脉细结代。药方加入苦参 10 g，灯心草 2 g 和大枣 6 g，共给药 14 剂，煎汤服用方法同上。

2018 年 3 月 9 日三诊：患者没有自觉心悸、胸闷气短等不适，睡眠基本正常。检查显示：心率为 76 次／分，早搏发生频率为 4 次／分，偶尔存在二联律。舌淡红，苔薄白。脉细，偶有结代。药方调整后，连续服用 3 个月以上。检查显示：心率为 72 次／分，早搏消失。舌淡红，苔薄白，脉细。6 月 29 日进行动态心电图检查，结果显示：最高心率为 73 次／分，室性早搏发生 3391 次，二联律出现 33 次，三联律出现 161 次。遂停止服用中药。

按语：方显明教授认为，"心主血，脉舍神"。患者烦劳伤神，导致心阴亏耗、心失所养、神无所舍，心神不安、不易入睡，表现为心悸烦躁、胸闷气短、头晕乏力等症状。脉细弱、结代是心阴亏虚、血脉不畅的征象。药方中加入生脉散，有益气、滋阴、养心的作用；生地黄、当归、玄参、丹参可滋阴养血、活血、益心；酸枣仁、远志可宁心安神；牡蛎、龙骨可镇心安神；炙甘草则有调和诸药、通经脉、利血气的功效。合用这些药物，可达到益气养心、滋阴潜阳、镇心安神的功效，从而治愈心悸等症状，使患者心态平和，心悸症状自然消除。

（三）消渴（糖尿病）验案

消渴是一种以口渴引饮、多食、多尿，或尿液混浊，或尿有甜味，身体消瘦为临床特征的病证，类似于西医学中代谢性疾病，如糖尿病。根据消渴多饮、多食、多尿三大主证特点，又可分为上消、中消和下消。临床上三消证候往往同时并见，仅表现为程度轻重不同而已。

消渴的治疗应以滋阴清热为其大法，重在治肾。上消为主者，当以滋其肾而润其肺；中消为主者，当以滋其肾而清其胃；下消为主者，当以滋肾阴而助肾阳。偏阴虚者，可用大剂六味地黄汤峻补肾阴，也就是重用生地黄与山茱萸；若阴虚阳亢者，可用知柏地黄汤滋阴降火；偏阳虚者，可用《金匮要略》肾气丸滋阴温肾、补阴助阳。消渴兼见瘀血证者，则可加桃仁、丹参、赤芍以活血化瘀，通利血脉。

验案：杨某，女，50岁。于2022年1月18日初诊：患口渴多饮、食多易饥、多尿已1年余。患者曾到过当地市级医院就诊，医院测血糖结果：空腹血糖9.62 mmol/L，餐后2小时血糖16.0 mmol/L。西医诊断为2型糖尿病，给予口服格列美脲片及中药颗粒（药名不详）近2个月，症状改善不明显。因血糖控制不理想而求治于中医。现仍觉口干欲饮，口中有甜味，容易感觉饥饿，伴有腰部酸痛，小便多。既往高血压病史已有近5年。舌淡红，苔白，脉沉细。中医辨病诊为消渴，辨证属下消肾阴亏虚。治法以益气养阴滋肾为主，佐以润肺清胃。处方为黄芪30 g，西洋参10 g，熟地黄30 g，怀山药20 g，牡丹皮9 g，山茱萸15 g，黄连5 g，茯苓15 g，泽泻10 g，麦冬10 g，葛根30 g，天花粉15 g，灵芝10 g，共30剂，机配免煎颗粒，每天1剂，分2包，早晚分服。

2022年2月18日二诊：患者口干不适已经减轻，偶尔口中有甜味，饥饿感已经消失。同时，患者的腰痛症状得到了明显缓解，小便正常。血糖复查结果显示：空腹血糖为6.08 mmol/L，餐后2小时血糖7.0 mmol/L。继守原方，熟地黄改用生地黄，连续服用30剂。

2022年5月21日三诊：患者因为疫情原因而停服中药2个月，现在感觉轻微口渴，但饮水量不大，夜间容易醒来，二便正常。患者舌质淡红，苔白，脉细缓。血糖复查报告显示：空腹血糖为3.8 mmol/L，餐后2小时血糖7.4 mmol/L，糖化血红蛋白百分比为4.0%。守方建议加入生牡蛎30 g和生龙骨20 g，并继续服用30剂中药来巩固疗效。

按语： 患者口渴多饮的症状可能是由于肺胃热盛引起的；食欲增加，易感饥饿，口中出现甜味可能是胃热过盛导致的；多尿，则可能是由于肾虚膀胱气化无力所致。患者脉沉细，说明肾阴亏损。综合以上症状，可以判断患者为肾阴虚亏和肺胃热盛。因此，治疗方案应主要滋阴补肾，同时润肺清胃，以重点治疗肾虚。故在六味地黄汤的基础上加味，方中熟地黄、山药和山茱萸有滋阴补肾的功效；黄芪、西洋参、灵芝能益气培元，进而化阴液；麦冬、葛根和天花粉则可以滋阴生津；牡丹皮和泽泻清肝肾伏火；黄连佐以清胃之热；茯苓引药，为人参之使。诸药合用，能够起到益气生津、滋阴补肾、清热润燥的作用，使肾水得以滋补，内热得以清除，阴津得以滋养，从而调和脏腑气机，消除消渴症状。

（四）中风后遗症（出血性脑病）验案

中风，又称卒中，其特点是起病急骤，病情危急，变化迅速，犹如风之善行而数变，故名中风。临床上常表现为突然昏仆、不省人事，伴有口眼㖞斜、言语不利、肢体偏瘫等症状，也可能神志清醒，但有口眼㖞斜、言语不利、面部麻木、肢体偏瘫等表现。此病为中医四大难证之首，即风（中风）、痨（肺痨）、鼓（鼓胀）、膈（噎膈）之一。

根据病情轻重缓急，中风可以分为中经络和中脏腑，且以有无神志改变作为鉴别诊断依据。中经络其症状较轻，且无神志改变；中脏腑其症状较重，多伴有神志改变。西医学则将中风分为缺血性中风和出血性中风，脑梗死通常不伴随昏迷，而脑出血多伴随昏迷。但根据其范围和部位的不同，如梗死范围较大，则可出现昏迷；

而脑出血虽然常有昏迷，但如出血量较少，则可无昏迷。CT、MRI 等影像检查可以对此进行确诊。

中风患者多伴有各种后遗症，如肢体偏瘫、言语不利等，历代医家只能靠中药或针灸治疗。然而，偏瘫、失语等症状恢复缓慢，有些患者需要治疗长达数年、十几年，甚至更久方能康复，故而称之为"奇难杂症"。

验案：刘某，33 岁，从事经商。2012 年 2 月 28 日初诊：由家人代诉，患者罹患中风已有两个月，之前曾接受过西医和针灸治疗，病情略有好转。现症呈语言謇涩、吐字不清，伴右侧肢体无力活动不便，由家人扶送来就诊。并发胸闷短气、心悸乏力、纳差、夜寐不安，二便正常。舌苔白，舌伸不灵、费力，脉迟缓。平时容易感冒，发病前曾有情绪激动的诱因。西医诊断为脑出血后遗症。按中医辨证属于气虚血瘀、痰闭舌窍、络脉瘀阻之候，治以益气活血，化痰开窍。方以《医林改错》补阳还五汤为基础，适当加入太子参、郁金、天竺黄、瓜蒌壳等药物。

处方：黄芪 30 g，当归 10 g，生地黄 15 g，地龙 10 g，白术 10 g，石菖蒲 10 g，川芎 10 g，赤芍 15 g，红花 10 g，丹参 10 g，桃仁 10 g，防风 10 g，茯苓 12 g，远志 10 g。暂时服用 6 剂，每日 1 剂，水煎服。

2012 年 3 月 6 日二诊：服药后胸闷明显减轻，肢体乏力较甚，对答反应迟缓，说话费力，大便不通畅，舌、脉无明显变化，符合药症，因此继续服用原方，并加入熟地黄、干地龙、胆南星等药物。

处方：熟地黄 15 g，石菖蒲 10 g，赤芍 15 g，黄芪 30 g，红花 10 g，桃仁 10 g，枳实 10 g，茯苓 12 g，远志 10 g，川芎 10 g，干地龙 10 g，胆南星 10 g，天竺黄 10 g，竹茹 5 g。继续服用 10 剂，每日 1 剂，水煎服。

2012 年 3 月 16 日三诊：服药后胸闷已消失，肢体乏力明显减轻，大便恢复正常，但仍有纳食欠香、对答反应迟缓、说话费力等症状，脉细缓少力。因药症相符，继续使用原方，并去掉枳实、熟地黄、赤芍、竹茹等药物。

处方：太子参 15 g，郁金 10 g，远志 6 g，石菖蒲 10 g，黄芪 30 g，红花 10 g，

桃仁 10 g，干地龙 10 g，当归 10 g，白芍 15 g，茯苓 15 g，生地黄 15 g。继续服用20 剂，每日 1 剂，水煎服。

2012 年 4 月 10 日四诊：服药后患者能自己来复诊，家属不必陪伴，右侧肢体无力基本恢复，说话吐字日渐清晰，但对答反应较慢，纳增，自觉容易疲劳，二便正常。舌边尖红，苔白，脉迟缓。继续使用原方并适量加减，使其更符合病情需求。

处方：太子参 15 g，郁金 10 g，远志 6 g，石菖蒲 10 g，黄芪 30 g，红花 10 g，桃仁 10 g，干地龙 10 g，当归 10 g，白芍 15 g，茯苓 15 g，生地黄 15 g。继续服用20 剂，每日 1 剂，水煎服。

2012 年 5 月 18 日五诊：药后语言基本恢复正常，发音清晰，但走路快时仍有胸闷气短感，小便黄，大便调。舌质稍红，苔薄白，脉细缓。因此，在原方的基础上适当加入天竺黄、瓜蒌壳等药物，以达到巩固疗效的目的。继续服用 30 剂，每日 1剂，水煎服。经过 1 年的随访，患者已完全康复，能够进行正常的工作生活。

按语：此患者平时工作压力较大，易生气动火。两个月前因琐事生气而突发失语偏瘫，中医诊断为中风，正如《素问·生气通天论》所言："大怒则形气绝，而血菀于上，使人薄厥。"由于过度劳作，肾中真阴不足，水不涵木，再加上情志所伤，肝阳暴动，引动心火，风火相煽，气血逆乱而成疾。风阳内动，夹痰夹瘀，伤及经络，脉络不畅，则致肢体乏力、活动不便；痰瘀痹阻，舌本失荣，则言语謇涩，即王清任所谓的"说话不真"；心脉瘀滞，则胸闷；心气亏虚，则心悸、气短、乏力；舌苔白，脉迟缓，为气虚血瘀的表现。该病的本质是气虚，以痰瘀为标，其病性属本虚标实。因此，治疗应以益气活血、化痰开窍为主，方剂选择为补阳还五汤进行加味。方剂中重用黄芪来补充气血，加入太子参以增强补气的功效，气行则血行，是主药；生地黄、熟地黄、当归、赤芍、川芎、桃仁、红花养血活血，祛瘀通络，都是臣药；干地龙通经活络，石菖蒲、远志、郁金、茯苓、竹茹、枳实、胆南星化痰宣窍，行气通络，是佐使药。在初始诊断时，使用白术、防风配合黄芪来固护卫气，实取玉屏风散之意。根据证候随时对方剂进行加减，灵活运用，旨在益气活血、化痰开窍、行气通络，标本同治，正邪兼顾，理法方药精当，因此获得了显著的治疗效果。

（五）不寐（失眠）验案

不寐亦称失眠，是一种常见的睡眠障碍病证，在临床上表现为入睡困难，或者入睡易醒，醒后不能再入睡，或是睡非睡，寐而不酣，或者入睡梦多纷纭，睡醒后才能停止，或者彻夜不能入眠等。此病证多与情志所伤（如惊吓、思虑、忧郁、恼怒等）、饮食不节（如过饥过饱、喝咖啡、品浓茶等）、劳逸失调、久病体虚等因素有关。《黄帝内经》中有"阳入于阴则寐，阳出于阴则寤"之记载，说明了阴阳和调对睡眠非常重要。《景岳全书·不寐》分析了不寐的原因，其云："寐本乎阴，神其主也，神安则寐，神不安则不寐。其所以不安者，一由邪气之扰，一由营气之不足耳。"指出寐以阴为本，以邪为标，属本虚标实之病。方显明教授认为，其病位于心，心主神明，赖阴血以濡养，故心阴亏虚、心血不足尤为关键。治疗当以调和阴阳、养心安神为要。

验案：苏某，男,56岁。2014年6月11日初诊：自称近来前往美国与欧洲六国，回国已两个月，由于时差等原因，夜晚入睡困难，心烦意乱，伴腰酸乏力、手足心热、出汗、大小便正常。检查时舌质稍红，苔薄白，脉沉细滑、尺脉弱。曾服用安眠药但效果不佳，未发现阳性体征。根据脉症合参，断为不寐，证属肾阴亏虚，虚火内扰。治疗宜滋阴降火，补益肝肾。

处方：知柏地黄汤合酸枣仁汤化裁。知母10 g，黄柏10 g，生地黄15 g，怀山药15 g，牡丹皮10 g，泽泻10 g，山茱萸10 g，茯神15 g，川芎6 g，炒酸枣仁15 g，生牡蛎30 g(先煎)，生龙骨30 g(先煎)。7剂，每日1剂，水煎，分两次温服。

2014年6月18日二诊：服药后睡眠有所改善，夜间易醒、头晕、双额颞部胀痛感减轻，大便秘结，腰部酸痛明显，舌质淡红，苔薄白，脉细缓。血压136/100 mmHg。为巩固疗效，加珍珠母30 g，火麻仁30 g，继续给药7剂，每日1

剂，水煎分两次温服。

2014年6月25日三诊：服药后睡眠显著改善，易入睡，能睡5小时以上，不觉头晕头痛，大便正常，腰部酸痛明显减轻，舌质淡红，苔薄白，脉细缓。血压136/90 mmHg。继续守方调治1个月，睡眠已经正常。随访半年未再发作。

按语：患者长途乘坐飞机，"久坐伤肾"，肾阴亏损，肾府不充，故腰背酸痛乏力；肾水不足，不能涵养肝木，阳亢风动，上扰清窍，故觉头部胀痛；不能上济心火，心火独亢，心神被扰，故心烦不眠；阴虚生内热，故手足心热，出汗，便结；脉细乃阴虚之象。方宗《医方考》知柏地黄丸化裁。方以生地黄滋阴养血，为君药；山茱萸补养肝肾，怀山药补益脾阴，共为臣药；泽泻利湿而泄肾浊；茯神渗湿健脾，宁心安神，并助怀山药之健运，与泽泻共泄肾浊，助真阴得复其位；牡丹皮清泄虚热，可制山茱萸之温涩；知母、黄柏清热滋阴，泻火除蒸；川芎活血行气；炒酸枣仁养肝宁心；生牡蛎、生龙骨益阴敛汗；共为佐药。甘草调和诸药，为使药。诸药相伍，肾肝脾三阴兼补，补中寓清，俾肾水足，虚火降，心自无扰，则神自清宁而不寐自愈。

六、论文著作

（一）论文

［1］方显明，陈远平，黄彬，等.中医专业学位研究生临床技能培训四段式教学法探索.广西中医药大学学报，2013，16（4）：100.

［2］方显明，李成林，李敏智，等.构建中医临床专业学位研究生新培养模式的建议.广西中医学院学报，2011，14（3）：104.

［3］方显明.《DME方法学》教学实践与探索［J］.广西中医学院学报，2011，14（2）：91.

［4］方显明.对外国留学生讲授《中医内科学》教学实践与探索.高教论坛，2003，15（5）：67.

［5］方显明，唐友明，陈日兰.临床研究生培养若干问题的探讨.广西中医学院学报，2002，5（1）：50-52.

［6］方显明，唐友明，陈日兰.加强后期临床教学若干问题的思考.广西中医学院学报，2000，17（3）：107.

［7］方显明.冠心病心绞痛从痰论治探讨.广西中医药，2001，24（1）：42.

［8］方显明.从《金匮要略·胸痹》探讨张仲景对比较法的运用.国医论坛，2003，18（5）：2.

［9］方显明.冠心病中医康复疗法的理论探讨.广西中医药，2013，36（3）：55.

［10］方显明.论大气下陷与慢性心力衰竭.广西中医药，2012，35（3）：32.

［11］方显明.论五脏虚损与冠心病.广西中医药，2010，33（3）：28.

［12］方显明.冠心病介入术后的中医药康复治疗述评.广西中医学院学报，2009，12（3）：58-60.

［13］刘秋红，方显明.调理肝脾法治疗高脂血症的研究.广西中医药，2014，37（4）：13.

［14］方显明.益气除痰方治疗冠心病52例疗效观察.广西中医药，1988，11（6）：1.

［15］方显明.益气化痰通瘀法治疗老年冠心病35例.辽宁中医杂志，1990，14（1）：34.

［16］方显明.冠心病痰证病人的血液流变性探讨.中医研究，1990，3（2）：15.

［17］方显明.益气化痰通瘀中药对冠心病血液流变学的影响.实用中西医结合杂志，1991，4（5）：275.

［18］方显明.冠心病中医分型与血黏度的关系探讨.辽宁中医杂志，1991，15

（6）：10.

［19］方显明.益气化痰通瘀法治疗冠心病心绞痛44例疗效观察.中医药研究，1995（4）：11-12.

［20］韦湘林，方显明，黄敏，等.调脂口服液治疗高脂血症的疗效观察.中国中医药科技，1996，3（5）：37.

［21］韦湘林，方显明，李锡光，等.调脂口服液治疗高脂血症106例临床疗效观察.新中医，1999，31（6）：12.

［22］韦湘林，方显明，钱海凌，等.调脂胶囊治疗高脂血症的临床观察.广西中医药，2001，24（1）：5.

［23］方显明.安心口服液治疗冠心病心绞痛80例疗效观察.新中医，2002，34（3）：36.

［24］方显明，唐耀平，郑德俊.安心颗粒对冠心病患者血浆同型半胱氨酸的影响.新中医，2005，37（3）：27-29.

［25］方显明，唐耀平，郑德俊.冠心病血浆同型半胱氨酸与中医证型的相关性.中医杂志，2005，46（10）：775-776.

［26］方显明，唐耀平，郑德俊，等.冠心病血浆同型半胱氨酸及其相关酶基因多态性研究.陕西医学，2005，34（12）：1457-1459.

［27］方显明，唐耀平，郑德俊，等.血浆同型半胱氨酸与冠心病的关系.广西医科大学学报，2005，22（6）：937-938.

［28］方显明，黄晓燕，王强，等.原发性高血压中医证型的聚类分析研究.广西中医药，2007，30（5）：9-11.

［29］方显明，黎芳，何劲松，等.天麻钩藤饮和卡托普利对高血压患者生存质量影响的观察.中西医结合心脑血管病杂志，2008，6（1）：3-4.

［30］方显明，黎芳，韦祎.天麻钩藤饮合卡托普利治疗高血压30例.陕西中医，2008，28（3）：308-310.

［31］方显明，黄晓燕，王强，等.高血压辨证分型的多元回归分析研究.中西医结合心脑血管病杂志，2008，6（5）：518-520.

［32］王强，黎芳，方显明，等.天麻钩藤饮合卡托普利对高血压患者及炎症因子的影响.中医杂志，2008，49（1）：32-34.

［33］方显明，黄红英.高血压的中西医结合临床研究进展.中西医结合心脑血管病杂志，2009，7（2）：191-192.

［34］韦湘林，方显明，李锡光，等.调脂胶囊对实验性高脂血症鹌鹑血脂影响的实验研究.江苏中医，1999，20（8）：43.

［35］韦湘林，方显明，陆中海.调脂胶囊抗鹌鹑脂肪肝作用的实验研究.中国中医药科技，1999，6（5）：313.

［36］方显明，杨建设，肖柳华，等.益心脉颗粒对缺血再灌注损伤心肌超微结构保护作用的研究.中华实用中西医杂志，2002，15（7）：735.

［37］方显明，伟钢林，杨建设，等.益心脉颗粒对心肌缺血再灌注损伤心功能的影响.广州中医药大学学报，2002（4）：298.

［38］方显明，杨建设，肖柳华，等.益心脉颗粒对心肌缺血再灌注损伤保护作用的研究.中国中医药科技，2003，10（2）：78.

［39］方显明，秦小慧，李秀芬，等.安心颗粒对大鼠急性心肌缺血的保护作用.中药新药与临床药理，2008，19（3）：200-203.

［40］方显明，秦小慧，李秀芬，等.安心颗粒对实验性高脂血症大鼠血脂及血液流变学的影响.中国实验方剂学杂志，2007，13（5）：21-23.

［41］吴韫宏，方显明.家兔实验性高脂血症模型的研究.广西中医学院学报，2004，7（2）：1-3.

［42］方显明，吴韫宏，彭忠异.安心颗粒防治家兔动脉粥样硬化的病理形态学观察.第四军医大学学报，2004，25（23）：2196-2198.

［43］方显明，吴韫宏，彭忠异.安心颗粒防治高脂血症的实验研究.广州中医

药大学学报，2005，22（1）：46-48.

［44］谢金鲜，方显明，林启云.经血宁胶囊的毒理学研究.广西中医药，2003，26（5）：45.

［45］李丽帆，方显明，李金平，等.消脂方对实验性高同型半胱氨酸血症及血脂的影响.陕西中医，2008，29（2）：235-237.

［46］李丽帆，方显明，顾国龙，等.消脂方对实验性鹌鹑胱硫醚 β - 合酶活性的影响.陕西中医，2008，29（12）：1675-1677.

［47］方显明，韦斌，郎中云，等.安心颗粒对阿霉素性心衰大鼠心肌细胞凋亡的影响.第四军医大学学报，2007，28（14）：1326-1328.

［48］方显明，韦斌，郎中云.安心颗粒对心力衰竭大鼠细胞凋亡基因 Bcl-2、Fas 表达的影响.中西医结合心脑血管病杂志，2007，5（8）：701-702.

［49］方显明，黄孟军，韦斌，等.安心颗粒对心力衰竭大鼠细胞凋亡线粒体超微结构的影响.广西中医药，2008，31（3）：55-57.

［50］方显明，韦斌，郎中云.安心颗粒对阿霉素性心衰大鼠 IL-6、TNF-α 及细胞凋亡的影响.广州中医药大学学报，2008，25（4）：307-310.

［51］郎中云，方显明.安心颗粒对慢性心力衰竭大鼠氧化应激和心肌重构的影响.中华老年心脑血管病杂志，2008，9（12）：854.

［52］方显明，蒙定水，王勤，等.白背叶合剂治疗急性上消化道出血的临床观察和实验研究.广西中医药，1989，12（5）：1.

［53］方显明.上消化道出血的中医临床与实验研究现状.中医药信息，1990，7（2）：18.

［54］方显明，莫远新，李凤珍，等.中西药分组治疗上消化道出血临床疗效比较（附 318 例分析）.广西中医药，1990，13（6）：1.

［55］方显明.消化性溃疡出血停止期证治一得.广西中医药，1991，14（2）：64.

［56］方显明，程世和，卢玲，等．复方白背叶治疗急性胃、十二指肠出血的临床报道．中国医药学报，1991，6（4）：32.

［57］方显明，谢金鲜，林启云，等．复方白背叶对急性胃、十二指肠出血的临床观察与实验研究．中国中医急症，1993，2（5）：198.

［58］黄国东，李卫红，方显明．复方白背叶胶囊对急性上消化道出血疗效的序贯试验观察．广西中医药，1996，19（1）：4.

［59］方显明，唐友明．经血宁胶囊治疗急性消化性溃疡出血的疗效观察．广西中医药，2003，26（6）：11.

［60］方显明，唐友明，周文光．经血宁胶囊治疗月经过多、产后恶露不绝的临床研究．广西中医药，2002，25（6）：8.

［61］方显明，肖柳华，陈勇，等．安心颗粒醇提工艺的实验研究．中草药，2005，36（11）：1652.

［62］方显明，秦小慧，李兰芳，等．安心颗粒对大鼠急性心肌缺血的保护作用．中药新药与临床药理，2008，9（3）：200.

［63］方显明，秦小慧．安心颗粒对麻醉犬心脏血流动力学的影响．中药新药与临床药理，2013，24（3）：255.

［64］谢金鲜，夏星，方显明，等．经血宁胶囊正丁醇提取部位抗炎作用研究．中国实验方剂学杂志，2013，19（3）：231.

［65］方显明，韩邦志，谢金鲜，等．经血宁胶囊正丁醇提取部位对药物性流产大鼠子宫出血的影响．中药新药与临床药理，2012，23（1）：52.

［66］谢金鲜，方显明，李爱媛，等．经血宁胶囊5种提取部位凝血作用的药效筛选．中药新药与临床药理，2010，21（6）：579.

［67］方显明，谢金鲜，韩邦志，等．经血宁胶囊醇提物凝血作用的比较研究．中国实验方剂学杂志，2010，16（16）：140.

［68］谢金鲜，方显明，韩邦志，等．经血宁胶囊有效部位的凝血作用及其机制

研究.中药新药与临床药理 2010，21（3）：216.

（二）著作

［1］方显明、林寿宁主编《简明中西医结合内科学》（2004年，广西人民出版社）。该书曾获2005年度中华中医药学会科技著作优秀奖和2006年度广西高校优秀教材二等奖。

［2］方显明、黄红英编著《常见内科疾病中药配方颗粒处方精选》（2013年，广西科学技术出版社）。该书是广西第一部以常见内科疾病中药配方颗粒的编著，出版当年获广西壮族自治区优秀科普著作三等奖。

［3］方显明主编《心血管疾病中医康复疗法》（2016年，中国中医药出版社）。该书为国内第一部涉及心血疾病康复疗法的专著。

［4］方显明、赖祥林主编《岭南特色活血化瘀药的现代研究与临床应用》（2017年，广东科学技术出版社）。该书是第一部以岭南活血化瘀药的现代研究和临床应用为内容的专著。

［5］方显明编著《名老中医方显明医论医案辑要》（2022年11月，广西科学技术出版社）。

［6］陈可冀、史载祥主编《实用血瘀证学》（1版出版于1999年，2版出版于2013年，人民卫生出版社）。方显明参与了1版和2版的编写工作，编写消化系统疾病部分。

［7］林曙光、张敏州主编《中西医结合心脏病学进展》（2013年，中山大学出版社）。方显明为编者之一。

［8］史载祥、杜金行主编《活血化瘀方药临床使用指南》（2014年，人民卫生出版社）。方显明为编委和编写人员。

七、整理者

方兴，医学硕士，主任医师，硕士研究生导师，从事神经内科临床医疗、教学、科研工作 20 多年。现任广西中医药大学附属瑞康医院神经内科二区副主任。在国内专业期刊上公开发表学术论文 30 余篇，并主持及参与多项省部级、厅局级课题，获得国家专利 1 项，广西科技进步奖二等奖 1 项、广西医药卫生适宜技术推广奖三等奖 2 项。同时，方兴还担任中国中西医结合学会活血化瘀专业委员会委员、广西中西医结合学会神经科专业委员会常务委员、广西中西医结合学会活血化瘀专业委员会常务委员、广西中医脑病学会常务委员及广西康复医学会脑血管病专业委员会常务委员等职务。

朱少廷

一、名家简介

　　朱少廷，男，汉族，1942 年 2 月出生，籍贯广西钟山县，中共党员。曾就读于河南平乐正骨学院，1965 年毕业后一直在广西中医药大学第一附属医院工作，担任大外科主任兼骨科主任近 30 年，是教授、主任医师，硕士研究生导师。为第三批全国老中医药专家学术经验继承指导老师、全国名老中医药专家传承工作室建设项目专家、首批桂派中医大师之一。他倡导中西医结合诊疗骨科伤病，筹建成立了广西中西医结合学会骨伤科专业委员会，并一直担任主任委员及名誉主任委员，是广西中西医结合骨伤科的奠基者，在他的带领下，广西中西医结合骨伤科得到蓬勃发展。2019 年 11 月病逝于南宁，但他对广西中西医结合骨伤科的贡献一直被骨伤科后辈们铭记于心。

（一）刻苦钻研，挑战自我

朱少廷教授出生于广西钟山县燕塘镇合群村的农民家庭。童年时期颠沛流离的逃难经历，父亲、祖父先后患病去世，驱使他选择成为一名医生。在小学阶段，他颇为艰苦地走读。尽管条件简陋，但这让他变得更加勤奋，并取得了优异的成绩。在中学阶段，他半工半读，这些劳动锤炼了他的意志，培养了他刻苦耐劳的品质，为他日后创业打下坚实的基础。初中毕业时的一次意外事故，导致他的左手尺桡骨骨折，而这种伤痛的折磨则让他下定决心，选择骨伤科作为自己的专业。

1961 年 9 月，他成功考入了河南省平乐正骨学院的正骨本科专业。该学院于 1958 年由卫生部和教育部批准成立，是全国第一所中医骨伤科大学。他是当时广西卫生厅定点培养的十名骨科专业的学生之一。朱少廷教授非常珍惜这个难得的学习机会，熟记各种经典，不断磨炼自己的正骨手法，并跟随老师诊治骨科杂症。通过大学四年的正规培训，他逐渐成长为一名技艺精湛的医生。

1965 年大学毕业后，他回到广西，并积极投身骨伤科事业。开始诊治各种骨伤科疾病，并开始尝试进行骨科手术。当时广西骨科的基础还很薄弱，所以在工作中遇到问题时，朱少廷教授虚心向广西著名的梁锡恩前辈学习少林正骨技术及内外用药。此外，他还向广西医科大学第一附属医院骨科著名的郭民修教授请教。正是由于他的刻苦学习，技术提高迅速。凭借着"手摸治病，疗伤不痛"的医术口碑，他很快就担任了科室主任。

1975 年，朱少廷教授前往同济医科大学附属协和医院的全国中西医结合骨科医师进修班学习。协和医院的李同生教授是武当道教骨科专家，也是"李氏正骨手法"的传承者。通过进修学习，朱少廷教授受益匪浅。三年后的 1978 年，他又前往天津医院的全国中西医结合骨科进修班学习。在尚天裕等著名教授的指导下，他不仅开阔了视野，而且坚定了继续走中西医结合道路的决心。回到广西后，他在继承和发扬中医骨伤科传统优势的基础上，充分汲取现代西方医学的先进技术，积极探索、勇于创新。他不断挑战自我，全面开展了脊柱四肢的各种手术。其中，股骨颈骨折的带血管骨瓣移植、后交叉韧带损伤的修复，以及关节内骨折的精准对位快捷固定等很多手术都在广西率先实施。

（二）博采众长，勇于创新

中医骨伤科历史悠久，源远流长，积淀深厚。但由于各流派医术各异、路数独特，因此朱少廷教授系统学习了平乐郭氏正骨术、少林正骨秘方、武当道教正骨术等技术。通过博采众长、融会贯通、参以己见，他得以臻于完备，自成一家。在强调整体、注重疗效、追求简便、热衷创新的基础上，朱少廷教授利用广西盛产的杉树皮修剪成小夹板，精心制作，固定牢靠，用于常见的肱骨外科颈骨折、肱骨髁上骨折、孟氏骨折等常见上肢关节周围骨折的治疗，受到广大骨科医生和患者的好评。此外，朱少廷教授对于新鲜的下肢骨折，创新首创了无架水平牵引治疗方法，取得了很好的临床疗效。他还将梁锡恩医生的少林特色药物十一方酒等大胆用于开放性骨折和感染性骨折的治疗，也取得了显著的效果，逐渐形成了朱氏独特的骨伤理论与临床诊疗体系。

（三）学贯中西，德艺双馨

朱少廷教授深知中医骨伤科与西医骨科源流各不相同，治疗路径亦有巨大差别。然而，他始终坚信中西医各有所长，各有所短，应该在扬长避短的基础上，通过优势互补、中西结合，不断提高疗效，更好地为患者服务。朱少廷教授工作认真，治学严谨，善于探索，富有创新精神，经验丰富。他的正骨手法简洁明了，让人过目不忘。手术解剖层次清晰，操作熟练迅速，参观他手术的医生都感受到了一种耳目一新的清新感。他真正做到了博古通今、学贯中西、上通灵素、下及百家。

朱少廷教授医术精湛，医德高尚，一直淡泊名利、为人朴实、公道正派、正直廉洁。在对待患者时，无论其身份、贫富、尊卑，他都一视同仁，毫无贵贱之分。解除患者痛苦是他最大的幸福，患者的需要是他工作中最大的动力。他急患者之所急、想患者之所想，在救死扶伤中挽救了许多生命。直至生命的最后一刻，他仍坚守工作岗位，鞠躬尽瘁，真正做到了死而后已。

朱少廷教授重视临床科研工作，主编出版了《躯干骨折与脱位》、副主编出版了《实用中医骨伤科学》2部专著，有8篇论文评为优秀论文奖。他还主持了广西卫生厅科研课题2项，并荣获广西科研成果和广西卫生科技进步奖，曾荣获广西卫生系统先进工作者、广西优秀医学科技工作者等荣誉称号。2002年，他被人事部、卫生部、国家中医药管理局选定为第三批全国老中医药专家学术经验继承工作指导老师，是学贯中西、德艺双馨、在区内外享有极高声誉并在国外具有较大影响力的骨伤科名家。

（四）培养后辈，着眼未来

朱少廷教授对医学人才培养倾注了毕生智慧和心血，严格要求学生，诲人不倦，临证总是有问必答，释疑解惑，耐心指导。他要求学生先做到"形似"，再进一步做到"神似"。讲课内容条理清晰，重点突出，深入浅出。他博采众长，涉猎广泛，随他学习过的医生无不感受至深。

为了使中西医结合骨伤科诊疗技术惠及广大百姓，自1973年起，朱少廷教授举办了一系列广西中西医结合骨科培训班。在培训班中，他自己编写讲义、画出骨伤草图、解释每一个具体概念，并详尽分析病情，罗列诊断治疗要求。他从正骨手法到骨伤患者护理，再到药物应用等方面进行了全方位的讲解。通过培训，有效缓解了广西骨伤科专业医生严重缺乏与骨伤患者日益增多的矛盾。培训班学员遍布八桂大地，为骨伤患者提供了较好的医疗服务，有效地减少了因伤致残情况的发生。在培训班的基础上，他筹建成立了广西中西医结合学会骨伤科专业委员会，并一直担任主任委员和名誉主任委员，是名副其实的广西中西医结合骨伤科奠基人。

朱少廷教授一直担任广西中医药大学第一附属医院骨科主任近 30 年，从开展诊疗至筹建病房、从大骨科至各专业分区分科，一直通过言传身教、学科规划、培养后辈，不断壮大影响。如今，他的众多弟子在各自领域都有着卓越的成就。

三、学术思想

（一）注重整体

中医对于骨折的治疗历史悠久，有着独特的理论体系和丰富经验。中医骨伤科的基本理论认识始于《黄帝内经》。该文献记载了全身主要骨骼、关节和某些伤病。据《黄帝内经》所述，人体是由脏腑、经络、皮肉、筋骨、气血与津液等共同组成的一个统一整体。人体生命活动主要是脏腑功能的反映，脏腑功能的活动基础是气血、津液。脏腑各有不同的生理功能，通过经络联系全身的皮肉筋骨等组织，构成复杂的生命活动，它们之间保持着相对平衡，在生理活动和病理变化上都不可分割。

轻微的创伤一般以局部病变为主，重度创伤除局部病变外，还会导致脏腑、经络、气血的功能紊乱，引起全身反应。正如《正体类要·序》所说："肢体损于外，则气血伤于内，荣卫有所不贯，脏腑由之不和。"这说明机体的外伤可导致内在气血、营卫、脏腑功能的失调。西医学也认为，机体遭受损伤后，会产生一系列的变化，不仅有局部的损害，严重者还可引起复杂的全身反应，这些变化原本是生理性和防御性的，如应激反应和炎症反应，但如有反应过强或过弱，则会出现继发性损害，可引起机体神经、内分泌和免疫三大调节系统的网络反应，造成脏器代谢紊乱、功能障碍，甚至衰竭。

因此，朱少廷教授强调治疗损伤必须从机体的整体观念出发，才能取得良好的效果。在临床实践中，朱少廷教授诊疗骨伤科疾病以整体观念为原则，以四诊八纲为辨证依据，重视"望、动、比"和"初、中、后"三期辨证用药。

肢体由皮、肉、筋、骨所组成，每遇外伤，皮肉筋骨首当其冲，肉眼易见。望就是必须观察患者全身的动静姿态以及局部引起的病理表现，包括神色、形态、畸形、肿胀、瘀斑、创口、肢体功能活动、舌质、舌苔等，通过长期的临床实践，总结出疾病的特有规律，很多损伤只需观察就能诊断，未问而先觉，从而更容易赢得患者的信任。

动是指活动，包括主动活动和被动活动，肢体的损伤及疾病均可出现活动困难或障碍，治疗则以良好的活动度作为判断指标。四肢的损伤尤其是下肢损伤，损伤后常左右有别，治疗时要求双侧必须等长、协调，因此，骨伤科的"比"就显得非常重要。比是将患侧与健侧肢体进行对比，包括形态、长短、粗细、活动功能、治疗前后效果、功能恢复过程等，这样可以比出外形及功能的异常，特别是微小的病理变化。

"望、动、比"意义深远，要求我们在临床工作中诊断重视局部，更重视整体；治疗重视整体，更重视局部。由于外伤反映于内，内伤也反映于外，朱少廷教授强调在辨证上一定要有整体观点。骨折等损伤以"初、中、后"三期辨证治疗为基础，运用四诊八纲，补虚泻实，以求全面。大量实践证明，在整体观念的指导下，合理使用内服和外用中药治疗骨折、脱位、筋伤、内伤和骨病，都将取得卓越的疗效。

（二）注重辨证

1. 损伤的辨证重气血　朱少廷教授认为气血理论是与损伤有关的基础理论之核心。气血病机是伤科病机的总则，也是指导治疗的关键。他认为，气与血在生理功能和病理变化方面的关系十分密切。气病可影响血，而血病也可伤及气。当人体受到外力损伤后，气血变化是更为主要的因素。对于伤血者，必须防止气机不畅。对于伤气者，则多数兼有血瘀。其原因是气与血同属于生命活动的物质基础，相互依存循行经脉，周流不息。《黄帝内经》中指出"不可为期"而致的外伤，如"有所堕坠，恶血留内"，应从血凝结方面进行治疗，以通利泻瘀。明代刘宗厚说损伤是"'外受有形之物所伤，乃血肉筋骨受病……所以，损伤一证，专从血论'"。但是，损伤和气之间的关系至关重要。《杂病源流犀烛》中说："跌打闪挫，猝然身受，由外及内，气血俱伤病也。"由此可见，跌打损伤会导致气血阻滞。局部络脉受损后，气便无法流通，血也难以顺畅运行，导致疼痛等不适反应。因此，在术后及早调理气机，可以预防气滞、气逆或其他脏腑诸证的出现。

《医宗金鉴·正骨心法要旨》提到跌打损伤之证，其云："专从血论须先辨或有瘀血停积，或为亡血过多，然后施以内治之法，庶必有俟也。"气与血两者有密不可分的关系，气为血之帅，血为气之母，相互依存循行经脉，周流不息，可濡养筋骨、皮肉，并灌溉五脏六腑，是人体生命活动的物质基础。跌打损伤无不与气血有关，轻则肿胀疼痛，重则气虚血脱，危及生命。薛氏《正体类要》序中明确提出"肢体损于外，气血伤于内"的观点。朱少廷教授进一步解释了"肢体损于外，气血伤于内"有两种意义：第一个意义——外伤不仅会直接危及筋骨皮肉等人体部分，还会连带影响气血的流通。因为全身的气运行和血液循环应该保持畅顺，如果身体某一部分或某一脏腑发生病变或受到外伤，都会影响气的流通，导致病理性的"气滞"现象。胸腰椎压缩性骨折就是一个典型，骨折后患者往往会出现疼痛、胸闷、腹胀、便秘等症状，这些都是气滞的表现，即是"气血伤于内"的反映。第二个意义——治疗过程中要特别强调气血的辨证和治疗。某些外伤可能仅影响身体的局部部分，导致血瘀、青紫、肿痛等症状，似乎与气无关。但是对于体质素虚，尤其对气虚患者来说，这些症状可能会长时间存在。在治疗过程中，应该使用理气药，以达到治疗效果。

《素问·阴阳应象大论》指出："气伤痛，形伤肿。故先痛而后肿者，气伤形也；先肿而不痛者，形伤气也。"气伤之后，络脉阻滞不通，引起疼痛；血伤之后，局部组织瘀血壅滞，就会产生肿胀。朱少廷教授精于辨证，以气血辨证为纲，认为治疗损伤首先应该重视有形的"血"，同时也要注重无形的"气"。他提出，在治疗骨折等损伤时，必须建立在"气血并重"的基础上，不能偏重血或气。在《正体类要》中，他指出："瘀血在内也，用加味承气汤下之。"这说明在"以血为主"的治疗方案中，必须加入柴胡、木香等行气药物。而对于一般的内伤，病情常变化多端，有时发作较缓，受伤后甚至不觉得疼痛，过后才会出现症状。对于这类情况，治疗方法应该以气血兼顾为宜，首先要通气、理气，然后再加入一定的活血通络药物。总之，在临床辨证时应从整体出发，注意疏通气血，气血兼顾，因人而施。这是朱少廷教授通过丰富的临床实践总结出来的损伤治疗原则。

2. 疾病的辨证重肝肾 朱少廷教授认为骨病的发生可能与损伤有关，但其病理变化、临床表现与损伤并不相同，因此辨证治疗有其特殊性。他在古人经验的基础上，广研经典，并总结出关于"骨伤科疾病重肝肾"的理论，形成了自己的独特风格，展现了他"治痛治骨亦即治肝治肾"的学术思想。他认为肝藏血，主筋；《黄帝内经》云："肝者……其充在筋。""肝主身之筋膜。"又提到"肝藏血"。筋肉与肝有密切关系，只有肝血充盈才能使筋得到充分的濡养，筋强才能"束骨而利关节"，从而维持正常活动；如果肝血不足，则会影响筋的功能。肾主骨生髓。肾脏藏先天之精，禀赋于父母，受助于后天之水谷，精生髓，髓养骨。骨的生长、发育、修复均依赖于肾脏精气的滋养和推动，肾精充足则身体强壮，筋骨刚韧；肾精不足，则会导致身体不能强壮，筋骨软脆，甚至出现畸形。小儿骨软无力及某些骨骼的发育畸形，是由肾精不足所引起的。腰为肾之府，年龄增长，肾精不足而引起的各种骨疾病，经常伴有腰膝酸软、坐立不安、行动不便、颈项不能转动，以及手摄失职等症状。骨伤科疾病出现的疼痛原因并不是气血失调引起，而是肝肾失养所致，因此肝肾是本，是原因；气血是标，是结果。治疗必须以补肾养肝之法施治。

损伤筋骨必内动于肝肾，因此，欲使筋骨强劲，必须寻求肝肾之补养。对于损伤后期及后遗症，也应按照肝肾理论进行辨证。朱少廷教授认为，在骨折时必有筋伤，所以筋骨创伤的修复可加重肝肾负担，致使肝血肾精不足；而肝血肾精不足又会影响筋骨创伤的修复。因此，筋骨创伤的延迟愈合或不愈合，多归咎于肝肾，因此在创伤的治疗中应补肾养肝。

在骨伤科疾病中，常因风、寒、湿、瘀诸邪相合而成疾。痰湿入络，其症或损伤而致，而更多是因为积劳或过劳所致。由于反复损伤，气血呆滞，痰湿因而留恋，痰瘀交凝，筋失功能，从而形成缠绵难愈的痛疾。长期的损伤可能导致患处残留疼痛、肿胀、关节拘挛、屈伸不利、皮肤不仁、肌肉痿弱，以及筋结成块等症状。朱少廷教授认为，这些症状都是由于肝肾亏虚而为邪所侵。例如，增生性关节炎常见于50岁以上的中老年人，属于中医学"痹证"范畴。朱少廷教授根据《黄帝内经》中"风寒湿三气杂至，合而为痹"及严用和《严氏济生方》中"皆因体虚，腠理空疏，受风寒湿气而成痹也"的理论，结合自己多年的临床经验，指出风寒湿外邪侵袭是致病的外在条件，但人体气血不足、肝肾亏损则是致病的内在因素。治疗要点在于调整人体气血津液，补益肝肾，再兼顾祛风除湿，散寒温经。

朱少廷教授在治疗痹证方面具有丰富的经验，尤其擅长辨证论治，其疗效获得了良好的反响。腰腿痛是一种常见病症，病因多种多样，约有数十种，其中比较常见的包括腰部骨质增生、骨刺、椎间盘突出症、腰椎肥大、椎管狭窄、腰部骨折、椎管肿瘤、腰部急慢性外伤或劳损、腰肌劳损、强直性脊柱炎等。《备急千金要方》中记载："凡腰痛有五：一曰少阴，少阴肾也。十月万物阳气皆衰，是以腰痛。二曰风痹，风寒着腰，是以腰痛。三曰肾虚，役用伤肾，是以腰痛。四曰肾腰，坠堕伤腰，是以腰痛。五曰取寒眠地，为地气所伤，是以腰痛，痛不止引牵腰脊皆痛。"朱少廷教授认为，骨属奇恒之腑，为肾之外合，内藏精髓。因此，腰痛与肾气不足有关联，其治疗方法主张补益肾气，自拟有补肾汤（当归15 g，枳壳15 g，续断15 g，小茴香15 g，补骨脂15 g，杜仲15 g，菟丝子15 g，青皮15 g，木香15 g）进行治疗。对于膝关节骨性关节炎等其他常见痹证，朱少廷教授认为，骨性关节炎以老年人肝肾亏损、气血不足、风寒湿邪痹阻脉络，并困扰关节为基本病机。病情表现为肝肾气血亏虚为本，夹杂各种邪实兼症为多。因此，在不同发病期内，本病"邪"

的变化也不尽相同，辨清"邪"的性质和特点而施药是临床之要务。正如《证治准绳》所指出："有风，有寒，有闪挫，有瘀血，有痰积，皆标也，肾虚其本也。"《中藏经》云："骨痹者，乃嗜欲不节，伤于肾也，肾气内消……则精气日衰……邪气妄入。"朱少廷教授认为，本病与肝肾亏虚外邪侵入筋骨，致脉络不通，客邪留滞，痹证是共同形成的结果。因此，在治疗骨性关节炎时，应该抓住本病"本虚标实"的特征，即在补益肝肾的基础上，兼顾祛风除湿、通经络、止痹痛的作用。临床上，朱少廷教授使用了蜈蚣汤（柴胡15 g，羌活15 g，木瓜15 g，茯苓15 g，白芍15 g，桃仁15 g，全蝎5 g，当归15 g，防风15 g，牛膝15 g，杜仲15 g，蜈蚣1条），并在补益肝肾的基础上利用蜈蚣、地龙等虫类药物祛风定痉蠲痹、通络止痛、搜风解毒的特点进行治疗，常常收到事半功倍的效果。这种疗法主要适用于疾病早、中期治疗，可以显著改善患者的症状，提高生活质量，防止或延缓病情发展。

3. 骨折的辨证重三期　人体一旦遭受损伤，则经脉受损，气机失调，血不循经溢于脉外，离经之血瘀滞于肌肤腠理。"不通则痛"，无论气滞还是血瘀，都能引起疼痛，因此必须疏通内部气血。唐容川的《血证论》、钱秀昌的《伤科补要》均以"损伤之症，专从血论"为辨证施治的基础。根据骨折的发展过程，一般分为初、中、后三期。初期在伤后1～2周，由于气滞血瘀，需消肿止痛，以活血化瘀为主，即采用"下法"或"消法"。《圣济总录·折伤门》中说："人之一身，血荣气卫，循环无穷。或筋肉骨节，误致伤折，则血气瘀滞疼痛……失于调理，所伤不得完，所折不得续。"说明跌仆损伤后，必须经脉通畅，气血调和方能愈合。《百病辨证录》中说："血不活则瘀不去，瘀不去则骨不能接也。"因此，治疗骨伤必须兼顾活血化瘀和理气止痛，兼顾调阴与和阳。若瘀血积久不消，郁而化热，或邪毒入侵，或迫血妄行，可用"清法"；气闭昏厥或瘀血攻心，则用"开法"。朱少廷教授认为，由于气滞血瘀，治疗必须兼顾活血化瘀和理气止痛，兼顾调阴与和阳。因此，朱少廷教授以行气消瘀为原则，以桃红四物汤为基础，自拟朱氏正骨1号方进行治疗。

中期在损伤后3～6周，经过初期治疗后，损伤症状虽有改善，但肿胀、瘀阻和疼痛仍未完全消失。为达到活血化瘀、和营生新、接骨续筋的效果，应以"和""续"两法为基础，即同时进行活血化瘀和补益气血的治疗，如使用当归、熟地黄、黄芪、何首乌、鹿角胶等药物；或使用续断、补骨脂、骨碎补、煅自然铜等强壮筋骨的药物。根据内伤气血、外伤筋骨的特点，具体分为和营止痛法、接骨续筋法、舒筋活络法，这三种方法旨在祛瘀生新、接骨续筋、疏风通络、活血舒筋。朱少廷教授以续骨活血汤为基础，加入强壮筋骨药物补骨脂，自拟了朱氏正骨2号方进行治疗。

后期为损伤7周以后，瘀肿已经消退，但由于筋骨尚未坚实，功能还未恢复，"久伤多虚"，因此需要根据《黄帝内经》中的"虚则补之""损者益之"的治则，调整脏腑经络功能，以补养气血、肝肾、脾胃以及坚骨壮筋为主，加速损伤的恢复。由于瘀血凝结、筋骨拘挛、风寒湿痹和关节屈伸不利等情况，需要使用温经散寒、舒筋活络的方法，这是后期治疗的主要方法。朱少廷教授根据骨折的特点，以六味地黄丸为基础，加入牛膝、杜仲、防风，自拟了朱氏正骨3号方。牛膝和杜仲可以进一步强化补益肝肾、强筋健骨的作用，防风可以祛风胜湿，防止风寒湿邪乘虚而入。

朱少廷教授强调三期分治方法的主要目的是调和疏通气血，生新续断，强筋壮骨。对于上述的分期治疗原则，必须根据患者体质和损伤情况，进行灵活变通和辨证施治。

（三）注重简便

朱少廷教授认为，在中西医结合治疗骨伤科疾病时，应始于整体观念，以辨证论治为基础，正确贯彻动静结合（固定与活动统一）、筋骨并重（骨与软组织并重）、内外兼治（局部与整体兼顾）、医患合作（医疗措施与患者的主观能动性密切配合）的治疗原则。在保障安全和有效性的前提下，以简便为原则。越简便的方法越容易掌握，越简便对患者的损伤也越小。

1. 正骨手法简练有效　复位是骨关节损伤治疗核心，绝大部分骨关节损伤均可以通过手法复位达到目的。中医的正骨手法历来占有非常重要的地位。蔺道人著《仙授理伤续断秘方》提出了以手法整复为主的复位法，如拔、伸、捺、正法。《医宗金鉴·正骨心法要旨》将"摸、接、端、提、按、摩、推、拿"归纳为正骨八法。

朱少廷教授集平乐郭氏正骨、梁锡恩少林正骨、李同生武当道教正骨之所长，兼收并蓄，努力创新，对传统正骨手法进行改良，以一切从简、一切从患者的功能恢复为最终目的，将检查手法和复位手法融为一体，使之更为实用，易于掌握。他的正骨手法检查及判断效果以"摸"为先，复位以"反"为重，总结了一套与损失机制相逆的正骨手法，使许多患者不必手术即可恢复。其施法迅速敏捷，轻重恰当，刚柔并济，手摸知病，疗伤不痛，形成了独具特色的朱氏正骨学术思想。

2. 骨折固定简便可靠　葛洪《肘后备急方》首次推荐了竹板固定骨折法，由此发展的小夹板外固定疗法成为中医骨伤科独特的骨折疗法之一。采用小夹板外固定疗法可很好地贯彻中西医结合治疗骨折的原则，例如动静结合、内外兼治、筋骨并重、医患合作等，能够避免关节僵硬这一后遗症。小夹板材料多种多样，例如柳木板、竹板、厚纸板、胶合板、金属铝板、塑料板等，但朱少廷教授大力倡导采用广西杉树皮制作小夹板固定。这种方法就地取材，裁剪方便，因人而用，简便廉验，特别适用于超关节的固定。

牵引不仅是骨折整复方法，同时也是牢固固定的手段，通常应用于下肢骨折的治疗。传统的牵引需要将患肢置于布朗氏架或托马氏架上进行，但牵引力并不直接，长时间的牵引制动可能导致压疮等并发症，同时患者姿势也不舒适，护理和功能锻炼也十分困难。朱少廷教授推崇使用无架水平牵引来治疗股骨干等下肢骨折，这种方法非常简单实用。在使用此法进行牵引时，膝关节处于功能状态，从而使膝关节周围的肌肉、韧带及关节囊等稳定结构得到了相应的内在平衡，这不仅有利于骨折的复位，而且有利于保持对位；通过将胫骨结节或股骨髁放置于水平位置上进行牵引，牵引力更为直接，可以有效地纠正骨折的严重纵向重叠移位；同时，由于肌肉、韧带和关节囊的牵拉，骨折的侧方及前后移位也会得到自动修复。

朱少廷教授多次强调治疗方法应该尽可能简单有效，并在保证疗效的前提下避免选择西医手术治疗。相反，应该以中医治疗为主，并只在必要时进行手术。即使是在手术内固定方面，朱少廷教授也倡导简单有效的原则，不主张过度追求坚固的内部固定。这种思想在处理胫腓骨骨折，尤其是开放性骨折时表现得尤为明显。

朱少廷教授认为由于小腿中下段骨与软组织血运特点，在保证伤口顺利愈合的前提下，避免因软组织坏死引起骨质或内固定物外露，促进骨折的愈合，已经成为处理此类损伤的关键。在临床工作中，朱少廷教授发现，即使是一些单纯的胫骨干骨折患者，只要是使用小夹板外固定，其早期负重活动后骨折端也很少发生移位或移位很少。因此，他提出了固定腓骨为主的治疗方法。

固定腓骨为主治疗胫腓骨中下段开放性骨折的方法属于有限间接内固定。这种方法不会剥离胫骨骨膜，所以切口较小。同时，对局部骨和软组织血液循环无进一步破坏。因此，组织发生坏死和感染的概率大大降低。而且由于腓骨的稳定支撑和骨间膜牵拉、肌肉内夹板等的综合作用，也可以使胫骨骨折端处于一种相对稳定状态，有利于骨折的愈合，这也符合骨代谢理论中有关骨形成的理论观点。由于这种有限间接内固定方法从一开始就使得骨折端有一个较好的生理环境和应力环境，所以可以加速骨折的愈合。术后配合有效的外固定可以减少骨折端的剪切力，并进一步保持骨折端的稳定性；而在小腿小夹板和早期康复锻炼方面，可以方便加强膝部及下肢的活动，改善和促进下肢的血液循环及骨折端的压力条件，同时可以使骨折端的生理和应力条件得到进一步改善，以加速骨折的愈合。因此，固定腓骨为主治疗胫腓骨中下段开放性骨折的方法在临床使用上简单、有效、经济，适用于各型胫腓骨中下段开放性骨折。

（四）注重疗效

朱少廷教授认为，疗效是评价疾病治疗的唯一标准，也是衡量医生能力的最佳指标。临床医生必须始终以争取最好的疗效为奋斗目标，付出全部心血，认真诊查患者，并给予恰当及时治疗。

治疗疾病要想取得很好的疗效，诊断是基础，也是前提。如果诊断错误，治疗也会出现问题。因此，朱少廷教授反复强调诊断的重要性，也就是基础知识的重要性。疾病的诊断需要病史、症状、体征以及辅助检查有机结合。如果缺乏其中的某一方面，就是不全面的，也容易造成误诊、漏诊。作为骨伤科医生，朱少廷教授认为过于依靠 X 线，而忽视了临床检查，这是非常危险的。影像学检查对于骨伤科疾病诊断有很大帮助，但临床资料更加重要。必须树立以临床为主、为准的原则和理念。他经常以腕舟骨裂纹骨折和股骨颈 Garden Ⅰ 型骨折为例，说明只要临床检查符合骨折，即使 X 线暂时看不到，仍应先按照骨折进行处理。

朱少廷教授强调，只要医生认真询问病史，详细进行体格检查，总能发现问题，得出正确的诊断。有一次他带领我们到针灸科会诊一名女性患者，患者自诉腰背痛十几年，逐渐加重，曾在多家三级甲等医院就诊过，还住过院，做过 CT 等检查。但大多数医生都以"腰椎间盘突出症"进行治疗，患者病情一直没有好转。会诊时，患者身体结实，但精神不振，自称 1 个月多没睡过觉。我们听后首先认为患者夸大其词，但患者连躺在床上进行两分钟的体格检查都难以忍受。

朱少廷教授为患者进行体格检查，上下肢的肌力及感觉均没有明显异常，但有两个体征对诊断是非常有用的。一是在 T_{10} 的椎旁压痛非常明显，叩击时患者无法承受；二是患者的髌腱反射异常亢进。朱少廷教授分析，患者不可能是腰椎间盘突出症，因为 $L_{4\sim5}$ 和 S_1 均无压痛及叩击痛，下肢没有肌力及感觉障碍，但出现了髌腱反射异常亢进，所以可能是脊髓病变引起或脊髓受到压迫造成。应该在 L_2 以上部位，结合 T_{10} 的椎旁压痛非常明显，叩击时患者无法承受，估计 T_{10} 椎管内病变的可能性最大。

根据患者的病史、症状以及体征，患者为进行性病变，已有十余年，不可能是恶性肿瘤式的疾病，考虑为常见的神经鞘膜瘤。神经鞘膜瘤起源于神经的雪旺细胞，最常发生于神经根，所以患者表现为一侧的症状及体征，建议进行胸腰段的 MRI 检查。检查结果如朱少廷教授所分析，在 T_9 和 T_{10} 之间的椎管内发现了一个哑铃状的高密度影，边缘清晰光滑。

后来，患者转入骨伤科治疗。手术切除了肿瘤，术后病理确诊为神经鞘膜瘤。术后患者症状体征完全消失，恢复了原来的工作。

朱少廷教授擅长续骨理筋，在临证中"骨"与"筋"并重，特别是关注治疗筋伤。在中医学理论中，"筋"这个概念比较广泛，如《素问·痿论》所言："宗筋主束骨而利关节也。"这说明与关节活动有关的组织都属于筋的范畴，包括如今所说的关节囊、韧带、肌腱等。古代医学中还有十二经筋的命名方式，与十二经脉相配合，起始于四肢、爪甲之间，止于头面，内经胸腹空隙，但不涉及脏腑。朱少廷教授认为"伤骨必伤筋，伤筋可动骨""骨折脱位不治筋，十治八九难屈伸"等古训，强调了"筋"的重要性，同时也倡导医生们尽快掌握 MRI 等现代诊断方法，开展关节镜微创手术。这些前瞻性的思维和指导使得我们在当前的医疗领域占有优势地位，特别是对于膝关节损伤尤其是韧带损伤，处理方法多样，疗效显著，患者数量较多。

（五）注重创新

朱少廷教授出身于普通家庭，但天资聪颖、勤奋好学、刻苦钻研，取各家之长，融会贯通。他注重学习他人的长处，并能够将所学知识付诸实践。在经过河南平乐正骨学院系统的中医骨伤科理论学习后，他曾多次前往武汉同济医科大学附属协和医院、天津医院等西医医院进修学习西医手术，为解决开放性骨折等复杂损伤做出了不懈努力。此后，朱少廷教授独立地完成了脊柱和四肢等各种手术，凭借扎实的中西医结合理论基础和丰富的临床经验，取得了非常显著的疗效。

朱少廷教授认为中医骨伤科的生命力取决于其特色优势，而这种特色优势源于坚持运用丰富的中医基本理论思想，包括整体观念和辨证论治，以及结合动静（固定与活动的统一）、骨与软组织并重、局部与整体兼顾、医患合作的骨伤科治疗原则。在中医学理论和实践指导下，中医骨伤科引入现代科技和诊疗设备，如 CT 和 MRI 等，进行相应的手术治疗，这不仅不是"西化"，而且有益于丰富和完善中医骨伤科的临床诊疗方法和手段，提高检验临床疗效的技术水平，进一步强化和提升中医骨伤科的特色优势。

坚定方向、挑战自我、不断创新，这些一直贯穿朱少廷教授的临床工作中。当朱少廷教授开始从事医学工作时，他发现股骨颈骨折的治疗效果很差，这导致很多患者失去了生计和生活能力。这种情况非常令人心痛，因此朱少廷教授在传统中医手法的基础上，汲取了西医学的长处，并于 20 世纪 70 年代开始了切开复位内固定治疗。他采用了各种内固定材料，例如骨圆针、三角针、三翼钉、松质骨螺钉和空心螺钉等。

然而，朱少廷教授意识到这种治疗方法并不能解决股骨颈骨折不愈合及其股骨头缺血性坏死的问题。因此，在 20 世纪 80 年代至 90 年代，他又逐渐开展了闭合复位经皮穿钉内固定、切开复位内固定以及股方肌骨瓣、缝匠肌骨瓣、旋髂深血管骨瓣移植等手术。这些骨瓣移植手术显著提高了股骨颈骨折的愈合率。朱少廷教授主张对儿童股骨颈骨折及早进行手术内固定，并提出了使用带血管的骨瓣移植治疗股骨颈骨折的方法。该方法特别适用于青壮年股骨颈骨折、陈旧性股骨颈骨折、股骨颈头下型骨折，以及 Garden Ⅲ、Ⅳ型股骨颈骨折。朱少廷教授发表了一系列相关论文，例如《儿童股骨颈骨折 24 例报告》《股方肌骨瓣植骨术治疗股骨颈骨折远期疗效观察》和《旋髂深血管骨瓣和旋股外血管束联合移植治疗股骨颈骨折》等。

即使如此，朱少廷教授并没有全盘吸收西医学的经验，也没有受到大环境的影响。他认为人工关节置换治疗股骨颈骨折虽然可以减少卧床时间，减少卧床并发症并快速恢复患者功能，但同时也会面临并发症治疗困难等问题。因此，该方法只能作为不得已的选择。朱少廷教授一直严格掌握人工关节置换手术的适应证，并经过 20 多年的验证，这种观点是非常严谨和正确的。

除在股骨颈骨折领域进行创新外，朱少廷教授还在中医骨伤科的其他领域进行了创新。例如，对于儿童肱骨髁上骨折并同侧尺桡骨远端骨折、儿童孟氏骨折并同侧桡尺骨远端骨骺骨折等同一肢体的多处骨折，朱少廷教授创新地采用了超肘腕关节杉树皮夹板外固定。一副夹板可以同时固定两处骨折，这种方法损伤小、骨折愈合快、功能恢复好。对于高能量的浮膝损伤，朱少廷教授一直在思考和研究，利用中医或者中西医结合相对保守且损伤小的治疗方法，是否也能够有效地治疗这种严重损伤。他在水平牵引治疗股骨干骨折的基础上，采用水平牵引与外固定支架相结合的方法治疗浮膝损伤，并取得了较好的效果。

　　朱少廷教授曾强调，缺乏创新就没有发展。在医学科学研究中，创新是关键。科研创新程度是衡量学科综合实力、医疗技术水平和发展潜能的重要标志。因此，应将创新发展作为主导思想，开拓进取，尤其是在临床工作上。朱少廷教授那一辈人非常开明开放，很好地传承了这种思想。根据自己多年治疗股骨颈骨折的经验，20 世纪 90 年代初，朱少廷教授就创新开展了旋髂深血管骨瓣并旋股外血管束联合移植治疗股骨颈骨折的临床研究。该研究选择旋髂深血管骨瓣移植到骨折处，再用旋股外侧血管束移植到股骨头内。旋髂深血管束比较恒定、蒂长、易于转位，管径较粗，血运丰富，能有效地增加股骨头血运，降低股骨头缺血性坏死的发生。同时，在股骨头颈前侧开骨槽，既降低骨内压、增加动脉血供，又促进了静脉回流及周围软组织对股骨头的血供，有利于自身的修复。该研究的《旋髂深血管骨瓣和旋股外血管束联合移植治疗股骨颈骨折》学术论文公开发表。该临床研究是朱少廷教授主持的广西卫生厅科研课题，并于 1999 年获得了广西医药卫生科学技术进步三等奖。

　　朱少廷教授还开展了中药剂型改良的研究工作。他将骨伤科常用的外洗方药进行了剂型改革，并把自己常用而有效的经验外洗方制作成"熏洗舒筋汤"这一瓶装煎剂。这样不仅治疗效果不变，而且更为方便实用，受到了广大患者的欢迎和好评。钟远鸣主任医师就对舒筋汤熏洗加被动功能锻炼治疗膝骨性关节炎进行了相应的实验研究，探讨舒筋汤熏洗加局部被动功能锻炼治疗膝骨性关节炎的作用和机制，并得出了舒筋汤熏洗加被动功能锻炼有利于膝关节软骨组织修复的结论。相关科研课题获得了广西适宜技术推广奖。

朱少廷教授鼓励年轻医师对医院传统的中药制剂开展相关的科学研究工作。十一方药酒是梁锡恩名老中医所传承下来的院内制剂，已在医院临床运用 50 多年。本方除了具有散瘀消肿、防腐生肌、止痛止血的作用，其促进骨折愈合的效果也非常显著。为探索其促进骨折愈合的机制，刘武博士进行了实验研究。实验从骨折愈合的早、中、晚三个阶段观察了十一方药酒对其细胞凋亡变化的影响，表明该药在骨折愈合过程中对加速细胞增殖成熟分化方面是有一定作用的，同时对细胞凋亡的发生也有一定的影响。

四、临证经验

（一）十一方酒的妙用

十一方酒是广西中医药大学第一附属医院已故骨伤科名医梁锡恩医师的经验方，由田七、血竭、红花、泽兰、当归尾、乳香、没药、制马钱子、琥珀、生大黄、桃仁、川续断、骨碎补、土鳖虫、杜仲、自然铜、苏木、无名异、秦艽、七叶一枝花等组成。以上药物加米三花酒 8000 mL，浸泡 3～6 个月后即可使用。其具有和营血、开腠理、通筋络、祛风寒、消肿痛的作用，适用于各种骨折脱位及其他损伤。常见骨折脱位者可先外敷十一方酒于患处，内服 20～30 mL 后再进行整复。此举可显著减轻患者疼痛，固定后每天外用十一方酒涂擦伤处，有助于消退肿胀并促进骨折愈合。该方剂一直被广泛应用于各种闭合性骨折脱位及其他损伤的治疗。

随着社会的发展，外伤患者的数量都在不断增加，开放性骨折脱位逐渐多见。朱少廷教授在 20 世纪 60 年代发现十一方酒还具有散瘀消肿、防腐生肌、止痛止血的功效。在治疗外伤性疾病、创伤性出血、创伤性化脓性感染等方面，这一药方有其独到之处。朱少廷教授大胆尝试将其应用于开放性骨折的伤口处理，并取得了满意的效果。对于伤后 12 小时内就诊者，朱少廷教授将其定为新鲜型；13 ～ 24 小时就诊者定为延迟型；25 ～ 48 小时就诊者定为过迟型。以上均归属为未化脓感染型开放性骨折。清创后，朱少廷教授常规使用生理盐水冲洗伤口 1 ～ 2 次，最后用十一方酒冲洗 1 次，然后进行伤口缝合。

典型病例：吕某，男，23 岁，工人。因机器绞伤致左前臂尺桡骨下段开放性骨折 1 小时入院。患者神志清醒，左前臂背侧有伤口 17 cm×4 cm，伤口边缘不整齐，受到机油污染，骨折端外露出皮肤 5 cm，伤口流血不止。前臂背侧肌肉全部被撕断，五指不能背伸活动，屈曲活动尚好。入院后拍摄 X 线，在臂丛麻醉下进行清创术，内固定骨折（尺骨用钢板螺丝钉固定，桡骨用银丝固定），对被撕断的肌肉一一缝合，但由于皮肤缺损未能全部缝合。使用石膏托进行固定，采取十一方酒纱布外敷，内服活血消肿、清热解毒的中药并配合抗生素治疗。伤口一直未复发，骨折坚固愈合，功能恢复尚好，患者成功恢复工作。

对于来院时已经化脓感染的伤口，或入院后转化为化脓感染的伤口，朱少廷教授将其诊断为软组织化脓感染型。处理化脓感染型伤口，他也使用十一方酒纱布进行湿敷，以促进坏死组织的溶解脱落，并促进伤口封闭。

典型病例：患者李某，女，15 岁，学生。患者在骑单车时摔倒，致使右尺骨中段开放性骨折，6 天后入院。伤后一直使用民间草药外敷，但入院时伤口已感染化脓。患者的右前臂弯曲畸形，伴随骨擦音、肿胀，深黄色伤口大小 2 cm×3 cm，周边呈暗黑色。入院后进行 X 线检查，将十一方酒纱布敷在伤口处 3 天，同时使用石膏托固定患肢，让肘关节保持 90° 屈曲位。接着，进行骨折整复术，并使用小夹板进行固定。术后进行 X 线复查，发现患者骨折已经解剖对位。治疗期间使用了活血消肿、清热解毒的中药内服，配合使用抗生素进行治疗。经过 13 天的治疗，患者伤口愈合，32 天后骨折已经临床愈合，小夹板被拆除，并开始加强功能锻炼。经过 6 年 4 个月的跟踪观察和复查，发现患者骨折完全愈合，功能恢复正常。

患者入院时，其伤口可能已经感染并形成骨髓炎，或者在住院期间，由软组织化脓感染逐渐转化为骨髓炎。朱少廷教授将其诊断为创伤性骨髓炎型。对于创伤性骨髓炎型，需要先进行手术清创，并且对于伤口中留有窦道的情况，需要进行切开窦道处理。在处理时，要彻底清除死骨、坏死组织和硬化骨等无生机、无血运的组织，及时取出内固定物，使得伤口能够充分引流。术后使用十一方酒纱布填塞伤口，每天滴入十一方酒 1 次，每 3 天更换 1 次敷料，直到伤口干净并生成肉芽组织。

由于朱少廷教授的创新性应用，十一方酒的应用范围得到了拓展。该药物被广泛应用于烫伤、压疮、糜烂型足癣并发腐蚀性溃疡、慢性溃疡、糖尿病足等，以促进这些复杂创面的修复。但需要注意，十一方酒最常见的不良反应是接触性皮炎。针对此问题，朱少廷教授通过反复观察和研究，认为接触性皮炎的发生与患者体质、马钱子的炮制及十一方酒的浸泡时间等因素有关。故他要求在制备马钱子时必须将其绒毛去除干净，并且浸泡时间也必须充足。如果出现过敏现象，应立即停止使用十一方酒，可以使用纱布进行湿敷，一般在 3 ～ 4 天后过敏现象可以得到缓解。

（二）朱氏接骨散的应用

朱氏接骨散包括泽兰、土鳖虫、大黄、红花、丹参、当归尾、骨碎补、生马钱子粉、桃仁、乳香、没药等药物，制法为将上述药物混合粉碎并过 100 目筛后混匀，收贮瓶备用。使用时，可将其加酒蒸煮后贴敷患处。药膏的配制方法为将朱氏接骨散与饴糖、蜜、油、水、鲜草药汁、酒、醋或医用凡士林等混合调匀成厚糊状，涂敷于伤口处。其中，使用饴糖的主要目的是固定和保护伤口。饴糖与药物的比例为 3∶1，也有时用饴糖与米醋之比为 8∶2 调拌。朱氏接骨散具有活血祛瘀、消肿止痛、接骨续筋等功效，适用于骨折、筋伤、肿胀、疼痛等情况。对于存在创伤的创面，先用十一方纱布覆盖，再涂以油膏。油膏可以通过熬炼或拌匀药物和油类制成，其性质柔软，有滋润创面的作用。

朱少廷教授认为，外用药是中医骨伤科的特殊治疗方法。其中，外用药（敷贴药）应用最多的剂型是药膏、膏药和药散三种。使用时，将药物制剂直接敷贴于损伤局部，可收到良好的疗效。朱氏接骨散是朱少廷教授丰富经验的总结。使用时，首先要将患处清洗干净，然后将朱氏接骨散加热至60℃后，均匀平摊在一张塑料纸上，厚度为0.3～0.5 cm。等药物温度与皮肤温接近时，将药物覆盖于伤处，并用胶布固定。每日使用1次。对于骨折和脱位的患者，需要先进行手法整复，再外敷朱氏接骨膏，外缠绷带，然后用小夹板进行外固定。每5日更换1次。在临床应用中，少数患者可能会对朱氏接骨散产生过敏反应，导致接触性皮炎。朱少廷教授建议，使用时在药散表面撒一些冰片，可以明显减少过敏现象的发生。一旦出现皮肤瘙痒、丘疹或水疱等不适症状，应及时停药，并使用青黛膏或六一散进行治疗。严重者可同时进行抗过敏治疗。

（三）朱氏大将逐瘀汤的应用

朱氏大将逐瘀汤是由朱少廷教授根据广西环境特点及其腰部损伤的辨证，从河南平乐正骨学院《正骨学讲义》中"大将逐瘀汤"加丹参演化而来的经验方。本方药物组成：大黄30 g，槟榔15 g，丹参20 g，生姜10 g。每日1剂，大黄不后下，水煎分两次服用。该方具有泻腑逐瘀的功效，适用于急性腰扭伤及其胸腰椎骨折的早期治疗。服用后，大便次数均有不同程度增多，停药后可自行减少，不需特殊处理。

典型病例：患者李某，女，54岁。不慎扭伤腰部1天，担架抬送入院。腰部不能活动，腰肌紧张，腰4、5椎旁明显触压痛，无放射。服用上述方剂1剂后，患者解下稀烂便数次，腰痛大减；2剂后，腰痛基本消失，下床不扶拐行走，腰部活动恢复正常。住院2天后，患者痊愈出院。

朱少廷教授也常常将大将逐瘀汤用于胸腰椎压缩性骨折的早期治疗。胸腰椎压缩性骨折除腰椎前屈畸形外，还有腹膜后血肿等诸多并发症，表现为腹胀、腹痛、大便不通、腰部剧痛等。因此，早期治疗主要为缓解疼痛、腹胀和通畅大便。朱少廷教授认为，胸腰椎压缩性骨折导致瘀血停滞于腹后壁，久之易生热产气，浊气积聚，腑气不通，升降失序，清浊相混，从而引发腹胀。针对腹胀、瘀血留滞、气血失和、腑气痞塞的病机，大将逐瘀汤采用攻下逐瘀、行气通便之法而组方遣药。其方中大黄苦、寒，攻积导滞、泄热通便、逐瘀通经为君；槟榔辛、苦，既能行气消积以导滞，又能缓解泄泻并通便为臣；生姜辛、微温，可温暖中焦脾胃，以防药物过于寒凉损伤。朱少廷教授认为丹参作用强劲，具有通行血脉、祛瘀止痛的功效，广泛应用于血瘀心痛、脘腹疼痛、癥瘕积聚、跌打损伤等各种瘀血病证。《本草便读》云：“丹参功同四物，能祛瘀以生新，善疗风而散结，性平和而走血……味甘苦以调经，不过专通营分。”丹参虽有参名，但补血之力不足，活血之力有余，为调理血分之首药。丹参疗风痹祛结积，亦可使血行风自灭，血行则积自行。因此，大将逐瘀汤具有活血化瘀、通经止痛、行气消胀、泄热通便的功效，对局部疼痛、腹胀腹痛、大便不通等症状有良好疗效。现代药理研究证实，大将逐瘀汤中的大黄具有泻下、止血、解热镇痛、促进血小板凝集等作用；槟榔具有兴奋 M 胆碱受体的作用，使胃肠道平滑肌张力升高，增加胃肠蠕动，促进消化液分泌；丹参的养血、活血、化瘀、止痛、生新血等功效显著，且性味平和，有补有散，无不良反应。这些药物相互作用，可以通利大便、止血、祛瘀、镇痛、抗炎等，不仅作用于并发症，也作用于原发病，从而打破了局部剧痛与腹胀腹痛、大便不通之间的恶性循环，促进患者症状早期消除。

典型病例：患者龚某，女，68 岁。因家中滑倒臀部着地，致腰部疼痛活动困难，经过 7 天无效治疗后入院。入院前一直未解大便，入院时腰部疼痛，翻身转侧困难，腰 1 棘突明显触压痛、叩击痛，无放射性疼痛。治疗方案为每日 1 剂大将逐瘀汤，医院煎药房采用煎药机煎药，并分成 2 次口服，每次 125 mL，共服用 3 天。服药后，患者出现腹胀痛加重、解便困难的不良反应，但肛门塞开塞露后解下稀烂便数次，腰痛明显减轻，能进行翻身转侧和腰背肌功能锻炼。连续服药 3 天后，改用桃红四物汤内服，并继续进行功能锻炼。患者住院 4 周，经过治疗痊愈出院。

（四）朱氏补肾壮骨汤的应用

补肾汤是朱少廷教授治疗慢性腰痛的经验方。方药组成：当归15 g，枳壳15 g，续断15 g，小茴香15 g，补骨脂15 g，杜仲15 g，菟丝子15 g，青皮15 g，木香15 g。上药煎煮，加入适量盐后内服，每日2次。此方有补肾行气、活血止痛的功效，适用于各种慢性腰痛及其他肾虚导致的痛痹。

朱少廷教授认为腰为肾之府，腰部感受外邪、外伤或肾虚，均可引起气血不通、腰府失养而致腰痛。因此，针对慢性腰痛，他认为补肾治疗至关重要。补肾汤中的当归甘温质润，长于补血，为补血之圣药。同时，当归性辛行温通之特性，可活血、散寒、止痛。《医学启源》曰："当归，气温味甘，能和血补血，尾破血，身和血。"《本草纲目》曰："治头痛，心腹诸痛，润肠胃、筋骨、皮肤，治痈疽，排脓止痛，和血补血。"枳壳性味、归经、功用与枳实同，但作用较缓和，善破气行滞而止痛。《本草纲目》曰："枳实、枳壳大抵其功皆能利气，气下则痰喘止，气行则痰满消，气通则痛刺止，气利则后重除。"小茴香辛温，能温肾暖肝，散寒止痛，有镇痛的药理作用。补骨脂又名补骨脂，性味苦辛温燥，善壮肾阳暖水脏，常与菟丝子等同用治肾虚。正如《药性论》所云："治男子腰疼膝冷囊湿，逐诸冷顽痹，止小便利，腹中冷。"《开宝本草》曰："治五劳七伤，风虚冷，骨髓伤败，肾冷精流及妇人血气堕胎。"《本草经疏》曰："补骨脂，能暖水脏，阴中生阳，壮火益土之要药也。"现代研究表明，补骨脂可以通过调节神经和血液系统，促进骨髓造血，增强免疫和内分泌功能，从而发挥抗衰老作用。杜仲以其补肝肾、强筋骨的功效，尤其适用于肾虚腰痛。其他类型的腰痛也可以使用此方，其中均有扶正固本之效。《神农本草经》云："主腰脊痛，补中，益精气，坚筋骨，强志，除阴下痒湿，小便余沥。久服轻身耐老。"续断甘温助阳，辛以散瘀，兼有补益肝肾、强健壮骨、通利血脉、疗伤续折之功。《神农本草经》云："主伤寒，补不足，金疮痈伤。折跌，续筋骨，妇人乳难。"《名医别录》云："妇人崩中漏血，金疮血内漏，止痛生肌肉，及踠伤恶血腰痛，关节缓急。"《本草经疏》云："为治胎产、续绝伤、补不足、疗金疮、理腰肾之要药也。"现代研究续断有止血、镇痛、促进组织再生的作用。菟丝子辛以润燥，甘以补虚，为平补阴阳之品，功能补肾阳、益肾精以固精缩尿。《本经逢原》云："菟丝子，祛风明目，肝肾气分也。其性味辛温质黏，与杜仲之壮筋暖腰膝无异。其功专于益精髓，坚筋骨，止遗泄，主茎寒精出，溺有余沥，去膝胫酸软，老人肝肾气虚，腰痛膝冷，合补骨脂、杜仲用之，诸筋膜皆属之肝也。气虚瞳子无神者，以麦门冬佐之，蜜丸服，效。凡阳强不痿，大便燥结，小水赤涩者勿用，以其性偏助阳也。"青皮辛散温通，苦泄下行，而奏疏肝理气、散结止痛之功。《本草汇言》云："青橘皮，破滞气，削坚积之药也。此剂苦能泄，辛能散引能辟邪消瘴，运行水谷，诚专功也。"木香辛行苦泄温通，芳香气烈而味厚，善通行脾胃之滞气，既为行气止痛之要药，又为健脾消食之佳品。木香性温通行，能通畅气机，气行则血行，故可止痛。《本草纲目》云："木香乃三焦气分之药，能升降诸气。"《本草求真》云："木香，下气宽中，为三焦气分要药。然三焦则又以中为要……中宽则上下皆通，是以号为三焦宣滞要剂。"全方以补肾为法，兼行气活血止痛。

典型病例：患者谢某，男，53岁。患有腰部疼痛反复发作5年。患者既往有腰部外伤史，腰痛、腰酸、腰部胀痛时作时止，劳累时加重，休息时减轻，反复发作，久坐不能忍受，弯腰时间稍长即不能直起。查体时，发现腰骶部压痛，叩击痛阴性，无放射痛，舌质淡红，苔薄白，脉沉细。腰椎正侧位X线见腰椎生理弯曲变直、腰5隐裂，轻度骨质增生；腰椎MRI未见明显腰椎间盘突出表现。朱少廷教授以补肾、活血、壮骨为原则，为患者开方补肾汤，煎煮后加少许盐调味，每日2次，连续服用1周后症状消失。

（五）朱氏熏洗舒筋汤的应用

朱氏熏洗舒筋汤是朱少廷教授经典的外洗经验方。方药组成：宽筋藤30 g，爬山虎30 g，透骨草30 g，两面针30 g，千斤拔30 g，枫荷桂30 g，海桐皮30 g，过江龙 30 g，艾叶 30 g，桂枝 30 g，制川乌 30 g，制草乌 30 g，上药加水 3000 mL，煎开后 30 分钟，去渣取汁 2000 mL，兑入白酒 200 mL，将患侧膝关节放在桶上，盖上一块湿毛巾，让药物蒸汽熏蒸患侧膝关节，待药温降至 30℃左右，用浸泡在药汁中的毛巾外洗，湿敷患侧膝关节，每天熏洗 2～3 次，每次 0.5～1 小时，药汁可重复使用，每 2 天 1 剂，10 天为 1 个疗程。该方具有舒筋活筋的功效，适用于损伤肿痛、关节强直拘挛、酸痛麻木或损伤兼夹风湿等症状，多用于四肢关节的治疗。

朱少廷教授认为，中药熏洗治疗古称"淋拓""淋渫""淋洗"或"淋浴"，是将药物置于锅或盆中加水煮沸后熏洗患处的一种方法。先用热气熏蒸患处，待水温稍减后用药水浸洗患处。冬季气温低，可在患处加盖棉垫，以保持热度持久。该方法能够借助药力和热力，通过皮肤作用于机体，具有疏松关节筋络、疏导腠理、流通气血、活血止痛的作用。西医学实验证明，熏洗时湿润的热气，能够加速皮肤对药物的吸收。同时，皮肤温度的升高，可导致皮肤微小血管扩张，促进血液和淋巴的循环，因而有利于水肿的消退。由于温热刺激能够活跃单核巨噬细胞系统的吞噬功能，提高新陈代谢等作用，对各种急慢性炎症有良好的疗效。

朱少廷教授认为，每剂药可熏洗数次。药水因蒸发而减少时，可酌加适量水再煮沸以供熏洗。需注意，熏洗药物不能内服，熏洗过程中轻微活动有益于气血流通，幅度可逐渐增大。在熏洗时，应注意保护患肢，防止烫伤皮肤。为避免虚脱，可在熏洗过程中饮用淡盐水或糖水。对于有传染病、发热、麻疹、心肺肾等重要脏器衰竭，或局部有伤口，或严重皮肤病者应禁用；高血压、体质虚弱者慎用。

典型病例：患者蒙某，女，24 岁，左尺骨鹰嘴骨折后活动不利已达 2 个月。患者因跌伤导致左尺骨鹰嘴骨折，住院实施了切开复位和张力带内固定。伤口愈合后患者出院，在外地出差期间，患者没有认真用药及进行功能锻炼。患者复诊时左肘关节仍然肿胀，肘关节无法屈曲超过 90°，伸直不超过 30°。X 线检查发现骨折得到了解剖对位，内固定未发生松动，未出现骨化性肌炎改变。医生为其采用了熏洗舒筋汤进行治疗，并指导其进行肘关节屈伸功能锻炼。2 周后，患者肿胀明显缓解，肘关节可屈曲 120°，伸直 5°。再经过 2 周的治疗，肘关节的屈伸功能基本正常，患者也恢复了正常的工作和生活。

五、医案选介

（一）杉树皮夹板治疗肱骨外科颈骨折

患者谢某，女，64 岁，因为摔倒而导致左肩关节疼痛和活动难度，入院已有 1 天。经检查，发现患者左肩关节有肿胀和瘀斑，并出现压痛和冲击痛。在检查过程中，可以触摸到骨擦感，但没有麻木感。在做了左肩关节 DR 片以后，医生确认患者的肱骨外科颈骨折成角移位。所以，入院诊断为左肱骨外科颈骨折。在入院后，患者使用了十一方酒外涂、朱氏正骨手法复位和局部朱氏接骨膏外敷。然后，医生使用杉树皮小夹板对其进行固定，并在 6 周后进行复查 X 线。结果显示骨折线模糊，有连续骨痂生长，骨折达到临床愈合。于是，医生拆除了夹板固定，并逐渐对其进行肩关节屈伸等锻炼。在 12 周复查后，患者的肩关节功能接近正常。

杉树皮小夹板的制作方法如下：每块夹板宽均约为上肢周径 1/5，前外后侧夹板上端修成梭形并各系一小布带（20 cm）。夹板超过肩部下达肘部，以不妨碍屈肘 90° 为原则。内侧夹板下达肱骨内上髁上方，上抵腋窝，上端用棉花包裹以保护腋部。夹板在相应位置上加上固定垫，置于相应位置，用布带捆扎 3 道，然后将 3 根上端备用小布带环状结扎，再用长布带拴住布带环结，绕过对侧腋部打结，腋部用棉卷保护。将患肢用三角巾悬吊于胸前。

（二）杉树皮夹板治疗肱骨髁上骨折

患者李某，男，8 岁，因为摔倒而导致左肘关节疼痛和活动难度。在入院 2 小时内，患者经检查发现左肘关节有肿胀、畸形以及瘀斑，并出现压痛和冲击痛。在检查过程中，可以触摸到骨擦感和异常活动，但没有麻木感。在做了左肘关节 DR 片以后，医生确认患者的肱骨髁上骨折远端向后上方移位。所以，入院诊断为左肱骨髁上骨折。在入院后，患者使用了十一方酒外涂、朱氏正骨手法复位和局部朱氏接骨膏外敷。然后，医生使用杉树皮小夹板对其进行固定，并在 4 周后进行复查 X 线。结果显示骨折线模糊，有连续骨痂生长，骨折达到临床愈合。于是，医生拆除了夹板固定，并逐渐对其进行肘关节屈伸锻炼。在 12 周复查后，患者的肘关节功能正常。杉树皮小夹板的制作方法如下：前后板宽为前臂周径的 1/3，近端均至上臂上段。远端前侧板至腕横纹，后侧板至掌指关节。前后板在肘部用 5 cm 宽的橡皮膏胶布环贴一周并塑形成 90°。内外侧板宽为前臂周径的 1/6，近端均至上臂上段。远端超肘关节 2 cm，于末端各系一条 60 cm 长的扁带备用。每块夹板与皮肤接触一侧用棉花作衬垫，并用绷带缠绕。视骨折移位情况，在夹板相应部位加上固定垫。将内外侧板远端备用的扁带在肘后方做 "8" 字交叉，并跨过 4 块夹板固定结扎于肘关节处。上臂段夹板用扁带结扎 2～3 道，前臂段前后夹板用绷带包扎，固定于肘关节屈曲 90° 前臂旋后位，用三角巾悬吊于胸前。

（三）杉树皮夹板治疗孟氏骨折并尺桡骨远端骨折

患者丁某，男，12 岁。在树上摔下后 3 小时入院，右前臂出现肿痛畸形。查体显示右前臂肿胀严重、畸形，肘关节及腕关节活动困难，触痛范围广泛，冲击痛（+），前臂可触及骨擦感及异常活动，手指血运及活动良好，无麻木。右前臂 DR 片检查结果为右孟氏骨折并尺桡骨远端骨折，向背侧移位严重。诊断为右孟氏骨折并尺桡骨远端骨折。入院后给予臂丛神经阻滞麻醉，采用三人朱氏正骨手法复位治疗，先复位尺桡骨远端骨折，再复位桡骨头脱位，最后复位尺骨上段骨折，前臂外敷朱氏接骨膏，采用超肘超腕关节杉树皮小夹板固定肘关节于屈曲 90° 位，前臂中立位。固定 4 周后复查 X 线，显示孟氏骨折及尺桡骨远端骨折对位均良好，骨折线模糊、有连续骨痂生长，骨折达到临床愈合，拆除杉树皮夹板固定，进行肘关节及腕关节功能锻炼，12周时复查后肘关节及腕关节功能基本正常。

"杉树皮小夹板"制作方法如下：前后板宽度为前臂周径的1/3，近端均至上臂上段，远端前侧板至腕横纹，后侧板至掌指关节，前后板在肘部用5.0 cm宽的橡皮膏胶布环贴一周，并塑形成90°。桡尺侧板宽度为前臂周径的1/6，近端超肘关节2.0 cm，于末端各系一条60 cm长的扁带备用，远端桡侧板至腕关节、尺侧板至掌指关节。每块夹板与皮肤接触的一侧用棉花作衬垫，并用绷带缠绕。根据骨折移位情况，在夹板相应部位加上固定垫，并将夹板置于相应位置。将桡尺侧板近端备用的扁带在肘后方做"8"字交叉，跨过4块夹板并固定结扎于肘关节处。前臂段夹板用扁带结扎4道，上臂段前后夹板用绷带包扎，固定于肘关节屈曲90°前臂旋后位，用三角巾悬吊于胸前。

（四）踩滚筒疗法治疗跟骨骨折

患者秦某，男，34岁。因不慎跌倒致左足跟肿痛，行走困难1天后就诊。检查发现左足跟瘀肿、压痛、叩击痛，不能行走。DR片诊断为左跟骨粉碎性骨折，跟骨结节关节角仅有18°，跟骨体增宽。入院诊断为左跟骨骨折。入院后即予以手法复位，第2天拍片示复位尚可，结节关节角为25°，予以朱氏接骨散外敷，床边做不负重踩滚筒功能锻炼。3周后拍片显示骨折线已模糊，结节关节角恢复满意，足跟外观无畸形，跟骨无压痛及纵叩击痛，临床治愈出院。嘱出院后继续进行踩滚筒功能锻炼。半年后随访，患者左足及踝关节活动正常，恢复原工作。

（五）无架水平牵引疗法治疗股骨转子间骨折

患者姚某，男，74岁，因滑倒致伤左髋关节肿痛行走困难1天入院。检查发现左髋关节肿胀，下肢短缩外旋畸形，髋关节压痛、叩击痛，有骨擦感及异常活动。DR片诊断为左股骨转子间粉碎性骨折，远端向上移位，向外成角。入院诊断为左股骨转子间骨折。采用胫骨结节牵引治疗，将患肢置于软枕上，外展20°～30°，膝关节屈曲 20°～30°，髋关节自然位，牵引重量为 8 kg，床尾摇高 20 cm。牵引期间定期床边拍摄 X 线复查，根据骨折对位情况及时调整体位及重量，2 周后改为 4 kg 维持牵引，牵引时间共 6 周。牵引期间每日外敷朱氏接骨膏，去除牵引后进行髋关节屈伸锻炼，并扶拐下床逐渐负重行走。每日外洗熏洗舒筋汤，受伤 12 周后复查，结果显示患者能够自如行走。

六、论文著作

（一）论文

［1］朱少廷. 中西医结合治疗开放性骨折 146 例临床分析. 广西中医药，1978，7（3）：5-7.

［2］朱少廷. 中西医结合治疗外伤性骨髓炎 34 例. 广西中医药，1978，7（3）：13-15.

［3］朱少廷. 下肢皮肤牵引术引起腓总神经损伤 2 例报告. 广西中医药，1979，8（2）：29-30.

［4］廖小波，朱少廷. 应用"大将逐瘀汤"治疗急性腰扭伤 36 例. 广西中医药，1986，15（1）：35.

［5］朱少廷. 中西医结合治疗孟氏骨折的体会（附 90 例报告）. 中华骨科杂志，1988，8（2）：105-107.

［6］朱少廷. 儿童股骨颈骨折 24 例报告. 广西医学，1988，10（6）：329-330.

［7］朱少廷. 肱骨内上髁Ⅲ°Ⅳ°骨折 30 例报告. 中国中医骨伤科杂志，1990，6（4）：20-21.

［8］朱少廷，廖小波. 无架水平牵引治疗新鲜股骨干骨折 107 例. 广西中医药，1990，13（5）：4-5.

［9］朱少廷.尺桡骨多段骨折合并上下尺桡关节脱位2例报告.中国中医骨伤科杂志，1991，7（3）：42-43.

［10］朱少廷.肱骨髁上骨折常见并发症的防治.广西中医药，1991，14（4）：186-189.

［11］朱少廷.骨折整复X线防护装置及其防护性能.广西医学，1992，14（4）：296-297.

［12］朱少廷.股方肌骨瓣植骨术治疗股骨颈骨折远期疗效观察.中国中医骨伤科，1994，2（3）：9-11.

［13］朱少廷，黄海滨.胫腓骨开放性骨折的治疗.中国中医骨伤科，1993，1（4）：8-10.

［14］米琨，朱少廷.儿童肱骨髁上骨折并同侧尺桡骨远端骨折.中国中医骨伤科杂志，1996，4（3）：35-37.

［15］欧伦，朱少廷.拔毒生肌膏治疗感染创面180例.广西中医药，1996，19（2）：11-12.

［16］刘明伟，朱少廷.踩滚筒法治疗跟骨骨折24例.广西中医药，1996，19（3）：14-15.

［17］米琨，朱少廷，张家立.儿童新鲜开放性骨折的治疗.中国中医骨伤科，1997，5（6）：42-44.

［18］张家立，米琨，朱少廷.中西医结合治疗肱骨外科颈骨折.中国中医骨伤科，1997，5（2）：18-20.

［19］黄肖华，朱少廷.功能锻炼配合中药内服外敷治疗胸腰椎压缩性骨折86例.广西中医药，1999，22（1）：18-19.

［20］曾平，朱少廷.35例开放性胫腓骨骨干骨折感染原因分析与处理.广西中医学院学报，1999，16（3）：38-39.

［21］朱少廷，廖小波，黄海滨，等.旋髂深血管骨瓣和旋股外血管束联合移植

治疗股骨颈骨折.中国骨伤，2000，13（4）：195-197.

［22］莫凯天，米琨，朱少廷，等.中西医结合治疗儿童桡骨远端骨骺损伤65例.广西中医药，2001，24（1）：26-27.

［23］米琨，朱少廷，钟远鸣，等.中西医结合治疗经舟骨月骨周围性腕骨脱位.中国骨伤，2002，15（12）：740-741.

［24］钟远鸣，张家立，米琨，等.药物骶管快速注射加骨盆牵引治疗腰椎间盘突出症（附144例报告）.广西中医学院学报，2002，5（3）：39-40.

［25］张家立，米琨，朱少廷，等.功能锻炼配合中药治疗无神经损伤的胸腰椎爆裂骨折.中医正骨，2003，15（5）：30-31.

［26］米琨，周宾宾，钟远鸣，等.腘动脉损伤的诊断与治疗（附15例临床分析）.广西医学，2003，25（4）：589-591.

［27］钟远鸣，韦贵康，朱少廷，等.加用炎痛康液骶管加压注射治疗腰椎间盘突出症的疗效分析.广西中医药，2003，26（6）：18-21.

［28］钟远鸣，朱少廷.腰椎间盘突出症中疼痛机制的研究现状.广西中医药，2003，26（2）：10-11.

［29］米琨，朱少廷，钟远鸣，等.髋关节后脱位合并股骨头及股骨颈骨折.骨与关节损伤杂志，2003，18（4）：255-256.

［30］钟远鸣，韦贵康，朱少廷，等.加用炎痛康液骶管加压注射治疗腰椎间盘突出症的疗效分析.广西中医药，2003，26（6）：18-21.

［31］钟远鸣，米琨，朱少廷，等.髓核突入硬膜囊内及神经根鞘内的腰椎间盘突出症的诊治.中国骨伤，2004，17（12）：733-734.

［32］黄肖华，黄海滨，廖小波，等.记忆接骨板治疗四肢骨干骨折分析.骨与关节损伤杂志，2004，19（11）：772-773.

［33］米琨，黄肖华，朱少廷.膝关节后交叉韧带损伤及并发伤的治疗.中国骨伤，2004，17（10）：623-624.

［34］黄肖华，廖小波，黄海滨，等.撬拨复位与切开复位治疗跟骨关节内骨折.中医正骨，2004，16（11）：17-18.

［35］黄肖华，米琨，朱少廷.儿童孟氏骨折并同侧桡尺骨远端骨骺骨折.中国骨伤，2004，17（9）：554-555.

［36］钟远鸣，张家立，米琨，等.固定腓骨为主治疗胫腓骨中下段开放性骨折.中医正骨，2004，16（4）：24-25.

［37］钟远鸣，米琨，张家立，等.不同内固定对前臂骨折愈合及功能的影响.中医正骨，2004，16（3）：18-20.

［38］黄肖华，朱少廷，欧伦，等.膝交叉韧带损伤术后功能康复的综合治疗.中国中医骨伤科杂志，2004，12（1）：45-46.

［39］钟远鸣，韦贵康，米琨，等.中药熏洗治疗膝关节骨关节病疗效观察.中医正骨，2004，69（1）：3-4.

［40］黄肖华，朱少廷.疏肝祛瘀法治疗膝骨性关节炎临床观察——朱少廷经验总结.中医正骨，2006，18（3）：63.

［41］许建文，钟远鸣，韦明，等.三种常用中医药疗法对无神经损伤胸腰椎骨折的疗效分析.辽宁中医杂志，2007，34（12）：1733-1735.

［42］黄肖华，朱少廷，廖小波，等.摩托车致重度胫骨平台骨折手术治疗分析.中国骨伤，2007，20（9）：625-626.

［43］黄肖华，段戡，朱少廷，等.疏肝祛瘀方对兔膝早中期骨性关节炎软骨的影响.时珍国医国药，2009，20（1）：161-162.

［44］黄加放，米琨，朱少廷，等.无架水平牵引治疗老年股骨粗隆间骨折疗效观察.广西中医药大学学报，2017，20（2）：47-48.

［45］刘鹏飞，米琨，朱少廷，等.全关节镜下治疗后交叉韧带胫骨止点撕脱骨折65例临床分析.微创医学，2015，10（3）：378-379.

［46］伏春华，朱少廷，米琨，等.关节镜辅助下治疗胫骨平台劈裂塌陷骨折20

例.微创医学，2015，10（4）：466-468.

［47］李玉文，米琨，朱少廷，等.关节镜下无结锚钉固定治疗肩关节Bankart损伤.微创医学，2015，10（6）：816-818.

［48］李玉文，米琨，朱少廷，等.桃红四物汤加二妙散治疗膝关节镜术后早期肿胀的疗效观察.时珍国医国药，2016，27（9）：2710-2711.

［49］覃浩然，覃海飚，钟远鸣，等.原发性骨质疏松症中医辨证施治的探讨.临床医药文献电子杂志，2016，3（50）：10065-10067.

［50］黄肖华，段戡，黄海滨，等.疏肝祛瘀方对兔膝早期骨关节炎软骨组织形态学影响的研究.云南中医学院学报，2011，10（4）：6-7.

（二）著作

［1］朱少廷.躯干骨折与脱位.南宁：广西科学技术出版社，1992.

［2］韦贵康，施杞.实用中医骨伤科学.上海：上海科学技术出版社，2006.

［3］郭春林.桂派名老中医·传记卷：朱少廷.北京：中国中医药出版社，2011.

七、整理者

米琨，男，主任医师，第三批全国老中医药专家学术经验继承工作指导老师朱少廷教授学术继承人。曾任广西中医药大学第一附属医院骨科主任，现任广西国际壮医医院骨关节与运动医学科主任。兼任中华医学会运动医疗分会下肢运动创伤学组委员、中国医师协会骨科分会运动医学工作委员会委员、国际关节镜－膝关节－骨科运动医学学会（ISAKOS）中国委员会华南区主任委员、国际矫形与创伤外科学会（SICOT）会员、SICOT中国部运动医学专业委员会委员、亚太膝关节－膝关节镜－骨科运动医学学会（APKASS）中国委员、国家卫生健康委员会内镜与微创医学全国医师定期考核专家委员会委员、中国西部运动医学与关节镜协作联盟委员会副会长、泛珠三角区域运动医学联盟理事会副会长、中国医学救援协会运动伤害分会常务理事兼西部联盟副理事长及关节运动伤害学组副主任委员等。主编出版了《中西医结合骨伤科诊疗手册》等著作 8 部，并参加撰写 3 个骨科疾病诊治的中国专家共识和 1 个临床应用指南。获得第 2 届广西优秀医师奖，并于 2013 年被国家中医药管理局授予全国老中医药专家学术经验继承人。2017 年获得全国骨科运动医学最佳讲师，2018 年获得第三届中国最具影响力骨科讲师，是国内著名的骨科运动医学与关节镜外科专家。

李
廷
冠

一、名家简介

李廷冠（1940 年 8 月 1 日—2017 年 1 月 9 日），男，壮族，出生于广西壮族自治区崇左市天等县。他是中国共产党党员、主任医师、教授、硕士生导师、教学督导员、第三批全国老中医药专家学术经验继承工作指导老师以及广西首批桂派中医大师。曾担任中华中医药学会中医外科学会顾问、中华中医药学会乳腺病防治协作工作委员会委员、中华中医药学会中医外科分会甲状腺专业委员会委员、全国中医乳腺病医疗中心网络协作委员会副主任委员，《广西中医药》和《广西中医学院学报》编辑委员会委员等职务。他曾任广西中医学院第二附属医院中医外科主任、中医外科教研室主任，也曾被广西中医学院聘任为中西医结合外科学术带头人。50 余年来，他从事临床、教学、科研工作，并多次获得"优秀共产党员""先进个人""优秀教师"等荣誉称号。他先后撰写并发表了数十篇学术论文，参加全国高等中医药院校组织编写的《中医多选题题库》《中医学问答题库》，以及《中医外科学》教材的编写，主编了广西中医学院中医外科学专业教材《中医外科杂病学》。

李廷冠教授治学严谨，博采众长，融会贯通。在临证辨证论治方面，他条理清晰，运用理法方药灵活，尤其对于外科感染、乳房疾病、甲状腺疾病、泌尿男科疾病、周围血管疾病，以及其他外科疾病的诊治积累了丰富经验。他对乳房疾病、甲状腺疾病的诊治更有独到的见解。

二、医事传略

1958年，李廷冠教授从天等县高级中学毕业后，被学校和天等县教育局选送到南宁大学农学院园艺系学习。然而，1959年该校停办，于是他参加全国高考并被广西中医专科学校（中医专业，本科学历，现广西中医药大学）录取，从此便与中医结下了不解之缘。在四年的学习中，他努力拼搏，于1963年7月以优异的成绩毕业并留校工作。他的工作范围主要是在学院和附属医院从事外科临床医疗、教学，以及科研工作。专攻外科，尤其是善于治疗乳腺病、甲状腺病、前列腺疾病等，并努力实践和认真总结经验。

1963年下半年，李廷冠教授被学校安排到广西中医学院第一附属医院（现广西中医药大学第一附属医院）外科工作。当时，外科医疗工作范围较广，涉及病种较多，包括疮疡、皮肤病、痔瘘、急腹症、烧伤、蛇咬伤和骨伤病等。负责医疗工作的人员包括附属医院、学院，以及担任中医药研究所的医师和教师。其中，李士桂、容佐朝等擅长疮疡、皮肤病、杂病，李瑞吉、高超义等擅长痔瘘，西医外科的叶三云擅长急腹症，梁赐恩主任、李桂文、韦贵康等擅长骨伤科。在这样的环境下，李廷冠教授虚心求教、勤于实践、认真总结，几年之后，在急腹症、痔瘘、骨伤科等方面的理论水平和临床实践能力都有了长足的进步。

1965年到1966年上半年，李廷冠教授参加钦州地区上思县四清工作团医疗队，先后在百包公社卫生院、平福公社卫生院、华兰公社卫生院工作，并经常到农村巡回医疗。他不怕苦、不怕累，全心全意为农民防病治病。1969年下半年，他参加广西壮族自治区"六二六医疗卫生宣传队"，到桂平县（今广西桂平市）南木公社、紫荆公社协助当地卫生局培养赤脚医生，建设卫生合作医疗站，锻炼了意志，增加了才干。

1978年下半年至1979年上半年，李廷冠教授到广西中医学院的教学医院南宁地区人民医院外科工作。主要任务是带教见习学生，并指导实习医生。虽然他是中医医生，但他还是积极参加各种手术，如甲状腺、乳腺、胃肠、肝胆等方面的手术，并用中医药对外科疾病进行配合治疗，例如尿石症、胆石症、外科术后并发症等，取得了良好的效果。例如，他用参苓白术散加减治疗外科术后因大剂量应用抗生素导致的霉菌性肠炎，获得了良效。这些工作大大提高了西医外科的理论及诊疗水平。

1979年下半年，李廷冠教授到广西中医学院第二附属医院工作，参与临床工作，指导中医学院实习生及见习生的学习。1982年，李廷冠教授到南京中医学院（现南京中医药大学）的附属医院江苏省中医院外科进修。他有幸跟随全国中西医结合治疗乳腺病专家马禄均教授、甲状腺病专家许芝银教授、前列腺病专家徐福松教授、周围血管病专家赖饶基教授学习。在侍诊抄方、仔细观摩、认真思考的过程中，他终于掌握了这些医学大师的精湛技艺。通过这次进修学习，为他日后回到医院开展专科专病临床工作打下了良好的基础。

1985年，李廷冠教授组织部分医师和护士下基层单位进行妇女乳腺病调查，撰写了《乳腺疾病调查报告（附乳腺增生病134例分析）》。同年10月，作为广西中医学院第二附属医院的代表，他参加了在福建漳州市召开的中华全国中医外科学会成立大会及第一届学术交流会议。他将《乳腺疾病调查报告》一文推荐在大会上交流宣读，并得到了与会代表的好评。

1989年上半年，该医院成立中医外科。李廷冠教授专修中医，通晓西医，专攻外科，兼通内科和妇科。他顺理成章地成为科室的主要技术骨干，出任中医外科主任。他按照中医为主、中西医结合的原则，在诊断上辨病与辨证相结合，在治疗上辨病论治与辨证论治相结合，并且注重治标与治本相结合、内治与外治相结合、药治与心治相结合。他指导中医外科临床工作，深受患者和同行的信任和尊重。

李廷冠教授于 2000 年 11 月退休，仍受广西中医学院附属瑞康医院聘请，坚持每周 5 次出门诊，从不间断，为广大患者奉献自己的医术和爱心。

李廷冠教授是一位医生和学院教师，他忠诚于党的教育事业，一直不忘教书育人。在 20 世纪 70 年代，响应国家"开门办学"精神的号召，李廷冠教授常常带领学生下基层为群众服务，边学习边实践，培养出一大批中医人才。其中，有些学生成为广西名老中医，有些成为中医骨干，还有些成为医院院长，甚至有的出国宣传中医药文化，可谓"桃李满天下"。2002 年，李廷冠教授被人事部（现人力资源社会保障部）等三个机构确定为第三批全国老中医药专家学术经验继承工作指导老师，指导继承人两名，两人均以优秀成绩完成任务。

李廷冠教授认为，临床医生不仅可以从事临床工作，也应该进行科学研究，以提高临床理论及诊疗水平。他于 1984 年开始进行乳腺疾病的调查研究，并撰写了《乳腺病调查报告（附乳腺增生病 134 例分析）》，这一报告在当时极具影响力。20 世纪 70 年代，经过临床实践，李廷冠教授将乳腺增生分为肝郁痰凝型、冲任失调型和肝肾阴虚型三个类型，并自拟出乳癖Ⅰ、Ⅱ、Ⅲ号方，后由医院药剂科制剂室生产出乳癖Ⅰ、Ⅱ、Ⅲ号冲剂，取得了很好的疗效。1996 年上半年，李廷冠教授奉献出乳腺康胶囊的药方，经过医院药剂科制剂室的科学加工，制成了乳腺康胶囊，深受患者欢迎。至今，该药仍为我院治疗乳腺病的首选药物，带来了良好的社会效益和经济效益。

李廷冠教授常常教导我们，做一个合格的医生要具备敬业奉献、生命至上、富有爱心和终身学习的良好品质。他经常以自己编的一首绕口令自勉："医教是条辛苦路，为医常常家不顾。为教夜夜挑灯读，无怨无悔终生练。"他就像一头任劳任怨的老黄牛，在中医外科学领域不辞辛苦地耕耘，他不求回报，只期望中医外科学能够发扬光大，形成专业特色和技术优势，从而拯救更多被病痛折磨的患者。他的治学态度严谨，勇于实践，医德高尚，是我们学习的榜样。

李廷冠教授在中医外科领域积累了丰富的经验，特别是在外科感染、乳房疾病、甲状腺疾病、泌尿男科疾病、周围血管疾病，以及其他外科疾病的诊治方面有着独特见解。他在乳房疾病、甲状腺疾病的诊治方面更是有着深厚造诣。李廷冠教授的学术思想具有以下基本特点：

（一）宗"中"参"西"，理论与实践相结合

所谓宗"中"参"西"，意指以中医为宗旨，用中医学的理论来阐述中医外科学基础理论及外科疾病的病因病机、诊断、治疗，以及预防规律。同时学习西医学理论知识和技术，汲取西医长处，弥补中医不足，综合中西医学，提高中医外科学的理论水平和诊断治疗水平，推动中医外科学现代化进程。

1. 不断学习，提高理论水平 《医宗金鉴·凡例》云："医者，书不熟则理不明，理不明则识不精。临证游移，漫无定见，药证不合，难以奏效。"因此，我们应该从《黄帝内经》《金匮要略》《伤寒论》《神农本草经》等经典著作入手，研读这些经典之后，再广泛阅读中西医相关书籍，吸取古今医学的理论和经验，持续提高中医外科学的理论水平。李廷冠教授在学术上不崇古偏今，不只重视传统中医，而且不排斥西方医学，认为虽然中西医所采用的技术和方法不同，但治疗疾病的目的是相同的，应该相互借鉴，优势互补，以提高疗效。

2. 理论与实践相结合，推动继承创新 学习理论的目的在于实践，理论应指导实践，并在实践中加以验证，总结经验，这正如"读万卷书，不如行万里路"所说的那样。作为医生，要在临床实践中不忘学习，不忘实践，重视理论与实践相结合，这对我们的工作非常重要。李廷冠教授通过医疗、教学实践工作和观察分析，认为乳腺增生（乳癖）的辨证分型除了《中医外科学》中的肝郁痰凝型和冲任失调型之

外，还有肝肾阴虚型，共计三型。他自行创制了乳癖Ⅰ、乳癖Ⅱ、乳癖Ⅲ号方，并将其制成冲剂，应用于临床，在获得满意疗效的同时他撰写了论文《乳癖的辨证论治》和《乳癖冲剂治疗乳腺增生病107例临床观察》，这两篇论文也得到了同行的认可。随后，他创制的乳腺康胶囊也被应用于临床中，取得了安全有效的成果，深受患者欢迎，并撰写了《乳腺康胶囊治疗乳腺增生病216例疗效观察》一文，引起了同行们的极大关注。这正是理论与实践相结合、继承创新的产物。

（二）诊断强调辨病与辨证相结合

辨病，是指辨别具体的疾病，确定疾病的名称。疾病名称是对疾病本质的概括，是疾病过程中病理变化及发展规律的代名词，它反映疾病的基本性质。

辨证，是辨别疾病的证候。证候是反映疾病过程中某个阶段本质与整体联系的中医诊断概念，它是综合了病因、病位、病性、病势、病情、病机等要素抽象出的名词。中医外科辨证是在中医学理论指导下，用中医外科学的思维方法，将四诊与疾病相关资料、必要的西医化验检查、特殊的辅助检查等结合起来，进行综合分析、归纳，进而将疾病的病因、病位、病变机制、功能状态及演变趋势等做出综合性的评定，从而确定一个证候的概念。中医外科学的辨证有其独特性，包括阴阳辨证、脏腑辨证、经络辨证、局部辨证、卫气营血辨证、气血痰瘀辨证、预后辨证等，其中阴阳辨证、局部辨证尤为重要。

阴阳辨证是一切外科疾病的辨证纲领。清代顾世澄《疡医大全·论阴阳法》云："凡诊视痈疽，施治必须先审阴阳，乃为医道之纲领，阴阳无谬，治焉有差！医道虽繁，而可以一言而蔽之者，曰阴阳而已。"阴阳辨证实际上是表里、寒热、虚实以及气血、脏腑、经络等辨证的综合，即表、热、实证属阳，里、寒、虚证属阴；腑病、气病属阳，脏病、血病属阴；太阳、阳明、少阳经病属阳，少阴、太阴、厥阴经病属阴。因此，阴阳辨证不仅是八纲辨证的总纲，也是其他一切外科疾病辨证的总纲。诊断外科疾病，如果能辨清阴阳属性，则治疗上就不会发生或少发生原则性的错误。

李廷冠教授认同现代中医外科临床的病名诊断，以现代西医病名后附中医病名的方式，例如"急性乳腺炎（乳痈）"的双重命名。这种诊断模式既尊重了现代语言现象与习惯，吸取了西医学的研究成果，规范了清晰的概念与具体内涵，又不失中医外科的传统病名，有利于中医及中西医结合的研究与临床治疗应用。李廷冠教授主张诊断疾病时力求先辨病，然后针对各个疾病的不同阶段及病情等进行辨证。辨病是认识疾病的总体，辨证是认识疾病的局部。辨病与辨证相结合，可以使诊断更确切，从而更好地指导立法处方用药。

（三）治疗强调四结合

1. 辨病论治与辨证论治相结合　辨病论治，即先辨明疾病名称，然后根据疾病的病因、病情等因素立法处方用药。正如徐灵胎在《兰台轨范》中所说："欲治病者，必先识病之名，能识病名，而后求病之所由生；知其所由生，又当辨其生之因各不同，而病状所由异，然后考虑其治之法，一病必有主方，一方必有主药。"中医外科医籍中有许多确定病名之后而立法处方的记载。例如，《疡科心得集·辨乳癖乳痰乳岩论》中写道："有乳中结核，形如丸卵，不疼痛，不发寒热，皮色不变，其核随喜怒消长，此名乳癖。良由肝气不舒郁积而成……逍遥散去姜、薄，加瓜蒌、半夏、人参主之。"《医宗金鉴·外科心法要诀》云："石瘿海藻玉壶汤主之。"

辨证论治是指确立了疾病的证型后，再根据其所属证型立法处方用药。例如，如果患者出现有头疽（痈），顺证者，可将其辨证分为火毒凝结、湿热壅滞、阴虚火炽、气虚毒滞四个证型。针对火毒凝结证应以清热泻火、和营托毒为法，方可用黄连解毒汤合仙方活命饮（《医宗金鉴》）加减；湿热壅滞证则应以清热化湿、和营托毒为法，可用仙方活命饮加减；阴虚火炽证应以滋阴生津、清热托毒为法，可用竹叶黄芪汤加减；气虚毒滞证应以扶正托毒为法，可用托里消毒散（《医宗金鉴》）加减。逆证者，属于全身化脓性感染，则应根据辨证分为邪盛热极、正虚邪盛、脾肾阳虚、阴伤胃败四个证型。邪盛热极证以凉血清热解毒、养心清心开窍为法，方可用清营汤合黄连解毒汤、安宫牛黄丸、紫雪丹加减；正虚邪盛证以补养气血、托里透邪为法，佐以清心安神，方可用托里消毒散、安宫牛黄丸加减；脾肾阳虚证以温补脾肾为法，方可用附子理中汤加减；阴伤胃败证以生津养胃为法，方可用益胃汤加减。再比如乳痈（急性化脓性乳腺炎），临床可分为初起、成脓、溃后三期，辨证分为气滞热壅、热毒炽盛、正虚邪恋三个证型。气滞热壅证以疏肝清胃、通乳消肿为法，方可用瓜蒌牛蒡汤（《医宗金鉴》）加减；热毒炽盛证以清热解毒、托里透脓为法，方可用透脓散（《外科正宗》）加味；正虚邪恋证以益气和营托毒为法，方可用托里消毒散加减，或者四妙汤加味。

中医外科治病注重辨病论治与辨证论治相结合。辨病论治的方法为病因病机比较明确、病情变化不大的患者提供了一定方便，但对于病情有别、体质有异的患者，则常难获满意的疗效。因此，中医诊病强调辨证论治，不是重在病名，而是重在证候。如《临证指南医案·凡例》所言："医道在乎识证、立法、用方，此为三大关键。一有草率，不堪司命……然三者之中，识证尤为紧要。"

辨证论治能够灵活应用药物，以适应不同的病情、疾病特点和个体体质，对于危重病患者具有很大的意义。同时，辨证论治也可以治疗无明显病症的亚健康患者，从而使其达到健康状态。此外，辨证论治的方法可以实现异病同治、同病异治，从而提高了治疗的灵活性和有效性。

在西医学中，所谓辨病论治与辨证论治相结合，一般是指将西医诊断与中医辨证相结合。在治疗时，医生既要考虑西医的病因，也要考虑中医的证候。例如，李廷冠教授将乳腺增生病（乳癖）分为肝郁痰凝、冲任失调、肝肾阴虚三个证型进行论治。

2. 内治与外治相结合　中医外科治疗包括内治和外治两大类。内治指采用中药内服，通过药物功效达到治疗目的的方法总称。外治指通过药物、手术或手法，结合一定的器械，按一定的方式或方法，直接作用于体表局部病灶的方法总称。内治与外治相结合是中医外科治疗疾病的特点之一。

中医外科内治基本上与内科内治相同，多从整体出发，遵循中医内科基本治疗法则：治病求本、正治、反治、同病异治、异病同治、急则治其标、缓则治其本、标本同治、扶正祛邪、调整阴阳、因时制宜、因地制宜、因人制宜等进行立法处方用药。清代张山雷的《疡科纲要·治疡药剂》云："故临证处方，无论外形如何，要必以内证为之主，此疡医之最上乘也。苟能精明乎内科治理，而出其余绪，以治外疡，虽有大证，亦多应手得效。"这强调了中医外科内治与内科内治的不同之处。例如对于疖、痈等中医外科感染性疾病，在其发展过程中分为初起、成脓、溃后三个阶段，在治疗上初起时宜消，成脓时宜托，溃后时宜补。消、托、补是中医外科内治的三大法则，这是与内科内治不同，尤其托法是外科所特有的。

《医学源流论》中说："外科之法，最重外治。"中医外科外治法分为药物疗法、手术疗法和其他疗法三大类。吴师机云："外治之理，即内治之理；外治之药，亦内治之药，所异者法耳。"每种方法都有其适应证和操作要求，临床时需灵活选用。

内治和外治应结合使用，并根据疾病的轻重和患者体质情况进行适当选择。对于轻微的疾病，可以采用单独的外治法。例如，对于初期的甲沟炎（沿爪疔），可以使用十一方跌打酒或消痔散溶液，或金黄膏外敷；对于慢性甲沟炎并趾（指）甲嵌入，则可以使用拔甲术进行治疗；对于神经纤维瘤（气瘤）、脂肪瘤（肉瘤）、皮脂腺囊肿（粉瘤、脂瘤）、腱鞘囊肿、包皮过长、包茎等，则可以采用手术切除术。

对于某些疾病，可以采用单独的内治法。例如，对于早期（单纯性）急性阑尾炎，如果证属瘀滞型，则可以使用通里攻下、行气活血、清热解毒的方法，方用大黄牡丹汤加减内服；对于急性肠梗阻，如果证属痞结型，则可以使用通里攻下、行气止痛的方法，方用复方大黄汤；对于胆道蛔虫症，如果证属蛔滞型，则可以使用安蛔止痛、利胆驱蛔的方法，方用乌梅汤加减。

李廷冠教授在临床治疗中多采用内治和外治相结合的方法。对于某些疾病，以内治为主，外治为辅。例如，对于气滞血瘀的慢性前列腺炎，治疗以活血化瘀为主，方用前列腺汤加减为主，辅以热水坐浴或前列腺按摩，效果良好。对于某些疾病，以外治为主，辅以内治。例如，对于急性乳腺炎溃后期气血亏虚，疮口未敛的患者，治疗以疮口换药为主，辅以益气养血、清解余毒的方法。方用四妙汤加减。

对于某些疾病，内治和外治都重要。例如，对于急性乳腺炎（外吹乳痈）初期，内治以疏肝清胃、通乳消肿为法。方用瓜蒌牛蒡汤加减。外治以推拿按摩手法疏通乳络，使壅积乳汁排出，效果显著。

3. 治本与治标相结合　在临证治疗时，李廷冠教授强调要从复杂多变的病证中，分辨出标本主次、轻重缓急，以制定具体的治疗原则。这一治疗思路被总结为"急则治其标""缓则治其本"或"标本兼治"。以乳腺增生病为例，该疾病有肝郁痰凝型、冲任失调型和肝肾阴虚型三种不同的证型，需要采用乳癖Ⅰ号方、乳癖Ⅱ号方、乳癖Ⅲ号方，按照"标本兼治"的原则制定方药。

《素问·阴阳应象大论》提出："治病必求于本。"《素问·标本病传论》也指出："知标本者，万举万当，不知标本，是谓妄行。"这表明标本思想对中医疾病的诊断及治疗有着重要的指导意义。

那么何谓本？何谓标？本与标都是概念，具有本末、主次、先后等多种含义。就正气与邪气而言，正气是本，邪气是标；病因与症状而言，病因是本，症状是标；先病与后病而言，先病为本，后病为标；主要病证与次要病证而言，主要病证是本，次要病证是标。在临床实践中，治本与治标相结合，指的是要从复杂多变的病证中分辨出标本主次、轻重缓急，以制定具体的治疗原则。如对于不同的病情采取不同的治疗策略，可以选择"急则治其标""缓则治其本"和"标本兼治"。

在治疗时，缓则治其本是指通过分析疾病的本质与现象，针对病根慢慢治疗，标证不急。这时可治本，祛除病因，或先治本后治标。例如，对于肝郁气滞型的单纯性乳腺上皮增生症，可以使用逍遥丸内服，以疏肝理气，活血止痛。从发病的先后分析，若后发之病不急，则先治疗先病（本），再治疗后病（标），例如在下肢静脉曲张症并发溃疡时，先针对静脉曲张进行辨证用药。

急则治其标是指标证病势急骤，有可能危及生命，或者后发之病影响先发之病的治疗时，采取急则治其标的治疗原则，待病情稳定或症状消失后，再治本病，即"标而本之"之意。例如在尿石症急性发作时，肾绞痛是标证，采用各种方法缓解或消除疼痛后，再根据具体情况采用手术或非手术疗法，治疗结石（病之本）。再如对于乳房单纯性囊肿（乳癖），乳房肿块是患者就诊的原因和需要解决的问题。一经确诊后，可采用囊肿穿刺抽液加压固定以治其标，再根据辨证施治，予仙鹿消肿汤加减内服以治其本。

4. "药治"与"心治"相结合 "心治"是指医生关心爱护患者，中肯解释病因、病情、治疗、调护及预后等问题，让患者树立战胜疾病的信心，积极配合"药治"，以期达到康复目的的一种治疗方法。

《疡科心得集·疡证总论》云："发于脏者为内因，不问虚实寒热，皆由气郁而成，如失营、舌疳、乳岩之类。"《医宗金鉴·外科心法》亦有："失荣证……由忧思、恚怒、气郁、血逆与火凝结而成。"这表明七情内伤、情志不良引起外科疾病的情况并不少见。当今社会生活节奏加快，竞争激烈，精神压力加大，容易导致肝气郁结。因此，乳腺增生、乳腺癌的发病率增高，无疑与不良精神状态有关。

除药物治疗外，由不良情绪引起的疾病需要配合心理治疗。叶天士在《临证指南医案》中写道："盖郁证全在病者能移情易性，医者构思灵巧。"尤乘在《寿世青编》中说："唯知疗人之疾，而不知疗人之心，是犹舍本而逐末也。不穷其源而攻其流，欲求疾愈，安可得乎？"《青囊秘录》也强调心治的重要性："善医者，先医其心，而后医其身，其次则医其病。"

曾有一个年轻女性来诊，坐下来就哭泣，说双侧乳房已疼痛3个月，几天前去了某医院，医生说："此病没有什么好办法。"听到这话，她心中没底，所以今天一想起来就忍不住哭了。李廷冠教授通过安慰和认真诊察，诊断她患的是"乳痛症"（乳腺单纯性增生症）。他向患者解释她所患的不是癌症，而是轻度乳腺增生，并谈及病因、治疗目的及预后等。患者的疑虑顿时消失，她非常愉快地接受了治疗，服用乳癖Ⅰ号方加减治疗3周，患者乳痛完全消失，也未发现肿块。

乳腺癌是女性最常见的恶性肿瘤之一，威胁着患者的生命安全。乳腺癌的治疗原则仍以手术为主，根据病理配合放疗、化疗、内分泌治疗、靶向治疗及中药综合治疗。早发现早治疗效果最好。但是一提到乳腺癌，患者就会面临许多心理问题：焦虑等待确诊、恐惧手术和化疗、担心预后等。这不仅需要医生热情认真负责，还需要心理治疗，让患者及其家属对病情、治疗方案、预后等方面有足够的了解。只有患者及其家属树立战胜疾病的信心，积极配合治疗，才能取得满意的疗效。

对患者的治疗，虽不能说"万病皆能用心药医"，但"药治"与"心治"合理配合，可以促进患者的康复和生存质量的提高。

四、临证经验

（一）和营法在外科临床的应用

和营法，又称活血化瘀法，是使用调和营血的药物来疏通经络，使血脉畅通，从而消肿止痛，达到消散有形积聚的一种治法。李廷冠教授认为，在中医外科内治中，本法是常用的一种治法，临床应用范围相当广泛。在外科疾病中，凡属瘀血证或兼夹瘀血证者均可使用。

瘀血证或兼夹瘀血证是血瘀引起的各种功能或器质性病变，是一种综合征。外科疾病的局部症状，如肿胀、疼痛、结块等，无不与血瘀有关。导致血瘀的因素甚多，如气机阻滞、气虚不充、寒邪凝滞、热邪煎炼、痰湿阻滞等均可发生血瘀。《素问·阴阳应象大论》曰："治病必求于本。"李廷冠教授在临床应用和营法时，常常根据患者病程新久、病情缓急、局部及全身症状等进行辨证，寻求其病因，视其具体情况配以其他治法：如寒瘀互结者，配以温阳散寒；热瘀蕴结者，配以清热解毒；痰瘀互结者，配以化痰散结；气虚血瘀者，配以补气益气等。力求辨证清楚，立法正确，准确选方用药，并适当配合外治。做到内外合法，相得益彰，每每获得良效。

例如，男性患者陈某穿新皮鞋长时间行走，磨破了右足内踝，伤口化脓，右足肿痛加重，全身不适，低热乏力，右足内踝有一"红线"，沿小腿内侧至大腿内侧中上段蔓延、触痛。李廷冠教授认为本案因皮肤破损染毒，机体郁而化热，热毒进入经络，引发热瘀互结的病变。诊断为急性淋巴管炎（红丝疗）。证属热毒入络，热瘀蕴结型，以解毒、活血为治法。内服方选《医宗金鉴》中的五味消毒饮和《太平惠民和剂局方》中的桃红四物汤合方加减：金银花 15 g，蒲公英 30 g，紫花地丁 15 g，连翘 12 g，白花蛇舌草 15 g，生地黄 15 g，赤芍 15 g，牡丹皮 15 g，丹参 15 g，牛膝 12 g，桃仁 10 g，红花 6 g。2 剂，每天 1 剂，水煎服。外治：①创面外敷 0.1% 雷佛奴尔液纱布，在外盖上凡士林纱布，再覆盖消毒敷料，用胶布固定，每天更换 1 次。②芒硝 100 g，冰片 2 g，混匀，用开水 500 mL 冲化，待冷却后用无菌药棉浸润药液，湿敷"红线"及其周围。并嘱其卧床休息，抬高患肢，忌食辛辣、醇酒、发物。次日患者体温正常，局部肿痛减轻，"红线"颜色变淡，压痛减轻。继续应用原方案治疗，1 周后患者病情完全好转。

（二）祛痰法在外科临床的应用

祛痰法是用化痰软坚散结的药物来治疗因痰凝聚而产生肿块的疗法。痰是由外感六淫或内伤七情，或体质虚弱等导致气机阻滞，形成了"血气津液不清，熏蒸结聚"的病理过程，痰会停滞在人体脏腑中成为病因。颈痈、瘰疬、肉瘿、乳癖、乳疬等疾病的发生与痰有密切关系。因此，祛痰法成为外科常用治疗方法之一。李廷冠教授在临床实践中遵循"痰是病的标志""导致痰的原因是关键"的理念，应用祛痰法结合其他治疗方法，注重治本和治标，取得了良好的疗效。某女性曾经患有右颈部结块四枚，用异烟肼、链霉素等药物治疗后，结块缩小并停药。停药 1 个月后，患者右侧颈部原有的结块又增大，局部出现酸痛，头晕乏力，心情烦躁，舌质红，苔薄黄，脉细数，要求使用中药治疗。李廷冠教授认为，本病是由于肝气郁结，久而化火，炼液成痰，痰火上升，聚于颈部形成瘰疬。治疗应以疏肝解郁、化痰散结为法，使用消核散（《医宗金鉴》）加减方治疗。处方：牡蛎20 g，玄参15 g，海藻、昆布、夏枯草、蒲公英、白芍各12 g，柴胡、白芥子各10 g，甘草5 g。3剂，每天1剂，水煎服。服药后患者颈部结块略有缩小，但仍感到头晕乏力、心情烦躁。因此，在原方基础上加入黄芪15 g，党参、当归各10 g，川芎6 g。3剂。服用后，患者症状有所减轻。继续服用20剂，病情完全好转。随访半年未见复发。

（三）行气法在中医外科临床的应用

行气法是中医外科的一种重要治疗方法。其通过运用理气药物，使气机通畅，气血调和，从而达到解郁散结、消肿止痛的目的。中医外科疾病，以局部疼痛、肿胀、结块为特征，与气机阻滞、血脉瘀阻关系密切。病之初起多为气滞，其久则血瘀、痰瘀或气滞血瘀痰凝互结。临床上以气滞血瘀、气滞痰凝之证为多见，但气滞兼寒、气滞兼热、气滞兼阴虚之证亦时有所见。李廷冠教授在运用行气法时常根据病情的不同，采用变通的方法治之。对于气滞兼瘀，治宜行气与活血并用；对于气滞兼热，治宜行气与清热并用；对于气滞兼寒，治宜行气与祛寒并用；对于气滞兼阴虚，治宜行气与滋阴并用，每获良效。李廷冠教授曾成功治疗过多名患者，例如一名女性亚急性甲状腺炎证属肝郁气滞、脾胃虚寒型，处方：柴胡、延胡索、桂枝、法半夏、白芥子、白术、陈皮各10 g，白芍、党参、茯苓各15 g，香附12 g，干姜、甘草各6 g，10剂而愈。还有一名老年男性乳房异常发育症（乳疬）证属肝肾阴虚型的患者，处方：当归、枸杞子各10 g，沙参、麦冬、女贞子、川楝子各12 g，墨旱莲、生地黄、昆布各15 g，生牡蛎30 g，海藻20 g，甘草5 g，每日1剂，水煎服。

（四）托法在外科临床的应用

托法，又称内托法、托毒法、托里法，是中医外科内治三大总则之一。此方法通过使用补益气血和透脓托毒的药物来补助正气、托毒外出，以免毒邪内陷。适用于外疡中期，正虚毒盛，不能托毒外达，疮形平塌，根脚散漫，难溃难腐的虚证。在临床具体应用时，一般分为透托法和补托法两类。也有人认为可分为清托法、透托法和提托法三类。李廷冠教授认为三类分法较二类分法更为妥当。只要临床诊断清楚、辨证准确，分别应用清托法、透托法、提托法，恰当选方用药，并配相应的外治方法，对初期、中期、后期三个阶段的疮疡均可获得良效。

1. 清托法治疗初期疮疡　清托法是托法与消法合用的治法，是消法的变通应用。它以消、托药物并用，而以消法为主。根据疮疡的致病原因和临床症状不同，选用清热、行气、和营等类药物。如金银花、连翘、蒲公英、紫花地丁、天花粉、赤芍、牡丹皮、穿山甲、皂角刺、贝母、陈皮、甘草等，组合成方剂，以达补益气血、透脓解毒的功效。此治法用于疮疡初结未成脓、内外皆壅的肿疡。常用方剂有《医宗金鉴》中的仙方活命饮、《医宗说约》中的四妙汤、《外科真诠》中的加味四妙汤等。李廷冠教授喜用加味四妙汤加减治疗初期疮疡，并获得了显著疗效。曾治一名女性患者，西医诊断为背痈，中医诊断为有头疽，初期，证属阴虚火炽型。内治使用清托法，方选加味四妙汤加减。处方：生黄芪、金银花、玄参、何首乌、天花粉、赤芍各 15 g，牡丹皮、当归、皂角刺、炮穿山甲各 10 g，甘草 5 g，内服。外治采用金黄膏外敷患处。内外合法，相得益彰，获得了显著疗效。

2. 透托法治疗中期疮疡　透托法是一种治疗中期疮疡的方法，其方剂以黄芪、当归、川芎、白芷、炮穿山甲、皂角刺等为主要药物，以补气养血、托毒透脓的功效为特点，能够排脓泄毒，消肿止痛，托里散疮。该治疗方法适用于脓成未溃、溃而脓出不畅的患者，尤其是老年体弱或害怕手术的患者。透脓散（《外科正宗》）是透托法的代表方剂之一。李廷冠教授常结合透脓散和四妙汤来治疗中期疮疡，并取得了良好的疗效。例如，他曾治疗一位 24 岁未婚未孕女性，左侧乳房反复发炎、肿痛并溃脓，西医诊断为非哺乳期乳腺炎，中医诊断为不乳儿乳痈，证属气血不足，疮溃而脓出不畅。原拟行扩创引流排脓，但患者和其母亲都不同意。最终采用透托法治疗，方剂为透脓散合银花甘草汤加减：生黄芪、金银花各 15 g，当归、川芎、皂角刺、炮穿山甲、桔梗、浙贝母各 10 g，甘草 6 g。每日 1 剂，水煎分两次服用。外治采用 0.1% 雷佛奴尔纱条引流，外盖金黄膏，每日更换 1 次。经过半个月的治疗，患者左乳肿痛减轻，脓液排出顺畅，伤口收口，但仍有僵块未能完全消失。因此，给予乳腺康胶囊口服 2 个月，最终僵块得以消散。

3. 提托法治疗后期疮疡 提托法，也称为补托法，是一种治疗疮疡后期的方法。其方剂以扶助正气、托毒排脓的药物组成，旨在治疗脓液排出不畅、腐肉不脱、新肉难生等后期疮疡症状。根据治疗效果，可以将其分为补益气血以提毒、温阳扶正以提毒和滋阴补气以提毒三类。李廷冠教授常用补益气血以提毒的托里消毒饮（《外科正宗》）加减来治疗后期疮疡，并取得了很好的疗效。例如，他曾治疗一位男性农民，左足被农用车车轮轧伤，在当地治疗 2 个月仍未愈合，足背及足第一趾溃烂。西医诊断为左足外伤感染，中医诊断为慢性足部溃疡，证属气血不足，脱腐生肌无力。原拟住院植皮治疗，但患者及家属不从，要求在家治疗。最终采用提托法治疗，方剂为托里消毒散加减：党参、黄芪、茯苓、赤芍各 15 g，金银花、牛膝各 12 g，当归、川芎、白芷、桔梗、白术各 10 g，甘草 5 g。每日 1 剂，水煎分两次服用。配合外治，使用九里明（生）150 g 水煎外洗患足，然后使用拔毒生肌膏（院内制剂），由生大黄、白芷、花椒、桑枝、槐花、硼砂、轻粉等制成纱布外敷创面，每日 1 次。经过内外合治，共奏补益气血、托毒生肌之功，最终获得良好的疗效。

（五）海藻与甘草可以合用

《药性赋》云："本草明言十八反，半蒌贝蔹及攻乌，藻戟遂芫俱战草，诸参辛芍叛藜芦。"李廷冠教授回忆，在读书时早已背熟此经文，海藻与甘草相反的属性常常记在心中。在临床医学开始阶段，他尤为担心海藻和甘草联用会对患者造成危害，因此不敢轻易开具药方。外科疾病中，由痰湿凝滞导致的患者很常见，例如瘰疬（急性淋巴结炎、慢性淋巴结炎、颈淋巴结结核等）、瘿瘤（甲状腺结节、甲状腺腺瘤、甲状腺囊肿）、乳癖（乳腺增生病）和乳核（乳腺纤维腺瘤）等。治疗这些

八桂中医名家学术精要

疾病的方法应该是祛痰，选择咸寒化痰软坚的药物，使因痰湿凝聚而形成的肿块得以消散，常用的药物包括海藻、昆布、海带和海蛤粉等。由于甘草被誉为"国老"，能够调和诸药，因此医生们经常会为是否与海藻等药物联用而犹豫不决。后来李廷冠教授阅读了《外科正宗》，其中有关治疗瘿瘤的主方案包括使用通气散坚丸和海藻玉壶汤。通气散坚丸方歌曰："通气散坚丸半夏，陈贝芎归粉草苓，香附桔莒参海藻，南星枳实共黄芩。"主治忧郁伤肺，致气浊而不清，聚结为瘤，色白不赤，软而不坚，阴阳失度，随喜怒消长者。方由陈皮、半夏、茯苓、甘草、石菖蒲、枳实（炒）、人参、胆南星、天花粉、桔梗、川芎、当归、贝母、香附、海藻、黄芩（酒炒）各等分，上为末，荷叶煎汤，搓为丸，豆大，每服一钱，食远灯心二十根，姜三片泡汤送下。海藻玉壶汤方歌曰："海藻玉壶汤青陈，翘贝芎归昆布评，半夏独活并甘草，海带煎来效有灵。""主治瘿瘤初起，或肿或硬，或赤或不赤，但未破者。"方由"海藻、贝母、陈皮、昆布、青皮、川芎、当归、半夏、连翘、甘草节、独活各一钱，海带五分"组成，水二盅，煎八分，量病上下，食前后服之。两方均有海藻与甘草。清代《医宗金鉴·外科心法要诀》中瘿瘤的治疗方法包括使用通气散坚丸和海藻玉壶汤。方歌分别为："通气散坚气瘿瘤，参桔芎归花粉投，芩枳二陈星贝藻，香附石莒患渐消。""海藻玉壶汤石瘿，陈贝连翘昆半青，独活芎归甘海带，化硬消坚最有效。"《病科全书》中认为："无名病治用消肿汤，方由夏枯草、玄参、天花粉、山慈菇、煅牡蛎、海藻、昆布、白芥子、桔梗各三钱，生甘草一钱组成，清水煎，食后服之。"这表明古人早已验证海藻与甘草合用的效果。现代《文琢之中医外科经验论集》云："瘰疬内治法，方用加味消瘰丸（《医学心悟》方加味），药物：玄参、牡蛎、浙贝母、白芥子、淡海藻、淡昆布、木香、郁金、夏枯草、甘草。化痰散结加用淡海藻、淡昆布、甘草。一般体质患者，甘草用 3 g 即可，不必拘泥反恶之说，古人亦有验证，并非有毒，反大增其效，亦无不良反应。体质强者甘草剂量可加至 6 ～ 9 g，则其效力增加数倍。"《中医杂志》曾报道海藻甘草合剂（海藻 12 g，甘草 6 g，夏枯草 18 g，白芥子 6 g，当归 12 g，玄参 12 g，贝母 12 g，生牡蛎 12 g，陈皮 6 g），每天服用 1 次，水煎成 300 mL，早晚各服 150 mL，可以治疗瘰疬（颈淋巴结核），取得了良好效果。李廷冠教授自 20 世纪 70 年代开始使用海藻和甘草的配方治疗乳癖（乳腺增生病），包括汤剂、冲剂和胶囊等，都取得了良好的疗效，并未出现任何明显的不良反应。因此，海藻和甘草可以合用。但是，古今的处方均为复方，不是海藻和甘草单独为一组，因此"海藻反甘草"的说法仍需进一步研究。

（六）蜂蜜是溃疡外治之良药

蜂蜜是一种精品，由蜜蜂采集花蜜酿造而成，是人类天然食用的保健品和药物。《神农本草经》曰："（石蜜）蜂蜜味甘、平，无毒，主心腹邪气，诸惊痫痉，安五脏诸不足，益气补中，止痛除毒。"《本草纲目》云："蜂蜜入药之功有五：清热、补中、解毒、润燥、止痛。"尽管清代《本草备要》有记载："（蜂蜜）草木精英，含露气以酿成……同薤白捣，涂汤火伤。"自古以来，使用蜂蜜治疗疾病的案例比比皆是，但外敷蜂蜜治疗疾病者较少。

随着人类科技的进步，对蜂蜜的研究不断深入，人们对蜂蜜的成分、理化性质、药理、功用等有了更多的了解。认为蜂蜜除了有良好的抗菌防腐和促进组织再生的功效外，对于治疗疾病也有很大的作用。

如今，国内外使用蜂蜜治疗疾病的报告已不胜枚举。蜂蜜不仅能治疗内科疾病，还能治疗外科疾病。目前，应用蜂蜜治疗外科疾病的案例正在逐渐增多。例如，使用蜂蜜外敷创伤及烧伤，治疗慢性皮肤溃疡，以及皮肤病等，都取得了良好的疗效。李廷冠教授曾在临床中观察到，使用将蜂蜜与甘草粉混合后外敷能有效治疗血栓闭塞性脉管炎（脱疽），使用蜂蜜外涂或外敷（如蜂蜜纱布或纱条外敷）治疗下肢静脉曲张合并溃疡（臁疮）、乳头皲裂、创伤和烧伤等多种疾病，都能取得满意的效果。

中医学将所有外科疾病溃破后的疮面称为"溃疡"，而西医学称之为"溃疡""坏死""坏疽"等。治疗溃疡，特别是慢性溃疡，常常比较棘手。虽然常用外用药（如拔毒生肌膏、生肌玉红膏、生肌散等）可以起到一定的治疗作用，但是由于其制作比较复杂，因此并不十分方便。而蜂蜜取材容易，应用方便，疗效良好，价格便宜，城乡医院甚至患者自己都可以应用。所以，蜂蜜被视为溃疡外治之良药。

（七）因痰为病，治宜祛痰

中医之痰，可分为狭义和广义两种。狭义的定义是指由呼吸道或鼻腔黏膜分泌并经由口鼻咳出的黏稠液状物；广义的定义则指脏腑功能失调，或因水液代谢障碍而产生的病理性产物。痰既是一种病理性产物，也是一种致病因素。在某些情况下，其还可能会对一些组织器官产生作用，导致新的病理变化，从而引发痰证。

外科痰指凝聚于肌肉、经络、骨关节之间的痰，其病证特点是局部可触及肿块。外科痰起病缓慢，病程较长，早期症状多不明显。具体表现因痰凝部位和所致病证的不同而异。例如，聚于颈部可引发瘰疬（颈淋巴结炎、颈淋巴结核）、痰核（甲状舌骨囊肿）和瘿瘤（甲状腺肿、甲状腺腺瘤、甲状腺囊肿等）；聚于骨关节间可导致流痰（骨关节结核）；聚于骨组织可产生骨肿瘤、骨囊肿等；聚于乳络则可引起乳癖（乳腺增生病）、乳核（乳腺纤维腺瘤）、乳痨（乳房结核）、乳疬（男性乳房异常发育症）和乳岩（乳腺癌）等；聚于男性前阴部则可造成子痰（附睾结核）、癃闭（前列腺增生症）和阴茎痰核（阴茎硬结症）等；聚于皮肉、筋骨之间则会形成脂瘤（皮脂腺囊肿）、肉瘤（脂肪瘤）、胶瘤（腱鞘囊肿）等。如今，随着对痰证的深入研究，"痰证"学专著应运而生，为研究从痰论治外科疾病提供了更为广泛的思路。

李廷冠教授认为，从"痰证"的角度出发，前述由凝聚痰而引发的病证可统称为"外科痰证"，治疗时应以祛痰为要点。祛痰法是指使用咸寒软坚化痰药物（如海藻、昆布、海蛤壳、海浮石、瓦楞子、夏枯草、玄参、黄药子等），使由痰凝聚而形成的肿块消散的一种方法。然而，痰的成因有很多，内伤外感都可能导致痰生成。由于痰又是多种疾病的罪魁祸首，因此在临床上，针对不同的情况，应采用不同的治法。例如，颈痈（颈部急性化脓性淋巴结炎）初期，颈部肿块肿痛，咽喉疼痛，伴有恶寒发热，舌红苔黄，脉浮数者，证属风热夹痰，治宜疏风清热化痰，方用牛蒡解肌汤（《疡科心得集》）加减内服，并外敷金黄膏。乳癖（乳腺增生病）症见乳腺肿块疼痛，伴有胸胁胀痛，情绪急躁或抑郁，舌红苔白，脉弦者，证属气郁夹痰，治宜解郁化痰，方用开郁散（《外科秘录》）或乳癖Ⅰ号方（经验方）加减内服，并外擦或外敷乳康擦剂（经验方，本院制剂）。瘰疬（颈淋巴结炎、颈淋巴结核）溃后，脓水清稀，疮面灰白，体倦乏力，面色无华，舌淡苔薄，脉细弱者，证属体虚夹痰，治宜养营化痰，方选香贝养营汤（《医宗金鉴》）内服。前列腺增生症，见前列腺增大，质硬，中央沟消失，排尿困难，舌质暗红，苔白，脉弦者，证属痰瘀互结，治宜祛瘀化痰，方选桃红四物汤、消瘰丸合方加减。

总之，对于外科痰证的治疗，重点是化解痰凝并散结块。咸寒软坚化痰药是常用药物，而消瘰丸（《医学心悟》）、消疬丸（《外科真诠》）和海藻玉壶汤（《外科正宗》）等则是常用方剂。

（八）对乳癖的诊治宗古创新

乳腺增生病是西医学的病名，是指乳腺小叶和乳腺导管结缔组织增生，以及导管扩张或形成囊肿为主要病理改变，以乳腺疼痛及乳腺肿块为主要临床特征的非炎症、非肿瘤性的一种慢性乳腺疾病，属于中医学的"乳癖"和"乳核"范畴。中医学认为本病多因患者郁怒伤肝、思虑伤脾所致，导致肝气郁滞，脾失健运，痰湿凝滞，气滞血瘀夹痰结聚于乳络；或劳伤过度，肝肾虚损，冲任失调，使气滞血瘀、痰湿凝滞乳络；或素体阴虚，加上劳损肝肾，导致肝肾阴虚，水不涵木，肝气郁结，阴虚火旺，灼津为痰，痰湿凝聚，从而导致气滞血瘀痰凝结聚于乳络而成病。《中医外科学》将乳癖分为肝郁痰凝型、冲任失调型两个证型；李廷冠教授根据本病的病因病机及临床表现，将本病辨证为肝郁痰凝型、冲任失调型和肝肾阴虚型三个证型。李廷冠教授治疗本病一贯遵循整体与局部相结合、内外并举、标本兼顾的指导原则。对于乳癖的诊治，李廷冠教授认为冲任失调是发病之本，肝气郁滞、痰凝血瘀为发病之标，从而确立温肾助阳、调摄冲任以治本，疏肝理气、活血化瘀、化痰软坚、散结止痛以治标的治疗大法，依据辨证分型不同而各有偏重。在辨证施治药物内服的基础上，配合局部中药乳康擦剂离子导入法或散核膏贴敷，充分体现了整体与局部相结合、内外并举、标本兼顾的指导原则，明显提高了乳癖的治疗效果。

《医宗说约》云："百病必先治其本，后治其标……缓则治其本，急则治其标。"李廷冠教授认为，由于乳癖是一种慢性病，治疗本病宜辨证施治，标本兼顾。对于乳癖，李廷冠教授将其辨证为肝郁痰凝型、冲任失调型和肝肾阴虚型三个证型，分别应用乳癖Ⅰ号方、乳癖Ⅱ号方、乳癖Ⅲ号方进行治疗。

1. 肝郁痰凝型（证）

病因病机：乳房属于足阳明胃经，乳头属于足厥阴肝经。若郁怒忧思，则肝失条达，脾失健运，以致气滞不行，痰湿不化，痰气交凝，阻于乳络而为病。

治法：疏肝解郁，化痰散结。

处方：自拟乳癖Ⅰ号方。

药用：当归10 g，白芍15 g，赤芍15 g，青皮10 g，陈皮10 g，香附10 g，法半夏10 g，茯苓15 g，丝瓜络15 g，柴胡10 g，海藻30 g，昆布15 g，甘草5 g。

加减：如果疼痛严重，可以增加郁金、延胡索、川楝子、乳香和没药；如果感到心烦难眠，可以去掉法半夏，加入合欢皮、酸枣仁、远志和夜交藤；如果肝郁化火，引起口苦咽干或易怒心烦，可以去掉法半夏和香附，加入牡丹皮、山栀、夏枯草和川楝子；如果月经不调，可以增加益母草和红花等。

2. 冲任失调型（证）

病因病机：冲脉和任脉均起源于胞中。任脉循腹里，上关元，至胸中；冲脉夹脐上行，至胸中而散。又冲任为气血之海，冲任失调，气血流行不畅，功能失调，以致气血流行不畅，瘀阻乳络为病。

治法：补益肝肾，调理冲任，化痰散结。

处方：自拟乳癖Ⅱ号方。

药用：鹿角霜 15 g，淫羊藿 15 g，巴戟天 15 g，菟丝子 15 g，当归 12 g，白芍 15 g，熟地黄 15 g，川芎 10 g，丹参 15 g，王不留行 15 g，海藻 30 g，昆布 15 g。

加减：如果乳腺肿块很硬，可以增加生牡蛎、三棱和莪术；如果月经疼痛或有瘀块，可以增加桃仁、红花、益母草和赤芍；如果乳头溢液，可以加入白花蛇舌草、墨旱莲和牡丹皮；如果失眠多梦，可以加入酸枣仁和夜交藤；如果胃纳欠佳，可以加入神曲、麦芽等。

3. 肝肾阴虚型（证）

病因病机：先天不足或后天失养，肝肾阴虚，以致"肝虚血燥，肾虚精怯，血脉不得上行，痰瘀凝滞"乳络而为病。

治法：滋补肝肾，理气化痰，软坚散结。

处方：自拟乳癖Ⅲ号方。

药用：当归 10 g，生地黄 20 g，枸杞子 10 g，川楝子 10 g，玄参 15 g，白芍 15 g，墨旱莲 15 g，女贞子 15 g，丝瓜络 15 g，海藻 15 g，昆布 15 g，甘草 5 g。

加减：对于乳腺肿块明显者，可加生牡蛎和丹参；对于失眠盗汗者，可加浮小麦、生牡蛎和夜交藤；对于乳房肿块呈囊性感者，可加瓜蒌和白芥子等；对于胃纳呆滞者，可加鸡内金、山楂和麦芽。

服法：每日 1 剂，用水煎煮后，分两次服用，20 天为 1 个疗程（在月经干净后开始服药，行经期停药）。

予散核膏（李廷冠经验方，用生半夏、生南星、山慈菇、三七、香油等按传统方法制成硬膏）敷贴患处，每 3 天更换一次，有助于肿块消散。对于较大的囊性肿块，可采用穿刺抽液加压固定法进行治疗，促进囊壁粘连闭合，并达到痊愈的效果。如果乳腺肿块明显，经内外治疗效果不佳，或怀疑为恶变可能，应该进行乳腺肿块切除或乳腺区段性切除，并进行病理检查。

五、医案选介

（一）慢性睾丸－附睾炎（慢性子痈）案

周某，男，26 岁，工人。2003 年 4 月 12 日就诊，自诉右侧睾丸肿痛已有 2 个月。初起睾丸肿痛，伴有发热、恶寒、肢体酸楚等症状。在外院接受了抗菌消炎药治疗（具体不详），3 天后发热和恶寒消失，睾丸肿痛减轻。患者自行购买头孢氨苄胶囊服用 1 周后停药，但疾病并未治愈，仍然恢复工作。近日由于工作劳累，患者右侧睾丸坠胀不适，肿痛加重，疼痛放射至腹股沟和腰部，但身体无寒热，口中淡、乏味，大小便正常。检查结果显示：右侧睾丸像鸡蛋一样大，质地硬，附睾头部硬结比龙眼核大，精索增粗，受压明显疼痛，阴囊皮肤没有红热。舌尖红，苔黄，脉弦。根据检查结果，诊断为慢性睾丸－附睾炎（慢性子痈），证属痰瘀互结型。治疗以化痰和营为法，内服方选用《医学发明》中的复元活血汤和《医学心悟》中的消瘰丸合方加减：柴胡 10 g，天花粉 15 g，当归 10 g，桃仁 10 g，红花 6 g，炮穿山甲 10 g，丹参 15 g，生牡蛎 30 g（先煎），浙贝母 10 g，海藻 18 g，昆布 15 g，甘草 5 g。共 7 剂，每日 1 剂，水煎分两次服。同时采用外治方案：姜黄 30 g，苏木 30 g，红花 15 g，芒硝 100 g，共 7 剂，每天 1 剂，水煎后用于熏洗患处，每次 20 ～ 30 分钟。4 月 19 日患者再次复诊时，睾丸已经变小，疼痛轻微，腰部痛感消失，大小便也正常。按前内服、外用方药各 7 剂，如法使用。4 月 25 日患者再次复诊，睾丸疼痛消失，睾丸大小与健侧相当，附睾硬结基本消失，病情告愈。

按语：本案为慢性睾丸－附睾炎，属于中医学中的"慢性子痈"范畴。病情初期湿热下注肝肾之络，结于肾子而为病，治疗应从处理湿热入手。然而，患者在接受院外治疗时方法不当，导致湿热邪气无法排除，气血瘀滞不散，形成痰、热、瘀互结的情况，难以治愈，最终形成"慢性子痈"。

李廷冠

473

（二）网状青斑（脉痹）案

覃某，男，20岁，学生，2003年1月20日初诊。自诉：十岁左右发现双下肢皮肤有淡红、青蓝色斑，斑纹呈网状分布，持续不退，天冷加重，腿足麻、冷、疼痛，历经多方治疗，症状无明显好转。近来天气变冷，皮肤青斑加深，两小腿及足部麻、冷、疼痛加重而来就诊。查体：双下肢自臀部至足部有散在青紫色斑，呈网状分布，以两小腿及足部明显。肢冷，皮肤粗糙，两足足背动脉及胫后动脉搏动（±）。舌质暗淡，苔薄白，脉沉细。根据检查结果，诊断为网状青斑（脉痹），证属寒邪瘀结型。治疗以温阳和营为治法，内服方选《医林改错》中的血府逐瘀汤和《伤寒论》中的黄芪桂枝五物汤合方加减：当归12 g，熟地黄15 g，川芎10 g，桃仁10 g，红花6 g，黄芪20 g，桂枝10 g，独活10 g，淫羊藿12 g，仙茅10 g，7剂，每天1剂，水煎分两次服。外治方案：苏木50 g，桂枝50 g，姜黄30 g，艾叶30 g，独活30 g，7剂，每天1剂，水煎熏洗患肢，每日2次，每次20～30分钟。1月27日复诊，腿足麻、冷、疼痛消失，青斑明显变淡。又按前内服、外用方药各7剂，如上使用。2月10日复诊，患者病情稳定。继续调理并巩固疗效，予附桂八味丸、复方丹参片口服。

按语：网状青斑是一种较为少见的病症，病因尚不明确，属于中医学范畴中的"血瘀证"和"脉痹"。本案病因源于禀赋不足、脾肾阳虚和营卫不和，加之风寒乘袭、阻于脉络所致。治疗方案中，当归、桃仁、红花、川芎和丹参的作用主要是活血化瘀；熟地黄、淫羊藿和仙茅的功效在于温补脾肾；桂枝和独活则具有温通经络止痛的作用。黄芪具有甘温补气、助血通行的功效。所有药物配合起来，共同发挥了温阳和营的效果。外治时采用的苏木、姜黄、桂枝、艾叶和独活等，能够活血散血、温经通络，水煎药熏洗患肢，促进血液循环，使气血畅通，因此收到了良好的效果。

（三）甲状腺囊肿（肉瘿）案

宋某，女，56岁，于1984年4月28日初诊发现颈部左侧肿块已有1个月之久。经检查诊断为甲状腺囊肿。患者出现胃纳不佳、体倦乏力等不适症状，但不想接受手术治疗，而是希望使用中药治疗。检查结果显示，患者颈部喉结左下方有一个边界清晰、表面光滑、中等硬度、能随吞咽而上下移动的半圆形肿块，大小为5.0 cm×5.0 cm。舌质淡红，舌苔薄白，脉细弱。诊断为甲状腺囊肿（肉瘿）。治疗方案：采用补益气血、化痰散结的治疗方法，方案为使用活血散瘿汤（《外科正宗》）加减治疗。处方：黄芪15 g，党参、当归、茯苓、海藻、昆布、香附、法半夏、白芥子、桂枝各10 g，川芎、陈皮各6 g，甘草5 g。每天服用1剂，水煎服。服药6剂后，患者肿块缩小，胃纳增加，精神好转。随后又继续服用原方，直到6月4日复查，肿块完全消散。随访1年，未见复发。

按语：甲状腺囊肿属中医学"肉瘿"范畴，患者出现的半圆形肿物可能会随着吞咽动作而上下移动。《外科正宗》指出："瘿瘤之症……乃五脏瘀血、浊气、痰滞而成。"并且认为："活血散瘿汤……治瘿瘤已成……气血虚弱者。"因此，本例中的患者正是由于气血虚弱、痰浊不化而使得凝结物形成于颈部。于是使用活血散瘿汤加减治疗，并选用党参、黄芪等药物以益气补血，当归、川芎补血活血，陈皮、茯苓、半夏、甘草等药物以燥湿化痰，香附以理气解郁，白芥子善除皮里膜外之痰，桂枝以温化痰浊，海藻、昆布以咸寒化痰，软坚散结。使用此方后，患者气血得以充盛，痰浊得以化散，最终瘤块消失。

（四）乳腺增生病（乳癖）案

陈某，女，40岁，初次就诊于1980年7月9日。患者感到乳房疼痛已有10年之久，并且触及肿块。每当月经来临之前，患者疼痛会加剧，肿块也会变大。而在月经结束后，疼痛则会减轻，肿块也会缩小。经过检查，诊断为乳腺小叶增生。患者月经常常不准时，而且经量稀少。检查结果显示，两侧乳房外上象限均有肿块。左侧肿块为5.0 cm×5.0 cm，右侧肿块为3.0 cm×5.0 cm。肿块表面呈结节状，边界不太清晰，硬度不高，轻压有疼痛感，但与皮肤及深部组织无粘连。舌质为淡红色，苔薄白，脉沉细。诊断为乳腺增生病（乳癖），冲任失调证。治疗方案为补益肝肾，调理冲任，化痰散结。具体方药为自拟的乳癖Ⅱ号方加减。处方：鹿角霜15 g，淫羊藿、巴戟天、菟丝子、枸杞子、柴胡、白芍、当归、白术各10 g，海藻、昆布各12 g，甘草5 g。每日1剂，水煎服。外治方案：使用散核膏（李廷冠教授经验方，由生半夏、生南星、山慈菇、三七、香油等按传统方法制成硬膏）贴敷患处，每3天更换一次。治疗28天后，患者月经正常，乳房疼痛消失，左侧乳房肿块消失，右侧乳房肿块缩小至0.5 cm×0.5 cm。6个月后的随访结果显示未见肿块增大。

按语：《疡医大全》引陈实功说："乳癖乃乳中结核，形如丸卵，或坠重作痛，或不痛，皮色不变，其核随喜怒消长。"西医学的乳腺小叶增生与乳癖有关。本例是肝肾亏虚、冲任失调，导致痰湿凝滞乳络而发作。因此，使用自拟的乳癖Ⅱ号方加减治疗。方剂中淫羊藿、巴戟天、菟丝子、枸杞子补益肝肾，调理冲任；柴胡、白芍、当归、白术疏肝益脾；鹿角霜消痰散结；海藻、昆布化痰散结；甘草加强海藻化痰散结之功。予散核膏外敷，促进肿块消散，标本兼顾，内外并举，因此收效显著。

（五）右胸腹壁浅静脉炎（脉痹）案

黄某，女，36岁，职业为工人。2006年5月22日初次就诊。患者自述近期心情抑郁，劳动强度大，出现右侧胸腹部疼痛，持续4天，压痛较明显。没有寒热感，夜间睡眠不佳，食欲一般，二便正常。舌质红，苔黄，脉弦。检查结果显示：右侧乳房外缘至肋弓下缘扪及一条长约12 cm、宽0.5 cm的索条状肿物，质硬，与皮肤粘连，压痛明显。当用两手手指将索条状肿物向两端拉紧时，可见一条皮肤凹陷性浅沟。诊断为右侧胸腹壁浅静脉炎（脉痹），证属气滞血瘀型。气滞兼瘀，治疗应以疏肝理气、活血通脉为法。处方：枳壳、郁金、延胡索、当归、炮穿山甲各10 g，柴胡、白芍、丹参各15 g，香附12 g，红花6 g，甘草5 g。6剂，每日1剂，水煎后分两次服用。外治方面，予以十一方跌打酒，将脱脂棉花浸湿后敷于患处，每次

20 ～ 30 分钟，每日 3 次。5 月 29 日复诊，患者反映胸腹部疼痛减轻，压痛轻微，心情平和，夜间睡眠良好，症状有所改善。药已中的，不必更改处方，继续内服 7 剂，同时外用十一方跌打酒湿敷。随访 7 天后，患者病情已完全恢复。

按语：胸腹壁浅静脉炎属于中医学中"脉痹"的范畴。本例中，患者因情志不畅，肝气郁结，加之过度劳累，血液流通不畅，导致气滞血瘀，脉络不畅。因此，治疗应以行气、活血并用为主。处方中的柴胡、白芍、枳壳、香附、郁金、延胡索可疏肝解郁，行气止痛；当归、丹参、红花、炮穿山甲能活血祛瘀，通络止痛；甘草则调和诸药。多种药物配合使用，可起到疏肝理气、活血通脉的功效。而十一方跌打酒是由田七、血竭等药物组成的院内制剂，具有良好的活血散瘀、消肿止痛等功效，局部湿敷，药力直达病所。内外结合，治疗效果更佳。

六、论文著作

（一）论文

［1］梁少华，李廷冠. 四妙汤治疗乳腺疾病的应用举隅. 广西中医药，2013（4）：45-46.

［2］莫小勤，李廷冠，吕丽琼，等. 扶正解毒法配合新辅助化疗防治乳腺癌的临床研究. 中医学报，2013（7）：939-940.

［3］莫小勤，李廷冠. 阳和汤治疗乳房肿块的应用举隅. 广西中医药，2013（2）：43-44.

［4］梁少华，李廷冠. 滋阴散结方治疗乳腺增生病临床观察. 辽宁中医杂志，2013（2）：281-282.

［5］梁少华，李廷冠. 中医治未病在乳腺癌康复期中的应用. 云南中医中药杂志，2013（1）：18-19.

［6］梁少华，李廷冠. 柴芍香丹汤治疗前列腺痛临床观察. 中国中医急症，2012（6）：979.

［7］莫小勤，李廷冠，邓柏杨，等. 自拟温阳消癖汤治疗乳腺增生病的临床观察. 广西中医药，2010（2）：11-12.

［8］曾飞剑，李廷冠. 小金丸夏枯草胶囊联用治乳腺囊性增生症（肝郁痰凝型）36例. 江西中医药，2009（11）：43.

［9］莫小勤，梁少华. 李廷冠诊治乳腺增生病经验. 中医杂志，2007（2）：112-113.

［10］李卫民，李廷冠，易自刚，等. 乳腺康胶囊对实验性乳腺增生病的病理观察. 江苏中医药，2006（7）：56-57.

［11］李廷冠. 乳病Ⅲ号方. 广西中医药，2006（3）：26.

［12］莫小勤，李廷冠，李敏江，等. 内外合治乳腺囊肿病疗效观察. 中国药业，2005（8）：69-70.

［13］莫小勤，李廷冠. 穿刺抽液配合散瘿汤内服治疗甲状腺囊肿40例. 广西中医药，2005（5）：24.

［14］劳梅丽，肖廷刚，李廷冠. 乳腺康Ⅱ号胶囊治疗乳腺增生病的作用机制研究. 广西中医药，2004（6）：51-54.

［15］莫小勤，李廷冠，彭忠异. 中西医结合诊治肉芽肿性乳腺炎1例报告. 医学文选，2004（5）：632-633.

［16］莫小勤，李廷冠，李敏江，等. 内外合治法治疗乳痈僵块的临床观察. 广西中医药，2004（5）：20-21.

［17］莫小勤，李廷冠，李敏江，等. 男性乳腺发育症的治疗观察. 广西中医学院学报，2004（3）：37-38.

［18］莫小勤，李廷冠，李敏江，等. 乳腺安胶囊治疗乳腺增生病180例. 广西中医药，2004（3）：31-32.

［19］李卫民，李廷冠，李敏江，等.乳腺康胶囊对乳腺增生大鼠乳腺组织和性激素的影响.中成药，2003（10）：817-819.

［20］秦明芳，李颖，黄正团，等.乳腺康对乳腺小叶增生大鼠治疗效果的实验研究.广西中医药，2003（4）：58-60.

［21］梁少华，李廷冠.内外合治法治疗乳腺增生病的临床观察.四川中医，2002（10）：54-55.

［22］梁少华，李敏江，李廷冠.升血和中汤防治乳腺癌术后化疗不良反应临床观察.广西中医药，2002（4）：8-9，12.

［23］秦明芳，李颖，李廷冠.中医为主治疗乳腺增生病的研究进展.广西中医学院学报，2001（1）：97-99.

［24］李廷冠，肖廷刚，黄新，等.乳腺康胶囊治疗乳腺增生病216例疗效观察.新中医，2000（11）：28-29.

［25］伍世轰，李廷冠.中西医结合救治破伤风38例.现代中西医结合杂志，2000（3）：236.

［26］李廷冠，刘建航.亚急性甲状腺炎中医治疗近况.广西中医药，1996（5）：52-53.

［27］白广德，李廷冠.中医为主治疗脱疽41例.广西中医药，1994（5）：16-17.

［28］李廷冠.散瘿汤治疗甲状腺囊肿12例.广西中医药，1992（4）：11-12.

［29］黄新，李廷冠.消痔散坐浴治疗肛肠疾病80例.广西中医药，1992（2）：14.

［30］李廷冠，余颖韶，周建玲.乳癖冲剂治疗乳腺增生病107例临床观察.江苏中医杂志，1987（11）：485-486.

［31］李廷冠.祛痰法在外科临床的应用.广西中医药，1986（5）：18-20.

［32］李延军，李廷冠.乳腺疾病调查报告（附乳腺增生病134例分析）.福建中医药，1986（1）：38.

［33］李廷冠.手针治疗腹部外科手术后呃逆症.广西中医药,1981(1):29.

［34］李廷冠.小青龙汤治疗过敏性鼻炎和高血压.广西中医药,1981(4):49.

［35］李廷冠.肠梗阻手术后肠狭窄症的中药治疗.广西中医药,1980(1):48.

(二)著作

参加全国高等中医药院校组织编写的《中医学多选题题库》(中医外科分册)及《中医学问答题库》(中医外科分册),并任副主编;参加王沛主编的《中医外科学》编写,任编委;参加李曰庆主编的《中医外科学》中"乳腺疾病"的编写工作(协助肖廷刚教授参与审编工作);主编广西中医学院中医外科学专业教材《中医外科杂病学》。

七、整理者

莫小勤,硕士研究生,主任医师,硕士研究生导师,广西名中医,李廷冠教授的学术经验继承人。毕业于广西中医学院,从事外科临床、教学、科研工作。中华中医药学会乳腺病分会常务委员、中华中医药学会外科分会委员、世界中医药学会联合会外科专业委员会委员、中国老年保健医学研究会中医保健技术分会委员、广西民族医药协会乳腺病专业委员会副主任委员、广西中医药学会外科分会常务委员、广西医学会乳腺病分会委员、广西医师协会乳腺病专业委员会委员、广西中西医结合学会外科分会委员、广西中西医结合学会经方分会委员。擅长中西医结合,内外合治,辨病辨证相结合诊治各种乳房常见病及疑难杂病,熟练进行乳腺良恶性肿瘤手术,强调乳腺癌的综合治疗及个体化治疗;擅用经方时方治疗疮疡疖肿、外感、咳嗽、脘腹疼痛、失眠、便秘、月经不调、更年期综合征、亚健康状态等。

李桂文

一、名家简介

李桂文，男，1935 年 9 月 25 日出生，汉族，中共党员，广西贵港市木格镇人。1961 年毕业于广西中医学院中医专业（五年制），广西中医药大学骨伤科教授、硕士生导师。1997 年获得第二批全国老中医药专家学术经验继承工作指导老师的荣誉。他曾于 1960 年和 1980 年分别到天津中医学院附属医院、广州中医学院、湖北中医学院附属医院进行骨伤科进修学习；1991 年和 1995 年两次前往俄罗斯进行医学考察及讲学；1992 年和 1996 年三次访问新加坡进行讲学。曾任广西中医学院骨伤研究所副所长、骨伤科教研室主任、广西中医学院第二附属医院（瑞康医院前身）骨科主任。社会兼职：全国高等中医院校骨伤教育研究会理事，人事部中国人才研究会骨伤人才分会理事，广西卫生厅医药成果评审委员会成员、广西卫生厅医疗事故鉴定委员会骨科专业组成员、广西中医骨伤科学会副主任委员、广西电化教育研究会理事等。

李桂文教授勤于治学，注重实践，学有专长，造诣颇深。他精通典籍，对中医经典著作及其他临床典籍能融会贯通，对现代各中医门派也相当了解，西医知识十分全面。从医 60 多年，擅长治疗骨科各类疾病，尤其对骨科疑难杂症有深入研究，并创立了一套有独特疗效的治疗方法。

李桂文教授为人师表，不遗余力培育新人，桃李满天下，先后培养了三代共 30 余名中医临床骨干人才。其中，全国老中医药专家学术经验继承工作指导老师 1 人，广西名老中医、名中医 5 人，广西中（壮瑶）医优秀临床人才研修项目指导老师、广西中医师承关系人才培养项目指导老师 5 人。

二、医事传略

（一）初识中医

李桂文于 1956 年考入广西中医专科学校，开始中医学的学习。一学期的课程包括基础理论课程，如《黄帝内经》《难经》《伤寒杂病论》《神农本草经》，以及解剖、生理、病理和药理学等。通过学习，李桂文初步了解了中医。

中医学是一门研究人体生理、病理、诊断和防治等问题的学科，承载了中国古代人民同疾病作斗争的经验和理论知识。它是在古代朴素的唯物论和辩证法思想指导下，通过长期的医疗实践逐步形成并发展的医学理论体系。中医学的研究方法以整体观为主导思想，以脏腑经络的生理、病理为基础，以辨证论治为诊疗依据，具有朴素的系统论、控制论、分形论和信息论内容。

这些理论在李桂文看来非常新奇。俗话说，兴趣是最好的老师。通过学习，他了解到中医学理论源于医疗经验总结和中国古代阴阳五行思想。其内容包括精气学说、阴阳五行学说、气血津液、藏象、经络、体质、病因、发病、病机、治则、养生等。早在 2000 多年前，《黄帝内经》问世，奠定了中医学的理论基础。现在，中医学许多理论、诊断和治疗方法等都可在这本书中找到相关依据。

中医学具有完整的理论体系，其独特之处在于"天人合一""天人相应"的整体观及辨证论治。中医学认为人是自然界的一个组成部分，由阴阳两大类物质构成，阴阳二气相互对立而又相互依存，并时刻都在运动和变化之中。在正常生理状态下，两者处于一种动态的平衡之中，一旦这种动态平衡被破坏，就会出现病理状态。在治疗疾病、纠正阴阳失衡时，不能采取孤立静止的方法，应从动态的角度出发，强调"恒动观"。人与自然界是一个统一的整体，即"天人合一""天人相应"。人的生命活动规律和疾病的发生等与自然界的各种变化（如季节、气候、地区方域、昼夜晨昏等）息息相关。人们所处的自然环境不同，人对自然环境的适应程度也不同，其体质特征和发病规律也有所区别。因此，在诊断和治疗同一种疾病时，必须因时、因地、因人制宜，不能千篇一律。人体各个组织、器官共处于一个统一体中，在生理和病理上互相联系、互相影响。

通过学习中医知识，李桂文渐渐明白中医以阴阳五行为理论基础，将人体看成气、形、神的统一体，通过望、闻、问、切四诊合参，探求病因、病性、病位，分析病机及人体内五脏六腑、经络关节、气血津液的变化，判断邪正消长，进而得出病名，并据此归纳出证型，以辨证论治原则，制定"汗、吐、下、和、温、清、补、消"等治法。

中医的治疗手段多种多样，包括中药、针灸、推拿、拔罐、气功、食疗等，旨在协助恢复人体的阴阳平衡，使患者兼顾生命与生活的质量。中医的优势在于其注重维系阴阳平衡，而非简单地以消除病症为目标，最终帮助人类达到如《黄帝内经》所提出的四种"状态"，即真人、至人、圣人、贤人的境界。

中医学是一门博大精深、内涵丰富的学科。李桂文像海绵一样快速吸收中医知识的营养，为他今后的教学和实践奠定了坚实的基础。

（二）进修提升之路

1960年，当学校决定让他留校当老师，并送他到天津学习骨伤科推拿手法的时候，李桂文二话不说，背上行李，与另一位同学来到了天津。

20世纪五六十年代，天津有一位大名鼎鼎的伤科大师叶希贤，叶氏伤科不仅蜚声津门，而且在全国有着很高的名望。直到现在，他创立的十步正骨手法、小夹板外固定治疗骨折等仍在全国各中医院骨伤科中广泛应用，他总结的中医伤科十问歌诀（一问损因二问便，三问饮食四问伤，五问周身六问时，七问医治八问病，九问寒热孰轻重，十问家族全知情）成为骨伤科医师临床问诊的要诀，至今仍在临床四诊中使用，被患者叹为神奇医术。

正骨科是治疗骨折脱臼及各种关节肌肉损伤等疾患，使其整复如常的一个专科。在我国北方，正骨又被称为接骨、绰班，南方称之为伤科，在古时，又被称为正畸、金镞科。1958年，卫生部在北京召开了"全国卫生技术革新先锋大会"，叶氏正骨受到与会者的热情赞誉，叶希贤获得"全国卫生技术革新先锋"称号。由于党和人民政府对中医学给予高度重视，叶希贤更加致力于正骨事业，对医术精益求精，在传统医学的基础上不断创新，疗效突出。其论治方法具有特色，形成了自己的风格，在骨伤科方面拥有一定的影响。他著有《中医正骨讲义》《中医按摩治疗腰椎间盘脱出症十种手法论述》《中医按摩治疗肩凝症十种手法论述》等。1959年，叶希贤获得市级中医中药先进工作者称号。为了让更多的人学会这套手法，解除更多患者的伤病，此后叶希贤在全国各地举办过多期中医培训班。

李桂文有幸成为了叶希贤的弟子。

正骨按摩是一门非常有吸引力和具有挑战性的技艺，仅靠书本上的学习难以掌握，需要反复实践和揣摩。经过叶希贤的培训，李桂文完全掌握了叶氏家族的正骨手法。

回到广西中医学院后，李桂文立即开始推广应用叶希贤的正骨按摩手法。在其后多年的教学实践中，李桂文不断发扬光大这套手法，创新出一套按摩法，并创立了李桂文教授腰部按摩十步法：揉背、封腰、放通、搬按、牵抖、斜搬、滚迭、宣泄、压牵、起伏。他主要采用中药烫熨疗法配合手法推拿按摩治疗腰椎间盘突出症术后腰痛，并取得了显著疗效。李桂文认为，本病的病因病机是术后皮肉筋骨受伤，气血瘀阻，筋骨失养，痹着筋骨，不通则痛。治疗应从祛风胜湿、温经散寒、通络止痛、消除肿胀、解除痉挛、软化瘢痕等方面入手，配合按摩，相互为用，使腰痛消除。在此后几十年的教学和临床科研中，李桂文逐渐摸索总结出了自己的经验和方法，并成为一位骨伤科知名专家。

（三）学术思想的形成

在一条大道上往一个目标走的人很多，但最终到达某一高度的人却极少。有些人在行进过程中被淘汰了，有些人在某个点上停留了。越往前走，人数就越少，这也是自然法则。

李桂文在多年的临床实践中感受到，中医有其独特的急救方法，但在现代医疗条件优越的情况下，需要结合西医学的心电图观察、静脉滴注等治疗措施，才能更好地为患者服务。

在多年的临床实践中，李桂文始终将中西医结合应用。他深入研究中医典籍，汲取精华，并熟悉中医四大经典，以此构建理论框架，以指导临床治疗。在骨伤科领域，他积累了丰富的临床经验，并取得了丰硕的成果。

李桂文认为，中医学的精髓包括整体观念、辨证论治、内外兼治、治未病、形不动则精不流、肾主骨，以及气血经络学说等。至今，这些理论依然是骨伤科疾病诊断和治疗的主要基础。然而，随着西医学的发展，新技术在医学领域不断涌现和拓展。因此，在继承传统医学知识的基础上，应结合西医学新技术，以中药为主，并且注重西医学的应用。如在诊断方面，CT 对脊柱病变、骨肿瘤、关节病变的诊断较以往的 X 线片提供了新的视角；MRI 能够提供人体三维解剖资料和生理、生化代谢信息，而且其软组织分辨能力优于其他技术，可以为椎管、椎间隙、椎间盘、脊髓，以及其他软组织的情况提供可靠信息。正如"他山之石，可以攻玉"，在治疗方面，对于骨折延迟愈合和不愈合、腰椎间盘突出症术后的后遗症，采用中西医结合方法进行治疗，常能获得良好的效果。

所有取得的成就都离不开努力和对事物的感悟。只有掌握了全面的知识，才能形成自己的学术思想。

（四）成长之路

在临床实践和教学过程中，李桂文一步一个脚印地学习着专业知识。1974年，李桂文晋升为主治医师；1978年，李桂文成为一名讲师；1988年，李桂文晋升为副教授；1993年，李桂文晋升为教授。李桂文教授在临床实践中注重观察、总结和创新，在中医骨伤科疾病的病因中，瘀血与痰浊是两个重要因素。瘀血和痰浊作为病理性产物，直接影响经络通畅，导致局部虚弱，招致邪气并引起疾病。例如，骨关节病常被归为"痹证"范畴，多由气滞血瘀、风寒湿困、肝肾亏损所导致。根据中医学理论，李桂文教授采用了中药外敷加温透疗法，使中药有效成分直接通过人体皮肤毛孔直达病变部位，迅速被吸收，破瘀散结，并促进血液循环。同时，内服中药通过行气活血、祛风除湿、温经通络、消除水肿、补肝益肾等发挥作用，从而起到消除神经根及软组织粘连，缓解肌肉紧张及痉挛的作用。

李桂文教授除了诊治患者，还致力于研制许多获得好评的膏、丹、丸、散，以及药酒，供医院临床使用。例如，筋骨伤胶囊用于治疗骨伤疾病，以雷公藤制剂为主的抗风湿药用于治疗类风湿关节炎及强直性脊柱炎，四虫丸为主的抗结核胶囊用于治疗骨关节结核。同时，跌打膏、白药膏等也取得了良好的效果。跟痛症，也称足跟痛，是骨伤科常见病和多发病。足跟是人体负重行走的着力点，其病变是由于急性和慢性劳损引起的足跟筋膜滑囊和跟骨脂肪垫变性，跟骨骨刺形成而出现的症候群。近年来，李桂文采用局部揉按锤叩熏泡法治疗该病20例，取得了一定效果。

肋软骨炎病程较长，缠绵难愈，久病必瘀。李桂文用桃红四物汤合四逆散加减治疗，取得了显著疗效。方中桃红四物汤活血化瘀而养血；四逆散疏肝解郁；穿山甲有破瘀通络之功效；乳香、没药、丹参有活血化瘀、行气止痛之功效；配天花粉清瘀中之热，用甘草调和诸药，缓急止痛。再根据患者症状灵活施变，随症加减，故能获得较好的治疗效果。李桂文以中药烫熨治疗为主，配合手法推拿，治疗腰椎间盘突出症术后腰痛。他认为该本病的病因病机是术后皮肉筋骨受伤，气血瘀阻，筋骨失养，痹着筋骨，不通则痛，治宜祛风胜湿，温经散寒，通络止痛，消除肿胀，解除痉挛，软化瘢痕，配合按摩，相互为用，使腰痛消除。李桂文从事中医骨伤科临床、教学、科研60多年，积累了丰富的临床经验，具有较高的学术造诣。他是广西中医药大学附属瑞康医院中医骨伤科创始人之一，擅长治疗颈椎病、骨伤科软组织损伤疾病、脊柱骨折截瘫、骨髓炎、强直性脊柱炎、类风湿关节炎，以及骨伤科疑难杂症等。

李桂文教授治疗各地患者多年，许多患者慕名而来，经过其细心医治，皆取得良好效果。虽然病症严重，但患者治愈后全都高兴回家，他们还经常介绍新的患者前来，以寻求李桂文的治疗。

几千年的临床实践积累了丰富的宝贵经验，中医药学是一个伟大的宝库。科学实践表明，中医药的创新需要适宜的方法和先进的技术手段。多年的探索与合作，使得李桂文教授与他人成功地研制出了多功能骨科治疗仪，广西壮族自治区的许多中医单位已投入临床使用，并受到许多患者的称赞。

李桂文教授曾带领来自法国、德国、瑞士、澳大利亚等国家和地区的留学生，在他带领留学生的过程中，他毫不保留地将自己的经验传授给他们，收获了不少好评。这些留学生通过学习中医知识并将其应用于实践中，将中国的中医学用于服务世界人民，为减轻人类的痛苦作出了贡献。如今，曾经的莘莘学子已成为许多医疗机构中的专业人士，他们在自己的专业领域取得了诸多成就。每次提到他的学生，李桂文总是充满了自豪。对一位老师来说，看到自己的学生取得优异成绩，这是最幸福的事情之一。

李桂文教授曾参与编写了全国高等中医药院校教材《骨伤科学》，编写了丛书《腰骶部筋伤》，以及其他多项著作。另外，他还参与录制了《腰部筋伤》《常见关节脱位复位手法》《骨伤科按摩》和《腰功操防治腰腿疼》等教育片。他还发表了十多篇有关慢性骨髓炎治疗的学术论文。

李桂文教授从事医疗、教学和科研工作 60 多年，多次获得优秀工作者称号，1998 年被授予"中国骨伤杰出人才"称号，2004 年获得"世界骨伤杰出优秀人才"荣誉称号。

"德不近佛者，不可为医；才不近仙者，不可为医"。这是李桂文教授严谨治学和修身敬业精神的写照。

三、学术思想

李桂文教授勤于治学，注重实践，学有专长，造诣颇深。他精通典籍，能将中医经典著作及其他临床典籍融会贯通，对现代各种中医门派也相当了解。此外，他的西医学知识也十分全面。从医 60 年来，他擅长治疗骨科各类疾病，特别是骨科疑难杂症，创立了一套独特的治疗方法。

（一）突出中医辨证，重视西医诊断，实现中西医结合

中医重视整体观念，认为人体是一个有机整体，人体结构互相联系，体内各部分亦互相影响。在认识疾病的过程中，中医首先着眼于整体，重视局部对整体的影响，以预测病情的演变和发展。中医的诊疗过程重视"四诊"，即望、闻、问、切，并通过四诊合参来进行辨证，再根据辨证结果进行治疗，即"辨证论治"。李桂文教授认为，"证"是机体在疾病发展过程中某一阶段病理变化的本质，因此，"证"比症状更全面、更深刻、更准确地揭示了疾病的本质。但中医对病名的诊断比较抽象，尚存在一定的局限性。

西医注重专科情况，首先明确病名，再进行治疗。李桂文教授认为，中西医各有所长短。中医重视整体观念，西医重视局部病理变化。然而，人体结构异常复

杂，病种繁多，病情变化多端。有时单靠中医辨证或西医诊断还远远不够，必须将中医辨证和西医诊断有机地结合起来，深化对疾病的揭示，使疾病诊断更全面、准确，治疗更有针对性。因此，李桂文教授在诊疗疾病时通常采用中西医结合的方法。一旦确定了病名，就能明确诊断，抓住辨证纲领。这样做能缩小辨证范围，减少辨证的盲目性，从而使治疗更加精准。

（二）临床治疗内外并重

在骨伤科疾病中，内治法主要通过内服药物来调理气血、脏腑、经络等功能，以达到治疗目的，外治法则是通过局部用药物、按摩、外固定、手术及功能锻炼等治疗方法，来快速达到病变部位，如骨折、脱位等。据李桂文教授所言，病变部位大多在皮肉筋骨，位置表浅局限，因此外治法在骨伤疾病的治疗中十分重要，有时甚至比内治法更为常用。

（三）治病惯用专方专药，甚至一方用到底

中医治病强调辨证论治。李桂文教授认为，在明确诊断的基础上，应进行辨证论治，而不同的疾病则需要使用对应的专方专药进行治疗，这样才能更具针对性和准确性。其从医 60 多年，所积累的专方专药颇多，如"抗截瘫胶囊"专门治疗截瘫患者，"抗结核胶囊"专治骨关节结核、慢性骨髓炎，"抗风湿酊"专治骨关节痹痛，"跌打膏"专治跌打损伤，"筋骨伤胶囊"及"烫疗药"专治慢性或急性损伤的中后期，"胸骨痹解痛烫"专治肋软骨炎等。这些专方专药都是常用的临床协定处方药。

（四）治病重在治气治血，多用活血化瘀、舒筋活络药

李桂文教授认为，骨伤疾病大多以"血瘀"和"气滞"为主要病理。如急性损伤、慢性劳损均与"气滞血瘀"有关，如果气滞血瘀长期不散，还可能导致瘀血凝

李桂文

滞或感受寒湿邪气，而使筋络粘连挛缩。因此，临床治疗时需要根据病情及辨证选用药物，着重治疗气和血。常用的药物包括活血化瘀药和舒筋活络药，这些药物能有效缓解病情。

（五）善于手法按摩，并自成一家

在中医骨伤科治疗中，手法按摩是重要的组成部分，其应用广泛、效果显著。不同的手法门派各具特色。李桂文教授借鉴各家所长，结合自己的临床经验，创造出一套涵盖头、颈、腰及四肢各部位的正骨按摩手法。这些手法适应证广泛，步骤分明，方法简单，容易掌握，无创无痛，且具有独特的优点。在李桂文教授的手法按摩中，以分筋理筋为主，目的在于解除痉挛、松解粘连，遵循无创无痛、无并发症等原则。

四、临证经验

（一）中医辨证施治

中药四气五味的概念是历代医家长期与疾病作斗争的经验总结，它在临床实践中有重要的指导意义。中药四气，即寒、热、温、凉四种性质，其中凉性次于寒性，温性次于热性。药性的寒热温凉与病性的寒热相对应。人们生长在自然环境中，需要适应一定的条件，如气候、饮食等。一年中有春夏秋冬四季之分，天气也有寒暑的变化。如果人体不能适应，就会生病。生病的原因有外感六淫、内伤七情、饮食起居等，这些因素都导致人体阴阳失衡，形成偏胜而生寒热病。如《素问·阴阳应象大论》所说："阴胜则阳病，阳胜则阴病。"又说："阳胜则热，阴胜则寒。"《黄帝内经》云："寒者热之，热者寒之。"出现阳热证使用寒凉药，如金银花、黄芩、黄连清热解毒；阴寒证使用肉桂、附子、干姜等具有回阳温中、散寒作用的药物，这是所谓正治法。但如果有热病，使用寒凉药，热病可能不会缓解。在这种情况下，可以适当加入温热药，才能使病情得到缓解，这是反佐法，即"同气相求"。辨证施治中，应注意不被假象所蒙蔽。《伤寒论中》有真寒假热、真热假寒的辨证，这时医务人员应更加谨慎。李桂文教授曾在临床中治疗了一例吐泻证（中毒性消化不良）的病例。患者腹痛喜按，吐泻交作，吐泻物清稀并有不消化食物，但患者烦躁，身体有热，体温38℃。经过详细辨证，是内真寒、外假热的证候。投以附桂理中汤，一剂发热、腹痛、吐泻均止而病愈。因此，在临床治疗中，需要掌握中药药性的相关知识，并对病情进行正确辨证，才能做到药到病除、迎刃而解。

中药五味是指药物具有的辛、甘、酸、苦、咸五种味道，此外还有淡味。一般把淡味归入甘味中。先辈们按照中医五行理论，认为五味与五脏有着密切关系。如《灵枢·五味》说："胃者，五脏六腑之海也，水谷皆入于胃，五脏六腑皆禀于胃。五味各走其所喜。"又说："心气通于舌，心和则舌能知五味矣……脾气通于口，脾和则口能知五谷矣。"这说明人体饮食五味（中药五味包括在内）能够维持人体脏腑、经络、气血等正常功能。如果饮食不当，过度追求某种味道，就会导致身体出现问题。如《灵枢·五味》所说："辛走气，气病无多食辛；咸走血，血病无多食咸；苦走骨，骨病无多食苦；甘走肉，肉病无多食甘；酸走筋，筋病无多食酸。是谓五禁，无令多食。"再如《素问·生气通天论》说："味过于酸，肝气以津，脾气乃绝。"因此，在饮食方面，应该有所节制，不可过度追求五味，身体才能平和健康。

根据上述中医药五味与五脏的关系，不同药物具有不同的味道和作用。在临床治疗中，李桂文教授有着丰富的经验，辛味能散能行，多用于治疗表证或气血阻滞的病证，如紫苏可祛风散寒；木香能行气，川芎能行血；甘味能补益能调和，多用于治疗虚证，如天冬、党参、甘草可滋补和中；味淡能够渗透排出，多用于治疗湿邪或水气为患的病证，如薏苡仁、滑石；酸味能收敛和固涩，多用于治疗虚汗泄泻等病证，如五味子可敛阴止汗，五倍子可涩肠止泻；苦味能通泄和燥热，多用于治疗热证或湿证，如黄连可泻火，苍术可燥湿；咸味能够下降和软坚，多用于便秘、痞块等病证，如芒硝可泻下，牡蛎可软坚散结。这些不同的药味可以用于治疗不同的疾病。

同时，还需要考虑中药四气五味的综合性。在处方用药上，李桂文教授广泛地运用这些知识。例如，《素问·至真要大论》云："风淫于内，治以辛凉。"对于风温病的患者，可以使用辛凉平剂，如双菊饮等；"热淫于内，治以咸寒"，针对热入血分的病证，可以使用犀角地黄汤等；"湿淫于内，治以苦热"，如脾湿证可以使用平胃散；"寒淫于内，治以甘热"，如寒厥证可以使用四逆散。

总的来说，中药四气五味具有不同的性味和作用，能够治疗不同类型的疾病。然而，疾病的表现是多种多样的，只有通过全面了解患者的情况和准确辨证，才能根据需要进行处方用药，取得良好的疗效。

（二）方剂组成的君臣佐使及加减变化在临床应用的经验

中医学治疗疾病的方法，是根据阴阳五行、脏腑经络学说，并结合四诊八纲的综合分析，进行辨证论治。所谓"论治"，即是方剂的组成和用药，这是治疗中极其重要的一环。如果用药不对症，不但治不好病，还可能发生医疗事故。

方剂由数种药物组成，在配伍过程中必须遵循君臣佐使的原则。其中，"君臣佐使"这些名词是按照古代官衔的作用来命名的，"君"是方中治疗主病的药物，"臣"是协助君药治疗主病症状的药物，"佐"则是协助君药治疗兼症或制约君药的药物。《素问·至真要大论》中说："主病之谓君，佐君之谓臣，应臣之谓使。"李东垣进一步解释道："主病之谓君，兼见何病，则以佐使药分治之，此制方之要也。"根据这种君臣佐使的配伍原则，有大、中、小方剂多种类型。如《素问·至真要大论》说："君一臣二制之，谓之小方；君一臣三佐五制之，谓之中方；君一臣三佐九制之，谓之大方。"小方可用于单纯的症状，而中、大方则通常适用于治疗更为复杂的病证。当然，根据具体情况灵活应用，也是必要的。

现以四君子汤为例进行说明。四君子汤是补益剂中的补气方，方中人参（临床上多用党参）为君，能补气、益脾肺；白术为臣，健脾益气；茯苓为佐，安神益气，健脾渗湿；甘草为使，益气和中调和诸药。本方剂有补气养心、益脾胃的功效，主要用于治疗脾胃气虚、消化不良、腹胀食少、肠鸣泄泻、面色苍白等症状，或作为病后康复调养使用。

四君子汤在临床治疗中有很广泛的加减变化。如加上陈皮名异功散，功能温中散寒，治呕吐泻下，不思饮食；加上半夏、陈皮名六君子汤，治脾胃不健或胸胁不利，或腹部胀满，大便稀烂；六君子汤加木香、砂仁名香砂六君子汤，治气虚肿满，痰饮结聚，脾胃不和；若四君子汤去茯苓，加北黄芪、当归、橘皮、升麻、柴胡，名补中益气汤，有调补脾胃、升阳益气的作用，治中气下陷证，如妇女子宫下垂、脱肛；四君子汤合四物汤（芎归芍地）名八珍汤，能大补气血，主治大病后气血俱虚、面色苍白、精神委顿、四肢无力、语声低沉、妇女产后、跌打损伤、流血过多等；上方加黄芪、肉桂，名十全大补汤，治虚劳喘嗽、遗精失血、妇女崩漏、经候不调等；四君子汤加附子、芍药，去甘草，有温经回阳、祛寒祛湿的作用，治风寒内侵、四肢骨节疼痛、背部恶寒、手足冰冷、苔白、脉沉微无力等；又四君子汤去茯苓，加干姜，名理中汤，有补气健脾、温中散寒的作用，治中焦虚寒、脾肾阳衰、泻痢等中毒性消化不良。

总之，方剂的组成和用药非常重要，适当的配伍能够起到事半功倍的效果。在临床治疗时，医生需要结合患者具体情况，灵活运用各种方剂，才能有效地治疗疾病。

（三）活血化瘀在骨伤科中的临床经验

"活血化瘀法"是中医学中的一种治疗方法，在多本中医学经典中都有记载。例如，《灵枢·邪气脏腑病形》云："有所堕坠，恶血留内。"这说明在一些疾病中，血液因为凝滞或阻塞而无法循环，从而导致症状的出现。《素问·至真要大论》云：

"谨守病机，各司其属……疏其气血，令其调达，而致和平。"这说明要针对疾病特点，调节身体气血的运行，从而达到治疗的目的。

活血化瘀作为中医学中的一种治疗法则，是根据气血学说的理论，通过使用活血化瘀药物来达到治疗目的。这一治疗法则经历代医家的不断总结，形成了一套完整的理论体系。目前，在中西医结合领域，活血化瘀法已广泛应用于内科心血管疾病、外科跌打损伤、急腹症、妇产科、皮肤科等多个领域，都取得了很好的治疗效果。李桂文教授善用活血化瘀法治疗骨科疾病，其临床运用及发挥如下：

1. 瘀血的病因病理　人的气血功能是外在供养皮肉筋骨，温煦四肢，内在灌溉五脏六腑，涵养全身。气血之间的关系有许多，如"气为血之帅，血为气之母""气行则血行""伤气则血滞""伤血则血凝"。因此，气滞会导致血瘀，血瘀会阻碍气运，从而导致瘀血病变。瘀血指未能排出体外而停滞于组织之间的血液。导致瘀血的原因很多，主要包括跌打、扭挫、外伤、虫兽咬伤、感受风寒热邪和情志伤害等。

2. 气滞血瘀的症状

（1）疼痛。其特点为疼痛部位拒按，可发生在任何部位。疼痛的性质有钝痛、刺痛、游走性痛和放射性痛。疼痛一般在晚间或下午发作，伴随着寒热、麻胀等感觉。跌打患者更容易出现瘀血症状。

（2）肿胀、瘀斑和包块。跌打损伤引起的骨折、脱位和软组织损伤会导致恶血内积，造成出血、肿胀、瘀血斑。几天后还会出现硬结包块。有些因瘀血兼气滞夹痰、湿、虫、食物邪气而形成痞块癥瘕。

（3）发热、口渴。瘀血会导致发热，如跌打损伤，瘀血在腠理肌肉之间，阻遏气血，使营卫失调，引起恶寒发热，体温高于 38℃。临床上称之为吸收热，如果患者身体壮实，则为实热；失血则可能出现虚热。此外，患者血液不足，瘀血还会导致口渴，唐容川曾称之为"血渴"，并说："但欲漱水不欲咽。"因此，患者不能多喝水。

（4）神志改变。瘀血可以导致神志改变，《金匮要略》和《伤寒论》对此均有记载，如下焦蓄血发狂、热入血室如狂和产后瘀血发狂。唐容川在《血证论》中云："心有瘀血，并令健忘。""血虚则神不安，有瘀血亦怔忡。"

3. 瘀血的诊断要点

（1）问诊。瘀血患者询问有无失血和外伤经历，包括外科手术和妇女的月经、分娩等情况。

（2）望诊。面部或皮肤晦滞或灰暗古铜色，皮肤出现大小不一的斑点状、片状瘀斑、红疹。舌头质地、边缘、尖端和底部常可见到紫黑的瘀斑。

（3）闻诊。瘀血引起的疼痛可以听到呼叫声；气血两虚、阳气衰竭则会出现气息微弱或者讲话不清。严重情况下可能会导致昏迷。

（4）按诊。瘀血的伤处按压时会感到硬实疼痛，腹部可以摸到包块或者肿块。在脉络中也可能扪到条索状、结节状的瘀阻硬物。

4. 活血化瘀常用药物　根据药性，可以将常用的药物大致分为两类——活血化瘀类和破血化瘀类。

（1）活血化瘀类。桃仁、红花、当归尾、赤芍、丹参、川芎、苏木、泽兰、牛膝、穿山甲、乳香、没药、郁金、延胡索、五灵脂、生蒲黄、鸡血藤、牡丹皮、刘寄奴、王不留行。

（2）破血化瘀类。三棱、莪术、水蛭、虻虫、牛膝、土鳖虫、姜黄、血蝎等。

5. 各部位软组织损伤活血化瘀法的辨证应用

（1）颈部软组织损伤，出现瘀血引起的疼痛时，可以使用桃仁、红花、当归尾、赤芍、羌活、钩藤、葛根、陈皮和甘草等。

（2）上肢软组织损伤，如果瘀血引起疼痛，可以使用当归、桂枝、川续断、何首乌、桑枝、威灵仙、姜黄和甘草等。

（3）下肢损伤，出现瘀血引起的疼痛时，可以使用当归、红花、赤芍、当归尾、牛膝、五灵脂、独活、杜仲、木香和田七等。

（4）背部损伤，如果出现瘀血引起的疼痛，可以使用桃仁、红花、赤芍、当归尾、木香、桂枝、羌活和甘草等。

（5）胸部挫伤引起的疼痛，可以运用散瘀止痛、开胸行气法。常用药物包括当归、红花、赤芍、牛膝、五灵脂、独活、枳壳、桂枝、木香、田七、瓜蒌壳和甘草等。

（6）腹部软组织损伤，出现胁肋部疼痛时，可以使用桃仁、当归、红花、赤芍、大腹皮、枳壳、郁金、炮穿山甲、大黄、木香和甘草等。

（7）腰部出现瘀血引起的疼痛，并弯腰或转侧可能加剧，可以使用桃仁、当归、红花、赤芍、杜仲、狗脊、川续断、肉桂、独活、羌活、姜黄和甘草等。

6. 活血化瘀药在骨病中的应用

（1）助治肋软骨炎：采用桃红四物汤加减法，其中包括黄芪、桑寄生、牡丹皮、桃仁、红花、当归、赤芍、三棱、莪术、乳香和没药等中药，水煎服。

（2）治疗骨肿瘤和转移性骨肿瘤：采用多种中药，包括茯苓、赤芍、白芍、半枝莲、蜈蚣、白花蛇舌草、全蝎、丹参、当归尾、黄芪和甘草等，水煎服。

（3）当归注射液可治疗腰腿痛、类风湿关节炎等疾病。

（4）当归红花注射液可治疗坐骨神经痛等。

（5）红花注射液可治疗腰椎间盘突出症、颈椎病等疾病。

（6）复方丹参注射液可治疗急慢性腰扭伤、腰椎间盘突出症、腰椎管狭窄症等疾病。

（7）溶髓处方可治疗腰椎间盘突出症和颈椎间盘突出症，包括多种中药，如乳香、没药、骨碎补、当归、白芍、鸡血藤、自然铜、田七、土鳖虫、红花、牛膝、秦艽和甘草等，水煎服。

7. 病例举例　病例 1：黄某，女，12 岁，学生。就诊时间为 1972 年 5 月，由其母代诉：患者两下肢红疹、瘙痒、刺痛已 3 年。患者从 1970 年 4 月开始，每年 4～6 月，下肢出现红疹，伴有头晕心烦、口渴但不多饮等症状。曾到本县医院和南宁市各医院就诊，皮肤科医生诊断为结节性红斑。多次治疗无效。1972 年 5 月初来到我处就诊，当时患者头晕心烦、口干口苦，大便干而黄。体检发现患者发育中等，五官端正，面部暗红，心肺听诊（－），肝脾肋下未触及。下肢内外侧有散在大小不一的红疹，颜色鲜红，高出皮肤，不可退色，压痛，手触有热感。舌苔白厚质红，舌尖边有暗红瘀点斑，脉细。诊断为湿热下注所致的两下肢结节性红斑。治疗方面，以活血化瘀兼清热祛湿为法。处方：生地黄 12 g，桃红 9 g，红花 3 g，牡丹皮 9 g，当归尾 9 g，紫草 9 g，泽泻 9 g，车前子 9 g，土茯苓 15 g，牛膝 9 g，甘草 4 g。水煎服，每日 1 剂。服 4 剂后，红疹疼痛、瘙痒感减退，但有时仍感瘙痒，再连续服 4 剂，红疹完全消退，瘙痒止，但皮肤红疹处遗留下黑屑斑。1974 年初到钦州县医院教学，其母称患儿已完全康复，以后未再发作。

病例 2：莫某，男，19 岁，南宁冶矿厂工人，于 1974 年 4 月就诊。主诉胸部疼痛已 3 个月。患者于 1973 年 12 月开始出现胸部隐痛，劳动后加剧，活动时双上肢疼痛亦加剧，影响睡眠，深呼吸及咳嗽时疼痛加剧。多家医院和本厂医务室认为其患有肋软骨炎，但治疗无效。患者来我院门诊治疗。体检发现神志清醒，发育中等，五官端正，心肺未闻及病理性杂音，肝脾肋下未触及。胸廓左侧相当于 3～4 肋及胸骨上端肿胀，皮肤着色暗红，无热，局部压痛，按之有明显硬突感。舌苔黄厚质红，边缘有瘀点，脉弦数。诊断为肋软骨炎（中医：胸肋骨痹）。治疗以活血化瘀止痛为主，处方：柴胡 9 g，天花粉 12 g，穿山甲 9 g，乳香 3 g，没药 3 g，当归 9 g，丹参 9 g，枳壳 6 g，桃仁 6 g，赤芍 9 g，红花 3 g。水煎服，每日 1 剂。遵循上述方案加减治疗 1 个月之后，患者症状消失，未再发作，能够正常工作。

（四）促进骨痂生长加快骨折愈合临床经验

1. 治疗原则　在骨折治疗中，应当在中医辨证论治指导下，贯彻以下几项原则：

（1）注重整体观念，即注意局部与整体的辨证关系，坚持筋骨并重。

（2）重视内外相关，即着眼于外因与内因相互关系，注重阴阳表里、寒热虚实等特点。

（3）采取综合治疗，即结合内治与外治。

（4）动静结合，即坚强固定和积极功能锻炼相结合。

（5）医患合作，即调动患者的主观能动性，积极配合医生进行功能锻炼。

李桂文教授总结前人"医骨先知骨难长，先用活血后补骨，医骨容易理筋难"诸筋者皆属于节，治骨先治本（治病必求其本），本强骨自生，理筋先理血，血行筋自松"血少易生风，血行风自灭，筋硬温洗按，按后动而增"这一治疗骨折的理念，早期采用活血化瘀法，消除瘀血；然后使用滋补肝肾壮筋骨的疗法；对于骨折必伤筋的情况，采用舒筋通络的治疗方法。在骨折后期，出现关节强直影响活动时，可以使用药物熏洗和推拿手法，并加强功能锻炼，使患者骨折愈合、功能恢复。

2. 促进骨折愈合的治疗措施

（1）早期正确的复位。骨折后应及时进行诊断，如果X线显示骨折移位，应及早进行复位。

（2）有效的局部固定。根据骨折情况，可以采用外固定和内固定的方法，对受伤部位进行有效固定。

（3）合理的功能锻炼。骨折后应当进行适当的功能锻炼，以促进愈合，防止肌肉萎缩和关节僵硬。锻炼要在医生的指导下进行，具体方式和时间要根据骨折的情况而定。

3. 辨证施治

（1）内治法。①早期（活血化瘀）：1～2周，由于筋骨损伤，血离经脉，瘀血不散，气血凝滞，经络受阻，气血不通，筋骨不能得到气血濡养——此期以活血化瘀为重点。代表方剂：复元活血汤、桃红四物汤、伤科七厘散；药用当归、桃仁、红花、赤芍、川芎、炮穿山甲、天花粉、柴胡、牛膝、田七等。②中期（接骨续损期）：3～6周此期肿痛减，但瘀血未尽，疼痛未止，以活血化瘀、和营止痛、接骨续筋为主，代表方剂为正骨紫金丹、新伤续断汤。药用当归、红花、赤芍、川芎、苏木、陈皮、续断、乳香、没药、桃仁、丹参、骨碎补、泽兰叶、延胡索、龙骨、自然铜等。正骨紫金丹（引自《医宗金鉴》）：丁香 10 g，木香 10 g，血竭 10 g，儿茶 1 g，熟大黄 10 g，红花 10 g，牡丹皮 10 g，甘草 10 g，共研末，炼蜜为丸，每服 10 g，黄酒送服。新伤续断汤（引自《中医伤科学讲义》经验方）：当归尾 12 g，土鳖虫 6 g，乳香 3 g，没药 3 g，丹参 6 g，自然铜（醋）12 g，骨碎补 12 g，泽兰叶 6 g，延胡索 6 g，苏木 10 g，川续断 10 g，桑枝 12 g，桃仁 6 g。

经上海伤科研究所实验：骨碎补、川续断、自然铜、土鳖虫四种中药有促进骨痂生长作用。骨愈胶囊（经验方）：降香 15 g，乳香 15 g，没药 15 g，血竭 10 g，地龙 15 g，松节 15 g，制川乌 10 g，自然铜 15 g，苏木 15 g，龙骨 15 g，田七 20 g，土鳖虫 15 g，当归 20 g，川续断 20 g，骨碎补 20 g，延胡索 20 g，杜仲 20 g，陈皮 10 g，甘草 10 g，共研细末，装入胶囊内，每服 3 粒，日服 3 次。③后期（强壮筋骨期）：此期达到临床愈合，至骨合期，久伤必虚，虚则补之，此期应以补益肝肾、强筋健骨为主。代表方剂：六味地黄丸、虎潜丸、龟鹿补肾丸等。

（2）外治疗法。①治疗骨折可采用以下中药：外敷跌打膏。取大黄、泽兰、桃仁、红花、乳香、没药、当归尾、土鳖虫、川续断、无名异、杜仲、骨碎补、牛膝、苏木、自然铜等多种中草药，按等分配比研成粉末，然后与凡士林调和成膏状，即可在患处外敷使用。②解除骨折外固定后，应采用中药外洗方法，具体操作：宽筋藤 50 g，威灵仙 15 g，桂枝 15 g，艾叶 15 g，山栀子 10 g，苏木 15 g，刘寄奴 15 g，桃仁 10 g，红花 10 g，千年健 15 g，防风 15 g，土鳖虫 10 g，当归 10 g，加水煎煮，再加入少许酒，将药水用于熏洗患部，每日使用 1 次。

4. 骨折延迟愈合和不愈合的治疗措施

遇到骨折延迟愈合或不愈合的情况，可采取以下措施：

（1）电刺激。运用电磁夹板等方法，能刺激骨折端的生长，促进愈合。

（2）高能震波。能够击碎硬化的骨端，增加局部血液循环，刺激成骨细胞，从而促进骨折愈合。

（3）低强度脉冲超声。通过机械、温热、病理效应，促进骨折愈合。

（4）局部注射自体红骨髓。红骨髓含有大量骨细胞和基质细胞，能诱导细胞分化为软骨和骨细胞，将骨不连组织转变为成骨细胞，提高成骨能力。或者运用骨肽注射液全身用药法。

（5）微创手术治疗。对于伴随骨缺损的情况，可以手术清除瘢痕组织和断端，植入松质骨等，也可在关节镜下进行。

（五）重视中西医结合治疗骨折

西医和中医各自拥有治疗骨折的方法。西医侧重于使用现代科技设备，要求骨折对位、对线精度高，并以手术、牵引固定和石膏固定为主。尽管骨折对位对线较好，但愈合时间长、功能恢复差、并发症较多。与此相反，李桂文教授采用传统中医治疗骨折，拥有独特的治疗方法和完整理论，通过长期积累的丰富临床经验，巧妙地应用手法整复骨折，并在骨折复位后使用小夹板固定，而不是固定上下关节。这种方法使患者早期即可进行活动，骨折愈合快，治疗时间短，功能恢复好，且并发症少。

李桂文教授认为，中西医各自有其长处和短处。中医固定和整复较为困难，骨折对位对线较差，容易导致骨折畸形愈合，从而影响功能恢复。基于几十年来的临床经验，李桂文教授认为，中西医结合的方法是最佳治疗途径。这种方法汲取了中西医各自治疗骨折的精华部分，并加以提高和发展，克服了西医和传统中医治疗骨折方法所存在的一些缺点。其优点在于骨折对位对线良好，愈合快，疗程短，功能恢复好，患者痛苦少，并发症少。

据李桂文教授介绍，中西医结合治疗骨折的核心思想为动静结合。在骨折复位后，必须进行固定处理，但固定将限制肢体的活动。然而，活动是保持肢体功能、促进血液循环、增强组织代谢和加快骨折愈合的重要因素，同时也会影响骨折端的稳定性。因此，正确地处理固定与活动之间的对立统一关系，是治疗骨折的关键所在。西医学治疗骨折往往遵循"完全休息，广泛固定"的原则，必须固定骨折处的上下关节，这将严重限制肢体活动，与肢体功能要求相违背，因此会导致骨折愈合缓慢、疗程长，肢体功能恢复差，并发症严重等问题。中医治疗骨折则注重于肢体的功能活动，因此更加重视骨折的局部固定，而不是固定骨折周围的关节。这种方法虽然不能使肢体在骨折固定中充分活动，但确保了骨折被正确固定，使治疗效果更佳。

固定与活动在骨折治疗中存在着矛盾，却都对骨折治疗效果至关重要。因此，在治疗骨折时，固定和活动必须两者并重，实现动静结合。这种方法全面认识到生理规律，吸取了中西医各自的优点，重视固定和活动对于骨折治疗的作用，将二者相结合，形成了治疗骨折的核心思想——动静结合。坚固有效的固定是肢体能够活动的基础，而合理的功能活动是加强固定的必要条件。当两者密切结合时，互相促进，从而形成良好的骨折愈合。

李桂文教授认为，中西医结合提高了骨折的整复技术。西医整复骨折时，通过对解剖知识的认识和X线的直观比较，对骨折整复有较高要求，强调骨折解剖复位，过多采用手术切开复位内固定，而忽视手法闭合整复；中医手法整复骨折，则是根据正骨八法这一经验所提出，目前仍备受尊崇。但由于中医对人体解剖认识不足，或对解剖重视程度不够，在处理不同部位、不同类型骨折的复位原理、方法方面难以掌握，往往复位效果不佳，重复性差。相比之下，中西医结合治疗骨折则紧密结合了现代解剖学与传统中西医经验，对骨折的病理生理及发病机制有着正确认识，根据具体骨折部位及类型，采用不同复位方法和固定方式。中西医结合治疗骨折能够解决西医和中医各有局限的问题，提高了临床治疗效果。

针对固定方法，骨折复位后必须进行固定，以维持骨折复位后的位置，为骨折愈合创造条件。西医治疗骨折强调全面休息和广泛固定，采用长时间、广泛的石膏外固定。虽然这种固定方法表面上看起来稳定可靠，但实际上石膏固定只是通过固定上下关节来控制骨折移位，而没有对骨折端进行直接固定，整个固定过程主要是通过限制肌肉收缩活动来达到防止骨折移位的目的，这一被动固定方法不利于肢体的生理功能，会破坏肌肉协调活动，增加骨折部剪力，对骨折愈合影响不良。相比之下，中医治疗骨折则注重局部固定，但该方法固定不够牢靠，尤其是骨折靠近关节部位时更难以进行功能活动。因此，中西医结合治疗骨折强调肢体整体，并根据肢体运动学原理采用小夹板加压垫等固定方法，形成三点挤压杠杆作用，保证了骨折端的稳定。同时也通过功能锻炼，利用肌肉收缩产生的内在压力，在外固定的限制下，轻度的侧方、成角，或分离移位可被纠正，这种积极、能动性的固定方法有利于骨折的愈合。

在骨折治疗过程中，功能活动也非常重要。西医主张完全休息和广泛固定，患者固定期间的伤肢关节几乎被完全固定，对骨折愈合非常不利。中医治疗骨折虽然强调功能活动，但由于仅固定骨折端，外固定不够牢靠，尤其是在关节附近位置的骨折时，无法充分进行功能活动。因此，中西医结合治疗骨折主张动静结合，既要保证坚强而合理的固定，又要为肢体功能活动创造更好的条件。

中西医治疗骨折适用于全身多处常见骨折，并且在一些西医或中医单独治疗方面存在无法处理的问题时具有优越性。但是对于开放性骨折、多发骨折、股骨颈骨折，以及一些难以整复的骨折、关节内骨折等情况，仍需要通过手术切开复位等方法进行治疗。目前，我们面临的课题是找出一种既不需要手术切开复位内固定，又能够很好地固定骨折端的治疗方法，实现骨科医生的追求。

（六）推崇骨伤科手法治疗

人体结构是一个统一体，由皮肉筋骨、脏腑经络、气血津液共同组成，构成了复杂的生命活动，并且它们之间保持着相对平衡。如果人体受到损伤，某个部位的结构发生变化，就需要进行手法整复，以恢复原来的解剖和生理功能。正如《医宗金鉴·正骨心法要旨》所说："手法者，诚正骨之首务哉。"李桂文教授认为，手法是骨伤科治疗上重要的一环。因此，在临床应用中，李桂文教授非常重视骨伤科的手法。

1. 手法的源流

（1）中医骨伤科手法。相关书籍记载了"导引按摩"概念。其中，"导"指练功，"引"包括手法牵引及机械牵引，"按"则是指现在的按摩推拿手法。在中医学中，手法记述可以追溯至《黄帝内经》中。该书提出了肝主筋、肾主骨、肝主肌肉、主伤痛、血伤肿等理论，并采用针灸、敷贴、按摩等方法来治疗骨伤科疾病，其中按摩就是指手法。汉代的华佗用麻沸散麻醉进行手术，并创立了体育练功疗法。当时的医学家还记载了人工体外胸外心脏按压复苏术、颞颌关节脱位口内整复法等许多治疗手法。其中，《肘后备急方》（晋代葛洪所著）所记载的颞颌关节脱位整复方法是世界上最早的颞颌关节脱位整复方法之一。唐代蔺道人所著的《仙受理伤续断秘方》是我国现存最早的一部伤科专书。该书阐述了骨折治疗原则为复位、固定、练功、药物治疗，并指出了复位前手摸伤处、识别移位情况，以及采用拔伸捺正等手法。在宋代，张杲在《医说》中介绍了采用脚踏转轴及竹管搓滚舒筋的练功方法；而元代危亦林的《医世得效方》则记载了如何使用悬吊复位法治疗脊柱骨折。到了明代永乐年间，朱橚等人编著的《普济方·折伤门》也强调了手法整复的重要性，并介绍了对前臂骨折和胫腓骨骨折的整复手法。清代吴谦等人所著的《医宗金鉴·正骨心法要旨》，则将正骨手法归纳为"摸、接、端、提、推、拿、按、摩"八法，这些手法至今仍广泛应用。现今教科书在八法的基础上有所发挥，但八法一直都是正骨中的基本手法。

（2）国外手法医学史。1784 年，Hsrrison（汉力孙氏）自爱丁堡医学院毕业后，经历了重重障碍，极力推广手法。1820 年，他首先注意到韧带疾病的手法治疗。最早系统地使用手法的是瑞士的 Ling 及其学生，他们使用强力脊椎手法，可使肋椎体阻滞的患者能在吸气时增加胸廓活动幅度数厘米。第一个接骨者 Still 于 1899 年正式发展并对手法技术进行分类。Dsvenport 的手法学派（School of cniroprsctodr）曾认为所有疼痛均起源于寰椎的变化。曼尔氏（Mennell，1871—1957）则系统地介绍了不在麻醉下进行脊椎手法，因为当时大多数手法（如膝肩）都是在麻醉下进行的。

Timbrell-Fisher、泰勒耳及沸斯雪氏也详细阐明了手法治疗的指征和技术，指出手法可以解除粘连。近代，部分法国学者则根据骨关节的生理病理及其解剖特点来分析和改进手法治疗的指征和技术，使这门学科得到了进一步提高，更为科学化。

2. 传统正骨手法及手法分类

（1）诊断手法：通过摸，探寻病患情况，手摸心会。

（2）正骨手法：包括接、端、提、拔伸牵引、端提挤按、旋转屈伸、摇摆触碰、夹挤分骨、折顶回旋等多种技法。

（3）理筋手法：在北方称为按摩，在南方称为推拿，其中包括按、摩、推、拿、揉等五种手法。

①按法：将掌根或手掌向下，压在体表部位，单手或双手按压。②摩法：用手指或手掌进行回旋摩动。③推法：用大拇指、大小鱼际或掌根前后推动体表上的相关部位。④拿法：有三指拿、四指拿和五指拿等不同方式。⑤揉法：以手背掌指关节突出部位，在体表上进行滚动。

3. 手法功效

（1）行气活血，消肿止痛，舒筋活络。《医宗金鉴》云："按其经络，以通郁闭之气，摩其壅聚，以散瘀结之肿。"

（2）整复移位，正骨理伤。《医宗金鉴》云："推之就而复位，或正其斜，或完其阙"。

（3）宣通散结，剥离粘连，解除关节拘挛强直。

（4）行气血，健脾胃，循经取穴，加速血液循环与淋巴循环，调节脏器运动，促进新陈代谢，增强组织营养。

4. 施行手法原则 《医宗金鉴》云："知其体相，识其部位，一旦临证，机触于外，巧生于内，手随心转，法从手出。""法之所施，使患者不知其苦。"即在手法施行时，应该在准确掌握病情和患处情况的基础上，医者技能娴熟、心思敏捷，灵活掌握手法技巧，确保手法施行的准确性和效果；同时，手法施行时要注意方法得当、力度适中，确保治疗效果的安全和可靠。

5. 骨折复位手法原则

（1）复位越早越好，应在伤后 1 ～ 5 小时进行操作。如能在严重肿胀出现以前复位，则容易完成，且创伤后的反应性肿胀会对复位的骨折起到稳定作用。若肿胀严重，可使用内服中药、抬高患肢或悬吊牵引等方法，待肿胀消失后，在小儿 3 ～ 5 天、成人 7 ～ 12 天进行复位。

（2）整复时尽量在无损伤下进行，也可选用麻醉剂，以提高手法操作的安全性和有效性。

（3）整复远端对近端，应采取相应体位。上肢时患者取坐位，或仰卧位，下肢时患者取仰卧位，屈膝 160º ～ 170º。

（4）骨折又合并关节脱位时，应先整复脱位后，再整复骨折。

（5）操作时要求解剖对位准确，确保操作精准。

6. 骨折手法整复要求

（1）解剖对位。骨折端的接触面和纵轴关系完全恢复，确保解剖结构准确对应。

（2）功能对位。骨折复位尽最大努力，有些移位仍未完全纠正，但若愈合后对机体功能无明显影响，如旋转、成角分离，则可以暂不予处理。但是，必须将其移位降至最低限度。

（3）功能复位的标准。①旋转不超过 5°，成角移位与关节活动方向一致；长骨骨折成人不超过 10°，儿童不宜超过 15°，超出必须整复。②侧方移位纠正 1/3 以上，干骺端对位 3/4，肢体力线基本正常；长管骨折缩短不超过 1 cm，儿童不超过 2 cm；骨折端必须严格复位。③老年人若不能强求严格整复，则必须注意尽量恢复功能，解决生活自理问题。④关节内骨折，应尽量求取解剖对位，以避免影响关节功能，否则可能导致创伤性关节炎。如果错位在 0.1 ～ 0.2 cm，则可以通过功能锻炼来促进纤维软骨模造作用代偿，恢复关节功能。

7. 几种常见骨折的整复要求

（1）肱骨髁间骨折的整复要求：用纤维软骨模造作用代偿处理 0.2 cm 不平整。在正位片上，肱骨外髁、肱骨小头和桡骨小头三者中线正常应在同一条切线上。

（2）孟氏骨折的整复要求：在正位片上注意尺骨轴线完全恢复，否则将形成成角向掌侧、向桡侧（伸直型）或向背侧（屈曲型），导致桡骨小头脱位或半脱位。

（3）前臂双骨折的整复要求：如果有成角畸形，将影响前臂旋转功能，前臂骨间宽度可间接说明桡骨是否旋转及错位情况。成人前臂骨间隙宽度达 2 cm，说明整复基本良好，并应注意上下尺桡关节是否复位。如果前臂骨折缩短畸形未能完全纠正，将导致日后下尺桡关节脱位。

（4）胫骨骨折的整复要求：胫骨有 5º～10º 向前外成角弧度，应注意恢复小腿生理弧度。如果胫骨成角 5º，就会出现畸形。

（5）踝关节的正常间隙为 0.2～0.3 mm，复位差 0.2 mm 左右，应用纤维软骨模造作用代替。在内踝正侧位片上，如果骨折向前张口，将远端骨折片后推，在足背伸位。否则，将导致踝关节背伸受限。

8. 几种常见骨折脱位整复手法

（1）Collis 骨折（伸直型桡骨远端骨折）的复位手法。患者应采取坐位或仰卧位，局部血肿区内注射 0.5% 利多卡因 10 mL 麻醉。麻醉满意后，应屈肘，将前臂放于中立位，助手应固定前臂，术者应站在患者侧旁。两只手的拇指应并列于骨折远端背侧，其他四指应置于腕掌部，紧扣大小鱼际肌，在沿纵轴方向做对抗牵引 3～5 分钟，纠正重叠移位及旋转移位之后，术者应将两只手的拇指向上移扣，并紧扣骨折远端背侧及桡侧，余下的四个手指应上移到骨折近端掌侧，维持牵引或加大牵引力度，余下的四根手指以示指为支点，将近端向背侧端提。同时，应向掌侧挤压骨折远端，使腕关节掌屈、尺偏达到最大活动度。复位成功的关键是牵引力量和时间一定要足够，使重叠移位先纠正，再掌屈腕关节，使背侧移位纠正，掌倾角应恢复。

（2）肱骨髁上骨折（伸直型）的复位手法：麻醉满意后，患者应采取坐位或仰卧位，助手应固定上臂，术者应立在患者前面。一只手应握住掌腕部，另一只手应握住前臂中段。术者和助手应相互对抗牵引数分钟，使重叠部位拉开。如果骨折端有侧方移位，应用手指纠正侧方移位。然后，应扣住鹰嘴，余下的四个手指应压近折端，在牵引下，拇指及四根手指推按徐徐屈肘即可复位。判断是否复位，拇、示指尖应指向内外髁，稍微摇晃，无异常活动，同时沿内外髁往上推按，无隆突而平整便是复位标志。

（3）尺桡骨骨干双骨折的复位手法：麻醉满意后，患者应采取坐位或仰卧位，前臂应处于中立位，一只助手应固定肘关节，另一只助手应紧握腕关节做相对拔伸牵引。术者应站在患者侧面，两只手应夹挤并扣紧远折端，嘱助手持续牵引。握远折端的助手应做旋转活动，即做旋前30°和旋后60°左右。根据移位情况应做挤压捻正手法，如果横断，可采用折顶手法复位，但动作应轻柔，防止加重移位，因为这将导致骨折进一步不稳定。

（4）肩关节前脱位的复位手法。患者在检查床上俯卧，胸部垫软枕，肩关节屈曲90°轻度外旋，同时屈曲肘关节，托起前臂维持3～6 kg牵引力（助手用力下压）。术者将患者肩胛骨下角向脊柱内方向推移或向上推按，同时使肩胛骨上部向外旋转，如果感到"咔嗒"响声，则说明已复位。然后让患者坐起来，在拍片检查时，如发现方肩畸形消失、Dugas征阴性，或者患者拍片示肩肱关节恢复正常，即可确定关节已复位。

（5）小儿桡骨小头半脱位的复位手法。将患儿肘关节轻轻屈曲90°，左侧术者用左手握住患儿腕部，右手的第2～4指扶住肘关节后，拇指轻压桡骨头。然后用左手将前臂充分旋转后或来回旋转，即可复位。通常可以感觉到桡骨小头复位的弹响声，或者复位后患儿疼痛会立即消失，停止哭闹，患肢可以上举抓物。复位后一般不需要固定，但近期应避免肘部牵拉。

（七）李氏特色骨科按摩手法

中医骨伤科按摩手法源远流长，门派众多。李桂文教授早年从师叶思贤教授，后在临床上不断实践摸索，总结出一套完整的按摩手法，自成一家。其中腰部按摩十步法堪称李氏特色骨科按摩手法，疗效独特。

1. 手法适应证

头部：偏头痛、正头痛，脑震荡综合征。颈部劳损引起的头晕、头胀等。

颈部：颈部扭伤，落枕，颈椎间盘突出症，颈椎综合征，斜颈。

肩部：肩部扭伤，肩关节周围炎，创伤性关节炎。

肘部：肘部扭挫伤，肱骨外上髁炎，创伤性关节炎。

腕指部：腕部扭挫伤，桡骨远端骨折，手部骨折后遗症，狭窄性腱鞘炎，手指屈肌腱鞘炎。

腰部：腰肌劳损，腰部软组织急性损伤，腰椎间盘突出症。

膝部：膝关节扭挫伤。

踝部：踝部扭挫伤。

2. 手法禁忌证

（1）皮肤擦伤渗血渗液。

（2）骨折脱位固定期。

（3）各种骨折、骨结核、骨肿瘤、骨髓炎。

（4）有严重的心肝肺等疾病。

（5）有血液病、血友病、再生障碍性贫血、白血病。

（6）有传染病。

（7）妇女月经期、妊娠期。

3. 各部位按摩手法

（1）头部按摩。①手推眉间（印堂）。患者端坐，术者站在患者前面，用两拇指指腹平推眉间，反复 2～3 次。②开天门。术者两拇指指腹左右交叉揉搓前额，反复 2～3 次。③下推太阳穴。术者两拇指下推太阳穴，反复 2～3 次。④揉按太阳穴。紧接上一步，术者两拇指放于前额，两示指屈曲，用两示指揉按太阳穴 2～3 次。⑤封耳。术者两拇指从太阳穴下按压至外耳道，两中指按压两示指做封耳弹耳动作 2～3 次。⑥梳头推按。术者用右手指微分开做梳头状，以前额推向头顶，反复 2～3 次。⑦轻叩头部。术者两手各指微分开，沿头部轻轻叩打 2～3 次。⑧指按眉间与迎香穴。术者两拇指指掐眉间及迎香穴，反复 2～3 次。

（2）颈部按摩。①揉按颈项部。患者端坐，术者站于背后，用拇指指腹沿颈部正中两侧肌肉做揉按动作，反复 2～3 次。②捏拿颈部。术者用左手按住头部，右手拇指及余四指相对做颈部捏拿动作，反复 2～3 次。③指掐风府、风池穴。术者用右手指端掐风府穴，再用拇指与示指分别掐风府穴，反复 2～3 次。④旋转提按头部。术者站于患者侧旁，左手按压额顶，右前臂放于后枕部，用杠杆力的原理，做正中提牵头颈部，然后头部做左右转提牵，反复 2～3 次。⑤揉搓按颈背部。术者用拇指分别揉按颈背部 2～3 次，然后用两手掌做斜方肌揉搓，反复 2～3 次。

（3）肩部按摩法。①揉肩。患者取坐姿，术者站在侧面，以手掌根部摇晃于肩周围做揉按动作，反复进行 2～3 次。②捏肩。接着上一步，术者以拇指和余下四指相对分开，在肩部和上臂进行捏拿动作，反复进行 2～3 次。③搓臂。患者把患侧上肢放在术者大腿上，术者用两只手掌根部按摩肩部，反复进行 2～3 次。④旋肩。术者用一只手虎口扶住患侧手腕，做肩关节旋转揉搓动作，另一只手同时固定肩部，反复进行 2～3 次。⑤提肩。术者握住手腕部，另一只手扶住肘关节，进行上下活动 2～3 次，然后术者将膝关节顶住患者腋窝，轻轻地牵拉患侧上肢 2～3 次。⑥摇手。术者站在患者前方，紧握患者双手掌做上提动作，向前迈一步，双肘压住肩部作支点，双手上提，然后双手放平，进行抖臂动作 2～3 次。

4. 肘部按摩手法

（1）揉按肘部。术者站在患者侧面，一只手握住患者手腕部，另一只手拇指指腹做肘关节周围揉按动作，反复2～3次。

（2）捏拿。术者一只手拇指与余下四指相对分开，在肘关节上进行捏拿动作，反复进行2～3次。

（3）指掐曲池穴。接着上一步，术者用拇指指端按压患者曲池穴，反复进行2～3次。

（4）牵拉屈伸肘关节。术者握住患者手掌，另一只手扶住肘关节进行屈伸牵拉动作，进行2～3次。

5. 腕部按摩手法

（1）揉按腕部。术者站在患者前面，一只手托住患者腕部，一只手拇指指腹做腕部周围揉按动作，反复进行2～3次。

（2）环揉腕背部。术者两只拇指放在患者腕背部，余下四指抵掌部，两只拇指指腹环揉腕背部，反复进行2～3次。

（3）尺桡侧提拉腕关节。术者用一只手握住患者腕尺侧，另一只手拿住患者拇指侧，进行尺桡侧上下提拉动作，先轻轻进行2～3次后，最后进行过度牵拉1次。

（4）背伸掌屈腕关节。术者一只手托住患者手腕部，另一只手将腕关节进行背伸和掌屈动作，反复进行2～3次。

（5）牵拉手指。术者用示指和中指屈曲夹持患者手指，分别进行各个手指牵拉。有时候会听到手指关节响声，分别进行2～3次。

6. 腰部按摩十步法　第一步：揉背。患者俯卧于手法床上，术者站在侧旁。术者将一只手掌的根部放在患者腰部两侧的肌肉和棘突正中间，进行揉按动作2～3次。然后，术者用双手交替按压患者背部和腰部2～3次。

第二步：封腰。术者将两只手的示指和中指重叠，分别按在患者肾俞穴上。先向下压，然后向中间靠拢并向上提按，反复2～3次。然后，术者用一只手掌的根部揉按患者肾俞穴2～3次。

第三步：放通。术者将两只拇指重叠，在患者骶骨八髎穴进行揉按。然后，分别按压患者环跳穴 2～3 次，承扶穴 2～3 次，坐骨神经到委中、承山、昆仑穴轻轻按压 2～3 次。接下来，术者对患者大小腿后侧进行揉按捏拿 2～3 次。

第四步：搬按。术者一只手肘托住患者下肢，用另一只手按压腰部，进行搬按动作 2～3 次。然后，用同样的方法搬按对侧下肢，反复 2～3 次。

第五步：牵抖。患者两手攀住床头，术者双手紧握住患者双踝，用力进行牵拉、摇晃腰部动作 2～3 次。然后，顺势进行牵抖腰部 2～3 次。接着，术者一只手握住患者双踝，另一只手按住腰部，朝同一方向进行牵抖 2～3 次。

第六步：斜搬。患者取侧卧位，上肢屈曲，下肢伸直，术者站在对面。一只肘关节按住患者肩腋部，另一只肘关节抵住臀部，进行前后斜按。在摇抖 2～3 次后，极度用力地抖动，有时会听到腰椎关节响声。然后，用同样的方法斜搬患者对侧。

第七步：滚迭。患者取仰卧位，两下肢自然伸直，术者用双手呈擀面状活动患者下肢，然后按揉下肢内侧。术者两只拇指重叠，分别按压，再用手掌揉按患者大腿内侧 2～3 次。

第八步：宣泄。患者两只手攀住床沿，两下肢屈曲，膝关节极度屈曲。术者两只手按住患者膝关节，进行左右侧屈。然后，一只手按住患者膝关节，另一只手按住肩部，进行按压动作 2～3 次。

第九步：压牵。患者收腹，屈髋屈膝，术者两只手按压患者膝关节和两侧小腿，进行画圆动作并下压 2～3 次。然后，术者双手分别握住患者双踝进行牵拉 2～3 次。

第十步：起伏。患者收腹，患者屈髋屈膝，双手紧握患者两侧膝关节。术者一只手按压患者小腿，另一只手抵住患者颈肩部，进行不倒翁状动作 2～3 次。接着，进行揉按腰部，然后术者双手握住患者双踝，进行牵拉下肢动作 2～3 次。

7. 膝部按摩手法

（1）揉按膝部。患者仰卧于床上，术者坐在患者侧旁。术者用手指对患者膝关节内外侧进行揉按 2～3 次。

（2）指掐膝眼穴。术者用两只拇指指端按压患者膝眼穴，以酸痛为度，反复按压2～3次。

（3）掌揉膝部。术者用手掌分别揉按患者膝关节内外侧和后侧，反复揉按2～3次，并且用手掌向下揉按至小腿部。反复执行2～3次。

（4）屈伸牵拉膝关节。术者一只手握住患者踝关节，另一只手抵住患者腘窝部，进行屈伸动作2～3次。

8. 踝部按摩手法

（1）指揉踝部。患者仍平卧于床上，术者站在床脚下部。术者一手抵住患者足跟，用另一只拇指揉按患者踝关节和足背足后部，反复揉按2～3次。

（2）背伸跖屈踝关节。术者一只手托起患者足跟，用另一只手将足远端进行背伸跖屈动作2～3次。

（3）指牵足趾。术者示中指弯曲，以指缝夹住患者足趾，逐个对趾关节进行牵拉，以趾关节拉响为度。

（八）独创腰功操防治腰腿痛

腰腿疼痛可由多种疾病引起，如腰部扭伤、腰肌劳损、腰椎间盘突出、腰椎管狭窄、脊椎骨折后遗症、先天性畸形、强直性脊柱炎、退行性脊柱炎等。通过腰功操的练习，可促进气血循环、强壮筋骨，加强全身肌肉尤其是腰背肌的锻炼，有健身、防病、增强体质的作用。以下是腰功操的具体练习方法及步骤。

第一步：起势运手。练习者双脚微分，膝部微屈并下蹲，同时挺胸抬头，两眼平视，两臂向前举起至胸前平举，肘部略微弯曲，两掌心向下，旋转手腕画圆4～6次。

第二步：抱球。原地转体，左右手相互抱球，左手在下，右手在上，画圆4～6次后转体，右手抱球，左手在下，画圆4～6次。

第三步：推手。向左转身，双手胸前平举，两掌背伸90°，向左推手4～6次。

第四步：下压。双腿微屈下蹲，双手向后，两掌心向下，从腰部沿臀部向下压4～6次。

第五步：搓腰。双手抱腰，从上至下做腰肌旋转搓揉4～6次。

第六步：原地踏步。全身肌肉放松，双手自然放下，双脚原地踏步4～6次。

以上动作可重复2～3遍，不受场地限制，适用于全年练习。

五、医案选介

（一）腰腿痛医案

谭某，女性，58岁。1994年12月20日因"右侧腰腿疼痛半年余"为主诉入院。患者自述从1994年6月初开始出现右侧腰腿部疼痛、麻胀，无明显外伤史。患者腰痛影响右下肢，每次行走100米左右，就必须停下来休息才能继续走路。在我院门诊，经手法、内服中西药治疗后，病情时好时坏，反复不愈，遇到天气变冷下雨时症状便会加重。近日，由于腰腿痛加重，间歇性跛行，行走困难，右下肢足背部出现麻木感，因此患者再次就诊，并被安排入院治疗。

检查：腰部两侧对称，腰椎稍向右侧凸，腰前屈正常，后伸受限，同时出现了右下肢麻木，左右侧屈旋转正常。患者的腰肌无紧张，并在第4、第5腰椎右侧深部感觉到压痛。直腿抬高试验显示右侧70°，左侧85°，蹑趾背伸力正常，"4"字征为阴性。同时，在患者的右侧还可以感觉到梨状肌压痛和右下肢肌肉比左侧萎缩约1 cm，但膝、跟腱反射正常，足背动脉搏动也正常，肢端感觉无异常。实验室检查未发现任何异常。腰椎X线正侧位片显示：腰椎向左凸，第3、第4、第5腰椎前缘呈唇状增生，第4、第5腰椎间隙变窄，骶椎隐性裂并见游离棘突。CT检查显示：第3、第4腰椎椎间盘和第4、第5腰椎间盘膨大，并向后膨出，第3、第4、第5腰椎和第1骶椎椎体出现了骨质增生改变，部分侧旁韧带有钙化现象，第5腰椎椎体两侧隐窝较为狭窄。最终诊断为腰椎管狭窄症和腰椎退行性改变。

治疗经过：入院后，患者接受了腰部按摩手法治疗，每隔 2 天 1 次，并且进行了电动骨盆牵引术，每侧 25 kg，持续 40 分钟，每天 1 次。接着，医生对患者进行了中草药烫熨治疗，每天 1 次。同时，患者口服中药，属于肝肾亏损型，六味地黄汤加杜仲 10 g，川续断 10 g，牛膝 10 g，木瓜 10 g，五加皮 10 g，延胡索 9 g，姜黄 9 g，甘草 6 g，水煎后每天 1 剂，连续服用 20 余剂。硫酸软骨素 A 2 mL，肌内注射，每天 1 次，连续注射 20 支。医生还嘱咐患者在早、中、晚三个时间段做起伏运动，每天 1 次。经过 1 个月治疗，患者的症状得到了明显改善。患者的行走步态已经像正常人一样稳健，但小腿足背仍然有些许麻木感，其他症状均已消失。最终患者康复出院。

按语：本病患为一位老年女性，患有腰椎退行性变，并经 CT 检查发现患有腰椎间盘突出症，且黄韧带肥厚钙化，导致腰椎管径变窄，出现相应症状。采用手法及骨盆牵引可松解粘连，同时注射硫酸软骨素 A，并内服温补肝肾、舒筋通络的中药，经过综合治疗后取得了显著疗效。出院后嘱咐患者继续练功疗法，以巩固治疗效果。

体会：本病通常不是由单一因素引起的，并且狭窄的部位、范围及程度各异。因此，在诊断过程中不能片面强调某一数据或表现的异常，应全面了解病史、症状、体征、X 线和必要辅助检查的结果，并综合分析，才能得出正确的诊断。

本病多发于中年以上的体力劳动者。其特点为缓发性、持续性的下腰痛和腿痛，站立或行走过久时疼痛加重，休息后减轻。间歇性跛行是诊断本病的最重要依据。在体征方面，脊柱侧弯、生理前凸减弱或消失，下腰棘突旁 1～2 cm 处有压痛，并向一侧下肢放射。直腿抬高试验及加强试验阳性。对于腰椎间盘突出症而言，该疾病通常多发于青壮年，起病较急，病情反复出现，腰痛并伴放射性腿痛。

此外，X 线检查有异常发现，椎管造影显示有部分或完全性梗阻，以及椎管有狭窄或切迹现象。

对于本病患者的治疗，一般情况下预后良好。病情严重者可卧床休息，半卧位休息效果更佳。对于病情较为严重的患者，可以考虑采用屈曲型石膏背心或支架固定，减少腰骶部的过伸以减轻疼痛。在病情缓解后，应加强腹肌锻炼，增强腹肌力量，减轻腰肌的紧张，使腰骶角减小，恢复正常姿势，以增宽椎管、缓解压迫，调整静脉回流，减轻疼痛。对于本病的治疗，需综合考虑患者的情况，并进行个体化治疗。

（二）儿童尺桡骨骨干骨折医案

患者周某，男性，现年9岁，居住于南宁市五中。该患者就诊时间为1998年8月21日19点。

主诉：患者称右前臂跌伤，伴有肿痛及功能障碍，发病时长约为1小时。

病史：当日下午患者在运动中不慎摔倒，右手掌着地即感右前臂剧痛，不能活动。家属随即将患者送往本院急诊科就诊。经过X线等检查，患者被初步诊断为"右尺桡骨骨干骨折"，后转入本院骨折病房接受治疗。

查体：患者一般情况良好，但面容痛苦。右前臂肿胀和畸形明显，活动受限。右手血液循环、皮肤感觉和活动良好，其他部位无明显外伤。

影像学检查：右前臂尺桡骨干中段出现青枝骨折，骨折端向掌侧成角。

诊断：右尺桡骨骨干青枝骨折。

治疗过程：对患者进行复位与固定。患者仰卧，应将骨折部位进行局部麻醉，然后握紧患者的肘部和腕部，施行骨折端拔伸牵引1～2分钟。这时可以观察到前成角畸形得到改善。随后，术者握住患者前臂，用适当力量向背侧提端，以纠正掌侧成角移位。在确保骨折已经复位满意的情况下，可以在骨折处外敷跌打膏，然后缠绕3～4层纱布，使用前臂小夹板进行外固定。

术后处理与功能锻炼：固定期间应进行手关节功能活动，同时定期进行X线检查，以确保骨折复位。约3周后，患者局部肿痛消失，X线检查显示骨折线稳定，可以拆除小夹板，加强前臂功能锻炼。2个月后，患者前臂已经恢复了正常的活动和运动功能。

药物治疗：在固定期间，应每2天更换外敷的跌打膏，拆除外固定后进行局部热敷或中药烫熨治疗，直到2个月后关节功能完全恢复。

治疗结果：经过2个月的治疗，患者骨折已经愈合，肢体功能也完全恢复。

按语：患儿为前臂尺桡骨干青枝骨折，骨折成角移位，骨折端较稳定，且骨质柔软，一般复位不难，但复位时要注意力量不能过大，以免造成完全骨折、骨折端不稳定。

体会：一般采用手法复位，可以将骨折整复；局部夹板外固定，可以有效地防止骨折再移位。对于同一水平面桡尺骨骨折并呈"X"形交叉移位者，治疗欠佳可形成骨桥，致使前臂旋转功能丧失。

若手法整复不成功，应尽早切开复位并进行内固定。桡尺骨干具有特殊的旋转功能，故对骨折的治疗要求较高，其治疗原则要求解剖对位或接近解剖对位，以恢复前臂的旋转功能。因此，应根据前臂的解剖、生理特点与骨折的病理变化，进行具体分析，采用手法整复，夹板固定，效果较好。

若骨折对位不良，有旋转、成角畸形，多因骨间膜严重损伤，或粗暴进行手术操作，使两骨间血肿相通，日久血肿机化、骨化而形成骨桥（交叉愈合），将影响前臂的旋转功能。儿童的生长塑形能力很强，8岁以下的儿童塑形能力更强，20°以内的成角畸形，一般可通过塑形获得矫正，但超过12岁的儿童，塑形机会就大大减少，故对骨折应力求有良好的复位，不能依赖塑形来矫正畸形。

采用手法复位，应注意以下几个问题：①若桡尺骨干上1/3骨折者，因尺骨位于皮下，上段较粗，能触摸清楚，可考虑先整复尺骨骨折的移位；若为下2/3部位骨折者，因桡骨较粗，位于皮下，可触摸清楚，可以先整复桡骨骨折的移位。②桡尺骨干双骨折，因肌肉和骨间膜的牵拉，骨折断端移位复杂，骨折的治疗要求解剖或近解剖对位，手法复位较困难。整复前应根据患者的受伤机制，结合X线显示的骨折部位、类型及移位特点，认真分析，制定治疗方案，确定手法复位步骤，并力求一次手法复位成功。③整复时，要时刻注意保持肘关节屈曲位，因肘关节伸直时，肱二头肌、旋前圆肌等肌肉紧张，牵拉会加重骨折的移位，增加手法整复的难度。肘关节屈曲时，肱二头肌和旋前圆肌松弛，则有利于骨折的整复。④整复时应先整复稳定性骨折，然后整复不稳定性骨折。如两骨折中，一骨为横断骨折，另一骨为短斜形骨折，应先整复横断骨折，整复后相对较稳定，可作为支柱，然后整复斜形骨折则较为容易。⑤前臂因有旋转肌群、肱二头肌和骨间膜的存在，所以前臂具有旋转的独特功能，骨折后，骨折端也有轻重不同的旋转移位，整复时要充分考虑和应用这一解剖。

术后注意事项：①骨折整复固定后，应及时进行拍摄正、侧位 X 线复查。固定早期每 3～5 天透视 1 次，如发现骨折移位应及时纠正。2 周后，每 2～4 周拍摄 X 线复查，以观察骨折位置和骨折愈合情况。②应抬高患肢，密切观察，及时调整布带的松紧度，以免因肿胀消退，夹板松动而引起骨折重新移位。③青枝骨折固定时间为 3～4 周，成人固定时间为 6～8 周，待骨折临床愈合后拆除夹板。若为稳定骨折，固定时间可酌情缩短。对于尺骨下 1/3 骨折，由于局部血供较差，若又固定不良，断端间有旋转活动，则容易造成骨折迟缓愈合或不愈合，故必须固定牢靠，必要时固定时间必须适当延长。④复位固定后，应严密观察手部血运情况，注意手部的皮肤温度、颜色、感觉及手指活动情况等。如果固定过紧，伤肢或手肿胀严重，疼痛剧烈，手皮肤青紫或苍白，肤温稍高，手指麻木，不能活动，手指活动则疼痛难忍，桡动脉搏动减弱或消失，这是前臂筋膜间隔区综合征的征兆。此时应立即拆除外固定，必要时进行手术探查或切开减压处理，以避免症状的进一步加重或恶化。

（三）左股骨颈骨折医案

患者李某，女，68 岁，住在南宁市中华路上 73 号。就诊时间为 1995 年 11 月 3 日。

主诉：跌倒致左髋部疼痛已有 3 小时。

患者今天下午不慎平地滑倒，即觉得左髋部剧痛，不能站立行走。家人送至医院急诊，经过检查，诊断为"左股骨颈骨折"，并收住院治疗。患者一直无头晕、头痛、呕吐等不适症状。

查体结果显示：一般情况好，平车送入院，下肢无明显短缩、外旋、内收等畸形，左侧腹股沟压痛明显、纵轴叩击痛，髋关节活动障碍。左足血运、皮肤感觉和活动均正常。

经 X 线检查，发现患者左侧股骨颈骨折，骨折端嵌插，但无明显移位。

诊断：左股骨颈骨折（颈中嵌插型）。

治疗经过：入院后首先给予左下肢皮套牵引 6 周，随后再穿戴"丁"鞋以固定左足。药物治疗方面，早期（1～2 周）由于局部肿痛明显，需使用桃红四物汤，并加入牛膝 15 g，五灵脂 12 g，独活 15 g，杜仲 20 g，木香 12 g，田七 12 g，水煎内服，每日 1 剂；同时口服筋骨伤胶囊 2 粒，每日 3 次。中期（2～6 周）随着瘀血的消散，疼痛逐渐减轻，需要适当减少活血破瘀的药物，并加用一些补益气血的药物，如桃红四物汤去桃仁，加入当归、熟地黄、黄芪、何首乌、鹿角胶、补骨脂、骨碎补、煅狗骨，水煎内服，每日 1 剂；同时口服筋骨伤胶囊 2 粒，每日 3 次。损伤后期（6 周后）局部肿胀已消退，患者疼痛明显减轻，但由于气血亏虚，损伤的筋骨尚未完全修复，肢体还不能完全恢复活动功能，因此需要补气血，补肝肾，强筋骨，药可使用八珍汤加入牛膝、杜仲、川续断、何首乌、牛骨，水煎服，每日 1 剂，连服 4 周。早中期则需局部使用跌打膏外敷，每 2 天更换一次。3 周后可使用烫疗药热敷髋部、膝部，十一方药酒或抗风湿酊外擦以舒筋活络、通络止痛。

术后处理与功能锻炼：在牵引固定期间，患者即可进行下肢肌肉舒缩活动，特别是股四头肌的活动。拆除骨牵引固定后，需要加强左髋膝踝关节等功能锻炼。

治疗结果：12 周后经过检查显示，骨折线已消失，患肢不负重活动，6 个月后可以去拐行走，随访 5 年未出现股骨头坏死。

按语：患者虽然年龄较大，但股骨颈骨折属于稳定型骨折，治疗相对简单，预后较好，但亦不能过早负重活动，以免后期出现股骨头无菌性坏死。

　　体会：股骨颈骨折在老年人中较为常见，主要原因是骨质疏松，轻微外伤也可以引起骨折。一般情况下，临床诊断并不难，但有少数稳定型骨折的患者体征不一定明显，容易漏诊误治。因此，对于平地滑倒的老年人，如果出现髋部疼痛，应首先考虑到股骨颈骨折的可能。部分无移位的裂隙骨折或嵌插型骨折的患者，即使受伤后仍能站立、行走或骑自行车，也要特别注意，以免因漏诊而使无移位的稳定骨折变为有移位的不稳定骨折。即使无移位骨折的畸形可能不明显，但也应引起注意。对于股骨颈不完全性骨折或嵌插骨折的患者，初始 X 线上骨折线可能不太明显而易被忽略。需要等待 2～3 周后再次拍片检查，以便清楚地显示骨折线。因此，凡是在临床上怀疑有股骨颈骨折的患者，即使 X 线上暂时未见骨折线，也应按照嵌插骨折进行处理，3 周后再进行复查，或者立即进行股骨颈 CT 检查。

　　由于股骨颈骨折位置较深，难以触摸骨折端，仅靠徒手整复难度较大，必须先进行骨牵引，待向上移位纠正后，骨折端的前后及成角移位也就基本纠正，再结合轻手法较容易达到满意复位。尽量不采用大角度屈伸复位方法，以免加重损伤骨折近端的血运，从而影响骨折愈合及股骨头血运。

　　由于股骨颈骨折的解剖特点，患者愈合时间比较长，平均为 5～6 个月。后期骨不连、股骨头缺血性坏死的发生率较高。一旦发生长期卧床，将导致诸多并发症的出现，对老年人的危害极大，甚至会危及生命。因此，在老年人股骨颈骨折后，关键是要尽早下床活动，以避免并发症的发生。临床发现，一旦老年人股骨颈骨折并发移位，单纯采用骨牵引虽然能使骨折复位，但要维持骨折稳定较困难，往往会造成后期骨不连。此外，牵引时间长易出现并发症。因此，对于年龄较大或体弱的患者，尤其是头下型或明显移位的股骨颈骨折患者，应在早期进行手术坚强内固定或行人工髋关节置换手术。

（四）右髋关节脱位医案

患者梁某，女性，今年 60 岁，居住在南宁市郊区五塘镇。就诊时间为 1994 年 8 月 2 日 21 点。

患者主诉为右髋部跌伤疼痛，不能站立行走 2 小时。当天下午大约 17 点，患者不慎从牛背上摔下，右侧髋部遭受损伤，不能行走。患者家人把她送到急诊室接受治疗，医生通过拍摄 X 线等检查确认为"右髋关节脱位"，并安排入住医院接受治疗。

查体结果显示：患者身体一般状况良好，平车推进医院，右下肢出现弯曲、外旋、外展畸形，右髋活动受限，右侧腹股沟比较丰满，存在压痛感，但是肢端血流、皮肤感觉和活动都正常。X 线检查结果：因右髋关节脱位，股骨头向前下移位。

经过诊断，患者被诊断为右髋关节前脱位。

治疗过程如下：对患者进行复位和固定。患者处于平板床上，手术医生坐在床边，右足外缘踏在患者右侧坐骨和腹股沟内侧，双手握住患肢踝关节，按照患肢的外展和外旋角度，慢慢施力进行拔伸牵引（双上肢及躯干部伸直，往后倾斜），在拉张过程中轻轻旋转患肢以推动股骨头回位，股骨头明显滑移而复位，患者患髋疼痛得到明显缓解，被动活动基本正常。经过复查 X 线，证实关节已复位。后患者接受 3 周的右下肢皮肤牵引，随后解除牵引。

药物治疗：早期（1～2 周）局部肿痛明显，需使用活血祛瘀、消肿止痛的药物。可以使用桃红四物汤，加入牛膝 15 g，五灵脂 12 g，独活 15 g，杜仲 20 g，木香 12 g 和田七 12 g。水煎后内服，每日 1 剂；另外再服用筋骨伤胶囊，每次 2 粒，每日 3 次。中期（2～6 周）随着瘀血消散，疼痛逐渐减轻，需要在活血化瘀的同时，加强补益气血之力。建议使用桃红四物汤去桃仁，加当归、熟地黄、黄芪、何首乌、鹿角胶、续断、补骨脂、骨碎补等药物，水煎后内服，每日 1 剂；同样再服用筋骨伤胶囊，每次 2 粒，每日 3 次。损伤后期（7 周后）局部肿胀已经消退，患者疼痛明显减轻。因为气血亏虚，患者损伤的筋骨尚未完全修复，肢体还不能完全恢复活动功能，所以需要使用八珍汤加牛膝、杜仲、川续断、何首乌和牛骨等药物，水煎服用，每日1剂，连服4周，以补气血，补肝肾，强筋骨。

功能锻炼：进行牵拉期间，可以做大小腿肌肉的舒张和收缩，解除牵引后可进行下肢关节运动，包括髋关节活动，或者依赖助步器慢慢恢复行走。3个月后可以放弃助步器进行负重行走。

治疗结果：1个月后，患者右侧髋疼痛消失，关节活动基本正常，3个月后下地行走，功能完全恢复。5年后随访，未发现股骨头坏死情况。

按语：患者患有右髋前脱位，经及时诊断治疗。考虑到其年龄较大，加之股骨头血运受到较大影响，尽管复位后患者无疼痛症状，活动正常，但不能早期负重行走。患者配合中草药内服外用，治疗效果理想。

体会：早期髋关节脱位常伴随髋臼缘骨折，尤其是后脱位引起的髋关节后缘骨折，大块的关节缘骨折会导致关节不稳或创伤性关节炎。有时单靠X线容易漏诊，因此应常规进行髋部CT检查以明确诊断。

髋关节结构稳定，周围肌肉丰厚有力，因此复位相对困难。在新鲜髋关节脱位中，大多数可以通过手法复位，传统的复位方法比较多样。后脱位可通过单人屈髋拔伸法进行复位，操作简单；复位过程中没有大幅度活动股骨头，安全性高，特别适用于老年骨质疏松患者。复位成功的关键是在髋关节弹性固定的体位时顺势拔伸，先将脱位的股骨头与髋臼缘分离后，再利用关节囊、韧带和肌肉的张力使股骨头回位。实际上，在复位过程中，并不需要屈伸、内收、外展、外旋等强制操作。

股骨头缺血性坏死是髋关节脱位常见的后期并发症，在复位后牵引固定3～4周，以促进损伤的软组织修复。然而，早期不能负重行走，通常要求3个月后才能行走，并且需要定期进行X线检查，以了解股骨头是否存在囊性变等情况。

（五）右肩关节前脱位并肱骨大结节撕脱性骨折医案

廖某，女，36 岁，1986 年 7 月 23 日初诊，X 线号：42464。

患者因跌伤右肩，导致肩部先着地，出现肿胀和疼痛，右上肢活动受限。经自敷草药后肿痛未减而前来就诊，病程 3 天。检查发现右肩部呈方肩畸形，局部肿胀甚，右上臂约外展 30° 呈弹性固定，右 Dugas 征阳性，腋下触及肱骨头，大结节处压痛明显。经 X 线示：右肱骨头移位于关节盂下方，肱骨大结节撕脱。最终诊断为右肩关节前脱位并肱骨大结节撕脱性骨折。

治疗方案是采用手法进行推按复位。患者俯卧于检查床上，胸部垫上软枕，肩部取前屈 90° 轻度外旋位，托起前臂，在使用 3 ～ 6 kg 牵引力的情况下，术者将患者肩胛骨下角向内（脊柱）方向推移，或向上推按，同时使肩胛骨的上部向外旋转。如感到"咔嗒"响声，说明已复位。随后局部外敷跌打药膏，屈肘悬吊前臂于胸前，绷带固定 3 周。去除固定后，进行中药熏洗和外擦跌打酒，自行锻炼右肩关节功能。治疗 1 个多月，患者肩关节功能恢复正常。经 X 线复查，患者肱骨大结节解剖复位。

按语：虽然伤后已经 3 天，但患者关节囊并未挛缩，因此对手法复位影响并不大。

体会：肩关节脱位是由于肱骨头受到杠杆作用，冲破关节囊前臂脱出肩胛盂，再由于关节囊张力增大和肌肉的痉挛，使肱骨头与肩盂相互抵触，而使肱骨头不能回位。复位成功的关键是将此抵触点松解分离，使后肱骨头由于周围软组织张力作用而自动回复到肩胛盂内。手法整复并不难，但如果手法不正确或没有掌握复位技巧，即使再大的牵引力量也难以复位。其中"手牵足蹬法"方法简单、效果好，只需要一人操作，手足容易协调。相比其他方法需要两人或两人以上配合时更难协调，容易导致复位困难。手牵足蹬法成功的关键是正确的牵引方法。初学者较容易犯的错误是在牵引时让患肢处于过度被动的外旋外展状态，这会刺激周围软组织损伤，促使肌肉痉挛和疼痛加重，导致复位困难。在拔伸牵引时应当顺应患肢体位（脱位后肩关节处于稍外展外旋位弹性固定），缓慢用力，拔伸过程中逐渐轻度外展外旋，使患者肩部疼痛逐步减轻，这样就可以很快地复位了，而不必再进行上臂内收内旋。如果复位过程中肩部无痛，则说明复位方法正确。复位时要使拔伸较为沉稳，术者上下肢及腰部保持伸直，并向后倾斜，而不是用上肢屈曲力量拔伸，这容易造成上肢肌肉疲劳。利用此法整复新鲜性肩关节脱位时，不必使用止痛药和麻醉药，且极少出现失败。如果伴有肱骨外科颈骨折，则建议不要采用手牵足蹬法整复，而改用拔伸入法，以免导致肱骨上端上移，并使肱骨头向下移位，这会使复位难度更大。

新鲜肩关节脱位一般不需要手术治疗。若合并大结节撕脱或肱骨头骨折需要复位，一般情况下会自然复位，不需要特殊处理。但如果合并肱骨外科颈骨折且复位不当，导致骨折远端上移而肱头下移，则需要手术治疗。同样地，如果出现合并肩胛盂大块骨折或神经损伤的情况，则同样需要进行手术治疗。

肩关节脱位患者中，前脱位约占98%。针对脱位的病理力学，可分为创伤性和非创伤性两类，而大多数为创伤性。创伤性的脱位发生于上臂强迫性外展、外旋时，产生的杠杆作用使肱骨头从盂肱关节脱位。传统复位法主要根据"欲合先离"原理，在较大的牵引力下使肱骨头抵卡处分离后，利用肌肉收缩作用将肱骨头沿脱位通道复位。"手推肩胛骨复位法"则是在肱骨外旋位下加以轻重量牵引，减少关节盂缘压力，从而使肩胛骨能被旋回到其原来的正常位置，使脱位复位。其中，复位成功与否，取决于患者在复位床上的位置，需要让患者完全俯平，避免胸背部过度倾斜。在推按肩胛骨的同时，助手需紧密配合上臂的外旋或内旋牵引动作，这也是该手法成功的重要因素。从其复位机制可知，"手推肩胛骨复位法"具有许多优点。相较于传统复位法，该方法在消除患者精神紧张、减少复位抵抗力、减少复位过程软组织的再度损伤等方面更为出色，而且成功率高、无创、简单易行，一般一次复位即可成功。值得注意的是，该方法并不会导致皮肤擦伤、骨折、神经血管损伤等并发症。

六、论文著作

（一）论文

[1] 李桂文 . 四物强骨方 . 广西中医药，2004（3）：45.

[2] 李桂文，潘汉升 . 中药治疗骨化性肌炎一例 . 广西中医药，1999（S1）：87–88.

[3] 李桂文，潘汉升 . 中药治疗骨化性肌炎 27 例报告 . 中医正骨，1999（4）：40.

[4] 李桂文，潘汉升 . 肋软骨炎解痛汤 . 广西中医药，1998（2）：36.

[5] 李桂文，李克译，吴绍英 . 手法药物练功治疗脊椎骨骺炎 20 例 . 广西中医药，1998（1）：11，13.

[6] 李桂文，李克译 . 手法为主治疗椎动脉型颈椎病 162 例 . 广西中医药，1997（5）：1–3，5.

[7] 李桂文 . 按叩熏泡法治疗跟痛症 20 例 . 广西中医药，1991（4）：157.

[8] 李桂文 . 腰椎管狭窄症 3 例报告 . 中国中医骨伤科杂志，1990，6（5）：48–49，2.

[9] 李桂文，叶军 . 手法推按肩胛骨治疗肩关节前脱位 11 例 . 广西中医药，1990（1）：6.

[10] 李桂文，蓝世隆，谢升春，等 . 慢性骨髓炎证治 . 广西中医药，1990（1）：35–37.

[11] 李桂文，韦贵康，叶军 . 改革中医骨伤科教学，促进教学质量的提高 . 高等中医教育研究，1989（2）：22–23.

[12] 李桂文 . 手法复位石膏固定治疗踝关节完全性脱位一例报告 . 广西中医药，

1988（6）：23.

［13］许建文，李桂文，李寿斌，等.筋骨伤胶囊治疗腰椎间盘突出症疗效观察.中国矫形外科杂志，2004（Z2）：61-63.

［14］潘汉升，李桂文.手法合烫疗药治疗腰椎间盘突出症术后腰痛疗效观察.广西中医药，2003（4）：16-17.

［15］李克译，李桂文.手法配合烫疗治疗肩周炎65例.广西中医药，2002（3）：16.

［16］潘汉升，李桂文.李桂文教授烫疗药按摩妙治腰椎间盘突出症术后腰痛.中医药学刊，2002，20（1）：31.

［17］林春发，李桂文.捋筋拔络手法合外用中药治疗踝关节扭伤102例.广西中医药，1995（6）：13.

［18］黄俊卿，李桂文.试论《医宗金鉴》损伤内证的辨治特色.广西中医药，1990（1）：25-27.

［19］覃学流，李桂文.肱骨髁上移位性骨折55例疗效观察.广西中医药，1988（2）：1-3.

［20］陈跃平，韩杰，李桂文.自制白药膏外敷为主治疗肘部骨化性肌炎15例.广西中医药，2006（4）：40.

［21］叶日乔，黄有荣，王大伟，等.脉冲电磁刺激临床应用研究.中医正骨，2004（11）：11-12，64.

［22］潘汉升，刘汝专，唐晓菊，等.中医内外兼治强直性脊柱炎53例分析.中医药学刊，2004，22（10）：1948-1950.

［23］唐晓菊，黄有荣，潘汉升，等.腰椎间盘突出症术后早期主动训练的临床观察.中国脊柱脊髓杂志，2004（6）：49-50.

［24］许建文，韦贵康，李桂文，等.腰椎间盘突出症血液流变学改变及其意义.广西中医学院学报，2001（4）：60-61.

［25］李克译，吴绍英，李桂文.手法配合中药治疗膝增生性关节炎118例.广西中医药，1999（S1）：31-32，129.

［26］梁文杰，韦贵康，李桂文.腰椎管狭窄症中医药治疗概况.中医药信息，1998（1）：5-7.

［27］周军，方素萍，韦贵康，等.试论蔺道人用药治伤的特点.中国骨伤，1996（2）：30-32.

［28］陈小刚，王大伟，韦贵康，等.152例车祸所致股骨干骨折的中西医结合治疗.广西中医药，1995（5）：16-18.

［29］王大伟，黄有荣，李寿斌，等.腰椎间盘突出症几种检查方法的选择与分析.中国中医骨伤科，1995（1）：49-51.

［30］杨义靖，班秀文，韦贵康，等.从《正体类要》看薛己的伤科学术思想.中医正骨，1992（1）：31.

［31］杨义靖，韦贵康，李桂文.活血化瘀治疗骨折机制研究新进展.广西中医药，1991（5）：234-236.

［32］戴七一，韦贵康，李桂文.从中西医结合治疗骨折的实践论中医骨伤科的发展.广西中医药，1991（4）：181-182.

［33］黄俊卿，班秀文，韦贵康，等.隋唐时期创伤骨科的主要成就.广西中医药，1991（4）：183-185.

［34］黄俊卿，班秀文，韦贵康，等.古代中医骨伤科手术疗法及其兴衰原因.广西中医药，1991（3）：131-134.

［35］杨义靖，韦贵康，李桂文.续筋接骨源流考.中国中医骨伤科杂志，1991，7（3）：51-53.

［36］黄俊卿，韦贵康，李桂文.《世医得效方》对骨伤科正骨手法的贡献.广西中医药，1990（5）：33-35.

［37］黄俊卿，韦贵康，李桂文.试论中医学对颈椎病的认识及其价值.中医正

骨, 1990（3）: 31-33, 39.

［38］叶日乔, 黄有荣, 王大伟, 等. 脉冲电磁刺激临床应用研究. 中医正骨, 2004（11）: 11-12, 64.

（二）著作

［1］李桂文. 桂派名老中医·学术卷: 李桂文. 北京: 中国中医药出版社, 2021.

［2］李桂文. 腰骶部筋伤. 南宁: 广西科学技术出版社, 1998.

［3］韦贵康, 李桂文. 软组织损伤与脊柱相关疾病. 南宁: 广西科学技术出版社, 1998.

七、整理者

李克译, 与李桂文教授系父子关系。现任广西中医药大学附属瑞康医院正骨推拿理疗科副主任、副教授、副主任医师。毕业于广西中医药大学, 获得研究生学历和医学学士学位。他曾担任广西中医药学会推拿专业委员会副主任委员、广西康复医学会推拿技术与康复专业委员会副主任委员、广西国际手法医学协会常务理事、广西中医药学会药膳食疗专业委员会委员, 从事中医正骨推拿手法的临床、教学及科研工作 20 多年。他曾荣获医院"优秀医生"和"优秀教师"称号, 并连续多次荣获"优秀卫生先进工作者"称号。此外, 他还在优秀期刊上发表了 20 多篇专业学术论文。他传承了全国名老中医李桂文教授的中医正骨经验, 擅长使用中医正骨手法及传统手法治疗颈椎病、腰椎间盘突出症、腰扭伤、腰椎管狭窄症、肩周炎、膝关节退行性关节炎、产后腰腿痛等软组织损伤及脊柱相关疾病。

李瑞吉

一、名家简介

李瑞吉（1936—），男，广西扶绥县人。曾担任广西中医学院第一附属医院副院长，广西干部医疗保健专家组专家，广西壮族自治区政治协商会议第五届委员、第六届常务委员，广西壮族自治区人大常务委员会第八届、第九届委员，广西壮族自治区人大教科文卫委员会委员，中华全国中医药学会肛肠分会理事，广西中医药学会肛肠分会主任委员，全国名医理事会理事，中国专家学者协会医疗卫生工作委员会主任委员，《广西中医药》杂志编委。1993 年起享受国务院政府特殊津贴，1995 年获得广西优秀医学科技工作者称号，1997 年被遴选为全国老中医药专家学术经验继承工作指导老师。

二、医事传略

（一）学医经历

李瑞吉出生于 1936 年 10 月 28 日，出生地是广西壮族自治区扶绥县中东镇仍丰村。他所在家族皆为务农之人，家境贫寒。李瑞吉的母亲勤劳能干，养育了 7 个孩子。然而辛苦的劳作和营养不良，最终导致了她过早地离开了人世。"你要争气啊！"这是母亲留给李瑞吉的最后遗言，他将这句话视为一条悬挂在头顶的"皮鞭"，督促自己不断进取。正是由于继承了母亲勤劳能干的优秀品质，李瑞吉在随后的求学生涯中表现出色。

李瑞吉因亲人的过早离世，下定决心学习中医，成为一名出色的中医名家，他希望可以通过自己的努力来造福人民。李瑞吉天资聪颖、领悟能力强，记忆力强，曾多次获得老师的表扬。1951 年秋，他以优异的成绩被同正县中学（现为扶绥县第二中学）录取，开始了初中阶段的学习。1954 年，李瑞吉考入广西省立第一卫生学校（建于 1953 年），成为该校第二批学生。他勤奋学习，热爱阅读，并认真做笔记和抄药方，每次考试都取得优异成绩。1957 年春季开学时，距离毕业仅剩半年，李瑞吉到平桂矿务局工人医院实习。实习期间，他勤奋刻苦，最终初步掌握了诊病要领。毕业后，李瑞吉被分配到中医院工作。在环境的影响下，他立志学习中医，并开始自学中医课程及中医典籍。同时，他拜师于科室内的中医大师李士桂、何霭然等并跟随他们学习经验。通过不断的努力，李瑞吉终于获得了中医药处方权，成为一名真正的中医医生。随后，他参加了为期两年半的广西第二届西医离职学习中医班，在刘景新、黄伟林等名师的指导下进行临床实践，不断积累经验并提高中医学理论水平。

在确定自己的研究方向为痔瘘之后，李瑞吉前往武汉市中医医院痔瘘科进修，学习了陈济民先生首创的"枯脱油"制法和用法，以及其他痔瘘诊疗、手术等方法。之后，他又前往山西进修学习，不仅掌握了防治肛肠病的新技术和新疗法，还结识了许多才华横溢的同行。这使他对治疗痔瘘的现状有了更深入的了解，并为他日后在治疗痔瘘方面的革新打下了坚实基础。

（二）行医过程

1957 年，李瑞吉从广西省立第一卫生学校毕业。当时，省防疫站、省人民医院、省中医药研究所和省中医院都急需人才。由于学习成绩优异，且是班级干部和优秀生，李瑞吉被分配到省中医院，并于1957年8月3日报到上班。上班伊始，李瑞吉被分配到外科门诊，开始自学和跟随前辈学习中医相关知识。观察到中医院痔瘘患者较多，且中医治疗痔瘘具有特色和优势，李瑞吉便确定了自己的研究方向为痔瘘。工作期间，他多次外出进修、拜师学艺，将先进的痔瘘诊疗方法和技术引进广西。他不断运用、总结和改进，对局部长效麻醉剂进行改革，制成"局部长效止痛剂"；根据临床实践总结出"痔疮结扎无痛技术的革新成果"；采用中西医结合治疗肛瘘；成功研制消痔注射液等。

李瑞吉在医院一线工作50余年，曾先后担任自治区政协委员、常务委员，自治区人大常务委员会委员、教科文卫委员会委员，广西中医学院第一附属医院肛肠科主任、副院长，自治区干部保健医疗专家组专家，中华中医药学会肛肠分会理事，九三学社广西区委会副主任委员，第十届九三学社中央委员。现任全国名医理事会理事，中国专家学者协会医疗卫生工作委员会主任委员，广西中医药学会常务理事，广西中医药学会肛肠科分会名誉主任委员，《广西中医药》杂志编委会编委。1985年评为"为四化服务先进个人"，获自治区政协表彰。1993年享受国务院政府特殊津贴，1995年获广西优秀医学科技工作者称号，1996年5月获世界名医协会"医学发展成就奖"，1997年被人事部、卫生部和国家中医药管理局联合遴选为全国老中医药专家学术经验继承工作指导老师。在医疗实践中，李瑞吉勇于探索开拓创新，总结出9项独到的肛肠疾病新疗法，以治愈率高、痛苦少、疗程短、费用低而享誉一方。2005年，他被中国发展战略研究会授予"中国百名基层战略创新杰出人物"荣誉奖。李瑞吉教授的个人业绩被载入《中华创新与发明人物大辞典》《中国当代医药特色医疗精英》等专著中。2006年，他荣获中华中医药学会颁发的"中医药传承特别贡献奖"。2008年10月，他被授予"广西全国老中医药专家学术经验继承工作优秀指导老师"称号。2012年5月，他被广西壮族自治区人民政府授予桂派中医大师称号。李瑞吉教授的一生充满幸运和曲折。他为人类健康事业的发展不懈努力，也为广西中医肛肠界的医疗人才培养工作做出了表率。他用自己的勤奋和努力，征服了医学领域一个又一个高峰。

（三）为医之道

李瑞吉的行医生涯中，一直以为患者解除病痛为追求。50多年来，李瑞吉教授治愈了无数患者，也治愈了数不胜数的顽疾。他在治疗痔瘘方面成绩显著，同时，在治疗一些疑难杂症方面，他辨证立法精当，用药独具匠心，取得了显著的成绩。在临床实践中，他治疗骨质疏松症、乳腺小叶增生、子宫肌瘤、痛经、不孕不育症、风湿骨痛、跌打肿痛、带状疱疹后遗神经痛、小儿厌食症和红眼病等疾病，疗效显著，令人满意。他因治学严谨，医德高尚，平易近人且疗效显著，深受广大患者赞誉。

李瑞吉对名和利看得很淡，仁者之心是他行医的座右铭。他常说："医为仁术，赖仁心传承；凡为医者，对病患当一视同仁；对长者有儿女情怀，对幼者有父母心肠。"数十年如一日，无论贫富贵贱、远近亲疏，他都一视同仁，发扬高尚医德，处处体贴患者，团结同道，不求名利，一心为患者服务。对于有困难的患者，他经常免费提供咨询。这种医德医风，让人肃然起敬。他的高尚医德和高超医技，不仅及时解除了广大患者的病痛，也为后代医学家树立了良好的楷模。

李瑞吉以学好医学知识为终身学习目标，将古代医学应用于当今临床实践。他的学术思想和临床经验为中医药学和民族医药学的继承和发展作出了突出贡献。他注重传承和相互授课，毫无保留地分享自己多年的治疗经验和创新技术。他先后创办了广西肛肠病专业的培训班和年会，在培养广西各地肛肠病专业人才方面有着突出贡献，解决了患者看病难的问题。他为广西肛肠病学科的发展付出了诸多心血，也在对外技术交流中积极贡献着自己的力量。

三、学术思想

（一）理论建树

1. 局部长效止痛剂的研发与应用 李瑞吉改革局部麻醉剂，研制出"局部长效止痛剂"。在手术中适量注射本药物，术后伤口基本无痛，无不良反应。经多年临床观察，撰写论文《局部长效止痛剂对痔瘘术后止痛效果的初步观察》。

2. 痔疮结扎无痛技术的创新和推广 李瑞吉为了减轻患者痛苦，并提高治疗效率，在传统技术上加以革新，创造了痔疮结扎无痛技术。对即将结扎或挂线的皮肤加以切开减压，术后疼痛基本消失，不需要紧线，疗程大为缩短。1958年底，李瑞吉的"痔疮结扎无痛技术的革新成果"获得广西卫生厅选送，到北京参加"全国卫生技术革命成就展览会"并展出，他所撰写的文章被收录在人民卫生出版社的《痔瘘》中。这是他在治痔方面的首次改革。

3. 中西医结合治疗肛瘘的成果与经验分享 李瑞吉采用中西医结合治疗肛瘘，即切除肛外支管并清理瘢痕后缝合，而入内口的主管内端则采取切开挂线、改道引流的技术，对于高位复杂性肛瘘和马蹄形肛瘘有着良好的疗效。

4. 内痔治疗药物：从传统方法到"消痔注射液" "复方明矾注射液"（又名"消痔注射液"）是一种治疗内痔的药物。传统方法中，使用的是坏死疗法，如枯痔钉；而后发展出了更为先进的硬化疗法，该疗法不需进行坏死处理，更加安全，也更有利于保护肛门功能。但硬化疗法的应用仅限于初期内痔，对于Ⅱ期和Ⅲ期内痔，需要采取手术治疗。母痔基底硬化疗法是一种内痔注射疗法，可以通过向痔体和母痔基底注射硬化剂，实现治疗目的，有效地解决了Ⅱ期和Ⅲ期内痔治疗过程中的注射难题。然而，如果注射剂量过大，则容易引发组织坏死，其反应也较为剧烈，使患者感到胀痛等不适。此外，药液会分布到直肠周围黏膜下层，注射过程中还需要手动按摩，这会导致肛管黏膜下周围形成瘢痕纤维化，从而导致肛门狭窄和便秘等问题。

为了减少不良反应，李瑞吉通过不断的动物实验和对配方进行剂量的加减实验，成功地研制出了"复方明矾注射液"。"复方明矾注射液"可以通过局部组织引起异物胶原纤维化，将组织粘连固定，而无不良反应，并且在适当的剂量下不会引起组织坏死。在注射时，如果痔疮面积较大，则不必全部注射，留有小面积松软的部位，这样瘢痕就不会连接，也不会引起肛门狭窄。由此，李瑞吉为该药物起了一个新的名称——消痔注射液。

经过实验证明，"消痔注射液"对治疗内痔具有特效，在注射给药一次后，术后7天进行复查，可发现内痔被治愈。对于极个别病例，痔块面积较大，需要补充注射一次，即可实现痊愈。该药物无不良反应，使用过程中患者不会感到疼痛。自20世纪70年代末期李瑞吉成功研制出"消痔注射液"以来，该药物广受患者欢迎，显著提升了内痔治疗的效果，并减轻了患者治疗过程中的痛苦。如今，该药物已经畅销国内外，成为李瑞吉最为重要的药物发明之一。

5. 总结肛管后方松解术　李瑞吉通过临床实践总结出的肛管后方松解术，不需要过多切断肛管正常的肌肉组织，来达到肛管松解、裂创愈合的目的。手术后创面平坦，引流通畅，克服了后正中内括约肌切除术愈合缓慢、易形成"锁匙孔"形肛管变形的问题，同时也克服了后正中扩切术使用过多切除正常括约肌组织的缺点，从而减小了切口大小和愈合时间。具体实施方法：在肛管后正中线用手术刀做一切口，从齿线切至肛缘外约 1.0 cm；切开皮肤，切断栉膜带和齿线平面以下已纤维化、失去弹性的内括约肌和外括约肌皮下部的变性肌纤维。在肛管内切口两侧，潜行剥离切除硬结的瘢痕组织。指诊已无弹性的纤维化肌性环锁肛，即达到松解肛管的目的。修剪切口边缘多余皮肤，使切口对合平整呈一线状切口。如果切口两侧皮肤因潜行剥离而疏松，可在外括约肌皮下部缝合固定。对于不在后方的单纯前方裂及多处裂，也应同时进行清创处理，使之成为新鲜创面。对有肛乳头肥大及哨兵痔者，应将其切除。合并有痔瘘的患者，同时需进行痔瘘手术。手术结束后，开放切口置凡士林纱条引流，不缝合。术后服用李瑞吉自拟的黄连清肠汤：黄连 6 g，黄柏 15 g，牡丹皮 10 g，生地黄 15 g，秦皮 10 g，枳实 10 g，火麻仁 15 g，甘草 5 g。每日 1 剂，水煎，分两次内服，共服 3 ～ 5 剂。或口服抗菌消炎药，连续服用 3 ～ 5 天。同时应注意调节大便，防止便秘或腹泻，在排便后可使用李瑞吉自拟的苦劳汤：苦参 60 g，十大功劳 60 g，两面针 50 g，芒硝 15 g，荆芥 10 g，水煎后坐浴 20 分钟。

6. 创新"多区域剥离结扎术" 环状混合痔是痔疮治疗中的难点。传统的混合痔环切术虽然能够横向切除痔疮部位，但肛管皮肤会呈现出环形缺损，形成肛门缺损或肛门狭窄。即使采取皮瓣移植术，也不能完全修复缺损的肛管皮肤。传统中医的外剥内扎术，一次手术只能切除 3 个痔块，如切多了就会引起肛门狭窄。因此，传统中医只能采用切除大痔、不切小痔的方法，虽然能清除大的痔核，但小痔仍然存在于体内，相当于没有彻底治愈。李瑞吉所创新的多区域剥离结扎术可一次性切除 6 ～ 7 个痔块，彻底清除痔变组织，没有皮肤缺损，治愈率高，无肛门狭窄等不良后果。

7. 首创"肿瘤基底硬化疗法" 李瑞吉医生首创了"肿瘤基底硬化疗法"，该方法能有效治疗直肠海绵状血管瘤，这是一种病变范围广、侵害肠段较长且治疗难度大的疾病。传统的硬化剂注射、电灼、激光、冷冻和放射治疗方法均难以达到理想的效果。使用手术切除直肠并在腹部做人工肛门的方法，很多患者不愿意接受。该治疗法采用复方明矾注射液施行肿瘤基底硬化疗法，通过从前后左右四个方向直接注射药品进入病变组织，边退针边注射药品，使其饱满肿胀，注意用药剂量不宜过大，过量容易引起组织坏死，70 ～ 80 mL 即可。该肿瘤基底硬化疗法治疗直肠海绵状血管瘤，为临床提供了治愈率高的新疗法。

8. 创用"星形皮管移植术" 李瑞吉医生创用了"星形皮管移植术"，该方法能有效治疗肛管皮肤缺损，一些患者患有环状混合痔，在西医院接受治疗后，采取环切手术切除环状混合痔，造成术后肛管皮肤缺损的后遗症。使用现行的皮瓣移植术来修补皮肤缺损，只能修补肛管的部分皮肤缺损，不能消除排便时肛门辣痛、出血等症状。该方法采用星形皮管移植术，将患者肛外的皮肤管状切成星形移植入肛内，然后将肛管的创面缝合好，患者便可慢慢恢复到正常状态，从而消除排便时肛门辣痛、出血等症状。

（二）学术观点

1. 对肛肠病病因病机的认识　李瑞吉教授认为，肛肠疾病发生的原因在于脏腑本虚，饮食不节，加上风、湿、燥、热邪的干扰，导致升清降浊功能紊乱，气血下降，形成痔瘤、肛门结节，甚至肛门漏等。具体表现在以下几个方面：

（1）脏腑本虚，阴阳失调是肛肠疾病发生的内在原因。肛肠疾病不能仅仅视为局部疾病，其与人体五脏六腑功能失调密切相关。痔瘤是人类特有的肛门疾病，而大肠本来就处于虚弱状态，成为肛门疾病的主要内源性因素。肛门直肠位于人体下焦，而人的大部分时间都是久坐久站的姿态，这不利于下焦能量的运化，容易导致气血下降、气滞血瘀。此外，门静脉系统的血管没有静脉瓣，影响气血上升到中焦和上焦，这也增加了下焦发生瘀滞的可能性。内痔静脉丛位于组织疏松的直肠黏膜下层，缺乏坚强的组织支持，更易形成内痔。这些组织解剖学上的弱点，正是大肠腑"本虚"的内涵。其他脏腑的虚损，如心阳虚损或肝气郁结，形成积聚癥瘕；肾阴不足、肠燥便秘、脾虚导致气血下降等，都有可能加重下焦的气血瘀滞，导致痔疾。

（2）饮食不节，损伤脾胃，如过食炙炒，肥甘厚味，嗜食生冷或辛辣，饥饱不均等，致湿热积滞，肠澼泄泻或阴虚肠燥，燥屎内结，腑气通降不利。

（3）久坐久站，负重远行，或房劳过度，致下焦充血，气血滞行。

（4）风燥湿热四气相合而致病。

（5）妇女妊娠，胎儿压迫大肠，影响气血运行或分娩时用力，大肠腑气血逆乱。

2. 肛肠病辨证分型的经验体会 李瑞吉教授在吸取中医前贤治疗肛肠病的学术思想和经验的基础上，结合其多年的临床实践，认为从中医学角度，可将肛肠病分为七种证型，并以此进行辨证施治，取得了良好的临床疗效。

（1）气滞血瘀证 特点是间断便血，色鲜红、点滴而下、无疼痛、肛门坠胀、大便质软、便时肛门有肿物脱出、色暗红，或经镜检肛内发现有暗红色痔块、口中和、舌淡红、脉缓。这是因为气滞血瘀，导致血络损伤。治疗宜以活血化瘀、润肠通便为主。

（2）胃肠燥热证 具有大便干结、间断便血、点滴而下、肛门肿物脱出、口干渴、口苦口臭、尿黄、烦热喜冷饮、舌质红、苔黄干、脉弦数的症状。这是由胃肠燥热所致，伤津耗液，导致干屎内结，损伤阴络。治疗宜以清热凉血、润肠通便为主。

（3）阴虚肠燥证 具有口干喜饮、大便干结3～5天一行、时有便血、色鲜红，但无腹胀肠鸣和腹痛，且时有腰酸等症状，舌淡红，少苔，脉沉细。这是由于脾肾阴虚所致，燥屎内结，水不能行舟、通降无权。治疗宜以养阴润燥、行气通便为主。

（4）中气下陷证 特点是面色㿠白、少气懒言、便溏、尿清长、肛门坠胀、便频虚恭，或肛门有肿物脱出需手托复位、口淡、胃纳一般、舌质淡红、苔薄白、脉缓弱。此证多见于直肠脱垂和会阴下降综合征。这是由于中气虚弱，脾不健运，气虚下陷，门关不固所致。治疗宜以益气升阳、健脾化湿为主。

（5）湿热下注证 特点是便溏、便有黏液脓血，每日2～3次，间或有大便滴血、肛门坠胀灼痛，或肛门有肿物脱出疼痛，口苦，尿黄，胃纳可，舌质红，苔黄腻，此证多见于慢性直肠炎、肛窦炎及混合痔发炎、肛缘充血水肿者。治疗宜以清热化湿、宽肠利气为主。

（6）瘀热互结证 特点是大便干结、便滴射血、血色鲜红、肛旁突发肿块、疼痛剧烈，坐卧不安，肿块皮色潮红，皮下有紫红色血块，黏膜紫黑溃烂，渗出血水，尿赤涩，口干苦，舌红苔黄，脉弦数。此证多见于内痔嵌顿，黏膜坏死，肛缘皮下血栓形成，炎性水肿明显者。这是因为魄门挛急，经络不通，血瘀阻络，瘀热互结所致。治疗宜以清热凉血、化瘀止痛、缓急通便为主。

（7）热毒蕴结证　特点是肛旁肿胀疼痛，恶寒发热，口干苦，尿黄，大便干结，肛旁皮肤漫肿无头，皮肤潮红、灼热，压痛明显，舌质红，苔黄，脉数。多见于肛周脓肿，为热毒炽盛，血肉腐败，蕴发成痈。治疗宜以清热解毒透脓为主。

3. 肛肠病手术前后的处理　李瑞吉教授认为，在手术治疗中，良好的围手术期处理是保证疗效的重要保证。完善细致的术前准备是手术顺利实施的先决条件，而合理有效的术后处理则是巩固手术疗效的重要措施。在长期的临床实践中，李瑞吉教授形成了一套较为完善的手术治疗体系，有效地保证了手术质量，并极大地减少了术后并发症。

（1）术前处理。①术前检查：应通过询问病史、体格检查、辅助检查等手段，了解有无手术禁忌证，并详细进行专科检查，以确定局部病变的轻重程度，选择不同的治疗方法。若存在绝对禁忌证（如合并凝血机制内痔患者），则不能采用枯痔、结扎、切除手术，痔出血多可采用消痔注射法治疗。若存在相对禁忌证（如合并高血压、心血管疾病、慢性肝炎等），则可选用消痔注射法或基底硬化疗法。对于肾功能不全者，消痔注射疗法一次用药剂量不能超过 10 mL；对于痔块多、病变广者，可分期给药。②术前准备：住院患者应在手术前一天进行温水坐浴，并在手术日清晨用生理盐水或肥皂水进行清洁灌肠和肛周备皮。不限制饮食，不主张口服泻药导泻或用蓖麻油、甘油灌肠通便，因这两种方法不能达到清洁肛管直肠的目的，术后不久又要排便，过早污染伤口。对于门诊手术者，在施术时应在肛管直肠内采用1‰氯己定溶液保留消毒法，以确保消毒灭菌效果良好。

（2）术后处理。①预防感染：门诊手术患者应服用盐酸小檗碱片或三黄片，术后连服 3 天。住院患者除上述药物外，必要时可肌内注射庆大霉素 8 万单位，每日 2 次，连续 3～4 天。如需使用其他抗生素，应选择对肠道致病杆菌有效的药物。对于肛管直肠内有结扎、缝合切口，或肛周深部有手术切口的患者，则需要再加用甲硝唑片 0.4 g，每日 3 次，以预防厌氧菌感染。②调理大便：术后应保持大便通畅，预防便秘。可常规使用果导片、槐角丸或复方槐花口服液等缓泻药物。对于胃肠燥热引起的便秘，可使用玄珠断红饮加减。对于阴虚肠燥引起的便秘，可使用增液承气汤来滋阴润肠通便。如果出现大便溏泄，应及时停用缓泻药。③熏洗坐浴：大便排出后一般建议使用 1/5000 高锰酸钾溶液坐浴。高锰酸钾液应现配现用，若配制后长时间未使用，则会失去效力。对于肛门皮桥水肿或伤口感染的患者，使用经验方苦劳汤进行坐浴。具体方剂：苦参 60 g，十大功劳 60 g，两面针 60 g，七叶莲 60 g，荆芥 10 g，芒硝 15 g。此方剂有清热解毒、消肿止痛的作用。④伤口处理：坐浴后，需要更换伤口敷料。对于痔疮伤口，可以选择使用痔疮膏、三黄膏或九华膏外敷。对于肛裂、肛瘘和肛周脓肿切口，需要使用凡士林纱条引流，以防止伤口粘连形成桥形愈合。当伤口浅表时，可以改用生肌膏进行外敷。对于高位脓肿和高位肛瘘的伤口，则需要用过氧化氢冲洗，以防止厌氧菌感染。如果出现腐肉未尽的情况，则需要使用九一丹纱条进行化腐拔毒；对于脓性分泌物比较多的患者，建议使用十一方酒纱条引流。如果创面肉芽不鲜或生肌不良，则可使用生肌散撒布于创面，然后使用凡士林纱条引流或生肌玉红膏纱条覆盖创面。对于气血不足、伤口生长缓慢的患者，可以给予八珍汤来补益气血。对于创面胬肉增生的情况，则需要进行剪除。在外痔切口外端引流不畅，并伴有炎症增生小结节的情况下，则需要及时延长切口并剪除结节。如果出现少量便血，则可以使用玄珠断红饮煎服。

4. 肛肠手术工艺技巧 李瑞吉教授在 50 多年的临床实践中，总结出以下的手术经验和心得：

（1）麻醉要保持良好状态：痔瘘手术大多在局部麻醉下进行，手术中患者不应感到疼痛，肛管需松弛，而痔的原貌不应发生改变。应采用 3、6、9 时位，使用三点进针法，将麻药注射到外科肛管中上部的内外括约肌之间，以使药物均匀分布。

（2）助手暴露手术野时，应让术者看清肛管，但又不能使肛门的皮肤纹理扭曲和外痔的原貌变形。

（3）术者在钳夹和固定痔块时，对于钳夹内的痔，应避免将直肠肌层和肛管衬垫上方的松弛黏膜组织也一起钳住。对于非切除的组织，应少钳夹、少提拉，以免过多挫伤正常组织，防止术后皮桥水肿和硬厚瘢痕形成。在靠近外痔基底部做梭形切口时，应避免过度提拉痔块，从而不使痔块变形，以防止将肛管皮肤切除过多。

（4）充分剥离切除肛管及肛缘外皮下的痔变组织，避免有痔变组织残留。对于痔变组织与皮肤之间做锐性剥离时，应避免损伤皮桥。静脉丛与括约肌之间采用钝性剥离，以减少出血，剥离应达齿线处。剥离时，解剖层次要分明，避免盲目乱剪、乱撕拉，并且严禁损伤括约肌，更不能随意切断内括约肌，以免术后肛门疼痛反应加剧。

（5）结扎内痔时，助手应将固定的弯钳放在与直肠纵轴平行的位置上，而不允许将固定钳置于呈45°往肛外提拉。术者拉紧结扎线时，应缓慢放松止血钳，防止出现线头勒断母痔基底动脉，从而引发大出血。

（6）术中要充分止血，对于活动出血点，暂用止血钳钳夹止血，而不结扎止血或皮下留线头结节，也不使用电凝止血，以避免组织灼伤，形成硬厚瘢痕。清创后在缝合固定皮桥时，顺便将出血点缝扎止血，并在48小时后拆线。

（7）对于合切缘皮肤，应使其呈线状开放性切口。切缘重叠、突起不平的部分，为多余的皮肤，可适当修剪，使切口平整。切口应与肛管皮肤放射状纹理一致，不能扭曲。对于松浮的皮桥，应缝合固定；对于肛缘线外的切口有赘皮突起的，应顺皮肤纹理适当往外延长切口，剪除赘皮，使肛门平整。

（8）对于肛裂和肛瘘手术，需要切断肛门括约肌时，要呈垂直角度将肌纤维切断，而不允许斜切。一次手术不能同时切断两处肌组织，多发性肛瘘非切断不可的，应遵守二期切开的原则。

（9）对痔瘘手术需要切割肛管组织的情况，为使手术野暴露清楚、切割顺利，应使用尖头弯剪进行剪开。在剪切时，剪刀面要与皮肤垂直，不能斜剪或平剪。如果使用手术刀作为外痔梭形切口的工具，则需要清晰暴露肛管，助手应向外平拉肛门，使皮肤有一定张力，以利于切开。只在切开皮肤时进行操作，不要损伤痔静脉丛。

5. 无痛肛门手术体会 齿线肛门以下的肛管即为肛门，该区域痛觉敏锐，神经末梢丰富。因此，如果手术处理不当，患者在术后会感到剧烈的疼痛，并持续数日，这会增加治疗的难度。相反地，如果处理得当，则术后只有轻微或基本没有疼痛。针对无痛手术技术，李瑞吉教授进行了多年的研究，总结出以下几点经验。

（1）调节情志。治疗前应向患者实事求是地说明治疗方法，消除患者的恐惧心理，使患者能够积极配合治疗。如果个别患者存在恐惧心理，可以给予口服安定片。术前常规使用鲁米那来镇静患者，减少麻醉反应。

（2）做好麻醉。在针刺进入皮肤时，医生应向患者打招呼，使其有心理准备，以便进行主动配合，并保持不动姿势。对于局部麻醉者，医生应迅速刺入皮下组织，然后边推边缓慢地向内进针，直至达到肛管直肠环平面。这样可使药物均匀地分布在肛管的内外括约肌之间，将整个肛管充分麻醉。

（3）注重手术技巧。手术处理应快捷、准确，在肛门疼痛区域，要尽量少提拉、钳夹、缝合和结扎，以减少组织损伤，从而使术后炎性水肿减轻。在结扎内痔时，不得将齿线以下未减张切开的皮肤组织扎上。

（4）使用长效止痛剂。为达到基本止痛的目的，应在缝合固定皮桥的伤口皮下和挂线的组织内注射"长效止痛剂"。

（5）开放式切口畅通引流术后伤口。术后即使有粪便污染，如果能做好引流，也不会引起严重感染。在肛门处于收缩状态时，开放式切口可更紧密地闭合，10天左右即可顺利愈合。

（6）术后伤口不填塞。对于痔、瘘和裂伤后的肛管内切口，不得填塞大量纱块，以免引起肛门痉挛性疼痛。

（7）预防括约肌痉挛。对于多区域剥离结扎的痔患者，以及肛管后正中的外痔切除者，可在切口下将外括约肌皮下部切断，以减轻肛管紧张，从而预防并发症。

6.肛肠疾病的防护调摄 根据肛肠疾病的病因病机和发病规律，李瑞吉教授提出了几点预防措施。患者只要能引起重视并坚持常做，即可避免或减少肛肠疾患的发病。即便发病，也可控制其发展。

（1）饮食预防肛门疾病。李瑞吉教授根据数十年的临床经验，提出了一些饮食与防病的真知灼见。饮食有节，主要是要科学饮食。具体而言，应该做到以下三个方面：一是节制，即不偏食、不嗜食、不多食；二是节律，指的是饮食要定时定量；三是节忌，即要忌身体不需要的、对病情有害的和不清洁卫生的食物。此外，还要纠正不良的饮食习惯，如多吃高纤维、低脂肪的食物，以减少大肠癌的发生。同时，一定要纠正以补求寿的思想，改变饮食不定时、暴饮暴食、偏食异食、嗜细嗜精的习惯。

（2）预防便秘。首先，排便要定时。其次，早餐起床后，由于食物入胃可以引起胃结肠反射，从而使结肠产生强烈的蠕动，并将粪便排出体外。因此，便秘者如能重视早餐，因势利导，于清晨早餐后去排便，自然比较容易排出。此外，要早睡早起，早起一会儿就进行适当活动，并及时进餐和排便，充分利用人体生理排便时刻，这是纠正习惯性便秘的最好方法之一。再者，不应挑食，多吃五谷蔬菜、富含纤维素、维生素的食品，主食也要尽量以杂粮为主，越粗对肠腔的刺激越大。同时，可以采用食疗方法通调大便，如服用牛乳、冷开水、蜂蜜、黑芝麻、植物油等。还要经常活动，参加各种文体活动和体力劳动，可使胃肠活动加强，食欲增加，自主神经得到调整，腹肌、膈肌、大腿肌得到锻炼，有利于排便通畅。如果已经发生了便秘，应该注意以下事项：①有便就排，不要忍。②不要滥用泻药，特别是第一类稀释性泻剂，如硫酸镁、硫酸钠等，不宜常用。③不建议常服用第二类刺激性泻剂，如蓖麻油、大黄、番泻叶、芦荟、酚酞、双醋酚汀、三醋酚汀等，应选择时机，适当地使用灌肠剂。第三类润滑性泻剂，如液体石蜡、甘油等，可作为较为理想的通便剂。

（3）提倡几种肛门卫生习惯：①便后拭擦肛门时需要注意卫生和避免过度用力。

②坐式排便比蹲式更佳。蹲式排便虽能促进粪便排出，但也会消耗较多体力，造成高腹压、臀部失去支撑，增加痔静脉压力，易引起直肠黏膜及周围肌肉松弛、下垂和痔疮形成。③养成便后坐浴的习惯，能洗净肛门周围皮肤和皱褶内的粪便残渣，同时通过热作用促进局部血液循环，改善血液供应，恢复肛门肌疲劳，增强抗病能力。

（4）肛门功能锻炼：①导引法：一足踏地，一足屈膝，左右反复替换屈膝动作。一足屈膝时，一手抱于膝下，尽力将膝部靠近前身，反复进行20～30次。②肛门收缩运动：在排便后或睡前取平卧位或坐位，呼吸与提肛运动配合，吸气时腹部鼓起，肛门放松；呼气时腹部塌陷，腹肌收缩，并向上提缩肛门，如此一呼一吸，一缩一松，有节律地进行操作，每次练习15～30分钟，每日1～2次。③提肛运动：让患者连续、有节奏地下蹲，一站立一下蹲，动作1分钟，每日2～3次。④仰卧屈膝法：平卧屈膝，两足跟靠近臀部，两手放在下面枕侧，以脚掌和肩作为支点，躯干呈拱桥状，使骨盆举起，同时提收肛门，放松时骨盆下放。锻炼时可以配合呼吸，提肛时吸气，放松时呼气。根据体力可反复进行10～20次，用于肛门括约肌功能锻炼。⑤肛门体操：仰卧位，两下肢交叉，臀部及大腿用力夹紧，同时肛门缓缓用力收缩上提，持续5分钟，然后放松。坐位，两脚交叉坐于床边或椅上，两手叉腰，两腿保持交叉站起，同时收臀、夹腿，肛门收缩上提，持续5秒钟后放松。站立位，两手叉腰，两腿交叉，足尖起立，收臀、夹腿，同时肛门收缩上提，持续5秒钟后放松。以上每个动作重复10～20次，每日早晚各练一次，持续数月方可收效。

（5）及时治疗有关病症：①如患有慢性痢疾、肠炎、习惯性便秘等，应及时治疗，调节胃肠功能。这些疾病可能会导致高血压及门静脉高压症等，进而诱发痔疾。②对肛窦炎、肛乳头炎、蛲虫、滴虫、肛门瘙痒症和肛门湿疹等病，要积极治疗，防止继发痔、肛裂、肛周脓肿及肛瘘等疾病。③对肛周炎症、肿瘤等疾病，要彻底治疗，可避免后遗肛瘘和肛裂的产生。提高手术技术，防止并发症和后遗症。④肛门局部尽量少用油脂性软膏或挥发度较低的药物，以免阻塞肛腺和汗腺导管的开口而影响正常功能。不宜涂抹刺激性化学药物，因为这会引起皮肤、黏膜充血、水肿及发炎等。⑤久治不愈的肛门直肠疾病和疑有癌变时，要及时检查确诊，实现早发现、早治疗，以防止癌变或发展到晚期严重阶段。

（6）保持心情舒畅。

四、临证经验

（一）治疗所长

李瑞吉教授在多年的临床实践中积累了丰富的经验，尤其对痔、肛裂、肛瘘等疾病有着独到的治疗心得。现将其擅长治疗的疾病进行如下总结：

1. 痔　是指直肠下端黏膜下层内的痔内静脉丛和肛管皮下及肛缘皮下的痔外静脉丛血管病理性曲张、瘀血形成的肿物。痔根据实际情况可分为内痔、外痔和混合痔。其中内痔分为Ⅰ、Ⅱ、Ⅲ期；外痔分为炎性外痔、血栓性外痔、静脉曲张性外痔、结缔组织性外痔；混合痔分为单发性混合痔、多发性混合痔、环状混合痔、口唇样混合痔。

2. 肛裂　是指肛管皮肤全层裂开形成的溃疡创面。其好发于肛管的后位和前位，以肛管后位单发裂创者居多，少数发生于肛管前正中位，并且女性较为多见。排便时裂创呈椭圆形，便后肛门闭合时呈纵向裂口。陈旧性肛裂的下端会形成哨兵痔，扒开肛门可看到肛裂的下端。肛裂根据时间可分为新鲜肛裂和陈旧性肛裂。

3. 肛门直肠周围脓肿　肛门直肠周围有多个间隙，有丰富的蜂窝组织，容易感染，形成脓肿。肛窦开口向上，易被肛管直肠的大肠埃希菌、变形杆菌、厌氧菌、结核杆菌、葡萄杆菌、链球菌等混合感染，形成肛窦炎、肛腺炎。细菌和炎性分泌物沿肛腺管向下向外扩散，侵入内外括约肌间隙，最终形成脓肿。然后感染物沿联合纵肌纤维向下到肛门皮下，向外到坐骨直肠窝，向上到骨盆直肠间隙等蔓延，形成脓肿。脓肿破溃或切开引流后自愈可能性极小，常形成肛瘘。

4.肛瘘 是指肛管或直肠与会阴皮肤相通的慢性感染性管道，其内口多位于齿线附近，少数位于直肠，故有肛管直肠瘘之称，外口多位于肛周皮肤，少数位于臀部。一般为肛门直肠周围脓肿的后遗症，肛周脓肿破溃或切开排脓后，脓腔逐渐缩小，但感染物排泄不断而形成瘘管。肛瘘由内口、管道（主管道、支管道）和外口（原发外口和继发口）组成，内外口由主管道相连通。

5.直肠脱垂 肛管、直肠和乙状结肠向下移出被称为直肠脱垂。直肠脱垂多见于儿童及中老年女性，对儿童来说，该病多是一种自限性疾病，5岁前可自愈，成人则多需手术治疗。当直肠长期反复脱出时，可能导致阴部神经损伤，产生肛门失禁，以及黏膜摩擦和粪水流出肛门外，从而导致直肠溃疡、出血、脱垂肠段水肿或坏死等并发症。直肠脱垂根据脱垂位置可分为直肠内脱垂和直肠外脱垂，仅是直肠黏膜层脱出的则称为不完全脱垂。直肠、乙状结肠全层脱出的则称为直肠完全脱垂。在直肠内脱落中有套叠性脱落和直肠前壁内脱落两种。按外脱垂程度可分为一、二、三级。

6.肛窦炎 又称肛隐窝炎，指齿状线一带的肛隐窝。肛隐窝开口向上，窝底有肛腺并分泌黏液。肛腺腺管在肛管的黏膜下或皮下往外延伸，如果肛窦发炎，就会累及肛腺炎性分泌物沿着肛腺腺管及皮下微血管和淋巴管往外扩散，形成括约肌间隙脓肿和肛门直肠周围间隙脓肿，脓肿破溃后形成肛瘘。

7.肛乳头肥大 是指位于直肠柱下方呈三角形突起的组织肛乳头肥大。其一般高度为0.1～0.3 cm，表面由皮肤覆盖，呈黄白色。基底为淡红色，由纤维结缔组织构成，含有淋巴管和毛细血管。如肛乳头发生慢性炎症、充血、肥大，则会形成纤维组织瘤。

8.直肠息肉 也称直肠管状腺瘤或腺瘤性息肉，是常见的直肠良性肿瘤。由于体积大小和发生部位不同，临床症状也不同。若息肉小而位置高，则一般无症状；

若息肉大而位置低，则可能出现排便不畅，甚至黏液血便。若息肉有根蒂，则肛门排便时可脱出，呈粉红色，质软，有弹性，且无压痛症状。

9.直肠海绵状血管瘤　是一种先天性疾病，起源于发育异常的胚胎期中胚层组织的脉管内皮细胞离散残留，进而发展成血管瘤。该类瘤体由无数的血窦组成，其中交织着毛细血管、微小静脉，以及间质肌纤维。肿瘤浸润范围广泛，质地柔软扁平，可能出现压痛等症状。

10.肛门直肠狭窄　是某些原因造成肛门直肠腔道狭窄，从而导致大便困难、粪便细条和肛门疼痛等症状。根据狭窄部位不同，瘢痕狭窄按面积大小可分为肛门狭窄、肛管瘢痕环状狭窄、直肠瘢痕管状狭窄或环状狭窄。先天性肛门狭窄只是肛门膜穿通不够宽，无瘢痕锁肛。一般的肛门损伤形成放射状大瘢痕，可致肛门狭窄，但治疗难度不大。肛管和直肠出现环状瘢痕锁肛，瘢痕环面积在 5.0 cm 以下，则称为环状狭窄；瘢痕环在 5.0 cm 以上，甚至直达直肠上段平面者，则为管状狭窄。一般的瘢痕狭窄多属于良性狭窄。

11.肛管皮肤缺损　是指环状混合痔环切手术后的不良反应。手术中，外痔基底部沿肛缘线环形切开皮肤，将外痔静脉丛和肛管皮肤环形剥离，直至齿状线；然后将内痔剥离并环形切除，分离直肠黏膜向下牵拉到齿线平面缝合固定在肛管上，齿线以下至肛缘线的肛管皮肤全部被切除了。

12.肛门梳硬结　肛门梳由肛管内的齿线与肛白线之间的环形区域构成，表面由移行上皮覆盖，平滑发亮。其皮下由较厚的弹性结缔组织纤维和肌纤维组成。当肛窦炎、肛周皮炎或慢性充血引起肛门梳增生时，则可能导致肛门梳硬结，增厚且弹性降低，从而引起排便困难等症状。

13.肛周化脓性汗腺炎　是一种顶浆汗腺分布较多的肛门周围皮肤感染疾病。该疾病的腺管位置较深，直达皮下组织的脂肪层，与毛囊相连。由于分泌物较黏稠，易感染化脓，因此患者体现出和毛囊炎、疖肿相似的症状。多个腺体发炎、化脓后，可能侵入周围皮肤和皮下组织，形成多处窦道或瘘管。由于皮肤形成瘢痕，因此患者皮下会有较广泛的硬块。

14. 肛管直肠癌　是较为常见的恶性肿瘤。该疾病发生在肛管，中医术语称之为"锁肛痔"。

15. 肛门皮肤病　①尖锐湿疣是由人乳头状瘤病毒感染引起的，通常与性接触有关，阴道分泌物或肛管直肠分泌物刺激和感染也可引起肛门湿疣，患者的肛周皮肤会出现暗黄色的乳头状、菜花状突起赘生物，这种生物逐渐增多、增大，质地软且脆弱，根部有蒂，表面凹凸不平，易发生糜烂。有的赘生物会融合成小片，围绕着肛周生长，甚至会扩散至会阴、阴囊、阴茎，表面上还可能会有棘刺，分泌物恶臭。②肛门湿疹是一种局限于肛周皮肤的非传染性、无特异性的慢性皮肤病，主要表现为渗出、瘙痒、反复发作等症状，局部皮损可能会出现丘疹、红斑、糜烂、渗出、脱屑等。

16. 慢性非特异性结直肠炎　本病具体病因目前仍不清楚，可能与机体免疫功能下降有关，但大便培养结果并未发现致病菌。

17. 慢性特发性便秘　分为结肠慢传输型便秘和直肠前突所致便秘。

（二）用药特点

在多年的临床实践中，李瑞吉教授形成了自己遣方用药的风格和经验，对某些药物的使用拥有独到的见解。以下是被长期临床实践证实有效的一些组方用药经验。

1. 明矾

（1）性味　性寒味酸。

（2）功效　解毒杀虫，燥湿止痒，止血止泻，清热消痰。

（3）主治　李瑞吉教授用该药配制成注射液，并注射于病变局部组织内，以治疗内痔、直肠脱垂和直肠海绵状血管瘤。一次给药的临床治愈率为96%以上。另外，本药可用于保留灌肠，以治疗慢性溃疡性结肠炎和直肠炎所引起的便血。枯矾研末与冰片、水杨梅合用，能够治疗湿疹、皮炎。煎剂与苦参、十大功劳、两面针合用坐浴，可以治疗肛周炎、痔发炎水肿。

（4）临床指征　本药适用于湿热蕴结的慢性泄泻，便血量大，且一般止血药物无效的情况。注意，只有在保留灌肠以收敛止血时，才使用本药。

（5）应用　各期内痔和直肠脱垂患者，包括有手术禁忌证者在内，根治时都首选含明矾的制剂治疗。弥散肿胀型直肠海绵状血管瘤，大量便血，不愿做直肠切除而腹部永久性人工造口的，使用该药则有望治愈。皮疹、湿疹、肛周炎属于湿热型的方选用本药。

（6）不宜使用情况　阴虚肠燥、大便干结的便血者，不宜使用明矾止血。对于局部无糜烂渗液的湿疹、皮炎患者，不必使用本药的制剂外擦。如果误用，虽然效果不显著，但也不会引起不良反应。

（7）临床配伍与主治　①苦劳汤主治痔发炎、水肿、痔术后皮桥水肿。该方组成：明矾 15 g，苦参 60 g，两面针 60 g，十大功劳 60 g，荆芥 10 g，冰片 3 g。先用水将上述中药煎煮，再用药液进行坐浴，每次约 30 分钟。②配伍其他药物治疗体表急性湿疹或肛周湿疹。处方如下：明矾 15 g，水杨梅 60 g，布楂叶 60 g，荆芥 10 g，冰片 3 g。同样进行坐浴，每次约 30 分钟。③配伍其他药物保留灌肠，治疗顽固性便血。处方如下：明矾 10 g，地榆 12 g，紫珠草 12 g。将上述中药加水煎煮，得到 30 mL 的药液，进行保留灌肠。④本药还可以与其他药物配制成消痔注射液或复方明矾注射液，专门用于治疗痔、直肠脱垂及直肠海绵状血管瘤。处方如下：明矾 4 g，枸橼酸钠 1.5 g，甘油 25 mL 等。注射时，每次最多用药 30 mL，最少用药 2 mL。

（8）心得体会　本药含有铝离子，可以预防阿尔茨海默病的发生。在使用注射剂时，一次用药量不可超过 3 g，且需要肾功能良好的个体使用。对于肾功能不全者，治疗时需要减半用药量，并分次给药。同时，注射剂不能注入肌肉组织中，以免引发坏死。

2. 紫珠草

（1）性味　辛、苦，平。

（2）功效　散瘀止血，消肿止痛。

（3）主治　李瑞吉教授常用于治疗消化道的各种出血病症，如胃溃疡出血、溃疡性结肠炎便血、痔出血、痔结扎术后创面渗血等。同时也用于治疗脾不统血的患者和出凝血时间延长、血小板减少性紫癜，以及慢性肝炎患者引发的齿衄。

（4）临床指征和应用　各种慢性内、外出血证都可随症加减应用，其中出凝血时间延长者重用此药。

（5）不宜使用情况　急性动脉损伤出血者不宜使用，应及时清创缝合，防止意外发生。

（6）临床配伍与主治　①归脾汤：加入紫珠草，治疗脾不统血的紫癜和胃十二指肠溃疡出血。方剂组成：黄芪 15 g，党参 15 g，白术 10 g，当归 15 g，茯苓 15 g，龙眼肉 10 g，紫珠草 10 g，五味子 6 g，炙甘草 5 g。②玄珠断红饮：用于治疗内痔出血及肛肠手术后便血。方剂组成：玄参 15 g，紫珠草 15 g，生地黄 15 g，火麻仁 15 g，地榆 12 g，甘草 3 g。③二妙丸：加入紫珠草 15 g，虎杖 15 g，山栀 10 g，牡丹皮 10 g。治疗湿热证的慢性结肠炎及便溏便血者。④四逆散：加入紫珠 15 g，丹参 15 g，山栀 10 g，牡丹皮 10 g。治疗慢性肝炎的齿衄、鼻衄。用量：水煎内服，最少用量为 10 g，最大用量为 15 g。

（7）使用体会　该药具有良好的凉血止血作用，在肝经、脾经的各种血证中，以实热证疗效最好。

3. 半枝莲

（1）性味　味辛、苦，性寒。

（2）功效　清热解毒，散瘀止血，利尿消肿。

（3）主治　该药被李瑞吉教授用于治疗肝癌及乙型肝炎、乙肝病毒携带者。

（4）临床指征和应用　对于经免疫学检验 AFP（＋），B 超及 CT 检查确诊门脉和肝内胆总管没有被癌肿侵犯受梗阻（出血、腹腔积液及黄疸）的肝癌患者，本药配合其他药物内服可减轻症状，缓解病情，使肿瘤缩小，延长患者生存期。对于经免疫学检验乙肝表面抗原及两对半阳性的乙肝病毒携带者和乙肝患者，必须在处方中使用该药作为君臣药。

（5）临床配伍与主治　①该药与其他药物配伍，可以治疗乙型肝炎及乙肝病毒携带者，效果显著。处方：万能解毒草20 g，六耳铃15 g，山栀子10 g，牡丹皮10 g，白芍12 g，甘草5 g。②该药与其他药物配伍可以治疗肝癌，有一定的疗效。对于完全性肝癌患者，存活期短的为5个月，长的为14个月。处方：万能解毒草20 g，莪术12 g，枳壳10 g，郁金10 g，白花蛇舌草30 g，龙葵10 g，三棱10 g，甘草5 g。③该药与其他药物配伍可以治疗直肠腺癌肝转移。处方：万能解毒草30 g，莪术15 g，白花蛇舌草30 g，板栗壳15 g，龙葵25 g，郁金10 g，七叶一枝花10 g，皂角刺9 g，救必应20 g，龟甲6 g。

（6）用量　儿童用量为10～12 g/d，成人用量为15～30 g/d。

（7）心得体会　在治疗乙肝患者时，应根据症状随症加减。口苦、苔黄厚、肝火偏旺者，可加黄柏；胁痛可加枳壳；便溏可加茯苓、白术。引经药可使用柴胡或夏枯草。

4. 万能解毒草（小叶金花草）

（1）性味　味苦，性寒，叶中微带甘味。

（2）功效　清热利湿、解毒止血等。

（3）临床应用　该药可用于治疗甲型、乙型肝炎和乙肝病毒携带者。同时也可以在经抗生素治疗效果不显的支气管炎、间质性肺炎和肝癌中使用。临床应用方面，该药可作为治疗乙肝表面抗原（+）和两对半阳性乙肝患者及病毒携带者的主要药物。在肝癌确诊后，可与半枝莲等配伍使用。对于肺热咳嗽经抗生素和银翘散（或桑菊饮）治疗效果不佳的患者，本药是首选治疗药物。

（4）不宜使用情况　应停止使用该药的情况包括晚期肝癌患者出现呕血、便血等情况，以及癌肿压迫门脉和胆总管，导致腹腔积液和阻塞性黄疸的患者，已难以通过口服药物获得效果时。正常剂量下一般不会出现不良反应。

（5）用药配伍和主治　该药可与其他药物配伍使用，半枝莲治疗肝癌及乙肝的配伍方案是基于临床经验总结而来。对于支气管炎和间质性肝炎，以及发热、咳嗽、口苦、尿黄和肺热咳嗽等，可使用半枝莲 25 g，六耳铃 15 g，桑白皮 15 g，前胡 10 g，金银花 15 g，甘草 5 g 等，水煎口服。

（6）用量　本药的用量应根据患者的年龄和情况而确定，儿童用量一般为 10 ～ 12 g/d，成人用量为 15 ～ 30 g/d。

5. 不出林

（1）性味　味辛，性平。

（2）功效　有止咳化痰、祛风解毒、活血止痛的作用。

（3）主治　经李瑞吉教授多年临床验证，适用于治疗肺结核、结核性胸膜炎、颈淋巴结核、肠结核等。

（4）临床应用　在 X 片检查和病理组织检查确诊为肺结核、结核性胸膜炎、颈淋巴结核，以及肠结核，可配伍其他中药内服，以该药为主进行治疗。

（5）不宜使用情况　不适用于非结核性疾病患者。结核患者服用该药 2 ～ 3 个月未发现不良反应。

（6）用药配伍和主治　①肺结核的阴虚肺燥证，虚火烁金，金破不鸣，声嘶咽干，咳痰带血，潮热盗汗，舌红少苔，脉细数者，可选用该药为主，十大功劳 20 g，百合 12 g，天冬 12 g，百部 12 g，紫珠草 15 g，水煎服。②对于表现为痰火凝结，阴虚肺燥症状的颈淋巴结核患者，以及瘰疬按之坚实，未成脓破溃的患者，应尽早应用化痰消瘰汤进行治疗。该方组成：不出林 15 g，猫爪草 15 g，玄参 15 g，川贝母 8 g，百部 12 g，十大功劳 15 g，天冬 10 g，石决明 12 g，甘草 5 g。每日 1 剂，水煎分 2 ～ 3 次服用。

（7）用量　小儿每日用量为 10 ～ 12 g，成人用量为 15 ～ 20 g。

6. 玄珠断红饮

（1）功效　有凉血止血和润肠通便的作用。

（2）主治　适用于治疗内痔、肛裂、直肠腺瘤等肛管直肠疾病引起的便血及肛肠手术后造成的大便干结和伤口滴血。

（3）临床应用　适用于痔疮便血或肛裂便血，血色鲜红，滴下或射下量较多，以及大便干结的患者。

（4）不宜使用情况　不适用于大便溏的便血患者。该方可能会引起患者大便次数增多。

（5）组成　玄参15 g，紫珠草15 g，生地黄15 g，火麻仁15 g，地榆12 g，甘草5 g，枳壳10 g。

（6）心得体会　肛肠疾病患者如果存在大便干结并伴有便血，应该采用润肠通便、凉血止血的方法进行治疗。不宜长期使用刺激肠蠕动，易引起腹泻的大黄、番泻叶等药物。对于习惯性便秘行数日一次的患者，可以在服用本方时添加番泻叶3 g和郁李仁10 g，服用1～2剂，达到软便的目的后再继续使用本方，以免过度刺激肠道。

7. 复方明矾注射液

（1）主治　本药可治疗各期内痔、老年人及有手术禁忌证的混合痔患者，直肠脱垂，直肠海绵状血管瘤，以及直肠黏膜松弛内脱垂的排便困难（出口梗阻型便秘）。

（2）临床指征　无腹泻及局部炎症的痔、直肠脱垂、直肠海绵状血管瘤患者都适用。只要注射方法和部位准确，剂量适宜，一次给药必定有效，临床治愈率为96%以上。对于个别注射剂量不足的患者，补充注射7天后也可恢复。

（3）不宜使用情况　本药不适用于曾接受其他硬化、坏死剂注射后已形成硬厚瘢痕组织的肛管直肠周围患者，误用可能会导致肛管直肠狭窄。对于痔块多次接受电灼、激光烧灼治疗，或肛管已有瘢痕狭窄者，使用本药会加重肛管狭窄。对于肾功能不全的患者，正常剂量可能引起铝中毒，应减量并分期施治。

（4）组成和经验用量　本制剂由明矾 4 g，枸橼酸钠 1.54 g，普鲁卡因 0.54 g，苯甲醇 2 mL，甘油 25 mL 组成。水加至 100 mL，按注射剂要求配制成针剂，每支 5 mL，消毒灭菌备用。治疗内痔，剂量视痔块大小和数量酌情使用，最大安全剂量为每个痔块 1～3 mL。治疗直肠脱垂及直肠海绵状血管瘤，小儿用量为 21～25 mL，成人用量为 55～75 mL。

（5）心得体会　应注意避免将药物注入组织致密的肌肉及皮下组织内，否则易造成组织坏死并诱发感染。同时，将药物注入直肠黏膜下层的疏松组织中，可避免药物沿直肠周围弥漫分布而局部不会触及硬厚的瘢痕组织，以维护肛管直肠功能良好。此外，通过几十天的临床观察发现，本药未出现诱发阿尔茨海默病的情况。

8. 化痰消瘰汤

（1）主治　本方用于治疗颈淋巴结核、颈淋巴结核合并肺结核或结核性胸膜炎，以及活动性肺结核。

（2）临床指征　对于经行 X 片检查及痰培养确诊为肺结核，或经胸腔积液及淋巴结抽吸出组织病理检查，确诊为结核性胸膜炎或淋巴结核的患者，使用本方有一定疗效。

（3）不宜使用情况　本方不适用于非结核性的淋巴结，也不适用于其他原因导致的咳嗽、原因不明的胸腔积液等情况，但试验性使用并未发现不良反应。

（4）组成　不出林 15 g，猫爪草 15 g，玄参 15 g，川贝母 8 g，百部 12 g，十大功劳 15 g，天冬 10 g，石决明 12 g，甘草 5 g。每日 1 剂，水煎分 2～3 次服用。

（5）心得体会　本方药性平和，无不良反应。对于淋巴结核化脓者，有较好的疗效，可达到"消瘰"效果。对于破溃成窦道的患者疗效较差。

9. 清肝解毒饮

（1）主治疾病　甲型黄疸型肝炎、无黄疸型肝炎、乙型肝炎、乙型肝炎病毒携带者、肝癌、支气管炎和肺炎。

（2）临床指征　经相关检查确诊为上述病种的实证、热证患者，均可使用本方治疗。其中，乙型肝炎的治疗效果较好。但对于癌症，则只能缓解部分症状。

（3）不宜使用情况　脾胃虚寒的乙肝患者不宜服用本方，因为该方剂总体较为寒凉，味略苦，虚寒之体不耐寒凉之剂。如果患者已经服用多种治疗乙肝的药物仍无效，可以在温补脾胃之药中加入万能解毒草、六耳铃和半枝莲，水煎服。

（4）组成　柴胡6 g，万能解毒草30 g，半枝莲20 g，六耳铃15 g，山栀子10 g，牡丹皮10 g，白芍15 g，枳壳10 g，甘草5 g。每日1剂，水煎分2～3次内服。

10. 化瘀软瘢汤

（1）主治疾病　肛管直肠瘢痕狭窄。

（2）临床指征　适用于经电子痔疮治疗机或强酸、强碱药烧伤形成的瘢痕，炎性增生形成的瘢痕致肛管直肠狭窄者。如果病程在3个月以内，瘢痕未成熟老化，局部还有炎性肉芽肿，则化瘀软瘢汤的效果较好，治愈病例居多。如果瘢痕已成熟老化，那么疗效较差，疗程也较长。

（3）不宜使用情况　无"瘀"证及"癥""积"证的临床表现者不应使用本方。本方无瘀证不宜使用。血证患者禁用，误用易加重出血。

（4）组成　丹参15 g，赤芍12 g，莪术12 g，黄柏12 g，生地黄15 g，枳壳10 g，炮穿山甲6 g，皂角刺6 g，板栗壳15 g（可以用刺猬皮9 g代之），火麻仁15 g，甘草5 g。每日1剂，水煎分两次内服，1个月为1个疗程。如果是陈旧性瘢痕（病程超过4个月者），则需要连服1～2个疗程。

（5）心得体会　对于已形成环状或管状瘢痕组织的肛管直肠患者，应该考虑通过手术将瘢痕松解，使大便通畅，然后再服用药物促进瘢痕软化、吸收。如果是老化的硬厚瘢痕，应该先进行松解术，然后再服用本方，以免新切口又形成瘢痕愈合，避免出现重新狭窄。

（三）诊治疾病经验

1. 痔

（1）内痔的治疗。①消痔注射法。李瑞吉教授采用自行研制的消痔注射液（复方明矾注射液）治疗内痔、直肠脱垂、直肠海绵状血管瘤等病症，取得了一次注射、一周后内痔萎缩消失、远期疗效好的治疗效果。

复方明矾注射液的药物组成为明矾 4 g，枸橼酸钠 1.5 g，苯甲醇 2 g，盐酸普鲁卡因 0.5 g，甘油 25 mL，蒸馏水加至 100 mL，PH 值调节为 5，装入玻璃瓶中，每瓶 10 mL，经高压消毒后备用。在使用前，需先进行普鲁卡因皮试，反应阴性者方可使用。

一步消痔注射法适用于一期内痔。患者如厕排便后，取左侧卧位，暴露肛门，并插入圆柱形肛门镜。在用碘伏消毒肛管直至直肠时退出肛门镜，仅暴露内痔，然后将 7 号注射针刺入内痔块的黏膜下层内，针尖进入 5 mm 左右，缓慢注入药液 1～2 mL，当针尖退到齿线上缘时再推注 1 mL，使窦状静脉和整个痔块肿胀呈灰白色即可，不可超量注射，以免组织坏死。

三步消痔注射法适用于二三期内痔。第一步注射可使痔块萎缩硬化；第二步注射药物到母痔区上方松弛突起的直肠黏膜下层内，粘连固定松弛突起的直肠黏膜与直肠肌层，减少母痔基底动脉对痔内血管的血液供应，提高远期疗效。每个母痔区上方注射药物 1～2 mL；第三步注射药物到母痔的基底部，使痔块与直肠壁肌层粘连固定，每个痔块基底部注入药物 1～1.5 mL。

除三个母痔区外，子痔区也可能出现内痔形成，但仅需进行一步消痔注射，不需要进行第二三步注射，以防止肛管直肠黏膜下形成纤维组织环，从而导致肛管直肠狭窄。

②枯痔注射法。枯痔注射法的药物组成为医用氯化钠 8 g，医用石炭酸 2 mL、医用甘油 100 mL。首先将氯化钠加热溶解后倒入甘油中，冷却至约 50℃时加入石

炭酸，搅拌均匀。将制得的药液装入 5 mL 玻璃瓶中，经高压消毒后备用。

在注射前，患者需排空大小便，取左侧卧位，屈膝屈髋，暴露肛门，并插入肛门镜。在用碘伏消毒肛管直至直肠时退出肛门镜，仅暴露内痔核，然后将针尖刺入痔块的黏膜下层内（位于齿线上缘 0.3 cm 处），缓慢注入枯痔油，直至痔块呈现灰黑色肿胀即可。若痔块的表面积过大，注射药物时不宜浸润到左右两侧，而需将针尖退回刺入点，然后斜行向左右两侧注射药物，逐步注入，并在一次注射过程中将所有痔块均注射完毕。每个痔块的用药剂量应根据其大小灵活掌握，一般如下：小指头头大的痔核每个注射 1～2 mL；中指头大的痔核每个注射 1.5～2 mL；拇指头大的痔核每个注射 2～3.5 mL；乒乓球大的痔核每个注射 3.5～5 mL；环状内痔每个注射 6～8 mL。每次注射的总量不得超过 10 mL。对于脱出的痔块，注射药物后需将其纳回肛内，防止其脱出后嵌顿并发炎水肿。在注射完毕后，需将一块碘伏棉球置于肛内，以保留消毒效果。注射部位一定要准确，不得将针尖斜行插入痔基底部的直肠壁内，否则可能造成肠壁坏死、动脉受损坏死或陷凹样伤口引流不畅，并导致感染。而对于肝硬化患者及门静脉压力增高、血小板减少或凝血时间延长者，则不宜采用枯痔注射法，以免内痔坏死脱落时并发大出血。

（2）外痔的治疗。需要根据痔块的数量、位置和基底部大小进行手术设计。对于基底较小的痔块，可以采用高频直流电进行切除。

患者需要采取左侧卧位，并屈曲膝、髋关节，以暴露好肛门。碘伏消毒后，使用 0.25% 盐酸布比卡因进行肛周神经阻滞麻醉。不要将麻醉药注入肛管皮下，以免造成痔块肿胀，易导致肛管皮肤切除过多，引起肛门狭窄。肛管消毒后，通过扩肛使痔块充分暴露。

术者应该用左手持皮钳夹住痔块顶部的皮肤，使痔块保持在原位。右手持弯剪刀在痔块半中腰的两侧做梭形切口，切口内端在肛管内会合，外端在肛缘外 1 cm 会合。使用皮钳提拉左右两侧的皮桥，在痔变的组织等进行操作。在操作过程中，肛门内外括约肌不得损伤，痔变组织也不得残留。如果发现有活动性出血点，需要将皮桥缝合结扎止血。如果存在多个外痔，可以将各个痔块进行剥离切除。在剥离切除痔块后，如果皮桥有多余皮肤，应适当修剪，使切口平整。如果皮肤缺损过多或创口宽大，需要将切口缝合。皮桥不松浮也不出血时，切口可以开放引流。每一个外痔的切口都应与肛管皮肤的放射状皱纹一致，从里往外成一直线，不能弯曲，以防止引流不畅而诱发感染。

对于静脉曲张性外痔，如果痔变组织的弥散面积较大而隆起不显，可以在痔块中央进行纵向切口，从而剥离切除外痔静脉丛，而不需要做梭形切口，以避免肛管皮肤缺损和创面瘢痕过大。

（3）混合痔的治疗。①一般混合痔的治疗：外剥内扎术。对于单发性一二期混合痔，如果肛门只有一个混合痔，其他部位有内痔，且脱出的内痔可以自行复位，可以采用内消外剥法治疗。在此治疗方法中，内痔部分实行消痔注射，使其纤维化萎缩消失，外痔部分做剥离结扎法，使痔块脱落，创面愈合。对于三期混合痔，可以采用外剥内扎术＋消痔注射术，或高频直流电切除的方式来治疗。对于多发混合痔，即肛门内有 3 ～ 4 个混合痔，且痔块脱垂不严重，处在一二期痔者，可以采用内消外剥法治疗。如果是三期痔者，则需要使用外剥内扎法治疗。在进行内扎之前，需要在拇指区上方直肠黏膜下层内注射 1.0 ～ 1.5 mL 消痔液，以预防痔块脱落时发生继发性大出血。②嵌顿痔的治疗：采用急诊外剥内扎术的方式进行处理。不必先用药物治疗等到瘀肿消退后再手术治疗，应及时进行急诊手术。患者排空大便后，取左侧卧位，肛门外常规消毒。然后使用 0.25% 的布比卡因施行肛管神经组织麻醉，并扩肛，使肛门外括约肌处于松弛状态。接着进行肛管内消毒，施行内痔结扎和外痔剥离术，将肛管皮下的瘀血块和充血水肿的皮下组织剥离切除，并开放引流。术后需进行常规换药并内服凉血地黄汤。③口唇样混合痔的治疗：可以使用开窗缝扎术。在术前，需要进行常规准备，患者取左侧卧位，屈髋、膝关节，充分暴露肛门。随后肛管内外用碘伏进行消毒，腰俞穴麻醉，并扩肛，使肛管松弛，暴露痔核。如果肛内有一二期内痔，可以给予消痔注射治疗；如果是三期内痔，则需要给予结扎治疗，将 5、7、11、2 时位的内痔结扎后纳回肛内。此外，需要助手使用止血钳夹持外痔的左右两侧角，稍提起暴露肛管皮肤和肛缘线。术者随后使用皮钳夹提肛块的顶部，用弯剪刀在外痔的中央（12 时位和 6 时位）纵剪开窗，延长切口使外端接近痔核的基底部，内端达肛缘线外 0.3 cm 左右，以此为基点靠近外痔基底部做弧形切口直达两侧，将痔块剥离提起，以弯尖剪刀锐性剥离切除肛管皮下的痔外静脉丛和炎性增生的结缔组织，压迫止血对合切口皮肤，如有多余皮肤，则需要适当修剪。随后用 1 号缝线间断缝合 5～6 针。缝合切口应在肛门缘线外，避免术后出现皮下血肿和感染等问题。此外，为了避免术后影响肛门的舒张，缝合肛门前后位的皮肤切口时，肛管皮下不能留有无效腔。分别在截石位的 11、2、5 和 7 时位的外痔基底部做梭形切口直达齿线，将残存的外痔剥离切除。在此步骤中，需要将外端切口往外延长 1.0 cm，以利于开放引流。术后在切口周围的皮下注射局部长效止痛剂 4～6 mL，并用纱布覆盖包扎。④环状混合痔的治疗：多区域剥离结扎术。根据痔的种类，环状混合痔可分为花圈样和套圈样两种。花圈样痔多见于截石位的 1、3、5 时位，7、9、11 时位，有时也分布于 6 或 12 时位。此外，还有一种结缔组织性的痔属于一二期混合痔。在治疗一二期混合痔时，需对内痔部分施以消痔注射法，对外痔部分则进行 6～7 个区域的剥离结扎。而在治疗三期混合痔时，应进行多区域剥离结扎术。在进行手术前，先施以骶管麻醉，对肛管内外进行常规消毒。手术时应适当扩肛，使痔块充分暴露，但不要过度提拉或左右摆动痔块。用弯剪在外痔区的上方，即提拉痔块的皮钳侧边，从里往外做梭形切口，并拉起痔外静脉丛，用皮钳请提皮桥，随后用弯剪沿皮下剥离痔变组织，使其不与组织连在一起。然后用钳子夹住半游离的痔块，在痔块基底处横向剥离，使它与外括约肌皮下部和内括约肌分离，直达齿线平面。但梭形皮肤切口内端需要延伸至齿线，而外端则延伸至外痔基底部外侧 1.0 cm。如果痔块基底仍然粗大，应使用弯钳来夹住它。之后，在齿线下方的基底处结扎外痔组织并切除，结扎的痔残根会在几天内坏死脱落。修复皮肤切口，使其成为一条线状切口。如果切口周围皮肤残余过多，可以适当剪去多余的皮肤。由于皮桥松浮和皮下空腔较大，有渗液的情况，因此要用4号线缝合结扎。这样做可以使松弛的浮桥与肛门括约肌紧贴，并让皮肤切口对合平整，而且引流通畅。最后，在不缝合切口的情况下结束手术，以确保在术后排便时不会撕裂切口而导致剧痛。根据上述方法，逐个将混合痔的外部分剥离切除，痔块之间保留的皮肤桥不少于1.0 cm宽。如果黏膜桥下还有内痔残留，需在剥扎完成后，在肛镜暴露下适当进行消痔液注射。对于三期混合痔，由于肛管已下移，外痔会脱出2～3 cm，剥扎完成后，松浮的皮桥需要还纳至肛内，缝合结扎固定在肛管壁上。此外，在肛缘外松浮皮肤突起处，应在外痔基底横向剪开，将多余的皮桥剪掉，随后用两针缝合切口。

套圈样环状混合痔的治疗方法是内痔和外痔都呈现环形脱出，两环在一起，不分个数，肛管无痔变组织存在。首先需进行骶管麻醉，然后拓宽肛门，将混合痔翻出肛门外，使用弯止血钳将左右两侧内痔基底部分横向夹住，即对1、3、3时位和7、9、11时位前后位进行夹住，使用7号缝线在9时位及3时位嵌进并穿出，接着对内痔进行8字形结扎，使其坏死脱落。母痔区的上方黏膜下层需要注射消痔液，每处注入药物1.5～2.0 mL，6时位和12时位内痔黏膜下层注射消痔液各2 mL，然后将内痔纳回。在进行治疗外痔的剥离切除手术前，需要先对2、5、7和11时位进行外痔的处理。在外痔的顶部从里往外做菱形切口，潜行剥离肛周皮下及肛管内皮下的外痔静脉丛，残根可结扎，切口对合并进行开放引流，压迫止血。术后需要常规应用消炎抗菌药4～5天来保持大便通畅，便后坐浴，伤口用氯己定溶液棉垫湿敷或肤痔清软膏贴敷。如果皮肤充血水肿，可以用苦劳汤坐浴后再敷药。严重肛门坠胀的患者，可以在便后放置肛泰栓或康妇消炎栓一枚，每日使用1～2次，并对松浮皮桥的缝线进行固定，两天后将其拆除。在进行手术时不允许在外痔基底部做椭圆形切口，因为这会将肛门皮肤大面积切除，造成肛门的狭窄。

2. 肛裂

（1）非手术疗法。防止便秘是关键，可以内服缓泻药，促进大便通畅。此外，温水坐浴可以缓解肛门痉挛性疼痛，局部外敷生肌止痛药膏，或者注射长效止痛剂进行封闭，也可以针灸治疗，缓解肛门的痉挛痛。

（2）手术疗法。进行肛管神经阻滞麻醉后，扩肛，充分暴露手术野，使用平尖的手术刀在裂创基底部纵向切开炎性增生的皮下组织。切口上端到齿线，下端到肛外缘 1.5 cm。根据括约肌纤维瘢痕硬化的程度，用尖剪刀剪断部分瘢痕化的肌纤维，保留外侧有弹性的肌纤维，使其仍具有关闭肛门的功能。接着进行剥离切除炎性增生的皮下组织和筋膜带，切除肥大的肛乳头和哨兵痔，修剪裂创边缘皮肤不整齐且增厚的组织，压迫止血。裂创开放引流，放上凡士林纱布后覆盖包扎。术后内服消炎抗菌药 3 ～ 5 天，正常进食，保持大便通畅，便后用高锰酸钾溶液坐浴，伤口放置纱布进行引流，预防切口粘连造成假性愈合。如有多发性肛裂的情况，则应将肛门后正中的裂口作为手术的重点区域，及时进行肛裂松解和哨兵痔切除操作，但不要切断会阴浅横肌的肌纤维。

（3）其他治疗方法。可以采用激光、电灼等方法进行治疗。

3. 肛门直肠周围脓肿

（1）全身治疗。①中医治疗：对于初起硬结或有肿块而尚未出现红肿热痛等化脓表现者，应以消散为主，采取解表通里、散结消肿的方法。对于已经形成脓肿，出现红肿热痛、大便秘结、小便短赤、舌红苔黄、高热不退的患者，应该清热解毒、凉血通便治疗。对于年老体虚的患者，如果化脓过程较缓慢，则为了防止感染扩散，应该通过托脓外出来化腐生肌。②西医治疗：应根据不同致病菌，选用磺胺类、青霉素、链霉素、四环素、庆大霉素、卡那霉素和异烟肼等药物进行治疗。同时应适当补充维生素 C，以增强身体的抵抗力。

（2）局部治疗。①坐浴：使用温盐水或高锰酸钾溶液进行坐浴。②局部敷药：祛腐生肌。③引流：祛腐生肌。

（3）手术治疗。①脓肿切开引流术：患者左侧卧位暴露肛门，局部麻醉下，将肛周皮下脓肿、肛管后间隙脓肿和肛周括约肌间隙脓肿做脓肿切开引流术，在脓肿顶部朝肛内做放射状切口，切开皮肤和原发感染内口，排出脓液，使引流通畅，伤口放凡士林纱条引流。②脓肿切开挂线术。第一种是坐骨直肠窝脓肿切开挂线术：在肛旁肿胀突起有波动感，距离肛缘外侧2.5 cm处，由前向后做弧形切口，切开皮肤层，切口长度为4～5 cm，然后在皮下组织和肌腱纤维上进行钝性分离，将脓肿切开排脓。手指伸入脓腔，分离纵隔，使引流畅通。排出脓液后，用探针探查脓肿的原发感染内口。通过肛门指诊寻找硬厚凹陷的肛窦，找到内口后将探针从切口引出，将橡皮圈从切口引入内口，给予挂线，切口放纱条引流。第二种是蹄铁型脓肿切开挂线术：肛管外两侧的坐骨直肠窝形成脓肿，肿胀疼痛，并有波动感，在肛缘线外侧2.5 cm处，由前向后做弧形切口，切开皮肤层，切口长度为4～5 cm，然后接近肛门后间隙，用止血钳插入脓腔，张开切口，排出脓液。双手伸入脓腔，探查通向肛门后间隙的管道，若有纤维隔应撕开，使两侧脓肿相通。在肛门后间隙的表皮上纵行切开皮肤，用探针深入间隙，向肛门内探查感染切口，从内口引出探针，将胶线引入肛内，挂线以除病根，两侧切开排脓的切口入纱条引流。如果找不到内口，则排脓的切口不愈合，形成肛瘘，需要进行第二次手术。

（4）脓肿术后的治疗：①继续服用清热解毒、托毒排脓的中药。②保持大便通畅，防止便秘和腹泻。③使用中药苦劳汤便后坐浴，以清热排毒，消肿止痛。

4. 肛瘘

（1）中医辨证论治。①湿热下注证：治宜清热解毒，化湿消肿，方用仙方活命饮加减（包括金银花、黄柏、赤芍、炮穿山甲、没药、天花粉、皂角刺、苍术、甘草），水煎分服。②正虚邪恋证：治宜补气养血，托毒排脓，方用托里排脓汤（包括党参、白术、茯苓、当归、白芍、桂枝、黄芪、金银花、连翘、陈皮、甘草），水煎分服。③阴虚火旺证：治宜养阴清热，方用加味青蒿鳖甲汤（包括青蒿、鳖甲、生地黄、知母、牡丹皮、不出林、猫爪草、地骨皮），水煎分服。

（2）药棒脱管疗法。将含红升丹、白降丹、九一丹的药棒，从外口使入瘘管，直达内口附近，不使药棒从内口露出，外口也不露出药棒。包扎纱布，隔日放药棒一次，放3～4次瘘管壁就坏死逐渐脱管了。管壁坏死脱落时，可用氯己定溶液冲洗瘘管，使管道清洁，逐渐细小闭合。本疗法适用于低位直瘘，不适用于手术切除者。

（3）中药闭管治疗。对于高位复杂肛瘘在骨盆直肠间隙内有窦道形成，不易切除的病例，经过窦道和无效腔搔刮后，可以使用中药闭管治疗。方药如下：胡黄连30 g，炮穿山甲15 g，石决明15 g，槐花15 g，以上中药共研成粉末，加入蜂蜜调成药丸。每次5 g，每日2次，连服40天。该方剂能够促进窦道闭合。

（4）手术疗法。①肛瘘切开挂线术。适应证：高位括约肌间瘘，肛管直肠环上方瘘，多发性肛瘘，高低位铁蹄型肛瘘，括约肌上方瘘，直肠内肛瘘，括约肌外侧瘘，肛门外括约肌浅部与深部之间肛瘘，外括约肌深部上方瘘（穿过肛管直肠环肛瘘）。操作步骤：在挂线前，先做肛瘘外端切开术，将外口、支管和主管道的外端切开，直至肛缘线外，并剥离切除瘘管壁。然后全层缝合伤口。若瘘管弯曲，则在肛缘线外的创口位外做放射状切口（长2～3 cm），以通畅引流瘘管内的分泌物，防止感染。接着，将入探针从肛缘外切口送入瘘管内探查内口，并从内口引出探针，绑上丝线，从外口引出肛外。将橡皮胶圈绑在丝线上，并从瘘管进入内口，从肛管内拉出肛外。然后沿着瘘管走向，纵行切开肛管皮肤和皮下组织，将切口内端达到齿状线，外端达到肛门缘线。拉紧橡皮筋两端，结扎后逐步挂断肌纤维，边切割边愈合，使括约肌不完全断裂，从而不丧失括约功能。若患者患有高位肛瘘，则需要将肛管直肠环断开，并松弛一些，使橡皮筋勒断一部分肌肉。术后半个月，被勒断的伤口已接近愈合，可再次给予拉紧，一周后脱线。对于多发性肛瘘，应先切断低位瘘上的紧线，再逐渐收紧高位瘘的紧线。如果瘘管内端从内口到肛门外不是垂直向下，而是斜穿过肛门括约肌，术中不能斜行切断括约肌。只能逐步地挂断肌纤维，边切割边愈合，使括约肌不完全断裂，不影响括约功能。②肛瘘切开引流术。适应证：低位肛管皮下瘘、外盲瘘、内盲瘘、内外括约肌间瘘。这类肛瘘比较浅，不会损伤括约肌，有时只切断外括约肌皮下部，也不会损伤肛门的括约功能。操作步骤：

患者采取左侧卧位，暴露肛门。进行肛门直肠常规消毒后，进行肛管神经阻滞麻醉，随后用探针从瘘外口插入，沿着瘘管走向经过肛管探查内口。引导探针从内口穿入肛管内，示指托住探针拉出肛外。如果怀疑有支管、窦道，可从外口注入美兰注射液，使管道着色。术中将瘘管及其内、外口切开后，查看是否有支管或窦道，并加以切开。修剪创缘和外口的炎性增生组织，如果内口旁有肛乳头肥大，也需要切除。如果瘘管壁没有硬厚瘢痕组织，则不需要剥离切除。术后充分止血，然后用凡士林纱条引流伤口。切口开放，不需缝合。每次便后，应坐浴 15 分钟，使用高锰酸钾溶液对伤口进行清洗，直至伤口愈合。如果患者患有高位复杂肛瘘，在骨盆直肠间隙内或直肠外纵肌与内环肌间有窦道，应适当扩张窦道口，并用刮匙伸入搔刮窦道内腐烂组织。术后服用胡连闭管丸。对于多发性、高位且复杂的肛瘘，其中有两条以上的主管道及其内、外口，进行切口挂线手术时，一条瘘管先紧线，逐渐切割肛管直肠环和外括约肌的深、浅部。其他主管道挂上线，但不紧线，等到一条瘘道内的括约肌已被切开，并基本生肌收口，与周围组织粘连固定后，再进一步紧线。对于其他的瘘管，也可同时扎紧挂线物，但不能一次性紧线，以免将直肠环和括约肌勒割断。应分次紧线，使线头陆续脱落，不影响肛门的括约功能。

5. 直肠脱垂

（1）中医辨证论治。①脾虚气陷证：该证宜补中益气，健脾升阳固脱，方可选用补中益气汤加味（党参 20 g，黄芪 20 g，白术 12 g，升麻 5 g，醋炒柴胡 6 g，陈皮 6 g，当归 12 g，枳壳 10 g，桂枝 6 g），水煎后分服，每日 1 剂。②湿热下注证：治疗该证可选用苦劳汤坐浴法（苦参 60 g，十大功劳 50 g，明矾 15 g，石榴皮 60 g），每日可洗 2 次。此外，还可以内服二妙散加味（苍术 10 g，黄柏 12 g，黄芩 12 g，蒲公英 15 g，槐花 12 g，地榆 12 g，甘草 5 g），水煎后分两次服用，每日 1 剂。

（2）注射治疗。固脱注射术：该术式可将药物注入松弛脱垂的直肠黏膜下层，通过使药物在黏膜下层内弥漫浸润，从而使脱垂的黏膜与直肠基层粘连固定。注射药物一般为复方明矾注射液（明矾 4 g，盐酸小檗碱 0.05 g，普鲁卡因 0.25 g，枸橼酸钠 1.0 g，甘油 25 mL，加水至 100 mL，高压灭菌后备用）。

6. 肛窦炎

（1）内服药物治疗　针对该病可以内服清热化湿、软便中药，如穿王消炎片或三黄片等。同时还需进行中医辨证论治，具体包括以下两种疗法：①湿热下注证：治疗该证可使用清热化湿的方法，内服加味二妙散（苍术 10 g，黄柏 12 g，枳壳 10 g，金银花 15 g，槐花 12 g，甘草 5 g），水煎后分服。②正虚邪恋证：治疗该证需要扶正祛邪，一般内服中药可选用黄芪 15 g，皂角刺 8 g，赤芍 12 g，黄柏 12 g，甘草 3 g，蒲公英 15 g，没药 10 g 等，水煎后分服。

（2）外治：可选用康妇消炎栓 1 粒放入肛内，每日 2 次。

（3）手术治疗。①肛窦切开引流术：手术前需要让患者左侧卧位，暴露好肛门，对肛内外进行常规消毒，施行肛管神经阻滞麻醉后扩肛。然后插入钩状探针了解肛窦的深度，并纵向切开肛窦。切口下端可以达到肛白线，同时要适当切除肛瓣，避免切口边缘皮肤突起。接着压迫止血，肛内放痔消炎栓。②肛窦切除术：手术前需要在肛门部进行消毒，并施行局部麻醉或腰俞穴麻醉。患者可以取截石位或侧卧位，通过双叶肛门镜观察病灶。之后将肛窦、肛门瓣做纵形切口，长约 1 cm，深度达到切断部分内括约肌，清除感染的肛腺及其导管，结扎出血点。然后使用弯止血钳夹住切口一侧肛管及黏膜，连同增生的肛乳头一起结扎。最后同样处理对侧切口，术后处理同上。

7. 肛乳头肥大

（1）中医辨证论治。对于湿热下注证，治疗应当清热化湿，方用复方黄芩汤：黄芩 12 g，黄柏 12 g，赤芍 12 g，白术 10 g，薏苡仁 15 g，郁金 10 g，枳实 12 g，甘草 5 g。水煎服，每日 1 剂。对于气滞血瘀证，治疗应当行气活血，化瘀消积，方用活血化瘀汤：当归尾 12 g，赤芍 12 g，生地黄 15 g，桃仁 10 g，泽兰 10 g，三棱 12 g，没药 10 g，甘草 5 g。水煎服，每日 1 剂。

（2）手术治疗。对于肛乳头切除术，术前应进行清洁灌肠，患者采用左侧卧位。

肛门常规消毒后，进行局部麻醉，扩肛，并在肛管直肠内进行碘伏消毒。用皮钳夹取肥大的肛乳头，在肥大肛乳头基底部沿肛管做梭形切口，剥离并切除肛乳头，压迫至止血，对合切口皮肤，凡士林纱条压迫切口，便后采用高锰酸钾溶液坐浴，并将马应龙麝香痔疮栓放入肛内。

8. 直肠息肉

（1）中医辨证论治。①瘀热伤络证：治疗应该清热化瘀止血，可以使用槐花散和失笑散合并内服。②湿热积滞证：治疗应该清热化湿，祛瘀散结。可以使用半枝莲汤内服（半枝莲 15 g，黄柏 12 g，苍术 10 g，地榆 12 g，白花蛇舌草 30 g，重楼 10 g，莪术 12 g，郁金 10 g，甘草 3 g），每日 1 剂，15 天为 1 个疗程，连续服用 6 个疗程。③气血两虚证：治疗应该补养气血，可以使用八珍汤加味（党参 15 g，白术 10 g，茯苓 20 g，当归 12 g，熟地黄 20 g，白芍 15 g，川芎 8 g，炙甘草 5 g，阿胶 10 g，仙鹤草 15 g），水煎分服，每日 1 剂。

（2）手术治疗。①电灼疗法：对于有蒂或无蒂的息肉，位置在直肠内的情况均适用。操作步骤：术前清洁灌肠，取左侧卧位，在直肠镜下找到息肉，用电灼器直接烧灼息肉根部。对于无蒂者，则应烧灼息肉的中央，使得息肉被烧枯即可。肛内放置消炎栓一枚，内服盐酸小檗碱片 0.3 g，每日 3 次。每日便后肛内再放消炎栓，7 天后进行肛镜复查。需要注意的是，电灼器不能触碰肠壁，以免烧伤，所切除的息肉应该予以病理检查。②结扎切除术：对于低位有蒂的单发性息肉可以采用本疗法。操作步骤：清洁灌肠后排空大便，取左侧卧位，肛门进行常规消毒，局部麻醉后扩肛，肛内再进行碘伏消毒，将息肉拉出肛门外，对于无法拉出的息肉，在扩肛后，可以使用止血钳夹住息肉根部，进行丝线结扎，剪除息肉。检查无出血后，放置消炎栓一枚，术后口服消炎抗菌药 3 ～ 5 天。为了防止息肉脱落时伤口出血，结扎后需要在基底注射消痔灵 1 mL。对于息肉根蒂粗者，需要进行息肉切除，并进行伤口缝合 1 ～ 2 针，7 天后拆线。③经腹息肉切除术：对于高位息肉不能经肛门直肠切除、直径大于 2 cm 的广基息肉，或直肠、结肠有多发性息肉者，可以使用本疗法治疗。操作步骤：术前进行常规准备，仰卧位，行腰麻后，选择左下腹正中旁做纵切口，切开腹腔，找到生长息肉的肠壁，缝上支持固定线2条，切开肠壁，切除息肉，黏膜切口缝合，肠壁切口全层内翻缝合，浆肌层结节缝合，腹部逐层缝合，7天后拆线。

9. 直肠海绵状血管瘤

（1）注射疗法（血管瘤萎缩硬化注射术）。用药物复方明矾注射液（消痔注射液），治疗方法：术前口服肠道抑菌药2～3天。手术当天清晨清洁灌肠，排空大小便，采用左侧卧位，暴露肛门。小儿患者采用氯胺酮基础麻醉，成人患者采用肛周局部神经阻滞麻醉。肛门镜下暴露，碘伏或氯己定溶液消毒肛管直肠黏膜。在直肠上方放置两个氯己定棉球，以防止直肠、乙状结肠内流出液体，污染手术野。

瘤体黏膜下层柱状注射：根据肿瘤所在部位和面积大小进行多处柱状注射。在肿瘤的低位穿刺入黏膜下层，逐渐推进到肿瘤的上方，回抽无血。边退针边注射药物，使黏膜下层肿胀饱满为度。若直肠周围有病变，应在3、6、9、12时位做黏膜下层扇形柱状注射，每处注入药物约5 mL。如果药物仍浸润不到位，可多注射些药物。

瘤体基底部柱状注射：在肛管6时位做柱状注射，3、9时位做扇形柱状注射，将药物注入肿瘤基底部（直肠内环肌与直肠黏膜下层之间的间隙内）。每处注射3～5 mL药物，注毕后，在肛内放置一个氯己定棉球，以防止针刺点感染。

（2）中医辨证论治。①气滞血瘀证：治宜行气活血，散瘀止血，方用桃红四物汤加味（当归尾12 g，赤芍12 g，生地黄15 g，川芎8 g，桃仁10 g，川红花6 g，枳壳10 g，侧柏叶12 g，泽兰10 g）。水煎分服，每日1剂，半个月为1个疗程，连服6个疗程。②气血两虚证：治宜大补气血，养阴止血。方用十全大补汤加减（黄芪30 g，党参20 g，当归12 g，熟地黄30 g，白芍15 g，川芎8 g，白术10 g，茯苓15 g，阿胶10 g，炙甘草5 g）。水煎分服，每日1剂。田七粉10 g，分次冲服。直肠黏膜有溃疡病灶渗血者，在溃疡创面撒布止血散（田七粉10 g，枯矾10 g，白及

10 g，共研细末，外用）。

10. 肛门直肠狭窄

（1）中医辨证论治。①气滞血瘀证：治宜行气活血，化瘀止痛，软瘀散结。方剂组成为大黄 8 g，当归尾 12 g，赤芍 12 g，䗪虫 6 g，桃仁 10 g，虻虫 8 g，水蛭 3 g，三棱 10 g，莪术 12 g，郁金 10 g。术前应口服肠道抑菌药 2～3 天，每日 1 剂，连服 4～6 个疗程，15 剂为 1 个疗程。②热结肠燥证：治宜清热泻火，润肠通便，方剂为大承气汤加味，组成为大黄 10 g，芒硝 10 g，厚朴 10 g，枳实 12 g，黄柏 12 g，火麻仁 15 g，生地黄 15 g，莪术 12 g，甘草 5 g，每日 1 剂。③湿热积滞证：治宜清热化湿，消积散结，方剂为枳实导滞汤，组成为黄芩 12 g，枳实 12 g，白术 10 g，茯苓 15 g，神曲 10 g，泽泻 10 g，地榆 12 g，紫珠草 15 g，甘草 3 g，每日 1 剂。

（2）扩肛法。对于注射治疗和痔疮手术所致的肛管处狭窄，可以使用扩肛器进行扩张。先使用细的扩肛器，逐渐扩大肛门直至达到预期效果。也可使用手指或肛门镜辅助扩张。

（3）手术治疗。肛门、肛管狭窄的手术治疗常采用以下方法。①肛管瘢痕松解术：适用于肛门放射状瘢痕锁肛和肛管半环状瘢痕锁肛者。手术时，需要进行如下步骤：患者取左侧卧位，暴露肛门，并在肛内外用碘伏或氯己定溶液进行消毒。在进行腰俞穴麻醉后，需要扩肛，暴露瘢痕狭窄的部位，然后在硬厚瘢痕块的中央沿着肛门外纵向切开瘢块和肛门皮肤，并通过指检来判断切口底部的肛门括约肌有无纤维化，弹性如何。如果肛门内外括约肌未纤维化，则创缘两侧皮下的瘢痕组织需要潜行剥除 1.5 cm 宽，并进行松浮皮桥缝合。如果肛门内外括约肌已经纤维化，锁住肛门，则在纵行切口基底部将纤维化的括约肌切断，但不切除括约肌。在术后需要服用消炎抗菌药物，照常进饮食，便后坐浴，伤口放凡士林纱条引流，并在 3～5 天将拆线。②肛管皮瓣移植术：适用于肛管环状瘢痕狭窄。手术时，需要进行如下步骤：在术前的 3 天内需要服用肠道抗菌药物，并在术日清晨清洁灌肠。在进行左侧卧位和腰俞穴麻醉后，需要暴露肛门，并在肛门内外使用碘伏消毒。之后，在扩肛的情况下，在肛门的前后位正中各做一Y形切口，切开皮下组织，并将肛门外的V皮瓣游离。然后，在肛管内的纵行切口向内延伸至齿线的同时，需分离皮缘向两侧，切除皮下的硬厚瘢痕组织，使切口的基底部平坦。最后，将肛外的游离皮瓣尖端向肛管内的创面牵拉，并将其缝合于肛管纵行切口上。在术后需要采取肠道抗菌药，便后使用高锰酸钾溶液坐浴，并在伤口放纱条引流。在5～6天拆线，并在接下来的1个月内每隔3～5天进行一次扩肛。③肛管纵切横缝术：适用于肛管菱形瘢痕狭窄，先天性肛门狭窄。手术时，需要进行如下步骤：患者取左侧卧位，成年人用腰俞麻醉或肛管神经阻滞麻醉，小儿用氯胺酮基础麻醉。在肛门内外使用氯己定溶液消毒，并在肛管菱形瘢痕处菱形切口。之后，在切除瘢痕的同时，先天性肛门狭窄者需要在肛门后正中做纵行切口，并在切口基底部适当剥离创缘皮下。最后，将肛缘外皮肤拉入肛内，并将纵行切口做横行缝合，以扩大肛管直径。在术后需要进行每日便后坐浴和伤口换药，6～7天后需要拆线，并在接下来的3～5天进行一次扩肛。此外，还需要内服消炎软便药物，以防止缝合口感染。

直肠狭窄的手术治疗：①直肠半环状狭窄、直肠线状狭窄松解术。手术前需进行常规准备：患者取左侧卧位，暴露肛门，使用氯己定溶液或碘伏消毒肛内外部位，实施肛管神经阻滞麻醉，扩肛，然后使用对叶型肛门镜暴露狭窄病灶。接着，使用剪刀沿纵向切断瘢痕组织，破坏断端两侧黏膜下的硬厚瘢痕，需要潜行剥离，剪除宽度为0.5 cm的部分，以确保指检时瘢痕锁肛的情况得到消除。为止血需要进行压迫，然后使用肠线将松浮的黏膜缝合固定，并在肛内放置消炎栓，随后口服消炎抗菌药5～6天，以维持大便通畅。②直肠环状狭窄松解术。手术前需进行常规准备：患者需要备皮，取左侧卧位，实施腰麻。扩肛，消毒肛内外部位，将2个消毒棉球放入直肠狭窄部位的上方，以防止直肠内的排泄物进入手术区域。在狭窄环的前、后、左、右四处做纵向切口，切开硬厚的瘢痕组织，逐渐潜行剥离黏膜下的瘢痕组织，宽度约为0.6 cm，以确保肠腔无环形瘢痕锁肛。使用肠线将松浮的黏膜层缝合，并不需要对松解的纵向切口进行缝合，需要开放引流。术后的护理包括在肛门直肠内放置消炎栓，使用肠道抗菌药 3～5 天，内服化瘀软瘢汤，每日 1 剂，并连续服用 1～2 个月。③挂线疗法：对于低位环状狭窄，可以选择挂线术：使用探针从狭窄环下端穿到上端，将一条胶线紧密地挂起。④直肠管状狭窄、全周狭窄松解术。手术前需进行常规准备，与直肠环状狭窄相似：患者取左侧卧位，暴露肛门，扩肛，指诊了解直肠管状狭窄下缘的部位，接着，在直肠后壁、左、右两侧壁及前壁四个部位分别做纵向切口，切开瘢痕管。在左侧示指指引下，使用光剪逐渐往上剪开瘢痕组织，切勿向直肠壁深层剪，以免造成直肠穿孔。剪至瘢痕管的上缘，指检时，瘢痕已不再锁住肠腔，而是适当清除创缘黏膜下的硬厚瘢痕组织，随后进行压迫止血，在两侧及前壁做纵向切口，切开瘢痕组织，进一步松解直肠腔。如需要检查活动性出血点，可通过圆柱形直肠镜完成。成功后，在直肠内放置消炎栓一枚，并使用凡士林纱条进行压迫止血。术后照常进食，便后使用高锰酸钾溶液坐浴，肛内放置消炎栓一枚，并内服消炎抗菌药 5 天。随后，需要择期扩肛。

11. 肛管皮肤缺损　手术治疗（星型皮管移植术）。术前应做常规准备，将患者置于左侧卧位，暴露肛门，并采用腰俞麻醉扩肛技术使肛管暴露。随后，在肛门外围距离肛缘 2～5 cm 处进行星形切口。接着，剥离皮下组织约 1.5 cm 以利于将肛缘外的皮管移植入肛管内。此时，需将肛管皮肤缺损处的溃疡创面、炎性增生的肉芽组织剥离切除，使其形成新鲜的创面。另外，还需剪除肛缘皮肤瘢痕组织。随后，使用皮钳夹住肛缘皮肤并向肛管内牵拉，将其与齿线平面的直肠黏膜间断缝合 8 针，并关闭肛管切口。最后，缝合肛门外星形切口处的皮肤。术后应予消炎抗菌药 7 天，便后使用中药苦劳汤坐浴氯己定纱条覆盖创面，7 天后拆线。此外，还需注意防治便秘。

12. 肛门梳硬结　手术治疗：在肛管神经组织麻醉下，应扩肛将肛管暴露，随后在肛管后正中，从齿线往下外到肛缘外做纵行切口，切开肛管皮肤，可见灰白色的硬厚的肛门梳。然后，在皮肤切口基底部纵行切开硬结的肛门梳，使肛管松弛。接着，可通过两个手指检查肛白线下方的外括约肌皮下部，若较肥大，影响切口引流，可以将其切开。如果发现齿线上方黏膜触及硬结的肌纤维组织锁肛，应向上延长切口 1.0 cm，并切断锁肛的纤维组织。对于同时合并有肛窦炎、肛乳头肥大、结缔组织外痔者，也需同时切除，并开放切口进行引流，放凡士林砂条覆盖，以防止切口粘连假愈合。需要注意的是，为防止肛门括约肌受损，不应进行内括约肌切断术。术后应常规使用消炎抗菌药，并进行便后坐浴，及时更换伤口敷料直至愈合。同时，也可以内服中药，以清热活血，化瘀软便，以加速恢复。

13. 肛周化脓性汗腺炎

（1）中医辨证论治。①热毒袭表证：治宜清热解毒，托毒排脓。方用托里消毒汤。托里消毒汤组成：黄芪 15 g，生地黄 15 g，野菊花 15 g，金银花 30 g，蒲公英 20 g，紫花地丁 20 g，黄芩 15 g，大黄 8 g，皂角刺 10 g，甘草 5 g。每日 1 剂，连服 7～10 剂。②瘀热互结证：治宜清热化瘀，消积散结。方用清热散瘀汤。清热散瘀汤组成：黄连 10 g，金银花 20 g，连翘 15 g，赤芍 12 g，生地黄 20 g，乳香 10 g，没药 10 g，当归尾 12 g，甘草 5 g。水煎服，每日 1 剂，连服 15 剂为 1 个疗程。

（2）应使用抗生素控制感染。

（3）局部治疗。对于急性皮疹，应用清热解毒类中药进行坐浴。对于已经化脓或形成窦道的患者，应行手术治疗。如果形成脓液，应切开排脓；如果形成瘘管，应切开瘘管，彻底清除病灶，以防止复发。范围较小的可以进行一期缝合，范围较广的可以行游离植皮术。注意保留瘘管间的健康组织，以促进创口愈合。

（4）手术切除。在骶管麻醉下，应用探针探查皮下瘘管和窦道，将所有的管道切开，搔刮管道里的腐烂组织，切除皮下硬厚的组织，切除瘘管壁。能够缝合的可以缝合。如果疮口较大不规则，则需开放引流，并换药至伤口愈合为止。术后应使用消炎抗菌药物 7～10 天，如果需要继续药物治疗，可以使用中药煎服。

14. 肛管直肠癌

（1）辨证论治。①湿热蕴结证：治宜清热化湿，行气消积，方用半枝莲汤（半枝莲 20 g，半边莲 20 g，白花蛇舌草 30 g，肿节风 15 g，败酱草 15 g，枳壳 10 g，重楼 10 g，莪术 12 g，甘草 5 g），水煎分 3 次服，每日 1 剂。②痰火郁结证：治宜清火化痰，软坚散结，方用黄芩瓜蒌汤（黄芩 15 g，半枝莲 20 g，瓜蒌仁 12 g，郁金 12 g，石菖蒲 10 g，川贝母 10 g，青皮 10 g，枳实 12 g，姜半夏 10 g，制胆南星 10 g，橘红 10 g），水煎分 2～3 次服，每日 1 剂。③气滞血瘀证：治宜破积散结，活血化瘀，方用破积化瘀汤（三棱 12 g，莪术 12 g，乳香 10 g，没药 10 g，枳实 12 g，郁金 12 g，重楼 10 g，丹参 15 g，当归尾 12 g，赤芍 12 g，皂角刺 10 g，甘草 10 g），水煎分服。④气阴两虚证：治宜补气养阴，培本攻邪，方用黄芪首乌汤（黄芪 20 g，党参 20 g，白术 10 g，何首乌 20 g，熟地黄 20 g，丹参 10 g，牡丹皮 20 g，白花蛇舌草 30 g，莪术 12 g，半枝莲 20 g，甘草 5 g），水煎分服，每日 1 剂，30 剂为 1 个疗程。

（2）放射线疗法：适用于不适应手术治疗的晚期癌症患者，手术前后辅助治疗，以及术后复发不宜再次手术的患者，但其疗效不佳。

（3）化学药物治疗：化疗是治疗肛管直肠癌的一个重要辅助手段。对已根治性切除患者，其目的是预防和降低转移及复发率。对晚期癌症不宜手术者，可缓解病情，延长患者的生存期。

（4）手术治疗：低位直肠癌，宜采用腹会阴联合切除、永久性乙状结肠造口术。高中位直肠癌则可考虑采用经腹直肠癌前切除术（Dxion 手术）。

15. 肛门皮肤病

（1）尖锐湿疣。①手术治疗：术前要进行清洁灌肠，给患者局部麻醉并消毒肛管内部。助手需要将患者的肛门皮肤结紧，然后使用手术刀沿着湿疣底部刮除疣体。此过程中，肛门皮肤表层会略微受伤，但真皮不会受伤，出血量不多。将患者的湿疣全部刮除后，需要压迫止血，然后用氯己定纱条覆盖创面并加压包扎。术后每日需要用苦劳汤进行坐浴，早晚各一次。②激光疗法：CO_2 激光治疗常用于阴道或尿道内疣。在治疗过程中，需要注意烧灼的深度，过深容易使创面不易愈合、留下较大的瘢痕，过浅则易复发。③冷冻疗法：采用液氮或 CO_2 干冰进行疣体破坏，但可能会导致愈合后出现瘢痕及钯素沉着等情况。④电灼：使用高频电刀或电针治疗疣体，可以进行切割或烧灼。

（2）肛门湿疹、皮炎的中医辨证治疗。对于湿热下注证的患者，应该采用清热利湿的龙胆泻肝汤或二妙丸，并在此基础上根据实际情况进行加味。对于湿重于热的患者，应该进行健脾利湿的治疗，同时辅以清热的除湿胃苓汤加减（茯苓 15 g，泽泻 12 g，地肤子 20 g，蛇床子 10 g，荆芥 10 g，蝉蜕 3 g，黄芩 12 g，苦参 12 g），将上述中药水煎后分服。

对于血虚风燥证的患者，应该进行补阴养血、祛风润燥的治疗，并且使用四物消风散（生地黄 20 g，赤芍 12 g，当归尾 12 g，川芎 10 g，白鲜皮 15 g，地肤子 15 g，荆芥 10 g，防风 10 g，蛇床子 10 g，甘草 3 g）进行水煎后分服。湿热证验方组成：生地黄 20 g，当归 12 g，赤芍 12 g，苦参 20 g，地肤子 15 g，白鲜皮 15 g，萆薢 12 g，野菊花 12 g。湿疹外洗方组成：苦参 50 g，水杨梅 60 g，地肤子 30 g，荆芥 10 g，蛇床子 15 g，明矾 12 g。湿疹皮炎内服方组成：生地黄 20 g，牡丹皮 12 g，赤芍 12 g，苦参 20 g，白鲜皮 15 g，地肤子 15 g，黄芩 12 g，龙胆草 12 g，甘草 5 g。

西医治疗方面，对于肛门湿疹或皮炎的急性期患者，应该使用抗组胺类药物进行内服治疗。对于症状较重的患者，可采用生理盐水、4% 硼酸溶液或 0.5% ～ 1% 醋酸铝溶液进行湿敷，外敷无刺激性药物（如炉甘石洗剂）。对于亚急性湿疹，以斑状脱屑为主的患者，可采用氧化锌或氢化可的松软膏外用。对于慢性湿疹并出现皮肤增厚、粗糙脱屑或者苔藓样变化时，可以使用角化促成剂或角质剥脱剂（如煤焦油软膏、5% 水杨酸软膏）进行外用治疗。

16. 慢性非特异性结直肠炎

中医辨证治疗。①湿热蕴结：治疗宜清化湿热，方药选用二妙散加减，如脓血便多可加入紫珠草 12 g，解毒草 15 g，地榆 12 g，虎杖 12 g 等。②脾虚湿困：治疗宜益气健脾，方药选用六君子汤或参苓白术散加减。③中药灌肠治疗方面，方药为虎杖12 g，地榆12 g，每日1剂，水煎后保留灌肠。对于急性期严重的病情，可以采用地塞米松10 mg，西瓜霜3 g，生理盐水100 mL等药物，混合后进行灌肠使用。

17. 慢性特发性便秘

（1）中医辨证治疗。①气阴两虚：治宜益气养阴，润肠通便，方药选用增液汤合补中益气汤加减。②气机郁滞：治宜行气导滞，方药选用六磨汤加味。

（2）针灸疗法可以治疗慢性特发性便秘，主要选取大肠的背俞穴、募穴和下合穴为主，具体应根据个人情况进行针刺，实则泻之，虚则补之，寒则灸之。主要穴位包括天枢、大横、气海、腹结（左）、大肠俞和中髎，辅助穴位包括气海、支沟、上巨虚、照海等。

五、医案选介

（一）肛痈医案

患者男，年龄57岁，1991年1月3日初诊。主诉：发现肛旁肿块2天。患者诉2天前发现肛旁肿物，伴随肿胀疼痛，持续加重，严重影响睡眠和活动，无发热，大便未行。舌质暗红，苔黄腻，脉滑数。肛门局部检查：截石位3点距肛门3 cm处检出约3 cm×3 cm的皮下肿块，局部红肿，中心有波动，中医及西医诊断分别为肛痈（脓毒壅聚证）和肛周脓肿。治疗方案如下：①整体治疗：宜清热解毒，活血破瘀。予以肛痈肿痛方加味：金银花30 g，连翘15 g，赤芍10 g，当归尾10 g，白芷10 g，皂角刺10 g，桔梗10 g，生黄芪10 g，大黄6 g。每日1剂，共3剂，水煎服。②局部治疗：使用祛毒汤水坐浴，每日两次，并外敷化毒散软膏。

1991年1月6日二诊：患者服用3剂药物后，肛痈破溃，流出黄色脓液，肿痛减轻。予去大黄，使用上述方剂加治，每日1剂，共7剂。继续使用祛毒汤水坐浴，

适当扩口，口内填红纱条引流

1991年1月14日三诊：患者称溃口排脓量较前下降，其他症状明显改善。予以中药连翘败毒丸口服，每次6 g，每日两次，并继续使用祛毒汤坐浴和更换药物进行治疗。治疗半个月后，患者复诊，自述肿块消失，外口闭合。随访半年未见再发。

按语：此案例为浅表性脓肿，起病急骤，初始时可选择保守治疗。根据舌脉情况和临床表现，诊断为脓毒壅聚证，应使用口服及外用中药进行治疗。忌用抗生素。根据治疗原则"脓未成可促消，脓已成可促溃"，初诊时予肛痈肿痛方加味，方中金银花、连翘清热解毒，赤芍、当归尾、白芷共奏活血化瘀之功，皂角刺、桔梗消痈排脓，大黄导热下行，生黄芪排毒生肌。全方共奏清热解毒、活血破瘀之效。同时配合祛毒汤坐浴、化毒散软膏外敷，增强清热解毒和促进脓肿溃破的效果。二诊时，患者脓肿已破，使用去大黄方剂，继续使用祛毒汤坐浴清热排脓，并适当扩大溃口，口内填纱条引流以促进排脓。三诊时患者溃口脓液已较前减少，此时予使用连翘败毒丸口服、坐浴、换药，以继续促进排脓、预防感染，敛疮生肌，促进溃口愈合。

（二）内痔医案

患者女，退休教师，62岁。初诊于1992年2月27日，主诉为反复便血两年。患者诉称两年前开始便血，颜色为鲜红色，近两周症状加重，出血呈喷射状，无明显疼痛感。20余年前曾行痔环切术。近期有心绞痛发作历史。化验血常规结果显示血红蛋白值为90 g/L。舌质淡红，舌苔薄白，脉沉细。专科检查：截石位12、3、6点各见内痔脱出，黏膜充血，以棉球揩之有活动出血点。中医诊断为内痔（气血两虚证），西医诊断为内痔。治疗方案为行内痔黏膜下注射术：术前排空大便，取截石位，于肛门镜直视下，以1∶1消痔灵于3点和6点内痔黏膜下分别注入各6 mL，于12点内痔黏膜下注入8 mL，按摩注射点，查注射点无出血，肛内填痔疮宁栓一枚及引流油纱条，退出肛门镜，以纱布包扎肛门。术后卧床观察40分钟，检查肛门无出血。嘱患者当日不要排大便，并嘱隔日来门诊复查。自注射后第2天起，每于排便后自行纳入肛内一枚痔疮宁栓；预约隔日来门诊复查5次，每次亦填痔疮宁栓一枚。

2月29日复诊：患者已行大便，未再出现便血。经肛镜检查，前次注射各点均已萎缩，无坏死及出血。嘱患者继续观察病情，不适随诊。

按语：患者反复便血两年余，结合专科检查、舌脉象诊断为气血两虚证。虽然患者主要症状是便血，但未见有内痔脱出症状，因此选择内痔黏膜下注射术，该治疗方法痛苦小，见效快。内痔消痔灵注射术后可能会出现出血的情况，当天出血者多为针眼出血；两三天后出血者多为痔核坏死出血；四五天后出血者多由于便秘或腹泻损伤痔黏膜所致。注射后需要留观40分钟，并复查一段时间。

（三）便秘医案

患者，男，46岁，职业为干部，初诊日期为1995年8月12日。主诉为排便困难已持续3个月之久。患者称3个月前出现排便困难，大便干结难解，每3～4天才能排便一次，情绪不稳定时则需要5～6天才能排便一次。此前，患者曾多方求医，但服用清热泻下及养阴增液等中药（具体药名已不详）效果甚微。目前症状为已3天未解大便，频繁嗳气，下腹胀满，食欲减少，舌淡红，苔淡红，苔薄白，脉弦。足诊发现太冲穴压痛明显。中医诊断为便秘（肝胃不和证），西医诊断为便秘。治疗原则为疏肝和胃，行气导滞，采用四逆散加减疗法：柴胡10 g，枳实15 g，白芍10 g，槟榔10 g，白术10 g，陈皮6 g。共3剂，每日服用1剂，水煎口服。

8月14日，患者再次就诊。经服用药物2剂后，大便稍有畅顺，嗳气减少，腹胀减轻，于是在原方的基础上加入山药20 g，太子参12 g，火麻仁10 g，并再次服用3剂药物。

8月16日，患者再次就诊。患者大便通畅，每日排便1次，腹胀消失，食欲增加，症状完全消失。医生建议继续使用原方，去除槟榔，并继续服用3剂药物，以巩固治疗效果。

按语：本例患者出现排便困难、大便干结难解的症状，情绪不稳定时病情加重，足诊发现太冲穴压痛明显，舌脉象结合诊断为肝郁气滞、肝胃不和所导致。因肝主疏泄，情志失和时肝气不畅，肝脾气机郁结，则脾不能升清降浊，胃气不降则传导失常，从而导致便秘。治疗应采用四逆散疏肝理气，调肝理脾，其中柴胡疏肝解郁、透邪外出，白芍有补养肝血、调达肝气的作用，同时可以避免柴胡的升散耗伤体内阴血。枳实则可以行气、导滞、理脾，与柴胡相互配伍，能增强舒缓气机的效果，升清降浊。槟榔能助四逆散疏肝解郁，行气导滞，白术、陈皮健脾和胃。在二诊时，患者大便稍有畅顺并伴有部分症状减轻。因此，在原方基础上增加太子参、山药，加强健脾和胃效果，火麻仁润肠通便，三诊时症状已完全消失。治疗方案仍然有效，因此建议去槟榔，并继续服用原方药物 3 剂，以巩固治疗效果。

（四）肛管直肠瘢痕狭窄医案

患者，男，21 岁，1980 年 3 月 5 日初诊，主诉"大便困难 1 月余"。患者于 1 个多月前出现大便困难，费力难解，未系统诊治，余无明显不适。舌暗，苔薄白，脉弦。专科查体：直肠环平面以下到肛缘线呈管状狭窄，以前后壁瘢痕为硬厚，肛管只可通过筷条。既往史：患者曾注射强碱性消痔液治疗内痔。中医诊断：便秘（气滞血瘀证）；西医诊断：肛管直肠瘢痕狭窄。治疗予择期行肛管瘢痕环松解术并定期扩肛。

3 月 13 日患者入院行肛管瘢痕环松解术，定期扩肛；同时配合术后内服化瘀软痕汤，药物组成：丹参 15 g，赤芍 12 g，莪术 12 g，黄柏 12 g，生地黄 15 g，枳壳 10 g，炮穿山甲 6 g，皂角刺 6 g，板栗壳 15 g，火麻仁 15 g，甘草 5 g。每日 1 剂，水煎分两次内服。3 月 24 日切口愈合，指诊直肠前后壁瘢痕基本软化吸收，排便功能正常，患者出院。出院后继续服用化瘀软痕汤 1 个月，并定期扩肛。

1982 年 10 月 7 日复诊：患者诉大便通畅，不费力，无疼痛，无出血，纳寐可，小便调。查体：大号肛窥镜插入顺利，指诊肛管直肠瘢痕组织基本吸收，黏膜下层隐约触及一薄的线状纤维环，不影响肛门扩张。

1989年9月18日复诊：患者诉肛门排便通畅，不费力，无疼痛，无出血，纳寐可，小便调。查体：指诊肛管直肠无狭窄。

按语：患者大便困难、费力难解，可诊断为便秘；既往行内痔注射治疗，专科查体见直肠环平面以下到肛缘线呈管状狭窄，以前后壁瘢痕为硬厚，西医诊断为肛管直肠瘢痕狭窄；瘢痕阻滞，局部气血瘀滞不通，故患者大便费力，结合舌脉象，辨证为气滞血瘀证。予行肛管瘢痕环松解术以松解瘢痕、疏通局部气血，中药治以活血化瘀软瘢为法，予化瘀软痕汤口服，方中丹参、赤芍苦凉清化，活血祛瘀，软坚消积；莪术、枳壳苦温辛散，行气破血，消积散结，生地黄、黄柏苦（甘）寒清热，凉血解毒；瘀积日久，瘢硬如石，气血运行不畅，药力难直达病所，选用性气锐利、行散力强、善于入络攻坚的炮穿山甲、皂角刺、板栗壳，使瘀积易于消散；火麻仁润肠通便；甘草调和诸药。嘱患者定期扩肛，以免再次造成狭窄。

（五）肛裂医案

患者，女，39岁，1992年6月1日初诊，主诉“便时肛门灼痛1周”。患者诉1周前因大便干燥出现便时肛门灼痛，伴有鲜血呈滴状，便后灼痛持续半日后缓解，舌质红，苔黄少津，脉沉细。专科检查发现在截石位的肛管6点处存在新鲜裂伤。指诊直肠黏膜光滑，未发现硬性肿物。由此中医诊断为肛裂（燥热伤络证），西医诊断为肛裂。以养阴凉血、化瘀止痛为法，予以肛裂灼痛方，处方：当归尾10 g，延胡索10 g，乳香10 g，没药10 g，金银花30 g，连翘10 g，地榆炭15 g，瓜蒌30 g，太子参30 g，侧柏炭15 g。7剂，每日1剂，水煎服。局部治疗方面，配合2%芒硝外洗，黄连膏外敷。患者服用7剂后诉疼痛消除。

按语：结合舌脉象辨证分析，患者出现的肛门灼痛症状持续时间较短，便血鲜红，肛管所见为新鲜裂伤，可判断为新鲜肛裂。据李瑞吉教授的经验，新鲜肛裂通常不必手术治疗，重点在于调理大便使其软化。辨证为燥热伤络证，以养阴凉血、化瘀止痛为法。此方中以金银花、连翘、太子参、瓜蒌清热养阴润肠；地榆炭、侧柏炭凉血止血；当归尾、乳香、没药、延胡索化瘀止痛。配合芒硝外洗具有解毒化瘀的功效，黄连膏则能生肌愈创，内外兼治而奏效。

六、论文著作

发表学术论文数篇，多次在全国肛肠学术会议、全国肛肠病研究专题学术研讨会上宣读。其中部分被选入《防治肛门直肠疾病》《外科理论与实践》《疑难病症治验》《中华临床医学》《中国医药卫生学术文库》《中国名医特色医疗经典》《世界学术文库》等专著。

［1］李瑞吉.玄珠断红饮.广西中医药，2000（4）：38.

［2］李瑞吉.开窗缝扎法治疗对口痔（附83例报告）.广西中医药，1984（5）：13-16.

［3］李瑞吉.复方明矾注射液治疗直肠脱垂初步观察.广西中医药，1980（1）：24-26.

［4］李瑞吉.复方美蓝注射液（Ⅱ号）用于肛肠外科手术的止痛效果观察（附163例分析）.广西中医药，1979（3）：16-18.

［5］李瑞吉.枯痔油治疗内痔1300例报告.广西中医药，1979（1）：13-17，27.

［6］李瑞吉.小儿肛瘘的防治.广西中医药，1979（2）：24-25.

［7］李瑞吉.外剥内扎配合硬化疗法治疗环状混合痔163例分析.广西中医药，1978（4）：21-24.

［8］李瑞吉.基底硬化疗法治疗痔核168例近期疗效观察.广西中医药，1978（1）：24-28.

［9］蒋文文，李瑞吉.消痔灵改良注射法治疗内痔65例.广西中医药，2007（5）：

25–26.

［10］庞文斌，李瑞吉，李晶.切开挂线治疗小儿肛瘘58例分析.广西医学，2000（5）：1164-1165.

［11］杨伟，李瑞吉.管道切除缝合内口引流治疗肛瘘71例.广西中医药，1992（1）：4.

七、整理者

1.杨伟，毕业于广州中医药大学医学系本科，中医主任医师、教授和硕士生导师，系全国老中医药专家李瑞吉教授学术经验继承人，同时也是中华中医药学会肛肠分会肛肠学科的知名专家。他担任中国中医药研究促进会肛肠分会副会长、中华中医药学会肛肠专业委员会常务理事和副会长、广西中医药学会肛肠专业委员会主任委员、广西中医药学会理事等职务，并且为广西中医学院第一附属医院中医肛肠学科带头人。2013年，他被中华中医药学会肛肠分会授予"全国肛肠名医"称号，并获准设立全国中医肛肠专业先进名医杨伟名医工作室。2016年，他被评为中华中医药促进会肛肠分会优秀科技工作者。

2.李清清，中医外科学硕士研究生，师承于李瑞吉教授的学术经验继承人杨伟教授，目前在广西中医药大学任职。

李锡光

一、名家简介

李锡光（1937— ），男，广西中医药大学教授，中医内科主任医师，硕士研究生导师。1964年毕业于广州中医学院，享受国务院政府特殊津贴。他还是原国家药品监督管理局药品审评专家和国家中药品种保护委员会审评委员，以及广西中医心脑病专业委员会原主任委员。2003年1月，经卫生部、国家中医药管理局和人事部遴选确定为第三批全国老中医药专家学术经验继承工作指导老师。2011年11月，获广西中医学院第一附属医院授予的"终身荣誉奖"。2012年4月获广西壮族自治区卫生厅、人力资源和社会保障厅授予的"桂派中医大师"荣誉称号。

李锡光教授精通中医药理论，从事心血管疾病临床、科研、教学工作50余年。他医德高尚，学术经验丰富，涵盖各家流派，既不拘泥于古代经典，也不忽视现代研究成果。他擅长心血管疾病的中医诊治，尤其重视辨证论治，多从虚、痰、瘀等方面入手。他用药平和，恪守"君、臣、佐、使"原则。在中药的应用方面，他不仅注重前人经验，还结合现代药理毒理研究成果，善于发挥中医药的优势，对心血管病的诊治提出了许多独到见解。他长期致力于胸痹心痛（冠心病心绞痛）的研究，不仅探索出本病的发病规律，而且总结出辨治规律，提出自己独到的理论见解和治疗方法。其中，他自拟的"养心通脉饮"用于治疗心血管疾病，每获得良好的疗效。

李锡光教授从医 50 余年，不仅医德高尚，而且医术精湛。经他治疗的患者不计其数，他赢得了众多患者的信任和赞誉。50 多年来，他不辞劳苦，言传身教，释疑解惑，培养了无数的年轻人才。他一路走来，成为患者眼中的"苍生大医"，也成为业界学习的楷模。如今，李锡光教授仍在广西中医药大学第一附属医院八桂名医馆坐诊，继续他治病救人、教书育人的事业。

二、医事传略

（一）从医之路

李锡光教授的医学之路始于 1958 年。当时，他以优异的成绩考入刚刚成立的广州中医学院（今日之广州中医药大学），正式踏进了中医药和医学世界的殿堂。在六年的大学时光中，李锡光把所有时间和精力都用在了课堂和图书馆里。除了完成学业规定的课程，他利用学校图书馆丰富的藏书资源，通读了中医史上的经典文献和大量的外文医学资料。这些阅读和学习为他日后取得医学成就奠定了坚实的基础。

1964 年，李锡光以优异的成绩毕业，回到广西，加入刚组建的广西中医学院任讲师，教授方剂学。1968 年，他以一名基层医疗工作人员的身份参与寻找抗疟中草药的临床研究中。此后三年，李锡光和其他医务人员共同走遍了广西大部分边远山区的每一个山村，跋山涉水，在极其艰苦的条件下进行研究。正是在这段岁月中，李锡光开始了他行医救人的人生历程。

1971 年，抗疟药物研究工作结束后，李锡光调动到当时的广西中医药研究所任研究员。1974 年，他晋升为主治医师，开始从事心脑血管的临床和科研工作。为了更好地深入心血管疾病的研究和临床，李锡光自学了心电图学，当时，在中国特别是在广西，关于心电图的相关知识和信息并不多，很多县市基层医院甚至连简单的心电图机都没有。为了学好心电图，李锡光克服了种种困难，还结合自己的学习经验编写了《临床心电图学基础》一书。在以后的工作中，他定期免费给同事和下属开设心电图培训课程，为心电图的普及与推广发挥了巨大作用。

1982 年，李锡光回到广西中医学院第一附属医院，立即投身于临床、教学、科研工作第一线。在这里，他很快成为医院的业务骨干，经历了多次晋升，1992 年被聘任主任医师。其间，他还受聘为广西中医学院教授，并担任研究生导师，获得国务院政府特殊津贴。在他担任大内科主任期间，该科室不断发展壮大，现已分化为九个独立的科室，包括心血管内科、呼吸内科、肾病风湿科、神经内科、内分泌科、消化内科、肿瘤血液科等。其中，由他创建并长期担任主任的心血管内科更是成绩斐然，现已成为国家临床重点专科、国家中医药管理局重点专科等，并被广西壮族自治区卫生健康委员认定为心血管内科重点学科，集医疗、教学、科研于一体，是广西实力最强的中医心血管病治疗中心之一。

2003 年 1 月，已退休的李锡光响应卫生部等发起的"全国老中医药专家学术经验继承工作"，他再次回到了工作岗位，担任"全国老中医药专家学术经验继承工作指导老师"，将他的学术思想、临床经验传授给后人。

（二）为医之道

李锡光教授经常强调，医德是医学之本。在弟子追随他学习时，他反复强调孙思邈《备急千金要方·大医精诚》中的思想："若有疾厄来求救者，不得问其贵贱贫富，长幼妍蚩，怨亲善友，华夷愚智，普同一等，皆如至亲之想。"他再三告诫我们，要做一名合格的临床医生，必须具备高尚医德，而医德比医术更为重要。没有高尚的医德，就难以成为真正的医学人才。李锡光教授还强调："夫医者，非仁爱之士不可托人。"要求医生必须有仁慈之心和高尚医德。李锡光教授不仅是口头上的表述，也是这样实际行动的。有一次，一位来自农村的患者来看诊，取药的时候发现带来的钱不够，就要求把6剂药改成3剂。了解情况后，李锡光主动为患者垫付了所缺少的药费。当碰到需要住院的危重患者时，他总是在开具住院证之后再次叮嘱注意事项，并在第二天询问患者病情。每次门诊时，他总是第一个到达专科门诊，即使有很多患者等待就诊，他也会耐心细致地看完最后一个患者。在日常工作中，他对每一位患者都一视同仁、认真负责。他热情、耐心地对待患者，了解患者的急需，关注患者的微小细节，体贴患者。行医治病、减轻患者的痛苦是他生命的毕生使命。他用自己的实际行动践行"大医精诚"的理念，成为我们学习的楷模。正因为李锡光教授始终关心患者，所以受到患者的尊敬和爱戴。他的名声传遍了大江南北，无数患者慕名前来求医。

三、学术思想

（一）传承创新——以虚、痰、瘀论治心脑血管疾病

李锡光教授长期致力于心血管疾病的临床、科研和教学工作，不仅拥有深厚的中医学理论知识和丰富的临床经验，而且对心血管学科发展的前沿动态有着敏锐的洞察力。尤其在高血压、冠心病、高脂血症、慢性心力衰竭等疾病的诊治方面有独到之处。在长期的临床实践中，他发现心脑血管疾病的高发群体为中老年人，且病因病机复杂，多为虚实夹杂，因此主张从虚、痰、瘀等角度出发进行治疗。

1. 虚痰瘀为主要病理因素　李锡光教授指出，近年来心脑血管疾病的发病年龄逐渐年轻化，但患者仍以中老年人为主。老年病以虚为本，即人体脏腑阴阳气血津液不足，免疫力减弱，容易导致各种病理改变。其发病原因与年老体虚、不当饮食、

情志失调等因素有关，其中年老体虚是最主要的因素。《素问·阴阳应象大论》曰："年四十，而阴气自半也，起居衰矣。"人进入中老年，肾气渐衰，肾阴不足，不能滋养、濡润机体各个脏腑组织器官，肾阳不足，不能推动、温煦机体各个脏腑组织器官，身体功能走向衰老，脏腑功能日趋减弱并易失调，故中老年病以虚为主。人到老年，脏腑功能减弱，气血津液的正常功能失调，津液的生成、输布和排泄发生障碍，尤其是肺脾肾三脏功能障碍则可导致痰湿内生。痰具有流动不居、随气升降流行的特性，内至脏腑经络，外至筋骨皮肉，泛滥横溢，无处不到，既可因病生痰，亦可因痰生病，互为因果，危害人身。

气虚不能推动血行，血行缓慢不畅，则易生痰生瘀，老年病的发生与虚密切相关，瘀血形成之后，不仅失去了正常血液的濡养作用，而且反过来又会影响全身或局部血液的运行，产生疼痛、出血或经脉瘀塞不通，内脏发生癥积，以及"瘀血不去，新血不生"等不良后果。而痰瘀既是老年病病理过程中的产物，也是致病因素，其病变既可在局部，亦可涉及全身，而痰瘀形成以后，反过来又阻碍气血的运行，导致气血的亏虚。此外，瘀阻血难行，血凝痰难化，血滞痰凝也可相兼为患。津液与血均有赖于气以化之运之，其气足则输布有力运行正常。气虚则输布无力，津液不行停聚而为痰，血行不畅而为瘀。长期痰阻可致瘀，血瘀津凝可生痰。

2. 虚痰瘀相互影响 首先，痰浊的产生主要是由于脏腑功能减弱所致。在正常生理情况下，水液的输布和排泄主要依靠三焦的气化作用和肺、脾、肾的功能活动。三焦气化失宣是形成痰饮的主要病机。三焦主司全身的气化，沟通表里脏腑，主持水液代谢。若三焦失通失宣，阳虚水液不运，必致水饮停积为患。肺失宣降、脾失运化、肾失气化等也会导致痰饮内生。在三脏中，以脾运化失司最为常见。由于脾阳虚，上不能输精以养肺，水谷不归正化，反为痰饮干扰肺功能；下不能助肾以制水，反而伤肾阳，导致水液内停中焦，流溢各处，波及五脏。

血瘀的形成也与正气的亏虚密切相关。血脉由心而主，心脏的正常搏动依赖于心气，而心气又有赖于肾阳的正常温煦。若肾阳虚，则心阳失温，致使运血无力而导致血瘀。年老体虚、肾气不足时，首先影响气血运行。此外，血液的正常运行也需要血液本身的充盈，血虚则血脉空虚，也会影响心脏的正常搏动和血液的运行。当血流不畅通时，也容易导致血瘀。明代医家张景岳云："凡人之气血犹源泉也，盛则流畅，少则壅滞，故气血不虚则不滞，虚则无有不滞者。"

痰与瘀同为气血失和的病理产物，同时也是致病因素。痰瘀互结，在临床上多见于久病痼疾，并有同入络脉的特点。其临床表现错综复杂，多种多样。除了具有痰证和瘀血证的临床表现，如痰多、眩晕、久痛、刺痛、癥积肿块等症状，舌象变化对确立痰瘀同病诊断具有重要意义。瘀血内阻，舌质紫暗，有瘀斑或瘀点；痰湿内停，舌苔必腻。只有舌质改变为病瘀，只有舌苔改变为痰病，只有舌质和舌苔同时改变才能确诊为痰瘀同病。痰瘀同病在临床上并不罕见，尤其在久病和疑难杂病中更常见。如高血压、高脂血症、动脉硬化、脑血栓、冠心病、肺心病、慢性支气管炎和肺气肿等疾病中均可见此证型。

3. 心脑血管疾病当补虚化痰通瘀 李锡光教授认为，治疗心脑血管疾病，首先必须了解其虚、痰、瘀的病理特点，并以补虚、祛痰、化瘀为主要治法。在治疗中，补益气血至关重要。同时，对痰的治疗也需要注意，不能单纯地治痰。引用朱丹溪的话："善治痰者，不治痰而治气，气顺则一身津液亦随气而顺矣。"说明治痰需结合调理气机。同样，在治瘀时也不能仅见表面症状，而需要注意活血化瘀。《临证指南医案中·胃脘痛》云："经主气，络主血……凡气既久阻，血亦应病，循行之脉络自痹。"阐明了在活血化瘀的过程中调理气机的重要性。总之，在治疗老年病中的痰、瘀时，需从标和本两个方面进行治疗，注意避免黏腻。补虚是治疗的根本，应权衡标本、缓急轻重，采用通补兼施、先祛邪后补虚，或先补虚后祛邪等不同的治疗方法，并根据痰瘀标本辨证，调整最终治疗方案，以达到治疗目的。在治疗过程中，应重视化痰、活血，并灵活运用不同的调理气机之品。

（二）中医诊病首重辨证

辨证论治是指应用中医学的理论和诊疗方法来检查、诊断、分析、治疗疾病的原则和方法。经过长期反复的验证和不断充实完善，这种原则和方法已经发展为具有独特理论、行之有效的临床治疗方法。

李锡光教授认为，辨证论治作为指导临床诊治疾病的基本法则，其可以辩证地看待病和证的关系，既可识别一种病包含几种不同的证，又可发现不同的病在其发展过程中可能出现相同的证。因此，在临床治疗中，我们可以根据辨证论治的原则，采取"同病异治"或"异病同治"的方法来处理不同质疾病发展过程中的矛盾。这种法则的实质就是辨证论治的精神内涵。

中医院校中医专业毕业的学生都应该学过中医内科学这门课，中医内科学对临床常见病的辨证分型与治疗原则是前人长期实践经验的总结。然而，现在医生们越来越发现，在临床治疗中书本上所列证型并不那么好用，很多病无法套用。如李锡光教授所言，疾病的发生发展有其相对固定的规律，随着西医学的引进和治疗手段的不断发展，相当多疾病的治疗均以西医为主。也就是说，某一疾病刚一被发现，患者往往就采用西医药物治疗，当疗效不佳时才会转向中医。这种医疗行为对疾病的演变产生了巨大影响，使得现代中医所面对的许多疾病已非原发病本身，而常常是经过西医干预的"变证"，这就影响了常规辨证的结果。

此外，环境气候的变化、大气污染和疾病传播途径的复杂，也使得人类疾病谱与古代相比已有明显变化。过去不存在的新病种不断出现，如艾滋病、农药中毒等。因此，中医辨证论治也要与时俱进，根据临床实际情况不断调整治疗思路和方法。

（三）组方遣药遵循"君臣佐使"原则

在临床治疗中，医生通常会进行"四诊合参"和"辨证论治"，然后开出方剂（处方）给患者，以期达到治病的目的。中医方剂的组成有一定的规律性，这就是

"君、臣、佐、使"的配合原则。该原则既是组成方剂的基础理论，也是临床组方用药和研制新方的重要原则。只有严格遵循这一原则，才能使临床处方结构严谨有序、配伍精当贴切、机制明晰周全、疗效确实可靠，较好地体现中医药学特色。因此，需要加强对这一组方原则的学习和研究，以提高临床组方水平和临床疗效。

在临床组方时，除君药外，臣、佐、使药都各具两种以上的意义。但在遣药组方时，并没有固定的程序，既不是每一种意义的臣、佐、使药都必须包含，也不是每种药只任一种职务。因此，具体药味和君、臣、佐、使是否齐备，全视病证的轻重、治疗要求和所选药物的功用来决定。但是，每一方剂必须包含君药。君药的药味较少，而且无论哪种药被作君药，其用量都应比作为臣、佐、使药的用量多。这是组方的一般原则。对于一些药味繁杂的古代"复方"，则可按方药作用进行分类，分清主、次的关系。

李锡光教授特别强调：

（1）临床组方时，需要设计出一个合理的处方，不仅要考虑药与病的结合，更要考虑如何按照君臣佐使的组方原则，将方药配伍组合成一个有机的整体，使之更好地治疗疾病而不产生不良反应。严谨的设计应充分运用中医药理论。

（2）方剂组成不是各药的简单相加，而是方中各药相互协同、缺一不可。因此，临床组方用药应遵循两个原则：严格按照君臣佐使的组方原则，并以中医药理论为指导。否则，就可能出现所谓"有药无方"的情况。

（3）中医药理论需要不断发展，且不会长期停留在两千多年前的水平上，这是毫无疑问的。年轻医生需要在理论和实践上不断推陈出新，但在今后相当长的时期内，仍需运用这些基本理论来指导临床用药组方。

（四）用药平和，慎用有毒中药

中医药有着几千年的历史。我们的祖先应用中药治病，积累了丰富的临床实践经验。但最近几年，有关中药不良反应的新闻报道时有出现，好像中药的不良反应突然之间多了起来。认真分析其中案例，有各种各样的原因。李锡光教授认为，对于中药的应用，既要遵循前人的经验，又要吸收现代药理毒理的研究成果。尤其应用有毒药物，首先应该遵循古训。因为凡是药物都具有两重性，它在进入人体后，直攻邪气，但也会伤及正气。也就是说，"药之于人，损益皆备"。即药物在治病的同时，可能会产生一定程度的相反作用和不良反应，这就是所谓"是药三分毒"。

由于历史的原因，科技水平的限制，古代医家对很多中药的成分（包括有毒成分）未能进行深入研究，只停留在经验应用上。近代，国内外科研工作者已对很多中草药的化学成分进行了分析，明确了其化学结构，并进行了药理学和毒理学研究。这些知识我们应该吸取，尤其是有毒中药的现代药理、毒理知识。比如，前些年国内外关于含马兜铃酸中药的肾毒性病例的报道。一方面，应该承认有一些中药确有肾毒性，只不过以前不认识罢了。但时至今日，时代在进步，科技在发展，我们必须与时俱进，汲取这些现代研究成果，运用于中医的临床中。如果只炫耀自己的优势，而看不到自己的不足，甚至或有意遮掩自己的短处，中医就难以实现现代化。

从临床角度来看，患心脑血管疾病的大多为中老年人，这部分患者有的存在不同程度的肝肾功能损害，所以在使用有毒药物时应更加慎重。不管是什么中药，不论起什么作用，都是摄入身体内的外来物质，需要经过肝脏、肾脏的代谢处理，如果患者肝肾功能受损，即使是无毒的药物也会加重肝肾负担。如果使用有毒药物，则会导致肝肾功能的损害。在临床实践中，李锡光教授治疗过不少因附子、川乌、草乌、山豆根中毒的患者，因此他深知这些药物必须慎用，要铭记"是药三分毒"的古训。因此，在长期使用可能存在不良反应的中药过程中，需要定期对患者进行肝肾功能、血常规等检查。

与此同时，李锡光教授也强调不要因噎废食。如果辨证准确，确实需要应用有毒中药（如附子等），则仍可使用，但是应当参考《中国药典》，尽量不超过《中国药典》和教科书规定的用量。因为《中国药典》和教科书中规定的毒性药物剂量具有法律意义。否则，在医疗事故纠纷中，实行医疗责任"举证倒置"的情况下，医生很可能会败诉。如何防范中药不良反应的发生？李锡光教授认为，中药不良反应的发生原因多种多样。总结起来，主要有以下几点：

1. 首先是认识上存在误区。我们首先要走出认为中药安全无毒的误区。一般而言，凡是药物就可能存在不良反应，中药也不例外。事实上，中国古代医家早已发现中药存在不良反应，《神农本草经》是我国现存最早的一部药学专著，于东汉末年（25—200年）问世。全书载药365种，按药效分为上、中、下三品，上品120种，能补养、无毒、可久服；中品120种，能治疗补虚、无毒或有小毒，应根据病情斟酌使用；下品125种，多为活性强的专科治疗用药，毒性大，不可多服、久服。当然和西药相比，中药相对安全、低毒。但是，这并不意味着服用中药毫无不良反应。因而，笼统地说中药安全无毒是不科学的。此外，中药标签上的内容有一种倾向：少提或不提中药的不良反应，似乎标签上的不良反应越少越好，这种做法既不明智，也不科学。因此，应科学地宣传中医中药，防止滥用中药，从而减少中药的不良反应。

2. 其次，没有在中医学理论指导下进行用药，是造成不良反应的主要原因。中药之所以不同于化学药，关键在于它必须在中医药理论指导下进行用药；中医药临床最大的特点是辨证施治。然而，目前国外应用中药的一个突出问题是不考虑中医的辨证施治，而是按西医西药的思维方式来使用中药。如在日本，治疗慢性肝炎常用小柴胡汤，在使用中较少考虑中医的辨证施治和随症加减，而且一服便是几个月，最终可能引起药物性肺炎。据报道，小柴胡汤的药物性肺炎多发生在服药两个月以上的患者。因此，应当在中医学理论指导下合理地使用中药。日本学者也逐渐认识到这一点，针对小柴胡汤引起间质性肺炎这一中药不良反应，他们呼吁，应当加强中医学理论的学习，要辨证使用小柴胡汤。

3. 中药品种名称混乱、品种混乱的情况经常出现。同一中药名称下可能存在多种不同的植物，虽然它们都使用相同的中药名称，但它们的不良反应却可能大相径庭。例如，比利时发生的服用中药减肥制剂引起的肾脏中毒事件，可能与误用不同品种的中药有关。该减肥药应含有中药"汉防己"，但中药中入药为"防己"的植物还包括同科但不同属植物"木防己"和不同科植物"广防己"（马兜铃科）。一些人将广防己误认为是汉防己而使用，结果导致肾脏中毒反应。

4. 在中医治病中，个体差异应该引起注意。中医治疗经常因人、因时、因地而用药各有不同。众所周知，不同人群对药物的反应不同，而同一人群中也存在个体差异。据日本报道，发生小柴胡汤药物性肺炎的患者多为 60 岁以上的老年人，且多出现在免疫调节功能失调的患者身上。新加坡黄连禁用事件的根源可能与 G-6-PD 缺乏者的过敏反应有关，这种酶的遗传缺陷在我国南方和东南亚地区较常见。这些数据都表明，中药的临床用药需要因人、因地而异。

5. 中药复方配伍的协同作用可以减少其不良反应。中医临床很少使用单味药治疗，多使用中药复方配伍来治病。中药复方配伍的目的之一便是减少不良反应。例如，生姜可以消除厚朴和半夏的毒性。三生饮就包含三种有毒中药，但经过配伍后，其不良反应显著降低。对于新加坡黄连新生儿溶血事件，一些学者进行了毒理学实验，结果发现，含有黄连的中药复方未产生任何溶血活性。

6. 中药的产地、炮制和中西药的配伍因素，也会影响中药不良反应的发生。

（五）扬长避短，发挥中医的优势

李锡光教授认为，中西医是两个不同的理论体系，临床诊治疾病各有优势与不足，但中医西医面对的都是患者，临证时中医学要吸取西医学之长以补自己之短，使之成为中医临床诊疗技术的补充手段，或成为中医辨证论治的一个组成部分。

例如，可以将心电图作为脉诊的延续。李锡光教授认为，当代中医仅仅了解中医固有的脉象含义是不够的，应将脉象与心电图知识结合起来，从更高层次了解中医脉象的本质。例如，"结脉"在脉诊中表现为"缓而时止，止无定数"（脉率慢而不规则），但它也可以包含多种心律失常，如室性早搏、房性早搏、缓慢型心房颤动，以及窦房传导阻滞、窦性停搏、二度房室传导阻滞（下传比例不一致时）等。同样，"迟脉"（脉率＜60次／分）也可见于窦性心动过缓、窦性心律伴2：1窦房传导阻滞、病态窦房结综合征、交界性心律、二度房室传导阻滞（如莫氏Ⅱ型2：1房室传导时），以及三度房室传导阻滞等。了解上述"结脉""迟脉"等深层知识，对临证辨证论治有着重要的指导意义。其他脉象也是如此。

中医能够治病，这是千百年来有目共睹的事实，不容否定。但时至今日，我们也要认识到：中医并非包治百病，即便在其适应证范围内，其疗效优势亦随疾病进程而呈现阶段性差异。应清楚地认识到：有特色并不意味着就有优势，但有优势者必具特色。

中医和西医各有所长，也各有不足。在临床实践中，中医与西医无高低之分，但在掌握治病优势的同时，也要正视自身的不足。临床医生需要了解疾病发展的普遍规律，善于掌握疾病不同阶段的发病机制，并准确选择干预的时机，以发挥中医治疗的长处。例如，在急性心肌梗死患者急性期的治疗中，西医治疗通常能够立竿见影地恢复血流，改善心功能，尤其是重症患者需要立即进行介入治疗时，中医治疗则不具备优势。但是，在心肌梗死的缓解期，中医治疗的优势则会更加突出。因为冠心病的根本病机在于本虚标实，介入治疗或冠脉搭桥手术只是进行局部治疗，是一种治标之法。患者术后仍需服用多种西药，并且有的患者需要进行第二次介入治疗，这些都未能从根本上纠正患者的本虚状态，因此患者胸闷心悸、气短乏力等症状并未消除，从而影响了患者的生活质量。中医学认为，急性心肌梗死的主要病机在于脏腑亏虚，心之气血阴阳不足，痰浊、瘀血、寒邪阻塞心脉。这属于正虚邪甚、本虚标实的证候。因此，李锡光教授常用益气养阴、活血祛瘀的治法，研发了养心通脉饮方剂（包括人参、黄芪、麦冬、五味子、白芍、丹参、赤芍、当归、檀香、桂枝、木香等），该方剂治疗效果很好，可明显缓解或消除患者的胸闷、心悸、气短和乏力等症状，显著改善患者的生活质量。该方剂还在防治介入治疗后多种不良反应方面具有显著疗效，这正是中医治疗心血管疾病的优势所在。又如，在高血压的治疗中，降低血压是必要的，因为降低血压治疗的获益主要来自降低血压本身，降低血压才是根本性的治疗方法。然而，目前尚未发现具有显著降压作用的中药（或中成药），但中药在治疗高血压所致的头晕、头痛、肢体麻木和乏力等症状方面具备优势。许多高血压患者服用降压药后血压降低了，但头晕、头痛、肢麻、乏力等症状并没有改善，这会影响患者的生活质量。通过中医辨证施治，上述症状明显改善或消除，不仅可改善患者的生活质量，而且使患者平稳降压。总之，只要熟悉疾病的发病机制和不同阶段的临床表现，选择合适的药物和时机，就可以充分发挥中医治疗的特点和优势，从而有效地治疗各类疑难病或危重病。

（六）中西协同，提高疗效

当前在如何对待中医现代化及如何进行中西医结合的问题上，众说纷纭，各种意见大相径庭。特别是对于西医方法的借鉴和应用，有人以为这是在消灭中医。对此问题，李锡光教授有着自己独特的看法。李锡光教授认为，中医发展离不开西医支持，西医非但没有消灭中医，反而在支持着中医的发展。

对于很多疾病，原发病症的治疗因西医疗效显著、见效快而成为首选，占据了治疗的主导地位。但是，中医并非无所作为，而是应该重新定位。也就是说，我们需要将治疗重点由治疗原发病转移到减轻西医西药的不良反应上来。比如高血压，尤其是在高血压2级和3级的患者中，当前仍以西药治疗为主导。但是，患者在服降压药之后，血压恢复正常了，仍可能有头晕、头痛等症状，西医对此没有较好的办法。然而，中医能够解决这些问题，中药对治疗高血压引起的头痛、头晕等症状非常有效。此外，对于心肌梗死后生命得以保存，但无法解决心绞痛、全身乏力等症状的患者，中医药的辨证治疗也十分有效。从这些疾病的中医治疗效果来看，李锡光教授认为，中医与西医不存在高低之分。

总的来说，关键在于对中医进行重新定位，也就是要"与时俱进"。因此，就当前而言，一个好的中医大夫，不仅需要纯熟的辨证论治技巧，还需要了解西医的进展、优势及缺陷，从而找到中医的优势及临床应用的切入点。在临床中，要知道什么病，在什么阶段，应用中医药治疗其效果最佳。这就要求中医的辨证论治思路在与西医的比较和协调中与时俱进。比如前面所说的心肌梗死患者，可先行介入等西医治疗，介入后的治疗，则是中医的优势所在。此时，中医应该发挥自身的优势。因此，中医是大有作为的，但并不需要与西医比高低。我们应该让"它"（西医）发挥其特长，而让"我"（中医）发挥自己的优势。对中医前景持悲观态度是不对的。但是，把中医说得是完美无缺、什么病都能妙手回春，也是不切实际的。李锡光教授常说，自己不是一个纯中医，而是一个现代中医。归根结底，他还是一个中医。因为他熟练掌握了中医药的理论和诊疗技能，又掌握了本专业的西医诊疗技能。在临床中，他以中医为主、西医为辅。在抢救危重患者时，他掌握在什么时候应用西药，什么时候应用中药。在治疗慢性病患者或急危重症缓解期的患者时，他基本上只是用中药。因此，他反对用西医的标准来评价、管理中医药，但是，他坚定地认为，在临床中必须掌握本专业的西医基本知识。

当今的中医院必须引进现代诊断技术；而当代中医必须充分利用现代的诊断技术，来提高中医的诊疗技能，为中医的诊疗活动保驾护航，这是时代对中医的要求。社会对中医院的要求，首先应该是一个"医院"，然后才是"中医院"。中医院必须具备参与社会紧急医疗救助任务的能力，否则中医院缺乏竞争力。

今天，我们必须纠正那些认为中医院使用 CT、核磁等现代诊疗设备就是"西化"的观点。这种观点是错误的，这是把本是诊断手段的现代诊疗设备与西医混为一谈。

需要注意的是，内窥镜、光导纤维镜、X 线、心电图、CT、磁共振成像等现代诊断技术，其本身只是认识人体奥秘的工具，并不具备西医或中医的属性。因此，它们既可以为西医学所用，也可以为中医药学所用，中医院引进和使用这些先进设备，丰富了传统中医诊断学的内容，是中医诊断技术的延伸，有助于更深入地了解病情，是对中医整体观的有效补充，这是人类文明成果为中医创新发展所创造的条件。

当代中医必须吸收人类一切文明成果为我所用，以提高中医的诊疗水平。那些认为中医利用了现代诊疗设备 X 线、CT、心电图等就是"西化"的人，如果他是个中医，那是无知与偏见；如果他是个局外人，那是对中医的歧视。X 线、CT、心电图等都是人类文明成果的结晶，不具有区分西医或中医的属性。不管是西医还是中医，都能用它们来诊疗疾病。

李锡光教授认为，中医诊病由单纯的察色按脉到借助于现代影像和生化检验，这是一大进步。作为当代社会的医生，我们有责任尽一切可能，利用一切先进的条件和技术将病情诊断清楚。从疾病的诊断来看，西医比中医更为精细化，而患者要求以直观的检测指标来指导治疗、解释病情也是合情合理的。这并不是谁要改变中医，而是现代社会的需要，是科学进步的表现，是历史的必然结果。因此，在临床诊病时，我们应该谨慎有加，可以参考西医学的检查诊断，这样既有利于中医进一步的辨证论治，也能避免延误病情。例如，当我们面对一个胸闷胸痛的患者时，应该先做心电图分析，然后再决定下一步的处理措施。如果心电图没有异常或仅有轻微异常，可以进行常规处理，但是如果心电图提示急性心肌梗死，则必须紧急处理，以免延误患者病情；再如，一个胃脘痛的患者，如果胃镜及病理检查提示胃癌，则应告知患者，可以尽快手术，并结合化疗以治疗此病，而不能要求患者只服用中药。可见，单纯的察色按脉已经不足以满足社会的需要。

李锡光教授认为，掌握相关的西医学知识可以帮助临床中医师更深入地认识中医。虽然中西医的理论体系和思维模式存在较大差异，临床诊治的优势和不足也各有不同，但中西医都是面对患者，两者必定存在共同点。因此，在中医临证中，应吸取西医学的长处，使之成为中医临床诊疗的补充手段，或成为中医辨证论治的一个组成部分，这样医者的诊治思路就会更加宽阔，疗效也必然提高。

例如，我们可以将心电图作为脉诊的延续。李锡光教授认为，当代中医仅了解中医固有的脉象含义是不够的，应把脉象与心电图知识结合起来，从更高的层次上了解中医的脉象本质。例如，"结脉"在脉诊中的表现是"缓而时止，止无定数"

（脉率慢而不规则），但它包含多种心律失常，如室性早搏、房性早搏、交界性早搏、缓慢型心房颤动，以及窦房传导阻滞、窦性停搏、二度房室传导阻滞（下传比例不一致时）等。而"迟脉"（脉率＜60次/分）可能与窦性心动过缓、窦性心律伴2∶1窦房传导阻滞、病态窦房结综合征、交界性心律、二度房室传导阻滞（如莫氏Ⅱ型2∶1房室传导时），以及三度房室传导阻滞等疾病有关。了解这些深层的知识，对于临证辨治有着重要的指导意义，其他脉象也同样如此。

此外，对于胸痹心痛（心肌梗死）的发病机制，西医学认为，绝大多数心肌梗死是由于冠状动脉的粥样硬化造成管腔狭窄，在此基础上，一旦粥样硬化斑块侵蚀、破裂出血，冠脉就会发生血栓形成及（或）持续痉挛，使血管腔进一步狭窄，甚至完全闭塞，从而导致急性心肌梗死。李锡光教授则提出："气虚血瘀是心肌梗死的主要病机，心脉绌急亦为其重要机制。"他借鉴西医学中关于冠脉痉挛的学说，并以此为理论指导，研制了经验方"养心通脉饮"，该方剂多年来被用于治疗冠心病，取得了良好的疗效。

实践证明，西医诊断是现代中医辨证和治疗的重要参考。只有对疾病明确诊断，才能对病位、病情和疾病发展阶段有一个比较清晰的了解，才能使中医的辨证论治更具针对性和有效性。可以说，西医诊断为中医辨证论治提供了准确性和合理性的有效保障。同时，西医的诊疗知识也是人类文明成果的一部分，中医学也应该吸收西医学中对其有用的部分，以取长补短。若中医"自我孤立"或刻意"排外"，均是错误的。

随着医学的发展，针对一般疾病的治疗逐渐趋于综合性，因为综合疗法更全面，具有更好的治疗效果。特别是中西医结合方法的运用也越来越广泛。实际上，中医药的众多优势正是在中西医结合运用的过程中才得以发挥和体现的。例如，在中风的治疗中，在与西医治疗的配合下，中医药的优势体现得极为明显。中医治疗优势的实现，有时需要依托于西医诊治方法的支持和铺垫。因此，一味地追求纯中医特色，而排斥西医学的观念和做法，并不符合现代中医临床发展的现实。

四、临证经验

（一）注重舌象在临床辨证中的应用

李锡光教授工作 50 余年，深耕中医临床、科研和教学第一线，学识渊博、经验丰富。他认为，在临证中必须认真按照中医四诊的标准收集患者病史，从而进行辨证论治。此时，应有意识地避免查看西医的诊断与解释，否则会干扰中医的辨治思路。在中医的辨证诊疗过程中，需望、闻、问、切四诊合参，尤其要重视舌脉的辨识，因为它起着关键的作用。

在临床实践中，李锡光教授强调了望、闻、问、切四诊合参的重要性，特别是在当今西医的体格检查方法得到普遍运用的情况下。其中，对于舌象的辨识具有特殊的意义。他认为舌乃心之苗，舌质是反映人体体质的窗口，舌苔是由胃气所蒸发而成。在舌象上，邪正盛衰、胃气强弱都能得到及时反映。在患者症状不明显，甚至无症状可辨时，舌象变得尤为重要。这在脾胃病的诊治中更是必不可少。

1. 舌淡需温补。心脑血管疾病以气血亏虚多见，需要用到温阳补气之品，如党参、黄芪、桂枝、干姜等。李锡光教授认为最可靠的依据是患者的舌质，如舌淡不红、胖嫩多齿痕等，则可以大胆地应用它们。但也需要随时注意患者舌质的变化，如果舌质由淡转红，齿痕减少，则应当减量或停服，以免过量伤阴。因为"阳热常可骤生，而阴津不可速长"。

2. 黄苔需要清热。舌苔黄，或黄厚，主要是由胃中积热引起的。虽然需要清热养胃，但并不宜过多使用苦寒性质的药物，如川黄连，否则会伤及胃部。可以使用蒲公英、金银花等，并适当配合消导之品，如神曲、麦芽等。

3. 腻苔需化湿。广西地处于岭南，气候潮湿湿热，故腻苔多见。腻苔指的是舌面上苔颗粒细小而致密，没有缝隙，紧紧地覆盖于舌面，患者常伴随食欲不振、纳

李锡光

603

谷不香、口黏等症状。在治疗上，应该采用芳香化湿的方法，如藿香、佩兰，以及陈皮、法半夏、厚朴、苍术等燥湿化痰之品，以应对不同情形。

4.痰和瘀血互相影响，尤其要注意舌脉。痰瘀互结，临床上多见于久病痼疾，且常有同入络脉的特点。其临床表现错综复杂，多种多样；除了具有痰证或瘀血证的临床表现，如痰多、眩晕、久痛、刺痛、癥积肿块等症状，舌象变化对于确立痰瘀同病诊断具有重要意义。瘀血内阻则舌质紫暗，可能会出现瘀斑或瘀点；痰湿内停则舌苔必腻。只有在舌质和舌苔同时改变的情况下，才能辨别为痰瘀同病，二者缺一不可。

（二）脉象在心律失常疾病诊治中的临床应用

脉诊是中医四诊之一，经过2000多年的实践，有着深厚的理论基础和丰富的临床实践经验，是中医临床中必不可少的诊病方法之一。在诊脉时，"脉象"指的是脉动的形象。脉象中的至数、节律与心脏搏动有着直接关系，能反映出心率和心律的变化。《素问·痿论》谓："心主身之血脉。"《素问·六节藏象论》谓："心者，其充在血脉。"《医学入门·脏腑》亦谓："人心动，则血行诸经。"

李锡光教授指出，我们必须正确认识中医脉诊的价值。高估或完全否定脉诊都是错误的。脉象只是一种体征，不能代表所有病证，脉诊只是中医诊断的方法之一，并不能取代其他诊法。另外，疾病表现复杂，单靠脉诊往往不足以确诊，需要结合现代工具，如心电图等进行排除性检查。因此，李锡光教授将脉象与心电图结合起来，借此探讨脉律与心律失常之间的关系，从更高层次上探寻脉象本质。他认为只有将传统中医脉诊和西医学技术结合起来，才能更为准确地进行辨证论治。

关于脉象与心律失常，李锡光教授认为：

1.心律失常的脉象是相当复杂的。有的心律失常者，其脉律和脉率可以是"正常"的，比如一度房室传导阻滞。几种心律失常有可能形成相同的脉象，比如房性早搏、结性早搏、室性早搏等都可表现为"结脉"。同一种心律失常又可表现出多种脉象，比如房颤，既可以表现为促脉、结脉、涩脉、散脉，也可以表现为雀啄脉、解索脉。

2. 脉律失常可见于各种器质性冠心病，也可见于非冠心病的其他疾病。此外，还有部分脉律失常属于功能性的，比如偶发室性、房性早搏、阵发性房颤等，可以自愈。因此，对于上述复杂情况，应该进行四诊合参，结合心电图等检查，全面分析，然后再制定治疗方案。

3. 不能只停留在对脉象的传统认识上，要进一步探究脉律失常的疾病本质。时至今日，如果我们的中医师在患者首诊时发现有脉律失常，如果只停留在对传统脉象的认识上，连心电图检查都不做，那是对患者不负责任的表现。

4. 就心血管疾病的诊治而言，脉诊不能拘泥于传统"数热迟寒"等内容，而要根据不同情况探究疾病的具体病因和辨析病型，以实现辨证与辨病相结合的目的，从而更准确地诊断疾病、选用恰当的治疗方案。比如脉律失常中可出现结脉、房性早搏、室性早搏、交界性早搏等，这些并不意味着一定有相同的病因。必须从细节入手，全面地分析病情，并综合脉象等各方面因素，才能更好地治疗患者。

5. 中医脉象在临床上的意义，需要结合西医学知识进行分析和解释。例如，某些病脉如沉脉、弱脉、细脉等，可能会出现在健康人身上，这些脉象并没有明显的病理意义。因此，对于脉象的观察和评价，不能够单纯依据中医学理论，还需要考虑生理和病理等因素，以确定其是否属于病态脉象，进而为治疗方案的确定提供更为恰当的判断。

6. 在对待中医学理论时，不能过分追随古人所言，需要用西医学的知识进行进一步的补充和解释。比如"疾脉"并不一定与热有直接关系，有些情况下出现的疾脉是和热毫无关系的。预激综合征就是一个明显的例子，在表现为疾脉的同时，也没有出现明显的发热症状。因此，在进行疾病诊断和治疗时，需要科学而恰当地运用中医学理论，并结合西医学的知识，才能实现共同进步和发展。

（三）高血压的辨证方法

原发性高血压是目前最常见的心血管疾病。在我国，其发病率呈逐年上升趋势。西医学对高血压的研究已取得了显著进展。基于循证医学的临床新概念和新思维的不断引进，使高血压的临床治疗日趋有效和合理。然而，在临床实践中仍有许多问题未得到解决。例如，许多患者服用多种西药降压，但血压未得到合理控制，还有许多患者虽然血压被控制了，但相关症状并没有完全消失。与此相比，中医中药在改善患者全身症状、提高生活质量方面具有突出优势。使用中医中药能够加强对患者高血压的控制，增强患者的依从性，改善患者症状，从而提高患者生活质量。因此，不少专家指出，中西医结合疗法仍然是目前高血压防治最为理想的方案之一。

中医学理论中并没有"高血压"这一病名。其临床表现复杂多样，有人统计其临床表现多达 30 余种，其中眩晕占 70%，其余还可表现为心悸、失眠、头痛、肢体麻木等。其病机主要为肝风、痰浊、血瘀等，而病因主要是七情、饮食、劳倦内伤，以及先天禀赋不足，病位主要在肝肾。很明显，上述分析均来自"眩晕"和"头痛"，但是现代中医学显然已不能满足于上述认识。一方面，中医学"眩晕"的概念可能涵盖了高血压、低血压、低血糖、脑动脉硬化、梅尼埃病、神经衰弱等疾病，并不能完全等同于高血压；另一方面，由于高血压本身的病变复杂性，无论肝风、痰浊还是血瘀，都不足以概括高血压本身病变的全部特性。

对高血压患者辨证分型的研究很多。由于症状的取舍选择多有不同，且观点各不相同，因此并没有形成统一的辨证分型标准。目前初步统计有 20 多种，其中有医家简单地将本病归纳为本证（肝肾阴虚）和标证（肝阳上亢）两大类。有的根据脏腑辨证分型，如中国中医科学院广安门医院的研究认为本病的发生与肝肾关系密切，病位在肝，病本在肾，将高血压分为肝阳上亢、肝肾阴虚、肝风痰浊。还有根据八纲辨证，如上海市高血压研究所的研究认为，对于高血压应以阴阳为纲，分成两类四型，病机包括阴虚阳亢、阴阳两虚。此外，还有综合分型法。目前影响较大，被广泛应用于新药开发及临床研究的是卫生部 1993 年颁布的《中药新药临床研究指导原则》。其采用的分型标准为肝火旺盛、阴虚火旺、阴阳两虚和痰湿壅盛。

李锡光教授在长期的临床实践中发现，这些临证思维和临床实践严重脱节。事实上，在临床工作中，由于高血压的发病年龄逐渐下降，越来越多的人在发病时没有明显症状，只是在体检时才发现血压升高。此外，由于降压药物的广泛应用，许多患者的病情得到了较好控制，真正出现阴虚、阳虚特别是阴阳两虚的患者较为少见。因此，将高血压辨证分型简单化，甚至就辨为阴虚阳亢，显然也失之偏颇。在李锡光教授的指导下，我们对高血压患者进行了气血阴阳辨证和脏腑辨证的回顾性研究。高血压的诊断和分级根据《中国高血压防治指南（2005 年修订版）》，并排除继发性高血压。虚证辨证参照《中医虚证辨证参考标准》，实证辨证参照《中医实证辨证参考标准》。靶器官损害的评估根据有无中风史、左室肥厚与心衰、肌酐与尿蛋白水平进行判定。

该研究共收集了 2006 年 1 月至 2008 年 12 月笔者所在医院住院治疗的高血压患者 321 人，其中男 179 例，女 142 例。年龄分布为 39～89 岁，其中 39～60 岁占 119 例，61～89 岁占 202 例。高血压病史为 0.5～41 年，高血压 1 级 69 人，2 级 161 人，3 级 91 人。与 1 级和 2 级相比，3 级高血压对靶器官的损害明显增多。

研究表明，在原发性高血压患者中，尽管 60 岁以上的患者仍占多数，但 60 岁以下的患者也有相当比例。如果以虚实来分，单纯实证患者 99 人，单纯虚证患者 34 人，虚实夹杂者 188 人。随着病程的延长，虚证逐渐增多。从脏腑辨证来看，心虚证最为多见，共有 145 人，占 42.0%。其次是肝虚证和肾虚证，而肺虚证和脾虚证最少见。在心虚证中，又以心气虚证最为突出。研究还表明，心气虚患者的左室射血分数较无心气虚者明显下降。

从气血阴阳辨证来看，血瘀证患者最为多见，并且有逐渐加重的趋势。其次是气虚证，阴虚和阳虚证患者相对较少见。国内其他学者的研究也证实了这一点。周氏观察了一组 90 例高血压患者，发现其中各期都有不同程度的瘀血，患者的舌尖微循环各项指标异常率为46.7%。袁肇凯对高血压进行辨证，发现高血压患者夹瘀的比例多达42.0%。张问渠等的研究也表明高血压肝郁证有瘀血变化，这说明血瘀证在高血压中具有普遍性。

西医学对于高血压及其相关疾病的研究为深化中医对该病的认识提供了重要借鉴。西医学认为，高血压是遗传敏感性与环境因素相互作用的结果，患者早期存在血管痉挛、硬化、狭窄等靶器官损害，随后可波及心、脑、肾等器官。高血压是冠心病、脑卒中的主要危险因子。相关研究显示，90%的高血压患者有可能发展为心衰，这说明高血压的病位主要在心，与肝肾有关。

根据李锡光教授的相关研究，老年高血压的本质为"本虚标实"，其中本虚应以心气不足为主，标实则主要表现为血瘀、痰浊。在疾病早期以实证为主，进一步发展则因实致虚，到后期则多为虚实夹杂，这一病理演变过程正对应高血压对靶器官损害由轻渐重的发展趋势。气虚血瘀是该病最常见的证型。因此，在面对不断变化的疾病谱时，应按照循证医学的理念，借鉴西医学的先进技术与方法，以批判的、发展的眼光和不断学习的精神去认识它。

事实上，现今临床已经不再将高血压等同于中医学的"眩晕"或"头痛"，而是首先依照西医学的疾病概念进行辨病（诊断与鉴别诊断）、分期，再进行辨证，最后再根据患者的综合情况为其制定个体化治疗方案，其中包括中医辨证施治。西医辨病，中医辨证，已成为现代诊治疾病的主要模式。因此，应摒弃僵化的辨证论治思维，与时俱进，从中医学理论的角度重新认识本病，寻找切合实际的病变规律和证治方法，最终提高中医和中西医结合防治本病的疗效，这是刻不容缓的任务。

（四）临床妙用仙鹤草

仙鹤草，又名脱力草，为蔷薇科多年生草本植物龙芽草的全草，主产于我国南北各地。采收时节在夏季，采摘后要清洗干净并晾干，随后切段储存备用。本品具有苦、涩、平的性味，归肺、脾、肝经。其功效主要体现在收敛止血、止痢、杀虫、补虚强壮等方面。据李锡光教授临床实践证明，仙鹤草对急慢性疾病均有较好的治疗效果。

1. 仙鹤草具有涩味及收敛作用，对于各种出血证有较好疗效。可单味使用，也可配伍其他药物使用。例如，对于血热妄行证，可以配合凉血止血药如生地黄、牡丹皮、侧柏叶等；对于中气不足、气不摄血导致的出血，可以与党参、黄芪、熟地黄等药物同用。

2. 本品用于治疗腹泻、痢疾，因其具有收敛之性，适合治疗慢性泻痢。

3. 仙鹤草可用于治疗劳力过度引起的脱力劳伤，该症状表现为神疲乏力而纳食正常。每日服用 30 g 本品，并与相等量的大枣一同煎水分服，以调补气血，加速体力恢复。据报道，本品能够消积补虚，适用于治疗虚损劳伤，效果颇佳，并且不会产生助热化燥的不良反应，因此胜过人参。李锡光教授常用淫羊藿、仙茅、焦山楂、大枣和枸杞子配伍使用治疗乏力。其中，淫羊藿和仙茅既能补肾壮阳，也能振奋精神，再加大枣的补益气血作用和焦山楂的促进消化和抗衰作用，再加上枸杞子，诸药合用效果更佳，能够使腰酸腿困、乏力之人快速恢复体力。

4. 仙鹤草亦可用来治疗咳嗽。由于其具有补虚强壮和收敛止涩的功效，因此在临床上用于治疗咳嗽时，可以取得良好的效果。症状表现为慢性咳嗽，难以愈合，损耗气血，主要以干咳为主，声音低怯，自汗盗汗，活动时加重，此时可使用仙鹤草进行治疗。

（五）善用麻杏石甘汤治慢性咳嗽

麻杏石甘汤最初记载于《伤寒论》，由四味药物组成，包括麻黄、杏仁、石膏和炙甘草。该方用于治疗太阳病，当发汗不止，风寒入里化热，且"汗出而喘者"。虽然该方有四种药物，但它们的配伍是十分严谨的。后人将其用于风寒化热或风热所致的疾病，尤其是肺中热盛，感觉身体热、喘急、口渴、脉数等症状的患者，无论是否已经出汗，该方都可以收到良好的效果。然而，在前人使用该方时，总是以热象为主要症状，因此，只有在新发咳嗽、气喘时才能使用该方。李锡光教授曾经认为该治疗范围过于狭窄，其典型症状如上者较少见。在临床中，经常会遇到因外感失治或误治，导致久咳不愈的患者，抗生素治疗效果不佳，麻杏石甘汤却往往可以取得较好的疗效。本方以麻黄为君，辛温宣肺定喘兼泄热，具有"火郁发之"之意。石膏苦寒泻火，配以辛甘大寒之品，可使宣肺不助热，清肺不留邪。二者相互制约，配合杏仁降肺气、清肺平喘，炙甘草益气和中，以达到清泻肺热、止咳平喘的功效。在临床观察中，笔者发现麻黄和石膏的用量对疗效有关键作用，尽管麻黄具有辛温之性，但是在重用石膏后，借助石膏的辛凉之性来控制麻黄辛温发散的力量，并使其转化为辛凉清热的药物，可以显著提高该方的疗效，并更快地缓解咳喘等症状。在临床应用中，麻黄和石膏的剂量之比为 1∶（5～10），石膏用量可达 60～90 g。但是石膏的寒凉属性易于伤害中焦脾胃，对于脾胃虚寒的患者，应限制使用，或与健运脾胃的药物一起使用。

如果存在风寒或风热表证未除，需要酌情添加解表之品，如荆芥、牛蒡子、金银花等。如果是因津伤汗少而引起的症状，则需要添加知母、芦根、天花粉等药物。如果患者存在咳嗽痰多的情况，则可以添加鱼腥草、浙贝母、桔梗、瓜蒌、连翘、黄芩等药物。如果遇到血压明显升高的患者，则需要谨慎使用麻黄。因此，只要患者是由肺热所致的咳嗽、咳痰，特别是感冒后久咳不愈的情况，都可以使用该方治疗，不必拘泥于"身热、汗出而喘"的症状。

（六）胸痹心痛注重气血辨证

李锡光教授一直注重中医的辨证论治，并擅长将西医学的辨病求因方法与中医的宏观辨证和审证求因相结合，相互印证。胸痹心痛相当于西医学的冠心病心绞痛。二者症状、病机和病性相似，只不过表现程度有所不同。现代医家对胸痹心痛的病机认识基本一致，即心之气血阴阳不足，血瘀、气滞、痰浊、寒凝夹杂其中。心痛是血瘀、气滞、痰浊或寒凝，在本虚的基础上导致心脉痹阻，使得心脉不通而引起的。根据《诸病源候论·心痛候》所述："心脉急者，为心痛引背。"李锡光教授认为，心脉绌急是胸痹心痛的重要发病机制。他基于中医审证求因的方法，并结合西医对冠状动脉的微观解析，以及冠心病心绞痛和心肌梗死的病理生理机制〔冠状动脉硬化和（或）冠状动脉痉挛〕，提出胸痹心痛的病理因素包括心脉痹阻和心脉绌急。二者可单独发病，也可同时为患。因此，胸痹心痛的病机可以概括为心脉痹阻和（或）心脉绌急。

古代医家认为，"有诸内必形诸外"，但临床并不完全如此。例如，隐匿型冠心病具有心肌缺血的客观证据，但无心肌缺血的相应临床表现。这种类型的冠心病也很常见，与有症状的心肌缺血相比较，冠脉病变、病死率和猝死率并无明显差异，因此应积极进行治疗。但这种冠心病没有明显的症状，容易被忽视从而导致病情恶化。对于不典型的心绞痛和心肌梗死，在中医宏观辨证时，虽然有症可辨，但也可能辨而误治，从而导致失治误治。因此，仅靠器官直觉和抽象思维来治疗冠心病是有明显局限性的，应该将四诊的直观指标与客观检查指标相结合。心电图检查价格相对较低，易于普及，是诊断和鉴别诊断冠心病、判断预后和指导治疗的重要方法。李锡光教授非常重视心电图技术在心血管疾病中的应用。他特别强调，从事心血管专科的医生必须掌握这项技术，并不断学习、不断实践，以提高心电图的诊断技能。同时，他鼓励年轻医生要尽可能多地掌握冠心病的诊断技术，以便从更高层次上提高中医对冠心病的诊治水平。

在胸痹心痛的诊治过程中，李锡光教授非常注重气血辨证，在治疗方法上也很重视益气活血。因为心主一身之血脉，血液主要依靠心气推动，不断地运行全身，昼夜不息。同时，气和血也相互影响，气行则血行，气虚则血瘀。《素问·调经论》云："人之所有者，血与气耳。"这表明在生理上，气血既是组成机体的物质基础，也是机体所有生命活动的源泉。而在病理上，朱丹溪认为："气血冲和，百病不生，一有怫郁，诸病生焉。"这说明气血不和会导致百病变化而生。在治疗上，《素问·至真要大论》云："疏其血气，令其调达，而致和平。"因此，在众多医家的实践中，血气辨证非常重要，李锡光教授在冠心病的辨治过程中也以气血辨证为主。

《金匮要略》中提及："夫脉当取太过不及，阳微阴弦，即胸痹而痛，所以然者，责其极虚也。"《本草衍义》云："人之病，未有不先伤其气血者。"因此，李锡光教授认为胸痹心痛以"虚"居多，"虚"是胸痹心痛的根本，没有虚则不能成为胸痹心痛。本虚以气虚为多，病久则气损及阴，可表现为气阴两虚。《景岳全书》中指出："凡人之气血犹如源泉也，盛则流畅，少则壅滞，故气血不虚则不滞，虚则无有不滞。"《医林改错》也认为："元气既虚，必不能达于血管，血管无气，必停留而为瘀。"李锡光教授认为，胸痹心痛的病位在心，由于心主血，因此赖以推动的是心气，而气血以流通为贵，心气不足时带血无力，血行不畅容易形成内在瘀血。因此，心病常见本虚标实，虚实夹杂。本虚以气虚为主，标实以血瘀多见。他强调：胸痹心痛是一个较长时间的气虚血瘀的病理过程，患者可能长时间处于稳定状态中而没有临床症状，一旦发生严重的气血失调，即可再次出现阵发性胸痹心痛。因此，痛与不痛之间只是气血失调演变程度不同而已。这就阐明了某些类型的冠心病，在隐匿型冠心病和稳定型心绞痛的某一阶段，虽有内在病理变化但无临床表现。这是因为气虚血瘀的病理变化处于相对稳态，但其基本的病理因素气虚血瘀则贯穿整个疾病过程。因此，在治疗中应该抓住气虚这个根本，在补气的同时，使用活血化瘀的药物。临床上将胸痹心痛分为气虚血瘀和气阴（血）两虚夹血瘀两个证型，采用益气活血和益气养阴（血）、活血通脉等法进行治疗。李锡光教授自拟了一种"养心通脉饮"的方剂，以人参为君药，黄芪为臣药，主要是补气以治本，并佐以丹参、当归、赤芍等活血化瘀以治标。目前，该方已经有胶囊制剂，广泛地应用于隐匿型冠心病、劳力型心绞痛、心肌梗死和冠心病心律失常等疾病的治疗。

有些疾病长期积累，久之形成瘀血，会导致病情加重。在使用丹参、当归、川芎、赤芍等活血化瘀药物时，如果嫌功效不足，应该加用药力更强的破血逐瘀药物。水蛭不仅具有破血散结的作用，而且是一种虫蚁类药物。叶天士云："每取虫蚁迅速飞走诸灵，俾飞者升，走者降，血无凝着，气可宣通也。"因此，水蛭可以搜剔心脉中的瘀血，并缓解冠脉痉挛，对于一些辛温通络药物无效的病症特别适用。张锡纯认为该药"破瘀血而不伤新血，专入血分而不损气分。"因此，不必担心其强烈的作用。李锡光教授曾经使用水蛭胶囊治疗不稳定型心绞痛，并用水蛭注射液观察早期急性心肌梗死的溶栓疗效，取得了令人满意的治疗效果。

（七）重视活血化瘀方法在肺系疾病中的应用

李锡光教授常在辨证用药的基础上，加用活血化瘀的药物，如丹参、川芎、牡丹皮、赤芍等治疗咳嗽，取得了较好的治疗效果。

肺为相傅之官，位于胸中，主一身之气，朝会百脉，外合皮毛，内为五脏之华盖。心肺同居上焦，肺主气，心主血，气为血帅，血载气行。肺主宣发肃降和朝百脉，能助心行血，是血液正常运行的必要条件。而正常的血液循环，也是维持肺呼吸功能正常的重要保证。若外邪侵袭，或他脏病气上犯，皆能使肺失宣降，肺气郁滞，百脉不通，形成瘀血。《血证论》云："瘀血乘肺，咳逆喘促，鼻起烟煤，口目黑色。"

肺系疾病的瘀血证表现往往与肺系疾病本身的临床表现兼而有之。如瘀血在肺，主要表现：顽固性咳嗽气喘、咯血、发热（多为低热，且常伴有口干不欲饮）、节律性加重（每当节气变化，咳嗽气喘加重）、盗汗（此汗特点为天亮时汗出，且用补气固表、滋阴降火不效）；肺部包块（经现代检查发现肺部有包块者，常见于肺癌和肺囊肿等）。还有发绀、肿块、发热、月经改变、某些精神神经症状、脉象改变等。

临床上可以根据患者的血瘀程度及兼证的不同，适当选用活血化瘀的药物。如桃仁有破血行瘀、润燥滑肠的作用，同时具有止咳平喘的功效。川芎辛散温通，既能活血又能行气，是血中之气药。在寒证中可配麻黄、射干；在热证中可配鱼腥草、金银花、黄芩、瓜蒌等；在虚证中可配当归、黄芪、太子参等；地龙清热息风，通络平喘，其性寒，主热证，可配虎杖、石膏、杏仁；尤其在小儿肺炎及哮喘中应用较多。丹参是临床上常用的活血补血药，有功同"四物"之说，现代研究证明它不但能够改善血流变学，还有扩张冠状动脉，提高心肌耐缺氧能力，并且对革兰阳性菌及部分革兰阴性菌有抑制作用，同时可增加机体的免疫功能，常与川芎、红花、当归、金银花、连翘等配伍。

（八）高脂血症的辨证论治

高脂血症是一种导致血脂水平增高的疾病，属于脂代谢紊乱综合征，特别常见于中老年人，与动脉粥样硬化、冠心病、脑血管疾病、肥胖、脂肪肝等疾病的发生发展关系密切。预防高脂血症，对于中老年人心脑血管疾病的预防具有重要意义。中医学中没有"高脂血症"这个病名，多数将此归属于"痰浊""瘀血"证的范畴。从部分患者的主要症状来看，可归于中医学"眩晕""胸痹""中风"等病证的范畴。然而，临床上相当一部分患者无自觉症状，这给中医辨证治疗带来了一定困难。目前，有多种学说对于高脂血症的病因病机进行解释。李锡光教授将部分患者的发病特点与辅助检查结果综合起来观察分析，研究发现本病的产生与肝脾失调密切相关。其中，肝脾失调是其产生的主要病理基础，"痰""瘀"则是其病变之标志。

根据中医学理论，脾主运化，主升清；胃主受纳，主降浊。脾与胃互为表里，以膜相连，同居中州，通达上下，是气机升降之枢纽。脾升则健，胃降则和。脾升胃降对维持脏腑气机的正常升降起着重要作用，可保证气机的畅达和气血的冲和。胃负责消化水谷，靠脾的运化、转输、升清，将精微物质转化生为气血，然后在心脉中转输，从而滋养四肢百骸、肌肉皮毛。如果脾功能出现问题，气血生化会失去源头，血脉因失去养分而受损。同时，脾的功能障碍还可能引起痰浊滋生，无形之痰流注于血脉而成为高脂血症。正常的脾胃功能要靠肝的疏泄升发来维持。只有肝脾调和，才能使气机升降有常、气血冲和、水谷精微的运化和转输正常。

从临床实践来看，高脂血症多发生于饮食不节者和脑力劳动者。如果饮食偏爱肥甘厚味，脾胃就会受损，中焦受阻，痰浊内生，土壅木郁，导致肝的疏泄和升发失常。脑力劳动者则因长期用脑过度、思虑忧郁，情志失调而伤及肝脾，导致脾气结、运化失职；肝伤气郁，气机不畅。最终，这些因素都可能导致肝脾失调。《血证论》云："肝主藏血……其所以能藏之故，则以肝属木，木气冲和条达，不致遏郁，则血脉得畅。"因此，如果肝出现疾病，则失去了藏血和疏泄的功能，导致气血不和、血脉不畅、气滞血瘀等症状出现。肝的疾病还会横行克制脾土，使脾运输失职，从而滋生痰浊。长时间内痰浊与瘀血相结合，阻塞于血脉之中，就会导致心脉受损从而出现"动脉粥样硬化"等症状。生化检查结果表明，高脂血症患者多有血清浑浊和血液流变学改变，这与中医学理论中气滞血瘀、痰瘀互结的病理变化有相似之处。由此可见，肝与脾在生理上相互协调，共同维持着体内"脂质"的正常代谢。然而，在病理方面，这两个器官也可能相互影响，导致脏腑失调、阴阳气血失和，产生"痰""瘀"等病理产物而诱发高脂血症。

李锡光教授认为，高脂血症是一种"本虚标实"的疾病，本指气血亏虚、津液不足，标指湿热、痰浊、瘀血。其成因在于脏腑功能失调，主要责之于脾、肝和肾。但它们并非同等重要，三者之间有主次之分。李锡光教授认为，脾（胃）是其主要病位，而肝和肾只是通过脾间接起作用。脾主水谷精微的运化输布，如果脾气健运失调，水谷精微输化异常，会形成痰湿脂浊，注入血液，从而导致血脂升高。因此，脾是影响脂浊生成的关键，脾的运化功能失常是引起高脂血症的重要病机。脾的运化功能健全，需要依赖于肝的疏泄功能正常。肝主疏泄，一方面使脾胃升降有序、运化有度；另一方面胆汁的分泌和排泄正常，有助于饮食物的消化吸收。如果肝功能异常，胆汁排泄失常，油腻食物无法消化吸收，形成痰浊，可导致血脂升高。肾精亏虚，肾藏命火，主一身阳气，为气化之源、五脏之根，是生命活动的原动力。若肾阳不足，不能温煦脾阳，使脾失运化，内生痰湿，痰湿积聚，也可导致血脂升高。高脂血症由"痰浊""脾虚""肝郁"逐渐发展为"血瘀证"，使病情加重，演变为心脑血管疾病的征象。

根据以上分析，李锡光教授确定了高脂血症的治则治法，其治疗原则是标本同治，攻补兼施。治疗时以疏肝理脾为主，以绝其生痰之源，同时兼顾其标，化痰湿，祛瘀血，以推动血液运行。补虚、化痰、行瘀是治疗高脂血症的基本方法，但健脾化痰应放在首要位置。常用方剂有苓桂术甘汤、七味白术散、四君子汤和六君子汤等。在此基础上再施以疏肝利胆、补肾化痰祛瘀之法，可获得较好疗效。

五、医案选介

（一）冠心病心绞痛证治

凌某，男，80岁，退休教师。初诊：2006年3月11日。

患者自述胸闷、胸痛反复发作1年，近一周加重。去年开始，患者出现胸闷、胸痛，后背部还会有放射痛。这些症状在静息或活动时，或者情绪激动时都可能出现，含服"速效救心丸"后症状可缓解。到医院做心电图检查，结果显示心电图ST-T改变，被诊断为"冠心病、心绞痛"。患者接受了"血脂康""血塞通"中药治疗。2006年1月7日，患者到广西壮族自治区人民医院进行冠脉造影检查，结果显示左冠状动脉前降支近端局限狭窄50%，远端狭窄50%～60%。患者长期服用"阿托伐他汀钙片""美托洛尔片""拜阿司匹林"等药物治疗。然而，患者的胸闷、胸痛仍然反复发作。由于患有"青光眼"，不能服用硝酸酯类药物，因此患者今天来到本院寻求中医治疗。

现症见：胸闷、胸痛反复发作，有时会向肩背部放射，疼痛剧烈时会出汗，运动后疼痛尤甚，还会感到乏力，纳食差，夜间睡眠差，二便调。患者有青光眼病史5年。体格检查显示：体温36.7℃，心率68次/分，呼吸20次/分，血压90/60 mmHg。神清，精神差，消瘦，心界不大，律齐，各瓣膜听诊区未闻杂音，双下肢无水肿。舌质红，苔薄白，脉沉细。辅助检查：心电图示ST-T改变。

中医诊断：胸痹心痛（气阴两虚夹瘀）。

西医诊断：冠心病（不稳定型心绞痛），青光眼。

治法：益气养阴，活血化瘀。

方药：党参 30 g，黄芪 20 g，麦冬 10 g，五味子 10 g，玉竹 15 g，白术 10 g，白芍 10 g，赤芍 15 g，木香 6 g（后下），丹参 15 g，檀香 3 g（后下），炙甘草 15 g。制成 6 剂，煎汁服用，每日 1 剂。

2006 年 3 月 17 日二诊：使用药物后，患者症状稍有缓解。但本周仍有胸痛发作，伴乏力、出汗，夜间睡眠差，二便调。舌质红，苔薄白，脉沉细。仍属气阴两虚夹瘀之胸痹证。治疗方案：在原方中加入酸枣仁 15 g，夜交藤 15 g，制成 6 剂，每日 1 剂，煎汁服用。

2006 年 3 月 23 日三诊：用药 1 周后，患者未再出现胸部闷痛发作，出汗情况减轻，但仍有乏力感、睡眠差，食欲尚可，二便调整。舌脉同前。证治同前，继续服用原方 10 剂，每日 1 剂，煎汁服用，以巩固疗效。

按语：患者胸闷、胸痛反复发作，痛甚则汗出，运动后疼痛尤甚，乏力，舌质红，苔薄白，脉沉细。属气阴两虚夹瘀之胸痹心痛证。治疗当以益气养阴，活血化瘀为法，方选李锡光教授治疗胸痹心痛之经验方养心通脉饮加减。

（二）室性早搏证治

张某，女，56 岁，2006 年 6 月 12 日初次就诊。患者反复出现心慌、胸闷等症状长达 10 个月之久。自述去年 8 月起，活动后出现持续时间不等的心慌、乏力、胸闷等症状。发作时自测脉律不齐，并在当地医院做了心电图检查，结果显示为窦性心动过速、频发室性早搏、ST-T 改变等。治疗期间患者服用了"美托洛尔""通心络胶囊""速效救心丸"等药物，但症状未见好转，病情时轻时重。目前，患者到本院求治。主要症状包括心慌、动则更甚、乏力、夜寐多梦、盗汗、口干欲饮、二便调等。查体显示舌质红少津，苔薄白，脉促。心电图检查提示窦性心动过速、频发室性早搏、ST-T 改变等。24 小时动态心电图：频发室性早搏（15726 次 /24 小时）、频发房性早搏（5624 次 /24 小时），同时可见到 ST-T 改变。

中医诊断：心悸（阴虚火旺）。

西医诊断：心律失常（频发房性早搏和频发室性早搏）。

治法：滋阴清火，养心安神。

方药：生地黄15 g，玄参10 g，麦冬10 g，五味子10 g，玉竹10 g，当归10 g，丹参15 g，桃仁15 g，桔梗10 g，炙甘草15 g，党参10 g，莲子心6 g，柏子仁10 g，酸枣仁10 g。以上中药加水煎服，每日1剂，连续服用6剂。

第二次诊查时，患者反映在服用药物后症状有所减轻，乏力减轻，但仍会出现活动后心悸、胸闷等不适，无黑蒙、昏厥等症状。舌质红，苔薄白，脉促，仍属阴虚火旺之心悸。治疗方案同前，上方加白术15 g，茯苓10 g，以益气健脾，助后天之本，并加入珍珠母30 g，以镇惊安神。上药水煎服，每日1剂，连续服用6剂。

第三次诊查时，患者反映活动后心悸、胸闷等症状有明显改善，持续5～10分钟即可缓解，纳寐正常。舌质红，苔薄白，脉细，偶见结象。治疗方案同前，上方再加入珍珠母10 g，共进10剂。

后记：2006年7月30日，患者来电告知，心悸、胸闷等已全部消失，24小时动态心电图检查结果为窦性心律、频发室性早搏（128次/24小时），偶发房性早搏（68次/24小时），经过治疗，患者病情已好转。

按语：肾阴亏虚，水不济火，以致心火亢盛，扰动心神，而成本证，治疗当滋阴清火，养心安神。方药选择天王补心丹加减，并加入党参、白术、茯苓，以助后天之本，珍珠母则用于镇惊安神。

（三）心衰病证治

李锡光教授认为，心衰是一个不断发生、发展且不断加重的过程。在早期，主要表现为心气不足。由于气与阳互为助益，因此心气虚会快速影响心阳，致使心阳也虚。在临床上，有时很难明确区分气虚和阳虚。气虚导致无力，阳虚无法推动血行，导致血行瘀缓，痰湿内生，表现为夹瘀、夹痰和夹水饮等症状，总体以虚为主，夹实为辅，夹瘀最为常见。随着病情进一步发展，还可能出现气阴两虚、气虚血瘀、阳虚水泛等不同证型。在整个过程中，单纯的虚证很少，以虚实夹杂最多，夹瘀最常见。心衰发生在心脏，与肺、脾和肾都有关系。

汤某，女，74 岁，于 2004 年 1 月 10 日初诊。1982 年发现血压升高，开始无明显症状，未接受系统治疗。1995 年患者开始逐渐出现胸闷气紧，多在劳累或活动后出现，休息后可缓解。心电图显示出心肌缺血的改变，确诊为冠心病心绞痛，口服消心痛、复方丹参滴丸等药物。近年来，患者的血压已不高，但胸闷气紧等症状逐渐加重。现在患者进行日常生活都感到困难，如吃饭、穿衣、排便都可能导致呼吸困难，需长时间休息才能缓解。特别是每天凌晨 2 ～ 3 点，经常发作心衰，表现为心悸、胸闷、气紧、大汗淋漓，早搏频发，持续约 1 小时才缓解。患者怕冷怕风，即使在夏季也需要穿厚衣服。患者食欲不佳，口不干，大便困难，通常需要分几次解完。由于患者血压和心率均偏低，抗心衰的西药无法应用，于是求治于李锡光教授。

查体：血压为 108/56 mmHg，神志清醒，面色萎黄，精神不振，两下肺少许湿啰音，心界向两侧扩大，心率为 62 次 / 分，心律齐，偶有早搏，双下肢凹陷性水肿。舌质瘀暗，苔少，脉沉涩。胸片显示心脏影增大，心胸比例为 0.76；心脏彩超检查结果为全心普遍增大，心肌收缩普遍减弱，左室射血分数为 38%；心电图提示窦性心律，完全性右束支传导阻滞，ST 段呈下斜型下移，冠状 T 波异常。

中医诊断：心衰病（心肾阳虚，水饮凌心）。西医诊断：缺血性心肌病，心功能 Ⅳ 级。

治法：温补心肾，行气利水。

方药：真武汤合苓桂术甘汤方加减。制附子 15 g（先煎），白术 15 g，茯苓 20 g，白芍 12 g，桂枝 6 g，葶苈子 12 g，泽泻 12 g，炙甘草 10 g，车前子 20 g，丹参 10 g，川芎 10 g，肉苁蓉 12 g，6 剂，水煎后温服。此外，另煎红参 10 g，每日 1 剂，早晚温服。

二诊：患者服药后双下肢水肿消失，胸闷气紧略有减轻，但夜间仍有发作，并出现大汗。患者舌质瘀暗，苔少，脉沉涩，在原方中加入焦山楂 10 g，煎成 6 剂。

三诊：患者服用药物后，运动耐量增加，日常活动较之前轻松，但饮食仍然偏少，且在心衰发作时仍出现汗出现象。患者的舌苔和脉象与之前相同。去车前子和泽泻，加入黄芪 20 g，防风 10 g，6 剂，每日 1 剂，早晚温服。

四诊：患者进行中等量运动后，仍感到胸闷不适、呼吸困难，汗出减少。大便功能正常。患者的舌质稍微有所改善，但仍然瘀暗，苔薄，脉沉无力。为此，采用保元汤合桃红四物汤方。红参 10 g（单煎），黄芪 30 g，茯苓 20 g，白术 15 g，桂枝 6 g，炙甘草 10 g，桃仁 10 g，红花 6 g，当归 10 g，川芎 10 g，葶苈子 15 g，赤芍 15 g，山楂 10 g，煎成 10 剂，每日 1 剂，早晚温服。

随访半年后，患者的生活自理能力得到了提高，一般的日常活动都较为轻松完成。最后，将以上方剂制成丸剂，以巩固疗效。

按语：该患者轻微活动即感到胸闷气紧，大汗淋漓，下肢水肿，恶寒纳少，大便困难，此为心阳不足，水饮凌心，舌瘀暗，脉沉涩，为心血瘀阻。治疗应以标本兼治为原则，先行温阳益气、利水消肿治疗，待水肿消退，阳气虚衰显露，再治以益气活血，并逐渐加大益气力度，最后采用丸剂服用，以巩固疗效。

（四）高血压证治

陈某，男，51 岁。2006 年 6 月 28 日初诊。患者起初会感到头晕和头胀，并已持续 8 个月。行走时尤为明显，感觉像在飘浮。伴有恶心欲吐、双手麻木、纳少、夜寐不安，二便正常。既往身体健康，无特殊病史。平素嗜食肥甘厚腻。查体显示：血压 140/90 mmHg，神清，五官端正，心肺（－），四肢肌力、肌张力正常，舌质暗，舌底脉络迂曲，苔黄腻，脉沉细。2006 年 4 月头颅 MRI：扫描未见异常。

诊断：中医诊断：眩晕（痰瘀阻络）。

西医诊断：高血压 1 级。

李锡光教授认为，本病病机有虚有实，但多属虚证，尤以肾虚、气血亏虚更为常见。实证则以痰浊阻遏多见，肝阳上亢次之。因为广西地处岭南，气候多潮湿、湿热，阳虚少见，气虚和气阴两虚更为常见。对于头晕目眩，动则加剧，遇劳则发，兼有面色不华、神疲乏力、纳差、自汗、唇甲淡白、心慌少寐、舌淡、苔白、脉细弱的患者，应考虑气血亏虚；而头晕头昏，头重如裹，伴有胸闷恶心，甚则呕吐痰涎，纳少神疲，舌淡，苔腻，脉滑者，为痰浊中阻；肝肾阴虚者则见头晕目眩，视力减退，两目干涩，耳鸣，腰膝酸软，潮热盗汗，少寐多梦，健忘，心烦，口干，舌质红，苔少或无苔，脉细数；肝阳上亢者则症见眩晕，兼见烦躁易怒，失眠多汗，咽干，面红目赤，小便黄，大便干结，舌红，苔黄，脉弦数。

治法：化痰通络。

方药：黄芪 30 g，丹参 15 g，川芎 10 g，白芷 10 g，延胡索 10 g，葛根 15 g，地龙 6 g，黄芩 10 g，法半夏 15 g，赤芍 15 g，桃仁 10 g，红花 6 g，威灵仙 10 g，金银花 10 g，藿香 10 g，7 剂，水煎服，每日 1 剂。

经过服药后，患者症状有显著改善，舌苔渐退。继续服用 10 剂后，各项症状均消失。

按语：该患者起初会感到头晕和头胀，并已持续 8 个月。行走时尤为明显，有飘浮感。伴有恶心欲吐、双手麻木、纳少、夜寐不安，舌暗、舌底脉络迂曲，苔黄腻，脉沉细。辨证为痰瘀同病，治则需化痰祛瘀，活血通络，才能有效缓解症状。

（五）高脂血症证治

廖某，男，48 岁，从事商业工作。2002 年 9 月 10 日初次就诊，主诉全身皮下脂肪瘤已经十多年了。10 余年前，患者发现双侧大腿皮下有包块，刚开始只有花生米大小，按一按会动，不痛不痒，没有引起注意。此后，包块逐渐增加，并扩展至双侧上肢和腹部等全身其他部位，大小不一，其大者如鸡蛋，小者如黄豆。其肿块质地坚硬，尤以四肢皮下肿块为甚。5 年前，患者开始四处求医，并在多家西医医院就诊，被诊断为"多发性脂肪瘤"。患者先后做了3次手术，但每次术后不久就复发，且数量更多。最终，他听说李锡光教授医术高明，特来求助。患者既往有高血压病史10余年，以舒张压升高为主，时常头痛、胸闷，精神倦怠，食欲不振，二便失调。舌红，苔黄，脉弦。查体：血压146/94 mmHg，神清，形体稍胖，全身皮下可扪及大小不一的肿块，按之可动，无压痛。两肺呼吸音清，心率80次/分，节律齐，未闻及杂音。下肢无水肿。患者嗜烟、酒，对磺胺类药物过敏。辅助检查显示，肝肾功能、空腹血糖在正常范围内；血液流变学提示血黏度升高；血脂检查结果如下：总胆固醇6.94 mmol/L，甘油三酯3.21 mmol/L，低密度脂蛋白2.45 mmol/L，高密度脂蛋白0.98 mmol/L。心电图检查结果为窦性心律，左室高电压。

中医诊断：痰核（痰瘀阻络）。

西医诊断：高脂血症，多发性脂肪瘤。

治疗方法：健脾祛湿，活血化痰。

方药：法半夏10 g，陈皮6 g，茯苓15 g，甘草9 g，竹茹9 g，枳实12 g，丹参15 g，赤芍15 g，白芷12 g，川芎12 g，葛根20 g，女贞子15 g，菊花10 g，山楂15 g，荷叶15 g，共14剂，水煎服，每日1剂。

9月24日二诊：患者表示服用药物后皮下硬结并未消失，但精神状态有所好转，夜晚睡眠质量也有所提高。舌红，苔白腻，脉弦。继续服用原方，同时加白芥子10 g，生首乌20 g，共20剂。

2003年1月6日三诊：复查血总胆固醇5.3 mmol/L，甘油三酯2.2 mmol/L，患者自觉精神状态较好，饮食、二便正常。部分皮下脂肪瘤变小、变软。继续服用原方。

2003年4月18日四诊：患者出现偶尔头晕症状，但没有头痛或胸闷感。皮下脂肪瘤继续缩小、变软，尤以上肢部分明显。舌质红，苔黄微腻，脉弦。继续服用原方。最终建议患者使用调脂胶囊口服治疗，半年后患者自觉皮下脂肪瘤缩小，并且大部分消失，不再复发增多。

按语：《医宗金鉴·外科心法要诀》中指出："结核即同果核形，皮里膜外结凝成，或由风火气郁致，或因怒火湿痰生。"并建议采用行气化痰的方法进行治疗。本案例中，患者头痛、胸闷，精神倦怠，形体肥胖，这些都是脾虚湿痰内生的表现，湿痰气郁凝结为痰核后散发全身，呈现发无定处的症状，与《医宗金鉴》所描述的"结核"极为相似。因此，治疗方法应该以消痰泄浊、活血通脉、软坚散结为主。在初次治疗时，由于患者存在痰浊化热的症状，因此先使用温胆汤清化热痰。二诊时，患者症状略有缓解，加入白芥子利气散结。最后则以调脂胶囊巩固疗效，取得了良好的治疗效果。

（六）肺胀证治

朱某，男，已退休，75岁。其于2004年10月25日初次就诊。患者既往患有慢性支气管炎10年，肺气肿5年，吸烟40余年。患者主要症状为持续性咳嗽和咳痰10年，活动后气紧5年，最近两周急性发作加重。平时即有咳嗽和咳痰，但冬春季节气候变化时尤为明显。近5年来，患者开始有气喘，且症状逐渐加重。最近两周，患者症状再度加重，表现为咳嗽、咳痰，痰黏稠难咯，色白，晨起为甚，口渴多饮，食欲、睡眠尚可，大便干结。面色晦暗，舌暗，舌尖红，苔黄腻，脉弦数。

中医诊断：肺胀（痰热郁肺，瘀阻络脉）。

西医诊断：慢性阻塞性肺疾病急性加重期，慢性肺源性心脏病失代偿期。

治法：清热宣肺，化痰止咳，活血化瘀。

方药：麻黄6g，杏仁10g，石膏40g（先煎），甘草10g，陈皮10g，竹茹10g，法半夏10g，茯苓15g，白术15g，丹参15g，赤芍10g，鱼腥草10g，黄芩10g，桔梗10g，党参20g，白及10g，4剂，水煎服，日1剂。

二诊：患者咳嗽、咳痰症状减轻，痰量减少，容易咳出，但大便已4日未行。舌暗红，苔黄腻，脉弦滑。肺气不通，腑气不降。因此，在原方的基础上加入大黄6g，6剂，水煎服，每日1剂。

三诊：患者大便已通，咳嗽、咳痰症状明显减少，痰白易咯，胸闷、气喘均减轻。这表明痰热正在渐渐地清除，宜加强健脾补气之力。因此，改用方剂温胆汤化裁：枳实 10 g，甘草 10 g，陈皮 10 g，竹茹 10 g，法半夏 10 g，茯苓 15 g，白术 15 g，丹参 15 g，赤芍 10 g，白芥子 10 g，党参 15 g。配成 5 剂，水煎服，每日 1 剂。

四诊：患者仍有咳嗽和气喘的症状，但程度较轻，痰量少而清稀，饮食略有增加，大便正常。舌质淡暗，苔白，脉沉无力，尺脉弱。治宜补肺纳肾。因此，改用金水六君煎加减：当归 12 g，茯苓 12 g，半夏 10 g，熟地黄 20 g，山茱萸 12 g，陈皮 10 g，炙甘草 10 g，党参 15 g，黄芪 30 g，丹参 15 g，生地黄 15 g，麦冬 12 g，黄芩 10 g。配成 4 剂，水煎服，每日 1 剂。

按语：该患者长期存在咳嗽、咳痰、气喘等症状，表现为肺气不能敛降、痰瘀阻络等情况。中医诊断为肺胀，属于久病肺虚。在急性发作时，以清热化痰、宣肺止咳为主。患者的咳嗽症状减轻后，大便已久未行，因此加入通腑的大黄。再次诊查后，痰热渐清，需标本兼治，因此采用健脾补气的温胆汤化裁。最后一次诊查显示咳嗽、气喘等症状仍然存在，但已较轻，并有改善的趋势，治宜以补肺纳肾为主，选用金水六君煎加减进行治疗。

六、论文著作

（一）论文

[1] 陈文鹏，卢健棋，庞延，等.仙鹤草化学成分、药理作用及临床应用研究进展.辽宁中医药大学学报，2022，24（6）：118–122.

[2] 赵旋，李锡光，邓嘉星，等.李锡光治疗冠心病 PCI 术后经验.湖南中医杂志，2019，35（11）：18–20.

[3] 陆玉薇，李成林，李锡光，等.益气养阴活血法治疗三度房室传导阻滞 1

例 . 亚太传统医药，2017，13（24）：112-113.

［4］何新兵，李锡光 . 论高血压的辨证 . 中国中医药现代远程教育，2009，7（8）：8-9.

［5］何新兵，李锡光 . 左室舒张功能不全的中医药治疗近况 . 现代中西医结合杂志，2009，18（13）：1569-1570.

［6］张清伟，李忠业，何新兵，等 . 中西医结合治疗合并情绪障碍的冠心病、心绞痛 . 中国医药指南，2008，11（10）：27-29.

［7］何新兵，李锡光 . 痰瘀同病临床验案举隅 . 辽宁中医药大学学报，2007，9（5）：98.

［8］李锡光 . 急性心肌梗死的辨治体会 . 中医药通报，2003（2）：101-103.

［9］卢健棋，陈远平，梁健，等 . 水蛭注射液溶栓治疗急性心肌梗死临床观察 . 中国中西医结合急救杂志，2000，3（3）：152-154.

［10］卢健棋，李成林，李锡光 . 百年乐治疗病态窦房结综合征 35 例 . 广西中医药，1999（6）：48-49.

［11］韦湘林，方显明，李锡光，等 . 调脂胶囊对实验性高血脂鹌鹑血脂影响的实验研究 . 江苏中医，1999（8）：43-44.

［12］李锡光，杨清华 . 心脉绌急致胸痹心痛的病机探讨 . 广西中医药，1997（4）：42-43.

［13］卢健棋，李锡光，钱海凌，等 . 丹参注射液硫酸镁注射液配伍应用治疗急性发作期肺心病疗效观察——附 108 例对照分析 . 广西中医药，1996（6）：1-4.

［14］李锡光，卢健棋，钱海凌，等 . 参麦注射液对急性心肌梗死患者超氧化物歧化酶影响的临床观察 . 广西中医药，1995（5）：1-3.

［15］林平，李锡光 . 急性心肌梗死三种治疗方法疗效分析 . 广西中医药，1992（4）：10.

［16］周德丽，李锡光，黄鼎坚，等 . 改革后期教学培养合格人才 . 高等中医教

育研究，1992（1）：93.

　　［17］李锡光.养心通脉饮.广西中医药，1992（1）：28.

　　［18］林平，李锡光.参麦注射液配合硝酸甘油静滴治疗急性心肌梗死48例.广西中医药，1991（5）：193-194.

　　［19］李锡光.中医临床教学的主要任务是培养医德高尚、医术精良的实用型中医人才.高等中医教育研究，1989（1）：30-34.

　　［20］李锡光.脉象与心律失常.广州中医学院学报，1986（Z1）：39-43.

　　［21］韦湘林，方显明，李锡光，等.调脂口服液治疗高脂血症106例临床疗效观察.新中医，1999（6）：13-15.

　　［22］韦湘林，方显明，李锡光，等.调脂口服液治疗高脂血症的临床疗效观察.中国中医药科技，1996（5）：37-39.

　　［23］方显明，贝伟剑，钱海凌，等.安心口服液治疗冠心病心绞痛的临床观察——附73例对照分析.广西中医药，1995（6）：1-3.

　　［24］卢健棋，李成林，李锡光.中西医结合治疗乌头类药物中毒致严重心律失常五例.广西中医药，1994（5）：13-14.

（二）著作

杨清华，何新兵.桂派名老中医·学术卷：李锡光.北京：中国中医药出版社
2021.

七、整理者

　　何新兵，医学硕士，主任医师，李锡光教授学术继承人，长期从事心血管内科临床、教学及科研工作。现任广西中医药大学第一附属医院仙葫院区心血管科主任，同时担任国家中医心血管病临床医学研究中心广西分中心学术委员；广西中医药学

会中医内科专业委员会委员、心血管专业委员会常务委员、急诊专业委员会委员；广西中西医结合学会心血管专业委员会常务委员、心脏介入专业委员会常务委员、脑心同治专业委员会副主任委员；广西医师协会中医心血管病专业委员会常务委员；广西中医师承关系人才培养项目指导老师。

何新兵多次被评为广西中医药大学优秀卫生工作者，两次获得学校教学工作优秀奖，两次获得"广西卫生系统青年岗位能手"称号。先后发表学术论文 20 余篇，参与编写本专业专著 5 部，主持厅级课题 2 项，参与多项国家、省部级科研项目。

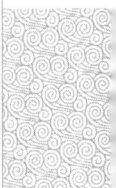

张达旭

一、名家简介

张达旭，男，汉族，广西壮族自治区人民医院中医科主任医师。退休前曾担任科主任，并且曾任广西中医学会副主任委员和中医内科主任委员。2000 年 12 月，荣获国家人事部和国家中医药管理局颁发的"全国老中医药专家学术经验继承工作指导老师"称号。2006 年 12 月，被中国中医科学院授予"共和国名医专家金奖"。

二、医事传略

张达旭出生于广西博白县龙潭镇。由于父母染疟疾早逝，张达旭的成长过程中充满了困难。然而，他具备刻苦学习的精神，考取广西中医专科学校（现为广西中医药大学前身），并在校师从班秀文教授。1961 年 9 月，他开始在广西中医学院第一附属医院工作。在此期间，他拜科主任梁鹏万为师，得到了治疗脾胃病的真传。1964 年 9 月，他调到广西壮族自治区人民医院中医科工作，直至退休。1976 年 3 月，他被上级委派到中国中医研究院（今中国中医科学院）参加研究生班的学习；其间，他得到了国内一流中医专家如岳美中的悉心指导，1977 年 9 月他研究生毕业后返桂。1978 年 9 月，他主持成立中医科病房，一年后担任中医科主任直至退休。

在 1994 年至 1997 年期间，张达旭的学术专著《中医妇科临床经验选》《婴幼儿食疗食谱》《家常药膳》《中医优生秘诀》相继出版。1997 年 10 月，他带领的学术继承人杨嘉珍和俞祝全通过出师验收。1998 年 9 月，他研制的"胃痛散"和"延年康口服液"曾作为院内制剂广泛使用。由于在治疗不育不孕症方面取得了杰出成就，他被患者称为"送子观音"。

张大旭在任职中医科主任期间，每当出门诊时，上午诊治的患者多达 80～120 人，常有 1～3 名"学徒"跟诊。为了保证每位患者都能得到治疗，他坚持每次出门诊早晨提前 1 个小时上班，并经常晚半个小时甚至 1 个小时才下班。退休后，他仍接受返聘，继续对病房进行查房，并在门诊诊治患者，直到 2013 年 8 月才正式退休。

三、学术思想

（一）经带胎产病的特殊治疗原则及用药规律

张达旭教授提出，对于月经病的调治，首先应明确区分其与他病之间的关系，分清标本缓急，急则治其标，缓则治其本，着重调理气血。针对带下病的治疗，应以祛湿为先，重视脾肾，内外合治，而对于经带同病的情况，应先治带下病。在妊娠病的治疗中，应兼顾治病和安胎，对于需要下胎的患者，应急以下之，同时还应留心用药，可采用产后第一方生化汤进行治疗。

1. 月经病的调治

（1）治病求本，分清经病与他病的关系。

（2）明辨标本缓急，"急则治其标，缓则治其本"。

（3）分阶段性调治：①妇女生理阶段。妇女一生经历青春期、生育期、绝经期、老年期等不同的生理阶段，在不同的阶段需重视肾、肝、脾诸脏的作用。②经期和非经期的不同阶段。月经病的临床表现常伴随月经周期出现规律性发作，因此在治疗月经病时，应考虑"经期"和"非经期"，制定差异化方案。在行经期一般采用活血通经、因势利导的方法，促进经血排出，如用当归、川芎、桃仁、红花等品，而苦寒辛散之品最好不要使用。③在经后，因行经造成的津液不足，应以滋养肝肾为主，多用白芍、熟地黄、山茱萸、枸杞子等。所谓："经前勿滥补，经后勿滥攻。"

2. 带下病的治疗

（1）治疗多法，祛湿为先。

（2）治带尤重脾肾。

（3）内外合治，祛邪除秽。

（4）经带同病，先治带下。

3. 妊娠病的治疗

（1）治病与安胎并举。

（2）除胎益母，急下之。

（3）产后第一方，当推生化汤。

（二）妇科疾病的诊治

1. 重视脏腑辨证，而以肝脾肾为要，最重于肝　张达旭教授强调，在妇科疾病的诊治过程中，脏腑辨证是以整体观念为指导的。尤其在肝、脾、肾诸脏之中，同时，最重视肝脏。因为脏腑是人体气血生化之源，女子的经、孕、产、乳都与脏腑功能密切相关。脾胃为气血生化之源，肝为藏血之脏、主疏泄，肾为先天之本、藏精于内。肝脾肾三脏的生理病理变化与女子的经带胎产诸疾密切相关。

2. 女科不离气血　张达旭教授认为，气血是人体生命活动的根本，气血调和则病无所生，气血功能失调则是疾病产生的病理基础。他强调女性疾病的治疗不可脱离气血，应注重调和气血、协调脏腑。在治疗妇科血证时，张达旭教授采用调和、消瘀、补虚、调和寒热等方法，使机体各部位功能恢复常态，纠正虚实偏差，从而使气血趋于平衡。他还指出，调整气血要充养脏腑，以达到阴平阳秘的状态。在用药方面，多以平和为度，但也有见解独到者。针对一些难治性妇科血证，张达旭教授建议使用虫类药物攻坚破积，活血化瘀，从而达到奇效。

3. 女科不离奇经理论　张达旭教授认为，奇经为病时常伴有虚实夹杂的情况，冲、任、督、带亏虚是其根本，瘀血痰湿胶着则为外在表现。对于治疗，他主张标本兼治，分清主次，同时注重调和气血阴阳，协调脏腑功能。张达旭教授的学术思想是在反复研读中医经典理论的基础上，结合多年临床经验所得。他的学术思想集中体现了中医妇科学的特点与规律。在学习过程中，我们要从中汲取经验，加以继承发扬，达到"承接岐黄薪火，传承中医衣钵"的目的。

（三）运用五行调经理论治疗妇科病

张达旭教授认为，"五行学说"是中医学理论中的重要组成部分。其"五脏配五行"主要以五行特征分析人体脏腑属性，以五行生克制化关系分析脏腑相互关系，以五行乘侮、子母相及来阐述脏腑病变的相互影响。张达旭教授运用五行理论开创了月经病治疗的新思路，这为我们以此为基础进行辨证治疗提供了启发和帮助。

（四）月经病辨治脾胃

女子的月经是以血为本，而这些血液是化生于脾胃之中。因此，脾胃和女子的月经之间存在着密切的关系。具体来说：

1. 脾胃与月经的关系

（1）月经的正常运行需要气血的协调合作，而气血的化生源于脾胃。因此，脾胃同居中焦，对月经的正常运行至关重要。

（2）脾胃主司升降之枢，参与中焦气化，这对女子的生理功能和病理变化都具有调节和控制作用。

（3）经络和月经的产生密切相关。冲为血海而隶属阳明，与胃经交于"气冲"，与足太阴脾经交于"三阴交"；任主胞胎而联系太阴，与足太阴脾经交会于"中极"，与胃经交于"承浆"。脾胃为气血之源，在经络上，五脏六腑、十二经脉与冲、任、督、带脉相关，并通过冲、任、督、带四脉与胞宫相通。同时，针刺脾胃经可以加速血液流速，改善血液流变性，从而对月经产生一定的调节作用。

2. 健脾和胃大法治疗月经病　脾胃失养是导致妇女月经不调的主要原因。因此，治疗月经病的基本方法，就是通过调补脾胃来达到目的。

（五）中医药治疗老年病的思路

张达旭教授认为，中医药具有简便廉验、整体调理、辨证加减灵活、治疗方法多样且不良反应少等特点，这使得它在老年患者中深受欢迎，也是中医药长盛不衰的根本原因之一。张达旭教授主张在治疗老年病时要贯彻整体观念，进行辨证施治等。

四、临证经验

（一）治疗肝硬化的体会

张达旭教授认为，在大多数慢性肝病中，肝纤维化都会出现。实际上，肝纤维化是肝脏对肝损害的一种修复反应。急性肝损害导致的肝纤维增生，在肝损害原因去除后就会很快被降解吸收。如果肝病久治不愈，肝纤维化持续发生，而其降解过程相对或绝对不足，最终将导致大面积肝纤维化，直至肝硬化。

中医药治疗肝硬化强调要扶助正气，调理脾胃，健脾益气，祛除湿热。对于肝纤维化的患者，由于瘀血阻络，多采用扶脾固本、活血化瘀的方法抗肝纤维化。但是，由于患者的个体差异与病变程度不同，临床用药并非简单地进行活血化瘀。实际上，需要通过中医四诊（望、闻、问、切），了解病情，判断证型，从而采取不同的治疗方案。中医学在治疗中注重整体观念，将辨病与辨证有机结合起来，其优势就更为明显。研究表明，中医药治疗既可达到抗肝纤维化的作用，又可有效缓解临床症状，从而实现治病求本的目的。

（二）崩漏的临证分析

崩漏的病因病机主要是虚（肾虚、脾虚）热、瘀邪损伤冲任，不能制约经血，以致经血非时妄行。患者崩漏失血耗气，病程日久，导致气血、阴阳俱虚。同时，崩漏日久，离经之血为瘀血。因此，本病的发生常互为因果，气血同病，多脏受累，虚实错杂。

崩漏的主症是出血，因此辨证时应根据出血量、颜色、质的变化，参合舌脉及证候，辨其虚、实、寒、热。崩漏虚证、虚中夹实证和热证较多，实证和寒证较少。然而，即使是热，也是虚热。崩与漏亦不相同，久崩多虚，久漏多瘀。此外，不同年龄段的崩漏患者，也是临证的重要参考。如青春期崩漏，多因肾虚或血热；育龄期崩漏，多因肝郁或血热；更年期崩漏，则多因肝肾亏损或脾气虚弱；生育期及更年期崩漏，又多夹血瘀。

治疗崩漏须本着"急则治其标，缓则治其本"的原则，灵活掌握塞流、澄源、复旧三法。

（三）月经失调的中医辨证

张达旭教授认为，月经失调多因肝、脾、肾三脏之气血和冲任二脉功能失调，以及外受风、寒、湿之邪所致。在临床实践中，不仅应当从病（如功能性子宫出血、闭经、痛经等）论治，而且对月经的周期、经色、经质、经量等病变要加以分析。

妇女病以调经为先，中医辨证要了解机体的内在环境，从患者的体质、病因、病理、病证等方面进行考虑，在治疗上使机体达到气血充沛，脏腑功能协调，发挥机体本身作用后再恢复性腺轴的功能。因此，必须注意妇科病的特殊性，也必须理解其一般性，才能更好地运用理法方药。

月经失调可大体分为崩漏类与闭经类，但月经先后不定期又可因不同因素而向两极转化。从寒热影响来看，基本倾向是偏寒或偏热。偏热者多表现为崩漏类月经失调，偏寒者多表现为闭经类月经失调。但其中也有变异，偏寒者也可引起月经淋漓不净，偏热者也可引起闭经。月经周期的变异与脏腑功能紊乱有关，经量大小与气血虚实有关，经质的病变与寒热盛衰相关，经色淡多为血虚，经色黑多为血热。在脏腑功能失调中，也有重点在肝、脾、肾之别，以及气虚、血虚、气滞血瘀、血瘀气阻之别。按照寒者温之、热者清之、实者泻之、虚者补之、下者提之、上者降之、崩漏者收之、闭经者开之等法则进行治疗，也就是通过温、清、补、泄、升、降、收、开等法则，使机体阴阳趋于相对平衡，气血调和，月经才能恢复正常。因此，调治月经当先调理经脉和调整脏腑功能。

（四）治疗痛经的经验

张达旭教授认为，治疗痛经要紧紧围绕一个"通"字，只有通则不痛。同时，平素生活调理对缓解痛经有很大帮助，轻微的痛经甚至可以通过调整生活习惯而得以缓解。

（1）理通法：治疗气滞血瘀型痛经，可以起到行气活血之功，从而缓解痛经。

（2）温法：治疗寒证痛经，这种痛经多是因为月经前后、经期或产后感受寒邪（淋雨涉水，或贪吃寒凉生冷食物，或居住环境潮湿寒冷）而引起。治以温经活血通络，用温经汤治疗。

（3）补益通络法：治疗气血两虚型痛经，这种痛经多见于多次流产、体虚久病、营养不良及青少年女性。可使用益气活血法治疗，用八珍汤加减。也可食用当归羊肉生姜汤。

（五）治疗不孕症

张达旭教授认为，引起不孕症的原因包括内因和外因两方面。内因如情志不遂、忧思郁怒、房劳、多产、饮食劳倦等，外因如寒、热、风、湿等六淫之邪内侵，与肝、脾、肾三脏关系密切。

（六）从肾论治月经病

月经是指有规律的周期性的子宫出血，健康女子一般到 14 岁开始来潮，到 49 岁左右绝经，中间行经时间大约为 35 年。无论是月经的初潮、绝经还是中间行经时期，都与肾精有着密切的关系，故张达旭教授认为肾为"先天之本"。因妇女具有经孕产乳等特殊生理特点，这些生理特点都与肾有密切关系，故从肾论治月经病在妇科上运用尤为广泛。天癸是否依时而至，任脉是否通畅，太冲脉是否旺盛，取决于肾气的盛衰。所以说："胞络者，系于肾。""冲任之本在肾。""经水出诸肾。"若肾的功能正常，其他脏腑无病，则子宫有规律周期性地出血，经常不变，信而有期；反之，肾的功能失常，出现肾阴虚、肾阳虚，甚或阴阳俱虚的情况，则会影响月经，从而引起月经不调、痛经、闭经、崩漏、绝经前后诸证等月经病。张达旭教授认为，各类月经病在治疗上皆应从肾论治，治病必求其本。

（七）"调冲八法"治妇科疾病

1. 疏肝理气法。

2. 清肝凉血法。

3. 温里散寒法。

4. 化湿调冲法。

5. 活血化瘀法。

6. 益气调冲法。

7. 补养充源法。

8. 平肝滋肾法。

张达旭教授在临床实践中多有所获，妇科调冲八法是对张达旭教授临诊经验的概括。然而，由于临床病情错综复杂，表现各异，治疗需因病施策，因此需要谨慎观察，对症治疗。

（八）专病论治与医案

1. 月经先期　张达旭教授认为，如果月经周期提前 7 天以上，但月经量基本正常，并连续出现两个月周期以上时，则属于月经先期。月经先期以血热和气虚多见。其中，血热分为虚热、实热、湿热三种，必须结合月经的色、质、量及全身兼症和舌脉变化而定。虚热和实热常常互为因果，虚实夹杂，治宜清热和滋阴养阴并行。如果出现月经先期或夹带而下、带下多色黄臭、阴痒、大便干结、夜寐差等症状，则属于阴虚夹湿所致，可以选用以二至丸为主（二至丸加土茯苓、薏苡仁、车前草、忍冬藤、苍术等）进行治疗，并做到经带并治。

病例 1：黄某，女，25 岁，1991 年 10 月 16 日就诊。

患者月经先期 3 个月。3 个月来经期提前，18 ～ 20 天一行，量多，色鲜红，夹瘀块，经期小腹隐痛，行经时间 5 天，末次月经 10 月 1 日，纳少，白带多，色白浓，舌红苔薄白，脉细弱。

诊断：月经先期。

证型：肝郁血热。

治则：疏肝清热，凉血调经。

处方：柴胡 12 g，白芍 10 g，当归 9 g，白术 9 g，茯苓 10 g，牡丹皮 10 g，栀子 9 g，丹参 10 g，苍术 9 g，薏苡仁 20 g，甘草 6 g。每日 1 剂，水煎服，连服

7剂。

10月25日二诊：患者于10月23日月经来潮，量一般，色鲜红，出血块少，经期小腹隐痛和头晕，舌淡红，苔薄白，脉细。根据情况拟用养血清热法，处方：当归10 g，川芎6 g，白芍10 g，生地黄12 g，地骨皮9 g，牡丹皮9 g，沙参9 g，山栀子9 g，麦冬9 g，甘草6 g。

12月10日三诊：患者上次治疗后按时来月经，但月经量变少，色鲜红时夹血块，舌淡，苔薄，脉细。针对这种情况，拟予丹栀逍遥散加减。处方：牡丹皮10 g，栀子6 g，柴胡9 g，当归10 g，白芍10 g，茯苓10 g，怀山药15 g，甘草6 g。每日1剂，水煎服。

按语：肝郁化热，热郁冲任，冲任不固，经血妄行，遂致月经先期；肝经疏泄过多，故经量偏多，肝郁气滞，血行不畅致瘀，故经血有块；气郁肝经，故经期小腹隐痛，用逍遥散疏肝解郁，加牡丹皮、栀子清肝经之郁热。二诊有头晕，乃血虚不足之象，用生四物汤补血养阴，加地骨皮、麦冬、沙参清热滋阴，山栀子清肝热，使肝热得疏，经行有期。

病例2：张某，女，24岁，1998年3月2日就诊。患者月经提前2周到来，近2个月工作量大，劳累，导致患者月经提前，量少，经期小腹胀痛，腰酸如折。舌淡，苔薄白，体虚，面色不佳。

诊断：月经先期。

治则：补益气血。

处方：八珍汤加减。党参15 g，白术9 g，茯苓9 g，熟地黄12 g，当归9 g，白芍9 g，黄芪15 g，香附9 g，甘草6 g。每日1剂，水煎服，连服7剂。

二诊（4月2日）：患者3月25日月经来潮，周期正常、色红、量明显增加，经期小腹痛缓解，舌质、舌苔同初诊。处方：上方加艾叶9 g，大枣9 g。每日1剂，水煎服，连续服用3天。

三诊（4月26日）：昨日月经正常来潮，下腹隐痛，舌脉同初诊。

处方：上述方剂加丹参 10 g。每日 1 剂，水煎服，连续服用 3 天。

按语：患者阴血不足，血海空虚，导致月经量少且颜色淡；血虚导致气虚不摄血，进而导致月经提前；腰痛如折是因为气血不足，难以滋养腰部。因此，在方剂中加入艾叶和大枣。三诊时患者逢月经来潮，下腹隐痛，恐离经之血不畅，所以加入丹参化瘀。治疗重点在于气血双补，通过调节气血平衡，使月经自然调节。

2. 月经后期　月经后期延后 7 天以上，月经量基本正常，持续两个月经周期以上时，根据张达旭教授的经验，临床上可分为虚实两类。虚证主要是由肾虚和血虚导致的；实证则包括气郁、痰湿和宫寒三种类型。冲任二脉皆起于胞中，通于肾，因此肾阴亏虚，精不化血，导致月经后期，月经量少，治疗应选用六味地黄丸加大枣、何首乌、肉苁蓉等。如果肾阳亏虚，冲任不固，阳虚宫寒，胞宫失于温养，月经后期量少，色淡，或者经后小腹绵绵作痛，治疗应以温肾暖宫为主，方药可选用附桂八味丸加仙茅、淫羊藿、菟丝子等。针对久病体虚，脾胃为气血生化之源，冲任失养，导致月经后期，量少，色淡，伴有头晕目眩、面黄形瘦的症状，治疗应选用归脾丸进行加减。若素体肥胖，痰湿壅滞胞宫胞络，冲任壅塞，经血不能如期而至，治疗应以燥湿化痰、活血调经为主，可选用二陈汤加当归、白芍等药物进行治疗。肝主藏血主疏泄，常常受忧思抑郁的影响，气失条达，血行不畅，血海不能如期满溢，则可能导致经期延后，出现经前乳胀、经色暗或夹瘀块等症状，治疗应选用以疏肝温肾、调达冲任为主的逍遥散，加仙茅、淫羊藿等。

病例 1：杨某，女，23 岁，1998 年 1 月 8 日就诊。

患者行经延期 2 周至 3 月余，量少色红，经前乳房胀痛，小腹胀，按之不减，伴腰痛、失眠，舌淡红边有瘀点，苔薄白，脉细。末次月经 1998 年 1 月 22 日。

诊断：月经后期。

辨证：肝郁气滞，血行不畅。

治则：疏肝理气，化瘀。

处方：柴胡 12 g，香附 9 g，枳壳 9 g，白芍 9 g，川芎 9 g，当归 9 g，生地黄

12 g，红花 9 g，桃仁 9 g，益母草 15 g，甘草 6 g。每日 1 剂，水煎服，连服 7 剂。

二诊（1998 年 1 月 18 日）：上药服后，诸症减轻，月经按时至，舌脉同上。拟予下方：柴胡 12 g，香附 9 g，当归 9 g，川芎 9 g，白芍 9 g，小茴香 9 g，阿胶 9 g（烊化），大枣 9 g，甘草 6 g。每日 1 剂，水煎服，连服 7 剂。

三诊（1998 年 2 月 2 日）：经行按时至，量正常，舌脉同上。上方加枸杞子 9 g，连服 7 剂。观察 3 个月，患者月经正常。

按语：肝藏血而主疏泄，肝气郁滞，经脉不利，故月经推迟而至量少，小腹疼痛。以柴胡疏肝散调达肝气，化瘀解郁。二诊时加阿胶、大枣、去桃仁、红花等以加强补血。三诊时加入枸杞子加强调养肝肾，益中有疏，补中有化，标本兼顾。

病例 2：杨某，女，25 岁，1990 年 7 月 5 日就诊。

患者月经推后 10 ～ 20 天，量少，色淡红。常头晕乏力，纳一般，二便调，舌淡，苔薄白，脉沉细弱。

诊断：月经后期。

辨证：气血亏虚，冲任两虚。

治则：益气补血，温养冲任。

方药：党参 15 g，白术 9 g，茯苓 12 g，当归 9 g，川芎 6 g，白芍 9 g，枸杞子 10 g，菟丝子 9 g，淫羊藿 12 g，柴胡 9 g，甘草 6 g。每日 1 剂，水煎服，连服 7 剂。

二诊（7 月 12 日）：上症缓，纳呆，舌脉同上。上方加鸡内金 9 g。

三诊（7 月 19 日）：月经第 1 天，量少，舌脉同上。上方加益母草 12 g。

四诊（7 月 25 日）：7 月 19 日月经来潮，量中等，色鲜红，舌脉同上。上方加熟地黄 10 g。

五诊（8 月 25 日）：8 月 19 日月经按时至，腰痛，舌脉同上。上方加桑寄生 10 g，川续断 9 g。

按语：患者由于气血不足，冲任两虚，故而月经推迟，色淡量少，故用八珍汤调理补益气血，枸杞子、菟丝子、淫羊藿等温肾暖肝。柴胡疏肝解郁，旨在补养中助升发。

3. 月经先后不定期 病例1：王某，女，26岁，未婚，1990年7月3日就诊。

患者12岁月经来潮，月经先后不定期，经量多，色暗红，无血块。伴行经时少腹、小腹疼痛、腰痛。带下多，色黄，头晕头痛，纳可，性急躁，口干苦，尿黄，大便烂，舌尖略红，苔薄白，脉沉细。

诊断：月经先后不定期。

辨证：肝郁脾虚。

治则：疏肝解郁。

处方：当归12 g，赤芍12 g，白术9 g，茯苓12 g，柴胡9 g，牡丹皮9 g，山栀子9 g，苍术9 g，益母草15 g，香附9 g，甘草6 g，每日1剂，小量服，连服3剂。

二诊（1990年7月4日）：患者上症缓，带下量减，腰痛缓，舌脉同上，上方去苍术、香附。

三诊（1990年7月11日）：患者药后诸症好转，头晕，舌脉同上，上方加党参15 g，枸杞子9 g。

1990年10月随访，患者药后月经正常，每月一次。

按语：患者肝气郁结，疏泄失常，气血冲任失调，故经行先后不定期，经量多；气郁血瘀，血行不畅，故经行少腹、小腹疼痛；肝木乘脾，脾气虚弱，不运水湿，浊液下注，伤及任脉，故白带多，湿郁化热，故白带色黄，尿黄，口干苦。治宜疏肝理气，健脾祛湿，方用丹栀逍遥散养血疏肝，健脾祛湿，加香附增强疏肝理气、活血养肝之力。加用党参健脾益气，枸杞子养肝调肝，使肝气疏，脾健运，月经正常。

病例2：徐某，女，23岁，1997年5月4日诊。

患者13岁月经来潮，一向按时，色量正常，今年初因工作繁忙，月经先后不定，量较多，色淡红，经时小腹疼痛，冷痛，头晕，腰酸，舌淡红，苔薄白，脉沉细。

诊断：①月经先后不定期。②痛经。

辨证：肝肾亏虚，胞宫寒冷。

治则：温肾暖肝，补养冲任。

处方：制附子9 g，小茴香9 g，艾叶9 g，当归9 g，川芎6 g，白芍9 g，党参15 g，山茱萸6 g，炙甘草6 g。每日1剂，水煎服，连服7剂。

二诊（1997年5月11日）：患者服上方后，经行无腹痛，量中等，色红，但月经周期错后，舌淡，苔薄白脉沉细，拟予上方加益母草12 g，水煎服，连服7剂。

三诊（1997年7月11日）：患者经行腹痛，月经按期至，色量佳。上方7剂。

1997年10月随访，患者月经近几个月皆按时至。

按语：患者肝肾亏损，冲任不固，故月经先后不定期，头晕腰酸；治宜温肾暖肝，使肾精充盈，肝血足，冲任得养，血海满溢，月经自调。

4. 月经过多　月经过多是指月经周期正常，而月经量较以往明显增多，或月经量超过100 mL，连续出现两个以上月经周期者称之。本病常伴有气虚、血热、血瘀等情况，并常与月经经期延长共同出现。

病例：施某，女，30岁，已婚，1999年3月16日就诊。主诉月经量多半年。1991年年初，因放环后发现经量多，比原来增加了1倍多，每天使用卫生巾10片，经血颜色暗红，夹杂瘀块，行经5～6天。口干苦，大便干结，入睡困难，舌淡红，苔薄白，脉细数。再次来诊于1999年3月3日。

诊断：月经过多。

辨证：肝肾阴虚内热。

治则：滋肾养肝，清热止血。

处方：桑叶30 g，生地黄30 g，白芍30 g，黄芪30 g，地骨皮9 g，女贞子9 g，牡丹皮9 g，沙参9 g，夜交藤30 g，甘草6 g。每日1剂，少量服用，连续服用7剂。

二诊（1999年3月23日）：上方用药后，患者经血止住，舌脉同上，加入合欢皮9g水煎服用，共服用7剂。

1999年6月随访，患者服药后月经经量正常。

按语：放置节育环入胞宫，可能会对肝肾造成损伤，导致阴血不足，虚热内生，热扰血海，迫使经血下行，导致患者月经量增多。热扰心神，导致多梦；热灼津液，肠道失去润滑，导致便秘。治疗以滋养肝肾、清热止血为主，并加入沙参等滋阴之药，以夜交藤养心除烦安神。

5. 月经过少　月经过少是指月经周期正常，而月经量明显减少，少于20 mL，或月经期缩短不足2天，月经量少于正常，连续出现两个以上月经周期者属之。本病临床常并发月经后期，甚至发展为闭经。辨证有虚实之分，与肝、脾、肾三脏功能失常有关，虚则多为肝肾亏损，精血不足，血海不盈，经源不旺；实者多因气滞血瘀，痰湿阻滞。通常虚多实少，或虚中夹实。

病例：陈某，女，23岁，1999年4月4日就诊。患者15岁月经初潮，月经时而两个月一行，时而3个月一行，月经量偏少色淡红，2天干净。再次来诊于1999年2月3日，迄今未至，近一周来下腹隐隐冷痛，食欲不振。舌淡红，苔薄白，脉沉细。

诊断：①月经过少，②月经后期。

辨证：肝肾不足，寒凝血带。

治则：温肾暖宫，行气活血。

处方：阿胶10 g（烊化），艾叶10 g，熟附子9 g，当归10 g，川芎6 g，赤芍10 g，熟地黄15 g，益母草15 g，小茴香9 g，枳壳9 g，水煎服，连续服用14剂。

二诊（1999年4月18日）：患者服用上述药方后，月经按时来，量较原来增多，舌脉同上，用上述方加大枣10 g，水煎服用，连续服用7剂。

三诊（1999年7月16日）：患者服用上述方药后，月经按时来，量正常，颜色鲜红，下腹隐痛，腰痛，大便烂，舌脉同上，加入怀山药9 g，桑寄生10 g，水煎服用，连续服用 7 剂。

按语：患者先天肾气不足，肾阳失于温煦，阳虚宫寒，寒凝血滞，导致经水不行。因此使用胶艾四物汤以温暖宫寒，补益气血，祛寒行血。治疗后期要关注调理肝肾。

6. 月经延长　是指月经周期基本正常，但行经时间超过 7 天，造成月经久不净者。在辨证上需要分虚实。实证多因瘀血阻滞经脉，新鲜血液不能顺时归经而妄行。虚证则多为肝肾阴虚，虚热扰动血海而致。治疗重点在于滋补肝肾，养阴清热，活血调经。

病例：林某，女，34 岁，已婚。1997 年 3 月 5 日就诊，患者经期延长 2 年余。1995 年放环，自放环后月经量增加，淋漓不净，经色红无血块，行经时间持续 10 余天干净。末次月经 2 月 23 日，至今未干净，月经色暗红夹瘀块，伴腰部胀痛，心烦，多梦，口干喜饮，有食欲和正常排便。舌尖略红，苔薄白，脉细。

诊断：月经延长。

辨证：阴虚血热。

治则：滋补肝肾，清热止血。

处方：菟丝子 15 g，枸杞子 12 g，车前子 10 g，覆盆子 10 g，女贞子 10 g，墨旱莲 12 g，山栀子 9 g，海螵蛸 10 g，芡实 10 g，甘草 6 g。每日 1 剂，水煎服，连服 3 剂。

二诊（1997 年 3 月 8 日）：服药后，阴道流血已止，大便稍干，舌红，苔薄白，脉细。守上方加地榆 10 g，水煎服，连服 4 剂。

三诊（1997 年 3 月 12 日）：大便正常，但白带多、色黄、有异味，舌脉同前，上方加苍术 9 g，黄柏 10 g，水煎服，连服 7 剂。

四诊（1997 年 3 月 26 日）：昨日月经来潮，量色如常，伴腰痛，口干，排便调整，舌淡红边有瘀点，脉沉细，今守上方加益母草 15 g，杜仲 9 g，每日 1 剂，水煎服，连服 7 剂。

五诊（1997 年 4 月 3 日）：患者月经于 3 月 30 日净，舌脉同前，继续服用上述方剂 7 剂。

六诊（1997 年 4 月 25 日）：患者今月经来潮，经色、经量正常，舌脉同前，继续服用上述方剂 7 剂。

七诊（1997 年 5 月 5 日）：患者月经于 1997 年 4 月 30 日干净，舌脉同前，继续服用上述方剂 7 剂。1997 年 9 月随访，患者每月月经无延长，皆 5 天干净。

按语：放环后异物留置胞宫，胞宫受损，导致肝肾亏虚，阴精亏损，阴虚内热，热灼胞宫冲任，血海不宁，则经期延长。治宜滋补肝肾，清热止血，使肝肾之阴得以恢复，血海安宁，冲任通畅，月经正常。

7. 崩漏　是妇女阴道异常出血的病变。出血量多，来势骤急的称为血崩；出血量少，来势缓慢的称为血漏。张达旭教授认为，本病的病因病机与血热、气虚、血瘀、冲任不足等因素有关。治疗时首先要辨别寒热虚实，以及不同年龄段妇女的生理特点。如青少年时期肾气未足，治疗时要着重于补肾；中壮年时期易伤阴耗血，治疗时应侧重于肝；七七之年，肾气衰退，精血日渐亏虚，此时崩漏之变，多系肾的功能失常，治疗时要注重补肾，同时也要补脾胃，以后天养先天，先后天同治。

病例：马某，女，36 岁，已婚，1989 年 3 月 17 日就诊，自述从 3 月 1 日开始月经量多，色泽一般，至今未停，曾在当地一家中医诊所服用中药（具体不详），仍有阴道出血淋漓不净，色淡红，大便烂，舌淡红，苔薄白，脉细弱。

诊断：崩漏。

辨证：脾肾两虚，冲任亏损。

治则：温养脾肾，益气固冲。

处方：菟丝子 15 g，川续断 12 g，党参 15 g，黄芪 20 g，枸杞子 10 g，海螵蛸 15 g，白及 12 g，大枣 10 g，甘草 6 g。每日 1 剂，水煎服，共 3 剂。

二诊（3 月 20 日）：患者阴道出血未止，舌淡，苔薄白，脉细弱。原方加仙鹤草 15 g，荆芥炭 6 g。每日 1 剂，水煎服，连服 3 剂。

三诊（3月23日）：治疗前两个方剂已用完，患者阴道已无流血，大便烂。舌脉同上，拟予按原方继续调理，每日1剂，水煎服，连服3剂。

四诊（3月26日）：患者上述症状已消失，无不适，但纳呆，苔白厚，脉细缓。拟健脾消导之法治疗。处方：党参15g，白术9g，茯苓5g，香附3g，鸡内金9g，陈皮6g，炙甘草6g。每日1剂，水煎服，共连服6剂。

五诊（4月2日）：患者昨日月经来潮，量稍多，色淡红，腰部疼痛。舌淡苔薄白，脉细。拟予按原方加枸杞子9g和菟丝子9g，每日1剂，水煎服，共连服3剂。

六诊（4月6日）：患者昨日月经已停止，继续服用原方，以巩固疗效。

按语：肾主封藏为先天之本，脾主统血为后天之本。脾肾亏虚，脾不统血，肾失封藏，冲任亏虚，经血不能内守，故崩漏而作。治疗应以温养脾肾为主要方法，使脾气健旺、肾气充足，从而使月经正常。

8.闭经 是指女子年逾18周岁月经尚未来潮，或已行经后又中断6个月以上。本病虚者多先天禀赋不足或后天劳累过度，导致肝肾亏虚、气血虚弱、血海空虚，或因饮食劳倦、脾胃虚弱，或小产失血伤阴，或过食辛燥之品伤阴，致阴虚血燥。实者多因气滞血瘀或痰湿阻滞，使冲任瘀阻，经血不下。

张达旭教授认为，脾胃为气血生化之源，肝主疏泄、调畅气机，肾为先天，气血之始，经源于肾。因此，在经血生成及气机疏泄中，肝、脾、肾起着重要作用。

常见的治疗方法：

（1）疏肝解郁、行气养血法。常用于因肝气郁结而致经闭者。临床症状为月经逾期未行，伴胸胁乳房胀痛，或少腹、小腹胀痛，大便时烂，舌质正常或舌暗边有瘀点，苔薄黄，脉弦略紧。方用逍遥散加红花、香附等。

（2）清热化瘀祛瘀法。许多闭经患者常夹带下病。湿为阴邪，湿性重浊，湿性黏腻，带下不止，血瘀不化，故闭经。湿瘀阻滞胞宫，瘀久化热，症状为闭经、带下量多、黄而臭浊，舌红，苔黄腻，脉细或数。治疗方法为清热利湿，化瘀通经，方用四妙散加益母草、泽兰、薏苡仁、败酱草等。

（3）温痰化瘀法。用于脾虚痰湿内盛、瘀阻胞宫的闭经。因饮食不节伤脾，或素体为脾虚之体或痰湿之体，痰湿与血瘀胶结阻于冲任二脉，经血不下。症见闭经、形体肥胖、带下清稀、大便溏烂，舌质淡，苔薄白，脉细滑。西医诊断多为多囊卵巢综合征或卵巢囊肿。治疗方法为温中健脾，祛瘀化瘀，方用桂枝茯苓丸加苍术、木香、益母草等。

（4）补脾益肾法。用于脾肾亏虚所致的闭经。先天禀赋不足，精气未充，天癸亏虚不能应时而至，致冲任不盈，任脉不通；或思虑过度，饮食不节，损伤脾胃，生化不足，气血亏虚；或产后大出血、大病久病、产育过多，精血匮乏者。症见月经量少渐至稀发，经闭，面色苍白，腰膝酸软，尿频、耳鸣，舌淡，苔薄白，脉沉细。治疗方法为补肾健脾，养血调经，方用八珍汤加紫河车、红花、益母草等。

（5）温肾养肝法。用于肝肾亏虚之闭经。先天禀赋不足，精气未充，冲任失养致闭经；或房事不节，产育过多，损伤肝肾精血，致闭经。症见经量渐少，经闭，面色苍白，性欲淡漠，耳鸣，腰痛，舌淡，苔薄白，脉沉细。治疗方法为温肾养肝，补益精血，方用右归丸加仙茅、淫羊藿、枸杞子、菟丝子等。

（6）滋阴润通法。用于阴虚所致的闭经。素体阴虚，或大病、久病、热病，而致营血亏损，阴虚内热，血海枯竭致闭经。症见月经延后量少，色鲜红，渐至经闭，伴心悸心烦，口唇干，少寐梦多，大便干，舌边尖红，苔少，脉细数。治疗方法为滋肾养阴通络，方用增液汤加枳实、路路通、丹参等。

病例：宋某，女，39岁，已婚。1993年10月9日就诊。

患者闭经半年余。每次月经来潮时乳房胀痛，少腹胀痛，喜叹息，舌淡，苔薄白，脉细稍涩。

诊断：闭经。

辨证：肝郁血虚。

治则：疏肝解郁，健脾养血通经。

处方：当归 15 g，白芍 12 g，柴胡 9 g，白术 9 g，茯苓 12 g，薄荷 6 g（后下），王不留行 9 g，香附 9 g，甘草 6 g。每日 1 剂，水煎服，连服 7 剂。

二诊（10 月 17 日）：上药后，患者今晨月经来潮，量少，有瘀块，乳房胀痛，舌脉同上。上方加益母草 15 g。连服 7 剂。

三诊（10 月 24 日）：患者月经于 10 月 22 日干净，大便稍溏烂，上方加薏苡仁 15 g，怀山药 12 g，7 剂。

四诊（12 月 10 日）：上方服 20 多剂后，患者 3 个月来月经按时至，经中乳房胀痛，小腹胀痛，舌淡红，苔薄白，脉细。拟予上方加枳壳 9 g，大枣 10 g，7 剂，水煎服，每日 1 剂。

按语：患者年近四十，阴气自半。由于肝主疏泄失常，肝郁及脾，气血生化无源，以致冲任失养，血海空虚。故以疏肝扶脾、调理冲任之逍遥散治之，使肝气得舒，脾气健运，冲任二脉血充盈而脉通，月经按时而下。二诊时加丹参，以加强调气活血之功。三诊时加薏苡仁，以加强健脾渗湿之功。

9. 带下病　带下病是一种疾病，其特征之一是白带量的明显改变，可能增多或减少，且质地、色泽和气味也会发生异常，伴随着一些全身或局部症状。其中，白带量明显增多者被称为带下过多，反之则被称作带下过少。此外，在某些生理情况下，也可能出现带下量过多或减少，如妇女在月经期前后、排卵期及妊娠期带下量都会有所增多，但若无其他不适，不视为疾病。类似地，绝经前后白带减少而无明显不适，也不应视作疾病。

病例：马某，女，26 岁，未婚。1998 年 2 月 1 日初次就诊。患者 13 岁开始月经来潮，周期规律，量和色正常。近半年来白带增多，质地稀薄，色白，小腹胀痛，腰骶酸痛，食欲可，二便正常。舌淡，苔薄白，脉沉细。诊断为带下病。

辨证：患者脾肾气虚。

治则：健脾益肾，祛湿止带。

处方：党参 15 g，白术 9 g，茯苓 12 g，怀山药 15 g，芡实 15 g，苍术 9 g，菟

丝子 10 g，枸杞子 9 g，川续断 9 g，甘草 6 g，每日 1 剂，水煎服，共服 3 剂。

二次就诊（2 月 4 日）：之前中药已服完，患者诉白带已消失，腰酸减轻，小腹隐痛仍存在。舌淡，苔薄白，脉细沉。考虑加入小茴香 9 g，水煎服，连续服用 7 剂。

半年后复查，服用上述方剂后，患者白带量恢复正常。

按语：脾胃为气血生化之源，主宰运化功能。当脾虚时，运化功能失常，容易发生带下病。气血不足，经脉失养，则可能出现小腹隐痛。腰为肾之府，肾虚则会导致腰痛。因此，方剂中加入了健脾益肾、祛湿止带的成分，以使脾气得以健运，肾功能得到补充，从而达到治疗带下病的目的。

10. 妊娠恶阻　妊娠早期，出现恶心呕吐、头晕厌食，甚至食物进入即出现呕吐，被称为妊娠恶阻。

病例：李某，女，30 岁，已婚。2000 年 1 月 4 日初诊。

患者停经 60 天后，经检查发现早孕。近 10 天来伴有恶心呕吐，进食后立即呕吐，伴有心烦胸闷、上腹胀、纳呆，以及大便不畅的症状。舌淡红，苔薄白，脉细滑。

诊断：恶阻。

辨证：脾胃功能失调，胎气逆行。

治则：调理脾胃，降逆止呕。

处方：党参 15 g，茯苓 12 g，白术 9 g，黄芩 9 g，竹茹 6 g，紫苏 9 g，砂仁 6 g，陈皮 6 g，甘草 6 g。每日服用 1 剂，水煎服，连续服药 3 剂。

二诊（1 月 7 日）：患者服药后呕吐停止，但大便稍微稀烂，每日解 1 次，舌脉同前。继续上方加入薏苡仁 12 g 和怀山药 12 g，水煎服用，共 3 剂。

三诊（1 月 10 日）：患者呕吐停止，偶尔有心悸，食欲一般，大便调，小便正常，舌脉同前。继续上方加入白芍 10 g，水煎服用，每日 1 剂，共 7 剂。

按语：患者脾胃虚弱，脾失健运，导致胎气逆行，脾胃功能紊乱，所以出现呕吐症状。方案采用四君子汤调理脾胃，加入紫苏、砂仁以安胎顺气，黄芩和竹茹清热降逆，整个方剂旨在调和脾胃、除去呕吐。

11. 胎漏 妊娠期间，出现少量阴道流血，无腰酸腹痛的症状，被称为胎漏。而妊娠后腰酸腹痛或小腹坠胀，伴有少量阴道流血的情况，则被称为胎动不安。

病例：翟某，女，27岁，已婚。2001年1月3日初诊。

患者怀孕2个多月，近3天来出现小腹胀痛、腰酸坠胀、头晕乏力、食欲一般、大便稍微稀烂和小便可。舌淡，苔薄白，脉细缓。

诊断：胎动不安。

辨证：肾虚冲任不固。

治法：调理冲任，补气安胎。

处方：菟丝子12 g，党参15 g，川续断10 g，桑寄生10 g，当归9 g，砂仁6 g，白芍9 g，阿胶10 g（烊化），甘草6 g。每日服用1剂，水煎服用，连续服药3剂。

二诊（1月6日）：服药后患者上述症状消失，舌脉同前。继续服用上述药物3剂，每日1剂，水煎服用，以巩固疗效。

按语：由于肾气虚，冲任失养，经脉失濡，所以出现小腹胀痛和腰酸的症状。方案选用补肾壮腰的药物，并加入安胎药物，使气得以顺畅，胎儿得到安定。

12. 乳汁不足 妇女在产后会出现乳汁量少、颜色淡、质地稀薄，甚至完全没有乳汁的情况，这种情况被称为乳汁不足。根据病因和病机的不同，可以进行如下论治用药。

（1）病因病机。脾胃虚弱，气血不足，或恼怒伤肝，导致乳络不通，乳汁量少，颜色淡或完全没有乳汁。

（2）论治用药。对于本病的治疗，需要辨别虚实情况。虚证常伴有气血亏虚，乳汁生成不足，如乳汁淡，质地稀，乳房胀痛，面色苍白无华，头晕乏力，舌淡，苔薄白，脉虚细。可以考虑使用八珍汤加通草、路路通等药物进行治疗。如果乳汁少是恼怒伤肝导致的，还可以出现乳汁少，精神抑郁，胸胁胀痛，食欲不振，大便溏泄，舌苔正常，舌边有瘀点，脉弦细。可以考虑使用疏肝解郁、通络下乳的方法，如逍遥散加通草、路路通等药物。如果是因为痰湿阻络，导致乳腺受阻，乳汁少，需要化痰祛湿，通络下乳，可以使用二陈汤加皂角刺、浙贝母等药物。

病例：柴某，女，29岁，已婚。1998年3月15日初诊。

患者产后2个月，一直用母乳喂养，每天哺乳6次。近日因家事与家婆争吵后发现乳汁减少，伴有两胁胀痛、口苦咽干、大便干结、食欲一般、乳房胀痛等症状。舌边尖红，苔薄白，脉弦细。根据所见，属于恼怒伤肝、肝失疏泄的证候。治疗宜疏肝解郁，养血通络。

处方：当归12 g，白芍12 g，茯苓10 g，白术9 g，柴胡10 g，通草9 g，路路通9 g，王不留行10 g，丝瓜络10 g，黄芪15 g，党参15 g。

二诊（3月18日）：患者乳汁渐增多，乳房胀痛减轻，两胁痛缓解，舌脉同上，继续使用上方加香附9 g，水煎服，每日1剂，共3剂。

三诊（3月21日）：患者乳汁如初，舌脉同上。继续使用上方3剂，每日1剂，水煎服。

按语：肝藏血主疏泄，恼怒伤肝，气血逆乱，乳络不通，导致乳汁分泌量少。使用疏肝解郁的逍遥散加通络益气的通草、黄芪等药物，可以使肝气条达，乳络通畅，从而治愈本病。

13. 恶露不止　产后血性恶露持续20天以上不净的情况，称为恶露不止。根据病因和病机的不同，可以进行如下论治用药。

（1）病因病机：一般情况下，血性恶露在产后3周内应该完全排尽，如果持续时间延长，正气逐渐耗损，同时又受到寒热湿邪的侵袭，侵入胞宫，会导致瘀血阻滞，出现恶露不止的情况。

（2）论治用药：治疗恶露不止，需要结合补虚和祛瘀的方法。根据辨证的情况来确定治疗方案，即化瘀要有补虚、补虚要有化瘀的思想。

病例：杨某，女，26岁，已婚。1998年4月8日初诊。

患者产后 30 余天，恶露未尽，时多时少，颜色暗红，或夹瘀块，食欲不振，大便每日解一次。舌质淡，苔白，脉沉细。

诊断：恶露不止。

辨证：健脾益气，收敛止血。

处方：党参 20 g，白术 9 g，茯苓 12 g，当归 9 g，黄芪 20 g，益母草 15 g，芡实 15 g，海螵蛸 10 g，甘草 6 g。每日 1 剂，水煎服，连服 3 剂。

二诊（4 月 11 日）：治疗后，患者恶露已经停止，食欲好转，二便正常，舌脉同上。继续使用上方加枸杞子 9 g，每日 1 剂，水煎服，共 3 剂。

按语：产后元气亏虚，气不摄血，从而导致恶露不止。因此，可以使用四君子汤健脾益气，当归、黄芪补血摄血，海螵蛸、芡实收敛止血。诸药合用，共同发挥益气健脾摄血的作用。

14. 不孕症　张达旭教授认为，不孕症与肾、肝、脾三脏密切相关。《素问·上古天真论》中记载："二七而天癸至，任脉通，太冲脉盛，月事以时下，故有子。"这段话说明了肾气在月经过程中的主导作用，主宰生殖功能。如果肾气不足，肝血亏虚，肝气失常，都可能导致月经不调或闭经，从而影响怀孕。因此，在不孕症的治疗中，肝和肾这两个脏器扮演着重要的角色。同时还需要关注脾胃的气血情况。脾胃为后天之本，气血生化之源。脾气足则有助于气血的生成，血液充盛，有利于怀孕。因此，可以使用五子衍宗丸、左归饮、右归饮等药物来补肾气、固本培元；使用逍遥散、补中益气丸来疏肝调冲任、健脾益气，以促进精血生成。此外，还有一些由宫寒、湿阻、气滞血瘀或痰湿导致的不孕情况。

病例：患者利某，女，31 岁，已婚。2001 年 1 月 9 日初诊。

患者结婚 3 年来未采取避孕措施，但一直未能怀孕。月经按时来潮，量一般，颜色暗红，持续 3 天。伴有白带清稀，食欲减退，大便溏软，每日解两次，腰酸。舌质淡，苔薄白，脉细弱。

诊断：不孕症。

辨证：肾虚宫寒。

治则：温肾暖宫。

处方：熟附子 9 g，肉桂 2 g，小茴香 9 g，当归 9 g，怀山药 12 g，菟丝子 10 g，蛇床子 10 g，艾叶 9 g，枸杞子 10 g，甘草 6 g。每日 1 剂，水煎服，共 3 剂。

二诊（1 月 12 日）：患者症状与初诊相同，继续上方治疗 3 剂。

三诊（1 月 15 日）：患者症状有所缓解，下腹微胀，舌脉同初诊。继续上方治疗，加入香附 9 g，共 3 剂，水煎服，每日 1 剂。

四诊（1 月 19 日）：月经来潮的第 2 天，患者经量稍多，颜色暗红，夹杂有血块，舌脉同初诊。继续上方治疗，加入杜仲 9 g，水煎服，每日 1 剂。

五诊（1 月 22 日）：患者症状无明显不适，舌脉同初诊。继续上方治疗 7 剂。

六诊（1 月 29 日）：患者腰部胀痛以外，其他症状消失，舌脉同初诊。继续上方治疗，加入淫羊藿 9 g，共 7 剂，每日 1 剂，水煎服。

七诊（2 月 5 日）：患者症状与前次就诊相同，舌脉同初诊。继续上方治疗 7 剂，每日 1 剂，水煎服。

八诊（2 月 12 日）：患者症状与前次就诊相同，舌脉同初诊。继续上方治疗，加入茺蔚子 9 g，每日 1 剂，水煎服。

九诊（2 月 28 日）：患者月经逾期 10 天未来潮，舌脉同初诊。继续上方治疗 7 剂。

十诊（3 月 10 日）：患者月经逾期 20 余天未来潮，尿人绒毛膜促性腺激素阳性，确认为早期怀孕。拟调整方剂如下：党参 10 g，白术 9 g，茯苓 12 g，川续断 9 g，桑寄生 10 g，砂仁 6 g，紫苏叶 3 g，甘草 6 g。每天 1 剂，水煎服，共需 7 剂。

按语：由于肾虚宫寒，无法实现精气养胎，因此方剂中选用了熟附子、肉桂这类补肾阳的药物，并配合当归以补血。使血液旺盛，阳生阴长，从而有助于增加受孕机会。

15. 产后小便不通　新产后产妇发生排尿困难，小便点滴而下，甚至闭塞不通，小腹胀急疼痛者，称为产后小便不通，又称为"产后癃闭"。

病例：陈某，女，27 岁，已婚，1987 年 3 月 3 日就诊。

患者于 1987 年 2 月 25 日足月分娩一男孩，产后出现排尿困难、下腹胀痛、大便溏泄，面色苍白，舌淡，苔薄白，脉沉细。

初步诊断：产后小便不通。

辨证：肾气亏虚。

治则：温肾行水。

方药：金匮肾气丸。

处方：制熟附子 10 g，肉桂 2 g，怀山药 12 g，山茱萸 9 g，牡丹皮 9 g，桂枝 9 g，泽泻 9 g，茯苓 9 g，桔梗 9 g。每日 1 剂，水煎服，连服 3 剂。

二诊（3 月 9 日）：患者小便通畅，腹胀减轻，舌脉同前。继续上方治疗，每日 1 剂，水煎服。

按语：此病因产后失血过多，伤及肾气，导致肾气亏虚，不能主持前后二阴之开阖，不能化气蒸腾而输布精气，从而导致尿闭不通。因此，拟使用金匮肾气丸，以补充肾阴虚损，生发气血，同时辅助肾阴以化水。加入桔梗可以上通肺气，使肺气降逆，通调水道，使肾阳振奋，膀胱气化正常，从而达到小便正常的效果。

16. 不射精　是指在性交时，阴茎能勃起并进入阴道，但无法达到性高潮和射精，特征是无法排出精液。也称为"精不泄"或"精闭"。张达旭教授认为，不射精通常是一种功能性疾病。

（1）阴虚火旺证

证候：性欲亢进，性交时阴茎持续勃起且无性高潮，不射精，心烦失眠，梦遗及早泄，口渴喜饮，尿黄，便干结，舌质红，舌苔少或薄黄，脉细数。

治则：滋阴降火。

方药：知柏地黄丸加减。

验方：知母、黄柏、山茱萸、泽泻、酸枣仁各 10 g，生地黄、鳖甲（先煎）、茯苓、怀山药、牛膝各 15 g，牡丹皮、黄精各 12 g，土鳖虫、川芎各 6 g，水煎服，每日 1 剂。

张达旭教授经验方：知母、黄柏、生地黄、山茱萸、泽泻、牡丹皮、茯苓、女贞子各 10 g，甘草 6 g。水煎服，每日 1 剂，分 3 次服用。

（2）肝郁化火证

证候：性欲亢进，情绪急躁，阴茎久勃不软，口苦咽干，头晕目眩，少寐多梦，舌质红，舌苔黄，脉弦数。

治则：疏肝泻火。

方药：龙胆泻肝汤加减。

验方：龙胆草、柴胡、木通（或通草）各 6 g，山栀子、石菖蒲、茯苓各 12 g，生地黄、车前草各 15 g，泽泻、黄芩、淡竹叶各 10 g。水煎服，每日 1 剂。

（3）肾阳不足证

证候：性欲减退，性交时无法射精，病程较长，腰膝酸软，畏寒怕冷，手足不温，尿清长，大便溏软，舌质淡，舌苔白，脉沉细无力。

治则：温肾壮阳，益精通关。

方药：金匮肾气丸加减。

验方：熟附子 6 g，肉桂 3 g（先下），熟地黄、怀山药、茯苓、淫羊藿各 15 g，杜仲、仙茅各 12 g，山茱萸、肉苁蓉、鹿角胶（烊化冲服）、蛇床子各 10 g。水煎服，每日 1 剂。

张达旭教授经验方：肉桂 3 g（先下），熟附子、山茱萸、枸杞子、金樱子、菟丝子、熟地黄、仙茅各 10 g，怀山药、淫羊藿各 12 g，炙甘草 6 g。水煎服，每日 1 剂，分 3 次服用。

（4）心脾两虚证

证候：勃起正常，性交时不能射精，心悸失眠，多梦健忘，食欲不振，面色少光泽，舌质淡，舌苔白，脉细弱。

治则：益气养心，健脾益精。

方药：归脾汤加减。

验方：党参、黄芪、当归、茯苓、酸枣仁各15 g，白术、远志、巴戟天、补骨脂各10 g，木香、炙甘草各6 g，生姜3 g，大枣5枚。水煎服，每日1剂。

张达旭教授经验方：党参15 g，黄精、黄芪各12 g，何首乌、酸枣仁、当归各10 g，远志3 g，炙甘草6 g。水煎服，每日1剂，分3次服用。

（5）瘀血阻滞证

证候：同房时无法射精，阴部或两侧胁部胀痛，睾丸坠胀，舌质暗红，有瘀斑，舌苔薄白，脉沉涩或弦细。

治则：活血化瘀，益肾通络。

方药：血府逐瘀汤加减。

验方：桃仁、川芎、枳壳、蛇床子、韭菜子各10 g，当归、赤芍、牛膝各15 g，红花、柴胡、桔梗、生甘草各6 g。水煎服，每日1剂。

张达旭教授经验方：红花、水蛭、川芎各9 g，赤芍、桃仁、路路通、橘核、当归尾各10 g。水煎服，每日1剂，分3次服用。

17. 逆行射精 是指在性兴奋达到高潮并射精时，精液逆流入膀胱而不从尿道外口排出。此时，在排尿时会出现尿液中含有精子的情况。《诸病源候论》中记载了"精不射出，但聚于阴头"和"流而不射精"。

尽管中医古籍中有关于该病的描述，但对其病因和病机的论述并不全面。张达旭教授认为，该病表现为性高潮后第一次尿液呈现澄清，并混有黏液或糊状浊液，因此可归类为精隆证。该证常由湿热下注、热结痰浊、瘀阻、手术损伤、房劳过度、相火亢盛、肾精不固等因素引发，导致精液无法顺利流经正常路径而逆行。

（1）湿热下注证

证候：在性高潮射精时，尿道不排出精液，而在第一次排尿时，尿液中含有黄色或黄白相兼的糊状黏液。同时伴有小腹胀痛，会阴灼热，舌质暗红有瘀点，舌苔黄腻，脉弦滑或滑数。

治则：清热利湿，祛瘀化痰。

方药：精癃实证方。

验方：龙胆草、山栀子、牡丹皮、浙贝母、木通（或通草）各9 g，蒲公英15 g，金银花、川牛膝、荔枝核、橘核、赤芍各12 g，琥珀1 g（碾末冲服），用水煎服，每日1剂。该方常用于治疗精癃实证。

张达旭教授经验方：牡丹皮、龙胆草各9 g，蒲公英、金银花、浙贝母、荔枝核、橘核、赤芍各10 g，牛膝12 g，琥珀1 g（碾末冲服），用水煎服，每日1剂，分3次服用。

（2）心肾阴虚证

证候：在性高潮射精时，尿道不排出精液，而在第一次排尿时，尿液中含有白色或赤白相兼的糊状黏液。同时伴有口干咽燥，腰酸膝软，耳鸣头晕，甚至出现心悸、盗汗等症状。舌质嫩红，舌苔少或薄黄，脉细数或细弦。

治则：滋养心肾，清泄相火。

方药：精癃虚证方。

验方：酸枣仁、知母、枸杞子、天冬、麦冬、芦根各12 g，茯苓、生地黄各15 g，莲子心3 g，五味子、黄柏、竹叶各9 g。用水煎服，每日1剂。该方常用于治疗精癃虚证。

张达旭教授经验方：酸枣仁、知母、枸杞子、麦冬、茯苓各10 g，莲子心3 g，五味子、白茅根各12 g，竹叶9 g。用水煎服，每日1剂，分3次服用。

（3）肾气不足证

证候：在性高潮来临时有射精的感觉，但没有精液射出。伴随腰膝酸软，小便频繁而清，尿后滴沥或失禁，夜间尿频增多。舌质淡胖，舌苔白，脉象虚细。

治则：补充气血，调节精气。

方药:《太平惠民和剂局方》无比山药丸加减。

张达旭教授经验方：熟地黄、山茱萸、泽泻、赤石脂、牛膝各10 g，怀山药、茯苓、巴戟天、菟丝子各 15 g，五味子 6 g，肉苁蓉 30 g。水煎服，每日 1 剂，分 3 次服用。

（4）中气下陷证

证候：在性高潮来临时有射精感，但没有射出精液。自觉神疲乏力，四肢无力，声音低弱，伴有头晕目眩，或脘腹胀满，或肛门坠胀，甚至脱肛。舌质淡红而胖大，舌苔白，脉象细弱无力。

治则：补益中焦气血，提升阳气，排除下陷之症。

方药：补中益气汤加减。

张达旭教授经验方：黄芪 20 g，人参、炒白术、当归各 10 g，炙甘草、陈皮、升麻、柴胡各 6 g。水煎服，每日 1 剂，分 3 次服用。

（5）精道滞涩证

证候：在性高潮来临时不射精，但有精液聚集于阴头之感，事后偶尔有少量精液溢出。小便细而不畅。舌质暗红，或舌边有瘀点瘀斑，舌苔薄白，脉象沉涩。

治则：活血化瘀，理气通络。

方药：血府逐瘀汤加减。

张达旭教授经验方：柴胡、赤芍、枳壳、川芎、当归、生地黄、牛膝、桔梗各 10 g，白芍、桃仁各 15 g，甘草、红花各 6 g。水煎服，每日 1 剂，分 3 次服用。

18. 早泄　是一种性功能障碍，指的是在性交过程中，阴茎插入阴道的时间很短，甚至阴茎刚接触阴唇未插入即射精，无法控制射精的时间，导致性交过早终止。在我国民间，此症状被称为"见花谢"或"鸡精"。

（1）肾气不固证

证候：出现性欲减弱、阴茎勃起困难，勉强勃起后迅速泄精的情况。伴随腰膝酸软、神倦疲乏、小便清长、夜尿频多、头晕耳鸣等症状。舌质淡，舌苔白，脉细弱。

治则：补益肾气，固精止泄。

方药：金匮肾气丸加减。熟附子9 g，桂枝6 g，熟地黄、山茱萸、怀山药、泽泻、茯苓、牡丹皮各12 g。水煎服，每日1剂。同时还可使用怀山药、芡实、莲子肉各10 g与粳米100 g煮粥，早晚食用，具有补益肾阳、收敛固涩的作用。

张达旭教授经验方：桂枝6 g，熟地黄12 g，熟附子、山茱萸、怀山药、泽泻、茯苓、牡丹皮各10 g。水煎服，每日1剂，分3次服用。

（2）肝经湿热证

证候：出现性欲亢进、早泄，尿液呈黄赤色或带有淋浊。阴囊潮湿，伴有口苦咽干、头晕目眩等症状。舌质红，舌苔黄或黄腻，脉弦数。

治则：清肝泻火，通利湿热。

方药：龙胆泻肝汤加减。龙胆草、木通、甘草各6 g，黄芩、山栀子、柴胡、泽泻各10 g，生地黄、车前子（包煎）、茯苓、牛膝、金樱子各15 g，龙骨、牡蛎各30 g。水煎服，每日1剂。

张达旭教授经验方：龙胆草、车前子（包煎）、山栀子、黄芩、泽泻、柴胡、当归、生地黄各10 g，甘草6 g。水煎服，每日1剂，分3次服用。

（3）心脾虚损证

证候：出现临房早泄、肢体倦怠、面色不华、形体消瘦、健忘多梦、心悸气短、纳呆便溏等症状。舌质淡，舌苔白，脉细。

治则：补益心脾，健脾养心。

方药：启阳娱心丹。党参、茯神、石菖蒲、酸枣仁、神曲各12 g，远志、白术、当归、白芍各10 g，柴胡、橘红、甘草各6 g，菟丝子、怀山药各15 g，砂仁3 g。水煎服，每日1剂。

张达旭教授经验方：党参12 g，远志、砂仁各3 g，茯神、石菖蒲、菟丝子、酸枣仁、白术、柴胡、当归、白芍各10 g。水煎服，每日1剂，分3次服用。

（4）阴虚火旺证

证候：出现欲念涌动、阳事易举、临房早泄、梦遗滑精等情况。伴随心烦不寐、腰膝酸软、五心烦热、潮热盗汗等症状。舌质红，少苔，脉细数。

治则：滋阴补肾，清虚火。

方药：大补阴丸合大补元煎加减。生地黄、熟地黄、怀山药、山茱萸、杜仲、知母、黄柏、牡丹皮、龟甲（先煎）各 10 g，茯苓 12 g，金樱子、沙苑子、生龙骨、生牡蛎各 15 g，炙甘草 6 g。水煎服，每日 1 剂。

19. 死精不育　死精是指精液中丧失活动能力的精子；若精子成活率降低，死亡精子超过 40%，就可导致男子不育，其发病率为男子不育症的 1.3% 左右。上海交通大学医学院附属仁济医院通过对精子活力测定的评价认为：排精后 1 小时内，正常存活的精子应为 70% 以上，精子存活时间应保持 6 小时而存活率在 20% 以上，若 6 小时内已无存活的精子，则很可能造成不育。

（1）肾气不足证

证候：婚后不育，死精增多，性欲低下，射精无力，早泄，常伴有腰膝酸软，神疲乏力，头晕耳鸣，舌质淡，舌苔薄白，脉沉细。

治则：补肾强精。

方药：生精补肾丸加减，枸杞子、覆盆子、紫河车、鹿衔草各 10 g，桑椹、菟丝子、淫羊藿、川续断、黄芪、怀山药各 15 g，党参、当归各 12 g。水煎服，每日 1 剂。或用中成药五子衍宗丸每日 3 次，每次 9 g。

（2）肾阳虚衰证

证候：不育，死精较多，阳痿早泄，伴形寒肢冷，面色无华，精神不振，夜尿频多，舌质淡胖，舌苔白润，脉沉细无力。

治则：填精补肾，温阳益气。

方药：赞育丹加减。熟附子 10 g（先煎），肉桂 5 g（后下），紫河车、巴戟天、淫羊藿各 15 g，肉苁蓉、熟地黄各 30 g，蛇床子、韭菜子、当归、山茱萸、怀山药、枸杞子、白术各 12 g。水煎服，每日 1 剂。可另加右归丸增强温阳补肾、填精补血之功。

张达旭教授验方：肉桂 6 g（后下），紫河车 15 g，肉苁蓉 12 g，熟附子、巴戟天、淫羊藿、韭菜子、熟地黄、当归、山茱萸、怀山药、枸杞子、白术各 10 g。水煎服，每日 1 剂，分 3 次服。

（3）阴虚火旺证

证候：不育，死精多，精少，早泄遗精，伴腰膝酸软，五心烦热，潮热盗汗，口干咽燥，舌质红，舌苔少，脉细数。

治则：滋阴降火，育阴生精。

方药：知柏地黄丸加减。知母、黄柏各 10 g，生地黄、赤芍、白芍、山茱萸、牡丹皮各 12 g，怀山药、泽泻、当归、沙苑子、玄参、天冬、麦冬各 15 g。水煎服，每日 1 剂。

（4）下焦湿热证

证候：不育，死精多，常尿频急痛、尿道灼热不适，小腹、会阴坠胀，用力大便后尿道见较多乳白色分泌物溢出，舌质稍红，舌苔黄腻，脉弦滑。

治则：清热利湿，解毒排浊。

方药：八正散加减。山栀子、黄柏、龙胆草各 10 g，大黄 6 g（后下），萹蓄、瞿麦、滑石（打碎）、薏苡仁各 15 g，车前子 30 g（包煎），草薢 12 g；水煎服，每日 1 剂。

张达旭教授验方：大黄 6 g，滑石（打碎）、薏苡仁各 30 g，山栀子、黄柏、萹蓄、瞿麦、龙胆草、草薢各 10 g。水煎，每日 1 剂，分 3 次服。亦可用精隆实证方（详见逆行射精）。

（5）气滞血瘀证

证候：不育，死精较多，情绪不佳，烦躁易怒，性欲淡漠，伴有胸胁胀满，下腹或会阴胀痛，舌质偏暗，边缘有瘀点，舌苔薄白，脉弦紧。

治则：活血化瘀，疏肝解郁。

方药：柴胡疏肝散加减，柴胡、绿萼梅、沉香各 6 g，白术、橘核各 10 g，白芍、枳壳、香附、郁金各 12 g，当归、茯苓、乌药、柏子仁、夜交藤各 15 g；水煎服，每日 1 剂。

张达旭教授验方：川芎、红花各 9 g，生地黄 12 g，桃仁、当归、赤芍、柴胡、枳实、桔梗、牛膝、川楝子、延胡索各 10 g。水煎服，每日 1 剂，分 3 次服。

（6）痰湿阻滞证

证候：形体肥胖，不育，死精较多，小便不畅，咳嗽痰液黏腻，伴有胸腹胀闷，头晕身重，食欲不佳，舌质淡，舌苔白腻，脉滑。

治则：化痰利湿通窍。

方药：导痰汤加减。姜半夏、苍术、白术、竹茹、浙贝母各 10 g，胆南星、橘红、厚朴、陈皮各 6 g，枳实 12 g，茯苓、石菖蒲各 15 g，车前子（包煎）、薏苡仁各 30 g。水煎服，每日 1 剂。

20. 水肿　是指体内水液潴留，泛滥至肌肤，导致眼睑、头面、四肢、腹背甚至全身浮肿，严重时还可能伴有胸腔积液、腹腔积液等症状。

（1）心气不足，瘀阻生水证　患者常会出现心悸、气促、自汗、早晨起床时面部浮肿，中午后下肢水肿，胁肋胀痛，舌苔淡红带齿痕，且可能出现紫斑，脉滑细。

治则：补益心气，疏通瘀血，化湿利水。

处方：茯苓、党参各 30 g，黄芪 20 g，泽兰、当归各 9 g，红花、川芎各 6 g，肉桂、远志各 3 g，泽泻、杏仁各 10 g。水煎后分 3 次服用。

（2）气阴两虚，气化不利而水湿停留证　患者常伴有气促、面部浮肿、下肢水肿，尿量减少，自汗或盗汗，口干，便秘，舌红少苔，甚至出现裂纹，脉濡细或结代。

治则：补益气血，滋养阴液，助其化气行水。

处方：人参 9 g，猪苓、泽兰各 10 g，五味子 3 g，五加皮 12 g，泽泻、茯苓各 30 g，滑石 20 g。水煎后分 3 次服用。

（3）心肾阴虚，水湿滞留证　患者常出现喘息、大腹水肿，颈部脉搏有力，有痰咳，尿液短少，四肢感觉寒冷，舌淡胖，边缘有齿痕，舌苔白腻，脉沉微。

治则：温养心肾，通达阳气，化解水湿。

处方：人参 5 g，石菖蒲、熟附子各 9 g，肉桂 3 g，茯苓 30 g，五加皮 12 g，薤白、牛膝各 10 g，泽泻、车前子各 20 g。水煎后分 3 次服用。

（4）脾肾阳虚，水湿互结证　患者身体肿胀，呼吸困难，胁肋肿胀，食欲减退，尿量减少，颈部脉搏有力，有痰咳，舌淡胖，边缘有齿痕，也可能出现紫斑，舌苔白滑，脉沉微细。

治则：温煦脾肾阳气，疏通瘀血，化湿利水。

处方：熟附子、人参、白术、白芍、桃仁、苏木、葶苈子、杏仁、防己各 10 g，沉香 2 g，陈皮 6 g，茯苓、泽泻各 30 g。水煎后分 3 次服用。

21. 黄褐斑　中医学中也称之为"黧黑斑"，是一种常见的发生在颜面部的局限性淡褐色到深褐色的色素沉着性皮肤病，可分为生理性或病理性，多见于青中年妇女。该病多见于面部对称出现，呈蝶形，也可见于眉弓、额、颧、鼻及口周、下颌等处，边界清晰，无自觉症状。日晒后皮肤损伤颜色加深，女性患者可在经前期或经期加重加深。

在临床实践中，根据总结的经验，可将其分为以下几种类型来进行论治。

（1）肝郁内热型　患者面部皮肤呈褐色，兼有情绪抑郁、胸胁胀满、面部热感、月经不调、口干苦等症状，舌质红，苔黄，脉弦细。

治则：疏肝清热。

处方：牡丹皮、赤芍、茯苓、栀子、柴胡各 10 g，当归 9 g，白花蛇舌草、益母草各 12 g，甘草 6 g。水煎后分 3 次服用。

（2）肾气不足型　患者皮肤呈深褐色，形状如蝶形但显得暗淡无华，兼有头晕耳鸣、腰膝酸软等症状，舌质淡，少苔，脉细弱。

治则：补肾养阴。

处方：熟地黄、山茱萸、牡丹皮、泽泻、茯苓、枸杞子、女贞子各 10 g，墨旱

张达旭

莲、怀山药各 12 g，甘草 6 g。水煎后分 3 次服用。

（3）气滞血瘀型　患者由肝病引起，皮肤呈灰褐色或青紫色，兼有肝区胀痛、舌质暗、可能出现瘀斑等症状，脉弦细。

治则：理气养血，活血化瘀。

处方：桃仁、蒺藜各 9 g，白芍、生地黄、地龙、白菊花各 10 g，甘草 6 g。水煎后分 3 次服用。

（4）脾虚湿热型　皮肤呈黄褐色，胃脘闷胀，大便烂，小便黄，苔黄腻，脉滑数。

治则：健脾清热。

处方：赤小豆、薏苡仁各 30 g，半夏、苍术、茵陈、车前子各 10 g，白花蛇舌草 12 g，陈皮 6 g。水煎后分 3 次服用。

（5）阴虚内热型　患者皮肤呈黄褐色，色泽较淡且边界模糊，兼有低热、神疲、头晕、月经不调等症状，舌质红，苔黄，脉细数。

治则：滋阴清热。

处方：生地黄 20 g，玄参 15 g，麦冬、知母、地骨皮、枸杞子、女贞子、墨旱莲各 10 g，甘草 6 g。水煎后分 3 次服用。

22. 肺气肿　是指终末支气管远端（呼吸细支气管、肺泡管、肺包囊和肺泡）的气道弹性减退，过度膨胀、充气和肺容积增大，或同时伴有气道壁破坏的病理状态。相当于中医学的"肺胀""喘证"等范畴。

（1）风寒外感　患者出现咳喘并作，痰白而稀，恶寒头痛，无汗，舌苔薄白，脉浮紧。

治则：散寒宣肺，化痰平喘。

处方：杏仁、半夏各 10 g，细辛 3 g，炙麻黄、甘草各 6 g。水煎后分 3 次服用。

（2）痰浊壅肺　患者出现气喘咳嗽，痰多黏稠，咳而不爽，胸部闷痛，舌苔白腻，脉滑。

治则：祛痰平喘。

处方：陈皮 5 g，半夏、茯苓各 12 g，甘草 6 g，杏仁、紫苏子、白芥子、莱菔子各 10 g，川厚朴 9 g。水煎后分 3 次服用。

（3）肺虚而喘 患者出现喘促气短，语言无力，咳声低弱，自汗畏风，咽喉不利，面红口干，舌质淡红，脉细软而弱。

治则：益气养阴定喘。

处方：人参 9 g，五味子 4 g，沙参 12 g，麦冬、紫菀、黄芪、桑白皮各 10 g，黄芩、炙甘草各 6 g。水煎后分 3 次服用。

（4）肾虚而喘 患者出现喘咳日久，动则喘甚，形疲神惫，易出汗而面暗，肢冷腰酸，舌质淡，脉沉细。

治则：补肾纳气。

处方：泽泻、熟附子各 9 g，肉桂 3 g（另焗），熟地黄 12 g，人参、山茱萸、牡丹皮、补骨脂、茯苓各 10 g，五味子 4 g。水煎后分 3 次服用。

防治措施：①积极治疗原发病，如慢性支气管炎、支气管哮喘等，平时注意调养，促进身体健康，增强抵抗力，改善肺功能，树立战胜疾病的信心，此病不是不治之症。②积极锻炼身体，可选择适合自己的一些体育活动，如慢跑、太极拳、体操、步行等，提高肺活量，改善血液循环，使更多的氧气进入体内。③调情志，适寒温：肺气肿患者冬季最怕冷，也很容易感冒，季节交替时需注意防寒保暖，同时加强皮肤保湿，可适当进行耐寒锻炼。④注意补充营养。可选用蛋白质含量较高、富含维生素的食品，如奶制品、蛋类、瘦肉等，勿食辛辣食物，饮食宜清淡不宜过咸，多吃新鲜蔬菜水果，少食海鲜之类，还要戒烟戒酒。

23. 小儿遗尿 是指 5 岁以上的小儿在夜间睡眠中无法醒来而发生无意识的排尿，俗称"尿床"。发病率较高，5 岁小儿约有 15% 的患病率。随着年龄增长，发病率逐渐下降，到 15 岁时占 2% ～ 5%。随着年龄进一步增长，患病率有所下降，但仍有 2% ～ 4% 的人可能在成年后仍然出现遗尿现象。这种情况会影响小儿的自尊心和自信心，还可能引发记忆力、理解力、注意力、烦躁、空想、多动等不良行为。到成年阶段，可能导致交友、婚恋等行为异常，对精神和生活造成严重影响，甚至引发严重的心理人格障碍。因此，小儿遗尿是严重影响儿童身心健康的一种疾病。目前，西医治疗尚缺乏有效的方法，并且药物治疗存在较大的不良反应，而中医药在治疗小儿遗尿方面具有独特优势。

（1）肾阳不足　患者小便清长，滴沥不断，面色苍白，恶寒肢冷，腰膝酸软，两足无力，舌质淡，苔薄，脉沉细无力。

治则：温补肾阳。

处方：肉桂 3 g，熟附子、淫羊藿、益智仁、菟丝子各 9 g，枸杞子、怀山药各 10 g，甘草 5 g。水煎分 3 次服。

（2）肺脾气虚　患者尿意频急，面色无华，气短乏力，食欲不振，小腹坠胀，大便溏烂，舌质淡，苔白，脉细无力。

治则：补脾益气。

处方：黄芪、煅龙骨各 20 g，白术 9 g，柴胡、升麻、炙甘草各 5 g，桑螵蛸 6 g。水煎分 3 次服。

（3）肝经郁热　患者小便频数，滴沥而出，色黄赤，烦躁易怒，手足心热，舌质红，苔黄腻，脉弦。

治则：泻肝清热。

处方：车前子、生地黄、黄芩各 10 g，木通 10 g，木通、山栀子各 9 g，山茱萸、龙胆草、柴胡、当归各 6 g，滑石粉 30 g，甘草 5 g。水煎分 3 次服。

（4）瘀阻下焦　患者小便滴沥不畅，小腹胀满隐痛，可触及瘀斑，舌质紫暗，有瘀点，舌苔薄，脉涩。

治则：活血化瘀。

处方：枳壳、当归各 9 g，赤芍、蒲黄、五灵脂各 10 g，桃仁、川芎、红花、柴胡各 6 g，甘草 5 g。水煎分 3 次服。

（一）月经先期

黄某，女，25 岁。1991 年 10 月 16 日就诊。

患者以"月经提前来潮 3 个月"为主诉就诊。患者近 3 个月来月经周期提前，每次提前 18～20 天，量多，鲜红色，夹有瘀块，经期小腹隐痛，行经时间为 5 天。末次月经日期为 1991 年 10 月 1 日。患者食欲减少，白带增多，呈白浓状。舌苔红而薄白，脉细弱。

初步诊断：月经先期（肝郁血热）。

治疗原则：疏肝清热，凉血调经。

处方：柴胡 12 g，白芍 1 g，当归 9 g，白术 9 g，茯苓 10 g，牡丹皮 1 g，栀子 9 g，丹参 10 g，苍术 9 g，薏苡仁 20 g，甘草 6 g。每日 1 剂，水煎服，连续服用 7 剂。

二诊（1991 年 10 月 25 日）：患者于 1991 年 10 月 23 日月经来潮，量一般，颜色鲜红，出血块较少，经期小腹隐痛、头晕，舌淡红，苔薄白，脉细。拟采用养血清热法治疗。处方：当归 10 g，川芎 6 g，白芍 10 g，生地黄 12 g，地骨皮 9 g，牡丹皮 9 g，沙参 9 g，山栀子 9 g，麦冬 9 g，甘草 6 g。

三诊（1991 年 12 月 10 日）：患者经过上述治疗后，月经按时来潮，但经量较少，颜色鲜红时夹有血块，舌淡苔薄，脉细。根据情况，拟采用丹栀逍遥散进行治疗。处方：牡丹皮 10 g，栀子 6 g，柴胡 9 g，当归 10 g，白芍 10 g，茯苓 10 g，怀山药 15 g，甘草 6 g。每日 1 剂，水煎服。

按语：根据患者的情况分析，患者出现月经先期的原因是肝郁化热，热及冲任，导致冲任失固，从而导致月经提前来潮。此外，肝经疏泄过度也会导致经量较多，肝气郁滞，血液循环不畅，导致经血凝结成块。肝气郁滞也导致经前期出现小腹隐痛的症状。因此，使用逍遥散疏肝解郁，加入牡丹皮和栀子清理肝经郁热。二诊时患者出现头晕，说明存在血虚的情况，使用生四物汤补血养阴，加入地骨皮、麦冬和沙参滋阴清热，并通过山栀子清肝泄热。经过治疗，患者经期正常恢复。

（二）闭经

宋某，女，39岁，已婚。1993年10月9日就诊。

患者以"闭经半年余"为主诉就诊。患者自述半年前开始出现月经未按时来潮的情况。之前每次月经来潮时会出现乳房胀痛、下腹两侧胀痛，并喜欢叹息。舌质淡白，舌苔薄白，脉细涩。

初步诊断：闭经（肝郁血虚）。

治疗原则：疏肝解郁，健脾养血通经。

处方如下：当归15 g，白芍12 g，柴胡9 g，白术9 g，茯苓12 g，薄荷6 g（后下），王不留行9 g，香附9 g，甘草6 g。每日1剂，水煎服，连续服用7剂。

二诊（10月17日）：患者服用上述处方后，今晨月经来潮，量少，夹有瘀块，乳房胀痛，舌脉同上。在原方的基础上加入益母草15 g，连续服用7剂。

三诊（10月24日）：患者月经于10月22日完全结束，大便稍有泻痢。在原方的基础上加入薏苡仁15 g和怀山药12 g，连续服用7剂。

四诊（12月10日）：患者服用上述处方20多剂后，3个月来月经按时来潮，经期出现乳房胀痛、小腹胀痛，舌淡红，苔薄白，脉细。根据情况，进一步调整处方。调整后的处方如下：上方枳壳9 g，大枣10 g，每日1剂，水煎服。

按语：患者年近四十，阴气已从半。患者肝主疏泄功能失常，肝气郁结，伤及脾气，导致患者气血生化功能受损，进而影响了冲任二脉的功能，造成血海空虚。因此，治疗上采用疏肝扶脾的方法，并通过逍遥散进行调理，使得肝气得以舒展，脾气运化顺畅，冲任二脉畅通，从而使月经按时来潮。在二诊时加入丹参调理气血。

三诊时加入薏苡仁健脾渗湿。

（三）逆行射精

患者朱某，男，30岁，广西合浦县人。因"性高潮不射精，伴会阴灼热反复2年"于1999年12月7日就诊。

患者自述自1997年起，同房时会经历性高潮，尽管有射精快感，但没有观察到精液排出。之后会感到会阴部灼热，下腹稍有坠胀感，早晨或第一次排尿时可能会发现带有黄色或黄白两种颜色混合的糊状黏液，无明显的尿频、尿急和尿痛症状。未检测到肉眼可见的血尿。患者未出现发热、恶寒或腰痛症状。在外院就诊，检查结果显示为慢性前列腺炎，经过长期使用多西环素或阿奇霉素等抗感染治疗，病情未见好转。1个月前复查前列腺液常规，结果仍然显示白细胞（++）。由于婚后3年未能成功怀孕，患者希望尝试中药治疗，因此前来就诊。既往体检曾发现为乙肝病毒携带者，否认有肝炎、肺结核等传染病史，也否认有心肺、胃肠、肝胆和泌尿系统慢性病史。患者否认有外伤、手术或输血史，也没有药物或食物过敏史。预防接种史不详，对其他系统的回顾未发现特殊情况。患者出生于原籍，未有长期在外地居住史，不嗜烟酒，曾食用生鱼。患者曾有手淫习惯，在婚前曾与多位性伴侣发生性关系。与配偶结婚已经3年，一直共同生活并未采取避孕措施，但至今未能怀孕。患者的父母健在，家庭和睦，没有家族遗传病史。

查体方面：生命体征稳定，神志清楚，营养状态良好，正常发育，自主体位，患者合作配合进行体检。生殖器检查：阴茎长约7 cm，无包茎，尿道外口及冠状沟未见红肿、溃疡或赘生物。双侧睾丸大小适中，质地中等，无触痛，触及双侧附睾和输精管未发现异常。未见精索静脉曲张。肛门检查：触及前列腺大小约4.0 cm×3.0 cm，质地稍硬，中央沟存在，表面光滑，无结节，按压稍感痛。舌质暗红色，有瘀点，舌苔黄腻，脉象弦滑。

化验检查方面：尿常规（同房后第一次）显示白细胞（+），镜检发现较多精子。

前列腺液常规：卵磷脂小体（+++），白细胞（++），脓细胞少量。

中医诊断：精癃（湿热下注）。

西医诊断：逆行射精，慢性前列腺炎。

治则：清热利湿，祛瘀化痰。

处方：龙胆草9g，山栀子9g，牡丹皮9g，浙贝母9g，通草9g，蒲公英15g，金银花12g，川牛膝12g，荔枝核12g，橘核12g，赤芍12g，琥珀1g（碾末冲服），水煎服，每日1剂，分3次服用，连服7剂。

二诊（12月15日）：患者述前日同房，性高潮时仍无精液射出，但同房后发现有精液流溢出，下腹胀及会阴部灼热感缓解。近期大便偏软，纳食减少，舌质淡红，舌苔薄黄，脉细滑。考虑泻肝火之品易耗伤正气，不可久服，中病即可，改以利湿散结、健脾益气为治则。处方：土茯苓30g，牡丹皮9g，浙贝母9g，通草9g，蒲公英15g，怀山药15g，川牛膝12g，荔枝核12g，橘核12g，赤芍12g，琥珀1g（碾末冲服），炒白术10g，水煎服，每日1剂，分3次服用，连服7剂。

三诊（12月24日）：患者述近期同房出现性高潮时不射精，高潮后伴随尿道灼热感而溢出，无下腹及会阴部胀痛，排尿后尿道灼热感消失，同房次日觉腰酸腿软，近期夜尿1～2次，口干，纳可，大便调。舌质淡红，舌苔薄白，脉细数。考虑湿热已除，肾气不足，射精无力，拟益气补肾为治则。处方：熟地黄、山茱萸、泽泻、赤石脂、牛膝各10g，怀山药、茯苓、巴戟天、菟丝子各15g，五味子6g，肉苁蓉30g，水煎服，每日1剂，分3次服用，连服7剂。

四诊（2000年1月3日）：患者同房时出现射精快感即有少量精液溢出，高潮后仍不断有精液溢出，伴尿道灼热感。事后无会阴部灼热及胀痛。纳可，睡眠可，大小便正常。舌质淡红，苔薄白，脉细数。复查前列腺液常规：卵磷脂小体（+++），白细胞少许。考虑已有射精，但仍然射精无力，治疗见效，治则不变，上方去赤石脂，加乌药、益智仁。处方：熟地黄、山茱萸、泽泻、乌药、川牛膝各10g，益智仁12g，怀山药、茯苓、巴戟天、菟丝子各15g，五味子6g，肉苁蓉30g，水煎服，每日 1 剂，分 3 次服用，连服 7 剂。

此后未再就诊，两个月后患者反馈，其配偶已怀孕。

按语：患者婚前曾有多个性伴侣，导致房事不洁，湿热之邪易侵袭下焦，进入精室，从而导致精液变混浊。长期下去，耗损肾精，肾气亏虚，推摄无力，使精液不能正常排出。病情呈现虚实夹杂，应优先祛邪泻实。因此，在初诊时辨证，可采用清热利湿、祛瘀化痰的治疗方法。其中，方剂中的龙胆草、山栀子、蒲公英、金银花具有清热解毒、清利下焦湿热的功效；浙贝母、川牛膝、荔枝核、橘核则有清热散结、祛瘀化痰的作用；赤芍、牡丹皮能够增强清热凉血、祛瘀活血的力量；通草、琥珀粉更有引导其他药物进入下焦、增强清热通窍的功效，从而解决下焦湿热问题。然而，清热解毒、泻肝火的药物容易损伤正气，在二诊时可发现大便变软、食欲减退等脾虚症状，因此需要改变治疗方案，重点是利湿散结，健脾益气。原方中的龙胆草、山栀子、金银花等苦寒药物过多，会影响脾胃功能。为了加强利湿作用，可以加入土茯苓，并加入怀山药、炒白术来健脾。三诊时发现患者脾气虚有所复苏，同时还出现腰酸腿软、夜尿频等肾气亏虚的证候，因此需要调整治疗方案，重点是益气补肾。方剂中使用六味地黄汤去掉牡丹皮，以填精补肾，赤石脂具有固涩功效，巴戟天、五味子、肉苁蓉、杜仲、菟丝子、川牛膝则能够补益肾气。药物的配伍使得肾气得到充实，逆行精液可以停止。虽然服药后射精无力，但四诊时已经发现有射精，复查前列腺液常规发现精液混浊明显改善，略加调整，去掉赤石脂，并加入缩泉丸等补肾摄精药物，以增强功效，患者病情最终得以痊愈。

（四）早泄

患者陈某，男，35 岁，职业为南宁市某宾馆厨师，因于 1998 年 10 月 6 日出现"同房过早射精已有 3 年"的情况而前来就诊。

据患者自述，从 1995 年 10 月开始，患者在新婚洞房之夜便无法控制兴奋，在阴茎刚一插入阴道即迅速射精。因此，他每次进行性生活时都感到紧张，担心妻子不满意。他的阴茎甚至还未完全插入阴道，就会立即失去控制并射精，导致阴茎下垂无力。这给患者带来了很大的精神压力，以至于每次夫妻生活都始于兴奋，终于失望。之后，患者难以入眠，并时常出现盗汗。但时有晨勃，并且对性刺激很容易勃起。自患者 15 岁起，便开始长出阴毛和喉结，并有遗精现象，每月会发生 2 ～ 3 次；16 岁时开始手淫，结婚后已戒除。患者平时身体健康，否认患有肝炎、结核等传染病，也否认有尿路感染、慢性前列腺炎等慢性疾病史。患者平日喜爱体育运动，不嗜烟酒。患者和妻子育有一子，其健康状况良好，家庭和睦。父母及姐妹们也都身体健康，否认有家族遗传病和传染病病史。

查体情况如下：体温 36.5℃，心率 88 次 / 分，呼吸 20 次 / 分，血压 122/70 mmHg。患者神志清楚，营养状况属中等偏好，身体发育正常，自主体位，合作度良好。泌尿生殖器检查结果显示：阴毛呈菱形分布，外生殖器无畸形，阴茎长度约为 7 cm，无包茎，尿道外口无红肿，阴茎海绵体无结节，睾丸大小正常，附睾无结节，双侧输精管光滑，无精索静脉曲张。肛门指检触及前列腺大小正常，质地中等，无触痛，中央沟明显，边缘光滑，无结节。舌质红，舌苔薄少，脉细数。

辅助检查：血常规分析：白细胞计数 $6.8×10^9$/L，中性粒细胞比率 67%，淋巴细胞比率 21.3%，单核细胞比率 8.7%，嗜酸性粒细胞比率 1.0%；红细胞计数 $1.0×10^{12}$/L，血红蛋白 158 g/L，血小板计数 $380×10^9$/L。尿常规：未见异常。大便常规＋潜血：未见异常，潜血阴性。性激素 6 项：垂体泌乳素（PRL）、卵泡刺激素（FSH）、黄体生成素（LH）、雌二醇（E_2）、孕酮（P）及睾酮（T）均在正常范围。前列腺液常规：卵磷脂小体（+++），白细胞 3 ～ 4 个 /HP。精囊彩超：未见异常。

中医诊断：早泄（阴虚火旺）。

西医诊断：功能性早泄。

治则：滋阴补肾。

处方：生地黄 10 g，熟地黄 10 g，怀山药 10 g，山茱萸 10 g，杜仲 10 g，知母 10 g，黄柏 10 g，牡丹皮 10 g，龟甲 10 g（先煎），茯苓 12 g，金樱子 15 g，沙苑子

15 g, 生龙骨 15 g, 生牡蛎 15 g, 炙甘草 6 g; 水煎服, 每日 1 剂, 分 3 次服用, 连服 7 剂。

二诊（10 月 14 日）：服药后, 患者近期夜间睡眠较好, 基本无盗汗, 晨勃较坚硬, 同房可插入阴道, 但抽动不足 10 秒钟即射精。平时易勃起现象减少, 大便软, 舌质红, 舌苔薄白, 脉细数。虚热已去, 考虑以培元固肾为主。处方：熟地黄 10 g, 怀山药 10 g, 山茱萸 10 g, 龟甲 10 g（先煎）, 女贞子 10 g, 补骨脂 12 g, 杜仲 12 g, 茯苓 12 g, 金樱子 15 g, 沙苑子 15 g, 生龙骨 15 g, 生牡蛎 15 g, 芡实 30 g, 炙甘草 6 g; 水煎服, 每日 1 剂, 分 3 次服用, 连服 7 剂。

三诊（10 月 23 日）：近期同房阴茎插入阴道, 可维持阴道内抽动约 3 分钟, 随即射精。患者睡眠明显改善, 纳可, 大小便正常。舌质淡红, 舌苔薄白, 脉细。治疗见效, 中药续守二诊处方再服 7 剂, 同时嘱患者进行食补, 如常食新鲜牡蛎、炖海参、番茄炒鸡蛋或韭菜煮鸡蛋等, 每日吃一个苹果。

四诊（11 月 5 日）：患者自述性兴奋后阴茎勃起较坚, 进入阴道可持续抽动 10 分钟以上, 能充分体验男女性生活的愉悦, 夫妻双方对此均满意。从此病愈停药。

按语：患者自青春期就有手淫习惯, 色欲过度, 戕伐太过, 耗伤肾精, 肾精过耗, 阴虚火旺; 或房事失节, 阴亏相火炽盛, 火扰精室, 性交时阴精不守, 虚阳外越, 故阳事易举, 受性刺激易勃起。本例表现为一派阴虚火旺证候, 当以滋阴降火、固精补肾为治则。首方中合并使用知柏地黄汤滋阴降火, 生地黄、龟甲增强滋阴之力, 杜仲补肾, 于阳中求阴; 合金锁固精丸温阳固涩, 金樱子加强固涩之力。然病患之本为肾虚, 易去虚热之标, 难复精亏之本, 故二诊以培元固肾为主; 首方去知母、黄柏、生地黄、牡丹皮等清热之品, 改以女贞子、补骨脂以填精补肾, 芡实健脾补肾固摄, 故药后肾阴壮大, 肾精固涩, 病得愈。

（五）死精不育

患者覃某, 男, 34 岁, 某公司干部。患者因为"夫妻同居未能生育 5 年余", 于

2001年2月25日前来就诊。

据患者自述，从1996年元旦结婚以来，夫妻长期共同生活并有规律的性生活，从未采取任何避孕措施，然而至今妻子仍未能受孕。患者的配偶月经规则，无痛经史，每月监测体温均提示较有规律的双向体温，并曾接受多种检查以排除器质性疾病。双侧输卵管造影显示双侧输卵管通畅。子宫及附件B超检查结果显示子宫略前倾位，发育正常，双附件未见异常。通过B超监测排卵情况，发现女方每月都有卵泡发育成熟并排出。为了解决生育问题，患者在1998年进行了精液检查，诊断结果为"弱精子症"。此后，患者在多家医院及私人诊所采取了西医、中医及中西医结合等多种方法和药物治疗（具体用药不详），然而精液质量改善的效果并不明显。从2000年5月开始，患者在某不孕不育治疗机构接受了连续4个月的宫内人工授精治疗，每个月的排卵期采用新鲜精液，制成优选精子悬液进行宫内人工授精，但这4次治疗均以失败告终。经朋友介绍，患者前来就诊。此外，患者常感到尿道灼热感、小腹及会阴坠胀，并且早晨排便时常有乳白色分泌物从尿道溢出。患者在1995年曾患"前列腺炎"和"尿道炎"，目前已经治愈。患者否认有肝炎、结核病和腮腺炎等传染病史，也否认有外伤、手术和输血史，以及药物过敏史。患者否认有农药、剧毒物品和放射物品接触史。患者自幼发育正常，曾经吸烟，每日20～30支，但已戒烟。患者平时少量饮酒，在婚前曾有多个性伴侣。父母健在，否认家族遗传病史。

体格检查结果显示，患者生命体征平稳，神志清楚，应答准确，营养中等，发育正常，体态匀称，胡须浓密，喉结存在，甲状腺大小正常，乳腺未发育，心肺腹部检查未见异常。脊柱的生理曲度存在，没有偏曲畸形，四肢关节无红肿，生理反射存在，病理反射未引出。生殖器检查结果显示，阴茎正常大小，包皮稍长但无包茎。双侧睾丸大小正常，质地中等，无触痛。双侧附睾和输精管均未触及异常，双侧阴囊内没有结节，也未见精索静脉曲张。肛门检查发现前列腺稍大，略有触压痛，表面稍显不光滑，中央沟较浅。舌质稍红，舌苔黄腻，脉弦滑。

实验室检查：前列腺液常规：卵磷脂小体（＋），白细胞（+++），红细胞1～2

个。前列腺液细菌培养：未分离出致病菌。精液分析：精液量 2.0 mL，pH 为 6.9，精液 30 分钟不全液化，精液黏稠度检测的丝长度小于 2 cm，精子密度 138×10^6/mL，精子活动率 55%，其中 a 级（快速向前运动的）精子占 10%，b 级（缓慢或呆滞地向前运动的）精子占 15%，c 级（不往前向运动的）精子占 30%，d 级（不动的）精子占 45%。精子形态异常率为 25%，其中头畸形占 18%，体畸形占 4%，精尾畸形占 3%。约 20% 的精子有凝集，为混合型。精液内见白细胞 15 ～ 20/HP。性激素 6 项：垂体泌乳素（PRL）135.0 μIU/mL，卵泡刺激素（FSH）6.5 mIU/mL，黄体生成素（LH）8.6 mIU/mL，雌二醇（E_2）20.5 pg/mL，睾酮（T）2.5 ng/mL（正常参考值 5.0 ～ 10.5 ng/mL），游离睾酮（fT）1.5 pg/mL（正常参考值 8.69 ～ 56.9 pg/mL）。前列腺 B 超示：前列腺大小约 23 mm×35 mm×45 mm，边界毛糙不清，内部回声欠均匀。

中医诊断：死精不育（下焦湿热）。

西医诊断：原发性不育症（弱精子症），慢性前列腺炎。

治则：清热利湿，解毒排浊。

处方：牡丹皮 9 g，龙胆草 9 g，蒲公英 30 g，金银花 10 g，浙贝母 10 g，荔枝核 10 g，橘核 10 g，赤芍 10 g，牛膝 12 g，碾末琥珀 1 g（冲服），水煎后分成 3 次服用，每日 1 剂，连续服用 7 剂。同时建议患者每周进行 1 ～ 2 次性生活，并使用避孕套。

二诊（3 月 5 日）：患者反映尿道灼热感缓解，小腹和会阴部坠胀减轻，但仍有乳白色分泌物从尿道溢出。舌质淡红，舌苔腻微黄，脉弦滑。症状有所改善，治疗有效，继续按上述方剂服用 7 剂。

三诊（3 月 13 日）：患者小腹和会阴部坠胀感明显减轻，尿道灼热感基本消失，尿道溢出混浊液减少。食欲减退，大便较软，睡眠较好。舌质淡红，舌苔白或腐，脉滑细数。考虑患者脾胃功能受损，上述方剂去掉龙胆草和金银花，加入土茯苓、苍术和黄柏。处方：牡丹皮 9 g，土茯苓 30 g，蒲公英 30 g，苍术 10 g，黄柏 10 g，浙贝母 10 g，荔枝核 10 g，橘核 10 g，赤芍 10 g，牛膝 12 g，碾末琥珀 1 g（冲服），水煎后分成 3 次服用，每日 1 剂。连续服用 7 剂。

四诊（3 月 21 日）：患者小腹和会阴部坠胀感基本消失，没有尿道灼热感和尿道溢出混浊液。食欲增加，大小便正常。舌质淡红，舌苔薄白，脉细数。治疗取得显著效果，继续按中药方剂守方治疗，再服用 7 剂。

五诊（3 月 29 日）：患者偶有会阴部坠胀感，没有尿道灼热感和溢出混浊液。食欲可，睡眠良好，大小便正常。舌质淡红，舌苔薄白，脉滑细。复查前列腺液常规：卵磷脂小体（++），白细胞（+）。前列腺炎治疗效果良好，继续按原方治疗，再服用 7 剂。

六诊（4 月 6 日）：患者已没有泌尿道刺激和溢出混浊液症状，会阴部坠胀感消失。食欲可，睡眠良好，大小便正常。舌质淡红，舌苔薄白，脉细数。复查精液分析：精液量为 8.0 mL，pH 值为 2.0，精液在 30 分钟内液化，丝状液体长度小于 2 cm，精子密度为 136×10^6/mL，精子活动率为 80%，其中 a 级精子占 15%，b 级精子占 25%，c 级精子占 40%，d 级精子占 20%。精子形态异常率为 30%，其中头部异常占 24%，体部异常占 5%，尾部异常占 1%。约 20% 的精子有凝聚，属于混合型。精液中可见 10～14 个白细胞 / 高倍视野。治疗后死精明显减少，精液质量有所提高。针对此情况，中医治疗重点转向强精补肾，同时辅以利湿解毒。处方：枸杞子 10 g，覆盆子 10 g，紫河车 10 g，鹿衔草 10 g，桑椹 15 g，菟丝子 15 g，淫羊藿 15 g，黄芪 15 g，怀山药 15 g，土茯苓 30 g，蒲公英 30 g，碾末琥珀 1 g（冲服）。水煎后分成 3 次服用，每日 1 剂，连续服用 14 剂。或配合使用五子衍宗丸，每次 9 g，每日 3 次。

七诊（4 月 21 日）：最近同房时患者阴茎勃起较坚，房事满意度提高，无尿道和会阴部不适，食欲可，睡眠良好，大小便正常。舌质淡红色，舌苔薄黄，脉滑而有力。前列腺液常规检查结果：卵磷脂小体（+++），白细胞 6～8 个 / 高倍视野。前列腺炎症基本消退，病情好转，继续巩固治疗，继续服用中药方剂 14 剂。

八诊（5月6日）：患者没有明显不适，饮食、睡眠和大小便都正常。舌质淡红，舌苔薄白，脉搏有力。复查精液分析结果：精液量为 2.0 mL，pH 值为 7.8，精液液化时间 30 分钟，丝状液体长度小于 2 cm，精子密度为 146×10^6/mL，精子活动率为 80%，其中 a 级精子占 25%，b 级精子占 30%，c 级精子占 35%，d 级精子占 20%。精子形态异常率为 22%，其中头部畸形占 12%，体部畸形占 8%，尾部畸形占 2%。约有 15% 的精子出现凝聚现象。精液中可见白细胞 0～6 个/高倍视野。精液质量已达到正常生育水平，停止服用中药汤剂，继续使用中成药五子衍宗丸进行治疗。建议患者夫妇选择合适的时间进行性生活以期受孕。

七月中旬，获悉患者妻子已怀孕，到次年三月成功分娩，喜得一子。

按语：患者在婚前有多个性伴侣，容易导致湿热邪气由下焦泌尿生殖系统侵入，湿气化痰浊，阻塞精气下行之路，不通则表现为小腹和会阴部坠胀，精液无法化气，则产生痰浊，因此可见到尿道溢出混浊液的现象；热灼伤肾精，导致死精。因此，精液分析结果显示大量不活动的 d 级精子（死精），导致精子无法生育。患者的不孕症，实际上是由于精癃（也就是前列腺炎）引起的，治病当求本，因此首先治疗慢性前列腺炎，辨证为下焦湿热，治疗方法是清热利湿，解毒排浊。方剂中的龙胆草、蒲公英和金银花具有清热解毒和清利下焦湿热的功效；浙贝母、牛膝、荔枝核和橘核有清热散结、祛瘀化痰的作用；赤芍和牡丹皮能加强清热凉血、祛瘀活血的功效；琥珀粉则有引导其他药物作用于下焦、增强清热通窍的功效。因此，在用药后，患者尿道灼热、溢出混浊液，以及小腹和会阴部坠胀等症状得到缓解，然而苦寒之剂久用易伤正，因此在病情好转之后应停止使用；第三次诊查后发现患者食欲减退，大便比较软烂，因此停用龙胆草和金银花，改为使用土茯苓、苍术和黄柏。土茯苓具有利湿清热的作用，苍术可以燥湿健脾，黄柏可以清理下焦的热邪，并具有坚阴的功效，它们的药力缓和而不减，可以长期使用，祛除湿热并不伤及正气。使精癃逐渐消除，前列腺液常规检查结果显示白细胞减少，炎症消退。病因消除后，死精逐渐减少，精液分析结果显示精子质量明显提高。此时，中医治疗的重心转向以强精补肾为主，辅以利湿解毒；使肾之元阳得以巩固，外邪得以清除；方剂中的枸杞子、覆盆子、紫河车、鹿衔草、桑椹、菟丝子、淫羊藿填精补肾、生精、补肾阳；黄芪和山药益气健脾，助长后天之本，使精气得以生成。土茯苓和蒲公英利湿清热，以清除余邪；琥珀仍然作为引经药使用。因此，在用药后，可达到扶正祛邪的效果，患者肾气充沛，精力强，故能有子嗣。

六、论文著作

（一）论文

[1]张斌，黄进，覃光地，等.张达旭滋阴润肺法治疗久咳经验介绍.新中医，2017，49（2）：184–185.

[2]张达旭.固精方.广西中医药，2006（2）：34.

[3]张达旭.补肾生精方.广西中医药，2004（1）：28.

[4]张达旭.月经过多的中医治疗.农村新技术，2003（3）：51.

[5]张达旭.治疗"蜜月病"妙方.农村新技术，2001（12）：49.

[6]张达旭，张斌.胃痛散治疗消化道溃疡360例.陕西中医，2000（1）：6.

[7]张达旭.散结方.广西中医药，1998（1）：35.

[8]张达旭.鲤苓汤治疗妊娠水肿135例.广西中医药，1990（3）：7.

[9]张达旭.用活血化瘀法治疗乳糜尿.天津中医，1986（1）：18.

[10]张达旭.补中益气汤合右归饮治疗15例乳糜尿.广西中医药，1984（3）：23–24.

[11]钟芬如，张达旭，刘庆芬.中西医结合治疗上消化道出血68例小结.广西中医药，1984（2）：19–20.

[12]张达旭.略论治脾胃病重在调整脾胃升降功能.广西中医药，1983（3）：9–11.

［13］张达旭，钟芬茹，吴泽安．"胃痛散"治疗消化性溃疡96例疗效观察．广西中医药，1981（4）：16-17.

［14］张达旭，杨光和．丹鸡黄精汤加减治疗肝肾阴虚型慢性肝炎80例报告．广西中医药，1980（2）：7-8.

（二）著作

［1］张达旭，杨惠兰．中医优生秘诀．南宁：广西科学技术出版社，1998.

［2］张达旭．家常药膳．南宁：广西科学技术出版社，1991.

［3］张达旭．婴幼儿中医食疗食补．南宁：广西科学技术出版社，1990.

［4］张达旭，杨惠兰．中医优生秘诀．南宁：广西科学技术出版社，1989.

［5］张达旭．中医妇科临床经验选．南宁：广西人民出版社，1982.

七、整理者

张斌，男，57岁，1986年7月从广西药科学校药剂七班毕业，分配到广西壮族自治区人民医院药剂科，从事药剂工作。1992年受聘为药剂师。其为张达旭教授的长子，自小耳濡目染，逐渐喜欢、酷爱中医。工作后即自学中医，参加业余中医学校的课程学习。1989年经成人高考，成为广西中医学院中医医疗函授班学员，1993年7月毕业取得大专文凭，成为中医科的实习医生。从此虚心向老前辈叶玉高等学习，并跟随父亲出诊。1995年取得医师初级职称后，长期在病房一线值班。2002年12月取得主治医师资格。2010年获得中西医结合专业专升本本科毕业证书及学士学位证书。2016年12月取得中医内科学副主任医师资格，2017年4月受聘为副主任医师。

林沛湘

一、名家简介

林沛湘（1906—1998），男，出生于广西贵港。他是广西中医学院（今广西中医药大学）的教授，也是首批全国继承老中医药专家学术经验指导老师，被公认为内经及中医临床领域的权威。曾担任中华全国中医药学会理事、广西中医药学会副会长、广西医古文研究会主任委员、广西中医专科学校经史教研组组长、广西中医学院内经及中医学基础教研室主任、医史文献研究室主任。他还是广西壮族自治区政治协商会议第四、第五届委员。在 1958 年，他获得了卫生部颁发的继承中医药学成就奖，在 1980 年和 1987 年，分别荣获广西科技大会奖和广西科技成果二等奖。1990 年，他被卫生部、国家人事部和国家中医药管理局联合确定为首批全国继承老中医药专家学术经验指导老师。2012 年，他获得了"桂派中医大师"的荣誉称号。

林沛湘教授一生致力于中医学理论研究、临床实践和教学工作。他强调《黄帝内经》在临床中的指导作用，并坚持以临床服务为导向。他崇尚《黄帝内经》的治法理论、《金匮要略》的辨证思想，以及叶天士的学术思想，善于对古方进行改良，灵活运用经方，擅长治疗内科、妇科和眼科等疑难疾病。

二、医事传略

（一）学医经历

林沛湘，字震瑚，生于 1906 年 3 月 26 日，他出生于广西贵港市这片"鱼米之乡"的西江中游地区。他的父亲靠打工为生，闲暇之余也热衷于中医医术。林沛湘教授从小就显示出聪慧的天赋，尽管家庭经济困难，他只读到了小学高年级，但家中有许多中医古籍，渐渐地，他对中医产生了浓厚的兴趣，并不辞辛劳地学习，同时也兼顾打零工。他立志要学医。

从 1922 年到 1935 年，林沛湘教授花了十多年的时间，一边打工，一边自学医学经典著作，同时积极地寻求当地名医的指导。他不惜放下身段，虚心请教，最终取得了一定的成就。

林沛湘教授最初花了三年时间攻读了《黄帝内经》《难经》《伤寒论》《金匮要略》等中医经典著作。然后，他又用三年时间，广泛阅读了金元四大家和清代医家张景岳、叶天士、薛生白、吴鞠通、王孟英和陈修园等的著作。之后，他跟随当地的名医学习，比如向罗润亭先生学习肝病治疗中"非清滋不宁"的方法，向卢泽原先生学习急慢性病守方的方法，向朱卓然先生学习石膏的运用，向李仲辉先生学习眼科知识，向谢丰禄先生学习升降法治疗水肿等。

（二）行医过程

1936 年年初，在贵港市，林沛湘教授正式开办诊所，悬壶应诊。因其医术精良、信誉卓著，不久他便赢得了患者的信赖。中华人民共和国成立后，林沛湘教授于

1951 年组织建设新的中药房，采用提炼法改革部分中药制剂。1954 年，他在贵港市联合多名同道创办了"三好联合诊所"，并担任所长至 1956 年。

林沛湘教授坚实的理论基础和多年的行医经验铸就了他精湛的医术，使他声名远播。1956 年年初，广西中医专科学校（广西中医学院前身）成立，林沛湘教授因此被卫生厅选调到南宁，参与该学校的筹建。在学校创办初期，百业待兴，林沛湘教授作为经史教研组的组长，与同事们一起制定了教学大纲，编写了教材，为广西中医高等教育开辟了新的道路。几十年来，林沛湘教授的学术成果在国内外享有盛誉，他严谨的治学态度和渊博的学识深受学生们的爱戴。

林沛湘教授擅长中医基础理论的研究，尤其对《黄帝内经》有深入解读。他的讲解常注重历代各家注解，同时不拘泥于某一家解释。他重视文字的翻译，但始终以临床实践为基准，以指导临床工作为前提。因此，他的讲解能够将中医基础理论与临床紧密结合，通俗易懂。对于《黄帝内经》中的难点，他常有独特的见解。他所著的《内经讲义》和《中医学基础教学参考资料》集结了他对中医基础理论和《黄帝内经》几十年的研究和教学心得。

林沛湘教授一直认为，中医基础理论与《黄帝内经》的教学、学习和研究必须与临床紧密联系。因此，无论教学工作再忙，他会确保有足够的时间用于临床实践，并将临床带教作为中医基础理论教学的重要内容。1959 年秋，林沛湘教授带领学生到广西百色澄碧河水库建设工地实习。当时工地上的民工和村民普遍患有伤寒病和阿米巴痢疾，林沛湘教授将六经辨证和卫气营血辨证理论相结合，灵活使用当地的草药，成功地治愈了许多患者，一时成为佳话。从 1973 年到 1975 年，林沛湘教授多次带领西医学习中医班的学生到外地实习。他不仅治愈了众多杂病患者，还通过实际病例详细解释中医学理论，帮助西医同道更好地理解中医。尽管已经年逾耄耋，但他仍然坚持教学工作，将毕生所学传授给后人，他的高尚情操令人敬佩。

（三）为医之道

长期的临床实践和教学研究，使林沛湘教授形成了自己的学术风格。这一风格用他自己的话来讲就是"治病必求于理"。此理乃辨证论治之理，而辨证论治则基于中医基本理论。证候则是中医对于疾病的基本认识，每一疾病其证候必为一组，而不是一个。辨证论治也应在一组证候的类证鉴别上，结合辨病进行论治。如能抓住疾病的主要病机，认识病位病性标本及转归，治疗多可事半功倍。有人主张以独药单方治病，但并非主流意见。如果能结合辨证论治，必能增加治疗效果。在选方用药上，林沛湘教授亦以遵循古方为主，他认为经典古方经过千百年的实践已证明有效，但运用古方治疗今病，往往是对证而不对病。古方也有新的用法，但所治之病证与原方义相差甚远。如果医者能结合自己的体会推陈出新，则治疗效果更好。

林沛湘教授治病，其学术思想常出自《黄帝内经》。他强调平衡阴阳，调节气机升降出入，以辨证论治为临证之根本，不强求以一证统治一病，而是根据具体证候进行论治。他善用古方，认为古方之所以能够流传至今，乃因其效验也，但运用古方又需合于现今病证。他的验方大多源于古方而新于古方，他往往能够将一些看似简单的方剂进行重新组合，临证效果甚佳。他主张将辨证与辨病相结合，将辨证论治与专效方药相结合，要在辨证论治基础上，适当参考现代药理研究成果。他重视对脾肾的调治，并善于从肝论治杂病。治疗肝病，重点应补脾肾以扶正，逐湿瘀解热毒以祛邪。治疗心病，他重视理肺充宗气，补肾以强真水真火。治疗脾胃病，又当以疏理脾胃、肝脾、肝胃的气机升降出入为先。治疗肾病，应围绕补肾脾、化湿浊、祛瘀血，以保肾为要。治疗外感病，他主张祛邪以"给出路，阻去路"为治。治疗眼病，当发挥"通玄府"之法，攻补结合，以通为本。

林沛湘教授从医 60 余载，学验俱佳，著作颇丰。曾发表论文数十篇，《内经讲义》集数十年对《黄帝内经》教学及研究之体会，答疑解惑，发挥《黄帝内经》对临床实际的指导作用。《中医学基础教学参考资料》用通俗易懂的语言，从理论联系实际的角度，将看似深奥枯燥的中医基本理论加以阐释，《中医学基础教学参考资料》曾获广西科技大会奖励。《林沛湘医案医话选》《绛雪园伤寒方条目评注》《西溪书屋夜话录评释》等书则是其临证思维的体现，是其学术观点的归纳和临床经验的总结。20 世纪 80 年代，林沛湘教授还与其学生和电子计算机工程人员一起，研制开发了"林沛湘外感咳嗽经验电子计算机诊疗系统"，并获得广西科技成果奖励。

三、学术思想

（一）强调中医学理论研究需以临床为本

中医学理论的研究需要结合临床实践，而不仅停留在理论之中，以免使中医学理论变得晦涩难懂。只有将理论与实际相结合，并通过实践的不断提升，我们才能推动中医药的发展。因此，要始终坚持中医基础理论研究必须以临床服务为导向的观点。这一基本观点在林沛湘教授的著作中都可以看到。对于一些重要而棘手的理论问题的探讨，林沛湘教授不仅注重各家学说的论述，而且以能够将其应用于临床实践为原则。他的见解常常能够独具一格而不落于俗套。例如，《灵枢·本输》云："少阳属肾，肾上连肺，故将两脏。"对于"故将两脏"这句话，过去有各种不同的解释。林沛湘教授通过对原文中文字的研究，并结合《黄帝内经》中的相关论述，认为这句话指的是肾脏"输送阳气至肺和三焦"，这一解释更符合临床实际情况。例如，《素问·脉要精微论》云："夫精明五色者，气之华也。"对于"精明五色"这一概念的不同解释，林沛湘教授认为它指的是眼睛的五色，因为这对于指导眼部望诊在临床中的运用有一定的参考价值。

（二）强调《黄帝内经》在指导中医学理论与临床实践中的重要作用

我们认为，《黄帝内经》中许多基本观点和医学原理都是从整体认识人体，并认识人体与自然界的相互关系的。将《黄帝内经》中的这些观点作为解释中医学理论和临床问题的基本依据，才能得出不偏离实际的结论。因此，林沛湘教授形成了一种学术风格，即以《黄帝内经》的基本思想为主要内容，善于全面客观地观察、分析和解决问题。例如，在治疗水肿时，《素问·汤液醪醴论》提到要"去菀陈莝……开鬼门，洁净府"。根据这一治疗原则，林沛湘教授认为这对现代治疗水肿起到了指导作用。因此，在治疗慢性肾病引起的水肿时，他认为不仅应注重补益肾脾肺，结合利湿活血解毒的方法，还应注意到在利湿的同时，不忽视利尿和发汗，而并不固守仲景"腰以下肿，当利小便；腰以上肿，当发汗乃愈"的说法。

（三）既重视学习和传承，又注重发扬和创新

学习和传承中医，发扬并创新中医，是提高中医学术水平的重要途径。针对这一点，林沛湘教授认为，首先要深入研究医学理论，其次要坚持临床实践。因此，他一直以"活到老学到老"的态度对待学习，全心全意地研究中医学理论，并且长期坚持不懈地进行临床实践。他有意识地将学术研究成果应用于临床实践中，擅长总结并归纳临床经验，通过不断地讨论和实践，提高自己的诊疗水平。例如，在治疗肝病方面，他提出了"以养肝为主，兼以解毒祛邪，慎用疏泄"的治疗法则；在治疗外感病方面，他提出了"给出路，阻去路"的原则；而在治疗眼病方面，他提出了"通玄府"的治则等，这些都是基于他对中医学理论的深入研究，经过批判性的继承，并结合自己临床体会而得出的。

（四）临床实践中提倡三种结合和一种坚持

第一种是辨证与辨病相结合："证"是一个动态概念，包括通过四诊所得的病历材料，以及由此推断出的病因病机，辨病则包括西医病名和中医病名。例如，西医称之为肠伤寒，中医则归类为湿温病等。第二种是将本草知识与现代药理相结合。现代药理学并不涉及寒热温凉、升降浮沉等中医特有的概念，因此需要与本草知识

相结合。同时，结合现代药理学知识，可以针对疾病的特定机制进行干预，提高治疗效果。第三种是将辨证论治与某些已经被证实有效的方剂、药物相结合。就像拆旧屋建新房一样，不一定完全使用相同的材料。例如，某些经方的疗效确切，但古今疾病的差异很大，不能直接套用。必须进行辨证施治，同时可以根据现代疾病特点，加用专门针对这些疾病的药物，这中间所坚持的，则是中医的理法方药。作为中医，不能放弃辨证论治这一基本原则；虽然可以利用西医学知识来提高中医的临床疗效，但绝不可以替代中医。

（五）认识疾病注重病因的复杂性和病机的共通性

即使同一种疾病的发生，可能有多种不同的病因，但其发病机制却有许多共同之处。因此，在具体病证的诊治过程中，应该从不同的脏腑、经络和器官的生理特性和病理特征出发，抓住主要的病机特点，解决主要的问题，并且兼顾与之相关的病理变化。因此，林沛湘教授在治疗某一病证时，并不会使用大量的方剂，而是根据不同的证候类型（如阴虚、血虚、气阴两虚等）来灵活调整处方用药。同时，在处理以肝阴不足或肝肾亏损为主的病证时，处方也会有所变化。

（六）重视同病异治和异病同治法则的应用

林沛湘教授认为，中医诊疗强调辨证论治，主要是针对证候进行治疗。同病异治和异病同治的法则，是治疗疾病本质在治疗方法上的反映。解决了主要的证候问题，其他问题也会迎刃而解。这也是为什么林沛湘教授强调辨证施治，必须抓住疾病主要病机的原因。由于中医的诊断方法对西医疾病命名的借鉴，使得中医对"病"的认知不断丰富，而中医的基本辨证方法却是不变的。因此，林沛湘教授更加注重"异病同治"的应用。他注意到在许多杂病中存在着正气不足的现象，并仔细辨别和治疗其正气虚损的具体证候。对于一些相对广泛存在的病理产物（如痰浊、瘀血）的辨治，他也有着深入研究。

（一）治疗肝炎经验

1. 肝脏的特性及其与肝炎辨治的关系　林沛湘教授认为，要全面了解肝炎的中医辨证论治规律，首先必须明确肝脏的特性及其与其他脏腑的关系。就肝脏的功能和特性而言，肝体阴而用阳，肝藏血，内寄相火；其性喜条达，恶抑郁，主疏泄，主生阳之气，以升为用。由于肝内寄之相火，为阴中之少阳，易动，因此肝也被称为刚脏。

肝脏是人体的重要器官，与其他脏腑存在着密切联系，尤其与以下脏腑的关系紧密。肝和胆是内外相连的脏器。胆为六腑之一，泻而不藏，喜润而恶燥，内主少阳相火。某些原因导致相火不藏或湿热内蕴，常表现为肝胆实火或肝胆湿热的病理变化。例如，情志过激可使肝气不畅而转化为火，横逆胆腑；或郁怒伤肝，使肝气郁结而产生内火等，这些都与肝胆的相火异常有关。此外，湿热邪毒侵袭肝胆，也可以导致肝胆湿热的出现。由于肝属脏，主藏而无邪之出路，因此在临床上治疗肝脏疾患时，常采用通过胆腑来祛除邪气的方法。因此，泻胆便可以泻肝，利胆即是疏肝。例如，龙胆泻肝汤的主要作用是泻肝经湿热，实质上是通过泻胆来使湿热从小肠排出，并随小便排出。此外，如果肝火亢盛导致心火内炽，出现心烦易怒、脉细弦数、舌赤尿黄，甚至口舌生糜烂等症状，也可以采用泻心的方法治疗，通过导赤散泻心火，使邪气从小肠排出。

肝肾同居下焦，具有母子关系。肾藏元阴和元阳，肾藏精并主水液代谢。在生理上，肝的阴血得到肾的阴精滋养；肾的元阳是命门真火，可以温煦脏腑百骸，发挥"少火生气"的作用，这也是所谓的"水生木体"。而肝血充足，精血互化，可充实肾精，这就是所谓的"肝肾同源"。因此，肝阴、肝阳、肾阴和肾阳相互滋养、相互制约。在病理上，肝肾一方的不足也会导致另一方的虚损，如肾阴不足，肝的阴血无法得到滋养，就可能导致肝阳过盛、肝火内生的病理改变；而相火妄动则表现为肝胆火旺，还会出现"壮火食气"的症状，从而引起肾功能的变化，"肝肾同病"就是这样的道理。因此，在治疗时，可以采用滋肾养肝或泻肝凉肾的方法来实施"肝肾同治"，即"补肾即为补肝""泻肝即为泻肾"。了解这三个要点，我们就能够掌握肝与肾之间的关系。

肝藏血而主疏泄，内寄胆腑；脾生血而司运化，与胃相连。在生理上，肝脾相互资助。脾的健运，使血的生成有源。脾胃升降与肝胆疏泄有着密切关系，二者有"脾之升随乎肝，胃之降随乎胆"的说法。故土得木而疏，或土厚则木气自荣。在病理上，肝和脾是乘侮的关系，临床上常见为肝旺乘脾，或土壅木郁；如肝乘脾，是肝为实邪，在脾虚的情况下可以出现腹痛、便溏、不欲食等症状。此即《金匮要略》所说的"见肝之病，知肝传脾，当先实脾"。小儿疳积出现烦躁易怒，则为土壅木郁的证候。《伤寒论》第 100 条说："伤寒阳脉涩，阴脉弦，法当腹中急痛，先与小建中汤。不差者，小柴胡汤主之。"此即为土得水而疏的证治。逍遥散的证治，则是培土而疏肝，使土厚则木气自荣也。又如肝胆之火上逆，导致胃气不降，躁土（胃）气逆，胆（肝）胃不和，症见呕吐或苦或酸，脘胁痛。心中疼热，气上冲心，治宜"泄木和胃"，方选温胆汤、左金丸等，辛开苦降，泄木和胃。

肝胆脾胃之间的关系是较为复杂的。病变上可以相互影响，治疗上常互相兼顾。如《伤寒论》小柴胡汤证，既有寒热往来、胸胁苦满的经证，又有口苦、咽干、目眩的腑证；既有心烦喜呕的胃证，又有腹中痛的脾证。可见小柴胡汤虽然是治少阳病的处方，其实是肝胆脾胃均有照顾的祖方，也即调和肝脾、调和胆胃的祖方。《伤寒论》第 172 条说："太阳与少阳合病，自下利者，与黄芩汤；若呕者，黄芩加半夏生姜汤主之。"前者是胆火迫注胃肠，以黄芩泄胆火，芍药敛胆火，而以草、枣缓中，缓水气之急迫，缓津液之下降；后者是胆气上逆，导致胃气不降，故在泻胆火、敛胆火、缓津液的同时，加半夏、生姜以降逆。再如《丹溪心法》的左金丸，治肝郁化火，胃失和降，逆而上冲所致的嗳气吞酸，口苦，胁胀痛等症，虽然名为"左金"，实为使金气左行而平木。因上证已从火化，故用辛以开上、苦以泄下，也是泄胆火。

2. 肝炎的治疗原则　通过上述讨论可知，肝胆脾胃之间互相影响，其病理变化十分复杂。因此，在治疗肝病时应根据证候采用相应的药物，并注意处理好肝的升降出入和补泻原则。林沛湘教授认为，王旭高的《西溪书屋夜话录》提出了治肝三十条二十九法，较好地反映了肝脏的生理病理特点及其与其他脏腑的关系，并结合叶天士的"治用、治体、治阳明"将其归纳为治肝三法。他认为如果能结合扶正祛邪的原则，对于肝炎治疗可以取得良好效果。

所谓治用，即调整肝的功能，调理肝气，因为"气有余，便是火"。肝的使用既可能过多，也可能不足，由于肝为刚脏，肝火易发动，所以治用一般指的是实证。例如，如果肝经有实火，功能亢进，导致口苦、目赤、耳聋、耳肿等症状，可以使用龙胆泻肝汤来泻肝火，也就是泻胆通腑，使热从下泻。又如，郁怒伤肝，气逆动火，出现烦热胁痛、胀满动血等症状，张景岳使用化肝煎来清化肝经中的郁火，其实也是通过泻胆火以求得疏通之路。其中使用了牡丹皮、山栀泄胆火，白芍敛降胆火，既有泄火又有敛火的作用，使肝胆之火从下降，最终通过通畅腑气来治疗脏器病变。叶天士所说的"肝用宜泄"，就是指这种方法而言。

治体指的是肝血和肝阴不足，导致肝的实质（津血）受损。由于水生木，而津血来源于脾胃，所以肝的实质损害与肾和脾胃密切相关。可以通过滋补肾阴来滋养肝的实质，或通过健脾养血、柔养胃阴来滋润肝的实质。例如，逍遥散用于治疗脾虚血少、肝血不足，不能滋养肝木的肝郁，症状包括胁痛、寒热、头痛目眩、神疲食欲减退等，可以加入牡丹皮、栀子来治疗血虚内热，血虚严重时可以加入熟地黄。又如六味地黄丸、一贯煎用于治疗肝肾阴虚，肝失所养，肝气横逆，或气火上逆，出现胁肋疼痛等症状。以上逍遥散通过补脾养血疏肝以滋养肝的实质，六味地黄丸通过滋养肾阴来滋生肝的实质，一贯煎通过养肝肾之阴以荣肝的实质，都属于治体的方法。

治阳明即治脾胃。当肝病发展到一定程度时，有时需要同时治疗脾胃，问题才能得以解决。《临证指南医案》提出"治肝不应，当取阳明"；《沈绍九医话》则提出"柔肝当养胃阴，疏肝当通胃阳"。例如，一贯煎（由沙参、麦冬、当归、生地黄、栀子、川楝子组成）可滋养肝肾和胃阴，治疗肝气不舒、胸脘胁痛等症状；逍遥散则可治疗因血虚肝郁引起的脘胁痛。

肝脏内寄相火，相火属阳，具有主动性和强烈的刚性特点。它依赖于肾水来滋养，依赖于心血来润养，依赖于脾胃中的谷气、津液来培养，依赖于肺气的升降作用来抑制其过度亢奋。如果精血津液营养不足，相火就会失去潜藏而过度亢奋，进而产生风。在治疗方面，若属于肝肾阴虚类型，可通过滋养肾阴来控制相火的过度活动，如使用六味地黄丸。若属于邪火热盛夺津液类型（如慢性肝炎），则可以通过养胃阴以产生津液来平息风阳，疏肝急。如使用五汁饮（包括梨汁、荸荠汁、鲜芦根汁、麦冬、藕汁）或类似的药物。另外，对于血虚肝燥证，宜缓肝润血，平息风热，如使用何首乌、枸杞子、当归、桑叶、胡麻、柏子仁、茯苓、天冬、黑橹豆衣等药物。所以，治疗肝病一般应以凉润滋养为主，通过凉润的方法能够平息相火，使其刚强劲旺的特性得到调理，从而达到治愈疾病的效果。

肝炎通常表现为正虚邪实的证候，除了肝郁气滞或肝火内动可能导致邪实证候，湿热内蕴（或湿邪阻遏）和瘀血阻滞的证候也常在疾病过程中存在。因此，治疗肝炎通常需要结合清利湿热（湿邪）和凉血活血的方法。常用的药物包括茵陈蒿汤、田基黄、虎杖、白花蛇舌草、板蓝根、土茯苓、苍术，以及丹参、牡丹皮、田七、桃仁、红花、蒲黄、鸡血藤等。但在祛邪时应注意急则治标，缓则治本。在肝炎的急性期，应以祛邪为主，而在慢性期可以采用标本同治或以扶正为主的方法。同时，要谨防祛邪过度损伤正气，导致虚证出现。清利湿热（湿邪）和凉血活血的药物多属苦寒之品，且活血药物可能导致散血和耗血，因此长期使用这类药物可能造成耗散过度。因此，通常需要与扶正药物一起使用，以控制其过度作用。

治疗慢性肝炎和许多其他疾病一样，临床用药需要根据病因和证候的寒热、虚实特点进行必要的调整。一旦患者病情好转或稳定，就需要坚守方剂，这也是达到预期疗效的重要方法之一。

3. 阴虚毒蕴证治　为湿热留滞日久，消耗津血所形成者。本型又分为阴虚及血虚两种证型。

阴虚者，一般多责于肝肾胃，但以胃阴虚为主。所谓"治肝不愈治阳明"，就是这种证候。治疗上宜采取"柔肝当养胃阴"的方法，因为长期湿热邪气消耗津血所致。除了肝区灼热胀痛，常伴有潮热、面潮红，脉弦细数，舌质暗红，黄白燥苔，口不渴，或有口苦症状。这是湿热毒邪未除，正气（阴津）已虚的表现。针对这种情况，常使用滋阴解肝汤：生地黄 13 g，枸杞子、沙参、麦冬、川楝子各 10 g，女贞子 20 g，当归 7 g，白花蛇舌草 20 g，虎杖 20 g，绞股蓝 20 g。该方是林沛湘教授根据阴虚毒蕴证的病机，以一贯煎为主化裁而成。方中采用一贯煎加女贞子以滋养肝肾阴血，以补肝体，再加虎杖清热利湿、通便，引导湿热浊毒排出体外，达到泻胆腑的作用。同时加入当归活血化瘀，与白花蛇舌草、绞股蓝一同清热解毒。绞股蓝还可健脾益气，与一贯煎协同作用，补益脾胃之气阴，有助于治疗阳明证候。综上，本方具有滋阴养血、化湿清热、活血解毒之功效。

如果要加入白芍、石斛、冰糖、大枣等酸甘化阴的药物，可以更好地保护肝脏，滋养肝阴，并促进津液的生成。在治疗这一证候时，常使用大枣而少用甘草，原因是大枣有养血功效，而甘草可能引起胀满感。对于湿热毒邪积聚于血液中导致血热瘀滞的情况，则可以加入牡丹皮、地骨皮。血热会蒸发血液中的津液，使血液干枯，形成血滞。牡丹皮、地骨皮能够清透血液中的火热，但它们不能滋养阴液，因此应该先采用一贯煎来滋养阴液，然后再加入丹参活血凉血通络，以保证血液畅通而不滞。这是治疗正虚的一种方法。

偏于血虚的情况，一般多责于肝脾。这里有两种证候：一种是除肝区胀痛之外，还伴有脾虚症状，如便溏、腹胀、纳呆、面色青白、舌暗淡、脉迟弦或虚，常使用逍遥散来补脾生血。另一种是根据临床经验，血虚时常伴有血滞，多由血虚引起，气滞导致血滞的情况较少，宜使用解毒逍遥饮：柴胡 10 g，白术 10 g，白芍 10 g，当归 7 g，茯苓 13 g，白花蛇舌草 20 g，虎杖 20 g，绞股蓝 20 g，炙甘草 6 g。这个方剂是林沛湘教授根据逍遥散改良而成。方中柴胡、白芍具有疏肝柔肝的作用，结合当归和虎杖可以行气活血，虎杖与白术、茯苓一起燥湿利热，同时绞股蓝与白花蛇舌草清解肝脏内的瘀血毒物，六味药共同助力肝脏功能。白芍养血以滋养肝脏；白术、炙甘草与绞股蓝一起健脾益气，结合茯苓祛湿健脾，四味药共同治疗阳明证候。整个方剂具有疏肝健脾、养血活血、利湿解毒的功效。此外，临床中还可以根据情况加入熟地黄、郁金等药。

血虚证若兼夹湿热内蕴较盛，应选用茵陈、鸡骨草、田基黄等清热化湿解毒药。若血分伏火，伴有潮热、舌正红、脉弦细数等症状，则在以上处方的基础上加入生地黄、牡丹皮、栀子、地骨皮等药物。若血瘀较重，出现胁肋刺痛、肝脾肿大、舌暗红等症状，应加用活血通络的丹参等药物。

血虚还常伴有气虚的情况，可以考虑加入黄芪、党参、灵芝等药物以益气生津，或者使用大半夏汤来通补阳明。而对于肝脏肿大的情况，除了需补益其肝体本虚之外，还要注意使用清热化湿、解毒泄浊、活血化瘀的方法。可使用生地黄来凉血清热、养阴益肝，使用田基黄来清热利湿解毒，使用丹参、牡丹皮来活血凉血解郁。经过治疗，患者肝脏肿大的情况可随着炎症的好转而改善。此时对于疏肝行气止痛的药物，如柴胡、香附、青皮等，因为可能耗气伤阴，应慎用。正如李士材所说："肝虚则禁其疏泄。"叶天士所提到的"柴胡劫肝阴"也正是针对这种类型的肝病。阴虚毒蕴是慢性肝炎中常见的病证之一，在患者中比例较大。

4. 气阴两虚、浊毒内蕴证治 肝脾气阴两虚，除了肝阴虚的表现，还出现脾胃虚弱的症状，如胁肋部隐痛、胀闷不舒，或身目微黄、其色不华，四肢拘急、麻木，眩晕耳鸣，神疲乏力，面色萎黄，纳果，便溏。治宜滋阴益气，活血化湿解毒，治疗重在调补肝脾。具体方剂为精芪补肝汤：黄精 20 g，黄芪 20 g，白术 10 g，茯苓

15 g，当归 7 g，白芍 15 g，女贞子 20 g，牡丹皮 20 g，丹参 15 g，虎杖 20 g，白花蛇舌草 20 g，绞股蓝 20 g。该方为林沛湘教授治疗气阴两虚、浊毒内蕴证的验方。方以黄芪、黄精、白术、绞股蓝健脾益气，合茯苓运脾以治阳明；黄精又能滋阴补肾，《本草纲目》谓其"补诸虚……填精髓"，《素问·阴阳应象大论》又说："肾生骨髓，髓生肝。"是以黄精最能补肝肾之精血，有熟地黄之功而无其滋腻之弊，合女贞子、白芍、当归滋养阴血以补肝之体；虎杖一可合茯苓以渗利湿浊，二可合牡丹皮、丹参活血化瘀，三可合白花蛇舌草、绞股蓝清热解毒以助肝之用。上述药物共同，具有补肝健脾、活血利湿、清热解毒的功效。此方和益气解毒养肝汤均以益气养阴为重点，但益气解毒养肝汤适用于肝气阴两虚而脾虚不明显的情况；精芪补肝汤则重在补肝之阴而健脾之气，适用于肝脾气阴两虚的情况。本证在临床上主要表现为气虚症状，有时也可能只表现为气虚征象，但由于肝为体阴用阳之脏，其气虚者通常同时伴有阴血受损，因此无论是否出现阴虚症状，治疗都应考虑到补养阴血的问题。这也是林沛湘教授将这些证候统称为气阴两虚的原因，也是他将滋阴血补肝贯穿肝炎治疗全过程的具体体现。与其他以虚证为主的证候一样，气阴两虚证也常伴随瘀血、湿滞的情况，用药时需要综合考虑。

此外，阳虚者常用茵陈术附汤；气虚血瘀者常在滋阴解肝汤、解毒逍遥饮和精芪补肝汤的基础上，如果出现气滞情况，可以适量添加柴胡、延胡索、香附、川楝子、郁金、陈皮、青皮等药物；如果出现瘀血情况，可以联合使用血府逐瘀汤、桃红四物汤或丹参、鸡骨草、田七、郁金、牛膝、丝瓜络等药物；如果出现湿热内盛情况，常用龙胆泻肝汤、茵陈蒿汤、田基黄、鸡骨草、佩兰、苍术、黄芩、黄柏、虎杖、板蓝根、白花蛇舌草等。

（二）治疗肝硬化、肝癌经验

林沛湘教授认为，肝硬化及肝癌的基本病机可以归结为肝虚瘀结。

1. 病因病机　　肝虚指的是肝脏阴血亏竭，肝气虚衰，肝功能失调。由于肝脏与脾肾有着密切联系，肝脏虚损常影响脾肾功能，导致肝脏及脾肾功能更加衰弱。因此，肝虚包括肝脏本身和脾肾不足。脾胃为气血生化之源，运化之主，脾虚不仅导致生血不足，还影响水湿的代谢功能。肾藏精，主宰水液代谢，肾虚导致精气不固，命门火衰，从而导致水液代谢紊乱。

瘀结是由于肝脾肾虚损，湿浊、湿毒或湿热之邪阻滞引起的。这使得血液和津液循环受阻，产生瘀血和痰湿，且瘀血与湿毒相互交织。因此，瘀结既是一种病理产物，也可以成为病因，进一步影响肝脾肾的功能。瘀结包括血瘀、痰（湿）瘀、毒瘀和气滞。尽管肝硬化是肝脾肾功能衰竭及毒邪瘀痰共同导致的结果，但考虑到其病位在于肝脏，且肝脏以血为本，从病理变化和临床表现来看，将其称为肝虚瘀结是准确的表述。

肝硬化及肝癌并发腹水是肝功能失调严重的表现。肝脾肾虚弱，瘀血痰湿毒邪阻滞经脉，血液和津液无法按正常途径循环，因而产生水肿。病邪内聚于体内，正气愈虚，邪气愈盛，久而成为鼓胀证候。

2. 治则治法　在治疗上，林沛湘教授认为壮肝逐瘀是关键。根据病机特点，壮肝包括益肝、健脾、补肾。首要目标是滋养肝脏的阴血，同时兼顾增强脾肾功能。通过提升机体正气来达到壮肝的目的。逐瘀即祛除病邪，包括活血化痰、清热利湿、解毒散结等。重在祛除瘀血，兼顾消除湿痰、促进水液代谢和解毒。对于气滞者，并不过多使用理气药物，因为气滞是由于肝气不足引起的，如果过度使用理气药物，可能会加重阴血亏损。因此，在治疗气滞时，应慎用或少用苦燥行气药物，当采用滋养阴血、柔肝之法，以缓解急性症状。

壮肝的常用药物包括人参、党参、黄芪、灵芝、黄精、当归、枸杞子、女贞子、生地黄、沙参、麦冬、熟地黄、绞股蓝、巴戟天等。

逐瘀的常用药物包括丹参、牡丹皮、虎杖、白花蛇舌草、炮穿山甲、田七、鳖甲、地鳖虫、水蛭、虻虫、木香、香附、苍术、郁金等。

3. 治疗主方　以上述药物为基础，林沛湘教授自拟治疗肝硬化、肝癌及其合并腹腔积液的基本方，名为壮肝逐瘀方。该方组成：灵芝30 g，黄精20 g，当归15 g，枸杞子15 g，党参20 g，黄芪20 g，巴戟天15 g，鳖甲30 g，炮穿山甲15 g，地鳖虫15 g，水蛭15 g，虻虫10 g，鸡内金15 g，田七5 g，绞股蓝20 g，香附10 g。临床运用时可以用汤剂或散剂，并须视脏腑气机之偏衰及病邪之强弱辨证，另化裁组方而治。临床常见的证候与"肝炎证治"中所述相同。

壮肝逐瘀方的组成有两个特点。一是补益药物较多，不仅包括养肝益血之品，如当归、枸杞子、灵芝等，还包括补中益气健脾的党参、黄芪、黄精等药物。其中巴戟天有强肾气的功效，这些药物连同清热解毒的绞股蓝具有强壮作用，有助于改善免疫功能，提高抗病能力，对壮肝扶正非常有益。二是药物种类繁多，针对肝硬化的瘀血证候，因其日久重笃，已经形成症状积聚，也是腹腔积液的主要原因之一，常规的活血药物难以达到效果。鳖甲、地鳖虫、水蛭、虻虫、炮穿山甲等活血逐瘀药物具有破积消癥、软肝化脾的作用，可祛瘀通滞。加入鸡内金可以助力前药消积。另外，水蛭还具有利水功效，可谓一举多得。田七作为一味药物，林沛湘教授认为其药力迅捷而性温和，能活血而不损血，止血而不滞血，是治疗瘀血的重要药物。对于肝硬化及肝癌既有血脉瘀塞，又见凝血障碍的病理变化来说，使用田七非常恰当。配伍香附可以行气，消除补益药物壅滞的可能性，促进活血药物的逐瘀作用。

壮肝逐瘀方的运用，反映了益肝扶正、活血逐瘀的治法贯穿肝硬化、肝癌及其合并腹腔积液的治疗全过程。然而临床所见的证候并非一成不变。根据林沛湘教授的经验，正虚性质的变化是证候的主导，其中以阴血不足和气阴两虚居多，阳虚则是其重症。因此，除了扶正壮肝、活血逐瘀之通法，还需要结合不同的正虚证候辨治。阴血亏损者多用一贯煎为基础方。气阴两虚者常选人参、黄芪、当归、白芍及黄精、女贞等药物。阳虚阴寒者则用茵陈术附汤加味。待阳复后，改用其他方法治疗。至于清热解毒药物，林沛湘教授常用虎杖、白花蛇舌草、田基黄、板蓝根、绞股蓝等。《黄帝内经》中指出"必伏其所主，而先其所因"，强调治疗病因对缓解病情的重要性。若症见以腹腔积液为主要临床表现，在治疗时不宜一味利水，而应以益肝扶正养阴精、破血逐瘀以通血脉等方法为主，消除水湿之害，这也符合《黄帝内经》的治疗法则，但当水湿已成，还需要渗利。对此，林沛湘教授常用大剂量白术（30～60 g）与赤小豆（50～100 g）。他认为这两种药物苦温与甘凉相济，能补脾益胃，渗利兼施，以除胀消满。如再与五皮饮合用，则疗效更明显。

值得强调的是，壮肝逐瘀这一治法在叙述时可以分别理解，但在临证时应结合运用，二者不能分割。从本病的生理病理特点分析，若分开运用，单纯进补则可能滞其邪气，一味攻邪又可能伐其正气，可以根据证候的虚实而有所侧重。因此，在临床上应注意灵活加减。

（三）治疗慢性胃炎经验

林沛湘教授认为，慢性胃病的辨治需要考虑以下几个方面。首先，胃的生理特点是胃气以降为顺，胃腑以通为用。无论胃病的临床表现如何，胃失和降、胃脏失通是基本病机。其次，胃为燥土，脾为润土；胃气以降为用，脾气以升为顺。胃和脾相互关联、相互影响。然后，胃病除了与脾胃相关，还与其他脏腑，尤其是肝脏密切相关。最后，从病邪的角度来看，湿、滞、瘀等因素对胃病的发病和发展具有重要影响。林沛湘教授在临床实践中综合考虑以上几个方面的问题，对慢性胃病常见证候进行了总结。

1.湿滞及湿热证 胃为阳土，喜润恶燥；脾为阴土，喜燥恶湿。湿邪阻滞极易伤脾，湿郁困脾导致脾失健运，从而使中焦气机失常，反过来又产生湿邪。湿邪郁久则会转化为热，同时还可耗损胃阴，影响胃络。因此，临床上由湿引起的慢性胃病较为常见，并且症状相对复杂。表现为脘闷纳呆，心下痞满嘈杂，胃脘胀痛隐痛，口腻口苦但不渴，或口淡无味，胸闷呕吐，呕吐酸馊腐臭物，或伴有身重肢倦，头重如裹，大便溏薄或不爽，小便不利，舌苔白腻或黄腻，脉濡缓或濡数。治疗上以化湿行滞和胃为主要方法。林沛湘教授提出的主要治疗方剂是安胃汤，方剂的基本组成包括黄连、干姜、半夏、苍术、百合、乌药、木香、丹参、白芍、甘草等药物。

该方剂的药物组合相对平和，给临床应用留下了灵活性。例如，对于湿热明显的情况，可以加入蒲公英和黄芩；对于夹食滞的情况，可以加入神曲、麦芽和鸡内金；对于瘀血明显的情况，可以考虑加入蒲黄、川芎和田七；对于明显脾气虚的情况，可以使用四君子汤或异功散；对于胃阴不足的情况，可以减少温燥药物的使用，加入玉竹、沙参和麦冬等养胃阴药物；对于以胀为主的情况，可以减少白芍和甘草的用量，增加厚朴和槟榔；对于以痛为主的情况，可以考虑加入白芷、细辛，疼痛严重时加入砂仁；对于气窜两肋引起胀痛的情况，可以使用四逆散；对于反酸的情况，可以加入海螵蛸和瓦楞子；对于嗳气、呕恶明显的情况，考虑加入生姜、旋覆花和代赭石等；对于口苦或属于胆汁反流性胃炎的情况，可以使用小柴胡汤。湿滞及湿热证常见于慢性非萎缩性胃炎。

2. 脾胃虚弱及脾胃虚寒证　胃主纳，脾主化，脾主升清，胃主降浊，一纳一化，一升一降，共奏生化气血之功。多种病因都可导致脾胃虚弱或脾胃虚寒，二者都是气机衰弱之证。在气虚的同时，阳虚表现为中寒之象，而气虚则无寒象。例如，脾胃虚弱者主要症状包括：纳谷不香，肢倦乏力，少气懒言，腹满肠鸣，面色无华，大便溏薄，舌质淡，苔薄白，脉濡缓等。而脾胃虚寒除了表现为脾胃虚弱的症状，还具有中阳虚寒的表现，如脘腹不适，或绵绵作痛，喜温喜按，泛吐清水，四肢不温等，舌质淡暗，脉缓而虚等。针对脾胃气虚者的治疗，应采用益气健脾和胃的方法，可选择香砂六君子汤进行加减。常用药物包括党参、白术、苍术、茯苓、陈皮、半夏、木香、砂仁、乌药、甘草等。在此方剂中，四君子汤能健脾益气，陈皮、半夏、苍术等能加强健脾燥湿和胃的功效，木香、砂仁、乌药等则可以理顺中焦气机，使脾胃功能得以恢复。而对于脾胃虚寒者，应以温中健脾和胃为方法，可选择黄芪建中汤进行加减。常用的药物包括黄芪、党参（或人参）、桂枝、干姜（或生姜）、饴糖、白芍、炙甘草、大枣等。其中，黄芪、党参、桂枝、干姜及饴糖等具有甘温补中的作用，辛甘化阳，白芍、炙甘草则具有和营止痛的功效，生姜、大枣能温胃和中。脾胃虚弱及脾胃虚寒证是各种慢性胃病的常见证候。若以呕恶嗳气吞酸等胃气上逆为主要症状，且属于脾胃气虚或虚寒者，林沛湘教授一般采用旋覆代赭汤结合上述药物进行治疗。

3. 胃阴虚及脾胃气阴两虚证　慢性胃病胃阴不足的证候多由素体阴虚所致，也有因情志不遂，久郁而化火，或肝阴不足，虚火消耗津液，最终导致肝胃阴虚的证候。症状包括脘腹不适，饥不欲食，口干唇燥，干呕呃逆，或兼有头晕耳鸣，两目干涩，胁肋灼痛，手足蠕动等，大便干结，舌红少津，少苔或无苔，脉细数或弦细数。对于胃阴虚的治疗，林沛湘教授常采用养阴柔肝和胃的方法，可以使用养胃汤、益胃汤进行加减。常用的药物有太子参、五味子、沙参、麦冬、生地黄、玉竹、冰糖、饴糖、蜂蜜、银耳、百合、白芍、炙甘草等。在部分胃阴不足累及肝肾，导致肝肾阴虚的情况下，需要同时使用六味地黄丸、左归丸等方剂。除了阴虚，也有并发气虚证候的情况。在临床上，除了出现阴虚的症状，还可能伴有前述的气虚表现。对于此类情况，治疗应以益气养阴和胃为法，常用四君子汤等作为主要方剂进行加减。气阴两虚证在临床上的证候可能偏向阴虚或气虚，治疗上应侧重考虑不同的病情。胃阴虚及气阴两虚是慢性萎缩性胃炎的常见证候。

（四）治疗慢性腹泻经验

这里所说的慢性腹泻，包括中医辨病属泄泻及痢疾病久未愈者。林沛湘教授认为，无论是泄泻还是痢疾，其基本病机都是湿浊内停、气血壅滞、肠腑传导失常。病因虽有外邪侵袭，但主要是饮食起居不节、情志不遂、过用寒凉或禀赋不足，导致脾失健运、肝郁气滞、横克脾土，或肾阳不足、火不暖土，小肠分清泌浊失司，水反为湿、谷反为滞，湿浊郁于肠腑，发为慢性腹泻。

《素问·太阴阳明论》说："饮食不节，起居不时者，阴受之……阴受之则入五脏……入五脏则䐜满闭塞，下为飧泄，久为肠澼。"林沛湘教授根据《黄帝内经》关于肠澼的发病理论，认为在上述病因中，饮食起居失调为主要因素。综上所述，此病的病理因素主要是湿，治疗上也以理湿为大法。林沛湘教授根据湿的寒热偏性或兼夹症的不同，将此病分为以下几个方面进行辨证论治。

1. 湿滞肠腑证 湿滞证在临床上可根据其寒热偏向的不同，分为湿热和寒湿，也有寒热偏向不明显，仅以湿邪为患的。治疗以"通腑气，除湿邪"为基本原则。六腑以通为用，所谓通腑，并非指泻下，而是恢复肠腑通降下行之功能，消食化积，行气化滞，皆属通腑。除湿之法，林沛湘教授结合温病学湿温病三焦分治理论，以芳香化湿、苦温燥湿、淡渗利湿相结合，分消走泄。其中又根据肠腑的生理特点，主要采用燥湿之法。对于属于慢性痢疾者，林沛湘教授常选用自拟的燥湿行滞汤：黄连 5 g，吴茱萸 5 g，白芍 30 g，槟榔 10 g，枳壳 10 g，木香 7 g（后下），茯苓 20 g，甘草 5 g。此方由戊己丸、香连丸、芍药甘草汤加味而成，其中黄连清热燥湿、厚肠止痢，合吴茱萸辛开苦降、化肠腑郁滞，合木香行气化滞；白芍一方面可于土中泻木，合吴茱萸疏肝柔肝以防肝木克土，另一方面可养血敛阴，预防黄连、吴茱萸燥烈伤阴，还能和甘草酸甘化阴，缓急止痛；槟榔、枳壳、木香行气导滞，调气则后重自除；茯苓渗湿运脾，利小便以实大便；甘草调和诸药。这八味药物具有辛开苦降、寒热并用、散敛兼施、气血同调的特点，共同发挥燥湿化滞、行气活血的作用。对于属于慢性泄泻者，常使用胃苓汤进行治疗。面对相似的病机，在选择治法和方药时，应以辨病为基础，并根据寒热的不同，在药物的选择和用量上做出调整以便治疗，这是林沛湘教授提倡的"辨病与辨证相结合"在临床运用上的又一体现。湿滞证是慢性腹泻，特别是表现为痢疾的最常见证候。大部分慢性腹泻都可按照湿滞证进行辨治。即使是久病夹有正气不足，或者是脾虚，或者是肾虚，只要其主要表现为湿滞，均可以湿滞为主进行辨治。以肝郁或者脾肾亏虚为主的其他证候，基本上都会伴有湿滞的情况，治疗时都应该同时考虑到。

2. 食积内停证 本证极少单独出现，在其他疾病中常夹杂其中，因此容易被医生忽视。在慢性腹泻中，以泄泻最为常见，尤其在小儿和老年患者中更为严重。原因在于小儿脾功能常不足，老年人脾胃虚弱、运化能力下降，导致食物停滞。正如《素问·痹论》所言："饮食自倍，脾胃乃伤。"饮食不当，宿食滞留，脾胃功能受损，食物积聚在肠胃中。对于本身脾胃功能不足的人来说，食物积滞还可能加重原有的疾病。因此，在治疗上，重点是通腑导滞、消食化积。此外，《素问·灵兰秘典论》指出："大肠者，传导之官，变化出焉；小肠者，受盛之官，化物出焉。"如果肠胃功能受损，即使没有明显的食积症状，根据林沛湘教授的经验，在辨证的基础上常常会添加消食药物。这对于健胃很有帮助，并且药物易于吸收。常用的方剂包括保和丸、平胃散、二陈汤等，常用药物有山楂、麦芽、神曲、鸡内金、谷芽、陈皮、半夏、厚朴、苍术、茯苓、大腹皮、槟榔、砂仁、木香等。

3.肝木乘脾证　本证常由情志不遂引起，导致肝气郁结，影响脾胃的正常运化，使水湿内生并向下流向肠腑，从而导致慢性腹泻。该证的特点是症状呈发作性，多见于泄泻。通常在上述症状的基础上，每当郁怒、忧思时会诱发或加重。治疗的关键是疏肝解郁止泻。然而，脾胃功能紊乱会导致气血生化不足，肝失濡养作用。肝主阴血，因此不能过分使用疏泄之品，而应配合滋养阴血以柔肝的治疗方法。对于痢疾型的疾病，通常采用燥湿行滞汤合芍药甘草汤或四逆散等方剂。对于泄泻型的疾病，常用痛泻要方合胃苓汤、甘麦大枣汤等方剂进行调理。

4.脾胃虚弱证　本证常由劳累过度、饮食不当或长期慢性疾病引起，导致中气不运，脾胃气虚，严重时甚至会损伤阳气，出现中焦虚寒的症状。临床上表现为痢疾持续时间较长，大便稀薄，呈纯白色或白色多于赤色，伴有里急后重，病情缠绵不愈；泄泻症状为大便时溏时泄，迁延反复，无法完全消化食物，食欲减退、胃胀，稍微摄入油腻食物会加重症状，面色萎黄，气短懒言等。若气虚及阳虚，通常在上述症状的基础上还伴有脐腹冷痛、喜温喜按，四肢寒冷，舌质淡胖或有齿痕，舌苔白滑，脉沉迟无力。对于脾气虚者，常用补中益气汤、参苓白术散或四君子汤等方剂；若伴有阳虚，常用真人养脏汤进行治疗。

5.肾脾虚寒证　脾的阳气与肾的真阳紧密相关，肾门之火能够助于脾胃消化吸收食物。如果肾阳虚衰，肾门之火不足，则无法温煦脾胃，导致脾胃功能紊乱，水湿内生，趋向肠道，或者滞留在肠腑中，最终导致慢性腹泻。另外，"肾为胃之关"，如果肾阳不足，胃门无法关闭，大便就会下泄。治疗当补脾温肾，收敛肠道，化湿行滞。常用的方剂有真人养脏汤合四神丸，并配合平胃散和消食导滞药物进行加减。

（五）治疗心悸经验

心被称为"君主之官"，肺为"相傅之官"。心主血脉，肺主气和朝百脉。心和肺二者共同构成了上焦，上焦是以心为核心的气血调控系统，《黄帝内经》将其形容为"上焦如雾"。在五行中，心属火，而肺属金，火克金。因此，由于金属性具有收敛的特性，当肺金受到心火的温暖和扩散作用时，金属性不会过分收敛，肺金得到心火的温暖和协助，可以发散和下降。戊土右旋，使心火清降并转化为辛金，金气凉降并转化为寒水，这样心火就不会过分升腾。这就是心肺相制相成的道理。

当心肺气血阴阳失衡时，气阴亏虚，宗气不足，心阳不振，血脉就无法得到滋养或温煦，从而出现心悸的症状。这可能是由于上焦心肺气虚阴亏，中焦脾胃不足，无法产生宗气贯通心脉，或下焦肝肾阴虚，少阴失养，元阳不足，君火不振所致。这些情况都会导致心主血脉功能受损，心神不安，表现为心悸。

在治疗方面，林沛湘教授以上焦心肺为重点，通过调节五脏的功能，分别治疗三焦病变，尤其注重治疗上焦病变，取得了令人满意的疗效。

1. 上焦　主要涉及心和肺，其中心肺同治是林沛湘教授治疗该病的主要特点。

（1）养阴益气，润泽心肺。考虑到过度劳累导致气虚伤阴，长期疾病导致体虚气阴未恢复，体质本身不足以充盈心阴的情况，都可能导致心阴亏损或心肺气阴两虚。这时心肺的血脉就会失去滋养，神志不宁，出现心悸症状。如果主要是心阴虚，林沛湘教授常用天王补心丹配以甘麦大枣汤进行调理，如生地黄、天冬、麦冬、沙参、玄参、丹参、茯苓、酸枣仁、柏子仁、远志、桔梗、五味子、当归、浮小麦、大枣、甘草等。如果是心肺气阴两虚，常选择加黄芪为主要成分的生脉散进行治疗，其中还可以加入人参、麦冬、五味子、茯神、茯苓、石菖蒲、远志、白术等药物。

（2）补益宗气，养护心肺功能。宗气聚集在胸中，通过呼吸道以行呼吸，贯心脉以行气血。如果宗气不足，就无法进行正常的呼吸，肺无法朝百脉循环气血，心脉也无法推动血液循环，导致心神得不到营养，出现心悸症状。临床上常见各种上焦心肺气虚的症状，如心悸气短、运动后加重，头晕乏力，精神疲乏，舌质淡，舌苔白，脉象虚细等。治疗时应注重补益宗气，养护心肺功能。可以使用补肺汤（《云岐子保命集论类要》方）：桑白皮、熟地黄、人参、紫菀、黄芪、五味子，并常加当归、蛤蚧、檀香、炙甘草等药物。

（3）宣气通阳，以振心肺。肺气不宣，则治节失令，胸阳不布，血脉不畅，心失所养，发为心悸。临床上并不一定有明显的肺气失宣表现，除心悸外，可见胸闷、气紧等宗气不行、心阳不振之象。治疗上宜宣通肺气，通阳益气，可以使用麻黄汤加黄芪、红参等。若伴阴虚者，常加生脉散。

（4）调和营卫，以畅心肺。《难经·三十二难》云："心者血，肺者气，血为荣，气为卫，相随上下，谓之荣卫，通行经络，营周于外，故令心肺在膈上也。"林沛湘教授认为，营卫化源于中焦，受下焦之气化而从上焦敷布。"肺主气属卫，心主血属营"《温热论》），若营卫不调，卫阳不振而不能"温分肉，充皮肤，肥腠理，司开阖"（《灵枢·本藏》），则易受外感，太阳不能"合心主之神以外出"（《伤寒论集注》）而神气内乖；营阴亏虚而不能"泌其津液，注之于脉，化以为血"（《灵枢·邪客》），则心血不生、心脉失养而悸动不安。临床常见外感病之后，出现心中悸动、恶风寒、自汗出等。治当调和营卫，益气固表，可以使用桂枝汤合玉屏风散加减。本法常用于治疗病毒性心肌炎伴心律失常，证属营卫不调、心肺不畅者。

（5）泻肺行水，以利心肺。主宣发肃降，其宣发者，"宣五谷味，熏肤、充身、泽毛，若雾露之溉"；其肃降者，"通调水道，下输膀胱，水精四布，五经并行"。可见上焦肺为一身水液代谢之制高点。若肺气不行，则水津不布，痰湿内生，水饮内停；痰饮水湿反过来又能壅遏肺气，则肺气不利。肺气不行则不能朝百脉以行气血，相傅不治则君主不明，气血不通则心脉失养，水停上焦则神气不安，故发为心悸之病。治法宜泻肺行水，可以使用葶苈大枣泻肺汤加味，常加桑白皮、陈皮、麻黄等药。气虚则水停，水停则血阻，而血不利则为水，故治疗时宜随证适当加入益气活血之品，或补阳还五汤之类。本法常用于高血压心脏病、肺源性心脏病等伴心律失常而证属水湿壅肺者。

2. 中焦 主要涉及脾胃。脾胃在中焦起着重要作用，参与气血的生成和营养物质的消化。当脾胃功能不足时，会导致气血生化功能减退。脾胃的健康与心肺的正常运行密切相关。如果脾胃功能不足，会引起心肺失衡，导致气血运行不畅，出现气血两虚、脾虚肺弱、心脏供养不足、神明不安等症状。针对以肺脾气虚、营卫虚滞为主的患者，常使用黄芪桂枝五物汤合四君子汤进行治疗；对于以心脾气虚为主的患者，宜采用健脾养血、益肺宁心的治疗方案，常选用归脾汤进行调理。

3. 下焦 主要涉及肾脏。

（1）金水相生，以益心肺。肾是水的根源，而心肺依赖于水来维持正常功能。正如《灵枢·本输》所言："肾上连肺。"肾水充足，则不会导致肺金之气干燥。如果肾阴不足，会导致肺金亢盛，进而影响气血的运行，使清虚失用，百脉无力。《灵枢·本神》中说"心藏脉，脉舍神"，如果血脉不充，将导致心神无所依附而出现心悸等症状。

肾阴不足时，无法滋养心火，心火内动，会灼伤心肺阴液，也会导致心悸等症状。因此，治疗时需要关注上焦心肺与肾之间的关系。治疗应补肾滋阴，益肺养心，可以使用左归饮或六味地黄丸加味的方剂进行治疗。尽管金水相生原则适用于此处，但实际上是通过金水相生来控制火。这种情况常见于糖尿病性心脏病变、冠心病等引起的心律失常。对于肝阴虚而木气郁滞、化火刑金扰心的患者，宜采用一贯煎进行治疗。

（2）温阳补肾，以助心肺。心被称为"阳中之太阳"（《素问·六节藏象论》），是身体阳气最旺盛的地方；肾是先天之本，寄托着阴阳之源，是身体阳气的根本。如果肾气不足、肾阳虚弱，会导致心阳失根而无法保持活力。治疗时应该温肾助阳，可以使用右归饮或金匮肾气丸加减，其中包括熟附子、肉桂、山药、山茱萸、菟丝子、巴戟天、淫羊藿、人参、黄芪、牛膝、茯苓等药物。这种情况常见于传导阻滞及窦房结功能障碍的患者。

（六）治疗心力衰竭经验

心力衰竭简称"心衰"，根据临床表现，中医常根据水肿、喘证及心悸等进行辨治。心衰可能表现为中医的一种病证，也可能表现为多种病证并存。无论是单一病证还是多种病证，中医治疗的关键在于辨别其证候，并根据病变的性质进行处理。

心衰的病位主要在心。除心脏外，心衰与其他四脏也有关联，但与肾、肺、脾的关系更为密切。心主血脉，为君主之官。肺主气，为相傅之官。脾主运化，是气机的枢纽。肾主水，内藏元阴元阳。心、肺、脾、肾四脏在心脏气机的正常运行中发挥着不可或缺的作用。林沛湘教授认为，从心衰的病机特点分析，心与肺、脾、肾的生理病理关系主要体现在心血与肺气的相互作用上。心主全身之血液循环，肺主全身之气息运行。气是血液运行的先导，在生理上，血液的循行依赖于气的推动。所谓"肺朝百脉"，就是说明血液流向肺部，血液的运行依赖于气的推动。若肺气虚弱，无法驱使心中的气血运行，久而久之，肺和心均会虚弱，心气无法推动血液循环，则出现心血瘀滞的情况。心与脾的关系主要体现在心脏的气血运行与脾的运化及气机转输之间的关联。心主血脉，脾主运化。如果脾气虚弱，就无法正常进行运化，导致体内水液和中焦气机无法正常运行，同样会影响心主血脉的正常运行。心与肾的关系主要体现在心阳与肾阳之间的相互作用。心阳（心火）和肾阳（命门之火）之间是枝叶与根本的关系。如果肾中的命门之火充足并且固摄有度，那么心阳也会随之充盛。然而，如果肾阳不足，命门之火衰弱，那么心火的根基也会减弱，心火失去温煦作用，从而导致血液循环不畅。命门之火的衰退还会导致肾水外泄并上犯于心。以上所述内容是指肺、脾、肾的不足对心脏的影响。心脏功能的虚弱也会影响肺、脾、肾的气机运行，使得肺失去正常的宣发肃降作用，脾失去正常的运化职责，肾阳衰损，肾水失调。此外，心脏的虚弱和肺、脾、肾的不足，还会导致血液循环阻滞，痰湿生成。综上所述，心衰既是一种心脏的病变，也是肺、脾、肾的病变，还涉及痰湿和血液瘀滞等病变。因此，林沛湘教授在对心衰进行辨治时，主要从以下几个方面入手。

1.气虚与阳虚 林沛湘教授认为，在心衰时，气虚与阳虚主要表现为心肺肾气虚和心肾阳虚。他指出，气虚和阳虚的根本问题在于宗气虚弱、肾气不足和命门火衰。宗气虚弱导致不能贯通心脉，肾气不足则难以纳气固摄，命门火衰则影响了肾阳的温煦心火和气化津液的功能。气虚的表现包括心悸，气喘，容易疲乏，运动会加重症状，面色苍白无华，精神不振，尿量减少，肢体浮肿，食欲减退，大便溏泄，唇色和指甲青紫，舌质暗淡，舌苔白，脉沉细无力或有结代。阳虚的表现包括畏寒、四肢冰冷，面色青紫，舌质淡暗或淡而呈紫色，舌苔白，脉虚缓或有结代。严重时可观察到阳衰阴盛，格阳于外，表现为真寒假热的症状。

在治疗方面，对于气虚，宜养心、补肺、益肾。常用方剂包括养心汤合补肺汤，常用药物有人参、党参、黄芪、当归、川芎、熟地黄、核桃肉、蛤蚧、五味子、紫菀、桑白皮等。对于阳虚内寒、水湿泛滥的情况，常使用金匮肾气丸合真武汤加减，以补肾、温阳、利水。常用药物包括熟附子、桂枝、人参、黄芪、山茱萸、当归、巴戟天、淫羊藿、泽泻、茯苓、牡丹皮、沉香等。如果出现格阳戴阳的症状，需要进行回阳救逆的治疗，可以使用四逆汤合独参汤加减。尽管治疗气虚和阳虚时可以从阴引阳，但林沛湘教授认为，对于心功能不全并且阳虚的情况，应当"益火之源，以消阴翳"，重点在于温阳益气。补肾也应该是补肾阳，尽量少用或不用补阴药物。本病的临床表现常见于冠心病合并心衰，也可见于高血压心脏病合并心衰。格阳戴阳的症状常见于急性心衰。

2.气阴两虚与气血两虚 阳气及阴血阴精是维系心脏正常活动的基础。阳气与精血相互依存、相互为用，生理上阳气赖精血所化生，而精血赖阳气以运行。病理上气虚则血脉失于运行之力，阴血不足则阳气无以化生。林沛湘教授认为，心衰时气血阴阳的生理病理变化在临床上反应特别明显，但在证候表现上又常以气虚为主，这可以说是心衰气阴两虚的一个特点。其证候常表现为心悸怔忡气短，动则加重，甚则倚息而不得卧，口燥咽干，汗多，面色暗红无华。舌质淡红或暗红，舌苔白，脉细数或细而无力或结代。临床上气阴两虚又可表现为心肺气阴两虚、心脾气阴两虚及心肾气阴两虚。如为心肺气阴两虚，常以气短、咳嗽喘促为主要表现，咳痰或痰中带血。心脾气阴两虚者，可见纳差，呕恶，腹胀便溏等症。心肾气阴两虚者，则伴头晕目眩，失眠，腰膝酸软及下肢水肿等症。治疗上以益气养阴为基本治法，以益气为重点，并根据脏腑虚损的不同进行针对性的治疗。

以心肺气阴两虚为主者，用生脉散合补肺汤化裁，药用人参、党参、黄芪、麦冬、五味子、当归、麻黄、桂枝、桑白皮、杏仁、炙甘草等。以心脾气阴两虚为主者，方用归脾汤合补中益气汤或参苓白术散化裁，药用人参、党参、黄芪、白术、麦冬、当归、茯苓、柴胡、升麻、陈皮、白芍、炙甘草等。心肾气阴两虚者，方用参芪地黄丸加味，药用人参、党参、山茱萸、熟地黄、山药、当归、巴戟天、淫羊藿、茯苓、泽泻、牡丹皮、牛膝等。气阴两虚证候在其阴虚征象不明显时，可表现为气血两虚。临床上，二者往往同时存在，实际上病机还是基本相同的，不同的是，气血两虚为其轻，气阴两虚为其甚。因此治疗时除补阴与养血稍有区别外，其余多是相互为用。

3. 瘀血与痰湿 瘀血与痰湿在心衰的发病及病变发展中起着重要作用。心脏及其他脏腑虚弱，气血阴阳不足，导致痰湿生成和血液循环不畅，这些都是心衰基本病理变化过程中的因素之一。瘀血和痰湿也会加重脏腑的虚损，进而导致心衰加重。因此，在心衰的治疗中，不仅要补充脏腑气血和阴阳之虚，还要积极地防治瘀血和痰湿。一般来说，心衰的证候主要以虚证为主，瘀血和痰湿多为兼夹之证。然而，根据林沛湘教授的观察，在心衰病程的某些阶段，瘀血和痰湿也可能成为主要的临床表现。在临床诊断时，需要特别注意瘀血和痰湿的证候特点。

瘀血常表现为心悸气喘、胸闷胸痛、气促并伴有咳嗽，咳出的痰呈血色，两颧暗红，口唇及指甲呈青紫色，浮肿并尿量减少。舌质可能暗或有瘀斑，脉象则可能弦虚、涩或结代。

痰湿常表现为心悸气短、咳嗽并伴有痰多，唾液呈泡沫状，水肿并尿量减少。舌质可能淡暗而胖，舌苔可能白腻，脉象则可能弦或滑。

治疗方面，瘀血阻滞宜采用活血化瘀的方法，可使用血府逐瘀汤，可酌情添加三七、蒲黄、丹参、益母草等药物，也可以同时使用芳香行气的药物，如檀香、沉香和降香等。

对于痰湿证的治疗，由于临床表现有所不同，可以分为以痰湿为主和以痰饮为主，治疗方法也有所区别。痰湿为主者宜采用燥湿化痰的方法，可使用二陈汤合平胃散进行加减治疗。如果以痰饮为主，宜采用化痰逐饮的方法，可以选择五皮饮或葶苈大枣泻肺汤进行治疗。

无论是瘀血还是痰湿，在心衰的病程中虽然常见，并有可能成为主要的证候，但本病的本质仍以虚证为主。因此，心衰的瘀血和痰湿证的治疗也应该根据具体情况进行调整，以达到治疗效果。

（七）治疗外感温热病经验

温热病的记录最早见于《黄帝内经》，但对于治疗方法并没有详细说明。随后，张仲景在《伤寒论》中对温热病进行了简略的描述，并介绍了治疗方法。而王叔和、崔文行、朱肱等人多采用辛燥药物治疗温病。直到李东垣氏引用《黄帝内经》的观点，提出了冬温和春温两种分类。吴又可、喻嘉言等对于治疗温热病的重要性有所感悟，并有所著述，并且发出了强烈的呼吁。然而，他们在病变、病理和病位方面仍然局限于六经范畴，治疗方法也没有超越伤寒的范围，因此常常无效；以六经传变论温病更是不符合实际。

林沛湘教授认为，清初叶天士先生总结了历代治疗温热病的经验，经过精心梳理，著有《外感温热病》一篇，理论准确，堪称前人之杰作。他对于温热病的发病原因和病位，以及病变途径的阐述与伤寒六经传变的观点截然不同，而他论治的方法则称之为"与伤寒大异"。叶氏这些创新为中医界在温热病的诊断和治疗方面提供了很大启示，他在药物应用方面也提醒人们不要过度损耗津液，并且对方药功效进行了详细论述。

然而，通过对叶天士卫气营血理论和《临证指南医案》的深入研究，结合自身数十年的临床经验，林沛湘教授认为传统的卫气营血辨证虽然能够体现外感温病传变的整体过程，但其中关于"在卫汗之可也，到气才可清气"的严格用药界线的治则并不能完美地指导临床治疗。因此，林沛湘教授突破了传统的温病辨治规律，提出了"给出路，阻去路"的外感温病治疗原则。

首先，"给出路，阻去路"强调给邪气留出口，顺势引导其外出；其次，在疾病发展的早期阶段就截断其病势，防止传变；最后，从疾病所属阶段更深一层地透出邪气，加强祛邪作用。这不仅是"透热转气"在卫气营血整体过程中的灵活运用，也是叶氏书中"先安未受邪之地"（《温热论》）这一"治未病"理念的具体体现。

1. 邪在卫气　包括邪在卫分即卫气同病。温邪首先侵袭肺卫，导致肺气失宣，卫气无法敷布，产生热感。如果不能排解卫分中的邪气，邪气化热，就会进一步侵袭腹内，影响阳明经，导致阳明热盛和燥热伤津的情况产生，此时卫分中的邪气常常没有完全进入腹内。林沛湘教授设计了一种清解退热方来治疗这类病证：柴胡10 g，青蒿10 g，金银花15 g，连翘15 g，桑白皮17 g，地骨皮17 g，牡丹皮10 g，紫苏叶8 g，前胡10 g，桔梗10 g，甘草5 g。其中，柴胡具有"主寒热邪气"的功效（《神农本草经》），《伤寒论》云"身热恶风……小柴胡汤主之""呕而发热者，小柴胡汤主之"，这些都是柴胡解热的明确证据，说明柴胡不仅治疗往来寒热，而且还有其他作用；青蒿则具有苦寒芳宣的特性，与柴胡合用可清透营卫中的邪气，将邪热排出体外；金银花、连翘和前胡具有辛凉疏风的作用，可以疏通卫气和气血，这就是所谓的"给出路"。桑白皮和地骨皮的选用是为了清透肺内之热，而桔梗和前胡则能够使肺气通畅到达卫气层，四种药物共同使用可以加快病邪的排出。地骨皮和牡丹皮的组合可以清透营分，截断病势发展，并且可以透营转气；甘草则能够调和诸药，同时可以保护脾胃，防止病变，这就是所谓的"阻去路"。

2.气热壅肺 温邪由卫入阳明气分，病在上焦，卫分邪气已完全入里化热，发为气分热盛壅肺之证。症状表现：咳嗽烦渴，痰黄或黏稠，身体发热汗出，烦渴喜饮，舌红苔黄或腻，脉数或滑数。治疗原则是清气宣肺，凉营透邪，方药使用麻杏石甘汤加味：麻黄、杏仁、石膏、甘草、金银花、连翘、桑白皮、地骨皮、牡丹皮、芦根等。对于热毒极盛的患者，加入五味消毒饮。麻杏石甘汤原方虽然只有四味药，但已包含"阻去路，给出路"的意义。麻黄宣肺散邪以开太阳之表，石膏清泄肺热以阖阳明之里；杏仁宣降肺气，协助麻黄引邪外出，即"给出路"，降肺以助石膏清肃燥金，加甘草和中以防上焦温病入于中焦，即"阻去路"。

3.热入营血 叶天士曰："温邪上受，首先犯肺，逆传心包。""心主血属营"，故心营之证多由气分肺热之证传变而来。"营之后方言血"，营血之证又常兼夹。若气热未完全入里或营热外蒸，可发为气营两燔证。"入营犹可透热转气"，入血则"须凉血散血"。因此，治疗营血分证应清热解毒，凉营散血。林沛湘教授根据神志、热势及斑疹的轻重程度，灵活选用清营汤、清宫汤、犀角地黄汤等方剂。此外，营血热证常伴有营阴耗伤，治疗时需注意顾护阴液。

（八）治疗咳喘的经验

1.咳嗽 根据林沛湘教授的观点，外感咳嗽的病因是外感风邪。其基本病机是风邪侵袭肺系，导致肺气壅遏不畅。主要症状包括咳嗽频繁，可能伴有鼻塞或喷嚏，咽喉痒或痛等，舌苔薄白，脉多数浮缓。除外感风邪以外，外感咳嗽还与内部热邪、风燥及夹痰相关。例如，风热袭肺而导致肺气壅遏不畅，除了外感风邪的症状，还有咯痰不爽，痰黏稠或稠黄，咳嗽时出汗，鼻流黄涕，舌质偏红或尖红，舌苔薄黄，脉浮数或浮滑等。对于风燥证，多因秋季感受风燥邪气引起，特征症状为咳嗽无痰，咽干声嘶。夹痰的外感风邪咳嗽多为长期咳嗽，外感风邪未消除而痰湿再生，特征性症状为咳嗽有痰，胸闷胀痛，舌苔腻，脉弦。由于外感咳嗽主要是外感风邪导致肺气壅遏不畅，治疗上应该通过宣肃肺气，发散风邪，同时止咳化痰。基本方剂包括桑叶、紫苏梗、前胡、杏仁、枇杷叶、枳壳、鲜芒果叶、甘草。其中，桑叶、桔梗具有疏风宣肺的作用；紫苏梗具有肃降肺气的作用；前胡、枳壳可以开宣肺气，化痰行滞；杏仁、枇杷、鲜芒果叶可以止咳化痰。对于以风热为主的证候，可以添加金银花、连翘、青天葵；对于以风燥为主的证候，可以合并使用玄麦甘桔汤、沙参、沙梨等；对于夹痰的情况，可以添加贝母、二陈汤等。对于夜间咳嗽尤为严重的情况，可以加入紫菀、款冬花。至于内伤引起的咳嗽，虽然起因于脏腑疾病，但其本质病机还是肺气宣降不畅。因此，在这个基本方剂的基础上，可以根据脏腑病证进行调整治疗，用药时不宜过于苦寒。

2. 哮喘 哮证和喘证的基本病机是肺失宣降，气机逆乱，痰湿阻滞，长期发作可能伴有瘀滞。治疗首先要平喘除逆，化痰祛湿。因此，方剂使用三子养亲汤来降逆平喘，并且常在辨证的基础上添加地龙、艾叶。对于属于寒痰的证候，可以多加干姜、五味子。对于夹瘀的情况，可以增加当归、丹参、红花、桃仁等。如果还伴有咳嗽，可以同时进行治疗。哮喘的病位有以在肺为主、在心为主和在肾为主之分。对于正气虚弱的情况，治疗时要适当补益肺气、养心气、固肾气。

（九）治疗慢性肾炎经验

慢性肾炎是一种中医常见病，通常根据水肿、虚劳和关格等症状进行辨治。林沛湘教授认为，该病的发病机制主要与脾肾功能失调，以及水湿和瘀血阻滞有关。

根据病机和基本证治方法：脾主运化，起到水谷精微物质和水液生化物质的源头和输运中枢的作用。肾藏精并主管水道的开阖，是命门之火的内在支撑。脾虚会导致水谷精微物质生化乏源、水液运行障碍。肾虚会导致开阖功能失常，肾精无法固守，导致水液泛滥，严重时会影响命门之火。脾肾虚弱的结果，是精微物质清浊不分，可能从小便排出或积聚于经脉中，形成瘀滞物质。水液代谢失调，津液不能按常规分布，可能积聚于肌肤之间，或停滞于水道中。另外，水谷精微物质和津液的正常输布受到影响，进一步加剧了脾肾的虚弱，甚至可能影响其他脏腑。因此，精微物质清浊不分、经脉瘀滞、水液代谢紊乱等，都可能导致痰湿和血瘀的产生。

临床上既可见到单纯的脾虚、肾虚，也可以见到脾肾亏虚同在的情况。但气虚往往是最早出现的证候，随着病情发展，水液无法按常规分布，阴精流失，则出现阴虚的证候，或进一步演变为气阴两虚的表现，气虚日久会导致阳气损伤，阴虚日久会导致阳气无法生成，所以阳虚多是病情严重的征象。至于水湿和瘀血，虽然是脾肾亏虚引起的病理产物，但同时也会进一步耗气伤阴，形成恶性循环。湿瘀相互结合并内滞是常见的伴随证候。

慢性肾炎的本质是脾肾亏气虚，正气虚是最基本的表现，阴虚是阴精流失的表现，阳虚则是病情严重的征象。脾肾亏虚是本质，而湿瘀是表现。虚实相互影响、相互转化，这是慢性肾炎病变发展的一般规律。

从病机和疾病进展的角度来看，慢性肾病的证候演变有一定规律。林沛湘教授认为，气虚证是该病的基本证候，气阴两虚、阴虚和阳虚往往是气虚进展的结果。痰湿、湿热和瘀血是常见的伴随证候，处理其中夹杂痰湿、湿热和瘀血的情况是治疗慢性肾炎的难点。水湿泛滥证在某些阶段也是主要表现。阳虚较为少见，治疗时应谨慎，以免进一步伤害脾肾之阴。

治疗慢性肾炎必须从本源入手，即以健益脾肾、固肾为主，并以益气阴为主要方法，以温阳为辅助手段。活血化瘀、化湿利水虽然是治标之法，但从病变规律分析，在一定程度上也能起到扶正作用。

1. 气虚证　常表现为脾气虚、肾气虚或脾肾气虚。其症状包括头面或四肢水肿，尤以腰以下水肿明显，按之没指不易恢复；乏力倦怠，脘腹胀闷，食欲不振，大便稀薄，小便短少，或腰膝酸软。舌质淡，舌苔白或白腻，脉虚。患者尿中常有大量蛋白，低蛋白血症明显。治疗气虚证应以健脾益肾、补气利湿为主。若以脾气虚为主，可使用四君子汤合胃苓散进行加减；若以肾虚为主，可使用参芪地黄丸进行加减。常用药物有黄芪、党参、白术、山药、山茱萸、地黄、牡丹皮、苍术、茯苓、薏苡仁、泽泻、猪苓、玉米须、陈皮、厚朴、木香、木瓜、泽兰、生姜等。

2. 阴虚证　常表现为肝肾阴虚。其症状包括消瘦，头目眩晕，耳鸣咽干，颧红唇赤，腰酸足软，便秘尿黄，水肿可能不明显，舌体瘦小质红，舌苔少，脉细或细弦或细数。患者尿蛋白可不多，或伴有高血压及氮质血症。治疗阴虚证宜滋补肝肾之阴，常用六味地黄汤进行加减。常用药物有山茱萸、地黄、山药、泽泻、茯苓、牡丹皮、女贞子、墨旱莲、枸杞子、太子参、沙参、麦冬、天冬等。若阴虚内热明显，可加入知母、黄柏、黄芩等药物。对于高血压患者，可以酌加钩藤、石决明、珍珠母等。

3. 气阴两虚证　常表现为脾肾气阴两虚。症状包括肢体水肿，但水肿程度较气虚证轻，常以下肢足背水肿为多，按之没指。同时也见乏力倦怠，脘腹胀闷，食欲不振，头目眩晕，耳鸣，腰酸足软。舌质淡红，舌苔白或白黄相兼或苔腻，脉多弦细或细而无力。治疗气阴两虚证应以益气养阴、健脾补肾为主，可使用麦味参芪地黄丸进行加减。常用药物有党参、黄芪、麦冬、五味子、山茱萸、地黄、山药、茯苓、泽泻、牡丹皮、黄精、女贞子、菟丝子、车前子等。

4. 阳虚证　通常表现为阳虚水泛证，以脾肾阳虚为主。症状包括全身水肿，按之没指，畏寒肢冷，便溏尿短，纳差腹胀，腰膝酸软，倦怠乏力，舌质淡胖，舌苔白，脉沉迟或沉而无力。原发性肾病综合征患者常见此证。治疗阳虚证宜温阳利水。若以脾阳虚为主，可使用实脾饮进行加减；若以肾阳虚为主，可使用金匮肾气丸、济生肾气丸、真武汤等方剂进行加减。常用药物有制附子、桂枝或肉桂、干姜、山茱萸、地黄、山药、白术、茯苓、泽泻、牡丹皮、牛膝、车前子、玉米须等。对于附子、桂枝、肉桂、干姜等药物一般不宜长期使用。若寒象不明显，则可以使用淫羊藿、巴戟天、锁阳等温补肾阳的药物。对于脾气虚和阳虚并存的情况，可使用高丽参、红参等药物进行调理。

5. 痰湿及瘀血证　在慢性肾病中非常常见，并且通常与其他证候同时出现。痰湿证的表现为头晕，纳差脘痞，舌苔腻，脉弦或滑。如果同时伴有湿热病理表现，则可能出现皮肤结节、舌苔黄腻或黄厚腻、脉弦数。该证常见于经历肾上腺皮质激素治疗后的患者，也可出现于合并高血压、氮质血症的患者。治疗宜以化痰祛湿或清利湿热为主，常用药物有二妙散、四妙散、藿香、佩兰、苍术、泽兰、紫苏、大黄等。

瘀血证表现为肿胀久不消退，或即使没有肿胀，也持续出现尿常规检查异常，如蛋白尿和血尿，舌质暗或有瘀斑瘀点，脉弦或涩。慢性肾病长期不见好转的患者通常同时伴有瘀血证，该证在临床上可能不太明显，但患者舌质暗是辨证的重要指标。治疗宜以活血化瘀为主，常用的方剂包括桃红四物汤加减，常用药物有桃仁、红花、川芎、赤芍、丹参、泽兰、益母草、大黄等。

6. 补肾活血与减少激素 对许多肾病患者来说，常常需要使用肾上腺皮质激素进行治疗。其中一部分患者在停药时病情会反弹，这部分患者已经形成了所谓的激素依赖。另一部分患者则是虽然存在使用激素的适应证，但激素治疗效果并不明显。如何结合中医治疗以提高激素的有效性，并在减少激素时避免病情反弹呢？林沛湘教授认为关键在于补肾，同时要活血化湿。一般来说，慢性肾病在开始使用激素前主要表现为肾气虚或肾阳虚，随着激素的应用，证候往往转变为肾阴虚。因此，在初始使用激素或减少激素剂量时，宜补肾气和肾阳，而在使用激素后则需注意补肾阴。同时，补肾的过程中也应重视健脾，以促进中枢气机和水湿的运化。在这个过程中，常常伴有瘀血的存在，因此活血化瘀也是常用的治疗方法。治疗的基本方剂常以六味地黄丸为基础，常用药物有山茱萸、地黄、山药、泽泻、茯苓、牡丹皮、巴戟天、淫羊藿、党参、黄芪、麦冬、天冬、沙参、女贞子、墨旱莲、枸杞子、桃仁、红花、丹参、益母草、泽兰等。

总体而言，治疗慢性肾炎时应全面考虑固肾气的因素，但固肾并不只是补肾的唯一方法。除补肾外，健脾、祛湿、活血也具有固肾的作用。在补肾过程中，要注意兼顾补气、补血、补阴、补阳等不同方面。因此，固肾只是治疗的一个基本原则，除了补肾和健脾，还需要考虑祛邪的治疗方法。

（十）治疗痹证经验

痹证，是指由于某些原因，使经脉痹阻，气血不通所致的相关疾病。本病如按《黄帝内经》所言，有脏腑痹证、肢体痹证之分，近代讨论痹证，多指肢体痹证。从定义来说，肢体痹证为肌肉、关节、筋骨发生疼痛、酸楚、麻木、重着、灼热、屈伸不利，甚至关节肿大变形为临床表现的一类病证。以下是林沛湘教授治疗这一类疾病的经验。

痹病首论于《黄帝内经》。《素问·痹论》说："风寒湿三气杂至，合而为痹也。其风气胜者为行痹，寒气胜者为痛痹，湿气胜者为着痹也。"林沛湘教授认为，《黄帝内经》这一论述至今仍是中医认识痹证外因的基本理论。《黄帝内经》还说："邪之所凑，其气必虚。"痹证的形成首先还是由于患者素体虚弱，腠理疏松，营卫不固，使风、寒、湿、热之邪侵袭。了解痹证的病因病机，要从内外因结合分析，并注意理解《黄帝内经》中风寒湿三气"杂至"，及"合而为痹"的含义。

如正气虚弱，对于居处潮湿、涉水冒雨，或遇气候剧变、冷热交错者可患痹证。由于风为阳邪，善行数变，具开发腠理、穿透肌肤之力；湿性黏滞重着；寒气凝涩，阻滞经络气血。若寒借风性内犯，风借寒性附邪于病位，则成致病之基。风邪疏泄之力，寒邪收引之能，湿邪黏着、胶固之性本相互为用，使经络壅塞，气血运行不畅，致筋脉失养，绌急而痛。此外，湿邪也有因于脾虚失运，湿从内生而伤于肌肉筋骨者。或有感受风热之邪，与湿邪相并，而致风湿热合邪为患。或素体阳盛，阴虚内热，感受外邪后易从热化，或风寒湿痹日久化热而为热痹。

林沛湘教授认为，痹证是一种正虚邪实的病证，是由多种病邪侵袭而成。临床上虽有因某种病邪较甚而定为某证者，但需注意此证仅仅是指以某种病邪为主，并不是说其他病邪不存在。对痹证病邪的认识，除了外邪，还由于其久病不愈，多有生痰致瘀者，临证时不可不辨。

1. 行痹 "其风气盛者为行痹"。行痹的病机为风邪侵袭经络，使经气阻滞不通，导致气血运行不畅，筋脉失养，绌急而痛。风性善变，并且容易走窜不定，因此肢体关节可能会酸痛并且位置不固定，这种病证可以出现在四肢关节。病情可能持续一两天或三五天，有时可能白天轻微、晚上加重。在一些情况下，四肢及躯干还可能出现环状红斑。诊断该证的要点是关节疼痛并且位置不固定，同时可能伴有风寒或风热的表现。如果偏于风寒，还可能出现恶风或恶寒的症状，喜暖，颜面淡青而两颧微红，舌质淡红，苔白微厚，脉多浮紧或紧。如果偏于风热，可能出现关节局部红肿和触之有热感，同时伴有发热恶寒的症状，舌质红，舌苔薄黄，脉浮数。治疗行痹以宣痹通络并疏风为主要方法，并辅以养血活血和行滞。常用方剂包括林沛湘教授自拟的宣痹通络汤，该方剂的主要药物包括鸡血藤、络石藤、忍冬藤、宽筋藤、生谷芽、松节、桑枝、防风、羌活、丹参、红花、当归尾、丝瓜络等。此外，还可以根据具体证候偏于风寒或风热，来使用荆防败毒散或银翘散进行加减治疗。对于出现环状红斑的情况，往往是血分有热，可以考虑添加生地黄、牡丹皮、丹参、红花、桃仁等药物。

2. 痛痹　"寒气盛者为痛痹"。痛痹的病因是风寒湿邪，尤其是寒邪的侵袭导致，寒邪会使经络壅塞、气血运行不畅，从而导致筋脉失养，出现绌急而痛的症状。该证主要症状包括肢体关节剧痛、紧痛不移、局限一处，遇寒则痛加重，得热则痛缓，关节屈伸不利，皮肤颜色不红、关节不肿，触之不热。痛痹还可以分为虚证和实证两种。实证多由外感寒邪引起，导致血脉凝滞，舌质红嫩而润，舌苔白或白腻，脉多沉弦或紧或沉迟。虚证则是由于阳虚致阴寒内盛，尤以肝肾阳虚较为常见，舌质红嫩而润或淡嫩，苔白或少苔，脉多沉细无力。治疗该证的首要方法是温经散寒，并辅以和营通络的药物。方剂可以使用林沛湘教授自拟的通经行痹汤，该方剂的基本药物有桂枝、白芍、炙甘草、生姜、威灵仙、独活、徐长卿、牛膝、苏木、大枣等。也可以使用乌头汤进行个体化治疗。常用的药物包括制川乌、麻黄、徐长卿、白芍、甘草、苍术、白术、羌活、姜黄、当归、桂枝等。对于虚寒内盛的情况，可以添加黄芪、党参、人参、巴戟天、淫羊藿、鹿衔草等药物，以益气补肾和助阳。

3.着痹 "湿气盛者为着痹"。着痹病因为湿邪侵犯人体，而所受湿邪侵袭又有外湿和内湿之分。外因多为外感雾露之气、雨湿之邪。外感湿邪，可蒙蔽阳气，阻碍气机，损害脾胃。内因多因脾胃虚损，脾虚则不运不升，胃损则不化不降，因而中州痞塞，水湿内停。内湿招引外湿，两湿相合，愈伤人之阳气，湿为阴邪，必伤营络之血，营伤则卫气不通，血伤则阳气不行，邪气流注关节，脉络失养，绌急而痛。

着痹的常见脉症有肢体关节沉重酸胀、疼痛，或关节肿胀，重着不移，局部不红，甚至四肢活动不便，颜面苍黄而润，舌质淡红，苔白厚而腻，此多为寒湿之象。若肩背沉重，肢体疼痛，下注足胫而肿热，舌质红，苔厚腻而黄，脉细数者，属湿热之征。治疗以渗湿通经活络为主，辅以健脾之品。方药常用薏苡仁汤加减。常用药物有薏苡仁、白术、苍术、羌活、独活、防风、麻黄、桂枝、当归、川芎、鸡血藤、络石藤、忍冬藤、宽筋藤、生谷芽、生姜、甘草等。若见寒湿重甚者，加熟附子、干姜、细辛；若见湿热者，去麻黄、桂枝、当归，可酌加黄柏、黄芩、知母。

4.尪痹 多见于治疗不当，或长期服用祛风燥湿、散寒之剂，既伤于中，致肝肾及脾肾虚寒，又伤津耗血，导致气血两虚，病理上便形成痰瘀相结不散，经络痹阻，筋骨失荣，疼痛不已，而成为尪痹。症状见肢体关节疼痛，屈伸不利，关节肿大、僵硬、变形，甚至肌肉萎缩，筋脉拘紧，肘膝不能伸直，舌质暗红，脉细涩。治疗以补肾祛寒为主，辅以活血通络之品。方药常用通经行痹汤加减，使用的药物有制乌头、桂枝、白芍、炙甘草、生姜、威灵仙、独活、徐长卿、牛膝、巴戟天、淫羊藿、鹿衔草、当归、黄芪、桃仁、红花、苏木、雷公藤、大枣等。

（十一）治疗眩晕经验

治疗眩晕时，林沛湘教授常从补虚和祛邪两个方面来考虑。他认为眩晕的发生可能是由于脑窍失养或者脑窍不利。脑窍失养归于脏腑虚衰，气血阴阳不足，表现为虚的证候。脑窍不利可由外邪侵袭、外伤或痰湿瘀血阻滞所致，表现为实的证候。由于病因及基础疾病的不同，所表现的证候各异。下面从虚实诸证辨治方面介绍林沛湘教授治疗眩晕的经验。

1. 脑窍不利　主要分为饮逆清窍与瘀阻脑窍两类。

（1）饮逆清窍证。本证多由嗜酒肥甘、饥饱劳倦导致脾胃受损，健运失司，导致水谷不化精微，湿气聚集形成痰湿，痰湿中阻，则清阳不升，浊阴不降，上逆清窍，引起眩晕。因此，林沛湘教授认为，本证的基本病机是体内水液停滞，清阳上升，积聚于清窍。临床上症状有头重如蒙，头目冒眩，视物旋转，胸闷作恶，恶心呕吐，口中吐出痰涎，睁眼时症状尤甚，舌苔白而腻或白而滑，脉象弦或弦滑。治疗的关键在于利水化饮，以消除病因。因此，治疗宜以利水化饮平眩为法，方药主要使用林沛湘教授自拟的化饮平眩汤。该方的基本药物有泽泻、白术、半夏、茯苓、生姜、天麻，以及川芎等。该方实际上是泽泻汤与小半夏加茯苓汤的合方，这两个方剂均来源于《金匮要略》，用于治疗水液停滞的情况。方中的白术有健脾利水、燥湿化饮的功效，非常适用于治疗眩晕，泽泻能渗透水湿，起到调和阴阳的作用，两种药物合用，一燥一滋，相辅相成。半夏与生姜具有辛散逆气的作用，茯苓则能利水宁神，合用有蠲饮止呕除悸的效果。天麻具有辛甘质润的特性，是治疗眩晕的重要药物，在该方中用于对症治疗，可以加速缓解症状，体现了"症因同治"的原则。少量的川芎可引导其他药物上行，以增强疗效。整个方剂既重视了病因的解除，也注意到了症状的控制。

（2）瘀阻脑窍证。眩晕由于单纯的瘀血所致者较为罕见，前代医家除王清任外，多认为是继发病理产物，但林沛湘教授认为这种证候仍然存在。因此，他常常采用活血化瘀的方法来治疗眩晕。形成瘀血的原因有多种，首先是外伤导致的内出血，未能及时排除或消散，积聚成瘀血；其次是气滞导致血液循环不畅，或气虚而无力推动血液运行，导致血液瘀滞形成瘀血；还有血液受寒导致凝滞，或血热导致壅聚，以及湿热、痰火阻滞，阻碍脉络通畅，导致血液运行不畅形成瘀血。脉络被阻，清阳无法滋养清窍，从而引起眩晕。这种证候常见眩晕伴头痛，同时可伴有健忘、失眠、心悸、耳聋、耳鸣，面色暗红或黧暗，或唇甲青紫，舌质紫暗或暗红或有瘀斑，脉象弦或弦涩或细涩。治疗原则是祛瘀通络。常用方剂有血府逐瘀汤或通窍活血汤，并根据具体情况进行加减。常用药物包括赤芍、川芎、当归、生地黄、桃仁、红花、丹参、牛膝、麝香、柴胡、桔梗、天麻、石决明、大枣、甘草等。瘀血眩晕常与其他证候并存，治疗时需根据不同情况，选择合适的治疗方法。

2. 脑窍失养　常见证候有气血两虚、脾气虚弱及肝肾不足等。其中又以肝肾不足偏于阴虚者多见。

（1）气血两虚证。气血两虚证是一种常见的证候。产生这种证候的原因有多种，如长期患病导致气血耗损，或者大量失血使得气随血脱，新血未能及时补充，又或者脾胃功能虚弱，无法有效运化水谷以生成气血，还有服用某些药物可能会损伤气血。这些因素都可能导致气血两虚。气虚会导致清阳不展，血虚则会导致脑失所养，这两种情况都可能引发眩晕症状。具体表现为眩晕动作加剧，过度劳累会使症状加重，面色苍白，唇甲无华，发色无光泽，心悸少寐，神疲乏力，懒言少语，食欲减少，舌质淡，脉象细弱。治疗原则是补养气血，健运脾胃，益肝和营。常用的治疗方剂包括归脾汤、八珍汤等，常用的药物有人参、党参、黄芪、白术、茯神、酸枣仁、龙眼肉、当归、枸杞子、熟地黄、白芍、川芎、阿胶、大枣、陈皮、木香、远志、炙甘草等。

（2）脾气虚弱证。脾气虚弱证的主要原因有饮食不洁、过度劳累、长期忧思伤脾、禀赋不足、素体虚弱、年老体衰、大病初愈、调养不当等。脾主气血化生，脾虚会导致化源不足，从而使脑失所养，气虚则会导致清阳不展，这些都可能引发眩晕症状。或者脾虚痰湿内生，上蒙清窍，也会导致眩晕。具体表现为头目眩晕隐作，腹胀纳少，饭后胀痛加重，大便稀薄，肢体乏力，神疲乏力，气短懒言，形体消瘦，面色萎黄，或肥胖、浮肿，舌淡苔白，脉缓弱。这既是脾虚气弱的表现，也是痰湿阻遏的表现。治疗原则是以补脾升阳为主，同时燥湿化痰。常用的方剂有六君子汤、参苓白术散、补中益气汤等，常用的药物有人参、黄芪、茯苓、白术、苍术、陈皮、制半夏、山药、炒扁豆、莲子肉、砂仁、薏苡仁、天麻、川芎、炙甘草等。

（3）肝肾不足证。肝肾不足证的主要原因有久病失调、情志内伤、房事不节、温热病长期发作等，这些因素会损伤阴精和气血，累及肝肾，导致肝肾两虚。《黄帝内经》云："诸风掉眩，皆属于肝。""髓海不足，则……眩冒。"肝肾不足会导致脑髓失养，从而引发眩晕症状。临床上肝肾不足的证候多表现为阴虚或气阴两虚。

肝肾阴虚证的表现包括头晕目眩，耳鸣健忘，口燥咽干，失眠多梦，腰膝酸软，五心烦热，盗汗颧红，舌红少苔，脉细而数。治疗原则是滋养肝肾，以养阴填精为主，特别是对于偏阴虚内热的情况，还要滋阴清热，常用的方剂是杞菊地黄丸。常用的药物有枸杞子、菊花、生地黄、山茱萸、女贞子、墨旱莲、山药、泽泻、牡丹皮、茯苓、天麻、牛膝、白芍等。对于偏于阳亢的情况，还要平肝潜阳，方剂可以选用黄精四草汤及天麻钩藤饮加减。常用的药物有黄精、益母草、车前草、夏枯草、豨莶草、天麻、钩藤、石决明、珍珠母、女贞子、墨旱莲、生地黄、黄芩、栀子、牛膝、杜仲、桑寄生、茯神、益母草、何首乌、白芍等。

肝肾气阴两虚之证可见头晕目眩，时作时隐，神疲乏力，气短，腰酸耳鸣，舌质淡，舌苔少，脉沉细无力。治宜益气养阴，补益肝肾。方用参芪地黄汤化裁。常用药物有黄芪、党参、山茱萸、生地黄、怀山药、麦冬、五味子、泽泻、茯苓、牡丹皮、川芎、牛膝、石决明、珍珠母、天麻等。

肝肾阴虚还可表现为肝火妄动，此证候的病因多为肝气郁结，日久而伤阴化热而致。若情志不遂，或突然受到精神刺激，或因病邪侵扰，阻遏肝脉，致使肝气失于疏泄条达。气郁日久则伤及肝肾之阴，阴虚而生内热，虚热则风阳升动，上扰清空，发为眩晕。其证可见头晕胀痛，面红目赤，口干口苦，急躁易怒，舌质红，苔黄，脉弦数。治疗宜以养阴柔肝、缓急解郁为主。方用甘麦大枣汤合一贯煎化裁。常用药物有浮小麦、大枣、甘草、当归、沙参、麦冬、枸杞子、生地黄、郁金、川楝子、川芎、天麻、石决明等。

（十二）治疗头痛经验

林沛湘教授治疗头痛的方式和治疗眩晕有相似之处，都注重虚实证候的辨治，并且重视"通"经脉的运用。然而，头痛的临床病证特点及其证候与眩晕有所不同，治疗的侧重点亦不相同。

"通"经脉的治法不仅是为了通畅脑窍，还要结合具体部位进行治疗，因此在治疗头痛时，"通"脑脉的含义会有所不同。总的来说，林沛湘教授对头痛的辨治可大致分为以下几个证候。

1. 外感风邪证 多由起居不慎，坐卧当风，身体受到风邪侵袭，清阳受扰所致。风是引起百病的主要因素，其性质轻扬，《素问·太阴阳明论》云："伤于风者，上先受之。"因此，由风邪引起的头痛是最常见的。头部被称为"诸阳之会""清阳之府"，五脏六腑的清阳之气都向上注入头部。当风邪侵袭表层，或直接进入清空，或沿着经络上行，就会导致头痛。症状表现为头痛并且对风敏感，可能伴有鼻塞流涕，咽喉不适，肢体麻木、强直和痉挛，舌苔薄白，脉浮缓。如果有风热并存，可能伴有发热出汗，舌苔红，舌质薄黄，脉浮数。治疗应以辛凉解表、疏风散邪为主。临床上常使用桑菊饮进行加减，原方主要用于治疗风热引起的咳嗽，方剂中包含桑叶、菊花、连翘、薄荷、桔梗、杏仁和芦根等药物，这些药物具有上行的作用，能够直达患处，清利头目，疏风散邪。对于以风热为主的情况，治疗应以疏风清热为主，可以加入银翘散进行调整。

2. 外感风寒证 寒为阴邪，容易伤及阳气。风寒之邪侵袭外表，扰乱清空，阻滞清阳运行，导致血脉凝滞，循环不畅，从而失去养分供给，产生疼痛。该证多表现为头痛如破，延伸至颈项背部，对风畏寒，舌苔薄白，脉多为浮紧。治疗应以疏风散寒为主。常用川芎茶调散加减（包括川芎、羌活、荆芥、防风、白芷、细辛、薄荷和清茶等）。方剂中的川芎性味辛温，用量较多，可以行气于血，祛风于血，上行头部，被称为"诸经头痛之要药"。羌活、荆芥、防风、白芷和细辛都具有辛温散寒、疏风止痛的作用。薄荷轻盈而上行，能够清利头目。甘草益气和中，调和诸药。服用时可以用清茶调服，以发挥其清上降下的性质，避免药物过于温燥和上升扩散。整个方剂既有上升又有下降的作用，共同发挥疏风散寒和止头痛的功效。

3. 肝肾不足证 多因禀赋不足，或劳欲所伤，或病程日久，导致肝阴被耗，肾精亏虚，肝阳失敛而上亢，清窍受伤，脉络失养所致；或肝乏疏泄之力，少阳升发之气不能疏泄于中，导致中焦呆滞，化源不足，最终导致脑髓失养，脉络失荣。临床上可以出现阴虚、气虚和气阴两虚的证候。阴虚的表现主要包括头痛而空，兼有眩晕、神疲乏力、腰膝酸软、遗精、带下、耳鸣、少寐等。舌质红少津，舌体瘦，苔少，脉沉细或细数。气虚的表现为舌质淡，舌苔白，脉沉细无力或虚弦。气阴两虚的证候可以同时出现气虚和阴虚的表现。在诊断时需要特别注意舌脉辨证。对于阴虚证的治疗，宜滋养肝肾，平肝潜阳。常用的方剂有杞菊地黄丸、一贯煎或天麻钩藤饮加减，其中主要药物包括枸杞子、菊花、地黄、山茱萸、沙参、麦冬、当归、山药、牡丹皮、茯苓、泽泻、天麻、钩藤、生石决明、杜仲、黄芩等，用于滋养肝肾，在临床上可根据证候进行调整。对于气虚及气阴两虚的证候，可以使用益气补肾健脑和益气养阴的方剂，如补中益气汤或四君子汤加味；对于气阴两虚的证候，可以使用参芪地黄丸，或左归丸去附子、肉桂，加人参、黄芪等进行治疗。

4. 瘀阻脑络证 多为病程日久，久痛入络，或头部外伤，导致瘀血内生，阻碍经脉的气血通行。其症状主要表现为头痛如锥如刺，固定不移，舌紫或有瘀斑、瘀点，苔薄白，脉沉细或细涩。治疗宜采用活血化瘀的方法。常用的方剂有血府逐瘀汤或通窍活血汤加减，常用药物包括桃仁、红花、赤芍、枳壳、当归、柴胡、川芎、麝香、牛膝等，对于疼痛严重的情况，可以加入虫类搜剔之品，如全蝎、蜈蚣、五灵脂、地龙等。在治疗过程中，应根据病情及时加减，待病情缓解后，可以调整方剂或进行善后调理，以免药物过于强烈，耗气动血。瘀血头痛常常合并其他证候，如痰湿及正虚之证，需要在临床诊断时予以注意。

5. 痰阻脑络证　多因饮食不当，劳逸失度，导致脾失健运，湿气聚集生成痰，导致清阳无力上升，浊阴无力下降，清窍被痰阻塞，脉络不通。主要表现为头痛昏蒙，胸脘痞闷，食欲减退，恶心呕吐，舌胖大有齿痕，苔白腻，脉滑或弦滑。治疗宜健脾化痰，降逆止痛。常用的方剂有半夏白术天麻汤、温胆汤等加减，方中主要药物包括半夏、白术、茯苓、陈皮、生姜，它们具有健脾化痰祛湿的作用；天麻可以平肝息风，是治疗头痛、眩晕的重要药物，可以加入白蒺藜、蔓荆子以祛风止痛。如果痰湿化热较为明显，应去除白术，加入黄连、黄芩、枳壳、竹茹，以清化痰热。

6. 寒凝证　因素体阳虚，虚寒内生，或过食生冷之品，或过用苦寒之药物，伐伤中阳，或复感寒邪，致阴寒内盛，寒性收引，血涩运行不畅，脉络痹阻，经气不行，干于清窍而形成。症见头痛剧烈，遇寒尤甚，畏寒肢冷，神疲乏力，舌质暗淡或淡嫩，苔薄白或少苔有津，脉沉弦或迟或紧。治宜温中补虚，散寒止痛。方用吴茱萸汤或乌头汤加减，前者药用吴茱萸、人参、生姜、大枣，其功用重在温中补虚，后者药用乌头、麻黄、黄芪、芍药、炙甘草，其功用重在温经散寒止痛，临床上可随症灵活运用。

7. 正虚脑热，脑神失安证　脑外伤后综合征常以头痛眩晕、健忘耳鸣、失眠心悸等为主要症状。依其有外伤史这一病因，一般以瘀血论治为多。林沛湘教授认为，脑外伤后综合征除了脑的局部病症，多有体质虚弱的因素。脑为髓之海，乃神明之府。髓生于阴血精气，而阴血精气源于肝肾脾胃。若素有肝肾不足或脾胃虚弱，可使精髓常不足而脑失所养。适遇外伤，震荡脑髓，更使脑气乖张，虚邪妄动，神明不安。其延绵时日，则脑窍因精亏阴少而热生于内，脏腑因失于神摄而肝肾脾胃愈亏，形成病本一体、证候两分的局面。

根据这些病机特点，林沛湘教授认为在治疗时既要清热安脑以宁神明，又须调补肝肾脾胃以益精髓。清热安神，林沛湘教授常用甘麦大枣汤合百合地黄汤，此二方均出于《金匮要略》。甘麦大枣汤为治疗脏躁之常用方。脏躁，有医家认为，乃"阴液精血不足，郁久生热，乘肝侵胃"所致，这与本病的病机相似。而甘麦大枣汤所用之药，均为味甘之品，甘能柔肝育阴、缓中生津。其中小麦为肝之谷，肝脉上绕于头，肝血可化精充髓，故小麦益肝气、柔肝阴，而能清脑热、安神明。百合地黄汤原用于治疗百合病，方中百合甘润养阴，安神定志；生地黄清热生津，凉血消瘀，如《神农本草经》谓其："主折跌绝筋，伤中，逐血痹。"二药均归心经而通于脑，与甘麦大枣汤配伍能清脑热，安脑气，定神明。调补脏腑，重点在于益肝肾脾胃之亏虚。其肝阴不足者，常配一贯煎；肝血亏耗者，则配四物汤；肾精亏损者，可配左归饮或六味地黄丸；中气不足，多用人参、黄芪之类或补中益气汤；脾虚痰湿甚者则以六君子汤或参苓白术散为多。脑外伤后综合征既因于外伤，瘀血内积较为常见。根据林沛湘教授的经验，若其瘀证不明显时，用前述之生地黄或四物汤等足以消瘀。若瘀血明显，林沛湘教授喜欢在辨证的基础上加用田七粉冲服。他认为该药活血而不耗血，止血而不涩血，药力峻而性温和，是疗瘀的要药。田七与甘麦大枣汤、百合地黄汤配合，有利于祛除脑部陈瘀旧血。

8. 治疗头痛的经验效药　林沛湘教授在治疗头痛时，根据辨证情况，常常酌情使用一些对头痛症状有较好治疗效果的药物。现对这些药物的使用进行归纳。

太阳经头痛，表现为后枕部疼痛，或伴有颈项强痛者，可使用羌活、防风和藁本；阳明经头痛，表现为前额及眉棱骨疼痛，并引连目珠者，可使用白芷、葛根和升麻；少阳经头痛，表现为头部两侧、耳前后上方连通头角颞部的疼痛者，可使用川芎和柴胡；太阴经头痛，表现为痰浊明显，头痛如蒙者，可使用苍术；少阴经头痛，表现为寒邪盛行，头痛入骨者，可使用细辛和麻黄；厥阴经头痛，表现为颠顶疼痛明显者，可使用吴茱萸、藁本和地龙。

风寒引起的头痛，可选择使用白芷和藁本；风热引起的头痛，应该使用蔓荆子和菊花。肝火上炎引起的头痛，常常使用石决明和珍珠母。风动引起的晕痛，可使用天麻和钩藤。头痛侵入络脉者，可以适量使用虫类药物，如全蝎、僵蚕等。气分引起的头痛，可以使用白芷；血分引起的头痛，可以使用川芎。寒邪引起的头痛，可以使用制乌头，但需要长时间煎煮。偏头痛患者，可以使用川芎、白芷和制乌头。

需要强调的是，以上药物的选用并不是绝对的，临床治疗主要基于辨证施治，林沛湘教授强调一定要结合当时的证候情况，酌情取舍。

（十三）治疗眼病经验

眼科疾病属临床常见病、多发病，中医对眼科疾病的治疗有着独特疗效和优势。林沛湘教授对于眼科生理病理的认识，以玄府理论为核心；对于眼病的治疗经验，以"通玄府"为大法。

"玄府"之说，首见《黄帝内经》，原指汗孔。至金元时期，刘河间详发"玄府"理论，成为其"阳气怫郁"理论的核心内涵，奠定了"六气皆能化火"的理论基石，因此开创"河间医派"。可见，玄府理论是河间学术思想的重要组成部分，在中医学历史上具有重要地位。

所谓玄府，是人身最细微的孔道，遍布全身各处，是中医学理论中最为微观的结构，如《素问玄机原病式》所说："玄府者，玄微府也……无物不有。"其基本生理功能为流通气血，河间谓其为"泄气液之孔窍"。气血宣通，则津液敷布、营血渗灌、清阳宣发、神机转输，气机得以升降出入。可见，玄府宣通气液是人体新陈代谢的基本过程，因此刘河间称之为"精神、荣卫、血气、津液出入流行之纹理"。若玄府闭塞，则气血、荣卫不能升降出入，人的眼、耳、鼻、舌、身、意、神识将无法正常发挥作用，从而导致各种疾病的发生。

而人身之眼目，也需要玄府的畅达。眼目玄府的畅达，依赖于精气的上注、营血的濡润、清阳的宣发，使气血流转并进行升降出入。《灵枢·大惑论》中说："五脏六腑之精气，皆上注于目而为之精。"脏腑的精气通过上注来充养玄府，故《素问·五脏生成》云："诸脉者，皆属于目。"而眼睛是肝之窍，肝经与目相连，所谓"肝受血而能视"（《素问·五脏生成》），营血由肝上承渗灌眼睛，濡润玄府。《灵枢·脉度》中说："肝气通于目，肝和则目能辨五色矣。"肝木主春，生阳和之气，其气通于目，使玄府畅达；而肝的木气、五脏六腑的精气都依赖于脾气的升发、清阳的上承，如李东垣在《兰室秘藏》中所说："五脏六腑之精气，皆禀受于脾，上贯于目。"因此，清阳宣发，使精气和血得以上承，目中玄府清灵，能够正常视物。

玄府闭塞可能由邪风侵袭、脏腑虚衰、肝血不足、脾胃功能弱或清阳不升等原因引起，导致气血不畅、痰湿停滞。根据古代文献《素问玄机原病式》所言："有所闭塞者，不能为用也。若目无所见。"《医学纲目》中也指出："目盲耳聋……皆由其玄府闭塞，而神气出入升降之道路不通利。"《证治准绳》亦述及："玄府幽邃之源郁遏，不得发此灵明。"可以看出，历代医家都将玄府闭塞作为眼病的病机来解释。

林沛湘教授提出了以"通玄府"作为治疗眼病的基本原则。所谓的"通玄府"，即通过疏风祛邪使玄府通畅，增强气血上升的能力，以保证营养到达眼睛；同时，补益肝肾以滋润玄府，促进血液循环，排除痰湿。在具体的药物应用上，需要注意两点：首先，因为眼睛位于头部的高处，只有清轻之气才能到达，所以使用的药物以轻扬、升发、宣散为宜；其次，"十二经脉，三百六十五络……其精阳气上走于目而为睛"（《灵枢·邪气脏腑病形》），后世亦有眼科之五轮、八廓、六经学说，因此在临床上应根据眼病的具体部位，有针对性地使用引经通络的药物。总之，治疗眼病的关键是恢复玄府的畅通，促进气血的流通，调节旋转气机，使神气顺畅运行。只有做到这些，眼睛才能恢复清晰明亮。

1. 风邪外侵，目窍不利 本证常见于病毒性、过敏性及某些细菌性眼病。症状表现为两目红肿、疼痛、流泪、瘙痒、痉挛、麻痹、翳膜等。有时伴有恶风、头痛、身痛、脉浮、舌苔薄白。治疗宜祛风散邪，畅达玄府。方剂采用林沛湘教授自拟的眼科祛风方，由麻黄、蔓荆子、细辛、藁本、羌活、防风、白芷、川芎、菊花、红花、石菖蒲、木贼等药物组成。

本方是根据《眼科奇书》中的八味大发散加味而来。其云："凡外障不论如何红肿，总是陈寒束表所致，用发散药，寒去则火自退。"这本书认为外障都是由寒邪引起的，因此对于一些外感眼病，不论寒热，都以辛温发散为治疗方法，即畅达玄府、流通气血。因此林沛湘教授将本方作为主要治疗外感眼病的方剂，即使表现为"红肿、灼热"之象，也是因为郁热所致。正如河间所说："热而玄府郁结宣通，而怫热无由再作。"麻黄和细辛类药物并非忌讳。红花是林沛湘教授治疗眼病的常用药物，可以活血通络，轻质上浮，通肝经、行目系、开玄府。石菖蒲具有"通九窍，明耳目"的功效（《神农本草经》），辛温芳燥，内通五脏之玄府，外达九窍之门户，具有畅达玄府、开眼明目的效果。

本方主要以辛散宣达为主，根据外感邪气的不同而加减用药。如果风寒较重，可以加入荆芥、葱白、苍耳子；如果风热明显，可以适量减少辛温药物，并加入桑叶、浮萍等；如果是风湿外袭，还可以加入藿香、车前子；如果是风痰上阻，可以加入钩藤、僵蚕。

2. 热气怫郁，火毒内灼 《素问玄机原病式》云："目昧不明……皆属于火。"又说："目赤肿痛，翳膜眦疡，皆为热也。"临床上症状表现为目胀胞肿、胞轮红赤、翳如凝脂、热泪如汤，伴有头痛如裂等，多为火热毒邪内闭于玄府，导致气血不行，目系阻隔，营血凝滞，逆于眼目而产生。治疗该证应以清热泻火解毒为主，并辅以辛温发散开闭的方法。常用的方剂有泻心汤或五味消毒饮。根据脏腑热势的偏重，可参考各脏清热之品。作为开通玄府的药物，可以选择四味大发散（包括麻黄、细辛、蔓荆子、藁本）和菊花、红花、木贼等中药。需要注意的是，麻黄和细辛类药物的剂量宜小。

3. 脾胃虚弱证治 症见两目昏花，视物偏盲、变形，视瞻昏渺，头晕目眩，眼睑下垂，神球自胀等。伴见神疲乏力，面色无华，自汗，纳呆便溏，舌质淡，舌苔薄白或白腻，脉沉细无力等。脾胃虚弱对于眼病的影响主要有两个方面。首先，脾虚气弱，中气不足，使玄府虚涩不利，无力以行胃中水谷精微之气上注于目。其次，脾胃失运，水湿内生，阻滞玄府，上蒙清窍。因此，治疗宜健脾益气，升阳化湿，方用补中益气汤化裁。该方由党参、黄芪、白术、当归、陈皮、柴胡、升麻、苍术、红花、石菖蒲等药物组成。在健脾益气升阳的基础上，还能疏肝，养血活血，化湿，以引经之用。该方对于治疗眼科诸疾，特别是脾虚证候的眼病，非常合适。林沛湘教授常将该方作为主要方剂，运用于以脾虚为主要证候的视网膜病变及眼睑病变的治疗。

《脾胃论》中的补中益气汤方，其主要功效在于补益脾胃，升提阳气，该方的临床应用范围较广。李东垣曾言，脾胃不足则阴火内生，并反乘于脾胃，"脾胃既为阴火所乘，谷气闭塞而下流，即清阳不升，九窍为之不利"。并说："夫五脏六腑之精气，皆禀受于脾，上贯于目……故脾虚则精气皆失所司，不能归明于目矣。"在中医学中，视网膜被称为视衣，它主要依赖于水谷精气的滋养。眼睑被称为眼胞，它主要受脾胃的气机鼓动而发挥正常功能。如果脾胃虚弱，清阳无法升举，阴火上扰；或者有瘀痰阻滞，脉道不通，就会导致视衣和眼胞功能受损，这常常是目失精明和眼胞下垂的重要原因。林沛湘教授认为，补中益气汤作为健脾益气升阳的方剂，在治疗眼病中的作用主要体现在三个方面。首先，它能健脾益气，以养精明。对于脾胃气虚的证候，采用补中益气汤进行治疗，不仅可以健运脾胃，还能升举脾胃的清阳之气，这是其他补气剂所无法比拟的。其次，它能补中升阳，甘温除热。因为脾虚会导致清阳无法升举，从而导致阴火内生，上扰目窍。补脾胃的元气可以泻除阴火，这正是东垣立补中益气汤方剂的目的。最后，它能升提阳气，鼓动血行，帮助药物上达目窍。对于有痰瘀证候的患者来说，虽然气虚不是主要证候，但可以借助补中益气汤的力量来健脾，帮助疏散瘀血和化痰，使药效能够最大限度地发挥作用。

4. 肝肾不足证治　肝肾不足证表现为视物模糊，眼睛干涩、昏花，有时会出现明亮的光点或云雾飘移，还可能出现飞蚊症、视物变形，甚至视力受损，如青盲、夜盲、暴盲等，并伴有头晕耳鸣、腰酸膝软、失眠多梦等症状，脉细弦或沉细。治疗宜以补益肝肾为主，常用的药物包括六味地黄丸、一贯煎等。同时常使用山茱萸、地黄、山药、枸杞子、当归、茯苓、泽泻、牡丹皮等药物。肝肾不足可分为气血阴阳亏损等类型，如果属于气虚，可以加用党参、黄芪、白术、川续断、杜仲、桑寄生等药物来益气；如果是血虚，则可以兼顾养血，加入何首乌、四物汤等药物；阴虚则应当滋阴，可添加二至丸、龟甲、龟甲胶等药物；而阳虚则着重补阳，可以加入巴戟天、淫羊藿、锁阳、肉苁蓉等。在补益肝肾的同时，还需要注意活血通络药物的使用，如红花、决明子、谷精草、菊花等，以提升补益效果。在眼病治疗中，脾胃虚弱当以补气为主，而肝肾不足则注重养血。肝肾不足常见于各种慢性眼病。

5. 瘀血痰湿证治　瘀血和痰湿是两种不同的病理状态，临床表现各有不同，但都是内在的病因。瘀血证表现为急慢性眼部充血、局部肿胀，可能伴有陈旧性渗出或出血，舌质暗，脉涩或弦等。治疗方面应以活血化瘀为主，常用的方剂为血府逐瘀汤。大多数眼病都伴有或出现瘀血证候，因此活血化瘀治法在眼科疾病中运用广泛。除了治疗瘀血证候，活血药物也用于眼病的引经治疗，常用的方剂包括桃红四物汤、血府逐瘀汤、通窍活血汤等。根据瘀血证候的不同，选择的药物也有所区别，常用的药物有赤芍、丹参、牡丹皮、毛冬青等凉血活血药，红花、当归尾、川芎、丹参、鸡血藤、牛膝等养血活血药，三七、蒲黄等止血活血药，延胡索、郁金、香附及三七、蒲黄等止痛活血药，桃仁、红花、三棱、莪术等祛瘀活血药，水蛭、地鳖虫、穿山甲等逐瘀活血药。在临床实践中，林沛湘教授较多使用前五种药物作为引经药。痰湿证表现为眼部生胞状痰核，睑部生粟疮，眼球肿胀，头痛，视力偏差，云雾飘移，视物模糊等，有时还伴有眩晕、咳嗽等症状，舌苔腻，脉弦。治疗方面应以化痰祛湿为主，常用的方剂是二陈汤加味。常用的药物包括陈皮、半夏、茯苓、苍术、胆南星、白附子、桔梗、竹茹、竹沥、贝母、葶苈子、桑白皮等。痰湿证中，若由脾虚引起，则治疗以健脾化湿为主。此外，痰湿证又可细分为寒痰、热痰、风痰、痰结等不同类型，在用药时需要有所侧重。痰湿证常见于玻璃体混浊、黄斑水肿、眼内外囊肿等病症，也可同时出现在其他眼病中。

五、医案选介

（一）慢性肝炎验案

陈某，男，28岁，1980年12月1日初诊。

主诉：患者患有慢性肝炎已有 2 年。血清蛋白试验结果显示：总蛋白为 60 g/L，白蛋白为 32 g/L，球蛋白为 28 g/L，谷丙转氨酶为 257 U/L，射浊为 10 单位，脑絮（++）。目前的症状：右胁部胀满并伴随疼痛，口干，渴望喝水，小便颜色偏黄，大便未出现腹泻，食欲和睡眠尚可。舌色淡红，苔色偏黄，脉弦而软，心率为 80 次 / 分钟。经辨证属肝胃阴虚，气郁湿热内蕴，阻塞肝络。治疗宜滋阴疏肝，清热利湿。治疗方剂为滋阴解肝汤，处方：枸杞子 10 g，白芍 13 g，北沙参 13 g，生地黄 15 g，当归 15 g，川楝子 13 g，大枣 15 g，田基黄 17 g，鸡骨草 17 g，丹参 15 g，香附 5 g。将中药煎煮后服用，每天 1 剂。

1981 年 1 月 6 日二诊：患者前方服 20 剂。1 月 5 日患者进行肝功能检查，结果显示：血清蛋白为总蛋白 66 g/L，白蛋白 36 g/L，球蛋白 30 g/L，射浊为 4 单位，脑絮（+），谷丙转氨酶为 190 U/L。当前胁痛缓解，舌红，苔偏黄，脉仍弦而软，心率 72 次 / 分钟。继续使用之前的方剂。

2 月 11 日三诊：患者服用前方共 20 剂。目前已经没有胁痛，食欲、睡眠和大小便均正常。患者病情已经基本痊愈，为巩固治疗效果，采用调和肝脾、利湿解毒、活血通络的治疗方法，治疗用解毒逍遥饮，并进行适当加减。方剂组成：党参 17 g，白术 10 g，茯苓 15 g，甘草 7 g，田基黄 20 g，鸡骨草 20 g，丹参 15 g，当归 10 g，白芍 13 g，益母草 10 g，柴胡 10 g，枸杞子 10 g。将中药煎煮后服用，每天 1 剂，连续服用 12 剂。

2 月 26 日四诊：2 月 24 日患者进行肝功能检查，结果显示：总蛋白为 64 g/L，白蛋白 38 g/L，球蛋白 28 g/L，射浊为 5 单位，脑絮（−），谷丙转氨酶为 70 U/L。当前患者肝区已不再疼痛，睡眠、食欲和大小便均恢复正常。根据原方减少一些药物的用量，以巩固治疗效果。仍然使用解毒逍遥饮进行治疗，并适当加减：柴胡 7 g，白芍 13 g，当归 7 g，甘草 5 g，茯苓 15 g，白术 13 g，党参 15 g，枸杞子 13 g，田基黄 15 g，大枣 15 g。共 10 剂，每天 1 剂，将中药煎煮后服用。1982 年 10 月随访中，未见复发。

按语：本案属于肝气横逆导致的胁痛和胀满，表现为气郁证。然而，由于病程较长，脉弦而软，表明其本质为肝阴虚证；舌色淡红、口干、尿液偏黄，为湿热内蕴、肝络阻塞时间较长，消灼肝阴之象。因此，首先采用滋阴解肝汤来滋养阴液，养肝解毒。在肝阴逐渐恢复后，再使用解毒逍遥饮来滋养肝血，调补肝脾。

（二）肝硬化验案

黄某，男，42 岁。1991 年 1 月 9 日初诊。

患者胁痛已有 10 年之久，腹胀已有半年多。患者在 10 多年前出现了胁痛、纳差、厌油腻等症状，被确诊为慢性活动性肝炎。经过多方治疗，病情未能得到有效控制。半年多以前，患者又出现了腹胀、纳差、尿量减少和皮肤发黄等症状。患者已在某医院住院治疗 2 个月，但病情并未见明显好转。目前症状包括腹胀、尿量减少、肝区隐痛、肤色发黄、食欲不振和乏力。体格检查结果显示，患者精神状况较差，巩膜呈现黄染，胸前出现了蜘蛛痣和肝掌，腹部明显膨大，存在腹水征象。舌苔淡暗，质地白腻，脉象虚细而有力。肝功能检查显示：谷丙转氨酶 77 U/L，总胆红素 11.8 U，直接胆红素 17.3 μmol/L，间接胆红素 30 μmol/L，总蛋白 79 g/L，白蛋白 33 g/L，球蛋白 46 g/L。B 超检查显示：肝硬化并合并腹腔积液，脾脏肿大。经过综合分析，认为本案为肝脾肾亏虚，瘀毒湿浊互结。治疗方案为强肝健脾益肾，逐瘀利湿解毒，使用壮肝逐瘀煎合精芪补肝汤、五皮饮。处方①：黄精 20 g，黄芪 20 g，党参 15 g，当归 10 g，丹参 15 g，鸡内金 10 g，桑白皮 17 g，大腹皮 15 g，生姜皮 10 g，虎杖 20 g，白花蛇舌草 20 g，鸡骨草 20 g，田基黄 20 g。共 7 剂，水煎后口服。处方②：灵芝 30 g，黄精 20 g，当归 15 g，枸杞子 15 g，党参 20 g，黄芪 20 g，巴戟天 15 g，鳖甲 30 g，炮穿山甲 20 g，土鳖虫 15 g，水蛭 10 g，虻虫 10 g，丹参 20 g，鸡内金 15 g，田七 10 g，绞股蓝 20 g，香附 10 g。制成 1 剂，研磨成末，每次 3 g，每日 3 次，使用时加入煎剂中一同服用。

1991 年 1 月 16 日二诊：患者服药后精神状态有所好转，食欲增加，尿量增多，腹胀感减轻。舌体呈暗红色，苔白，脉象弦细。本次以阴虚为主要病机，宜采用滋阴解肝汤、五皮饮合壮肝逐瘀煎加减治疗：沙参 15 g，麦冬 15 g，生地黄 15 g，枸杞子 15 g，女贞子 20 g，当归 10 g，鸡骨草 20 g，田基黄 20 g，大腹皮 15 g，生姜皮 10 g，桑白皮 15 g，虎杖 20 g，白花蛇舌草 20 g。制成 10 剂，水煎后将药液分装。随后按照具体证候的变化适度调整方剂，继续使用壮肝逐瘀煎的治疗方案。到 1991 年复查时，患者肝功能恢复正常，B 超检查未发现腹腔积液。

按语：本案出现了腹胀、尿量减少、腹部膨大，并存在腹水征象，表面上看似乎是水饮阻滞的症状，舌苔白腻。然而，患者也出现了肝区隐痛、食欲不振、乏力、精神不佳和脉象虚细的症状，肝脾两虚的表现也相对明显。因此，患者符合"肝虚瘀结"的病机，且更倾向于气阴两虚的状态。因此，采用壮肝逐瘀煎方剂治疗，可以补益肝脏，并疏散久存的瘀血邪气；同时配合精芪补肝汤进行治疗，以协助调补肝脾功能。

（三）慢性胃炎验案

班某，女，32 岁，1991 年 8 月 4 日初诊。

患者胃脘胀满、隐痛 2 年余，加重半年。患者诉两年前无明显诱因出现胃脘胀满、不适、隐隐作痛，伴食欲不佳。多次就医无效，近半年来症状加重，体重逐渐减轻。现症：上腹部胀满疼痛，纳食减少，食入想吐，消瘦，嗳气酸腐。舌边尖偏红，苔黄腻，脉弦软。胃镜检查显示慢性浅表性胃窦炎和慢性十二指肠球炎。证属湿热内蕴、胃气壅滞、寒热互结，治宜化湿导滞，平调寒热，方剂为安胃汤加减：制半夏 10 g，干姜 4 g，黄连 6 g，丹参 30 g，木香 7 g（后下），百合 30 g，乌药 7 g，蒲公英 20 g，旋覆花 10 g（包煎），厚朴 7 g，白芍 10 g，炙甘草 5 g。共 10 剂。

1991 年 8 月 14 日复诊：服药后患者症状减轻，纳食稍有增加，呕吐已停止。舌淡红，苔微腻，脉弦软。湿热稍退，方剂调整为安胃汤加减：制半夏 15 g，干姜

4 g，黄连 6 g，百合 30 g，乌药 7 g，丹参 30 g，木香 7 g（后下），茯苓 17 g，厚朴 7 g，党参 15 g，陈皮 6 g，炙甘草 5 g。共 15 剂。

1991 年 8 月 30 日再诊：患者胀满疼痛已缓解，但纳食不佳，时有腹部胀满、大便不畅，舌淡红，苔白，脉弦软。需要加入化滞消食的药物：制半夏 15 g，干姜 3 g，黄连 4 g，苍术 10 g，陈皮 6 g，茯苓 17 g，党参 15 g，百合 20 g，乌药 7 g，丹参 15 g，木香 7 g（后下），麦芽 15 g，神曲 10 g。治疗 1 个月，患者症状全部消失，复查胃镜结果显示炎症已明显好转。随访半年，未见复发。

按语：本案症状包括脘痞、嗳气酸腐、舌苔黄腻等，典型表现符合湿热郁滞的特征。然而，纳食减少和消瘦等虚弱症状也较为明显。该病属于虚实夹杂的情况，因此可以使用安胃汤进行治疗。

（四）温热病验案

覃某，女，30 岁。1991 年 11 月 6 日初诊。

患者发热、恶寒 3 天。患者于 8 天前无明显诱因出现发热、恶寒，伴头身疼痛、四肢酸乏及咽痛。病后服用中成药及西药治疗，病情未见好转，发热在 38 ~ 39.5℃，且以下午为甚。现为月经期第 4 天，以往月经 7 天干净。诊见面色潮红，皮肤灼热，咽红，扁桃体不大。舌淡红，苔白，脉数，重按无力。此为风温，证属外感风热、兼有气虚之象，治宜疏风解表，清热解毒，佐以益气，方选清解退热方加减：柴胡 10 g，青蒿 10 g，金银花 15 g，连翘 15 g，桑白皮 17 g，地骨皮 17 g，牡丹皮 10 g，紫苏叶 8 g，桔梗 10 g，续断 10 g，党参 15 g，炙甘草 5 g。3 剂。药后热退，但又见咳嗽，后以三叶汤治愈。

按语：本病虽见恶寒，但高热、咽痛、面红、皮肤灼热、脉数，乃一派热证，故恶寒为温病卫分证之表现；高热为气分之象，属卫气同病，以清解退热方治疗而收效。

（五）头痛验案

李某，女，37岁，1989年4月26日初诊。

患者7个月前因骑自行车跌倒，伤及头部，当时神志不清近10分钟。醒后不久即见头痛，头晕，健忘，胸闷欲吐。2个月前在某医院住院治疗，症状未见好转。出院诊断为脑外伤后综合征。今转中医治疗。刻诊：头晕喜按，入夜尤甚，眩晕耳鸣，心悸失眠，记忆力下降，胸闷欲吐，手足心热，盗汗，纳差，舌边尖红，舌苔黄干，脉沉细弦。证属肝肾阴虚，热扰神明，兼夹湿热。治疗宜滋养肝肾，清热安神，佐以化湿。方用甘麦大枣汤、百合地黄汤合一贯煎化裁：小麦30 g，大枣15 g，甘草5 g，百合30 g，生地黄30 g，沙参10 g，麦冬10 g，当归7 g，枸杞子15 g，地骨皮15 g，牡丹皮10 g，黄连2 g。6剂，水煎服，每日1剂。

1989年5月2日二诊：患者头痛减轻，胸闷欲吐、手足心热、盗汗等已除，夜眠较好。但头晕耳鸣、健忘心悸未见好转，舌质淡红，舌苔薄黄，脉细。阴液稍复，肾精乃亏。改前法以养肾精为主：小麦30 g，大枣15 g，甘草5 g，百合20 g，生地黄20 g，山茱萸15 g，山药15 g，枸杞子15 g，女贞子15 g，牡丹皮10 g，菊花10 g。20剂，水煎服，每日1剂。

1989年5月23日三诊：患者头痛、眩晕、耳鸣、健忘、心悸等症状明显好转，近日因病情减轻，增加活动量而觉腰膝酸软乏力，查舌脉同前。守前法化裁，酌加壮腰健肾之品：上方去女贞子、牡丹皮、菊花，加桑椹20 g，杜仲10 g。嘱服用月余。药后病愈，患者恢复工作。

按语：本案虽为外伤，但患者头晕喜按、眩晕耳鸣、心悸失眠、盗汗纳差，一派阴虚火旺之证，不可因其病因而以活血为主，以免虚实并治。故以甘麦大枣汤合百合地黄汤滋阴清热，配一贯煎加强滋阴功效，稍佐牡丹皮、黄连以清浮火。

（六）眼病验案

杨某，女，21 岁，1991 年 8 月 7 日初诊。

患者两眼红肿疼痛已有 3 天。患者诉 3 天前开始出现双眼红肿、疼痛和流泪的症状，并伴有发热。在某医院眼科检查后，被诊断为流行性出血性结膜炎。经过西药治疗，患者病情未见好转。体检结果显示患者体温为 37.6℃，双眼眶红肿严重，白眼球发红，有多量黏稠的眼泪。舌苔为白色，脉象有力。此为风热外感、玄府郁闭之证，治疗宜疏风解表，畅通玄府。可选用眼科祛风方进行加减：麻黄 5 g，蔓荆子 10 g，细辛 5 g，羌活 7 g，决明子 20 g，金银花 15 g，菊花 10 g，黄芩 10 g，木贼 7 g，车前子 7 g，红花 5 g，甘草 4 g。共 3 剂。嘱患者忌辛辣、煎炸食物和烟酒。服药后患者病情好转。

按语：本例为风热外感，导致玄府郁闭，宜疏风解表，畅通玄府。方剂中使用眼科祛风方，以宣达玄府，促进气血流通，使郁结得以舒缓，邪气从眼部排出。在方剂中加入辛凉之品，既有辛散之作用，又不会过于助热。对于眼部疾病的局部病变，如红肿、疼痛、视物模糊、眼压升高等，多为热郁湿阻所致。林沛湘教授提出使用车前子一药，能利水渗湿，清热明目，一举两得。虽然该药性质稍重，但用量较少，并与其他具有发散上浮作用的药物配合使用，既能达到治疗目的，又能调和其他药物的干燥散性。

六、论文著作

（一）论文

［1］林沛湘 . 化饮平眩汤 . 广西中医药，1991（5）：208.

［2］林沛湘 . 遗精 . 广西中医药，1989（3）：32.

［3］林沛湘.疏木培土和泄肝和胃.广西中医药，1989（2）：33.

［4］林沛湘.夜游症.广西中医药，1984（5）：39.

［5］黄珍定，张赞球，黄势，等.外感咳嗽医理设计与临床考核.广西中医药，1983（4）：31-33，10.

［6］林沛湘.疑难病症治验二则.广西中医药，1982（1）：5-6.

［7］林沛湘.营卫初探.广西中医药，1979（4）：1-4.

［8］林沛湘.从肝病证治特点探讨慢性肝炎的治疗.广西中医药，1979（1）：1-3，6.

［9］林沛湘.谈谈低热证的辨证论治.广西中医药，1978（4）：9-12.

（二）著作

《内经讲义》《金匮要略讲义》《绛雪园伤寒方条目评注》《西溪书屋夜话录评释》《中医学基础教学参考资料》。

七、整理者

1.林寿宁，林沛湘教授学术继承人，主任医师，第六批全国老中医药专家学术经验继承工作指导老师，广西名中医。毕业于广西中医药大学，现任广西中医药大学附属瑞康医院消化内科荣誉主任。从事中医临床、教学和科研工作40多年。先后担任中国民族医药学会脾胃病分会副会长、中华中医药学会内科分会常务理事、中华中医药学会脾胃病分会常务委员、世界中医药学会联合会消化疾病专业委员会委员、中国中西医结合学会消化系统疾病专业委员会委员、广西青年中医研究会主任委员、广西中医内科学会脾胃病分会副主任委员、广西中西医结合学会常务理事兼副秘书长。在中医领域发表了100多篇学术论文，并编著出版了10多部专著和教材，主持了国家及省级课题十余项。其学术成就获得了广西科技进步二等奖、中国中西医结合学会科学技术一等奖、广西卫生适宜技术一等奖等荣誉。

2. 林树元，医学博士，副教授，硕士研究生导师，桂派林氏中医第三代传承人，浙江中医药大学"5151"远志优博。现任教育部高等学校中医学类核心课程《伤寒论》联盟理事、中华中医药学会仲景学说分会青年委员、浙江省中医药学会经方分会常委、浙江省数理医学会中医智能诊疗专委会委员。他是祖辈和父辈全国名老中医学术思想的传承者，主要从事中医经典《伤寒论》和《金匮要略》的教学工作，以及经方理论与临床研究。在国内核心及SCI期刊上已发表论文30余篇，参编专著5部。

周基邦

一、名家简介

周基邦（1912—2004），男，出生于广东省开平市，广西中医药大学教授，曾担任广西中医药大学第一附属医院的中医内科主任医师。2004 年因病去世，享年 92 岁。

在学术研究方面，周基邦教授强调以经典著作为基础，吸取经方和时方的精华，并结合自身的临床经验进行灵活应用。他追求"亲自治疗疾病，多次验证疗效"的理念，旨在将所学知识消化吸收并应用于实践中。在临床实践中，他重视辨证论治，针对不同病情采用相应的方药，主张既尊重古代医法，又要了解现代医家的经验，注重触类旁通，反对生搬硬套，不囿于古代做法。

二、医事传略

周基邦教授自幼开始学习岐黄医书，后来拜广东著名医师周鹿鸣为师，并受到其深厚传承。学成之后，他先后在广东开平、广西龙州和南宁等地行医。1956年调入广西区中医院（1958年更名为广西壮族自治区中医院）。随着1957年广西中医学校的建立，1958年升格为广西中医学院（2012年更名为广西中医药大学）。

周基邦教授曾于1960年前往四川省参加《伤寒论》专业师资班深造。他一直在学校和第一附属医院工作至2004年，为医疗事业奉献了60多年，造福了一方百姓。在临床实践中，他擅长治疗内科杂症，尤其对上消化道出血的治疗有较高造诣。

三、学术思想

周基邦教授毕生致力于中医药事业，他在临床实践中专攻内科和儿科，特别擅长治疗伤寒杂症和温热时令病。经过长期的实践积累，他积累了丰富的医疗经验，这些经验对我们来说是值得学习和借鉴的。

（一）尽管医术微小，却能助人为乐

周基邦教授常常教导我们："医术虽然微小，但却能够帮助大众，造福万民。"他对自己的工作始终非常负责，对医术精益求精。正是基于这种思想指导，他认为作为医生，目标和理想是最重要的。如果没有解除患者病痛的愿望，就没有奋斗的动力；如果没有孜孜不倦的精神，就不可能成为技术精湛的医生。周基邦教授几十年如一日地关心患者，向他们详细询问病情，进行仔细的体格检查，勇于开方和用药，如果不能使患者康复，他会感到内疚。

（二）注重实践，致力于精湛的医术

周基邦教授从事临床60多年，善于对主要症状进行辨证论治，书写病案时注重分析病机，概括凝练，明确治疗原则和药物选择，主次分明，精通药物的特性。这些医术的取得离不开他对实践的重视和勤奋学习的品质。周基邦教授不空谈理论，

而是注重实践，临床观察、听诊、询问病史都按照标准程序进行。无论遇到什么现象，无论是症状、体征还是现代检查结果，他都追问"为什么"，探究原因，了解病机和本质。他经常说："疾病表现多种多样，不能一概而论，必须具体问题具体分析。成功的经验需要认真总结，失败的教训更不可忽视。临床辨证施治的技能只有在实践中不断探索、思考、总结，才能提高。"周基邦教授一生都热爱学习，经常阅读中医经典书籍和国内知名医学杂志。他会摘录其中的名言警句，全心全意地投入研究。他努力将他人的经验运用到实际治疗中，"亲治其症，多次验证其方法"，以期吸收并掌握。

（三）注重辨证论治，反对套路化

辨证论治是中医诊断疾病的主要方法。在辨证时，要运用"四诊""八纲"的理论，对患者的各个症状以及与脏腑关系进行综合分析，探究病因和病机，找出病位，做出准确的诊断，然后确定相应的治疗原则和措施。这个综合分析的过程就是中医辨证论治的基本方法。历代医家，尤其是近现代的名医为了提高辨证论治水平，方便学习者掌握，常常根据"望、闻、问、切"所列举典型的病证表现及特点，对主要证型进行分类。周基邦教授认为，这种分型方法在指导临床实践、推动中医病证诊断的标准化和规范化方面起着重要作用。然而，一种辨证分型方法只能反映某位医家的经验，而临床上的病情千变万化，任何一种分类都不可能穷尽，而且常常出现多病多证、真假夹杂、脉症不符等情况。因此，除了熟悉常见的证型，更重要的是要掌握中医的基本理论和知识，了解各种病证的发展规律，做到知常达变，触类旁通。切不可生搬硬套，固守不变。

（四）勤求古训，注意方法

周基邦教授极为重视对古医籍的学习。他认为，古代医家通过数千年的实践，积累了许多宝贵经验，值得后世借鉴。然而，这些古医籍大部分以古文形式被记录下来，且种类繁多、数量庞大，因此在学习时必须注意方法，才能事半功倍。周基邦教授提倡先泛读后精读，先阅白话文再参考注释；先研读四大经典，再逐渐涉猎其他医籍；先从细节入手，再逐步剖析篇章，领悟全文的主旨；要善于独立思考，灵活应用，将古代医学理论与现代实际相结合，发扬并发展中医学的精华。周基邦教授对《内经选读》（北京中医学院编）、《伤寒论语译》（中国中医研究院编）、《金匮要略语译》（中国中医研究院编）和《温病名著精华选析》（沈炎南主编）四本著作给予了高度评价。他认为这些著作基本上集纳了四大经典的精华，既有原文，又有注释和翻译；既有方解，又有按语；一些著作在各个篇章中还加入了分析比较，简明扼要地阐述了原文的病理和证治。另外，一些著作在每节原文之后，结合历代医家和作者本人的临床经验进行分析，阐明了理论对实践的指导意义。这些著作对于帮助读者理解古医籍原文的含义、熟悉古文词义、了解古代医家开方用药的意图和目的、掌握原著精神，并更深入地理解和掌握中医学的理论体系、学术思想和原则，挖掘并整理中医学遗产，提高临床辨证施治等方面，具有重要的指导意义。

四、临证经验

（一）风痰为患，首重祛邪

风痰咳嗽是最常见的疾病之一，它可以随时发生。当寒邪侵入人体，束缚在表层，内郁于肺脏。患者肺气郁结而无法宣泄，无法保持通畅的水道，也无法敷布充足的津液，因此导致痰饮停滞于内并引发咳嗽。面对风痰问题，首要的是祛除邪气。周基邦教授对三拗汤、杏苏散、止嗽散、二陈汤等方剂进行加减，使用通宣理肺汤治疗风痰咳嗽，临床效果非常显著。方剂组成：麻黄、杏仁、甘草、紫苏叶、荆芥、前胡、枳壳、白前、茯苓、半夏、陈皮、桔梗。其中，麻黄、紫苏叶、前胡、荆芥等辛性药物能够宣泄肺气，解表邪，使表邪离去，肺气宣通，从而治疗咳嗽；桔梗、杏仁等苦性药物能够发散肺气，协助前胡镇咳；枳壳、陈皮、半夏、茯苓、甘草具有利气调中、祛湿化痰的作用；桔梗与枳壳是常用的配伍药对，桔梗升提而枳壳降气，相辅相成，有利于宣降肺气、止咳。对于表邪较重的患者，可以加入防风羌活、僵蚕；对于气急的患者，可以加入紫苏子。例如，某女患者钟某，44 岁，1991 年 1 月 29 日初次就诊，主要症状为咳嗽已持续 7 天，同时伴有鼻塞、喘息、咳嗽伴白色痰液，舌质淡，苔薄白，脉浮。临床诊断为风痰咳嗽，予以通宣理肺汤治疗。2 天后，患者的鼻塞症状消失，咳喘减轻，痰液量减少。随后再加服紫菀、紫苏子 5 剂，患者所有症状完全消失。

（二）和解少阳，清热透邪

小柴胡汤是《伤寒论》中的一个名方，具有调和表里的作用。清代陈修园云："兼郁火，小柴清。"小柴胡汤的配方可以根据需要进行适当调整，临床应用广泛，并且疗效显著。周基邦教授作为周鹿鸣先生的得意门生，非常喜欢使用小柴胡汤。该方的特点是柴胡用量较大，在临床应用时效如桴鼓。周基邦教授继承了先师的经验，并结合自己的临床心得，自创了针对外感热邪的退热良方。该方的组成包括柴胡、黄芩、荆芥、青蒿、连翘、甘草。方中选取柴胡，其性苦、辛，微寒，能够清宣表邪，解热；荆芥辛散的作用有助于柴胡解表退热；少阳火邪游走于体内，因此使用黄芩的苦寒性质来清除少阳火邪；青蒿能够清透少阳半表半里的邪热，是退热的良药；连翘能够清除浮游在少阳之间的热邪。对于重感冒引发的高热、皮肤灼热、面色潮红等情况，需要增加具有辛甘寒性的生石膏，以清除阳明气分的热邪；如果患者口渴，可以加入知母、天花粉来清热生津止渴；而对于流感流行而引起的发热，可以加入僵蚕、蝉蜕，以疏散风热、解毒。

病例 1：王某，男，38 岁，1991 年 12 月 17 日初诊。症见寒热往来已 1 周（体温 37.5 ～ 38℃），伴头痛身痛，口苦咽干，胸胁苦满，纳呆，偶有呕恶，舌红，脉弦滑略数。诊断为发热（太少两感），治疗目标为两解太阳少阳。处方如下：柴胡

15 g，黄芩 12 g，茯苓 15 g，青蒿 10 g，金银花 10 g，连翘 10 g，荆芥 10 g，滑石 18 g，芦根 18 g，甘草 5 g。

药后第 2 天，患者症状有所减轻，体温降至 37.5℃。因数日未解大便，保持原方并增加黄连 10 g。到第 4 天（12 月 20 日），患者热退（体温 36.8℃），症状消失，改用柴葛解肌汤化裁以善后。

病例 2：卢某，女，73 岁，1991 年 11 月 5 日初诊。近两个月患者出现发冷发热反复发作，体温 37.5 ～ 39℃，伴胸胁胀闷，恶心呕吐。使用抗生素后有所好转，停药后再次发作，无鼻塞流涕，无咽痛咳嗽，但感觉口干口苦。舌质红，苔薄黄，脉弦略数。诊断为发热（少阳证），治疗目标为和解少阳。处方如下：柴胡 12 g，黄芩 10 g，半夏 10 g，党参 12 g，炙甘草 5 g，大枣 10 g，生姜 5 g。

服用两剂后，患者体温下降，维持在 36.8 ～ 37℃，口干口苦症状消失。继续服药，并观察 10 天未见复发。

病例 3：覃某，女，5 岁，1992 年 1 月 21 日初诊。患者 3 天前因起居衣着不慎受凉，晨起即觉发热，头痛，伴鼻塞流涕。当晚全身发热，体温高达 40℃，出汗而体温不退，烦躁口渴、咳嗽、痰中带血。经过口服药物和注射药物治疗后，患者体温仍保持在 37.8 ～ 39℃，患者就诊前一晚出现呕吐。舌质红，苔薄黄，脉数。诊断为发热（三阳合病），治疗目标为疏风解表，清热止咳，和解少阳。处方如下：柴胡 6 g，荆芥 5 g，前胡 6 g，桔梗 6 g，半夏 5 g，浙贝母 5 g，桑叶 6 g，连翘 6 g，北杏仁 5 g，甘草 3 g。

（三）气热迫血，当泻其热；气虚血脱，当温其气

上消化道出血，属于中医学"血证"的范畴。虽然血证的临床表现包括便血、尿血、吐血、咳血和衄血等，但其出血原因通常是由于气和火的作用。在《景岳全书·血证》中，张景岳指出："而血动之由，唯火唯气耳。"这对血证的病因进行了高度概括。张氏还指出："故察火者但察其有火无火，察气者但察其气虚气实。"由

于火的原因有虚火和实火的区别；由于气的原因有气虚和气实的区别。周基邦教授在临床实践中认识到，便血和呕血的证候，如果是火的原因，主要是实火；如果是气的原因，则有虚实之别。气实的情况大多数是由于火化，表现为实热证候；气虚的情况则常伴有寒冷，表现为虚寒证候。对于实热呕血和便血的证候，周基邦教授采用了仲景的治疗方法。他认为实热呕血的证候多是由于心火旺盛，邪火过剩，迫使血液妄行所致，因此常常使用泻心汤进行治疗。他认为，泻心汤具有苦寒清热、止血而不留瘀的作用，其可以使胃中的热气得以排出，避免浊热阻塞上部，从而减轻心火，是治疗实热呕血的良药。对于肝气侵犯胃的情况，症见目赤口苦，头部胀痛，心烦易怒，脉弦数，可以加入牡丹皮、山栀子、生地黄和龙胆草以清肝泻胃。对于脾胃虚寒型的出血，周基邦教授引用了《仁斋直指方》中"阳虚阴必走，大吐大衄，外有寒凉之状，可用理中汤加南木香，或甘草干姜汤"的说法，采用甘草干姜汤进行治疗。周基邦教授认为，使用这个方剂时，甘草需要炙用而不能生用，并且用量要较大（12～15 g），以发挥其甘温补中益气的作用；不用干姜而宜用炮姜，避免干姜辛性过强，又能起到温阳护阴的作用，使阳气振奋并收敛止血。常常配伍五味子以固涩收敛、益阴止血，选择蒲黄炭以增强止血、止痛和祛瘀的作用。如果气虚严重，可以借助党参和黄芪益气。药味虽少而药力专宏。

泻心汤与甘草干姜汤是治疗血证的两大法门，气热迫血证者，需泻其热，用泻心汤；气虚血脱证者，需温其气，用甘草干姜汤。根据实际情况，可以添加一些具有止血活血作用的中药，如白及、三七、侧柏叶、仙鹤草和云南白药，以达到标本兼顾的效果。

病例1：葛某，男，35岁，初诊于1992年5月7日。患者在就诊前一天因过量饮酒及辛辣肥甘食物摄入，出现胃脘胀闷疼痛和呕吐症状。当日晨间排便呈黏黑糊状，类似柏油，约200 mL，伴有口臭、口干欲饮，舌红苔黄腻，脉滑数。诊断为胃热性出血，治疗方案为清胃泻火，化瘀止血。处方如下：大黄3 g，黄芩10 g，黄连3 g，白及10 g，枳壳10 g，海螵蛸12 g，半夏10 g，陈皮5 g，云南白药1瓶（冲服），甘草 5 g，白芍 10 g。

患者服药后，未再出现呕吐症状，3 天后大便颜色变为黄色，胃脘胀闷疼痛等症状消失，5 天后大便潜血转为阴性。

病例 2：廖某，男，40 岁，患有十二指肠溃疡已有 10 余年。1992 年 2 月 26 日就诊，主要症状为大便黑色持续 5 天，伴有隐隐胃痛，对温热饮品感到舒适，头晕眼花，倦怠乏力，稍有活动加重，口淡，食欲减退，大便潜血检查结果为（++++）。诊断为胃寒性出血，治疗方案为温中健脾，补气摄血。处方如下：炙甘草 12 g，炮姜炭 6 g，党参 25 g，白术 10 g，茯苓 12 g，海螵蛸 10 g，薄黄炭 15 g，云南白药 1 瓶（冲服）。

患者服用药物 4 剂后，大便颜色转为黄色，7 天后大便潜血检查结果为阴性，头晕眼花、倦怠乏力等症状明显减轻。

（四）益心气，扶心阳，辨治心悸

心悸是临床常见的一种病证，其证候特点为虚实相兼，以虚为主，本虚标实。在病机上，周基邦教授十分关注心气、心阳的变化。他认为心主阳气，心脏依赖阳气来维持生理功能，推动血液循环，并支持脾胃运化和肾脏温煦等功能。如果心阳不振、心气不足，则无法保持正常的血脉活动，导致心失所养而出现心悸；如果心血失去心气的推动，血液运行不畅，气滞血瘀，长期则会导致心脉瘀阻，出现胸痹心痛的症状；如果心阳不足，损伤脾气，气不化水，导致水湿内停，就会引起面浮足肿。因此，心阳虚、心气不足是心悸病机的关键。在治疗上，周基邦教授喜用炙甘草桂枝汤，旨在益心气，扶心阳。方剂中的炙甘草、党参可以充实心气，增强心气运血的功能，而桂枝则具有温通心阳的作用。对于有心动悸、脉结代的情况，重点使用炙甘草和桂枝，可以将人参替换为党参，以增强益气通阳、复脉的作用；如果患者出现心悸气短、自汗乏力的症状，可以加入黄芪、龙骨、牡蛎，以益气升阳，固表敛汗；如果出现胸痹心痛的情况，可以加入瓜蒌、薤白、半夏，以通阳宣痹；

如果出现心烦失眠的情况，可以加入浮小麦、大枣，以养心安神；如果出现阳虚水肿的症状，可以视情况加入真武汤、实脾饮或五苓散等，以温阳利水；如果存在瘀血征象，可以加入丹参、赤芍、川芎、当归，以活血祛瘀。

病例1：陈某，女，46岁，初诊日期为1992年1月7日。患者于1989年年底起出现心悸反复发作，原因未知，发作与运动无关。发作时自觉心悸不宁，体倦神疲、气短自汗。症状持续4天并加重，伴有头晕，失眠多梦。心电图检查未发现异常。舌质淡，苔薄白，脉细弱。诊断为更年期综合征。证属心悸（心气不足，心阳虚）。治疗原则为益心气，扶心阳。处方如下：炙甘草10 g，桂枝6 g，党参15 g，白术12 g，茯苓15 g，大枣12 g，浮小麦15 g，生龙骨20 g（先煎），陈皮5 g，木香5 g（后下），黄芪15 g。

服用3剂后，患者心悸、气短自汗等症状消失，入睡良好，自觉体力增加，食欲增加。

病例2：覃某，男，57岁，初诊日期为1991年11月21日。患者因心悸伴左胸前闷痛反复发作8年，近4天出现颜面下肢浮肿。早在1983年开始，患者就常感心悸气短，伴有左胸前闷痛不适，劳累时容易诱发，发作一般持续10分钟，必须服用"硝酸甘油""心宝"等药物并卧床休息才能缓解。患者病后食欲差，大便稀，经常失眠。最近4天发现面部和双下肢浮肿。心电图检查显示"心房纤颤"。舌质淡，苔白腻，脉细弱、结代。诊断结果为心悸（心气不足，心阳虚），水肿（脾气虚弱）。治疗原则为益心气，扶心阳，温阳化水。处方如下：炙甘草6 g，桂枝10 g，黄芪30 g，白术10 g，党参15 g，茯苓15 g，茯苓皮15 g，猪苓10 g，泽泻12 g，大腹皮10 g，远志5 g，半夏10 g，陈皮6 g。

服用第2剂后，患者左胸前闷痛减轻，心悸减轻。服药半个月后，患者心悸、胸痛及面部和下肢浮肿均消失，舌苔不腻。

病例3：杨某，男，54岁。1993年5月21日初诊。自述心悸心绞痛已半年余，曾于1993年1月26日在本院做心电图检查，提示："交界性期前收缩，室性期前收缩，Ⅱ、Ⅲ、aVF 之 ST 段下降 0.05 mV。" 血脂检查结果显示总胆固醇 8.6 mmol/L，甘油三酯 2.8 mmol/L，诊断为冠心病心绞痛。经过中西药治疗，患者症状有所改善，但经常复发。近一周来患者因劳累又出现心悸气短、自汗乏力，偶尔伴有心痛发作。面色苍白，形体虚胖，舌淡，苔白腻，脉结代。诊断结果为心悸（心气虚，胸阳不振，气滞痰阻）。治疗原则为补益心气，温通心阳，行气祛痰。处方如下：炙甘草 12 g，桂枝 9 g，黄芪 15 g，党参 15 g，法半夏 10 g，瓜蒌壳 10 g，薤白 10 g，丹参 15 g，檀香 5 g（后下），砂仁 5 g（后下），川芎 6 g，当归 10 g。

服用 5 剂后，患者心悸气短减轻，胸痹心痛消失，仍继续使用原方调治。

（五）益气补血，祛痰止眩

眩晕病机比较复杂，但归纳起来可分为虚证和实证两类。气虚眩晕属于虚证眩晕的一个重要证型。它的发病与脾胃的气血和痰浊密切相关。先天禀赋不足或者年老体衰，导致脾胃虚弱，长期忧思劳累或饮食不节损伤脾胃，都可能导致水谷无法正常运化产生气血，进而导致清阳不振，脑部得不到充足滋养而出现眩晕症状。如果患者有久病或失血等情况，由于气血耗损，无法供给脑部养分，眩晕发作的可能性更大。脾主运化，脾气虚弱会导致水湿运化功能紊乱，湿气凝聚形成湿痰。湿痰为患，不仅直接影响清阳而引发眩晕发作，还会困扰脾气，使脾气进一步虚弱，形成恶性循环。气虚眩晕的主要临床表现为头晕眩晕，身体乏力，食欲减退，大便稀溏，饭后胀满感，面色萎黄，舌淡苔白，脉细弱。多见于长期患有其他疾病、体弱多病之人及女性，常伴有心悸失眠、唇甲无华、呕恶、胸闷心烦等症状。既然气虚眩晕的病位在脾，并且与气血和痰浊密切相关，治疗时应以健脾益气为主，同时补充血液、化解痰浊。周基邦教授在临床实践中常用气虚眩晕汤来治疗该病。方剂组成包括黄芪、党参、茯苓、白术、炙甘草、川芎、当归、白芍、半夏、陈皮、天麻。其中，人参和茯苓有健脾益气的作用，加上黄芪可以补益气血、提升阳气；川芎、当归、白芍则具有补血活血的功效；半夏、陈皮、天麻配合白术、茯苓、甘草，可以化痰祛风，健脾祛湿。这些药物的综合应用，具有益气补血、祛痰止眩的功效。对于血虚较重的患者，可以加酸枣仁和何首乌来补肝养血；如果伴有肌肤麻木、血压偏低的情况，可以加桂枝来温经通痹、提高血压；如果出现苔腻头重的情况，可以加制天南星来增强化痰的作用；耳鸣听力下降的患者可以加入石菖蒲来通阳开窍；如果脾气虚到一定程度并出现阳虚证候，可以加炮姜来温补脾胃。这个方剂实际上是四君子汤合四逆汤去掉了熟地黄，加入半夏、白术和天麻，对于气虚眩晕的患者疗效显著。例如，某位宾姓的女性患者，62岁，初诊于1991年2月21日。患者头晕眼花已达7年，近4天加重，并出现恶心呕吐、口淡乏力、耳鸣等症状。检查发现面色萎黄，舌淡苔白滑，脉细。诊断为气虚眩晕伴有痰浊阻塞，于是开具气虚眩晕汤。服药3剂后，宾某的症状明显好转，经过6剂治疗后，症状大部分消失。然而，1991年7月20日，宾某的眩晕再次发作，伴有神萎乏力、耳鸣、听力减退等症状，每当改变体位（如站起、仰头、躺下时）症状加重。检查发现患者血压偏低，唇舌色淡，脉细。根据症状表现，仍然属于气虚眩晕伴痰浊阻塞，只是症状较之前加重。再次给予气虚眩晕汤，并加入石菖蒲以利清窍。服药3剂后，患者症状减轻，血压恢复正常。继续加入桂枝来振奋中阳，连续服用12剂，患者眩晕症状得以有效控制。

（六）补虚泻实，不忘和降

周基邦教授认为，脾为阴土，胃为阳土。脾主湿而胃主燥，两者相互协调，饮食始能顺利消化。脾气主升，胃气主降，人体消化饮食的过程实质就是脾胃升清降浊的过程。胃主受纳，腐熟水谷，胃需要将初步消化的饮食物送到小肠，所以胃气以和降为顺。如果胃气不降，就会严重影响胃的功能，产生各种病证。临床上，不管是何种病因导致的胃脘痛，无论是寒还是热，抑或是郁、积、虚、瘀，最终都是胃失和降而引发的。寒邪停留于胃内，胃中的阳气被寒邪所遏制，导致胃失和降；情志不畅，肝气郁结，逆袭胃腑，也会导致胃失和降；食物积滞，导致脾胃纳化功能失调，同样可以导致胃失和降；脾胃虚弱，中阳不足，也会导致胃失和降。此外，瘀血停滞、胃中络脉被阻，也可导致胃失和降。由于胃失和降，胃腑气机不畅通，气机不通则产生疼痛。因此，治疗胃脘痛时，无论是何种证型，无论选择何种治疗方法，除了要有针对性地治疗病因，还必须考虑胃气主降，只有使胃保持舒畅通降的特性，发挥其纳食传导的功能，才能达到调和气血、疏通壅塞的效果。

（七）温中散寒，行气止痛

寒凝胃痛常由于感受寒凉或误食生冷引起。当寒邪侵袭胃部或寒气积聚于胃中时，阳气被寒邪所遏制，导致胃失和降，胃腑气机不畅通，气机不通则产生疼痛；寒为阴邪，容易伤害阳气，因此此类患者常觉畏寒；其中，阳气不振，喜欢按压，喜欢热饮食。对于寒凝胃痛，治疗的目标应当是温中散寒，行气止痛。周基邦教授经常使用良附丸合香苏散进行调理治疗。方剂中，高良姜具有温胃散寒的作用，香附能疏肝行气止痛，紫苏梗可以顺气开郁和胃，半夏、陈皮具有降逆和胃的作用，檀香、砂仁能行气止痛。如果疼痛严重，可以加入白豆蔻以温中行气；如果有反酸的情况，可以加入瓦楞子以制酸止痛。

典型病例：覃某，男，45岁，1991年1月29日初诊。患者自1982年起经常出现胃脘疼痛，持续不断，每年冬春季节发作频繁，空腹时疼痛尤甚，喜欢按压和热性食物。两天前患者因误食寒凉食物导致症状复发，觉得胃痛剧烈，伴有呕吐清涎的症状，舌质淡，苔嫩白，脉弦细。证属于寒邪内停，胃阳被遏制，胃失和降。拟定治疗方案为温中散寒，行气止痛。处方：高良姜10 g，香附10 g，紫苏梗6 g，半夏12 g，陈皮5 g，檀香5 g（后下），砂仁6 g（后下），白豆蔻3 g（后下），煅瓦楞子15 g。

上述方剂服用两剂后，患者呕吐清涎症状即消失，胃痛减轻，微感腹胀。按照上方加入川厚朴6 g，再服用两剂后，患者各种症状消失，继续服用3剂以巩固治疗。最终患者痊愈并告治愈。

（八）理气和胃，促进气机运行，缓解疼痛

如前所述，周基邦教授强调胃气的平和降下是胃功能正常运行的关键，否则会导致各种疾病。临床上，无论何种原因引起的胃脘痛，最终都是因为胃失去了平和降下的功能而发生疾病。由于胃脏的气机被阻滞，气血运行不畅，阻塞就会引起疼痛。因此，通过理气和胃，促进气机运行，缓解疼痛，这是治疗胃脘痛的重要方法。周基邦教授经常使用自创的香苏二陈汤来治疗胃脘胀痛。方剂中的香附和紫苏梗、半夏、陈皮能够理气和胃；枳壳可消除胀满感；茯苓能渗湿祛饮；檀香和砂仁能促进气机运行，缓解疼痛；甘草能够调和诸药。对于疼痛严重的患者，可以加入金铃子和延胡索；对于胃痛吐酸者，可以加入瓦楞子和海螵蛸；对于肝郁胁胀者，可以加入青皮和郁金；对于反酸呕逆频发者，可以加入旋覆花和代赭石。该方剂对于各种慢性胃炎、胃和十二指肠溃疡引起的胃脘胀痛有很好的疗效。

典型病例：陈某，男，27 岁，初诊日期为 1991 年 10 月 8 日。患者由于工作紧张，饥饱无常，两年来经常感到胃脘胀痛不适，每年冬季症状加剧，最近症状再次发作，感觉胃部胀满，多食后症状更加明显，大便微溏。胃镜检查显示为浅表性胃炎。舌质淡红，苔薄白，脉缓弱。诊断为脾虚气滞，胃失和降，治疗应健脾燥湿，理气和胃，促进气机运行，缓解疼痛。处方如下：苍术 10 g，香附 6 g，紫苏梗 6 g，半夏 10 g，陈皮 5 g，枳壳 10 g，茯苓 12 g，檀香 5 g（后下），砂仁 5 g（打碎），甘草 5 g。

服用 1 剂后，患者胃脘胀痛明显减轻，大便可。连续服用至 15 剂，患者胃脘胀痛基本得到控制。

（九）清胃降火，巧用古代经方

"三味汤"，也称作小陷胸汤，由黄连、半夏和瓜蒌实三味药物组成。原方中以瓜蒌实为主药，具有清热化痰、下气宽胸的作用，辅以黄连清热降火，协助半夏降

逆消痰。该方用于治疗伤寒表证误下，邪热内陷，与痰热结于心下所致的小结胸证。周基邦教授将其应用于胃热引起的疼痛。周基邦教授认为："清者，是要清除体内过剩的热量。当脏腑产生热量过剩时，就需要进行清理。"黄连具有苦味、寒性的特点，非常适合清泄中焦的火热。半夏味辛性温，能干燥湿气，降逆止呕。瓜蒌实味甘性寒，其内部的瓤状物质类似于人体胸腹之间的膈肌，能够有效清除胸中的垢腻，具有畅通胸腹气机的作用。由于胃位于膈肌下方，所以这三味药物组成的方剂，苦与辛相结合，不仅可以清泄胃中积热，还能祛痰，平和肠胃气机，对于胃脘痛一直延伸至背脊的患者效果尤佳。对于症状较重的患者，可以加入蒲公英、白芍和甘草。蒲公英不仅能够泻火，还能补益脾胃。白芍和甘草能够舒缓紧张，有止痛作用。对于大便干结的患者，可以加入黄芩和大黄来通畅肠道，清除热邪。

典型病例：叶某，男，23岁，初诊日期为1991年11月14日。患者平时喜欢抽烟喝酒，饮食偏好富含油脂和味道浓重的食物。从1989年开始，患者胃脘部位经常感到辣痛，常伴有灼热感、嗳气，口干欲饮，尿黄，大便干结。近1周来，患者症状进一步加重，钡餐检查结果显示为十二指肠球部溃疡。舌质红，苔黄，脉滑数。诊断为胃热炽盛引起的胃脘痛。处方如下：黄连6 g，半夏16 g，瓜蒌壳12 g。

服用10剂后，患者胃脘辣痛、嗳气等症状全部缓解。

（十）清疏肝郁，调畅气机

周基邦教授认为，肝为刚脏，喜欢通畅，顺利流动。肝气郁结，横逆犯胃，不仅可以导致胃脘疼痛，还会引发火动痰升。轻微的情况下，会出现嗳气反酸的症状；严重的情况下，会引起呃逆胃胀，心烦嘈杂。周基邦教授每次都采用清疏肝郁、调畅气机的方法来治疗，他使用四逆散配合黄连温胆汤进行加减治疗，屡次验证有效。方剂中的柴胡、白芍入肝经，起到疏肝达郁的作用，黄连、半夏苦降辛通，调和肝胃。竹茹、枳实、陈皮通络降气，茯苓蠲饮可以使胃中积聚的浊饮通过小便排出，生姜具有辛散流利的特性，可助肝脏恢复通畅，上药共为辅药。再加上甘草与白芍配伍，柔肝止痛，并调和其他药物的作用，形成清疏肝郁、调畅气机的剂型。如果疼痛症状急迫，舌红，舌苔呈黄色，可加入牡丹皮、虎杖、金铃子、延胡索等药物，来增强清泄肝胃郁热，促进气血流通，发挥止痛作用。对于情绪暴怒、气盛的患者，可以加入香附、青皮来平息气息，抑制肝脏的过度活动。对于频繁出现呃逆的患者，可以加入旋覆花、代赭石来增强降逆气的作用。对于反酸严重的患者，可以加入煅瓦楞子来控制酸性，缓解患者疼痛。

典型病例：任某，女，30岁，1991年4月2日初诊。患者平素急躁易怒，工作不顺心，家庭关系不和睦。4个月前开始感到胃脘胀痛，疼痛扩散至两侧胁肋部，伴有反酸和嗳气。患者曾经有肝炎病史。经过钡餐检查显示"十二指肠球部溃疡"。舌质淡红，舌苔薄白，脉弦滑。诊断为胃脘痛，证属肝胃不和。以四逆散合黄连温胆汤进行治疗，以疏肝和胃。处方如下：柴胡10 g，白芍12 g，香附10 g，黄连3 g，半夏10 g，茯苓16 g，生姜5 g，枳壳6 g，陈皮5 g，紫苏梗6 g，郁金10 g，甘草3 g。

患者服用了1剂药后，胃脘胀痛和反酸嗳气的症状便消失。半个月后由于情绪不顺遂，症状复发，再次服用药物后，患者症状得以缓解。

（十一）温肾健脾，固肠止泻

慢性泄泻亦称为"久泻"，其病因和病机与脾肾之虚损关系最为密切。年老体弱或久病缠绵均可导致脾肾虚损。因为脾主运化，胃主受纳，脾虚失运，胃失和降，食物不能化为精微，从而导致水变为湿，谷物变为滞，湿滞内停，清浊不分，混杂而下，并经过大肠排出，形成泄泻。脾之阳气与肾中真阳密切相关，命门之火能助脾胃腐熟水谷，帮助胃肠消化吸收。如果肾阳不足，脾失温煦，运化失常，就会导致持续不止的洞泄。因此，温肾健脾和固肠止泻是治疗本病的重要方法。周基邦教授在治疗脾肾阳虚泄泻方面积累了丰富经验，他强调标本兼顾，既要温肾健脾，又要固肠止泻。他在临床上常用理中汤合四神丸进行治疗。方剂中，补骨脂起到温补命门之火的作用，以温养脾阳；吴茱萸能温中散寒；肉豆蔻能温肾暖脾，涩肠止泻；五味子有固涩收敛的作用，炮姜能助吴茱萸温胃散寒；苍术能燥湿健脾。这些药物合用，可以增强温阳涩肠的功效。对于年老体衰、持续泄泻、中气下陷的患者，还可以加入党参、炙甘草来补中扶正，或者加入黄芪、升麻来益气升阳。如果长期治疗无效，可以加入附子来增强温补肾阳的效果，加入赤石脂和罂粟壳来增强涩肠止泻的力量。

典型病例：王某，女，28 岁，1991 年 2 月 12 日初诊。患者自 1981 年起大便常常溏烂不成形，或呈稀泻如水样，每日解 2～3 次，多则 7～8 次，尤以早晨最严重，急迫难忍。便前伴有脐腹疼痛，肠中雷鸣，而便后则感觉腹中舒适。曾接受中西医治疗，都有所好转，但反复发作未能彻底治愈。4 个月前，患者症状明显加重，药物疗效不佳，同时出现怯寒肢冷、食欲减退，饭后脘腹胀闷，倦怠乏力，时有恶心、口中分泌清涎的情况。检查发现患者消瘦、神疲，面色萎黄，轻按脐腹有疼痛感，肠鸣音亢进，四肢不温。舌淡，苔薄白，脉沉细。脉症合参，诊断为脾肾阳虚，运化失常，导致久泻。治则为温肾健脾，固肠止泻。处方：党参 15 g，苍术 12 g，炮姜 6 g，炙甘草 5 g，补骨脂 10 g，吴茱萸 6 g，肉豆蔻 10 g（后下），茯苓 15 g，木香 6 g（后下），白术 12 g，诃子 10 g。

服用 3 剂后，患者大便次数减至每日 1 次，但仍然呈现溏烂状，手部感觉冷凉，并伴有呃逆、嗳气的症状。此时需要进一步补益脾胃，降逆助运。处方：党参 15 g，白术 10 g，茯苓 12 g，半夏 10 g，陈皮 5 g，麦芽 10 g，木香 5 g（后下），砂仁 5 g（后下），炙甘草 3 g。

（十二）散寒祛湿，温经通络

寒湿所致腰痛是一种常见的腰痛证型。常常由于患者长时间居住在冷湿的环境中，或者在雨天涉水，或者在水中作业，或者出汗后受风寒，或由衣服潮湿等原因引起。寒邪使气血运行不畅，湿邪黏聚不化，导致腰腿经脉受阻，从而引发腰痛，或者腰部有冷重感，转身不利。湿邪为阴邪，需要通过阳气的运行来转化，所以在静卧时湿邪更容易停滞，常常出现静卧时疼痛不减反而加重的情况。在阴雨寒冷的天气中，寒湿更加盛行，腰痛会加重。寒湿内阻，也会影响肌肉和筋脉，导致患者感觉身体沉重乏力。由于寒湿内停，阳气被遏，患者舌苔多为白腻，脉象沉紧或迟缓。寒湿邪气容易伤及阳气，对于年老体弱或者久病不愈的患者，常见同时出现腰膝酸软和脉象沉弱等症状。周基邦教授常常使用肾着汤或者根据情况进行加减，以治疗寒湿腰痛。

肾着汤，又称甘姜苓术汤，是一种经典方剂，来源于《金匮要略》。它是在茯苓桂枝白术甘草汤（《伤寒论》）的基础上去掉桂枝，加入干姜而成。干姜有散寒暖腰的功效，白术和茯苓则可以行湿健脾，甘草有益气和中的作用。诸药合用，可以起到散寒祛湿的作用。如果寒邪偏胜，以冷痛为主要症状，可以加入肉桂和细辛来散寒温肾；如果湿邪偏胜，以重着为主，舌苔厚腻，可以加入苍术来燥湿散邪；如果同时伴有风邪，腰痛左右不定，或者连及肩背，或者同时出现关节游走性疼痛，可以加入独活和防风来祛风胜湿；如果气血不足，可以加入黄芪和党参来益气健脾，加入当归、白芍和川芎来养血活血。

典型病例：患者梁某，男，40 岁。1991 年 3 月 12 日初诊。患者自 1986 年起常感觉腰部冷痛沉重，遇到阴雨天气加重，伴有身体沉重乏力，膝腿乏力，夜间卧床时疼痛不减反而增加，但活动后可以减轻。一周前患者进行 B 超检查发现右肾积水严重，输尿管上段扩张，提示中下段梗阻。患者从事农业工作，居住地潮湿。患者舌质淡红，舌苔白腻，脉迟缓。经诊断为寒湿腰痛，治疗以散寒祛湿、温经通络、化气利水为主要原则。处方：干姜 5 g，白术 10 g，茯苓 15 g，党参 15 g，桂枝 10 g，猪苓 12 g，泽泻 16 g，甘草 6 g。服用了 6 剂后，患者腰痛明显减轻，继续服用至 20 剂后，患者腰痛基本消失，体力增加。

（十三）清热燥湿，通络止痛

痹证作为临床常见病证，其主要临床特点是筋骨、肌肉、关节的酸痛、重着、屈伸不利。根据临证可分为风寒湿痹和风湿热痹两大类。前者是由风寒湿三邪侵袭人体，闭阻经络而引起；后者是因感受湿热之邪，或由风寒湿邪郁久化热所致。对于风湿热痹，周基邦教授认为"热"是辨证的关键，其特点是关节红肿灼热疼痛，相比之下，风寒湿痹虽然有关节酸痛，但局部并无红肿灼热的表现。风湿热痹的病机是风湿与热相争，邪气阻滞在经络关节中，导致气血郁滞，从而引发局部红肿灼热、关节疼痛且无法屈伸；如果表邪未能解除，营卫不调，就会出现类似恶风的症状；如果邪热内盛，正邪相争，则可能出现发热、烦躁不安等全身症状；由于火邪旺盛，很容易熏灼津液，因此常伴有口干口渴、喜欢冷饮、舌干少津、小便短少、大便干燥等津液亏少的症状。在治疗上，周基邦教授通常喜欢使用二妙散加减。周基邦教授认为，黄柏是一味苦寒药物，具有清热作用；苍术则是苦温的草药，可以燥湿。这两味药物合用，具有清热燥湿的功效，可以使湿气消退，各种症状得以缓解。如果再辅以防己清热利湿、通络止痛，以及滑石、薏苡仁、半夏、赤小豆除湿化浊，姜黄、海桐皮、桑枝用以通络止痛，其疗效更加显著。

典型病例：患者曾某，女，54岁，于1992年11月3日初诊。患者近两年来四肢关节肿痛反复发作，呈游走性，多出现在两腕及两踝部位。发作时，患者关节明显肿胀，感觉麻木沉重，伴有疼痛，屈伸不利，偶尔有关节红热，使用中西医药治疗能够缓解症状。近4个月来，患者左腕关节肿胀疼痛未愈，昨天起又出现了左踝关节疼痛、红肿灼热，屈伸不利。此外，还伴有咽痛、口干渴，尿少便结。红细胞沉降率为53 mm/h，抗"O"值为833单位。舌红，苔黄糙，脉滑数。西医诊断为风湿性关节炎，中医辨证属于风湿热痹。治疗上采用清热燥湿、通络止痛的方法。处方：黄柏10 g，苍术10 g，防己10 g，滑石10 g，薏苡仁15 g，半夏10 g，赤小豆30 g，姜黄10 g，海桐皮10 g，桑枝10 g。服用3剂后，患者左踝关节肿痛消失，但左腕关节仍然肿胀疼痛，屈伸不利，咽痛依然存在。在原方基础上加入连翘10 g，桔梗10 g，甘草5 g进行调治。1周后，患者咽痛消失，左腕关节肿痛减轻。去掉连翘和桔梗，继续调治。1周后，患者左腕关节肿胀虽然未完全消失，但已经明显减轻。复查结果显示，红细胞沉降率为 62 mm/h，抗 "O" 值降至 500 单位以下。

（十四）善用中药治疗上消化道出血

上消化道出血是中医血证的一种表现。虽然血证可分为便血、尿血、吐血、咳血、衄血等不同类型，但多数情况下都是由气和火引起的。张景岳在《景岳全书·血证》中指出："而血动之由，唯火唯气耳。"这句话概括了血证的病因。周基邦教授在临床实践中发现，便血、呕血的症状主要与实火有关；而气的虚实则表现出不同的特点，气实者多从火化，表现为实热的症状，气虚者多伴有寒冷，表现为虚寒的症状。过去一般认为实热型较多，但周基邦教授认为，很多患者以脾胃虚寒为主，这是因为胃疼痛长期未能根治，正气逐渐衰退，气虚导致血虚，阳虚导致阴盛。因此，在临床上，脾胃虚寒型占多数。

治疗方面，历代医家有很多论述，总结起来主要从治火、治气和治血入手。周基邦教授遵循着先哲的明确指导，并继承了周鹿鸣先师的宝贵经验，在治疗脾胃虚寒型出血时，采用了《仁斋直指方》中"阳虚阴必走，大吐大衄，外有寒凉之状，可用理中汤加南木香，或甘草干姜汤"的方法。他认为，在使用甘草干姜汤时，甘草需要炙用而不能生用，并且用量较大（12 ~ 15 g），目的是取其甘温补中益气的作用；干姜宜用炮姜代替，以免干姜过于辛热，同时又能利用其温阳守阴的功效，使阳气振奋，并收敛止血。周基邦教授常常在临床实践中配合五味子以固涩收敛益阴，以止血；同时选用蒲黄炭以增强止血、止痛和祛瘀的作用。对于气虚较重的患者，还采用党参、黄芪来益气。尽管药物种类较少，但功效显著。《朱氏集验方》中说："甘草干姜汤治吐血极妙。"周基邦教授认为这种说法确有道理。

对于实热型呕血、便血的病证，周基邦教授在治疗原则上遵循仲景之法。他认为实热呕血的病证实际上是心火旺盛，邪火过剩，迫使血液妄行所致。因此，他采用了泻心汤，这是一种苦寒清热的方剂，能够止血而不留瘀，可以使胃中的热气排出，使浊热不会逆行。这样心火就得以减轻，因此是治疗实热呕血的良药。对于这种类型的治疗，除了煎服泻心汤，周基邦教授还添加了大黄粉 3 g，以热水冲服。如果肝气侵袭胃部，出现目赤口苦、头胀痛、心烦易怒、脉弦数等症状，可以在以上方中加入牡丹皮、山栀、生地黄和龙胆草，以清肝泻胃。

甘草干姜汤与泻心汤是治疗血证的两种常用方剂。前者适用于气虚血脱的情况，可温补气虚；后者适用于气热迫血的情况，可清除内热。在临床应用时必须准确辨证治疗，以免误治。对于这种病证的治疗，还可以根据具体情况添加白及、三七、侧柏叶、仙鹤草和云南白药等止血活血药物，以达到标本兼顾的目的。这样可以有效控制呕血，促进大便潜血早日转为阴性。

典型医案：患者杨某，男，35 岁，住院号 5914，于 1983 年 5 月 10 日入院。患者入院前两天因饮食不节出现柏油样大便，每次约 200 mL，同时伴有头晕眼花，动则加重，全身出冷汗，倦怠乏力，口淡纳呆。门诊检查发现大便潜血阳性，经诊断为上消化道出血，需要留院治疗。入院时临床表现：大便呈柏油样，胃脘隐痛，喜暖喜按，面色苍白，气少懒言，舌淡，边有齿印，苔薄白，脉细缓。通过 X 线钡餐检查发现十二指肠球部溃疡。中医诊断为便血（脾胃虚寒型），治疗应温中健脾，补气摄血。处方：炙甘草 12 g，炮姜炭 6 g，党参 25 g，白术 10 g，茯苓 12 g，海螵蛸 10 g，蒲黄炭 15 g。每日服用 1 剂，水煎分两次服用。服药 4 剂后，患者大便潜血转为阴性，住院 13 天后出院。

五、医案选介

（一）治疗子宫癌术后发热

葛某，女，58 岁，于 1991 年 2 月 25 日初诊。患者于 1989 年 3 月因子宫内膜癌行子宫全切及卵巢、输卵管切除术。术后患者阴道流血停止，但经常出现轻中度发热，有时体温可高达 39℃ 以上，数天发热一次。先后被诊断为"感冒""支气管炎""慢性胆囊炎"等。患者尝试了补液、红霉素、庆大霉素等药物，但效果不佳。1990年7月11日患者因再次出现高热（体温39.5℃）而住院治疗。检查结果显示：血常规：血红蛋白110 g/L，红细胞8.8×10^{12}/L，白细胞6.7×10^{12}/L。尿常规：尿蛋白（±），红细胞（+），白细胞（++++）。大便常规：粪便稀烂，红细胞（++），白细胞（+），潜血（++）。红细胞沉降率：125 mm/h。血尿酸：644.0 μmol/L。血、尿培养结果阴性，粪便培养未分离出致病菌。胸部X线检查未发现病变，心胸比稍大于0.5。B超检查未发现异常。心电图显示心电轴左偏，TⅡ＝R/10。骨髓检查显示增生性骨髓象。胃镜检查显示慢性胃炎。入院诊断：①慢性胆囊炎。②肺部感染。③慢性胃炎。④子宫癌术后。西医采用头孢菌素Ⅴ钠、庆大霉素、诺氟沙星等不同抗生素、抗结核药物、抗痛风药物，以及激素等进行治疗。中医则先后使用活血化瘀之血府逐瘀汤、疏肝理脾之四逆散、养阴清热之青蒿鳖甲汤、益气升阳之补中益气汤、益气补血之归脾汤等方剂进行治疗，但体温仍未能控制。1991年2月25日患者邀请周基邦教授会诊。

经诊查，发现患者近2年反复发热，体温波动在36.8～38℃，有时高达39℃以上。伴有头晕眼花、四肢乏力、胸闷不适、胃脘辣痛、大便稀烂不成形等症状；面色萎黄，舌质淡，苔白腻，脉象虚软无力，属于脾胃气虚、湿郁化热证。建议采用甘温除热、健脾利湿的治疗方法，处方如下：黄芪15 g，党参15 g，炙甘草3 g，白术10 g，茯苓15 g，半夏5 g，陈皮5 g。在服用中药的同时，继续服用西药别嘌呤醇、地奥心血康、肌苷等药物。

服药至第11剂（于3月8日），患者体温开始下降，体温36.5～37.5℃。患者精神状态逐渐好转，头晕乏力等症状也有所改善。服药至第14剂（于4月16日），患者体温降至36.2℃。服药至第19剂（于4月16日）时，患者病情好转并出院。继续在门诊以同样的方法进行治疗，从5月2日起，患者体温完全恢复正常。

按语：本例患者为久病癌肿之后，气血耗损严重。患者术后出血过多，气随血耗，元气大伤，脾胃功能受损明显。脾虚无法化生精微，气血来源不足，因此出现头晕眼花、四肢乏力、面色萎黄、脉象虚软无力等症状。脾虚运化功能不健全，导致患者大便稀烂。患者胃失和降功能也受到影响，出现胸闷不适、胃脘辣痛等症状。仔细分析发热的病机，本例患者发热伴有舌苔白，不符合一般外感六淫引起的实热，唇舌不红，脉不数，也不像是阴虚发热。由于患者为癌肿术后，也不能确定为癌热。而患者舌苔白腻，结合脾胃虚损的病情，应该属于脾虚不运、水湿不化、湿郁化热所致。既然是脾虚又有热，就不能使用苦寒药物，以免伤及胃气。因为长期久病导致的脾虚，也不能使用滋腻之品，否则会"滋腻碍脾"，使湿邪瘀滞不去，热势不减。李东垣创制了著名的补中益气汤，使用人参、黄芪、炙甘草等甘温之品来益气培元，升阳举陷，使阳气不郁而身热得解，此时舌苔白腻又属夹湿之证。在大剂量的甘温药物基础上，添加白术、茯苓来健脾利湿，再加入半夏以增强燥湿的作用，湿浊化热得以除去，患者热势自然消退。

（二）顽固性不寐

马某，女，61岁，1991年4月1日初诊。患者过去10年一直患有"原发性高血压""动脉硬化"和"冠心病"，头晕、胸痛和失眠反复出现。近4年来，患者坚持使用"复方罗布麻"等药物治疗，能够将血压维持在158/90 mmHg。然而，2个月前由于工作过度和精神负担过重，患者症状再次发作，血压升至158/120 mmHg。服用降压药后，患者血压稳定在130/70 mmHg左右，但症状加重，出现头晕、心烦、口干和咽干，整夜无法入睡。于1991年2月8日住院治疗。西医诊断：①高血压。②冠心病。中医诊断：①不寐（阴虚火旺）。②胸痹（心肾阴虚）。西医治疗方面采用降压药（复方罗布麻）、扩冠药（心血康）、抗抑郁药（阿米替林）和镇静药（安定）；中医治疗方面先后采用滋阴降火方（黄连阿胶汤）、泻火涤痰方（黄连温胆汤、滚痰丸），治疗后患者头晕和胸闷消失，血压稳定。然而，患者仍有严重失眠，晚上不能入睡，白天情绪高涨，易激动，言辞快而冗长，注意力不集中，思维飘忽，联想奔逸。精神病院会诊诊断为"情感性精神病——轻度狂躁症"，给予碳酸锂、氟哌啶醇、艾司唑仑片及氯丙嗪（肌内注射）治疗。

诊查结果显示：舌尖边稍红，舌苔边白中淡黄，手暖，脉滑略数。

辨证：心肝有热，虚火引起焦躁不安。

治则：滋阴养血，宁心安神，清热除烦。

处方如下：酸枣仁汤加减。酸枣仁 18 g（打碎），茯苓 15 g，夜交藤 15 g，合欢皮 15 g，丹参 15 g，知母 10 g，五味子 10 g，柏子仁 30 g（打碎），甘草 6 g。每日 1 剂，水煎服。服药期间停用所有西药。

二诊：1991 年 4 月 8 日，患者服用上述药物后症状明显好转，心烦消失，夜间睡眠改善，胃口增加。第 7 剂后患者舌苔变薄，中黄消退，脉滑。前方加竹茹 10 g，连续服用 3 剂后患者病情完全康复。

按语：此病例是情感性精神病的一种亚型，根据《国际疾病分类》将其归类为精神分裂症的其中一种类型，而在我国的分类中属于"其他精神病"类别。本例主要表现为顽固性失眠，因此可以归入中医学的"不寐"范畴。根据周基邦教授的观点，本例的病因是长期疲劳、过度思虑，导致肝血不足和心肝积热。患者手部温暖，脉滑利而数，说明存在热象，但舌苔边缘呈白色，中间呈淡黄色，并非痰火实热舌苔的深黄色或老黄色。患者长期服用黄连阿胶汤、黄连温胆汤和滚痰丸，舌苔中的淡黄色可能是由黄连、黄芩、大黄等药物染色而引起的。患者既不属于实热类型，而舌尖红色代表心，舌边红色代表肝，因此应考虑为心肝积热。肝虚热盛，阳气无法到达，患者心情焦躁，夜间无法入睡；阴血不足，虚火上炎，导致患者头晕、口干、咽干。在治疗方面，周基邦教授选择了《金匮要略》中的酸枣仁汤，而不拘泥于原方，该方中的酸枣仁主要起养血安神的作用，由于患者阴虚火旺，去掉了川芎，以防川芎辛温疏泄过度，同时加入柏子仁、夜交藤、合欢皮、丹参、五味子、煅龙骨等药物，以增强酸枣仁安神的效果，知母具有滋阴降火的作用，茯苓具有利水安神的作用，诸药合用，血足神自安，水壮魂自宁，火清神自静。经过两个月的治疗，患者最终完全康复。

（三）系统性红斑狼疮

文某，女，17岁，1992年1月10日初诊。患者于1991年8月因发热（37.3～38℃），面部出现鲜红色蝶形红斑1月余，在广西医科大学第一附属医院治疗，诊断为"系统性红斑狼疮"。用激素（地塞米松、强的松）、环磷酰胺、康力龙等药物治疗。入院第1天出现"精神分裂症"，表现为烦躁、胡言乱语，行动狂妄。予以氯丙嗪、奋乃静等药物治疗，精神症状得以控制。每日强的松剂量维持在70 mg，红斑狼疮逐渐得以控制，面部红斑消退，红细胞沉降率从118 mm/h恢复至19 mm/h，ANA从1∶60降至1∶10，白细胞由$3.6×10^9$/L增至$7.0×10^9$/L。然而，患者形体逐渐肥胖，面部、颈部、肩部、背部、腰部、臀部明显肥厚。患者面部、颈部、胸部、背部出现大量红色或暗红色的粟粒样丘疹，头发脱落，月经不规则。1991年11月28日出院。出院后继续用强的松和环磷酰胺进行维持治疗。目前每日强的松剂量为30 mg，环磷酰胺剂量为100 mg/d。患者没有发热、头晕头痛、胸闷心悸、失眠多梦、口干咽燥等不适，食欲和排便正常，既往身体健康，家族中无类似疾病史。理化检查显示红细胞沉降率为19 mm/h，ANA为1∶10，白细胞为$7.0×10^9$/L。尿常规正常。体格检查发现患者异常肥胖，面部如满月，肩臀肉肥厚呈圆钝形，腹部凸出如球状，四肢瘦小，皮肤薄，面色红润多脂，下腹部及大腿根部可见粗大紫色皮纹。患者神志清晰，语言清晰。眼珠无黄染，胸廓对称，呼吸均匀，脉搏有力，腹壁软，无压痛，肝脾未及，肠鸣音正常。唇舌色红，脉滑数。西医诊断：①系统性红斑狼疮（慢性期）。②库欣综合征（医源性）。中医诊断：日晒疮（热毒内盛）。拟采用中西医结合治疗。西药方面，继续使用类固醇皮质激素强的松和免疫抑制药环磷酰胺进行维持治疗。中药方面，采用清热解毒、活血散瘀的方法进行辅助治疗。处方如下：水牛角60 g（先煎），生地黄15 g，赤芍10 g，牡丹皮10 g，知母10 g，黄柏6 g，龟甲20 g，红花6 g，丹参15 g。嘱患者避免日光照射，以防复发或加重；进食营养丰富的食物，忌酒类及刺激性食物；注意休息，避免劳累。服用上述方剂 15 剂，患者症状开始好转，颜面痤疮减少。停服环磷酰胺，强的松剂量每日减至 25 mg。至第 40 天，患者月经来潮，按原方去丹参、红花，继续服用至第 70 天，患者痤疮完全消失，月经正常，肥胖减轻，强的松维持剂量为每日 20 mg。到第 3 个月时，患者强的松剂量减至每日 10 mg。到第 5 个月时，患者强的松剂量减至每日 7.5 mg。患者皮肤光滑，颜面、肩臀、腹部脂肪明显减少，月经正常。

按语：红斑性狼疮属于结缔组织疾病的范畴，其发病机制与自身免疫相关，因此也可归类为自身免疫性疾病。临床上分为盘状红斑狼疮和系统性红斑狼疮。前者主要损害皮肤，后者除皮肤损害外，还可能累及肾脏、心脏、肝脏、肺等器官，并常伴随全身症状，如发热、乏力、关节疼痛等。在中医文献中并没有明确记载红斑性狼疮，但从临床表现来看，有些描述带有形象化的比喻，如"日晒疮""红蝴蝶疮"等。红斑性狼疮的发生与先天禀赋不足、肝肾功能虚损有关。肝主藏血，肾主藏精，精血不足会导致虚火上炎。同时，腠理不密，日光曝晒，外热侵袭，两种热相互作用，邪毒侵入体内，阻塞脉络，伤及脏腑，阻滞在肌肤之中。目前，该患者经过西医治疗已基本控制了病情。但是，大量使用激素会导致机体代谢紊乱，表现为向心性肥胖、皮肤红润多脂、痤疮、腹部和大腿出现紫色条纹，而且月经不调可能是冲任瘀阻、胞脉壅塞、月经排泄受阻所致。此外，唇舌呈红色、脉滑数也是内热盛而出现的外在表现。在病情得到控制的同时，患者继续接受强的松和环磷酰胺的治疗，同时加用犀角地黄汤进行辅助治疗。方剂中使用水牛角代替犀角，以清热凉血解毒；生地黄清热凉血，滋养阴液；赤芍和牡丹皮清热凉血，活血散瘀；知母、黄柏滋阴降火；龟甲滋阴清热；丹参活血凉血，通达经脉；红花活血通经。诸药共用，可以清除内热，解除邪毒，散去瘀阻，则使患者病情逐渐缓解。

（四）晚期胃癌并淋巴转移

赵某，男，70 岁。初诊于 1991 年 10 月 16 日，患者自 1986 年开始出现胃脘部疼痛，伴有烧灼感和反酸嗳气，疼痛严重时可能会感觉到后背部不适。服用胃舒平、西咪替丁等药物可以缓解症状。近半个月来，患者症状逐渐加重，胃脘部疼痛持续存在，并伴有脘腹胀满和食欲减少。国庆节后，患者发现锁骨上凹处有硬结，于是前往柳州市某医院就诊，经胃镜检查诊断为"进展期胃癌"。由于不适合手术治疗，患者被转到我院门诊进行治疗。患者有高血压病史。平时过量饮酒、吸烟，喜欢食用酸辣食物和甜食。检查结果显示：身材适中，面色稍显苍白，锁骨上凹处可以触摸到6个小指头到拇指头大小的硬结，质地坚硬，但还能移动，没有触痛感；呼吸平稳，脉搏有力而有节奏；腹部软，按压胃脘部会感到疼痛；舌苔淡白而湿滑，脉弦滑而略数。根据诊断，患者属于晚期胃癌并出现锁骨上淋巴转移，中医辨证为痰热郁结。治疗原则为清热化痰，软坚散结，具体处方如下：玄参15 g，生牡蛎30 g，浙贝母10 g（打碎），炮穿山甲10 g，莪术10 g，半枝莲15 g，白花蛇舌草30 g，蒲公英15 g，夏枯草15 g。

按语：本患者平素饮食不节，烟酒无度，嗜食酸辣及肥甘厚味，以致损伤脾胃。由于胃失和降，腑气不通，不通则痛。由于脾胃气机升降失常，故患者觉脘腹胀满，食欲减少。锁骨上凹处肿大的淋巴结则为痰气郁结所致。舌苔白滑，脉弦滑，是痰证的特征。脉滑数为痰郁化热的表现。方中玄参、浙贝母、半枝莲、白花蛇舌草、蒲公英、夏枯草可清热化痰，牡蛎软坚散结，莪术破血祛瘀、行气止痛，炮穿山甲活血通经，配合莪术和牡蛎可破解瘀血，消除相关症状。

（五）原发性肝癌

谢某，男，35岁。1991年6月4日初诊。患者近3个月感觉脘腹胀满不适，尤以餐后为甚。无明显疼痛，无反酸嗳气，无恶心呕吐。纳差，全身倦怠乏力，消瘦明显，二便正常。曾做B超检查，提示：①肝右叶实质性占位（肝癌？）②脾大。③腹腔积液。病后未注意是否存在肌肤及两目黄染。否认有其他特殊病史。患者平素嗜酒，喜食生鱼片，常暴饮暴食。检查：形体消瘦，目黄；头颈胸部有红点赤缕

（蜘蛛痣）；呼吸均匀，虚里搏动应手；腹部轻度鼓胀，未见青筋怒张，无按痛；肝右肋下可触及，质硬、无明显触痛；脾肋下可触及、质硬；可叩及移动性浊音，下肢无浮肿；舌尖边红，苔黄薄腻，脉弦数。结合相关检查，诊断：原发性肝癌。中医辨证为黄疸（肝胆湿热），积聚（气滞血瘀）。治以清利湿热，活血祛瘀。处方：茵陈 20 g，丹参 15 g，泽兰 15 g，当归尾 10 g，红花 5 g，桃仁 10 g，牡丹皮 10 g。

按语：患者平素嗜酒，喜食生鱼片，常暴饮暴食。由于饮食不节而滋生湿热，损伤脾胃。湿热交蒸于肝胆，胆汁外溢而致巩膜黄染。脾胃虚弱，运化无权，故有脘腹胀满，纳差。胃虚纳减，气血生化之源不足，不能濡养脏腑经脉，故见全身倦怠乏力，消瘦。肝郁气滞，气不行则血必瘀。由于瘀血阻于肝脾脉络之中，隧道不通，致水气内聚而腹大胀满，癥块内结。瘀血阻滞孙络，故头颈胸部可见红点赤缕。舌尖边红，苔黄薄腻，脉弦数，为肝胆湿热之征。方中茵陈清利湿热、退黄疸；泽兰活血祛瘀，行水消肿；牡丹皮清热凉血，活血祛瘀；丹参、当归尾、红花、桃仁活血祛瘀。

（六）肺癌

李某，女，74 岁。初诊于 1992 年 12 月 4 日。患者自 1982 年起经常咳嗽，无痰或有少量黏痰，伴有口干咽燥和声音嘶哑。曾住院治疗于本院内科，胸片显示为"慢性支气管炎"。经过中西医治疗，患者症状有所改善。最近两个月来，患者咳嗽加重，伴有右侧胸胁部疼痛，深呼吸时疼痛加剧，咳痰带血丝，血色鲜红。胸片复查显示"左上肺癌，左第 4 肋骨转移，右胸膜转移，并有肺部感染"。否认其他特殊病史。

检查结果显示：患者形体消瘦，神志清楚，语音不太响亮，呼吸均匀。胸廓扁平，右侧第 7、第 8、第 9 肋间按压有疼痛。可听到胸膜摩擦音，两肺可闻及湿啰音。虚里搏动应手，腹部平软无压痛，未触及肿块。肠鸣音正常。舌红少津，舌苔剥落，脉细数。

胸片显示：左侧第4肋间以上有大片状阴影，密度不均匀，左第4前肋似乎有骨质破坏现象，右第7肋骨弓部内部有半圆形阴影，底部贴着胸壁。侧位片显示左肺病变在左上肺，右肺的阴影在侧面片上没有显示出来。西医诊断：左上肺癌并肋骨、胸膜转移，肺部感染。中医诊断：咳血，肺阴不足。治疗方案为滋阴润肺，凉血和络，清热止血。处方：浙贝母10g（打碎），瓜蒌壳10g，桑白皮10g，地骨皮10g，杏仁10g，茜根10g，紫菀12g，款冬花12g，仙鹤草12g，甘草5g。按照以上方药进行调理40余剂后，患者咳嗽减少，咳痰带血消失，胸痛减轻，食欲增加，自觉精神好转。舌质红，苔薄白，脉细数。

按语：患者证候属于肺阴不足引起的咳血。肺脏是一个娇嫩的器官，主要负责清肃功能。肺阴不足会导致清肃功能受损，从而出现干咳无痰或少痰的症状。阴虚火旺，火热灼伤肺络，所以会有咳血并伴有痰带血丝的情况。肺阴不足会导致阴液无法上升，因此伴有口干咽燥的症状。声门是肺脏所主，肺阴不足会导致声门失去润养，因此会出现语音不够响亮的情况。阴虚内热无法滋养舌脉，所以舌质红，苔薄白，脉细数。肺阴不足，虚火内灼，络脉受损，因此会引起胸胁疼痛。对于由肺阴不足引起的咳血，治疗应该滋阴润肺，凉血和络，清热止血。方中浙贝母可起到滋阴养肺、化痰止咳的作用；瓜蒌壳、桑白皮、地骨皮起到清泄肺中虚火、润燥的作用；杏仁、紫菀、款冬花起到润肺下气、化痰止咳的作用；茜根、仙鹤草起到凉血止血和络的作用；甘草起到润肺止咳、调和诸药的作用。诸药共用，可以滋养肺阴，凉血和络，清热止血、从而使咳嗽症状得以缓解。

（七）鼻咽癌

卢某，女，63岁，初诊于1991年2月7日。患者自1979年起常有鼻塞、鼻衄，两耳鸣响、堵胀感，以及明显听力下降的症状，并伴有头晕头痛。曾多次住院治疗于区人民医院，最终确诊为"鼻咽癌"。经过放疗和化疗，患者症状明显改善。从1985年开始，患者停止接受放疗，只使用鼻咽消毒剂和化疗。患者病情相对稳定，但仍有鼻塞、鼻道干燥发热，可能伴有干痂，涕中带血丝，以及耳鸣和耳聋。最近10天患者出现大便秘结不下、尿短赤、口干舌燥的情况，视力正常，无复视，否认有其他特殊病史。检查结果显示患者形体适中，两颧潮红，语音清晰，听力明显受损，对面讲话听不清，需将耳部靠近讲话者约30 cm才能听清内容。颈项和颌下未触及肿物。呼吸均匀，脉搏正常。腹部软，无压痛，未触及任何异常肿块，肠鸣音正常。舌质红，无苔，脉细弱。西医诊断为鼻咽癌，中医辨证为火毒蕴结。处方：玄参10 g，沙参10 g，麦冬10 g，玉竹10 g，石斛10 g，白芍12 g，火麻仁2 g（打碎），枳实5 g，厚朴5 g，杏仁10 g，葛根10 g，甘草5 g。

患者服药半个月后，鼻塞、鼻道干燥发热等症状有所改善，涕血停止，大便变软易解。随后按照此方剂进行调治并进行两年的随访，虽然出现过反复，但患者病情最终能够得到控制，没有明显恶化。

按语：患者年老体虚，气血不足，痰浊聚结，脉络瘀阻，长期以来逐渐形成瘀血肿块。癌肿逐渐增大，堵塞鼻窍导致鼻塞，堵塞耳窍导致耳鸣和听力下降。气血和痰浊堵塞经络，经络不通则疼痛，常出现头痛的症状。积聚日久，火势上升，产生火毒内困，灼伤肌肉和脉络，导致鼻衄，涕中带血丝。热盛伤阴，津液不足，邪气阻滞，引起大便秘结。热结膀胱，导致小便短而发红。津液无法上行，所以出现鼻道干燥发热和口干舌燥的症状。舌红无苔和脉细弱等为阴虚内热的外在表现。方剂中玄参、沙参和麦冬主要起到清热养阴的作用，辅以玉竹、石斛和葛根来养阴清热生津。火麻仁和杏仁起到润燥通便的作用，白芍养阴，枳实和厚朴行气活血，破结除痞。甘草调和诸药。综合使用这些药物，组成了清热养阴、润肠通便的方剂。

（八）脑出血

韦某，男，53岁。1993年1月2日初诊。患者于1992年12月13日晚上约10时洗澡后感到头昏脑胀，右侧肢体乏力，自服复方罗布麻片后症状未见改善。到11

时，上述症状加重，并伴有一次喷射状呕吐，约 20 mL，无咖啡样物。患者当时神志清醒，无抽搐和二便失禁，但言语不流利。家属发现后立即将其送至本院急诊，考虑为"急性脑血管病"。给予高渗糖静注和甘露醇加压静滴治疗。次日下午送至医院进行头颅 CT 检查，确诊为"脑出血"，随即入院治疗。入院后给予降低颅内压（甘露醇、人血白蛋白）、降血压（复方罗布麻）、营养脑细胞（能量合剂、脑活素）、预防感染（青霉素）、保护胃黏膜（甲氰唑胍）等治疗。但患者病情仍然继续加重，头晕头痛，意识模糊，右半身不遂，口角向左斜，右上肢肌力 0 级，右下肢肌力 Ⅱ 级。考虑为颅内压持续升高所致。因此进行腰穿放脑脊液（每次 2 mL，每周 1 次），患者病情逐渐好转。现在头晕头痛减轻，右侧上下肢肌力明显恢复，食欲和排便正常。既往于 1992 年 7 月体检时发现血压偏高，半年来间断服用复方罗布麻片。患者体态肥胖，工作紧张、忙碌。检查结果：形体肥胖，面色红润，语言清晰，无流涎呛咳，五官端正，颈软，呼吸平稳，双肺未闻及湿啰音，脉搏有力，心律齐，心率 80 次 / 分，听不到心瓣膜杂音，腹软无压痛，触诊未触及肿块，肠鸣音正常，四肢活动自如，左上下肢肌力 Ⅴ 级，右上下肢肌力 Ⅳ 级，右膝腱反射亢进，右巴氏征阳性。舌质红，苔腻，脉弦滑。头颅 CT 检查显示：左基底节区脑出血穿入左脑室。西医诊断：①脑出血。②原发性高血压（Ⅲ 期）。中医诊断：中风，中经络（肝肾阴虚，风痰上扰）。治疗以清肝息风、化痰开窍为主。给予以下处方：羚羊角 6 g，钩藤 10 g，石决明 30 g（先煎），天麻 10 g，川贝母 6 g，天竺黄 10 g，石菖蒲 5 g，茯苓 15 g，桑枝 15 g，夜交藤 12 g。经过中西医结合治疗，调理近 1 个月后，患者痊愈出院。

按语：患者肥胖，原因是体内痰浊积聚较多。患者长期工作紧张，导致气血虚损，真气耗散，肝肾阴虚，肝阳上亢，阳化风动。加上劳累伤身，脾失健运，湿邪聚集形成痰浊，痰郁化热，肝风夹痰上扰，经络受阻，因此出现突然发病，半身不遂，口眼斜视，舌强语謇等症状。舌红表示阴虚，苔腻和脉弦滑表示有痰热证的表现。方中羚羊角、钩藤、石决明能清肝息风，天麻能止痉，川贝母和天竺黄能清热化痰，石菖蒲能化痰开窍，茯苓能健脾渗湿安神，桑枝能祛风通络，夜交藤能养心安神，引阳入阴。

（九）原发性高血压

劳某，女，61岁，1991年11月11日初诊。近年来患者常觉得头痛头晕，每当情绪不好时症状会加剧，并且常常感到心烦易怒，睡眠质量不佳。之前曾在本院门诊接受检查，被诊断为高血压，服用罗布麻和复方降压片等药物后有所改善。近半个月来因家庭琐事心情不好，导致患者症状明显加重，头痛加剧，伴有头晕目眩，晚上难以入睡，口干口苦，食欲和二便正常，否认有其他特殊病史。检查结果显示血压为192/108 mmHg。患者神志清楚，面色潮红，五官端正，语言流利，呼吸均匀，两肺呼吸音清。脉搏有力，心律齐整，未听到心瓣膜杂音。腹部软，无压痛，未触及肿块或包块，肠鸣音正常。舌苔红，脉弦细。西医诊断为原发性高血压，中医诊断为肝阳头痛，治疗以平肝潜阳为主。处方：白芍12 g，生龙骨30 g（先煎），生牡蛎30 g（先煎），牛膝10 g，珍珠母30 g（先煎），石决明30 g（先煎），代赭石30 g（先煎），菊花10 g，黄芩10 g。服药3剂，患者头痛消失，眩晕减轻，血压降至135/75 mmHg，舌苔变少，脉缓。

按语：患者年纪已经六旬，肝肾功能减退，肝阳上亢，扰动清空，导致出现头痛和眩晕症状。患者肝火旺盛，导致易怒。阳气上升则面部潮红，火动则扰乱心神，晚上入睡不安、失眠。肝火上炎则口苦，火炙津液则口干，舌苔红而脉弦细是肝阴不足、肝阳上亢的表现。方中牛膝可以引血下行，直折肝阳，并滋养肝肾，代赭石降气镇逆，同时能够平肝潜阳，与牛膝共同作为君药；生龙骨、生牡蛎、珍珠母、石决明共同协助君药平肝潜阳；白芍滋养阴液，柔润息风，菊花和黄芩则能清泻肝阳之余火，调理肝气郁滞，有利于平肝潜阳。诸药共用，共同起到平肝潜阳、缓解疼痛和减轻眩晕的作用。

（十）乳腺小叶增生

钟某，女，52岁，初诊时间为1991年11月21日。患者于20多年前发现右侧乳房内出现多个大小从黄豆到小指头大的肿块，随月经周期变化，肿块会略微增大，并伴有乳房胀痛、心烦易怒、失眠多梦等症状。经过外院检查，被诊断为乳腺小叶增生。近1个月来，患者右侧乳房胀痛明显加重，乳房内的肿块比左侧增多。在南宁市第一人民医院进行了红外线冷光乳腺检查和病理检查，结果仍确认为乳腺小叶增生。患者还有骨结核和甲状腺腺瘤病史。体格检查显示患者身材适中，五官端正，语言清晰。右侧颈部可见一圆形肿物，大小约为拇指头。质地中等，无压痛，可上下移动。胸廓扁平，两侧乳房发育正常。触摸乳房时可以感到多个大小从黄豆到小指头大的圆形或圆形肿块，其中右侧乳房外上象限的肿块最多。肿块与皮肤无粘连，可推动，轻压时有些疼痛，乳头和乳晕的形状和颜色正常。呼吸均匀，虚里处有搏动。腹部触诊软，无压痛，未发现包块。肠鸣音正常。舌质淡红，脉象弦细。最终诊断为乳腺小叶增生（肝气郁结）。治则为疏肝理气，化痰软坚散结。处方：青皮5 g，陈皮5 g，瓜蒌壳10 g，浙贝母10 g，夏枯草12 g，莪术10 g，炮穿山甲10 g。服用了7剂后，患者症状有所改善，乳房胀痛减轻。继续调整处方，加入海草10 g，生牡蛎30 g（先煎）。

按语：该患者乳房肿块已存在20多年，其特点是经前肿痛加重，经后减轻，并伴有烦躁易怒、失眠多梦等症状，属于中医学中的"乳癖"范畴，其发病原因是肝气郁结。患者肝气郁结，血液循环不畅，乳腺微血管无法通畅，导致乳房肿块的形成。肝气郁结还会导致冲脉失调，所以月经期间乳房胀痛明显，乳房肿块增大。一旦月经来潮，肝气舒畅，症状会减轻甚至消失，乳房肿块也会缩小。肝气郁结引发气郁化火，上扰心神，所以患者出现失眠多梦的症状。方剂中的青皮为疏肝理气、散结消滞的药物；陈皮辅助君药，具有理气调中、燥湿化痰的作用；瓜蒌壳、浙贝母、夏枯草清热化痰；莪术、炮穿山甲活血祛瘀，是辅助药物；炮穿山甲还有引经作用，能够促进药力达到病变部位。以上药物合用，共同发挥疏肝理气、化痰软坚散结的作用。

六、论文著作

[1] 周基邦.通宣理肺汤.广西中医药，1993（2）：41.

[2] 周基邦.甘温除热法治疗子宫癌术后发热.广西中医药，1992（2）：33.

[3] 周基邦.痿证（小儿麻痹后遗症）.广西中医药，1978（2）：39-40.

七、整理者

周文光，男，汉族，与周基邦教授是父子关系。1967年毕业于广西医学院（现为广西医科大学），1968年分配到隆林各族自治县工作。1980年调至广西中医学院第一附属医院跟随全国知名老中医周基邦教授学习中医；1992年任中西医结合副主任医师；1994年经过国家人事部、卫生部和国家中医药管理局的考核合格，被批准为周基邦教授的学术继承人；1997年任中西医结合主任医师。多年来共在国内外发表专业论文37篇。1989年获得广西中医学院优秀教学成果三等奖；1990年获得广西壮族自治区科学技术协会1988—1989年度优秀论文三等奖；1991年获得南宁市科学技术协会1989—1990年度优秀论文二等奖；1991年获得柳州地区科学技术研究成果奖；1995年获得百年乐全国征文优秀论文三等奖；2000年获得广西医药卫生科学技术进步二等奖。2008年荣获第二批"广西名老中医"称号。

周德丽

一、名家简介

周德丽（1940—），女，广西桂林人，中医内科主任医师，广西中医药大学教授，第四批全国老中医药专家学术经验继承工作指导老师，全国名老中医，博士、硕士研究生导师。曾担任广西中医药大学第一附属医院医务部、科技部、医疗设备部三个部门的部长，南宁市中医药协会理事，《广西中医药》杂志编委。2000 年获得广西壮族自治区卫生科技进步三等奖，被聘为广西中医药大学第一附属医院肿瘤科学术带头人，并多次应邀参加国际会议。2001 年被评为广西名老中医，是第五批和第六批广西中医药大学传统中医班的师带徒导师。2008 年，经卫生部、国家中医药管理局和人事部选定为第四批全国老中医药专家学术经验继承工作指导老师。2011 年 11 月，广西中医药大学第一附属医院为表彰她对医院发展所作出的突出贡献，特授予她"终身成就奖"。2012 年 5 月，广西壮族自治区卫生厅、广西壮族自治区人力资源和社会保障厅授予她首批"桂派中医大师"称号。

周德丽教授从小就富有同情心，对医学充满向往，并通过自己的努力考入了心仪的医学院校，在高等学府的殿堂里系统学习了中西医理论和临床知识。年轻时她曾拜访名医，为以后的临床工作打下了坚实基础。1965 年，她被分配到南宁市开始从事中医内科临床和科研工作，她擅长消化性溃疡、胃食管反流病、胃癌癌前病变和肿瘤的中医药治疗。周德丽教授长期从事临床一线工作，在中医学理论的指导下努力总结经验，撰写了 20 余篇论文，并发表在医学核心期刊上，其中有 4 篇被《南方医话》收录。

周德丽教授既使用中草药外敷治疗体表肿瘤或体内转移肿瘤，也使用中草药针剂、静脉输注及口服制剂治疗肿瘤疾病，使肿瘤得到了有效控制或消失。她注重研究肿瘤的一级预防，如对胃癌的癌前病变使用中药方剂胃复康方加以积极治疗，使大多数患者在 3 个月至半年内达到胃腺体变异细胞修复正常、临床症状痊愈的效果。她重点运用中草药进行肿瘤的生物治疗，通过提高肿瘤患者细胞免疫和体液免疫能力来杀伤肿瘤细胞而不损伤人体正常细胞，以达到消除肿瘤、提高患者生存质量的目的。她主持的省级科研课题"海参猴桃液对免疫杀伤细胞 LAK 的正面调节研究"，获得广西医药卫生科学技术进步奖三等奖。

二、医事传略

（一）学医经历

周德丽教授出生于 1940 年 10 月 7 日，出生地为广西桂林市。在这个中医药文化底蕴深厚的城市，周德丽教授深受中医药文化的熏陶和影响。她从小就生活在浓郁的学习氛围中，并且成绩优异。桂林市的居民非常信赖中医，当小儿麻疹流行时，桂林市中医医院门口很早就排起了长队。中医治疗的效果众所周知，母亲和街坊们自己也会用一些中药单方来缓解头痛、发热等问题。在这种影响下，周德丽从小就跟着小伙伴到山坡野外采集草药。比如采芙蓉花叶捣烂外敷伤口，用辣蓼草来治疗红白痢，用马齿苋来治疗泄泻等。有一次，一位邻居高热不退，母亲借了祖传的犀牛角，磨成犀牛粉给邻居用，结果治愈了患者。这座古城以深厚的文化底蕴和中医的神奇疗效给年幼的周德丽留下了深刻印象。

1960年，周德丽考入了广西中医高等专科学校（后来于1964年更名为广西中医学院，学制改为五年制本科）。从那时起，她便踏上了中医之路，立志成为为人民服务的中医医生。在高等学府，周德丽系统地学习了经典著作《黄帝内经》《伤寒杂病论》《温病条辨》等。她深刻理解到，《黄帝内经》涵盖了古人对人体解剖学、生理学、病理学、病因学、养生学、疾病治疗学、天文学等方面的理论。这些内容从理论到临床都奠定了中医学的基础。在学习《伤寒杂病论》时，周德丽认识到汉代张仲景所著的《伤寒杂病论》继承了《黄帝内经》的理论，并将其运用于伤寒外感病和内伤杂病的辨证论治中。该书对于六经病证及杂病，如呕吐、嗳气、下利、寒疝、宿食、吐血、下血，以及妇人病、疟疾等方面，从病因、病机辨证立法，处方用药及预后护理等进行系统阐述。张仲景制定的脾胃病治病方药十分系统且严谨，比如"建中"益胃法、"理中"温脾法、"泻心"消痞法、"承气"降胃法、"清胃"保津法、"养阴"益胃法等。这些内容对于周德丽教授在论治脾胃病时扶正祛邪的三步法有着重要影响。

在学习《温病条辨》时，周德丽了解到清代医家叶天士创立了温病卫、气、营、血辨证的理论体系，而吴鞠通则以《温热经纬》阐述了温热病的三焦辨证。其中，"中焦如衡"，用药不可失于薄，亦不可失于厚。这些内容对于周德丽后来治疗脾胃病并重视肝胆功能有着重要的指导意义。

1964年，在柳州地区人民医院实习时，周德丽师从名老中医黄惕生和叶春两位老师。黄惕生擅长治疗脾胃病和妇科病，他的治疗方法对脾胃病和妇科病有着显著疗效。叶老师则善于治疗小儿疾病，在与他学习的过程中，周德丽获益匪浅。黄惕生是一位中医世家传人，他精通中医经典和历代中医学派的理论，他个人创立的逍遥散验方包括当归、干姜、海螵蛸、陈皮、半夏、神曲、鸡内金和党参等药物。黄惕生认为逍遥散原本用于治疗肝郁血虚的妇女疾病，但前贤汪䪨庵将逍遥散推广运用于治疗呕吐、胸痛、胁痛等症状，加减出入均能取得良好的效果。现代胃脘痛中的吞酸症状是木旺所致，《素问·金匮真言论》云："东方青色，入通于肝……其味酸。"酸属于木，木旺则会产生吞酸的症状。脾虚导致的食痛症状则可通过进食减轻，胃酸过多时进食后疼痛会减轻，这是木旺和土虚共同作用的结果。在方剂中加入党参以扶土来抑制木旺。黄惕生的理论思路非常独到，他的方剂用药超越了前人的认识。周德丽从黄惕生的临床经验中受益匪浅，并在今后的临床实践中运用灵活的加减法治疗胃脘痛，创立了治疗胃病的三步法和八个方剂。她在治疗消化系统疾病中遇到的难治病症，如难治性消化性溃疡、胃食管反流病、胆汁反流性食管炎、胃癌前病变、慢性萎缩性胃炎伴肠上皮化生和不典型增生（异型增生），以及部分胃癌和十二指肠腺癌，都取得了满意疗效。1965 年，周德丽以优异的成绩毕业后被分配到南宁地区邕宁县（今广西壮族自治区南宁市邕宁区）人民医院中医科。在基层医疗工作中，周德丽跟随当地很有威信的三位老中医参加内科、外科、妇科和儿科的会诊和出诊工作，运用中草药治疗疑难杂症，每每取得神奇的效果。在这个过程中，周德丽开始积累自己的临床经验，并能够将其运用于今后的临床实践。例如，周德丽学到了谢平熙老中医使用降气散外敷脐部来治疗手术后腹胀不排气的方法。后来，周德丽将这种方法运用于治疗肿瘤术后胃动力不恢复和肠粘连的患者，以及内科肝硬化合并腹腔积液的患者，都取得了良好效果。

1966 年，乙型脑炎流行，西医无特效药物，只能采取降温、降低颅内压、吸氧、吸痰、激素对症处理等措施。每多死亡一个患儿，亲人便多一分悲痛。县卫生局防疫站成立了乙脑病房，中医参与其中，并运用中医的温热病卫气营血辨证方法对乙型脑炎患儿进行治疗。在这个过程中，周德丽参考了叶天士等中医大家的治病法则，如"有一分白苔便有一分表证""在卫汗之可也""到气才可清气，入营犹可透热转气""入血就恐耗血动血，直须凉血散血""留得一分阴液，便有一分生机"，成功地挽救了 38 名幼儿的生命。

在抢救治疗的过程中，针对患儿高热昏迷、痰涎壅盛且有导致呼吸道窒息的危险，周德丽教授使用了祛风痰最有效的熊胆，并配制成 1∶10（一份熊胆约 3 g∶10 mL 水）的熊胆液，取得了明显的化痰效果。这样可以减少使用阿托品注射液所带来的抑制气管腺体分泌及心率加快等不良反应。同时，熊胆具有祛风化痰、清热消炎和降温的作用，有效控制了症状，降低了死亡率。

对于患儿出现角弓反张、口眼㖞斜的抽搐重症，使用西药镇静剂可能会带来大脑抑制不良反应的风险。因此，周德丽教授改良了《医宗金鉴》中的古方"止痉散"，经鼻饲法给予患儿后，患儿抽搐发作的强度和次数明显减轻和减少，降低了治疗成本。这对于改善长时间大脑缺氧导致的不可逆后遗症具有重要意义。

为了减轻由于大脑缺氧造成的脑细胞变性坏死引起的肌肉僵直而致残，周德丽教授对患儿加强了饮食护理。对于没有昏迷的患儿，周德丽教授让患儿饮用冬瓜带皮煲汤，因为冬瓜带皮能解暑生津，润养阳明经络，使肢体不僵直和痿废。通过这样的治疗和护理，使许多乙脑患儿恢复了健康，降低了肢体的致残率。

1966 年，周德丽教授跟随老药工到深山采药，学习了草药的辨认、加工和使用方法，进一步了解了植物本草治疗疾病的知识。在后来的行医生涯中，周德丽教授经常自行加工中药，制作单方、膏剂、丹剂、丸剂和散剂，应用于临床。随后，在 1970 年，周德丽教授到广西中医学院进修正骨和痔瘘的治疗技术。回到邕宁县人民医院后，周德丽教授开展了中医骨伤的治疗工作，并创办了痔瘘手术室。她利用学到的中草药知识，和谢平熙老中医等一起制作了"消肿膏""接骨膏"，并采用小夹板加外敷中草药治疗骨折。通过手术治疗痔瘘，以及使用红药膏治疗肛肠疾病，周德丽教授和同事们受到了广大群众的欢迎。

1971 年，周德丽教授被调至柳州钢铁厂职工医院。在这一时期，她通过从四位老中医那里学习经验，并结合中西医理论和临床实践，治疗危重疑难杂症，取得了显著成效。她还撰写了多篇论文，并在专业学术期刊上发表。1973 年，她被选为柳州市中医学会常务理事，并担任内科学组组长。1978 年，她晋升为柳州市第一批中医内科主治医师。她师从吴敏老中医，从中学习到吴敏老中医善于运用活血法治疗多种疾病，如急性肝炎（甲肝）、妇科疾病、脑震荡和脑瘤等。她掌握了行气祛瘀法（治疗溃疡病出血）、温经祛瘀法（治疗不孕症）、清热祛瘀法（治疗精神分裂症）、五窍逐瘀法（治疗脑病）、活血通瘀法（治疗腰椎肥大）、祛瘀止血法和补益祛瘀法等治疗方法。1983 年，她参加了广西中医学院举办的经典著作学习班，在名老中医班秀文、林沛湘、秦家泰等教授的指导下，深入学习了中医经典理论。毕业后，她在柳州市中医学会组织的全市中医经典著作学习班上担任兼职教学工作，并因材施教，采用启发式教学方法，使学生易于理解。她通过剖析经典和联系实际，深受学生欢迎。在临床实践中，她遵从张仲景的察脉辨舌、分辨阴阳虚实的方法，对《金匮要略》中关于消化性疾病和疑难重症的辨治运用自如，效果显著，特别是大柴胡汤治疗急性阑尾炎和急性胆囊炎，大承气汤、小承气汤、调胃承气汤治疗便秘，己椒苈黄丸治疗腹腔积液，泻心汤治疗胃炎和胃溃疡等。根据张仲景的方法、李东垣各家学说和现代研究，她制定了治胃三步法和治胃八方，并经常在学习班上结合教学传授经验。

1986 年，周德丽教授晋升为副主任医师、中医科主任，并创立柳州钢铁厂职工医院中医病房。在该病房使用急诊中药制剂，带领全科研制中医急症所需的丸、散、膏、丹，并制定了收治范围和中医抢救措施。此外，该病房收治了中医常见病和多发病患者，并制定了中医病房值班制度。组织年轻中医深入研究中医特色，特别注重针灸、中药、推拿和外敷等中医外治法。她还组织成立了气功班和太极拳班，倡导中医强身治未病理念。

在 1988 年至 1989 年，周德丽调到广西中医学院担任内三科副主任、副教授和副主任医师。她使用消瘰散外敷治疗淋巴结炎和淋巴瘤，并采用降气散敷脐来治疗肝病腹胀。同时，她开始开展关于肿瘤舌象的相关研究。

1991 年，周德丽被任命为广西中医学院第一附属医院医务科科长，并成为南宁市中医学会理事。在 1993 年，她担任自治区三级甲等医院医务部、科技部和医疗设备部三个部门的部长，并负责全院医疗科技设备的创建工作。1994 年，她晋升为中医内科主任医师，并成为《广西中医药》杂志的编委。

1997 年，她的课题《海参猴桃液对免疫杀伤细胞的正向调节研究》获得广西壮族自治区卫生厅重点资助立项。同年，她参加了在德国慕尼黑召开的传统中医药大会。2000 年，她的课题荣获广西壮族自治区卫生科技进步三等奖。她还参加了"国际传统医药大会交流"和"全国肿瘤生物治疗生物会议"，并被聘为医院肿瘤学科学术带头人。她致力于癌前病变的研究，发挥中医的优势进行肿瘤疾病的个体化治疗，以确保中医药事业的传承。

2001 年，周德丽被评为广西名老中医，并成为第五批和第六批广西中医学院传统中医班的师带徒导师。2008 年，她被卫生部、国家中医药管理局和人事部选定为第四批全国老中医药专家学术经验继承工作指导老师。

2011 年 3 月，中国中医药出版社出版了《桂派名老中医·传记卷：周德丽——疾病与希望》一书，受到广大读者的欢迎。同年 11 月，广西中医学院第一附属医院特授予周德丽"终身成就奖"，以表彰她为医院发展所作出的突出贡献。2012 年 5 月，广西壮族自治区卫生厅和广西壮族自治区人力资源和社会保障厅授予她首批"桂派中医大师"称号。这一荣誉被载入了首批"桂派中医大师群英谱"，在广西及国内媒体上刊登，以弘扬她大医精诚的精神，以及她发扬中医药及民族医药的精神。

（二）行医过程

邕宁行医：1965 年，实习结束后，周德丽被派到南宁地区邕宁县人民医院中医科工作。在邕宁行医的过程中，周德丽教授将理论与实践相结合，获得了很多宝贵的治病经验。在以西医为主导的医院中，中医要想有所突破是非常困难的。然而，对于坚持中医理念的人来说，这样的环境也可以成为动力。周德丽就是在这样的环境中获得了很多历练。邕宁县人民医院的中医师们都怀揣着坚定的志向，他们团结一致，中医会诊效率很高，经常能够取得让西医刮目相看的成绩。举个例子，在内科住院病房有一名黄疸患者，患者全身皮肤呈现出明显的黄染色，皮下还有大片出血斑，神志不清。经过西医治疗无效，后转入危重病房，于是请求中医会诊。中医根据卫气营血理论进行治疗，使用犀角地黄汤加茵陈蒿汤等中药内服。经过治疗，患者神志很快恢复清醒，并且治愈出院。还有一例是关于手术后患者腹胀不排气的情况，西医束手无策。谢平熙老中医运用降气散外敷患者脐部后，患者肠鸣音恢复，排便顺利，腹胀问题也得以缓解。后来，周德丽将学到的降气散应用于肿瘤患者术后不良反应的治疗中，包括胃动力不恢复和肠粘连等情况，都取得了良好的疗效。此外，还有一些慢性肾炎患者，患者全身浮肿，下肢肿胀得连十个足趾都会渗出黄水。黄惕生则采用草药对患者进行外洗，再撒上中药粉于足趾和足背上。第二天，患者足肿情况大为缓解，经过连续三天的治疗，患者即可下地行走。中医的辨证方法包括六经辨证、卫气营血辨证、脏腑辨证和气血津液辨证等。周德丽对这些中医学理论掌握得非常扎实，并能够灵活运用于临床实践中。特别是在乙型脑炎的治疗中，她灵活运用温热病和卫气营血辨证对患儿进行治疗，牢记温病大家叶天士的诸多治疗要点，如《温热论》中经典名句："在卫汗之可也。""到气才可清气，入营犹可透热转气。""入血就恐耗血动血，直须凉血散血。"周德丽和医院的其他中医医生们都牢记并遵循了中医大家的治病法则，在这次乙型脑炎的治疗中，共救治了 38 名幼儿的生命。

周德丽在诊断病情时，不仅根据卫气营血理论进行判断，还非常注意观察舌苔。她能够根据病情，明确判断患者的病变阶段是否属于卫分，并选择合适的中药进行治疗。因为在卫分阶段，患者不会出现抽搐和高热的症状，而到了气分阶段才会出现高热，到了营分阶段患者会出现昏迷，到了血分阶段会有皮下出血的表现。每个阶段的症状都一目了然。如果对中医学理论的理解不深或学习不扎实，就很难确定合适的治疗方案。在中医中，乙脑被称为暑温，在卫分阶段，患者会出现发热、咳嗽、全身酸痛、困倦等症状，舌苔也会有所变化，此时舌苔呈白色，需要使用银翘散进行治疗；当患者发高热、口渴，舌苔呈黄色时，说明进入了气分阶段，可以使用石膏汤合清瘟败毒散进行清热解毒；如果到了营分阶段，患者出现昏迷，舌质呈红绛色，并有皮下出血的情况，则可以采用犀角地黄汤。这种辨证论治方法在西医中无法实现，西医只能通过提取脑脊液进行培养和化验分析。

周德丽在学校期间的理论学习很扎实，在实践中不断运用并深化对中医学理论的理解。她在经典理论的基础上加入了自己的一些方法，并灵活运用。治疗疾病必须在相信和应用中医的基础上，并结合西医学的观点，这是她工作的第一个阶段取得成功的重要原因。

柳州行医：1971年，周德丽教授被调至柳州钢铁厂职工医院。在这一时期，周德丽教授得到了四位老中医的传授，分享了他们的诊疗经验。同时，周德丽教授也将中西医理论和临床相结合。此时，周德丽教授已经对学术有了一定的见解，并积累了宝贵的临床经验。对于现象本身和问题本身，周德丽教授一直保持着真理追求者的态度。专业是一个人立足的基础，每个人都需要有自己的立足点，这样才能走得更远。然而，如果我们固守一个立足点不放，这不仅会限制自己的发展，还会阻碍创新。除了在中医方面的专长，周德丽教授在西医方面也有自己独到的见解和观点，周德丽教授的诊疗思路比一般医生更为开阔。还有一位外科主任，他毕业于贵阳医学院，是医院的主刀医生，与周德丽教授关系很好。在治疗过程中，周德丽教授经常帮助他采取一些补救措施。有一次，他的患者出现大出血后高热，使用最好的抗生素仍然效果不佳。于是请周德丽教授进行会诊，周德丽教授仔细观察患者的发热原因，发现有阴虚发热和气虚发热两种情况，阴虚发热是指人体阴液不足而引起的发热，而当人体元气不足时也会出现发热，即气虚发热。患者大出血后，失去了太多元气，身体出现了气虚发热。因此，周德丽教授建议使用补中益气汤来补气，使用甘温的药物来解热（补是为了滋补，温则是为了祛寒）。结果，患者的发热症状得以治愈，这位医生也转变了对中医的看法。

在儿科方面，有一位医生是上海市儿童医院派驻到柳州的老教授，她非常有才华。

她擅长治疗小儿溶血性疾病，这种疾病导致一些婴儿在出生后就因溶血而死亡，原因是缺乏某种因子。她采用了肚脐疗法，通过脐静脉给患儿输血。周德丽教授和她在学术上也有良好的交流。有一次，这位医生遇到了一个难题，一个溶血症患儿每次抽搐时都会昏倒，西医检查的各项结果都正常，无法确定治疗方案。她感到困惑，于是请周德丽教授进行会诊。周德丽教授仔细分析，并根据中医辨证诊断，判断该患儿属肾阴不足、心血不足、肝风内动。周德丽教授建议使用阿胶鸡子黄汤进行治疗。该方能够养心肾，其中阿胶补血，鸡子黄温补肾气，并有暖胃作用。使用阿胶鸡子黄汤后，患儿的抽搐和昏倒症状消失了，这位医生开始为患者输血，很快患儿便康复了。

周德丽教授在柳州行医期间，帮助很多同事处理了许多棘手的情况。周德丽教授对中医充满信心，也对自己充满信心，斗志昂扬。

在临床实践中，遵循张仲景的察脉辨舌、辨别阴阳虚实的方法，周德丽教授能够灵活运用《金匮要略》中治疗消化系统疾病和疑难重症的方剂，取得了显著的效果。特别是大柴胡汤在治疗急性阑尾炎和急性胆囊炎方面的应用，以及大承气汤、小承气汤合调胃承气汤在治疗便秘方面的应用，己椒苈黄丸在治疗腹腔积液方面的应用，以及泻心汤在治疗胃炎和胃溃疡等方面的应用。根据张仲景及李东垣等的理论，周德丽制定了治疗胃部疾病的三步法和八个方剂。除了在临床上取得重要进展，周德丽教授还积极参与柳州地区的学术活动，多次组织乙脑治疗的学术研讨会和疑难病例的分析研讨会，扩大了中医在社会上的影响力。

周德丽教授于 1988 年至 1989 年调到广西中医学院担任内三科副主任、副教授和副主任医师。在刚来的五年里，周德丽教授主要从事教学工作、查房和二线值班工作。由于她在管理方面表现出色，逐渐受到院长的赏识，她逐渐开始参与医疗管理工作，并带领团队开展临床和科研活动。过去，她一直在学习和传承中医基础理论，并不断将中医学理论应用于实践中，以验证理论的正确性。此外，她加入了自己的一些创新思想，但这些都只是一般性的临床总结。如今，她的论文都是以对照组为基础的，比如在辨证治疗肿瘤患者前后微量元素变化方面的研究，以及用西医学方法检测溃疡病等。现在，她希望不仅通过科学仪器证明中医的疗效，还希望从分子生物学的角度来解释中医的疗效。1997年，她设立了一个课题，研究中药海参猴桃液对LAK细胞的正向调节作用，以及中医舌诊与血液流变学之间的关系，并开展了肿瘤舌象的研究等。其中，中药海参猴桃液对LAK细胞的正向调节作用课题于1997年申报，经过三年的辛苦努力，于2000年顺利结题。周德丽是一个能够吃苦耐劳的人，做课题时常常和同事们骑着自行车去广西医科大学做实验。在科研实验中，周德丽经历了无数次的失败和挫折，但凭借着对医学的执着，她和同事们一起努力钻研，最终取得了令人满意的成果。目前，周德丽的主要研究方向是中药在胃窦炎和肠化生方面的临床研究，即对胃癌癌前病变的研究。她通过应用中药来祛邪扶正，调节机体内淋巴细胞，杀死异常细胞，防止慢性炎症细胞发生癌变。周德丽把自己全部的心血都奉献给了她所热爱的中医事业。她在青年时便投身于医学的海洋中，带着坚定的信念寻找治病救人之道，为患者带来了健康的曙光。如今已至耄耋之年，她仍然以健康的身体和满腔的热情从事着中医药事业，不断传承并有所创新。

（三）为医之道

唐代大医孙思邈云："凡大医治病，必当安神定志，无欲无求，先发大慈恻隐之心，誓愿普救含灵之苦。若有疾厄来求救者……普同一等，皆如至亲之想。"这种精神对周德丽教授的从医之路产生了持久影响，她秉承着"大医精诚之心"，全心全意地为患者服务。传统的中医药文化将医德视为重要组成部分——"医乃仁术""医者仁心""人命至重，有贵千金"。如今，医生应树立起以生命为重、患者至上的原则，践行救死扶伤的人道主义精神。医德并非载入史册的故事，也不是惊天动地的事迹，更多的是精神在细节中的体现。关于医患关系，每当问及周德丽教授时，她的回答总是不多，她更倾向于详细讨论具体疾病的治疗，仿佛在告诉人们，治愈疾病是对患者最好的回应。周德丽牢记母亲曾经教导过她，患者生病已经很可怜了，对待患者态度要和蔼可亲。她那时只有几岁，母亲的话使她深受感动，至今仍牢记心间。无论何时出门诊、进入病房，无论自己心情如何，一到工作岗位她就会全身心投入，始终以良好的服务态度对待患者，周德丽教授在日常行医中呵护患者，耐心细致。从中可以看出，她对患者的关心与体贴无微不至，真情流露，这正是医德的体现。除医德之外，"大道至简"是周德丽教授治疗用药的原则。"大道至简"源自老子的《道德经》，其云："万物之始，大道至简，衍化至繁。"在中医学中，周德丽教授认为，"大道至简"的意义在于，在众多复杂的疾病中，将其简化为简单明了的形式，洞察疾病本质，在关键处施以应对。周德丽教授认为，治疗用药需要抓住疾病辨证的主要矛盾，药味当精纯而非数量上的多寡，药量当适中而非过多，这样才能取得显著效果。此外，她还认为在中药治疗过程中需结合饮食和精神调理，注重胃病的预防与调护，如对胃脘痛患者来说，需重视精神和饮食调节，保持愉快的精神状态，要性格开朗，劳动和休息要适度，避免暴饮暴食或饥饱失常，饮食宜少食多餐，以清淡易消化为原则，从而减轻胃痛或减少发作次数。周德丽教授一生淡泊名利，不为名利所累，一直专注于中医事业。正是这样的精神支撑她度过了漫长而艰苦的岁月，在基层的岗位上精进医术，并不断地发光发热。

三、学术思想

（一）学术观点

1. 脾胃病方面 周德丽教授对脾胃病的病因病机进行了研究，并提出了治疗脾胃病需重视胆的独到主张。《素问·调经论》云："夫邪之生也，或生于阴，或生于阳。其生于阳者，得之风雨寒暑；其生于阴者，得之饮食居处，阴阳喜怒。"这段文献论述了风雨寒暑属于外感六淫之邪，而饮食喜怒则属于内伤致病因素。这是中医学有关病因学说最早的论述和分类。李东垣在《内外伤辨惑论》中着重论述了脾胃内伤的病因病机，并引用经文进行阐释："遍观《内经》中所说，变化百病，其源皆由喜怒过度，饮食失节，寒温不适，劳役所伤而然。"根据李氏所述，可以得知脾胃病与六淫外感、七情内伤，以及饮食劳倦密切相关。然而，与此不同的是，李氏生活在金元时期，这是医学界进行革新的时期，他接受了师承张元素的革新思想："运气不济，古今异轨，古方新病，不相能也。"他在当时的医疗实践中观察到，由于战乱频繁，民不聊生，人们饥饿不堪，长期劳累，心理压力巨大，导致脾胃受损，从而诱发各种脾胃病，而非外感六淫所致。例如，《脾胃论·脾胃盛衰论》云："饮食不节则胃病，胃病则气短，精神少……胃既病，则脾无所禀受……故亦从而病焉。"李东垣着重强调了脾胃不足问题，并注重胃气的升发。在治疗中，他重视补脾益气、升阳调中的甘温补益方法。例如，补中益气汤中重用黄芪，因为肺为气之本，重用黄芪可以补肺气，滋养皮毛和腠理，同时不让自汗耗损气血，所以黄芪成为主要药物。脾为肺之母脏，当脾胃虚弱时，肺气会先绝，因此辅助使用人参和甘草，以泻火热并补脾胃之元气。白术具有燥湿健脾的作用，也可以辅助补中益气。运用当归调和血脉，协同人参和黄芪来益气养血。陈皮可行气和胃，醒脾调中，使人参和黄芪补而不滞，同时使用柴胡、升麻提升下陷的阳气。李东垣的治疗法则在于补脾益气、升阳调中，以使脾气运转良好，升降有序，气机畅达，阳气不郁，从而消除身热等症状。后世称此治法为"甘温除热法"。

周德丽教授通过重新认识以往医家经典，提出了疏利肝胆枢机，复其决渎之职，以达中焦升降之衡的方法。《素问·灵兰秘典》中说："肝者，将军之官，谋虑出焉。胆者，中正之官，决断出焉。"《素问·六节藏象论》云："脾胃、大肠、小肠、三焦、膀胱者……凡十一藏，取决于胆也。"周德丽教授指出，这两段经文说明了肝胆与脾胃疾病之间的密切联系。在现代社会生活节奏加快、竞争激烈的环境下，胆的决断功能变得更加突出，稍有差错，便可能产生重要影响。胆是中正之官，火独居上，如果发生胆汁逆行伤害脾胃的情况，就会导致胃脘痛的发生，常见症状包括右胁胀痛，两侧胁部气息上涌到咽喉和头部。这两段经文强调了《黄帝内经》中胆在五脏六腑生理功能中的重要地位。如果胆气升降正常，各个脏器的功能也就正常运转；但是，如果胆气的升降出现问题，横逆犯胃，影响五脏六腑的健康，那么整个人体的正常功能也将受到威胁。《灵枢·论胀》云："胆胀者，胁下痛胀，口中苦，善太息。"《素问·热论》中也说："三日少阳受之，少阳主胆，其脉循胁络于耳，故胸胁痛而耳聋。"中医学的脾胃病与西医学的急慢性胃炎、消化性溃疡、胃痉挛、胃下垂、胃息肉等疾病相对应。当上腹部疼痛为主要表现时，可以考虑中医对胃脘痛的辨证治疗方法。中医学中引起胃脘痛的病因包括寒邪侵袭胃、饮食伤胃、脾胃虚弱，以及肝气对胃的侵袭。在当前社会条件下，人们物质条件改善，生活优越，食物变得肥腻可口，饮食结构发生了变化，导致中焦痰湿和湿热壅塞。湿热郁结于中焦脾胃，同时也影响肝胆，导致胆汁黏稠度增加，胆固醇升高，形成胆结石，并附着在胆囊壁上，使胆囊壁变厚，进而改变胆囊的功能，使胆囊的排空能力下降。中医学认为这样的情况会导致胆汁疏泄不畅。胆气横逆犯胃，形成胆汁反流性胃炎，胆汁胃酸上冲食管形成胃食管反流病、反流性食管炎。因此，在临床上发现很多饮食不当导致胃脘痛的患者都表现出胆气逆行犯胃的证候特征，这也是治疗脾胃病时要重视调理胆的一个原因。第二个原因是在当今社会以经济为主导的背景下，迅速做出决断便可抓住各种机遇。如果稍有差错，便可能失去许多机遇。因此，与决断功能相关的"胆官"常常充满火气，急于行动。很多胃部疾病的患者都符合这些症状，比如心胸处灼热感、咽喉灼痛、两耳灼热等。这些症状都是胆火逆行犯胃所引起的，通过对这些患者进行体格检查发现，患者胃脘部有压痛或胀满感，胆囊区叩击疼。B超检查结果显示胆囊壁增厚、胆结石，以及胆囊壁赘生物等。此外，胃镜检查中的四个视野（食管、胃体、胃窦和十二指肠）多数也显示出胆汁反流的情况，这从实质上揭示了胆气横逆犯胃的基本情况。

脾胃病的治疗及病证防治，一直是历代医家所重视的。《黄帝内经》在对脏腑形态学的讨论中，独特而详细地描述了脾胃系统，并对脾胃相关的生理、病理，以及病名和症状进行了阐述，远比其他系统更为详尽。根据《伤寒论》中398条和113

个方剂，脉证方药中涉及脾胃系统的有 75 个方剂，约占《伤寒论》全书中方剂总数的 19%。后世医家对此也进行了广泛的发挥和论述，其中以李东垣最为代表。他在著作中结合时代变迁和脾胃病的病因病机改变，提出了"内伤脾胃，百病由生"和"故夫饮食失节，寒温不适，脾胃乃伤"的观点。脾胃内伤导致气机升降失调，受纳运化功能失常，人体气和火的功能失调，临床上表现为气虚阴火上升的高热症状。李东垣创立了甘温除热的治疗方法，使用补中益气汤来治疗气虚发热的病证。随着温病学派的兴起，更加强调保护和调养胃阴。吴鞠通以辨证论治温热病，崇尚轻灵而不滋腻的用药方法，创制了以益胃汤为代表的生津益胃方剂。叶天士也是后世治疗脾胃病方面的杰出贡献者，他继承了李东垣的学术思想。在脾胃病的治疗方面，周德丽教授秉承了《黄帝内经》和《伤寒论》的理念，尤其倡导了李东垣关于脾胃病有四种发病机制的观点。其一论："故苍天之气贵清静，阳气恶烦劳"这一观点遵循了《黄帝内经》中"阳气者，烦劳则张"的原则。李东垣所处的时代，战乱不断，百姓生活困苦，劳伤脾胃，因此脾胃疾病较多。李东垣提出重视清静，预防过度劳累，治疗后应避免过度劳累。无论是工作过度还是休息不足，都可能导致发病。如今社会兴旺，大多数人物质条件富裕，饮食结构发生了变化，不同于古代以五谷为主的时代，现代餐桌上的菜肴丰盛且油腻，加之生活优越，休闲多、劳动少，导致湿热之气在中焦积聚并损伤脾胃，土壅木郁，肝胆湿热形成，容易引发脾胃疾病。

其二论："胆者，少阳春升之气，春气升则万化安。故胆气春升，则余脏从之；胆气不升，则飧泄、肠澼不一而起矣。"脾胃之气不足，肝胆湿热乘之，侵袭脾胃，导致脾胃病变。因此，在临床上可以观察到，胃食管反流病、胃窦炎伴胆汁反流、十二指肠溃疡、胃痉挛、贲门痉挛、慢性结肠炎、结肠息肉等疾病，胆汁大量滞留在胃镜和肠镜的多个视野中。

其三论：胆胃、肝胃不和，胆汁逆流侵袭脾胃，使得脾脏的升清运化功能和胃的降浊腐熟功能失调，导致谷气下降。

其四论：脾胃之气该升不升，阴火该降不降，出现相火乘阳位的异常现象。针对脾虚中气下陷的证候，李东垣应用升阳益胃、甘温除热的补中益气汤进行治疗。多年来，周德丽教授运用降胆疏肝制酸、清胃泻火杀菌、益胃复元助动法治疗消化性溃疡、胃食管反流病、萎缩性胃炎、胃窦隆起糜烂伴肠上皮化生、胃体息肉、胃窦炎伴胆汁反流、Barrett 食管、溃疡性结肠炎、慢性胃炎、胆汁反流性肠炎等疾病，取得了较好的疗效。

2. 肿瘤病方面 对肿瘤病因的认识包括两个方面，即外邪与内因。

外邪：①外感火热邪毒、化学邪毒。在现代人类社会，尤其是工业发达国家，工业废气废水、煤焦烟气、石棉、矿石粉尘和放射性物质等毒气排放进入大气层。这些因素导致全球气候恶劣，出现频繁的非时之气现象，使得虚邪贼风无时不在，有时冬天不寒冷，有时过于寒冷，寒邪肆虐，人们患上了寒病。而有时夏天气温超高，人们因此患热病。还有时候竟然六月下雪，让人感受到了非时之寒。有时春季干旱无雨，有时又暴雨洪灾，这些自然灾害毁坏了家园，导致民众患上濡泄、温病等疾病。工业废气废水中含有大量的致癌物质，而现代工业用品如汽油，是由石油生产衍变而来，能够燃烧产生强大的火焰，所以被称为火毒之邪气。如果人体长期接触这些火毒，那么火毒就会入侵呼吸道及相连的脏腑组织，从而引发肿瘤，如喉癌、肺癌和纵隔肿瘤等。而化学邪毒引发的肿瘤患者中，往往会出现火热毒瘀互结的现象。例如，食管癌、胃癌患者在食管镜和胃镜下看到的癌组织呈深红色溃烂的菜花状瘤块，组织充血、水肿；鼻咽癌患者所见的鼻咽部癌块红肿糜烂，散发着恶臭；乳腺癌患者局部触摸之后，感觉像山岩一样坚硬，晚期出现肉体溃烂、气味难闻的情况；而卡波西肉瘤则长得像疔疮一样突出，头部红肿溃烂，流淌着血液和脓液，足胫、足背红肿，侵蚀骨质，不能站立。以上这些肿瘤是身体表面容易被发现的。此外，还有一些生长在体内的肿瘤，比如肝癌，可以触摸到肝部的癌块，触摸时有灼热感，肿块坚硬；腹部的青筋突出、显得怒张，伴有黄疸、鼓胀，唇部干焦，口臭难闻，腹部肿大而身体消瘦，舌质红绛，苔黄而腻，脉弦滑且数。所有这些症状都表明毒火瘀血搏结，邪气在三焦之间蔓延。②饮食所伤。《素问·痹论》云：

"饮食自倍，肠胃乃伤。"《临证指南医案·噎膈反胃》云："酒湿厚味，酿痰阻气。"《医门法律》亦云："过饮滚酒，多成膈证。"《医碥》云："酒客多噎膈，好热酒者尤多，以热伤津液，咽管干涩，食不得入也。"说明古人已认识到长期饮酒，特别是热饮的长期刺激，可使食管受损，促使食管上皮增生，而进一步产生癌变。明代《医学统旨》还提到"酒面炙煿，黏滑难化之物，滞于中宫，损伤肠胃，渐成痞满吞酸，甚则为噎膈反胃"；宋代《严氏济生方》说："过餐五味，鱼腥乳酪，强食生冷果菜，停蓄胃脘……久则积结为癥瘕。"这些见解说明，从热饮嗜酒到肥甘厚味，蛋白质脂肪食物过度烹调，会产生有毒物质，这与肿瘤的诱发有关。

内因即七情所伤。中医学认为，人的情志变化会导致人体生理产生变化，进而导致气血逆乱，脏腑功能失调，长期下去会影响正气，也就是现代所称的免疫功能下降和免疫调节失衡，从而促使肿瘤发生。中医学非常重视七情所伤而致病的观点，这是中医病因学的一大特色。中医学认为，过度的兴奋和抑制可表现为喜、怒、忧、思、悲、恐、惊七种情志。这些情志过度或不足，都会对人体的气机产生影响。例如，怒气过盛，会导致气向上升（出现冲击头脑的情况）；忧思过多，会导致气结（产生郁闷和不舒畅感），气机不顺畅；如果脾胃呆滞，不思饮食，那么人会出现神经衰弱和失眠；悲伤会导致气消（导致精神恍惚和无力感）；"恐则气下"（下元不足，尿失禁）；惊恐会导致气乱（精神不集中）；而喜则可以缓解气机。这七种情志的过度或抑制，都会影响人体的全身气血运行，导致各个脏腑功能紊乱，气血阴阳失调，无法达到"阴平阳秘"的状态。《素问·至真要大论》指出："气增而久，夭之由也。"尤其在肿瘤的发病中起着重要作用。古代文献中，《素问·通评虚实论》将噎膈病认为是"暴忧之病"；朱丹溪在《格致余论》中认为乳腺癌是"忧怒郁闷，朝夕积累，脾气消阻，肝气横逆"所致，这是导致乳腺癌的主要原因之一。《医宗金鉴》中记载，失荣证是由"忧思恚怒，气郁血逆，与火凝结而成"。从西医学的研究来看，精神长期受创会导致神经体液系统内分泌等功能失调，免疫功能低下，局部组织细胞异常增殖失控，最终导致癌症的发生。

3. 对肿瘤病机的认识

（1）气滞血瘀。在肿瘤的发生发展过程中，血瘀证始终贯穿其中，所以一般认为"瘀血内阻"为肿瘤的核心病机，治疗也多从活血化瘀论治。西医学认为肿瘤患者存在异常的高凝状态，癌栓的形成与肿瘤在生长、增殖、转移过程中血液凝血的异常密切相关，血管功能异常和凝血功能障碍都会导致血栓形成。中医学认为，气与血是构成人体和维持人体生命活动的最基本物质，它们对人体生命活动具有十分重要的功能，故《类经·摄生类》云："人之有生，全赖此气。"《景岳全书·血证》亦曰："是以人有此形，唯赖此血，故血衰则形萎，血败则形坏。"《难经·二十二难》云："气主煦之，血主濡之。"简要地概括了气血在功能上的差别。"气为血之帅，血为气之母"，说明气血之间相互依赖、相互为用的密切关系。正常情况下，气在全身上下流畅无阻，升降出入无处不有，借以执行其推动温煦、营养、气化、防御、固摄的功能，维持着人体的生理活动和机体健康。血在气的推动下，亦循环全身，内至五脏六腑，外达皮肉筋骨、四肢百骸，对全身组织器官起着营养和濡润作用。由于气血之间在生理上存在着联系，病理上亦相互影响，气病可以伤及血，血病可以影响气。正如《素问·调经论》所言："气血不和，百病乃变化而生。"临床大多数肿瘤患者均有气滞血瘀之征象，所以古人认为肿瘤与气滞血瘀关系密切。《诸病源候论》在论述噎膈时云："忧恚则气结，气结则不宣流使噎。"《订补明医指掌》云："噎膈多起于忧郁，忧郁则气结于胸，臆而生痰……病已成矣。"《古今医统大全》亦云："凡食下有碍，觉屈曲而下，微作痛，此必有死血。"上述说明噎膈的形成与气滞血瘀有关。此外，历代医家在论述乳岩时均说明，气滞血瘀是肿瘤发生的基本病机之一。这是由于在脏腑经络、四肢百骸之中，如气滞不畅，瘀血不行，凝滞不散，日久均可形成肿瘤。故疏肝理气、活血化瘀是肿瘤治疗中的重要方法。应注意的是，一般而言，初期肿块多以气郁为主，随着病情发展，患者的血瘀征象日渐明显，所以用药上宜有偏气偏血之差异。

血瘀有全身的，也有局部的。各种致病因素均可导致血瘀状态的形成，血瘀较重时，瘀血停滞于体内，又可引起各种不同的病证。局部的血液逐渐瘀积，进而形成瘀血和肿块。这种肿块持续存在，位置固定不移，导致了肿瘤的发生。元代滑寿《难经本义》谓："积，蓄也，言血脉不行，蓄积而成病也。"明代皇甫中《明医指掌》指出："若人之气循环周流，脉络清顺流通，焉有瘤之患也。"总之，血瘀的病机主要表现为：血瘀气滞，不通则痛；血瘀并形成瘀血积聚，发展为肿块而形成癌瘤。正如清代王清任在《医林改错》中所强调的："肚腹结块，必有形之血。"

（2）痰凝湿聚。痰浊既是病理产物，又是致病因素。中医学认为，多种疾病的发生、发展均与痰邪的凝结和阻滞有关，肿瘤类疾病的发生更是如此。痰不仅指有形可见的痰液，还包括瘰疬、痰核和停滞在脏腑经络组织中未被排出的痰液，称之为"无形之痰"。如由情志所伤，肝郁化火，火热煎灼津液为痰，而致痰火胶结，故云"忧郁气结而生痰"。痰还可以凝结在经络筋骨，而致瘰疬、痰核或阴疽流注。因湿浊凝聚成痰，痰阻气机，血行不畅，脉络壅滞，痰浊与气血相互搏结，乃成本病。亦有风寒侵袭，复因饮食所伤，脾失健运，湿浊不化，凝聚成痰，风寒痰食诸邪与气血互结，壅塞经络，渐成本病。中医学对痰凝肌腠，结于身体各处大小不等的颗粒肿块（如痰核、瘰疬等）多有记述。如《金匮要略·血痹虚劳病脉证并治》说："人年五六十……若肠鸣，马刀侠瘿者，皆为劳得之。"指出人年事已高，肾精亏虚，阴虚阳浮，虚火上炎，与痰相搏成瘰疬之病。总之，痰湿凝聚，滞留于脏腑经络，结于体表则为瘿瘤，结于内脏则为癥瘕积聚。

饮食不节是导致痰浊发生或发展的重要原因，故《素问·痹论》云："饮食自倍，肠胃乃伤。"酒食不节，饥饱失常，损伤脾胃，脾失健运，不能输布水谷精微，湿浊凝聚成痰，痰阻气机，血行不畅，脉络壅滞，痰浊与气血相互搏结，乃成癌瘤类疾病。如噎膈就与饮食关系非常密切。凡酒食过度，恣食辛辣，过食生冷油腻或不洁饮食，酒食助湿生热，酿成痰湿，阻滞气机，使气、血、痰三者互结于食管，食管窄隘，即酿成以实证为主的噎膈；亦可使食管津血枯涸，酿成以虚证为主的噎膈。故《临证指南医案》云其病因为："酒湿厚味，酿痰阻气。"

（3）湿热毒瘀。《素问·至真要大论》云："诸痛痒疮，皆属于心。"心即指心经实火。"痈疽原是火毒生"，可见火毒的致病范围很广，疮疡肿痒均与火毒有关。火与热均为阳盛所生，其性均属于热，但二者同中有异，一是在热的程度上存在差异，即火为热之极；二是热多为外邪所淫，火可由外感之邪所化生，而亦多内生，为机体阳气所生。火邪具有耗气伤津、生风动血、易致肿疡等特点。热毒内蕴可形成肿瘤，因血遇热则凝，津液遇火则灼液为痰，气血痰浊壅阻经络脏腑，遂结成肿瘤。对此，古人早有深刻的认识。《杂病源流犀烛·口齿唇舌病源流》对"疮菌"进行论述，还指出："舌生芒刺，皆由热结之故，或因心劳火盛，而生疮菌。"《医宗金鉴·外科心法要诀》论舌疳："此证皆由心脾毒火所致，其证最急……舌本属心，舌苔属脾，因心绪烦扰则生火，思虑伤脾则气郁，郁甚而成斯疾。"将舌疳的病机归为心脾毒火所为。《疡科心得集·辨肾岩翻花绝症论》认为肾岩由"其人肝肾素亏，或又郁虑忧思，相火内灼，水不涵木，肝经血燥……阴精消涸，火邪郁结"。精辟地论述了内生火邪、毒热结肿的病因病机。肿瘤多由于情志抑郁，郁而生火，郁火夹瘀，凝结而成肿瘤。临床上多见癌瘤呈热郁火毒之证，若邪热鸱张，呈实热证候，表现为肿瘤正在进展，属病进之象。如系病久体虚，瘀毒内陷，病情由阳转阴，成为阴毒之邪，则形成阴疮毒疽，翻花溃烂，经久不愈，皮肉腐黑，流汁清稀。治实热阳证火毒之邪，应投以大剂量清热解毒、养阴清热、滋阴降火之品，而对阴毒之邪，则需温里托补，扶正祛邪，以调和气血，解除阳虚。

火热阳邪，其性炎上，火性急迫，烧灼津液，伤津耗液，甚则伤阴。热毒燔灼，腐灼脏腑经络，壅遏气机，煎凝津血，津血枯涸，炼液为痰，瘀血内停，邪毒与瘀血互结而成癌块，郁久化热则损伤脏腑，或虽为阴毒之邪，但日久郁而化热，乃成热毒。《素问·至真要大论》云："诸腹胀大，皆属于热。""诸躁狂越，皆属于火。"故恶性肿瘤患者的证候属火热证、燥热证、湿热证居多，或者火、热、燥、湿互相夹杂。

（4）五脏虚损，真元不足。肿瘤发病与脏腑功能失调、正气虚弱有关。脏腑即五脏六腑，脏为阴，腑为阳，脏藏精气而不泻，腑传化物而不藏，脏与腑一阴一阳、一表一里，通过经络相互络属，共同完成各项生理功能。若脏腑功能失调，则气机紊乱或脏腑禀赋不足，皆可成为肿瘤发生的内在因素。《诸病源候论·积聚候》云："积聚者，由阴阳不和，脏腑虚弱，受于风邪，搏于脏腑之气所为也。"将积聚的产生归之于脏腑虚弱、阴阳不和、感受外邪、内外合邪所致。陈藏器亦言："夫众病积聚，皆起于虚也，虚生百病。积者，五脏之所积；聚者，六腑之所聚。"简明扼要地说明了"积聚"之病与正虚、脏腑之间的内在关系。中医学认为，癌肿的发生应与肝、脾、肾有关，当然其他一些脏腑亦可发生肿瘤，但从临床上看，以肝、脾、肾三脏最为重要。正如张景岳所言："凡脾肾不足及虚弱失调之人，多有积聚之病。"李东垣《脾胃论》亦云："脾病其脉迟，且其人当脐有动气，按之牢若痛，若火乘土位，其脉洪缓，更有身热心中不便之证。"《辨证录》云："人有脾气虚寒，又食寒物，结于小腹之间，久不能消，遂成硬块……谁知命门火衰不能化物乎？夫脾乃湿土，必藉命门之火熏蒸。倘命门火衰，则釜底无薪，何以蒸腐水谷哉。"因此，治疗上提出："补命门之火，扶助脾土，则旺土自能消化。"脾肾功能不足可引起肿瘤，中医学认为脾胃为先天之本，肾为后天之本，脾肾不足则正气虚，以致卫外之气无以生，从而导致癌瘤发生，近代研究结果表明，恶性肿瘤患者大多均有脾气虚或肾虚等证。其细胞免疫功能及皮质醇均较正常人为低，通过中药健脾补肾，或重点健脾益气，或重点补肾固精，均能提高患者机体的细胞免疫功能，调整其内分泌功能，使"卫气"得以恢复，抗癌能力增强，则有利于疾病的康复。临床上肝郁亦是癌肿发病的一个重要因素。从病因上看，情志和发病有关，而七情致病最易伤肝，有肿块皆夹郁之说。古人言："六脉弦紧，心下伏梁，非易化之症，一生忧泣，肝之郁也可知。"从临床看，恶性肿瘤往往是因虚而得，因病致虚，形成恶性循环，最后导致正衰邪盛，故治疗采用扶正与祛邪相结合，调理脏腑功能，补气养血，调动和增强机体的抗癌能力，这对指导恶性肿瘤的治疗有着重要意义。

4. 调理疾病及养生方面　周德丽教授不仅在临床用药方面经验丰富，对于调养疾病和养生也有着独到见解。周德丽教授认为，患者在服用中药的同时，饮食宜忌对于配合治疗和预防复发起着重要作用，因此应该引起重视并严格遵守。特别对溃疡病患者来说，如果能够严格地执行忌口并注意饮食健康，就能够顺利完成疗程，达到溃疡按时愈合的效果。相反，如果忽视饮食规范，溃疡便可能无法愈合，症状会加重甚至复发，导致形成难治性溃疡，病情便逐渐恶化。另外，对长时间在室内工作的人来说，要注意加强运动。正如《素问·宣明五气》所说："久坐伤肉。"长时间坐着会导致脾胃气机阻滞，脾脏功能变差，胃难以消化吸收谷物，从而引发脾胃疾病。脾胃病还可能累及肝胆，形成脂肪肝和肝内胆管结石，因此脾胃病患者应忌酸性和发酵致酸的食物，如含鞣酸的果菜（如西红柿、苹果、香蕉）、酸果（如桃子、李子、杏子、枇杷），以及咖啡、酒类和香烟等刺激胃酸分泌的食物。还应避免食用容易在胃内发酵反酸的食物，如馒头、花卷和甜食。另外，周德丽教授指出，对肝胆疾病患者来说，不宜食用鸡肉。《素问·金匮真言论》云："五脏应四时，各有收受乎……东方青色，入通于肝……其味酸，其类草木，其畜鸡。"肝胆与鸡肉同属"木"属性，如果食用鸡肉，会导致肝胆火旺，从而引发胁痛口苦、心烦不适等症状。因此，在临床实践中，对于胆汁反流性胃炎患者，建议避免食用鸡肉。对脂肪肝患者来说，预防更侧重于自我保健，需要合理的饮食结构，肥胖患者要减肥，并增加运动量，控制饮食和体重。还要戒烟戒酒，少食高热量油炸食品，多食粗纤维绿色食品。同时，要调节情绪，劳逸结合，生活有序，保持规律的作息。对便秘患者来说，除了养成定时排便的习惯，多食含膳食纤维的蔬菜水果等食物，还可以进行自我腹部按摩：早上起床平躺，用手顺着脐腹的顺时针方向按摩30分钟，然后上厕所10分钟，如果没有排便，第二天继续重复这一过程，坚持每天锻炼，逐步建立条件反射。

（二）法方药

1. 关于肿瘤病

（1）扶正祛邪法。周德丽教授治疗肿瘤时并无特别之处，她秉持中庸之道，对于已经发现多处转移，无法手术的中、晚期癌症患者，以及有部分肿瘤切除后仍有腹腔淋巴转移或其他脏器转移的患者；还有拒绝再次手术和化疗的肿瘤切除后复发，以及发生其他脏器转移的患者；或者在个体化化疗方案中，如乳腺癌患者，当激素和孕激素受体阴性化疗无效时，通过配合中药清热解毒、活血化瘀、软坚散结等方法进行治疗，可以延长生存期，使癌灶缩小或消失，提高患者生活质量，甚至最终治愈癌症。有时采取这种中庸之道，静观其变，等待正气恢复后再施攻伐，或者攻补兼施，以期达到阴阳平衡。

针对肿瘤发病机制和科学研究成果，采用扶正祛邪为主的方法对肿瘤患者和术后复发转移患者进行治疗。对于接受手术前后放化疗的患者，目的是提高患者的自身免疫功能，以实现肿瘤病灶消失或稳定、总生存期延长、生存质量提高的目标。周德丽教授开发了清毒消癌扶免汤、佛手郁金汤、五虎消癌扶免汤等中药方剂，并结合外洗法、黛蛤外敷肿瘤方，同时配合口服以毒攻毒的鸦胆子油乳液。外洗法和外敷法适用于治疗体表肿瘤疾病，如恶性滑膜肉瘤、骨肉瘤、脂肪肉瘤等。扶正祛邪法适用于肿瘤中存在正虚邪实的患者，扶正是中医治疗的一种补益方法，补益药物包括补气、补血、补阴、补阳等。治疗应从四诊收集资料，并利用现代科学仪器和影像学手段作为中医四诊的补充，然后确定病变脏腑，并判断全身处于何种状态，从而进行综合治疗。

以肝癌为例，某患者出现右肋区疼痛，触摸有包块已有半年之久，食欲减少，进食后胀感加重，肢体乏力，气短，声音无力，大便稀软，舌苔暗淡，黄白厚腻，脉细或细弦。通过检查肝脏 CT 可以看到肝内实质性占位大小为 7 cm×6.5 cm 和 2 cm×3 m。中医诊断为肝积（脾虚湿瘀互结型）。采用益气健脾、活血消散（祛邪）的方法治疗。处方：太子参 30 g，怀山药 20 g，茯苓 10 g，甘草 10 g，柴胡 6 g，黄芪 15 g，女贞子 15 g，大枣 10 g，木香 6 g，砂仁 6 g，白花蛇舌草 30 g，半枝莲 30 g，田基黄 30 g，夏枯草 15 g，三棱 15 g，莪术 15 g，生牡蛎 15 g，郁金 10 g，猫爪草 20 g，炮穿山甲 6 g，全蝎 3 g，蜈蚣 6 g，重楼 15 g。将上述中药用 1200 mL

的水煎至 300 mL。第二次用 800 mL 的水煎至 200 mL，两次药汁混合后，分成 3 次服用，并且加服两次鸦胆子油口服液，每天服用两次，每次 20 mL。

中医扶正培本祛邪治疗肿瘤的机制是通过调节人体自身的免疫功能，增强机体免疫力，从而达到治疗肿瘤的目的。周德丽教授进行了动物实验研究，使用海参猴桃液这一具有扶正固本功能的中药验方，对 LAK 细胞的正向调节作用进行了研究。

试验结果显示，海参猴桃液能够诱导产生具有强大杀伤肿瘤活性的 LAK 细胞。这些 LAK 细胞在形态、生长和特性上与经典的白介素 II 单独诱导产生的 LAK 细胞相似。通过将海参猴桃液与少量白介素 II 共同培育，LAK 细胞在培养的第 1 天就表现出明显的杀伤活性，并在第 9 天达到峰值，并持续维持 60% 以上的杀伤活性至第 18 天。这表明海参猴桃液具有良好的细胞免疫增强剂的特性。

这项研究从细胞分子生物学的角度阐明了中药扶正治癌的机制，即通过扶正中药能够诱导激活 T 淋巴细胞进行杀伤肿瘤的作用。这一发现为中药在肿瘤生物治疗方面提供了新的思路，为进一步开展中药治疗肿瘤的研究提供了有益指导。

（2）清热解毒法。中医学认为，癌症的形成与正气虚、邪毒火热之邪内侵脏腑有关，邪毒会烧灼血液和津液，导致瘀血和痰凝的形成。毒邪与瘀血、痰凝相结，乃形成肿瘤。周德丽教授运用清热解毒的方法来清除邪毒，直接杀死癌细胞。在具体运用时，需要根据辨证施治的原则，根据癌毒的程度来决定药量。如果肿瘤邪毒扩散严重，已经无法手术切除，但患者的体质较好，脾胃功能未受损害，患者年轻，则可以采用大剂量的清热解毒中药进行抗癌治疗，要持续一段时间（像是一场持久战），同时内服和外用中草药，以及使用中成药，要采取"多兵团作战"的方式，进行针对癌症的"攻坚战"。同时，也要时刻保护好脾胃功能，祛邪之余还要注意扶正，关注患者的饮食营养，确保"后勤供给"保持良好状态。

对于已经进行手术切除的患者，癌毒已经被去除了大部分，但患者正气已经受损，病邪仍然存在。为了防止癌毒"卷土重来"，需要采用"消癌扶免"的方法，权衡患者阴阳气血津液之虚，并采取相应的治疗措施。总体而言，大多数患者以气血阴虚为主，这种情况下，要使用清热解毒的方法进行抗癌治疗，并辅以益气健胃养阴的药物，进行"缓兵作战"。在选择清热解毒药物时，应当避免使用苦寒重剂，而应当选择微苦微寒的药物，如白花蛇舌草、半枝莲、田基黄、重楼、紫草、夏枯草、石上柏、卷柏、野菊花、金银花等。同时，扶正药物应该选择轻灵的益胃健气之品，如太子参、沙参、怀山药、莲子、大枣、女贞子、甘草、石斛、黄芪、白术、黄精、百合。这些药物可以在辨证有脾肺气阴两虚的情况下，用于治疗各种癌症。

与此同时，在使用清热解毒药物治疗各类肿瘤时，周德丽教授强调了辨病用药的原则。对于具有广谱抗癌作用的药物，每个患者都可以使用，但必须注意中药的归经，如治疗下焦和人体下部的疾病，要选择黄柏；治疗上焦和上部的疾病，则要选择黄连及入各经的药物等。古人称之为"引经药"，就像打仗时需要"向导"迅速进入敌人腹地，从而消灭敌人一样。

（3）活血化瘀、软坚散结法。《素问·至真要大论》云："坚者削之，留者攻之，结者散之。"明代张景岳在《景岳全书》中也指出："治积之要，在知攻补之宜……凡积聚未久而元气未损者，治不宜缓，盖缓则养成其势，反以难制。此其所急在积，速攻可也。""凡积坚气实者，非攻不能去。"

瘀血、痰凝与邪毒搏结形成癌块（癥积），这是一种病理产物，其中毒瘀更加严重，肿块也愈发坚硬巨大。在治疗上，周德丽教授采用活血化癌之法，使用了一些活血攻坚破癌的药物，如穿山甲、三棱、莪术、王不留行、生牡蛎、夏枯草、七叶重楼、水蛭、鳖甲、皂角刺、全蝎、蜈蚣、土鳖虫、胆南星、桃仁、红花等，这些药物可以使癌块缩小或消失。根据现代药理研究表明，活血化瘀法可以改善肿瘤患者的血液高凝状态，调节肿瘤微环境，抑制微血管生长，并提高机体免疫功能，以抑制肿瘤的发生、发展和转归。这种方法还可以改善患者的血瘀证候，从而提高其生命质量，这正是中医疗法的优势所在。

在应用活血化瘀法时，并不局限于单一的活血作用，可以根据辨证情况，加用温阳、益气、化痰、祛湿、解毒、清热等治疗方法。通过药物的组合使用，可以减轻肿瘤患者放化疗后的不良反应，并降低患者术后不良作用和肿瘤复发率。

肿瘤形成后，会聚结成块，坚硬如石。一般认为，较软的情况属于结块，而体质坚硬如石的情况属于坚块。然而，无论是哪种情况，都是因为邪气聚结成块所致，因此在治疗上，《素问·至真要大论》指出："坚者削之……结者散之。"治疗目标是使瘤块软化、结块消散。软坚散结法与活血化瘀法结合使用，并联合清热解毒等多种治法攻坚。古人认为中药中味咸的具有软坚的作用，如牡蛎的咸涩、鳖甲的咸平、龟甲的甘咸、土鳖虫的咸寒、海藻的苦咸等。在临床中，可以配合使用具有化痰作用的半夏、胆南星、昆布、瓜蒌、夏枯草、浙贝母等。痰为阴邪，应该祛痰利湿，使邪有出路，在临床中通常会配合使用利湿药茯苓、猪苓、滑石、薏苡仁和苍术等，以达到利湿燥湿的效果，软化结块，直至结块消散。

活血化瘀法也存在着一定缺陷。相关研究表明，单纯使用某些活血药物（如丹参、赤芍）可能会促进肿瘤的转移。因此，在活血化瘀的基础上，还要辅以扶助正气之品，以提高患者的免疫功能，并通过配合抗肿瘤中药来抑制肿瘤的细胞活性，防止其转移。另外，需要注意的是，在某些情况下，活血化瘀法的使用可能会促进肿瘤转移。在临床上，血瘀证并不常见，多为虚实夹杂、多种证候并存的复合证候，在应用活血化瘀法时，需要特别注意这些情况。

2. 关于脾胃病　周德丽教授对中医脾胃学说进行了深入研究，涉及《黄帝内经》《脾胃论》，以及明代李中梓在《医宗必读》中提出的"脾为后天之本"论。她独具解读之道，将脾胃理论与临床试验研究相结合，积累了许多宝贵经验。基于此，周德丽提出了治疗脾胃病的八个方剂。

（1）降胆和胃汤　用于治疗胆汁反流性胃炎、胆火横逆犯胃，以及胃脘痛、胃脘痞、口苦、胸腹苦等症状。其特点是气上冲胸，食欲差，大便滞涩，舌尖红，苔黄，脉弦滑。

（2）降胆养胃汤　适用于口干唇燥，口舌生糜，舌红干，苔黄，脉弦细滑的证候。

（3）降胆益气健脾汤　主要治疗胃腹隐隐作痛，饭后胀满，疼痛可向两侧胁肋部放射（以右侧为主），食欲减退，四肢乏力，大便稀烂，肠鸣不止。舌质红嫩，苔黄，脉弦细或弦缓。

（4）降胆胃苓汤　适用于胃脘胀痛，尤其在饭后加重，伴有肠鸣及大便稀，且次数频繁。舌质暗红，苔白厚腻，脉弦缓。

（5）降胆扶免抗变汤　用于治疗胃壁隆起糜烂，并伴有肠道上皮异形细胞增生的病变，患者舌体胖大，颜色暗淡或暗红，脉弦细滑。

（6）降胆承气汤　适用于治疗胆气横逆及胃热腑实引起的胃脘疼痛。

（7）五味杀菌汤　这是一种专门用于杀灭幽门螺杆菌的处方。

（8）五味消癌扶免汤　用于治疗胃癌、十二指肠腺癌和直肠癌等恶性肿瘤。

四、临证经验

周德丽教授长期从事慢性胃炎的中西医结合治疗研究。在疣状胃炎与胃癌癌前病变的治疗方面，周德丽教授积累了丰富的临床经验和造诣。在多年的脾胃病及肿瘤疾病临床诊治中，周德丽教授形成了自己独特的学术思想。

（一）脾胃病临证经验

周德丽教授注重脾胃气机和脏腑辨证，在治疗脾胃疾病时尤其重视患者肝胆功能的调节。周德丽教授善于通过观察舌象和脉诊来诊断疾病，并能熟练地运用各种辨证方法。周德丽教授按照脏腑辨证并进行分型论治，对于癌前病变的治疗及预防非常重视。周德丽教授擅长运用经方治疗脾胃病，如大柴胡汤治疗急性阑尾炎和急性胆囊炎，大承气汤、小承气汤、调胃承气汤治疗便秘，己椒苈黄丸治疗腹腔积液，泻心汤治疗胃炎和胃溃疡等。周德丽教授根据张仲景和李东垣等医家的方法，制定了治疗胃病的三步法（平肝清胆制酸、清胃泻火杀菌和健脾护膜助动），并创制了一些针对难治性溃疡病、胃炎、胃食管反流病和慢性非特异性结肠炎等疾病的独特方剂。

（二）肿瘤病临证经验

在肿瘤病的治疗方面，周德丽教授注重将辨证与辨病相结合，既扶正又祛邪。周德丽教授重视在合适的时机进行攻毒治疗，并特别注意用药剂量以解除癌毒。周德丽教授采用多种方法进行攻毒治疗，包括内服和外敷。根据疾病早期、中期和晚期人体正气的变化，周德丽教授采取不同的治疗策略，攻毒为主，补益兼施，或以补益扶正为主。周德丽教授认为，不同部位的肿瘤，应根据具体的证型进行选药，并根据西医学生物工程技术结合传统中医治疗恶性肿瘤的理论，研发出有效的中药制剂。周德丽教授通过细胞学的研究揭示了中医药对恶性肿瘤免疫的机制，为中医药治疗肿瘤提供了理论基础。例如，周德丽教授创制了一些具有显著疗效的方剂，如"胃复康""五味消癌扶免汤"和"五味五虎汤"等，用于治疗癌肿。另外，周德丽教授认为，对于各类肿瘤的治疗，调整脾胃功能是非常重要的。在临床实践中，周德丽教授经常配合口服中成药"鸦胆子油"，这种油滴能够长时间黏附于胃癌瘤体表面，渗透癌块，从而杀灭癌瘤细胞。

（三）经验妙方

1. 逍遥散验方　①处方组成：柴胡 6 g，海螵蛸 20 g，浙贝母 12 g，白芍 10 g，党参 10 g，白术 10 g，茯苓 10 g，甘草 10 g，木香 6 g，陈皮 10 g，郁金 10 g，法半夏 10 g，紫花地丁 15 g，蒲公英 15 g，神曲 10 g，薄荷 6 g。②处方用法：每日 1 剂，加水 1000 mL，煮取 300 mL，倒出药汁，再加水 800 mL，煮取 200 mL，去渣，将两次煎药的药汁混匀，并分两次服用。早餐后 2 小时温服一次，午餐后 2 小时再温服一次。1 个疗程为 4～6 周（或配方颗粒，每日 1 剂，用水冲服，早午餐后 2 小时温服）。③功效：具有疏肝理气制酸的作用，能够健脾护膜助动，并且清胃杀菌消炎。④适应证：适用于慢性胃炎和消化性溃疡引起的肝胃不和证。⑤方解：逍遥散验方是《太平惠民和剂局方》的逍遥散去当归、干姜，并加入海螵蛸、陈皮、法半夏、神曲、鸡内金和党参而成。方中加入党参，以扶土抑木；白芍以柔肝养胃；海螵蛸入肝经，加强平肝制酸和护膜的作用。方中还加入法半夏、茯苓、甘草和神曲，用于化痰饮和食积，同时木香具有行气和助胃恢复动力的作用；使用郁金以理气活血，以使气血畅通；在方中添加蒲公英和紫花地丁，用于清热消炎；五味消毒饮中的主要药物紫花地丁和蒲公英能够清热解毒消痈；柴胡配合少量薄荷，其辛能发散，使木气得以伸展，土亦得以滋养，从而实现治疗效果。现代药理研究表明，蒲公英和紫花地丁具有直接杀灭幽门螺杆菌的功效，而方中所使用的其他药物在现代文献中均有提及，能够提高机体胃肠免疫功能，增强胃十二指肠的抗损伤能力，促进黏膜自身修复能力，从而达到溃疡愈合的目的。

2. 五味香砂验方合胃舒方 ①处方组成：蒲公英 15 g，紫花地丁 15 g，黄连 6～10 g，枳壳 10 g，竹茹 10 g，白及 10 g，木香 6～10 g，砂仁 6 g，太子参 15 g，怀山药 20 g，茯苓 10 g，甘草 10 g，柴胡 10 g，海螵蛸 20 g，浙贝母 12 g，佛手 10 g，法半夏 10 g，郁金 10 g，厚朴 10 g。②处方用法：每日 1 剂，加水 1000 mL，煮取 300 mL，倒出药汁，再加水 800 mL，煮取 200 mL，去渣，将两次煎药的药汁混匀，并分两次服用。早餐后 2 小时温服一次，午餐后 2 小时再温服一次。4～6 周为 1 个疗程（或配方颗粒，日 1 剂，水冲服，早午餐后 2 小时温服）。③功效：清胆理气，清胃杀菌，健脾护膜。④适应证：慢性胃炎，消化性溃疡之湿热中阻型。⑤方解：厚朴、枳壳合而用之，名"胃舒散"，取其使胃舒服之意。厚朴、枳壳均为理气之品，行而不燥，气得行则脾运，脾运则湿去。五味香砂验方取温胆汤清泻胆热之意，胃舒散取逍遥散验方疏肝理气行脾之法。本方中以太子参易党参，怀山药易白术，皆效法清代叶天士和吴鞠通，治中焦如衡，药用轻灵。因苦寒易伤胃阳，甘温易伤胃阴，湿热易伤脾胃之气阴，所以治病要时时顾护阴液。故方中清胆热用五味验方，即不用温胆汤之黄芩，而用蒲公英、紫花地丁、黄连；理气化饮用二陈汤时不用陈皮，而用佛手，佛手理气偏滋润轻柔，而陈皮偏辛燥，方中木香、砂仁芳香，健胃理气止痛，用量俱轻，因辛燥之品易伤气伤阴也。胆气因清，胃气和平，脾胃得以健运，疼痛缓解，则溃疡愈合。

3. 五味清胆方 ①处方组成：紫花地丁 15 g，蒲公英 15 g，枳壳 10 g，厚朴 10 g，白及 15 g，柴胡 6 g，海螵蛸 20 g，浙贝母 12 g，生地黄 10 g，川楝子 10 g，陈皮 10 g，法半夏 10 g，茯苓 10 g，甘草 10 g，白芍 15 g，竹茹 10 g。②处方用法：每日 1 剂，加水 1000 mL，煮取 300 mL，倒出药汁，再加水 800 mL，煮取 200 mL，去渣，将两次煎药的药汁混匀，并分两次服用。早餐后 2 小时温服一次，午餐后 2 小时再温服一次。4～6 周为 1 个疗程（或配方颗粒，日 1 剂，水冲服，早午餐后 2 小时温服）。③功效：平肝清胆制酸，清胃杀菌，除痞消满。④适应证：消化性溃疡之肝郁脾虚证；胆汁反流性胃炎、慢性胃炎、胃食管反流病、肠易激综合征，证属脾虚肝胆湿热型。⑤方解：本方是由周德丽教授根据《医宗金鉴》五味消毒饮、《备急千金要方》温胆汤和《太平惠民和剂局方》逍遥散合方加减而成的经验方。方中柴胡疏肝，加海螵蛸平肝制酸、护膜；枳壳等理气助动，除痞消胀；太子参、怀山药、茯苓、甘草健脾益气，恢复健运；白及护膜生肌。五味消毒饮之蒲公英、紫花地丁清热解毒杀菌，治胃黏膜之溃疡痈肿；竹茹清热痰兼清胆火。诸药共奏疏肝清胆制酸、杀菌护膜助动和健脾益气之功。

4. 胃复康方 ①处方组成：蒲公英 15 g，紫花地丁 15 g，黄连 6 g，太子参 15 g，怀山药 20 g，浙贝母 10 g，海螵蛸 15 g，白花蛇舌草 20 g，重楼 15 g，枳实 10 g，厚朴 10 g，佛手 10 g，茯苓 10 g，炙甘草 10 g。②处方用法：每日 1 剂，将中药加入 1000 mL 水中煮沸，煮取 300 mL 药汁，倒出药汁后再放入 800 mL 水中煮沸，煮取 200 mL 药汁，将两次煎煮的药汁混合均匀，分成两次服用。早餐后 2 小时服用一次，午餐后 2 小时再服用一次。15 剂为 1 个疗程，需连续服用 3～6 个疗程（或使用配方颗粒，每日 1 剂，冲服，早午餐后 2 小时温服）。③功效：疏肝清胆，清热解毒，健脾养胃。④适应证：慢性萎缩性胃炎中脾虚肝郁气滞型，慢性胃炎轻度隆起糜烂（湿热证）型。⑤方解：方中蒲公英、紫花地丁、黄连、白花蛇舌草、重楼具有清热解毒、杀菌抗癌的作用；太子参味甘微苦，归脾肺经，可补气生津，补而不泻，提高免疫功能；怀山药、茯苓、甘草可健脾益气，增强健脾作用；海螵蛸、浙贝母可疏肝平肝，软坚散结；佛手、厚朴可以调节气机，理气消痞。

5. 五味消癌扶免汤 ①处方组成：太子参 15 g，黄芪 20 g，党参 15 g，怀山药 15 g，茯苓 10 g，女贞子 10 g，大枣 10 g，石斛 10 g，蒲公英 15 g，紫花地丁 15 g，金银花 15 g，野菊花 10 g，重楼 10 g，白花蛇舌草 15 g，半枝莲 15 g，田基黄 15 g，三棱 10 g，莪术 10 g，炮穿山甲 6 g，夏枯草 15 g，猫爪草 15 g，解毒草 15 g，浙贝母 10 g，佛手 10 g，法半夏 10 g，海螵蛸 20 g，甘草 10 g。②处方用法：每日 1 剂，将中药加入 1000 mL 水中煮沸，煮取 300 mL 药汁，倒出药汁后再放入 800 mL 水中煮沸，煮取 200 mL 药汁，将两次煎煮得的药汁混合均匀，分成两次服用。早餐后 2 小时服用一次，午餐后 2 小时再服用一次。15 剂为 1 个疗程，需连续服用 3～6 个疗程（或使用配方颗粒，每日 1 剂，冲服，早午餐后 2 小时温服）。③功效：清热解毒，活血软坚，散结消癥，健脾扶正。④适应证：胃癌、结肠癌、食管癌、肝癌、乳腺癌、肺癌等恶性肿瘤，证属热毒蕴结型。⑤方解：本方由益气扶免汤和五味消癌汤组成。益气扶免汤中使用太子参、怀山药、茯苓、甘草、女贞子、大枣益气养阴，提高机体免疫功能，对癌细胞具有杀伤作用。五味消癌汤中使用五味消毒饮并加入白花蛇舌草、半枝莲、田基黄，以清热解毒，抗肿瘤，同时使用夏枯草（猫爪草、解毒草）、浙贝母、佛手、法半夏、重楼以消痰散结；还使用三棱、莪术、炮穿山甲以活血化瘀，散结消坚，改善肿瘤部位的微循环，消除肿瘤局部的缺氧状态，从而抑制癌细胞的增殖生长。

6. 五味五虎三妙汤 ①处方组成：蒲公英 15 g，紫花地丁 15 g，夏枯草 15 g，猫爪草 15 g，半枝莲 15 g，白花蛇舌草 15 g，田基黄 15 g，三棱 10 g，莪术 10 g，蜈蚣 3 g，全蝎 3 g，地龙 3 g（土鳖虫 3 g），柴胡 6 g，浙贝母 10 g，海螵蛸 20 g，佛手 10 g，法半夏 10 g，茯苓 10 g，太子参 30 g，黄芪 30 g，蟾蜍皮 1～3 g。②处方用法：每日 1 剂，加水 1000 mL，煮取 300 mL，倒出药汁，再加水 800 mL，煮取 200 mL，去渣，将两次煎药的药汁混匀，并分两次服用。早餐后 2 小时温服一次，午餐后 2 小时再温服一次。15 剂为 1 个疗程，服 3 ～ 6 个疗程（或配方颗粒，日 1 剂，水冲服，早午餐后 2 小时温服）。③功效：清热解毒，活血软坚，散结消癥。④适应证：胃癌、结肠癌、食管癌、肝癌、乳腺癌、肺癌等恶性肿瘤且癌肿转移，属热毒蕴结、邪盛正气未伤者。⑤方解：本方由五味消癌方与五虎汤加味组合而成，以攻实祛邪。五味消癌方由五味消毒饮去天葵子加白花蛇舌草、半枝莲、田基黄，以清热解毒抗肿瘤，同时使用夏枯草（猫爪草、解毒草）、浙贝母、佛手、法半夏、重楼消坚祛痰散结；用三棱、莪术、炮穿山甲活血化瘀，散结消坚，改善肿瘤部位的微循环，消除肿瘤局部的缺氧状态，使癌细胞的增殖生长受到抑制；太子参、黄芪扶正以助祛邪，五虎汤用全蝎、蜈蚣、水蛭、全蝎、蟾酥以毒攻毒，刮剔癌毒。因蟾酥毒性较大，周德丽教授很少使用蟾酥入汤药，一般使用中成药安替可胶囊（含蟾蜍、当归）代替，每天 3 次，每次 2 片。

五、医案选介

（一）脾胃病

1. 慢性胃炎和消化性溃疡　梁某，男，33 岁。初诊日期：2013 年 9 月 12 日。

主诉：进食后呕吐 1 周。

现病史：患者近 1 周来进食后呕吐，自觉有气上冲，头昏，睡眠欠佳，气短，全身乏力，大便 3 ～ 4 日一行，量少。

体格检查：面色苍白，两目无神，面颊凹陷，腹软，上腹喜温喜按，舌质暗淡，苔薄黄腻，脉弦细涩。电子胃镜检查示：①十二指肠溃疡球腔变形，球后梗阻。②慢性浅表性胃窦炎，幽门螺杆菌阳性。

中医诊断：胃痛（脾胃虚寒夹肝胆湿热证）。

西医诊断：①慢性浅表性胃窦炎。②十二指肠溃疡球腔变形，球后梗阻。

治法：健脾益气，活血通络，清热解毒。

处方：黄芪建中汤合五味逍遥验方化裁。党参10 g，白术10 g，茯苓10 g，炙甘草10 g，郁金10 g，陈皮10 g，法半夏10 g，黄芪15 g，蒲公英15 g，紫花地丁15 g，黄连10 g，厚朴10 g，枳壳10 g，桃仁10 g，红花10 g，木香6 g，砂仁10 g，干姜6 g，柴胡6 g，海螵蛸20 g，浙贝母12 g。配方颗粒3剂，每日1剂，水冲服。

二诊（2013年9月15日）：服药后患者呕吐消失，进食不吐，偶有气上冲，现每餐能进食米粥或面条2两，每日3餐，精神好转，头昏消失，大便先硬后溏。舌红有齿印，苔白，脉细滑。

拟方：在上方基础上加强理气健脾之力，改党参为15 g，改陈皮为青皮10 g，加佛手10 g，柴胡6 g，处方如下：蒲公英15 g，紫花地丁15 g，黄连6 g，枳壳10 g，厚朴10 g，木香6 g，砂仁6 g，柴胡6 g，海螵蛸20 g，浙贝母12 g，法半夏10 g，茯苓10 g，佛手10 g，郁金10 g，甘草10 g，青皮10 g，黄芪15 g，桃仁10 g，红花10 g，白术10 g，党参15 g。配方颗粒7剂，每日1剂，水冲服。

三诊（2013年9月22日）：患者无呕吐现象，右上腹时有胀满感觉，纳食增加，精神好，大便1～2日一行，量少。体格检查：舌质红，苔薄黄，脉细滑。

处方：蒲公英50 g，紫花地丁15 g，黄连6 g，枳壳10 g，厚朴10 g，木香6 g，砂仁6 g，柴胡6 g，海螵蛸20 g，浙贝母12 g，法半夏10 g，茯苓10 g，佛手10 g，怀山药20 g，太子参15 g，郁金10 g，甘草10 g，黄芪20 g，干姜10 g，桃仁10 g，红花10 g，青皮10 g。配方颗粒7剂，每日1剂，水冲服。

四诊（2013年9月29日）：患者至今无呕吐现象，上腹部时有胀痛，纳食增多，大便1～2日一行，量仍少，矢气多。舌质红，苔黄，脉弦细滑。上方去干姜，其余保持不变。14剂，冲服，每日1剂。

五诊（2014年2月8日）：四诊后，患者自行停药，未够疗程。2014年2月上旬患者病情复发，遂来诊，呕吐1周，反酸，大便3日未解，腹软，上腹压痛。

拟方：五味香砂验方加青皮 10 g，桃仁 10 g，黄芪 20 g，干姜 10 g。

六诊（2014 年 3 月 5 日）：服药后，患者反胃少，上腹痛消失，纳食尚可，大便 2 日一行，量少。舌质红，苔薄黄，脉细，坚持服药 4 周后，嘱继服四君子汤合剂调理善后 4 周，至今未发。复查 ^{14}C 呼气试验显示阴性。电子胃镜检查示：①慢性浅表性胃窦炎。②十二指肠溃疡。

按语及体会：幽门螺杆菌相关性疾病是导致消化系统疾病病情反复发作，迁延不愈的主要原因。临床上特点以慢性周期性发作、节律性疼痛、反酸、嗳气为主。目前西医治疗以制酸、解痉止痛、增强胃黏膜屏障保护为主，近期疗效好，但复发率高。根除幽门螺杆菌是减少复发率的有效治疗方法。本例发病日久，毒邪未清，脾虚而肝胆湿热，邪阻胃络，损伤脾胃正气，致胃络失养，气机不利，瘀阻胃络，不通则痛。辨为脾胃虚寒证，方中以黄芪健脾益气，干姜散寒止痛，陈皮、佛手理气，服药后患者脾气渐复。气为血之帅，气行则血行，治疗后患者瘀肿缓解，呕吐消失。针对幽门螺杆菌感染，以蒲公英、紫花地丁清热解毒杀菌，另予桃仁、红花活血通络消瘀，以解除梗阻，药症相符，患者症状缓解。另外，芳香理气药在运脾理气的同时，伤阴亦较为明显，故用之宜慎。当患者舌苔转黄，说明脾胃由虚寒转为一派热象，故去干姜，要注意观察患者舌脉变化。

周德丽点评：梗阻是消化性溃疡的常见并发症之一，中医学认为久病多瘀，溃疡反复发作，气滞血瘀，瘀血内阻或脾胃虚寒，涩而成瘀，瘀结于胃的上口则变生"噎膈"，瘀结于胃的下口则变生"呕吐、反胃"，治疗上要酌情使用活血通络的药物，并针对病因进行治疗，清热解毒药有杀除幽门螺杆菌的作用。本人总结多年临床经验，制定出治疗消化性溃疡"三步骤"，疏肝清胆以制酸，清热解毒以杀菌，益气健脾以护膜助动。临证常用此法治疗，每获良效。

2. 胃食管反流病病案　杨某，女，45 岁。初次就诊日期：2015 年 4 月 15 日。

主诉：近两年来有胸骨后疼痛、嗳气反酸的症状，近 1 周出现吞咽时梗阻。

现病史：患者在过去两年中，反复出现胸骨后疼痛、嗳气反酸的症状，程度轻重不一。近 1 周来，患者感到吞咽时有梗阻感，同时伴有胸膈刺痛。患者能够咽下食物，体重没有改变。

体格检查：患者神志清楚，双肺呼吸音清，未闻及干湿啰音。腹部软，无压痛。舌质暗，舌苔薄，脉细弱而有涩感。辅助检查：通过胃镜检查发现以下情况。①反流性食管炎（中度）。②慢性浅表性胃窦炎伴有胆汁反流。

中医诊断：噎膈（气滞血瘀证）。

西医诊断：胃食管反流病。

治疗方法：活血化瘀，降气疏络。

处方：血府逐瘀汤加减。丹参 15 g，砂仁 8 g，半夏 10 g，枳壳 10 g，旋覆花 10 g，降香 10 g，蒲黄 15 g，五灵脂 15 g，延胡索 12 g，炒赤芍 12 g，茜草 12 g，桃仁 10 g，红花 6 g，浙贝母 12 g，升麻 6 g。将配方制成颗粒剂，共 15 剂，每日 1 剂，用水冲服。

二诊（2015 年 4 月 30 日）：患者胸骨后疼痛有所缓解，胸膈疼痛逐渐减轻，吞酸、梗阻症状有所改善。舌质暗，舌苔薄，脉细弱而有涩感。继续服用上述方剂 30 剂。

三诊（2015 年 6 月 2 日）：患者服用该方剂 2 个月后，所有症状都已缓解。

按语及体会：气滞病久入络，气机不畅，导致气血瘀滞在食管，引起胃食管反流病。辨证属于气滞血瘀证，因此需要采用活血化瘀、降气疏络的治疗方法。化瘀药物可选择丹参、蒲黄、五灵脂、浙贝母、茜草、桃仁、红花、炒赤芍、升麻。其中，桃仁、红花能够活血化瘀，破结通行；浙贝母、瓜蒌能够化痰软坚；严重时可以使用虫类药物以破结消坚；升麻能够升清降逆，通过升降作用，使气机通畅，从而缓解反流症状。药物的组合运用与病机相符，故能够有效缓解症状。

周德丽点评：该患者病程较长，属于实证。气滞多为七情所伤，肝气郁结，导致肝气逆乘于胃，胃气上逆，引起嗳气和胃酸反流。气是血液运行的统帅，气行则血行，气滞则血瘀；血瘀导致食管或胃部阻塞，食物通过困难，故出现梗阻症状。血瘀于胸腔，通畅性受阻则疼痛，所以出现胸骨疼痛。病因方面，患者气滞持续时间较长，导致气血瘀滞于食管，气机不畅；治疗方法上，重点使用活血化瘀法，并结合理气治疗，使气行而血不瘀，瘀滞因而化解。

（二）肿瘤病

1. 胃癌案 患者庞某，男，63 岁，农民。初诊日期：2015 年 5 月 28 日。

主诉：胃脘疼痛，纳呆，消瘦 4 个月。

现病史：患者近 4 个月来因胃脘疼痛、纳呆和消瘦曾到某大医院就诊，经电子胃镜、病理检查和影像学检查确诊为胃腺癌。于 5 月 15 日在全身麻醉下行胃癌切除＋部分肠切除，以及胃肠吻合术。术后病理报告显示（胃窦）低分化腺癌，浸润浆膜层，并有淋巴及远处转移。医生建议进行化疗。然而，患者及家属不同意进行化疗，因此于今日来我院就诊。目前患者主诉胃脘胀痛，痛引胁背，需服用止痛药，纳差，每餐只进食半流食，嘈杂吐酸，嗳气，倦怠乏力，消瘦，口干苦，大便秘结，数日一行。

既往史：患者平素饮食不节，恣饮无度。

查体：精神差，面色萎黄，上腹部有手术瘢痕，腹部压之较坚实，有压痛。舌质呈淡紫暗色，有瘀点，苔厚白，脉弦滑。

中医诊断：积聚（痰热毒瘀互结，气阴两伤证）。

西医诊断：胃癌姑息性切除术后。

治法：清热解毒，活血软坚散结，健脾益气养阴。

方药：五味消癌方加减。蒲公英 15 g，紫花地丁 15 g，金银花 15 g，野菊花 10 g，重楼 10 g，白花蛇舌草 15 g，半枝莲 15 g，田基黄 15 g，三棱 10 g，莪术 10 g，全蝎 3 g，蜈蚣 1 条，炮穿山甲 6 g，夏枯草 15 g，浙贝母 10 g，佛手 10 g，法半夏 10 g，海螵蛸 20 g，茯苓 10 g，甘草 10 g，太子参 15 g，怀山药 20 g。配方颗粒 7 剂，每日 1 剂，用水冲服。鸦胆子油口服乳液，20 mL/ 次，3 次 / 日，饭后服。

组方思路：五味消癌汤的治疗目的是清热解毒、活血软坚散结，以及健脾益气养阴。方剂由五味消毒饮去天葵子加白花蛇舌草、半枝莲、田基黄等，用于清热解毒和抗肿瘤，治疗胃癌及其转移至胃周围和其他部位的患者有良效。同时使用夏枯草、浙贝母、佛手、法半夏、重楼等中药，以祛痰散结，消除癥结。三棱、莪术、炮穿山甲则起到活血化瘀的作用，改善肿瘤部位的微循环并消除结节。全蝎、蜈蚣则通过以毒攻毒的方式清除癌毒。太子参、怀山药、茯苓和甘草则起到健脾益气养阴的作用，增强身体免疫力。鸦胆子油口服乳液是以鸦胆子种仁油为主要成分，含有三油酸甘油酯、油酸、亚油酸、软脂酸、硬脂酸和花生酸等多种物质，其中油酸是鸦胆子油中的抗癌有效成分。其作用机制：鸦胆子油的微小油滴与肿瘤细胞具有良好的亲和力，并在癌细胞周围停留时间较长，这有助于促进药物与癌细胞直接接触，增加抗癌剂渗入组织内的机会，从而产生良好的杀灭和抑制癌细胞的效果。

二诊：患者服药 1 周后，纳食改善，但胃脘部仍有疼痛感，需要延长止痛药的服用时间。患者嘈杂吐酸减少，口干苦也有所缓解，大便变软，但治疗方案并没有改变，继续服用原方及鸦胆子油乳液共 30 剂。

三诊：患者服药 15 剂后，胃脘部疼痛有所缓解，能够忍受，纳食改善，每餐进食半碗饭，以素食为主，并且大便通畅，每日 1 次。

四诊：患者服药 1 个月后，纳食好转，偶尔出现反酸，能够进食少量荤类食品，但偶尔饮食过多会引发胃脘疼痛。因此再次就诊。舌质呈淡紫暗色，有瘀点，舌苔白腻，脉象弦细。继续服用原方 15 剂。

五诊：患者服药两个月后，精神状态改善，体力增强，无反酸口苦，偶尔出现头晕眼花。胃脘疼痛已经好转，但在剧烈疼痛时需要服用止痛药。

六诊：患者服药 3 个月后，胃脘疼痛明显好转，但偶尔仍需服用止痛药。有时感到肢体无力和乏力，纳食正常，大便正常。

七诊：患者服药 6 个月后，胃脘已经无明显疼痛，停止使用止痛药。然而，多食会引起胀痛感。患者精神状态良好，面色改善，能够从事家务劳动，从事轻度农活，能够外出走动，照顾小孩，实现与普通人一样的生活。

经过 1 年的服药治疗，患者已无胃脘部疼痛，纳食正常，大便正常，行走如常。

复查结果显示：精神状态良好，舌质淡嫩，舌苔薄白，脉弦细滑。患者上腹部有手术瘢痕，但全腹区域没有压痛感，肝脾触诊未发现肿块，体表浅层淋巴结未及肿大。心肺功能正常。电子胃镜检查结果显示：①术后改变。②残留胃炎伴胆汁反流。③吻合口炎。肝胆超声检查结果显示：肝、脾、胰、胆中未发现腹腔内肿大淋巴结征象。继续服药治疗原发性胆汁反流胃炎。

按语及体会：该患者已经是脾肾亏虚之年，平时饮食无节制，导致脾胃受损，脾阳不运，阳气被湿气所困扰，导致痰浊凝聚，阻碍了清阳的运行，造成气滞瘀阻，瘀血与痰浊互结，乃形成积聚。脾虚无法运化食物，所以食欲不振；脾主肌肉，脾胃乃气血生化之源，脾虚会导致五脏六腑、四肢百骸无法得到充养，所以患者消瘦、倦怠乏力；土壅木郁，肝失条达反克脾土，则进一步损伤脾土，导致肝胃失和，故胃脘疼痛，痛觉传至胁背，同时出现吞酸嗳气。由于患者正气已虚，并且还进行了外科手术，气血严重不足，所以面色萎黄，舌苔淡紫暗并有瘀点，提示气虚和血瘀；舌淡嫩紫暗表示脾虚和瘀血阻滞，苔厚白表示中焦湿浊邪气凝聚，脉象弦滑表示肝郁湿浊。治疗应该以扶正祛邪为主，方案是使用五味消癌方，并加入鸦胆子油口服乳液，以增强抗癌作用。

根据临床观察，胃癌的形成多与慢性萎缩性胃炎和消化性溃疡病史相关，有些患者的慢性萎缩性胃炎伴有腺体萎缩、肠上皮化生或异常增生等癌前病变。如果能及时治疗原发病，就可以预防胃癌的发生，实现一级防癌。多年来，我们以中药为主观察慢性萎缩性胃炎和胃窦隆起糜烂伴肠化生患者的临床表现。大多数患者经过清胃泻火以杀菌、疏肝降胆以抑酸、益气健脾助动护膜这三个步骤的治疗，临床症状得到了改善，甚至胃镜检查发现突起糜烂消失，病理学检查显示腺体修复性增生，肠化生的异常细胞消失，幽门螺杆菌转阴等。

周德丽点评：该患者对待疾病态度积极，能够正确认识疾病，并积极配合治疗，服药依从性良好，能够坚持门诊复诊和用药。因此，患者临床预后比较良好。该患者被诊断为胃癌，并且已经发生了多处淋巴转移，来诊时情况比较差，但通过正确的辨证论治，在患者接受胃癌手术后，邪毒未能完全清除，还有余邪存在。应该使用抗癌中药清热解毒，杀伤癌细胞，活血化瘀，软坚散结。同时也要顾护脾胃。古人重视健脾扶正，因脾胃为后天之本，气血生化之源。对肿瘤患者的治疗，无论是在肿瘤的早、中、晚期，都要以健脾益气、保护脾胃的药物为主，只是使用的时间不同而已。这样才符合扶正祛邪的总体思路，才能达到攻邪而不伤正的目的。

2. 大肠癌案 卢某，女，65 岁。初诊日期：2010 年 3 月 16 日。

主诉：大便溏烂、乏力 3 月余。

现病史：患者于 2009 年 12 月 15 日因升结肠癌在广西壮族自治区人民医院接受手术治疗，随后进行了 4 次化疗。在化疗期间出现了上述症状，但未能坚持完成化疗。为减少化疗期间西药的不良反应，患者寻求中医治疗。目前症状包括大便稀溏，每日 1 次，无黏液血便，无腹痛，时有乏力，干呕，气虚懒言，食欲尚可，伴有肠鸣。辅助检查结果显示血常规白细胞降低至 $1.7×10^9$/L。

既往史：患者平素性格内向，忧思抑郁。

过敏史：否认药物、食物过敏史。

体格检查：患者右侧腹部可见手术瘢痕，腹部尚软，未触及包块，全腹无压痛，舌质红嫩，苔白，脉沉细。

中医诊断：泄泻（脾胃虚弱，气血两虚证）。

西医诊断：结肠癌术后。

治法：疏肝解郁，健脾祛湿，益气生血。

处方：香砂佛手郁金汤合举元扶免汤。木香 6 g，砂仁 6 g，佛手 10 g，郁金 10 g，法半夏 10 g，茯苓 10 g，黄芪 20 g，党参 10 g，怀山药 20 g，神曲 10 g，麦芽 10 g，苍术 10 g，女贞子 10 g，莲子 20 g，甘草 10 g，黄芪 20 g。配方颗粒 15 剂，每日 1 剂，水冲服。匹多莫德片 0.4 g，每日两次。忌食高蛋白食品，如鱼、龟、鸽子、海鲜等。

组方思路：患者平素性格内向，忧思抑郁，肝气不疏，肝气郁滞，又脏毒壅滞肠道，虽然进行了手术治疗，但术后患者脾胃受损，余毒未清，同时肝气又侵袭脾胃，导致脾失健运，水湿和毒邪相互结合，进入大肠，引发泄泻或下痢。治疗以疏肝解郁、健脾祛湿为主，选择佛手郁金汤治疗，该方由佛手、郁金、木香、砂仁、茯苓、法半夏组成。佛手可以疏肝解郁，理气和中；郁金活血止痛，清心解郁，对于气滞血瘀的疼痛证候尤为适宜；木香、砂仁可以理气醒脾。举元扶免汤是在扶免汤的基础上加以调整，用于治疗肠癌术后气血两虚的患者，能够益气生血，扶正以祛邪。此外，由于高蛋白食品滋腻碍胃，所以要避免食用。与匹多莫德片一起配合使用，可以提高患者免疫力，增加白细胞数量。

二诊：服药15剂，患者于4月2日复诊，患者呕吐减少，精神好转，仍出现大便溏烂，每日1次，无黏液血便，无腹痛，肠鸣减轻。舌质红嫩，苔白，脉沉细。辅助检查结果显示血常规中白细胞升高至7×10^9/L。由于肠癌手术及化疗药物的影响，以毒攻毒，同时损伤了患者脾胃，导致患者正气不足、气血生化不足，气血亏虚，无法充养四肢百骸，因此出现气虚懒言的症状。脾虚湿盛，余毒未清，于是出现便溏和肠鸣。治疗上要注重整体调节，健脾益气，扶正培本。通过扶正作用，脾气得以健运，血液得以生成，从而提高患者免疫力。

处方：将太子参换为党参20 g，加大枣15 g，木香10 g，配方颗粒，15剂，每日1剂，水冲服。

三诊：患者服药15剂，于4月18日进行复诊。在服药期间，患者呕吐停止，精神状态有所改善，大便成形，但有少许黏液，一天排便1次，无便血、腹痛或肠鸣。舌红，苔白，脉细滑。可见患者脾胃功能恢复，湿邪得以运化，大便正常，肠鸣消失。脾胃是生成气血的重要场所，患者脾胃功能正常，气血逐渐恢复，白细胞逐渐增多，患者的免疫力提高，精神状态也有所好转。治疗方案：香砂佛手郁金汤合举元扶免汤，加入山楂10 g，继续服用，以巩固治疗效果。建议患者在化疗前2小时服用中药。

四诊：5月4日复诊，患者表示已经完成了两个疗程的化疗，目前已结束化疗。

在化疗期间，患者没有出现明显的不良反应，白细胞稳定在（4.0～5.0）×10⁹/L。要求继续中药治疗。建议患者在化疗前服用药物，先保护中焦脾胃之气，使其正常运转，从而降低化疗药物的不良反应。治疗方案：五味清胆方加三草（白花蛇舌草、半枝莲、猫爪草）化裁，旨在巩固治疗效果，延缓复发。处方：蒲公英 15 g，紫花地丁 15 g，黄连 10 g，枳壳 10 g，厚朴 10 g，白及 15 g，柴胡 6 g，海螵蛸 20 g，浙贝母 12 g，佛手 10 g，法半夏 10 g，茯苓 10 g，甘草 10 g，郁金 10 g，川楝子 10 g，白花蛇舌草 15 g，半枝莲 15 g，田基黄 15 g。配方颗粒，7 剂，每日 1 剂，水冲服。

五诊：5 月 12 日复诊，患者表示在化疗期间没有出现明显不良反应，并坚持完成了化疗。

按语及体会：大肠癌属于中医学"积聚""癥瘕""脏毒便血""痃癖""下痢"等范畴。本病多由饮食不节，脾失健运，湿热蕴毒，下迫肠道，或老年正气内虚，易受邪侵，邪毒留滞肠道，邪毒成痈，发为本病。治疗上，周德丽教授主张早期以手术为主，配合中药治疗。患者为肿瘤术后，气血亏虚，正虚邪亦虚，患者脉象多见沉细无力，此为良脉，预后好。若术后、化疗后，患者脉象仍弦长、弦滑，提示余毒未清，极易复发，预后不良。针对化疗期间患者出现白细胞下降、头晕乏力、呕吐、少气懒言、精神萎靡、大便溏烂等不良反应，多认为是大毒治病，戕伐正气，而致患者脾胃虚弱，气虚血亏，治疗上当保护脾胃，调养气血，强调以清补为主，不用攻毒之药。自拟方香砂佛手郁金汤合举元扶免汤，于化疗前、化疗中服用，每每见效。术后不主张猛补、温补，因过补易复发。化疗后缓解期可攻补兼施，扶正与祛邪相结合，组方五味清胆方加三草，以巩固疗效，延缓复发。其中三草（白花蛇舌草、半枝莲、猫爪草）有清热解毒、化瘀消瘤的作用。配合匹多莫德片，可提高患者免疫力，有升高白细胞的作用。

周德丽点评：本例体会符合导师诊治癌瘤心得，脉弦长是邪过病位（寸、关、尺），邪气有余，当患者得弦长脉时，医者要着重注意所发肿瘤，治疗措施要加强，以防止肿瘤复发、转移。如手术后，患者处于正虚时，脉应细弦无力，此为顺；如手术切除癌瘤后，其脉仍弦长滑，实为逆，多易复发、转移，预后不良。医者当心中有数，要告知患者家属多加防范，不可疏于防范。

3. 肝癌案 患者吴某，男，63岁，农民。初诊日期：2009年8月6日。

主诉：右胁疼痛半年。

现病史：患者于半年前发现右胁疼痛，随后症状逐渐加重。患者自觉右胁下方有一肿块，该肿块体积逐渐增大。1个月前，患者前往医院进行CT等多项检查，结果显示为原发性肝癌并发腹腔淋巴转移。遂前来我院寻求治疗。目前患者精神状态较差，少神，出现黄疸症状。患者主诉胁痛、腹胀，进食后胁部疼痛和腹胀加重，口苦，呼吸急促，食欲减退，大便稀溏，每日约2次。此外，患者还感到四肢无力、全身逐渐消瘦。舌质暗淡且有齿印，舌苔白腻，脉弦细且滑。体格检查显示：腹部轻度膨隆，右胁下可触及肿块而不移动，按压肿块会感到疼痛，胃脘部有压痛感，左胁下亦可触及肿块，但没有压痛感。腹部叩诊呈移动性浊音，全身出现中度黄疸。

辅助检查结果：由外院进行的肝脏CT检查显示，肝癌原发灶及多个肝内占位性病变，最大灶约1 cm×10 cm×11 cm，同时伴有脾大、腹腔积液和双肾多发结石。

中医诊断：肝积（脾虚湿毒互结证）。

西医诊断：原发性肝癌伴腹腔淋巴转移。

治疗原则：清热祛湿解毒，活血软坚散结，益脾扶正。

处方药物：消癌温脾扶免汤。党参15 g，白术10 g，茯苓15 g，甘草10 g，木香6 g，砂仁6 g，黄芪15 g，大枣15 g，女贞子15 g，柴胡6 g，枳壳10 g，郁金10 g，三棱10 g，莪术10 g，夏枯草15 g，猫爪草15 g，生牡蛎15 g，炮穿山甲6 g，全蝎3 g，蜈蚣1条，重楼10 g，苍术10 g。配方制成颗粒剂，共20剂，每日1剂，用水冲服。鸦胆子油口服乳液，每次20 mL，每日3次。

组方思路：消癌温脾扶免汤以温中健脾、清肝胆湿热、解毒活血化瘀和软坚散结消除癌瘤为治疗目的。方中用香砂六君子汤加黄芪、女贞子、大枣温脾补中益胃。今患者肺脾均虚，气促，纳差，肢倦乏力，腹腔积液，而脾主运化而灌四旁，中州一运，可达五脏六腑也。患者存在肝胆湿热，久则犯胃伤脾，如用苦寒清泻肝胆湿热、活血化瘀攻伐之品，将使已虚之脾呈决堤之势，水漫三焦，故攻邪要先予扶正温中之品，待脾阳得扶、水邪得去，肝胆之积才能得化。故方中用香砂六君子汤加黄芪，以补肺脾之气，大枣护胃，女贞子补肾，使肾元先固，水不能犯土。再用消癌之品大举攻之，功可成也。

二诊：患者服用药物至 20 剂，上腹部胀满感减轻，进食后胀满感明显减少，食欲稍有增加，大便已经由腹泻转为正常，根据病情减去苍术，继续服药 1 个月。

三诊：患者服用药物 1 个月后，上腹部胀满感较之前明显减轻，食欲增加，睡眠正常，大小便尚可。

四诊：患者服用药物后，诸症好转，腹腔积液减少。嘱患者按原方继续服药。

原方经加减治疗半年，患者的腹腔积液完全消退，不再感到腹胀，食欲正常，肝区不再感到疼痛，大便恢复正常，生活能够自理。消除顽固的积聚不是一天之功，患者坚持服药，脾胃功能逐渐恢复，《素问·五脏别论》云："胃者水谷气血之海。"患者已经坚持服药 1 年 3 个月，并且已经停用鸦胆子油口服乳液半年。复诊时，患者面色和精神状态明显好转，乏力有所改善，没有肝区疼痛，饮食正常。患者表示能够上山放牛，照料孩子。肝脏 CT 扫描结果显示：肝内出现多个大小不等的低密度占位性病变，最大的病变缩小至 6.5 cm×5 cm，同时伴有肝硬化，脾脏较之前也有所缩小。

按语及体会：该患者右胁下发现巨大肿块，推之不动，坚硬如石，左胁下亦有肿块，腹部叩诊有移动性浊音，腹腔积液已见。该积已半年有余，人已消瘦，已有死证，但观其黄疸为中度黄，颜色尚鲜明，脘腹胀满，食入胀甚，纳差，便溏，舌暗淡有齿印，苔白厚腻，脉弦细带滑，脉不沉伏，说明患者尚存胃气，且脾胃虚寒伴有气滞，该病病机为肝胆湿热郁结成毒，湿毒瘀血相互结合乃形成肿块。肝胆湿热横逆犯胃，脾胃虚弱则脘腹胀满纳差，便溏。肝胆湿热溢于肌肤，故出现黄疸，颜色黄而鲜明是阳黄，胆气上逆所以口苦，气喘而促。因此，《诸病源候论》中说：

"积聚成病，蕴结在内，则气行不宣通……故心腹胀满，心腹胀满则烦而闷，尤短气也。"对于肿块积聚的脉象，又说："又积聚之脉，实强者生，沉者死。"该患者脉象弦细带滑，虽有死证，但仍有一线生机。

周德丽点评：据临床观察，肝癌多见于毒瘀互结和湿瘀互结两种证型。①毒瘀互结多为弥漫性原发性肝细胞癌，多由乙型肝炎重型反复不愈发展而来，邪毒深重，常导致邪陷营血，邪毒水湿弥漫三焦，大量腹腔积液，黄疸加重，严重者曾使用犀角地黄汤加茵陈蒿汤，以杀灭癌细胞解毒，偶尔有少数患者幸存，大多数患者心脏、肝脏、肾脏多器官衰竭，迅速死亡。②湿瘀互结多为肝内巨块型肝癌，湿性黏滞，不易快速消散，但湿性沉重，湿邪转化为热邪，热邪伤气阴或湿邪伤阳气，导致虚寒证，病情虽然严重但进展较为缓慢。本例患者属于湿瘀互结形成的巨大肿块，采用扶正健脾、温中化湿之法治之，疾病发展缓慢，给治疗带来机会，但若错过时机，药物和手术治疗难以奏效。经过长期治疗，患者目前仍然健在，能够从事轻度农业劳动，没有特别痛苦，患者生活质量得到了改善，说明对于晚期肝癌，如果能够准确诊断，并坚持使用中药治疗，确实有良好疗效，尤其对于湿瘀互结型患者，疗效更好。患者正气已经严重受损，久病积聚，则邪毒丛生。肝积是肝胆湿热和瘀血相结，聚集形成肿块，湿热横逆侵袭于胃，可导致患者出现脾胃虚寒之证。《诸病源候论》有云："积聚而宿食不消者，由脏腑为寒气所乘，脾胃虚冷，故不消化，留为宿食也。诊其脉来实，心腹积聚，饮食不消，胃中冷故也。"使用消癌温脾扶兔汤进行治疗，有望取得良效。

六、论文著作

［1］梁雪，宾金秀，黄祖美，等.胃复康颗粒对 Hp VG 湿热证患者胃黏膜 p38 MAPK 及 ATF_2 蛋白表达的影响.西部中医药，2019，32（5）：4-8.

［2］梁雪，宾金秀，黄祖美，等.胃复康颗粒对幽门螺杆菌相关性疣状胃炎湿

热证患者血清 CagA、Hp-NAP、VacA 的影响 . 广西中医药，2017，40（6）：17-19.

［3］梁雪，宾金秀，黄祖美，等 . 五味清胆方联合西药序贯疗法对 HpVG 脾胃湿热证患者胃小凹分类及组织学的影响 . 湖南中医杂志，2016，32（10）：5-9.

［4］梁雪，宾金秀，黄祖美，等 . 隆起糜烂型胃炎的中医证型与 Hp 感染、胃小凹形态及其病理关系的研究 . 广西中医药，2015，38（3）：7-10.

［5］梁雪，周德丽，卢杰夫，等 . 五味清胆方及其联合西药序贯治疗 HpVG 湿热证患者 135 例 . 时珍国医国药，2015，26（4）：911-913.

［6］梁雪，周德丽，卢杰夫，等 . 五味清胆方治疗 Hp 相关 CNG 隆起糜烂（湿热证）患者的临床观察 . 时珍国医国药，2014，25（2）：380-382.

［7］韦玉进，周德丽，黄敏，等 . 海参猴桃液为主激活的 LAK 细胞对 T 细胞亚群的影响 . 广西中医药，2000（5）：49-51.

［8］张锡流，周德丽，叶星江 . 中药海参猴桃液诱生的 LAK 细胞回输家兔的实验研究 . 中国中医药信息杂志，2000（5）：27.

［9］周德丽，欧阳寿，黄敏，等 . 海参猴桃液辅以少量 rIL-2 对免疫杀伤细胞活性的正向调节研究 . 广西中医药，2000（2）：46-48，59.

［10］周德丽，欧阳寿，黄敏，等 . 海参猴桃液对免疫杀伤细胞 LAK 的正向调节研究 . 中国肿瘤生物治疗杂志，2000（1）：52.

［11］唐贵松，刘建，区进明，等 . 计算机中医临床药膳系统 . 广西科学院学报，1996（1）：44-46.

［12］吴金玉，周德丽，何振华 . 消溃汤治疗消化性溃疡临床观察（附 40 例对比分析）. 广西中医药，1993（3）：7-9.

［13］周德丽 . 开阖汤 . 广西中医药，1992（4）：28-29.

［14］周德丽，李锡光，黄鼎坚，等 . 改革后期教学，培养合格人才 . 高等中医教育研究，1992（1）：93.

［15］周德丽，周文光 . 开阖汤治痰热咳嗽 107 例体会 . 新中医，1991（4）：

30–32.

［16］周德丽，夏丽云，欧声宜，等．辨证治疗癌症患者头发微量元素的变化及其临床意义．广西中医药，1990（5）：9–10.

七、整理者

陈国忠，男，医学博士，主任医师，广西中医药大学教授，硕士、博士研究生导师，周德丽教授学术经验继承人，广西名中医。担任中国民族医药学会脾胃病分会常务理事兼胰腺学组副组长、中国医药教育学会炎症性肠病专业委员会常委、中华中医药学会脾胃病分会委员、中国中西医学会消化病分会胆胰学组常委、广西中西医学会消化内镜分会主任委员、广西中医药学会脾胃病分会副主任委员、广西医学会消化病分会常委兼胰腺学组副组长。主持国家自然科学基金项目4项，获得国家发明专利2项，发表论文50余篇，担任主编、副主编出版书籍6部。从事中医临床、教学、科研工作近30年，在中西医协同诊治重症急性胰腺炎等消化危重症方面达到国内先进水平，临床擅用经方治疗消化系统疾病和其他内科杂病。

李灿梅，女，中共党员，中医学硕士研究生，本科毕业于广西中医药大学，其间就读于广西中医药大学桂派杏林师承班，师从广西名中医陈国忠教授。研究方向：中医药防治脾胃病。

刘好，女，中医临床基础硕士研究生，师从广西名中医毛德文教授，本科就读于广西中医药大学桂派杏林师承班，师从广西名中医陈国忠教授。本科跟师期间，通过学习中医四诊及书写病历，熟悉并掌握了中医临床基本诊疗原则、中医辨证论治思维与用药处方经验。

秦家泰

一、名家简介

秦家泰（1920—2005），男，广西壮族自治区临桂县（现桂林市临桂区）会仙镇铁匠村人。首批全国继承老中医药专家学术经验指导老师，生前为广西中医学院（现广西中医药大学）教授。岐黄生涯60余年，勤求不倦，锲而不舍，精研经典，临床实践匠心独运，每获良效，其治学方法可为后学者之鉴。

（一）幼年立志，跟师学医

弱冠之年秦家泰，痛失慈母，目睹求医之难，深知无医之苦，哀痛之余，立志学医，攻读岐黄，涉足杏林。15岁开始拜临桂名医秦恕卿为师，学医习药，研习《本草备用》《汤头歌诀》《濒湖脉学》《黄帝内经》《伤寒论》等经典。

（二）踏入学府，继续深造

跟师三年，秦家泰勤奋学习，聪慧而有悟性，不仅学到了许多医术技巧，还受到了良好医德的熏陶。18岁时，秦家泰凭借出色的成绩被广西省立桂林区医药研究所录取，他一直牢记师父的教导，"广泛博览"，并将精力放在中医四大经典的学习上，以及对疾病内部发展变化和辨治规律的深入研究中。他深刻领会《黄帝内经》《难经》《伤寒论》《金匮要略》等经典著作的精髓，尤其注重研究《伤寒论》。

（三）初露锋芒，行医救世

1941年毕业后，年仅21岁的秦家泰担任广西富川县医务所（县医院前身）所长兼主诊医师。1943年，他辞去公职，在会仙圩创办了秦家泰国医诊所和献生堂药局。

（四）传承中医，从事教育

中华人民共和国成立后，秦家泰通过中医考试，后加入中医协会，并被选为临桂县卫生工作者协会会长。1952年，他发起创办了桂林地区首家联合诊所——仁和诊所，并担任所长。1954年，秦家泰参加广西卫生厅举办的中医进修班。1956年，年满36岁的秦家泰在广西中医专科学校执教，并于1959年在南京中医学院（现南京中医药大学）第二期全国中医教学研究班进修。在多年的教学生涯中，秦家泰先后讲授了《伤寒论》《中国医学史》《温病学》《内科学》等多门课程。他曾担任广西中医学院伤寒温病教研室主任、医疗系主任、中华全国中医学会广西分会副理事长、广西卫生及高等教育系列高级职称评审委员会委员、广西中医学院学术委员会委员、《广西中医药》杂志编委会副主任等职务。1990年，秦家泰教授被国家人事部、卫生部、国家中医药管理局认定为首批全国继承老中医药专家学术经验指导老师。2012年1月，广西壮族自治区卫生厅、广西壮族自治区人力资源和社会保障厅追授秦家泰教授为广西首批"桂派中医大师"。

二、医事传略

（一）师承启蒙

1935 年，秦家泰开始拜临桂名医秦恕卿为师，学医习药。此后便以"不为良相，愿为良医"之言自励，拜师学医，孜孜不倦。师徒之间的交流启发了他的求知欲望，在秦恕卿的指导下，他阅读了《汤头歌诀》和《濒湖脉学》，并能够背诵其中内容；第二年，他又学习了《黄帝内经》《伤寒论》等中医经典，秦恕卿经常提醒他"习医不谙药性，不识脉理，则临证如冥行擿埴，茫无头绪"，这激发了他对学医的热情，秦恕卿还说："业精于勤，勤读深思则义自明矣。"秦家泰暗暗下定决心，要通过勤奋来弥补自己的不足。白天，他跟随秦恕卿诊治患者，抄方、配药，治病救人；晚上，他孜孜不倦地学习医学知识。不到一年的时间，前面几部医书他已经熟背如流。秦恕卿擅长运用活血化瘀疗法，对痛经、白带、肠胃疾病和肾病的治疗经验丰富，尤其擅长治疗当时在临桂地区流行的斑疹伤寒，效果显著。秦家泰在跟师学习期间，细心观察，耳濡目染，遇到疑惑便提问，一有所得便记录下来，晚上再逐一整理，从疾病中寻找相关的医学书籍，再整理成医案。他跟随秦恕卿三年，通过勤奋学习和深思熟虑，不仅学到了许多医术技巧，而且医德医风也得以培养。当时交通不便，秦恕卿每次远诊都是骑马，秦家泰则背着药箱步行相随，无论远近，也不分亲疏贵贱，凡事有求必应，对每一位患者都一视同仁。直到晚年，秦家泰待人和蔼可亲，对患者热情负责，深受患者和百姓的赞誉，这与他自幼受到良师的熏陶有着密切关系。

（二）学府深造

1938 年，秦家泰以优异成绩考入广西省立桂林区医药研究所中医本科班就读，他牢记秦恕卿对他说过的"博学多思"之言，把时间用于学习中医四大经典，并深入研究疾病的内部发展变化及其辨治规律，深入领悟《黄帝内经》《难经》《伤寒论》《金匮要略》等经典的精髓。他尤其注重学习《伤寒论》。他认为，《伤寒论》不仅涉及六经辨证，还综合了八纲、经络、气血、脏腑、津液等多种辨证方法，堪称研究疾病传变规律与诊疗要旨的奠基性典籍。至于学习方法，首先要背诵掌握原文内容，然后参考注释本，背诵条文是非常重要的一关，秦家泰教授苦读了半年，把《伤寒论》398条原文烂熟于心。即便到了执教之后，他在课堂上教学时，对条文仍能够熟练背诵，这让学生们深为敬佩。

（三）悬壶济世

1941年毕业后，秦家泰先在广西富川县医务所（县医院前身）担任所长兼主诊医师。1943年，他离职回到故乡，在会仙圩开设了秦家泰国医诊所和献生堂药局，开业没多久，由于他医术精湛，声名鹊起，前来求治的患者络绎不绝。秦家泰擅长治疗当时农村常见的疾病，如时病、伤寒、副伤寒等传染病，疗效突出，挽救了许多生命。

（四）反哺杏林

秦家泰从事《伤寒论》的教学及临床医疗60多年，他勤勤恳恳、任劳任怨，学识和经验非常丰富，他的学生遍布全国各地。他临证施治不落前人窠臼，疗效卓著。1959年，他参与编写南京中医学院主编的《伤寒论教学参考资料》一书，并成为该书的主要撰稿人。这本书自正式出版以来，一直被作为全国各中医院校《伤寒论》教学的主要参考书。此后，他还参与了《全国中医学院考试题解》《伤寒论多选题评述》《伤寒论教学参考书》的编纂工作，并发表了《慢性腹泻的辨证论治》等论文，同时还记录了数十篇医案和医话。

三、学术思想

（一）学经典重联系

在学习经典著作时，诵读只是手段，真正的目的是要理解其中的机制和临床应用。正如"业欲精，必明理"所言，明理就是深入探究其中的内部规律。对于《伤寒论》的学习，秦家泰教授强调了两个方面的联系：篇与篇之间的联系，条文与条文之间的联系。从《伤寒论》来看，我们应重点理解六淫所导致的外感疾病的发展过程、治疗药物的选择，以及预后调护的规律。这样才能理解仲景的思维模式，并与临床实践相互验证。从条文的角度看，有些是用一组条文来说明一个问题，有些则是用一条原文说明多个问题。例如，在太阳病篇中，第1～11条主要概述了太阳病的类型、传变规律和治愈时间；第12～30条则涉及三个问题，即太阳中风的主要证候和治疗方案，中风合并其他证候的情况，以及中风误治导致的病变。这样前后呼应，脉络清晰。再如，阳明病篇第221～226条，秦家泰教授主张将其联系起来学习，不可割裂。柯琴认为这几个条文是阐述阳明病的三种误治情况，可用5个"若"字解释，而秦家泰教授认为，应该用7个"若"字解释。其中，第225条虽没有以"若"字开头，但其中的"脉浮而迟，表热里寒，下利清谷者，四逆汤主之"，具体描述了阳明病误治导致转变为少阴病的症状，从而说明三阳病中不仅太阳与少阴相表里，疾病也可以相互传变，阳明病也可以因为误治而内传至少阴。

（二）师古而不泥古

秦家泰教授勤于治学，注重实践，并擅长治疗内科、妇科和儿科疾病。多年来，他对经典著作的研究尤为深入，将《伤寒论》视为标杆，致力于传承六经辨证的精髓，而不拘泥于古人观点。他注重"六经为纲，八纲为辨"的理念，将脏腑、经络、津液、气血等辨证内容融合在一起，并灵活应用于临床实践中。他以六经辨证作为纲领，同时将病因辨证、经络辨证、脏腑辨证、八纲辨证等多种辨证方法有机地结合起来。通过六经辨证，明确外感疾病各个发展阶段的证候特征，并结合病因分析，明确发病原因是感受了六淫之邪。同时结合经络辨证和脏腑辨证，分析病变是在经络还是脏腑，明确病位，进而分析疾病的性质，如寒热、虚实等。这种综合运用的辨证方法足以有效地指导临床实践。

秦家泰教授虽然十分推崇《伤寒论》，但是他并不囿于古人观点，能够理解并运用明清以后的医学专著。他广泛涉猎温病学专著，《医宗金鉴》《证治准绳》《医学衷中参西录》《傅青主女科》《临证指南医案》《幼幼集成》《皇汉医学》等多部著作，都是他必读的书籍。他尤其推崇朱丹溪的"六郁"学说，即气、血、痰、食、湿、火六种郁结。在临床辨治疾病时，除了经常使用仲景方剂，他还善于运用时方和合方。例如，常用于治疗高血压的建瓴汤加减就源自《医学衷中参西录》，用于治疗妇科崩漏的自拟两地调经汤则源自《傅青主女科》，治疗小儿疳证的肥儿丸加减则源自《医宗金鉴》。他在运用这些方剂时，能够借鉴古人的经验，并根据实际情况进行灵活调整，以期达到良好的疗效。

（三）注重顾津护气

秦家泰教授对张仲景的学术思想"养阴津，扶阳气"深有研究。《伤寒论》中关于存津液的内容非常丰富。在养阴津的理论认识和遣方用药的具体运用上，仲景都高度重视保护阴津。例如，在选方用药方面，《伤寒论》中的黄连阿胶汤开创了滋阴降火的方法，主要用于治疗阴虚阳亢的证候。猪苓汤则针对阴虚水热互结的证候，方中使用猪苓、茯苓、泽泻、滑石清热利水，并添加一味阿胶以滋养真阴，形成滋阴利水的方剂。另外，《伤寒论》中的猪肤汤是唯一的甘润平补方，用于治疗少阴虚热引起的咽痛。秦家泰教授在临床上常采用自创方六三汤（《小儿药证直诀》中的六味地黄丸与《赤水玄珠》中的三妙丸，易熟地黄为生地黄，去苍术，加大剂量的薏苡仁，以加强健脾利湿之功），临床取得了良好的效果。

《伤寒论》在运用方药时，特别注重保护津液，以免损伤阳气。例如，服用桂枝汤后出汗不能过于淋漓，麻黄汤的服用要注意微微出汗，服用大青龙汤出汗一次后需停止服用，以免多次出汗导致阳气亏虚等。秦家泰教授指出，善治病者，要注重调整气机；善于调整气机者，必注重调畅肝胆和脾胃之气。《伤寒论》中泻心汤系列方剂用于调畅脾胃之气，四逆散用于调畅肝胆之气，这些方法使后世医家受益匪浅。在临床实践中，秦家泰教授善于运用《伤寒论》中的四逆散和半夏泻心汤进行加减化裁，常常取得良好的效果。

《伤寒论》中还有滋阴与温阳并重的治疗方法。例如，治疗心气阴两虚，可使用炙甘草汤。虽然方中有益气温阳的药物，如炙甘草、人参、桂枝，但重用生地黄，并配以阿胶、麦冬、麻仁、大枣等药物，可见该方是以滋阴为重，而轻用阳药，目的是使血脉通畅，促进气血流行，使得"阴得阳升而泉源不竭"。其他方剂如芍药甘草附子汤、四逆加人参汤、通脉四逆加猪胆汁汤的运用也属于此类。在临床上，秦家泰教授经常运用自创的四合一汤（将《伤寒论》中的桂枝甘草汤、《内外伤辨惑论》中的当归补血汤、生脉饮和参附汤四个方剂合用）治疗冠心病常见的心律不齐、心动悸和脉结代等症状，取得了良好的疗效。

总之，以上临床辨证思维用药方法虽然超出了传统中医对仲景学术思想的理解，但是完全符合医学原理。不得《伤寒论》真谛者，很难有这种精妙之法。

（四）辨证重"津气痰火郁"

秦家泰教授围绕"津气痰火郁"这一生理病理变化进行辨证论治。他认为，津与气是人体生理的物质基础，痰与火是形成的病理产物。津与气的关系反映人体正常生理的阴阳平衡，痰与火的关系反映人体阴性和阳性的病理产物或致病因素。郁为"津气痰火"病变之源。秦家泰教授在"气血痰郁"学术思想的基础上，有了进一步补充和发展。

"气血痰郁"辨证虽然开辟了杂病辨证施治的途径，被誉为"杂病用丹溪"。然而，由于时代限制，当时人们对疾病的认识还不够完备。正如张景岳所说："若谓气病治气，血病治血，痰病治痰，郁病治郁，医又何难哉？"而"津气痰火"的生理病理变化则综合了脏腑、经络、津液、气血等不同层面的生理功能活动和病理变化。秦家泰教授指出："在审病因、察病位（脏腑经络）、明病机、辨病性（虚实寒热）方面，需要灵活运用。"由于病邪不同，可能产生不同的证候特点和类型。同时，疾病的临床表现是复杂多样的，同一疾病在不同人群、不同地区和不同时间会表现出不同症状。因此，辨病因病机时要考虑到个体差异、特异性和针对性，进行精确辨证，并灵活应变，选择适当的治疗方法，才能获得良好的疗效。秦家泰教授的治学方法为后学者提供了良好的借鉴。

以辨治胃脘痛为例，秦家泰教授认为，本病发展变化过程中，会产生气滞、火郁、血瘀、伤阴、脾胃气虚等病理变化，因此表现出一定的发病规律和不同的证候类型。临床上可分为气滞型、火郁型、血瘀型、阴伤型、脾胃气虚型等，这些证型并非彼此孤立，常常会出现合并病证。有时既有寒证又有热证，既有虚证又有实证，寒热虚实交错，证候表现非常复杂。因此，辨证必须详细、明确，以免出错。例如，由于长时间紧张工作，某些胃脘痛患者饮食不规律，并且常因贪凉饮冷而引发疾病。一开始出现胃脘痛胀、呕吐清涎、嗳气纳差，排便时疼痛减轻。显然，这是过度劳累、饮食不当导致消化功能紊乱，气滞于体内而发病。如果随后出现口干口苦、心烦易怒、嗳气反酸、胃脘辣痛等症状，就说明气滞发展为火郁，进而侵袭络脉，产生瘀血阻滞的实证。这种情况可根据六郁的病机转化来进行治疗。此时可以采用活血化瘀、清热化痰的失笑散合化肝煎进行治疗，效果较好。

秦家泰教授论痰火既宗前贤诸说，又能自出机杼。他认为，人体本无痰火，痰火乃病理产物，是由各种原因所引起的津气失调而产生，很多疾病最终均可化痰、化火，痰与火可相互为患，又是产生某些病证的病因。

郁是一个广泛的病理学概念，是多种疾病的共同发病机制，泛指郁滞不得发越。

《素问·六元正纪大论》载有木郁、火郁、土郁、金郁、水郁，此属五气之郁，后世合称"五郁"。朱丹溪首倡气、血、痰、湿、火、食"六郁"之说。王纶说："盖气、血、痰三病，多有兼郁者，或郁久而生病，或病久而生郁，或误药杂乱而成郁。"明确提出气、血、痰和郁的关系，即长期郁积引发疾病和疾病长期存在产生郁积两个方面，其中郁为矛盾的主要方面。朱丹溪曰："气血冲和，万病不生，一有怫郁，诸病生焉。故人身诸病，多生于郁。"郁是百病的共同病机，也是"津气痰火"病变之源。"津气痰火"的病变是一个不断变化的动态过程，可以由各种病因的直接侵袭而导致，也可间接地由脏腑功能的失常而形成，但总由郁引起的津气失调而导致。戴思恭说："郁者，结聚而不得发越也。当升者不得升，当降者不得降，当变化者不得变化也。此为传化失常，六郁之病见矣。"即使是六淫七情、劳役妄动、饮食失节、停痰积食、寒湿不通等因素，郁的关键仍在于气机升降失常。

诸郁未得解除，气机升降失常，脏腑经络阴阳失调，则津气失调，气顺津布的生理现象被打乱，或可化为痰，或可化为火，从而产生各种病变。张石顽说："夫所谓痰火者，精髓枯涸于下，痰火凭陵于上，有形之痰，无形之火，胶固于中，良由劳思伤神，嗜欲伤精，加以饮食不节，血肉之味，蕴酿为痰为火。"痰、火之邪内郁不得宣通，蓄积于内无从宣散，久而可衍生各种变证。其中可能有虚实错杂、寒热错杂的复杂病机，如津气的虚实互结、相互转化，痰气、痰火、寒痰或痰瘀的相互结合等。在疾病后期，痰、火往往与津气不足并存，形成寒热、虚实夹杂的复杂病机特点。

（五）重视四诊，注重详细询问

秦家泰教授非常注重四诊合参，尤其重视详细询问。他认为，中医辨证论治一般需要分为三个阶段：首先是四诊，然后是辨证，最后是治疗。四诊和辨证都是达到目的的手段，而治疗需要通过用药来实现。四诊是为辨证打基础的，其中又以询问病情尤为重要。自明代张景岳以来，十问歌被认为非常重要，但秦家泰教授认为，十问歌所讲述的是询问病情的内容，而不是询问病情的方法。他提出了以下三个询问方法。

1.首先询问当前病证。通过对当前病证的初步了解，可以缩小询问范围。

2.然后查找病因和病位。在掌握当前病证的基础上，进一步了解发病的原因，是外感还是内伤，并顺便询问初起的临床表现，以明确病位是在经络还是脏腑，具体是哪一经、哪一脏、哪一腑。

3.最后查找病机和性质。即了解疾病的发展变化和寒热虚实等性质，以便做出准确诊断。

在询问病情时，首先应该询问当前病证（主诉），然后再对病因病机进行分析，并对疾病进行鉴别诊断，为辨证用药打下基础。询问病情的关键是抓住重点，如果没有进行重点询问，得到的信息就会杂乱无章，容易遗漏，从而给诊断带来困难。例如，咳嗽可能同时出现在慢性咽炎、支气管炎、扁桃体炎等疾病中，每种疾病都有其特点，慢性咽炎的咳声通常是单声且短促，多带有清嗓声；支气管炎的咳声连续且伴有痰多；扁桃体炎的咳嗽多伴有咽喉疼痛。为了正确地辨证论治，询问病情必须针对主诉进行提问，特别是对于主诉不完整的患者，更要掌握相应的方法。例如，胃脘痛可能是由寒湿、肝郁、饮食停滞等不同病因引起的，其发展过程中又可以出现气郁、火郁、血瘀、伤阴、脾胃气虚等不同证型。如果病情询问不清，就很难进行辨证分型和具体治疗。

（六）经方时方相配，方简效捷，治病常一方用到底

秦家泰教授在临床治疗中非常注重方剂的应用，他始终坚持治疗必须有处方依据，方剂必须有明确的来源。他从不随意开具处方，他曾经说过："治病用药杂乱，随意拾来，无异于乌合之众，迎敌无能。"他崇尚仲景的经方，并深入研究经方的配伍原则。他认为仲景的经方配伍严谨，能够准确抓住病机，是其他时代的方剂所无法媲美的。时方药则因为其行之有效而得到广泛应用。因此，在治疗疾病时，秦家

八桂中医名家学术精要

泰教授常常使用多方合用的方法，他的方剂加减配伍力求简洁而有效，虽然方剂简单，但是它们能够迅速发挥作用，针对病情进行准确治疗。例如，对于小儿外感咳嗽，他经常使用麻杏甘石汤与银翘散的组合；对于痰湿引起的眩晕，他经常使用苓桂术甘汤与小半夏汤、小半夏加茯苓汤与泽泻汤的组合；对于慢性腹泻，他常常使用半夏泻心汤与理中汤的组合；对于心阳虚损、心血不足引起的心悸怔忡、胸痹，以及冠心病各种心律失常，他常常使用自创的四合一方剂。尽管方剂的药味并不多，但是它们功效精深，诸药配伍使用，常常能够取得显著的治疗效果。

秦家泰教授在选择方剂用药时，强调必须在准确辨明病机和诊断的基础上，按照治疗原则选择合适的方剂。一旦确定了临床证候，他就会使所选的方剂保持不变。他常常坚持使用同一方剂进行治疗，尤其是对于慢性疾病，方剂一般会保持一个月甚至两个月不更换，或者只对其中的个别药物进行加减。这种持续使用同一方剂的方式在他的临床实践中非常常见，并且取得了良好的效果。

（七）力主寒温统一，学术不立门户

多年来，秦家泰教授深入研究仲景学说，但对医学各流派并无门户之见。他认为，伤寒作为古代医学的一个学术流派，应当在现代运用中融合新知识。他主张伤寒与温病应当进行统一的观点，因为《伤寒论》对于寒证的描述较详细，而对温病的描述则相对简略。例如，在太阳病中，只重点讨论了太阳中风和太阳伤寒，对太阳温病的叙述较为简单；在太阴病中，只涉及寒湿证，没有提到湿热证；在少阴病中，只重点讨论了肾阳虚的治疗，对心肾阴虚的辨证论治讨论较少；在厥阴病中，也只着重论述了阳虚和寒热错杂的辨证施治，对肝阴虚的辨证几乎没有相关论述。显然，《伤寒论》还不能全面反映外感病的客观变化规律，因此，六经辨证必须与卫气营血辨证、三焦辨证相结合，才能使外感疾病的辨证施治更加全面。秦家泰教授还主张中医各学派不应有门户之见，中西医学应相互取长补短，兼收并蓄，选择其中的优点进行借鉴。无论哪种学派，都应以临床应用作为学术讨论的重点，而不应

空谈医理，这样才有利于中医学术的发展。

古人云："熟读王叔和，不如临证多。"秦家泰教授强调，学过的知识必须通过实践去检验，只有真正理解了才能明白其真谛。他认为，学习经典著作只是手段，真正的目的是将所学知识运用到临床实践中。他经常说："一个人的学术见解是逐渐从片面发展到全面的，从知之甚少到知之甚多，而真正成为实际运用的知识，需要通过不断的实践和勤奋的探索，才能取得成功。"

四、临证经验

（一）内科疾病

1. 胃脘痛　根据秦家泰教授在其论文《论述胃脘痛的发病及治疗规律》中的观点，胃脘痛的发病原因可分为外感寒湿、肝郁气滞、饮食不节等多种因素，但总体而言，都是脾胃受损，导致运化功能失调，引发湿气聚集、痰湿生成，从而阻碍气机运行并诱发疾病。首先会出现气滞型症状，然后可能转变为痰湿郁久化火的火郁型，或者是血瘀型、阴伤型，最后可能导致脾胃气虚型。对于气滞型，主要采用二陈汤进行化痰利湿，行气止痛；对于火郁型，应清热化痰，行气止痛，常用化肝煎进行治疗；对于血瘀型，需要活血化瘀，行气止痛，常用失笑散合丹参饮；对于阴伤型，需要养阴清热，行气止痛，常用益胃汤合金铃子散；对于脾胃气虚型，应健脾和胃，理气化痰，主要使用六君子汤。胃脘痛的不同证型常常相互关联，虚实夹杂，寒热交替，需要根据具体病情进行综合治疗。

2. 便秘　是指大便秘结不畅，可能几天才能排便一次，或虽然有排便欲望，但是排便困难。这一症状常常与多种疾病有关。本病主要是粪便在肠道内停留时间过长，导致水分被吸收，使得粪便变得干燥而坚硬。在中医学理论中，六腑通则营卫调和，人体的血气循环得以顺畅。如果大便秘结，就会导致腑气不通，气机不畅，容易引发其他疾病。临床上可以将便秘分为热秘、冷秘、气秘和虚秘等类型，并根据不同类型进行辨证论治。秦家泰教授认为，《伤寒论》中三承气汤和麻子仁丸对便秘的治疗提供了思路，但是这些方剂更注重治疗实热便秘，对于虚证引起的便秘，需要考虑肝肾功能不足、阴液亏虚等问题，常常采用增水行舟、润肠通便的方法，常用增液汤与润肠丸进行治疗。

3. 痞证 是指患者感觉心下胀满不适，按压时可能感到柔软或硬实，一般不会出现剧烈疼痛，它是一组常见的症候群，可以出现在多种内科疾病中，尤其在消化系统疾病中表现得更为明显，如急慢性胃炎、胃肠功能紊乱、胃及十二指肠溃疡、功能性消化不良和慢性肝病（慢性肝炎、肝硬化）、胆囊炎等疾病。其主要症状包括心下（指胃脘部）胀塞不适，伴有恶心呕吐、腹胀、腹痛、食欲差、嗳气、嘈杂声、肠鸣音增多、心烦、腹泻等症状。秦家泰教授在治疗该病时，一方面运用《伤寒论》中的泻心汤进行治疗，另一方面参考《丹溪心法》中的理论，从气和痰两个方面进行治疗，取得了良好的疗效。

4. 慢性肠炎 泄泻是中医学中的一个病名，相当于西医学中的慢性肠炎。本病的特点是肠道有鸣响声并伴有腹泻，大便颜色偏黄且有黏液，可能出现泡沫或排便后肛门仍感到重坠，舌苔黄腻，脉濡数。本病证候常虚实夹杂，需要根据具体情况进行辨证论治。秦家泰教授在治疗该病时通常采用调和脾胃、辛开苦降的治则，常用方剂包括加味半夏泻心汤和理中汤合吴茱萸汤等。

5. 咳嗽 咳嗽是临床上常见病和多发病。《素问·咳论》云："五脏六腑皆令人咳，非独肺也。"这说明咳嗽不仅是肺部疾病，也可能由五脏六腑功能失调而引起。秦家泰教授在治疗咳嗽时，注重分析其病因和病机，特别强调对痰的治疗。他认为，治疗咳嗽首先要辨别病证的表里关系，其次要考虑病证的寒热情况，还要辨别咳嗽的虚实属性。例如，对于新感咳嗽，重点是宣肺化痰和止咳；对于长期疾病引起的热性咳嗽，则以清气化痰为治；若是久病导致痰饮阻塞肺部，就要用温化寒痰的方法治疗；对于肺阴损伤，治疗时需要滋阴润肺。

6. 胁痛 是一种以一侧或两侧胁肋部疼痛为主要特征的病证，常与肝胆病变有关。秦家泰教授认为，胁痛多由情志失调、饮食不当、虚劳久病、外感湿热等引起，这些因素导致气滞血瘀、湿热滞留，肝胆失去疏泄功能，使得气血运行受阻，阻滞则疼痛产生。在临床实践中，也常见到阴血不足，导致经络失养，从而引发胁痛的病例，这种情况也与肝胆密切相关。如果胁痛是由湿热、气滞或血瘀引起的，属于实证，其病程较短，疼痛程度较剧烈，脉搏有力；若是阴血不足导致的胁痛，则属于虚证，病程常常持续较长，疼痛程度较缓，轻按时疼痛加重，脉细弱。

对于胁痛的治疗，如果属于实证，根据气滞、血瘀或湿热等证型，分别采用理气活血、散瘀化痰、清热化湿的方法进行治疗；如果属于虚证，则主要以滋补肝阴、养血柔肝为主。常用的方剂包括柴胡疏肝散、四逆散、逍遥散、龙胆泻肝汤、血府逐瘀汤、一贯煎等。

7. 黄疸 黄疸的主要症状是眼睛发黄、身体发黄、小便呈黄色。其中，眼睛发黄是主要特征。黄疸大多数情况下是由外邪或疫毒引起的。此外，饮食不当、过度劳累，疾病涉及肝胆，并持续时间较长，也是引发黄疸的重要原因。黄疸主要发生在肝、胆、脾等脏腑，但通常也会影响其他脏腑。秦家泰教授认为，治疗黄疸必须综合考虑肝、胆、脾、胃的因素，早期治疗当清除邪气，长期患病则要综合治疗。针对邪气，可采用清利湿热、疏利肝胆、促进小便排出的方法，以排除湿邪。综合治疗则主要是通过健脾和胃、补益气血、滋补肝肾来实现。常用的方剂包括四逆散、逍遥散、四君子汤、金铃子散、茵陈蒿汤等。

8. 水肿 是指人体内水液潴留，导致头面、眼睑、四肢、腹部甚至全身浮肿的症状。根据秦家泰教授的观点，水肿与脾、肺、肾三脏的关系密切。人体的皮肉、经络、气血、津液运行都与这几个脏腑息息相关。当经络受到疾病侵袭，导致五脏气血运行障碍，气血无法顺畅流通，津液无法正常分布，就会导致水液潴留，形成水肿。如果脾虚无法散精，精气无法上归于肺；肺虚无法通调水道，津液无法下输膀胱；肾功能失调，水不能气化下行，那么水就会无法排出，过多的水分会在体内泛滥形成水肿。因此，水肿的病因不仅与外感邪气有关，还与七情失调、饮食不节等因素有关。不同脏腑之间的疾病相互影响，也会导致水道运行受阻，从而形成水肿。对于水肿的治疗原则，可以遵循《素问·汤液醪醴论》中"开鬼门，洁净府"和"去菀陈莝"的观点，通过健脾、温肾和攻补并用等方法，以达到利水消肿的目的。

9. 心悸 是指患者自觉心跳异常、心动不安的一种病证。早在《黄帝内经》中就有类似症状的记载，《素问·平人气象论》云："胃之大络，名曰虚里，贯膈络肺，出于左乳下，其动应衣……宗气泄也。"《伤寒论》中也有关于脉结代和心动悸的描述，其中炙甘草汤被认为是典型的治疗方剂。根据秦家泰教授的观点，心悸的病机既有虚证也有实证，包括阴虚和阳虚两种情况。心脾功能不足、血气不足属于虚证；痰火内扰、气血瘀阻则属于实证；阳虚导致心阳不振也可能引发心悸；阴虚火旺同样会导致心悸不安。秦家泰教授治疗心悸时主要以补虚为主，祛邪为辅。他认为，桂枝和甘草组成的方剂的治疗效果不能被轻视，特别是其中的温通心阳作用，在治疗与心悸相关的病证时具有广泛应用价值。如果能对方剂进行调整，则效果更为显著。秦家泰教授创制的四合一汤是针对以心律失常为主要表现的心悸、脉结代等病证的特效方剂，疗效显著，其综合运用了桂枝甘草汤、当归补血汤、生脉饮、参附汤等多种方剂，通过促进心阳通利、心血顺畅，使血脉恢复正常。

10. 眩晕 是一种以头晕眼花为主要症状的疾病。轻度的眩晕可以通过闭目休息片刻来缓解，而重度的眩晕则可能导致静止时如坐舟车、站立不稳或视物旋转。常常伴随恶心呕吐或干呕、汗出，严重时甚至会导致晕倒。眩晕的病因多为情志失调、饮食过度或肥甘厚味、长期患病体虚或过度劳累等。眩晕的发生与清窍有密切关系，并与肝、脾、肾三脏有关。

眩晕的病机主要涉及风、火、痰、虚、瘀等方面。眩晕可分为虚证和实证两种。虚证主要指气血亏虚、肾精不足，导致脑髓空虚、清窍失养。实证主要指风、火、痰、瘀扰动清窍，肝阳上亢，心肝火郁，风火相煽，炼液为痰，痰热上扰，或肝肾阴虚火旺，虚风内动，脾虚湿困，聚而为痰，风痰阻络，痰瘀互结，清窍失养。

秦家泰教授认为，眩晕多与内伤有关。根据其研究，他总结出眩晕的发生与虚、风、痰、瘀四个方面有关，临床上常见虚证和实证并存。治疗眩晕时，首先要辨别虚证和实证，分清轻重缓急，从而实现标本兼治。在急性发作期，往往伴有明显的天旋地转感等特征，此时以缓解症状为主要目标，治疗方法包括化痰祛湿、平肝息风、和胃降逆等。缓解期则需要重点治疗病因，辨明痰的来源和风动的原因，并进行相应的治疗。

对于实证属于肝阳上扰的情况，宜平肝潜阳，常用天麻钩藤饮加减；对于肝火上炎的情况，宜清肝泻火，清利湿热，常用龙胆泻肝汤加减；对于痰浊阻滞导致眩晕的情况，治疗时应燥湿化痰，健脾和胃，常用半夏白术天麻汤加减；对于因痰饮阻滞而引起眩晕的情况，秦家泰教授通常采用苓桂术甘汤、小半夏加茯苓汤、泽泻汤等方剂进行治疗。

11. 中风后遗症 中风是一类以口眼㖞斜、语言不畅、半身不遂甚至突然昏倒、失去意识等为主要症状的疾病。相当于西医学的脑卒中。大多数中风是由虚风内动而引起，发病突然，严重程度高，就像是"暴风骤雨"一样，因此被称为中风。中风后遗症的临床表现包括口眼㖞斜、言语不利、半身不遂等症状。根据临床表现，中风后遗症常可分为气虚血瘀型、肝肾亏虚型和脾虚痰湿型等证型。其中，痰瘀为本病的主要病理因素，痰瘀阻滞脉络，导致患肢无法自由运动，日久则患肢变得干瘦、麻木不仁。秦家泰教授在治疗本病时，常常依据"津气痰火郁"的学术观点进行诊断，认为中风的发生可以归结为虚、风、痰、瘀四个方面，并且常从肝、肾和风、痰、火的角度进行治疗。

12. 不寐 是一种以经常无法入睡为特征的疾病。《伤寒论》中记载了"不得卧""不得眠"等症状。其临床表现多种多样，有难以入睡的，有入睡后易醒的，有时睡时醒的，甚至有整夜不能入眠的。严重者还伴有头晕、眼花、咽干、口燥、健忘、心神不宁等症状。秦家泰教授认为，《伤寒论》中黄连阿胶汤治疗心肾不交证，其具有非常重要的临床指导意义。他认为，导致失眠的病因很多，但以心脾两虚、阴虚火旺导致心肾不交最为常见；或者肝阳偏亢导致心神不宁；或者痰浊热滞上扰心神而引起失眠。治疗上除了经方，后世也常使用天王补心丹等方剂。

13. 遗精　是指不因性生活而精液自行遗泄的病证。有梦而遗精，称为梦遗；无梦而遗精，甚至精液自行流出，称为滑精。梦遗和滑精在临床表现上有所区别，但发病原因基本相同。秦家泰教授认为，本病的发生多与心神不宁、过度劳累、体质虚弱、湿热下注，以及不节制的性生活等因素有关，其结果就是肾气不固，阴精失守，精液外溢。

14. 消渴　是一种以多饮、多食、多尿、消瘦，或小便混浊、有甜味为特征的疾病，与仅有口渴而消水的病证有所区别。西医学中的糖尿病可以从消渴的角度进行辨证。秦家泰教授认为，本病的关键在于胃热肾虚。治疗消渴不分上、中、下三焦，先治疗肾为急，常用六味地黄丸或八味地黄丸进行加减，或者使用大补元煎，根据病情进行调理，滋养肾气并平息心火。同时，也要注意调理胃部的热邪伤津，清热生津是主要的治疗方法。因此，治疗本病应着重从胃和肾两方面进行辨证施治。

15. 癥瘕　腹腔内出现结块、胀满、饱胀或疼痛的情况，称为癥瘕。癥和瘕在病变性质上有所区别。癥表现为坚硬成块，固定不动，推揉不散，局部疼痛明显，属于血分性质的病变；瘕表现为胀满无形，时聚时散，推揉可以转动，疼痛无固定位置，属于气分性质的病变。秦家泰教授认为，本病与痰、食、瘀、郁的关系最为密切。治疗本病应着重从瘀和郁入手，同时调理先天和后天，兼顾肝、脾、肾，除了扶正，也要注重祛邪，常使用自拟的六三汤，结合四君子汤、四逆散，调理肝、脾、肾，使正气充盛而邪气自去。

16. 血证　凡是血液不按脉道流动的情况，无论是上溢于口鼻等窍道，还是下泄于前后两阴，或者渗出于皮肤形成的疾患，都统称为血证。血为水谷之精气，由脾脏进行运化，由肝脏进行储藏，总统于心，通过经脉循行全身，环绕周身而不停。如果人体阴阳失衡，或过度劳累导致损伤，则血液将从偏衰、偏伤之处渗漏于外。

秦家泰教授在辨治疾病时一直重视气血津液的调理，治疗血证常以脾肾为基础。在临床实践中，常使用四君子汤、六味地黄丸等方剂，注重调理先天和后天，养血和止血并重，临床疗效显著。

17. 痹病 是指正气不足，外邪如风、寒、湿、热侵袭人体，导致经络阻滞，气血运行不畅，主要表现为肌肉、筋骨、关节的疼痛、麻木、僵硬，以及活动不利，甚至关节肿胀和灼热感。肌肉、筋骨、关节疼痛是本病的主要特征。秦家泰教授对本病通常依据《金匮要略》中的"中风历节病脉证并治"和"血痹虚劳病脉证并治"进行辨证施治，尤其擅长应用黄芪桂枝五物汤进行治疗，临床疗效显著。

18. 梅核气 是指咽部有异物梗阻感，如同梅核絮样，咳嗽无法排出，却又吞咽不下为主要症状的咽部疾病。《金匮要略·妇人杂病脉证并治》最早描述了"妇人咽中如有炙脔"的症状，用半夏厚朴汤治疗此病并至今沿用。《仁斋直指方》称之为梅核气，其云："梅核气者，窒碍于咽喉之间，咯之不出，咽之不下，如梅核之状是也。"该病多见于中年女性，与情志不畅有关。秦家泰教授认为，治疗该病应着重从痰浊和气机不畅两方面入手，注重调理后天脾胃，常根据《金匮要略》中的"妇人杂病脉证并治"进行辨证施治，常使用半夏厚朴汤进行治疗。

19. 淋证（结石） 是指以小便频急、滴沥不尽，尿道疼痛，腹部拘急，痛感向腰腹部扩散为基本特征的一种病证。膀胱内有热邪积聚和肾气亏虚是导致该病的主要因素。《诸病源候论》云："诸淋者，由肾虚膀胱热故也。"肾脏主管前后二阴，膀胱则是排泄之官，只有气机通畅，才能顺利排泄。秦家泰教授治疗该病常从下焦的肾脏和膀胱入手，使用三妙散清热利尿，同时配合六味地黄丸调理肾气，临床疗效显著。

（二）妇科疾病

妇科疾病以经、带、胎、产四者为主，病情复杂。秦家泰教授在治疗妇科疾病时，注重调理气血，并特别关注心、脾、肾三脏的功能。他的治疗方法秉承传统，但也不拘泥于古代的治疗方法。在治疗痛经方面，重在保证气血畅通；对于崩漏，重在清热滋阴，凉血止血；更年期综合征的治疗，则侧重于调理心肾；治疗带下病，主要采用健脾利湿的方法。

1. 痛经重在畅通气血 对于痛经，秦家泰教授认为，病因可能是虚实夹杂，气滞血瘀是最主要的病机，气滞血瘀型痛经在临床上最为常见。病因包括七情致病因素和外感六淫致病两方面因素。

在七情致病方面，情志郁结导致肝失条达最为常见。肝脏负责储藏血液，在女性中，肝脏被视为生命之源，血液则是基础。如果情志忧郁，气机不能畅通，气郁就会导致血液无法正常流通，从而引发月经失调。这种痛经的临床表现为胀痛多于刺痛，并且会随着情绪变化而改变，疼痛也会时有时无。

在六淫致病方面，寒湿是最常见的原因。经期或经前过食生冷食物、冷水冲澡、雨天淋雨等，会导致寒凝血结，寒主收引，寒凝会导致血液不畅通，积聚在子宫内，从而引发瘀滞，瘀阻不通则出现疼痛。这种痛经的临床表现为经前两三天或经期第一天剧痛，严重情况下触摸时会感到疼痛，经血呈暗红色，夹有血块，疼痛在经后两三天会减轻，舌质暗红，苔薄黄，脉弦细而涩。

以上这两种情况虽然病因可能不同，但本质上都属于气滞血瘀的范畴，治疗上应以活血化瘀、调理经络、止痛为主。基于这个原则，秦家泰教授常常使用桃红四物汤进行辨证治疗，并根据具体病情进行加减用药，常用中药如桃仁、红花、生地黄、赤芍、当归、川芎等。如果血中热毒较重，可以添加地榆和牡丹皮清热解毒；如果寒邪和瘀血较严重，可以加入桂枝温通经脉；如果疼痛非常剧烈，经血中含有黑色血块，可以添加蒲黄和五灵脂，以加强活血止痛的功效。

此外，在治疗时，秦家泰教授还强调要掌握用药时间，要求患者在月经前3～5天开始服药，在经血完全排净后继续服药3剂。要连续调理3个月以上，并经常提醒患者在月经前后避免寒冷刺激。以上方剂不仅适用于痛经，秦家泰教授也常将其用于治疗子宫肌瘤、卵巢囊肿等疾病，且疗效显著。

2. 治崩漏重在滋阴清热凉血　根据临床情况，崩漏的轻重缓急会有所不同。崩指经血量较多，漏指经血减少，这两种情况常常可以相互转化。

秦家泰教授认为，崩漏的原因有气虚、血虚、阴虚、阳虚、血热等多种情况，但在临床上，以血热居多。秦家泰教授认为，崩漏主要是患者体内素有阴虚内热的问题，或者是妇女更年期时心肾阴虚，肝火过旺，导致产生内热，血热妄行而引发崩漏。临床表现为经期延长、颜色鲜红，甚至有血块，伴有头晕、耳鸣、心烦、口苦、舌红少津和脉象细数等症状。崩漏的病机主要是阴虚血热引起的血热妄行，治疗的重点是滋阴清热凉血。

方剂采用自拟的两地调经汤进行治疗，该方剂借鉴了傅青主清经散和两地汤的特点，组成包括生地黄、地骨皮、牡丹皮、白芍、黄柏、玄参、麦冬、阿胶（烊化）和墨旱莲。如果血热并伴有瘀血症状，如经血颜色暗红、血块、小腹疼痛、舌边有瘀斑等，可以加入蒲黄、丹参；如果血热不严重，可用墨旱莲代替益母草；如果心火上炎导致失眠、心烦，可以加入酸枣仁。秦家泰教授在治疗肾阴虚和血热妄行所致的崩漏时常使用该方剂，一般服用6剂即可见效，好转后需要继续调理3～4个月，而且需要在月经开始时服药，直至月经干净后再继续服用3剂。

3. 更年期综合征，重治心肾不交　女性进入更年期后，由于阴血亏虚，孕育之道不畅，经期也不规律，这就是更年期前后出现的各种证候。秦家泰教授认为，这种特殊的妇科病，主要是因为肾气逐渐衰退，肾精不足，天癸即将耗尽，冲任二脉虚弱，导致人体阴阳失衡。在这个病变过程中，以肾阴虚和心肾不交为主要表现。因此，治疗应重点调理阴阳，滋阴养心，交通心肾，安神定志。

本证的主要表现为头晕、心悸、耳鸣、五心烦热、失眠多梦、腰酸腿软、体温升高及出汗多、记忆力减退、注意力不集中，严重时甚至出现精神异常、食欲不振等症状，舌质红，苔微黄，脉细数。治疗的重点是滋阴补肾，养心安神定志。秦家泰教授采用补心丹进行加减，中药包括生地黄、麦冬、玄参、远志、柏子仁、酸枣仁、五味子、丹参、茯苓和朱砂。方中的生地黄和玄参能够滋阴清热，补肾养心；

麦冬有助于滋阴清火；柏子仁、酸枣仁、五味子、远志养心安神；丹参具有活血补血的作用；茯苓和朱砂则能安神定志。这些药物共同发挥作用，既能滋阴安神，又能补中焦而清热，平衡心肾功能，从根本上治疗疾病。如果阴虚更为严重，导致出现失眠症状，秦家泰教授通常会增加知母和酸枣仁的用量，可以考虑与《金匮要略》中的酸枣仁汤进行合方。

4. 治带下病，以健脾利湿为大法 带下病的产生与肝、脾、肾三脏有关，尤其是脾脏。秦家泰教授指出，脾虚无力会导致内湿生成，湿郁转化为热，最终影响任带二脉，从而出现带下病。临床上，湿热内蕴型带下病较为常见，表现为带下量多、色黄秽臭、质稠黏滞，或伴有外阴瘙痒、头晕、腰酸、胸闷、纳食减少、口干不欲饮、舌红、苔黄腻、脉弦数等症状。其病机主要为脾虚湿盛，湿热郁久化热，湿热内蕴并下行。因此，治疗原则为健脾清热利湿，常使用易黄汤加味，中药包括芡实、怀山药、黄柏、车前子、白果、薏苡仁、牛膝、苍术、茯苓等。由于本病以脾虚为本，所以采用怀山药、芡实和茯苓健脾固本，四妙散药物可以清热燥湿，车前子有利水除湿的作用，白果则能固止任脉带下。如果伴有阴痒或带下颜色黑红黏稠、臭秽难闻等症状，属湿热毒盛，秦家泰教授经常配合外洗方剂使用，中药包括蛇床子、苍术、苦参、黄柏、地肤子，按等量煎煮浓缩汁液，熏洗外阴，然后在睡前用干净纱布将药汁浸泡并插入阴道中，第二天早晨取出，以达到内外合治的效果。

5. 调治奇经八脉，须识滋养肝肾 在妇科疾病的治疗中，秦家泰教授十分重视治疗肾脏这个根本。调理奇经八脉，需要注重滋养肝肾，这是他的指导思想之一。例如，在闭经的治疗中，秦家泰教授常常使用大补元煎加味，以滋补先天真元。对于月经稀少或不孕症等，他常采用以肝肾共调、气血同补的方法。

（1）子淋。子淋是指妊娠期间出现尿频、尿急、小便淋沥涩痛等症状。秦家泰教授认为，该病多因阴虚火旺，或饮食起居不当，湿热蕴结，湿热下移至膀胱，灼伤津液；或过食辛辣温热之品，导致心火偏亢，热邪转入膀胱，从而引发小便淋沥涩痛。治疗应以清润为主，不宜过于苦寒通利，以免伤及胎元。

（2）经间期淋证。经间期淋证多见于中年妇女，每次月经前后或干净后数天出现尿频、尿急、尿痛等症状，但膀胱尿道检查及尿液检验无明显异常。西医学的尿道综合征可参考本病的治疗方法。秦家泰教授常使用自拟的六三汤进行治疗，取得了良好的疗效。

（3）月经后期。月经周期延迟超过 7 天，甚至出现间隔 3～5 个月才行经，称为月经后期。该病可能因血寒、血虚，或阳虚、阴盛，或脏腑失调，或气滞血瘀等原因引起。秦家泰教授在治疗该病时，根据虚实不同，采用补血调经等方法，重点在于调理肝、脾、肾三脏。具体方药则因病情不同而灵活选择。

（4）月经过多。指月经量较以往明显增多，但月经周期基本正常。该病可能由虚弱因素导致气虚无力，或血热导致热邪迫血妄行，或瘀血滞留使血不归经等原因引起。秦家泰教授注重按照《素问·上古天真论》中关于女子二七到七七生长发育规律的原理，根据年龄和病情不同，对本病进行辨证，治疗上主要采用收敛止血、安胎固冲的方法。

（5）痛经。痛经是指妇女在月经来潮前后或行经期间出现小腹疼痛，或其他不适症状，且每随月经周期发作。临床上有原发性痛经和继发性痛经之分。秦家泰教授认为，本病多由气滞血瘀、寒湿凝滞、气血虚弱等因素造成，故治疗必须抓住寒凝、气滞、血瘀等因素，进行辨证论治。

（6）妊娠恶阻。妊娠早期出现严重的恶心呕吐，头晕厌食，恶闻食气，甚则入口即吐，称为妊娠恶阻，多由脾胃虚弱、肝胃不和等原因引起。秦家泰教授多从温补脾胃、化痰降逆等方法入手，收效甚佳。

（7）经行腰痛。经行前后或正值经期出现身体疼痛或腰痛，均属经行腰痛。本病多因素体血虚或寒凝湿滞、气血经络不通而成。秦家泰教授治疗本病以调气血、和营卫、通经络为主。若为阴虚而湿热阻滞，治疗应滋阴清热化湿。

（8）经行泄泻。经行泄泻责于脾肾两脏，或由素体脾虚，经行时气机下注冲任血海，脾气益虚，脾虚失运，化湿无力；或由肾虚，禀赋不足，命门火衰，火不暖土，脾失健运，经行时经水下泄而致泄泻。秦家泰教授主张，经行泄泻多见脾虚和肾虚两型，辨证时应着重观察大便性状及泄泻时间，以确定性质，辨证用药。他还强调，妇女经行，血室空虚，治疗应顾及营血。

（9）经行鼻衄。经行鼻衄在辨证时按"经行吐衄"辨证。每因肝经郁火，冲气夹肝火上逆而损伤阳络，或因素体肺肾阴虚，虚火上炎，灼伤肺络而成鼻衄。秦家泰教授在辨治本病时注重滋阴降火。

（10）经期眩晕。经期出现头晕目眩、视物昏花，而月经干净后眩晕自行消失。此类病证多见于素体气血虚弱，或久病未复，或痰湿素盛之人。秦家泰教授治经期眩晕以治饮见长，多以《伤寒论》和《金匮要略》之方治疗本病。

（11）热入血室。血室即胞宫也。妇女在月经前后或月经期间，由于血海空虚致外邪乘虚而入，发作时以发热恶寒等外感症状为主要表现，此为热入血室。秦家泰教授辨治本病每以外清邪气为标，顾及血室为本，标本兼治，每获良效。

（三）小儿疾病

秦家泰教授指出，治疗小儿疾病，特别是感冒、咳喘、腹泻、疳证、虫证等方面，脾肺起着重要作用，临床用药需遵循针对小儿生理特点的原则，切忌过度用药，以免影响小儿脏腑功能。

1. 小儿感冒 感冒病因不同，导致证型各异，以风热或风寒转风热型最为常见。小儿年幼体弱，抵抗力较差，易受外邪侵袭，尤其是学龄前儿童更容易患病。因此，在治疗时应根据小儿特点选用合适的药物。风热或风寒转风热型感冒的临床表现包括身体发热，出汗，或者微恶寒，咽喉发红，口干欲饮，鼻塞流黄涕，咳嗽不多，舌边尖红，脉浮数。治疗时宜使用辛凉疏散、清热宣肺的药物，常用的方剂为银翘散，并根据需要进行加减：金银花、连翘、牛蒡子、桔梗、荆芥、薄荷和甘草。如果伴有发热症状，可加用柴胡；如果出现乳蛾红肿、咽喉红痛，可加野菊花和岗梅；如果伴有咳嗽，可加前胡；如果伴有胃肠症状，如腹泻、食欲不振等，可加神曲和山楂；如果高热持续不退，可与小柴胡汤合用，其中应特别重视柴胡的使用，常用剂量为 10 ～ 15 g，其解表退热的功效十分显著。

2. 小儿咳喘 治疗小儿咳喘时，首先要区分咳嗽和喘息的先后次序，判断哪个症状更为严重，因为单纯咳嗽和伴有喘息的咳嗽需要采用不同的治疗方法。秦家泰教授认为，小儿咳喘大多由外感引起，多为感冒没有及时治疗而导致的支气管炎咳嗽的发生。临床辨识初咳和久咳是关键。气管炎初期咳嗽时，表现为咳嗽、喉中有痰鸣声、痰呈白色稀状、多汗，一般不发热，舌苔淡黄。3 岁以下的幼儿通常不会咳出痰，所以无法判断痰的颜色，但可以通过观察舌苔来判断。初咳时，舌苔一般为淡黄色或白色，久咳时舌苔则呈黄腻。对于初咳，治疗原则是疏风清热，宣肺化痰止咳，可将麻杏甘石汤与银翘散联合应用。秦家泰教授认为，治疗小儿咳喘时，不受"冬不用石膏，夏不用麻黄"的限制。无论季节如何，都可以使用麻黄，关键是要与石膏相配合，按照一定的比例配伍使用。

对于长期咳嗽并伴有黄痰的情况，可使用清气化痰汤进行治疗。如果咳喘持续时间较长，子母皆有，且伴有脾虚运化不良、痰湿较多的情况，可以使用六君子汤加味治疗，以健脾祛痰。

3. 小儿腹泻 小儿脾功能常不足，胃气未充，而致小儿腹泻。最常见的原因是饮食不当及湿邪入侵。根据秦家泰教授的观点，治疗时应针对"食湿夹杂"的特点，采用消导和清利湿热的方法。《幼幼集成》云："夫泄泻之本，无不由于脾胃。"脾喜燥而恶湿，但小儿脾脏娇嫩，形气未充实，容易受到湿邪和不当饮食的伤害。一旦饮食无节制，寒湿失衡，便会导致脾胃损伤并引发腹泻。患儿每天大便 5 ～ 6 次，大便发臭难闻，有时带有未消化的食物，肛门灼热潮红，食欲减退，舌苔厚腻。治疗是通过消化食物、清热利湿和止泻的方法进行调理。常用方剂是黄芩汤合保和丸，组成包括半夏、茯苓、陈皮、神曲、山楂、黄芩、川黄连、大枣、白芍和甘草。其中，半夏和茯苓用于祛湿健脾，神曲和山楂用于消化和促进排气，黄芩和川黄连用于清热止泻，大枣和甘草则起到调和气血的作用。在药物治疗的同时，秦家泰教授强调要控制饮食，特别是对哺乳期的婴儿来说，不要每次哭闹就立即喂食，要多饮水，饮食宜清淡。同时，要进行适当护理和调节温度，患儿病情才能得到改善。

如果小儿腹泻属于虚证，通常表现为发病时间较长，大便稀薄，或难以消化，食欲不振，面色黄，消瘦，腹胀，舌苔白，脉濡无力等症状。可以按照小儿疳证进行治疗。秦家泰教授常用的方剂有四君子汤合理中汤或六君子汤合当归补血汤。

4. 小儿疳证　是小儿常见病之一，主要表现为食欲不振，厌食偏食，面色黄，身体瘦弱，出汗多，腹胀腹痛，毛发干枯发黄，严重时腹部胀大如鼓，青筋突出，或夜间睡眠不安，啮指咬唇，大便干结或腹泻等症状。对于本病的辨治，秦家泰教授认为，按照古代医家的观点，疳证可分为心、肝、脾、肺、肾五种类型，但这种分型过细而不太符合临床实际。事实上，应以脾胃功能为核心，《小儿药证直诀》中指出："疳皆脾胃病，亡津液之所作也。"脾疳得愈，五脏皆和，何疳之有？

从病因角度来看，导致该病的原因主要有三个：一是脾胃虚弱，二是不良饮食习惯，三是肠道积聚寄生虫，以前两种情况较为常见。脾胃是人体后天之本，也是体内气血生成和物质代谢的源泉。脾胃虚弱会导致食物无法消化，人体消化功能失常，精微营养无法均衡分布，肌肉得不到充分滋养，进而出现消瘦等疳证症状。如果饮食不节，或者家长纵容孩子嗜食冷饮瓜果等生冷食物，必然会损伤脾胃，导致胃阳不振，出现消化不良的症状，久之则发展为疳证。因此，疳证的根源在于脾胃，以脾胃虚弱为主要表现。秦家泰教授常用健脾和胃、化积消食的方法进行治疗。他常使用《医宗金鉴》中的肥儿丸进行加减，常用药物包括党参、白术、茯苓、神曲、山楂、黄芪、麦芽、鸡内金、煅牡蛎和甘草，并将其制成汤剂，供患儿服用。四君子汤健脾益气；神曲、山楂、麦芽、鸡内金等药物具有消食和助消化的作用，能够增加食欲；牡蛎能够止汗，配合黄芪可以补气止汗。如果出现大量汗液流失，可以加入浮小麦；如果出现便秘，可以去掉白术，加入怀山药。西医学认为，疳证与锌、钙等微量元素缺乏有关，秦家泰教授经常使用牡蛎治疗疳证，因为牡蛎富含钙元素，非常适合该病的治疗。治疗该病需要连续用药，通常以1个月为1个疗程，并且要注意纠正患儿的偏食习惯，避免患儿饥饱无度，切忌贪凉饮冷，以逐渐恢复患儿的脾胃功能。

五、医案选介

（一）便秘病案（虚秘）

牛某，女，52岁，1974年9月5日初诊，病历号：4165。

主诉：便秘13年，反复发作，未能缓解。

病史：患者自1961年开始遭受大便秘结的困扰，大便坚硬难排，每2至3天才能排便一次。在1969年至1973年期间，患者大便干结，形状像羊屎。近年来，患者大便不再积聚成块状，但仍难以排出，每次排便感觉气力不足，大便呈黄黑色，每天只有一次排便，且伴有排便后腹部沉重感。有时即便全身大汗淋漓也无法排便，排便后全身无力感加剧。常伴有口干苦、头昏眼花、耳鸣等不适症状。

诊查：患者形体稍瘦，腹部软，轻按脐下有微痛，无包块感。舌质淡，舌苔微黄腻，脉右弦，左缓弱。

辨证：气血亏虚，肠道缺乏滋润而呈干燥状态。

治法：补益气血，增加肠道润滑，以促进排便。

方药：增液汤加味。党参12g，黄芪15g，生地黄15g，玄参12g，麦冬9g，黄芩9g，白芍12g，地榆15g，薏苡仁30g，神曲15g，甘草6g。

服用该方7剂后，患者排便情况有所改善。

按语：本病属于虚证便秘，多见于中老年人。治疗上采用增液汤，以滋养阴血，增加肠道润滑。黄芪和党参有补益气血的功效；黄芩可以清热解燥；白芍，《神农本草经》中称其"主治邪气腹痛，除血痹，破坚积，寒热，疝瘕"；地榆微寒、苦，可以清肠下气而止；薏苡仁有健脾益气的作用；神曲可以消化体内积聚的谷物和水分，刺激肠胃蠕动；甘草具有温中降气、调和诸药的作用。秦家泰教授认为，尽管便秘问题发生在大肠，但与脾胃密切相关。老年人常见的习惯性便秘大多源于脏腑功能虚弱、中气不足，导致脾胃无法正常运行，津液缺乏，肠道缺乏滋润。因此，采用增液汤为主方，并根据具体症状进行适当加减。对于气滞者，可使用四逆散；对于严重腹痛的患者，可加入金铃子散；对于肠胃干燥的患者，可给予麻子仁丸；对于大便黏滞不爽的情况，可使用芍药汤。他还强调，老年人和体质虚弱的患者不应轻易使用攻伐性的药物，否则会损伤阴液，反而加重便秘症状。正如《景岳全书》所说："凡属老人、虚人、阴脏人及产后、病后、多汗后，或小水过多，或亡血失血、大吐大泻之后，多有病为燥结者。盖此非气血之亏，即津液之耗。凡此之类，皆须详查虚实，不可轻用芒硝、大黄、巴豆、牵牛、芫花、大戟等药，及承气、神芎等剂。虽今日暂得通快，而重虚其虚，以至根本日竭，则明日之结，必将更甚，愈无可用之药矣。"

（二）咳嗽病案

郭某，男，5 岁，初诊时间为 1992 年 11 月 21 日，病历号为 3152。

代主诉：患儿咳嗽已有半月之久，近 4 天来症状有所加重。

病史：半个月前，患儿因感冒出现流涕和发热症状。口服板蓝根冲剂、抗病毒口服液，以及未详细说明的西药治疗后，虽然已退热，但咳嗽持续存在，夜间咳嗽较为剧烈，咳嗽声音低沉，痰液黏稠且呈黄色，不容易咳出。目前仍在持续咳嗽，伴有鼻塞和流鼻涕的症状。诊查结果显示双肺下部可听到湿啰音，患者唇干，舌红，苔黄色微黏，脉细数。

辨证：外感风热，导致肺失去清肃功能，同时痰湿内生。

治法：以清热宣肺化痰为主要治疗方法。

方药：麻杏甘石汤合银翘散加减。麻黄 3 g，杏仁 8 g，石膏 15 g，金银花 8 g，连翘 8 g，浙贝母 8 g，前胡 8 g，桔梗 8 g，甘草 4 g。每日煎煮制成 1 剂，分成 4 次服用。

服用上述方药 3 剂后，患者的咳嗽症状已经明显减轻。在随后的复诊中，患者母亲告知医生，患儿在早晨起床时还有少量咳嗽，痰液颜色已经转白，容易咳出。此时观察患者舌苔呈白色，脉浮而细弱。根据上述情况，按照之前的治疗方案再服用 3 剂药物。服药后患者症状消失，临床治愈。

按语：本病例的发病原因是外感风热，导致肺失去了宣降功能而出现咳嗽症状。虽然存在痰热阻肺的情况，但仍有外感证候存在。秦家泰教授根据患者情况使用麻杏甘石汤以清热宣肺止咳，金银花和连翘疏风清热，同时加入浙贝母、前胡和桔梗，增强了清热止咳化痰的疗效。多种药物的联合应用，既能宣肺化痰止咳，又能疏风清热，因此取得了良好的疗效。

（三）心悸病案

陈某，男，65 岁，1993 年 3 月 6 日初诊，病历号：4176。

主诉：胸中憋闷不适反复发作 7 年余。

病史：患者由于长期在煤矿一线工作，积劳成疾。7 年前曾在当地医院诊断为冠心病，之后在市内多家医院就诊，使用中西药（药物名称未明确）治疗，勉强维持病情，但长期以来患者一直感到胸闷、心慌和心悸，身体也感到困软无力。近来，由于家务繁忙，患者症状加重，心悸发作频繁，故今日前来就诊。

现症：胸中有憋闷感，语声低微，气短乏力，四肢欠温，口干不欲多饮，头晕神倦，饮食尚属一般，大便正常，小便微黄，唇舌淡白，舌边有瘀点，脉细而结代。心率为每分钟 68 次，律不齐，并能听到每分钟 3 ～ 4 次期前收缩。心电图显示房性期前收缩。

诊断：心悸。

辨证：心阳不足，气血瘀滞。

治法：温通心阳，益气活血复脉。

方药：四合一汤。黄芪30 g，党参、麦冬、熟附子（先煎）各15 g，当归、桂枝各10 g，五味子6 g，炙甘草6 g。5剂，每日1剂，水煎分3次服用。

二诊：6月12日。服用上述方药5剂后，患者症状明显改善，胸闷、气短、心悸等症状有所好转，因此未改变方药。检查舌质暗红，仍有瘀点，考虑瘀滞情况较为严重，于上述方药中加入丹参15 g。7剂，每日1剂，水煎分3次服用。

三诊：7月10日。继续服用上述方药20余剂后，患者各种症状明显减轻。复查心电图显示S–T段改变；房性早搏明显好转，只偶尔发生。

随后根据本方加减治疗两个月，患者病情完全好转。

按语：心悸的病机虽然有虚实之分，但主要以阳气虚衰为主要矛盾。因阳虚导致津液运行受阻，痰浊内生，进而形成阴阳两虚、虚实夹杂等复杂证候，导致病情缠绵不愈。因此，治疗心悸时，主要以补益心阳为主，并结合滋阴、祛痰、通络等治疗方法。秦家泰教授将此方命名为"四合一汤"，是由四个方剂合并而成，即《伤寒论》中的桂枝甘草汤、《内外伤辨惑论》中的当归补血汤和生脉饮、《正体类要》中的参附汤。四个方剂合用，各自发挥其主要功效。桂枝甘草汤主要温通心阳；生脉饮益气生津，以养心肺之阴；当归补血汤主要补气生血，使气旺血生，心阴和心阳得以复苏；参附汤益气复阳，帮助桂枝甘草汤通阳复脉。四个方剂合用，因此具有温通心阳、益气生津、活血复脉的功效。如果出现痰热痹阻、心痛彻背或背痛彻心等症状，可加入瓜蒌薤白半夏汤；如果瘀滞较重，可以加入丹参；如果阴虚严重，可以加入生地黄；如果出现阳虚导致肢体寒冷、四肢麻木、腰膝无力，可以加入淫羊藿；如果出现肢体拘急，可以使用桑枝替代桂枝；如果出现胸闷、胁痛、气短等症状，可以加入桔梗。

（四）淋证病案

邓某，男，40岁，初诊日期为1984年6月29日，病历号：1073。

主诉：小便淋沥涩痛8年，近1个月加重。

病史：患者在 1976 年曾患尿路感染，经常出现小便发热涩痛，服用雷公根等药物后有所缓解。之后，每年天气炎热时病情便会发作。去年 5～6 月，患者病情加剧，小便带血，同时出现腰部胀痛。就诊于医院检查后发现患有膀胱结石，曾进行结石排除手术，排出 100 多粒绿豆大小的砂石。随后转至广西某医学院附属医院治疗，发现仍然存在膀胱结石，并且膀胱口有肿块，大小约为 1 cm×9 cm×3 cm，被诊断为膀胱癌。目前症状包括头昏眼花，气短，小便淋沥涩痛，尿滴不尽，少腹压痛，面色苍白微肿，下午足部肿胀。舌苔黄腻，脉细弱。

诊断：①癥结。②结石性尿道综合征。

辨证：外感湿邪引起湿热郁于膀胱，肾阴受损，肺脾气虚，并出现湿热不化，热伤血络，瘀阻经脉，形成癥结，余无其他特殊情况。

治法：养阴清热，利湿化癥。

方药：六三汤合猪苓汤加味。

方 1：生地黄 12 g，怀山药 12 g，山茱萸 9 g，泽泻 12 g，茯苓 12 g，牡丹皮 9 g，牛膝 12 g，黄柏 9 g，薏苡仁 30 g，蒲黄 9 g。

方 2：猪苓 9 g，泽泻 12 g，茯苓 12 g，滑石粉 15 g，阿胶 9 g（烊化），蒲黄 9 g，五灵脂 9 g，牛膝 12 g，薏苡仁 30 g，黄柏 9 g。

两方交替使用，先服用第 1 方 6 剂，再服用第 2 方 3 剂。待患者身体逐步恢复后，两方再各服 6 剂。

二诊：7 月 19 日。患者来信表示已经服用上述方药 20 剂，服用第 1 剂后排出大量脓汁，其间有时伴有血块，仍然感到尿痛，有少量脓液，但肿块已消失。叮嘱患者继续交替使用两种方剂，每种方剂服用 3 剂后再交替使用。

三诊：7 月 27 日。患者来信表示尿痛明显减轻，少腹肿块已消失，时而无压痛感，但食欲不振，小便呈黄白色。根据最新病情，开具方 3。

方 3：红参 3 g，怀山药 12 g，薏苡仁 30 g，山楂 9 g，神曲 9 g，麦芽 9 g，蒲黄 9 g，牛膝 12 g。

嘱患者将第1方和第3方交替使用，每种方剂服用3剂后再交替使用。此外，内服蟾蜍粉，每日5g。

四诊：9月27日。患者来信表示所有症状已消失，身体状况良好。

后续来信显示患者身体状况一直保持良好。

按语：秦家泰教授在疾病的治疗中既注重辨证论治，又能考虑到疾病本身的特点。除了外感湿邪所引起的湿热郁于膀胱，肾阴受损，肺脾气虚，并出现湿热不化，热伤血络，瘀阻经脉，形成癥结，无其他特殊情况。治疗宜养阴清热，利湿化癥，首先使用六三汤合猪苓汤加味，两方交替使用，以标本兼治。六三汤是秦家泰教授根据临床经验所设计的方剂，由六味地黄丸和三妙散合方而成，第1方的药物组成包括生地黄、牡丹皮、泽泻、山茱萸、茯苓、怀山药、薏苡仁、牛膝、黄柏和蒲黄。值得一提的是，此方常用生地黄而非熟地黄，熟地黄主要适用于虚火已经显现的情况，常用于肝肾阴虚、心火旺盛等证候，或阴虚湿阻下焦。第2方是猪苓汤、失笑散、四妙散合方去除苍术的组合方剂。第1方和第2方共同发挥养阴清热、利湿化癥的作用。三诊时患者水肿已消失，使用第3方主要是为了扶正祛除癥结，内服蟾蜍则旨在消除毒邪。

（五）月经病病案

姚某，女，45岁，初诊时间为1979年5月15日，病历号为4097。

主诉：近半年来月经不规律，伴有尿频、尿急和尿痛等症状。

病史：患者自1978年11月以来，月经提前出现，月经周期为18～20天。今年2月，月经延迟了10多天，出血量较多，颜色鲜红，无血块，无白带，经前腹痛，经期缓解，还伴有头晕、眼花、两足疼痛等症状。近几个月，患者经期之间常有尿液淋沥不尽、频次增多且有涩痛，反复发作不愈，去年患病两次，情况较为严重，今年也患病两次。诊查：舌质暗，左侧有瘀点，舌苔黄而腻，脉细而有涩感。

辨证：肾阴虚，湿热内蕴。

治则：补益肾水，清利湿热。

方药：采用自拟的六三汤进行调配，可以适当调整剂量。生地黄 18 g，怀山药 12 g，女贞子 12 g，牡丹皮 9 g，茯苓 12 g，泽泻 12 g，牛膝 15 g，黄柏 9 g，薏苡仁 30 g，地榆 15 g。共 5 剂，每日服用 1 剂，水煎后服用。

患者后来告知，服用 5 剂后痊愈。

按语：本例患者月经不规律，经期尿液淋沥不尽，并有涩痛症状，结合脉象可以判断为肾阴不足。一方面，虚火扰动血室，导致经血不规律；另一方面，肾虚热盛，导致湿气郁积于下焦而出现淋证。秦家泰教授根据情况开具了自拟的六三汤，方剂中使用了生地黄、牡丹皮、泽泻、女贞子、茯苓、怀山药、薏苡仁、牛膝、黄柏。值得注意的是，此方常用生地黄，多用于肝肾阴液亏虚，阴液不足而心火亢盛，或阴虚而湿阻下焦的证候。女贞子作为辅助药，用以补肝肾之阴；加入地榆可调理血病，治疗下焦病变。

六、论文著作

1959 年，曾参与编著南京中医学院主编的《伤寒论教学参考资料》，为该书的主要撰稿人。后又参与编著了《全国中医学院考试题解》《伤寒论多选题评述》和《伤寒论教学参考书》，并发表了《慢性腹泻的辨证论治》等数十篇论文和医案。

（一）论文

［1］秦家泰.两地调经汤.广西中医药，1991，14（6）：261.

［2］秦家泰.慢性腹泻的辨证论治.广西中医药，1985，8（4）：1–3.

［3］秦家泰.慢性泄泻（慢性结肠炎）.广西中医药，1984，7（4）：38.

［4］秦家泰.谈谈学习《伤寒论》的方法.广西中医药，1982，5（3）：42–45，25.

［5］秦家泰.对伤寒论汗法及有关问题的探讨.中医教学研究班第二期二班.南京中医学院学报，1959（1）：26–29.

（二）著作

《伤寒论教学参考资料》《全国中医学院考试题解》《伤寒论多选题评述》《伤寒论教学参考书》。

七、整理者

黄家诏，广西中医药大学教授、硕士研究生导师，主任中医师。2003 年被授予首批广西名中医，从事中医《伤寒论》教学、临床医疗、科研工作 40 多年。为秦家泰教授学术经验继承人，主要研究方向为中医经方理论与临床应用研究。现任世界中医药学会联合会经方专业委员会副会长，曾任中华中医药学会仲景学说分会常委兼副秘书长，全国中医药行业高等教育"十二五"规划教材和全国中医药行业高等教育"十三五"规划教材《伤寒论选读》副主编，世界中医学专业核心课程教材《伤寒论选读》副主编，上海科学技术出版社精编教材《伤寒论讲义》副主编，广州中医药大学国际经方班及河南南阳"仲景国医传人"精英班授课教师。《广西中医药》杂志和《广西中医药大学学报》编委；广西中医、中西医结合男科学会常委，广西优秀中医人才培养指导老师。主编和副主编出版专著及教材 10 多部，发表论文60 多篇。临床擅长应用经方和经方时方相结合治疗各种疑难杂病，疗效显著。

徐富业

一、名家简介

徐富业，主任医师，教授，桂派中医大师，硕士研究生导师，第三批全国老中医药专家学术经验继承工作指导老师，全国优秀中医临床人才研修项目指导老师。曾任广西中医学院第二附属医院院长，广西中医学院临床医学系主任。先后任中华中医药学会内科分会委员，中华中医药学会肝胆病专业委员会学术顾问，中华中医药学会肺系病专业委员会常务委员，中国中西医结合学会管理专业委员会委员，广西中医药学会内科分会副主任委员，广西中华养生研究会高级医学顾问，广西中医学院内科学学科带头人，《广西中医药》杂志编委会副主任委员。他是"八桂徐氏内科学术流派"的创始人。参与相关科研攻关工作，曾任临床研究协作组组长，参与国家自然科学基金课题"婴啼、肠鸣、中医脉象频谱分析与应用研究"（第二负责人）项目。指导开展科技部"十一五"科技支撑计划项目课题（徐富业临床经验、学术思想研究）、国家中医药管理局项目（徐富业名老中医药专家传承工作室建设项目）等科研课题及项目的研究工作。先后荣获中华中医药学会"中医药传承特别贡献奖"，中国中西医结合学会管理专业委员会"中西医结合事业突出贡献奖"，荣获 2004 年度全国医药卫生优秀成果奖三等奖。

二、医事传略

徐富业教授于 1961 年 9 月至 1965 年 8 月在广西中医学院医疗系就读，毕业后长期从事中医医疗、教学和科研工作，并先后到北京中医学院、南京中医学院、重庆中医研究所进修学习，还先后到美国、泰国、越南等国进行学术交流。

（一）学医经历

1961 年 9 月，徐富业考入广西中医学院，进入医疗系中医专业学习。在校期间，他有幸聆听了广西中医名家班秀文、林沛湘、秦极仁和庞仲越等诸多教授的授课，并得到他们的倾囊相授，这使他得以遨游于中医知识的海洋。徐富业教授深知，中医经典著作是中医学的基础，只有深入学习经典著作，才能掌握好中医学理论，准确地把握中医临床思维，进行准确的辨证论治，从而将中医学发扬光大。他上课时认真听课，勤做笔记；课后认真思考，反复琢磨。他还经常利用课余时间向老教授们请教学术问题，使自己的知识融会贯通。徐富业教授深深地感受到了中医学的博大精深，进一步坚定了他学习中医的信念。此外，他还跟随班秀文等老教授出门诊，及时记录有效的中药方，勤于思考，并逐渐积累了丰富经验。徐富业教授非常重视对经典著作的学习，特别是《黄帝内经》《伤寒论》《金匮要略》《温病条辨》《脾胃论》《药性赋》《汤头歌诀》《备急千金要方》《医学衷中参西录》等名著。在学习经典著作时，他做到认真读、重点读、精读。当遇到较难懂的问题时，除了独立思考，他还经常与同学们进行探讨，若仍有不明白的地方，就主动向老师请教，直到完全弄懂为止，绝不应付了事。因此，他的学习成绩非常优秀。通过系统的学习，他逐渐积累了丰富的临床经验和诊疗知识。在医院进行实习期间，他跟随何伯常、贺林泉等广西名医学习。他在临床中不耻下问，精益求精，并得到带教老师的悉心指导。后来，他已经能够完全独立应诊，进步很快。

徐富业教授对经典著作中的重点内容进行了深入钻研，并成功将其与临床实践相结合。他根据经典理论和多年的临床经验，创立了"动静并治"理论，并研制了一系列脾胃病方和肝病方。这些方剂在临床中治疗脾胃病和肝胆病，取得了显著效果。

（二）行医过程

1965 年 8 月，徐富业毕业后积极响应党和政府的号召，被分配到河池专区医院工作。刚工作时，由于临床经验有限，除了积极与患者多交流、积累实践经验，并深入阅读相关文献，他还虚心地向上级医师请教，并不断总结经验。随后，为了不断提升自己的诊疗水平，他拜师当地著名中医师叶春老先生，虚心学习他在脾胃病、肝病及疑难杂病方面的临证经验。由于徐富业教授的勤奋好学和自身的良好基础，他成功传承了叶老的诊疗经验，尤其在治疗脾胃病和肝病方面取得了出色成绩，临床效果也得到了广泛认可。对于其他具有专长的民间医师和老药工，徐富业教授也虚心地向他们请教，并多次亲自拜访，直到对方乐意传授经验。正是由于他谦虚而真诚的态度打动了许多人，并积极汲取各方经验，他获得的宝贵经验便随之增多。从最初的住院医师起步，他逐渐成长为经验丰富的主任医师。

经过多年的刻苦学习和经验的不断积累，徐富业教授的临床水平不断提升，尤其在慢性胃炎、食管炎、慢性肠炎、消化性溃疡等脾胃病，急慢性肝炎、胆囊炎、胆结石等肝胆病，以及慢性支气管炎、支气管扩张、支气管哮喘等肺系疾病及疑难杂病的诊治方面积累了丰富经验。他治愈的患者越来越多，他在当地逐渐成为一位备受推崇的名医。后来，出于工作需要，徐富业教授于 1987 年调至广西中医学院工作，并先后担任广西中医学院第二附属医院的科主任和院长。尽管行政事务繁忙，但他始终坚持兼顾行政和临床工作，定期前往病房查房，并定时开展门诊工作。2002年，光荣退休后他仍坚持在医院的国医堂出诊，兢兢业业，无怨无悔，全心全意为广大患者服务。徐富业教授行医数十年，所诊治的患者数以万计。

（三）为医之道

徐富业教授认为，作为一名医师，首要职责便是救死扶伤，解除患者的病痛。对患者要不分贵贱与贫富，一视同仁。同时，他认为只有通过多次实践和临床经验的积累，才能更好地掌握治疗规律。当遇到每种疾病后，他会认真观察患者的反应，迅速判断出患者的具体情况，从而提高看病的效率和临床疗效，以减少误诊和误治的发生。正是通过长期、大量的临床实践和不断总结，使得他在诊治经验上，尤其对于疑难危重疾病的诊治经验上愈发丰富。

徐富业教授常说，临床实践中遇到一些复杂病症，会促使医师认真思考问题并积极寻找解决方案，这也是提升自身经验和技术水平的过程。此外，他认为医师不能仅仅满足于诊疗工作，更应在临床实践中进行探索和创新，探求新的治疗方法，以更好地为患者服务。

徐富业教授认为，科研能够拓宽视野、增加治疗疾病的手段和方法，促进临床工作的开展。因此，除了从事医疗工作和教学，他还积极参与了国家自然科学基金课题的研究工作，取得了显著的成果。为了不辜负医师的光荣职责，他不断探索和寻找解除患者病痛的良方。徐富业教授善于总结临床经验，通过大量临床实践，逐步领悟到中医治病的奥妙和精髓。

徐富业教授观察自然界中事物的阴阳变化，结合人体生命活动中"动"和"静"的过程，再根据药物的性味、归经和功效，将具有辛、散、泻、利等作用的药物称为"动药"，将具有酸、涩、温、补等作用的药物称为"静药"，以指导药物选择和方剂组成。他将这一理论总结归纳为"动静并治法"，并据此创立了脾胃病系列方、肝病系列方和止咳系列方，用于治疗慢性脾胃病、慢性乙型病毒性肝炎、久咳等多种疾病，取得了显著疗效。这种学术创新思维观点明确，在临床应用中具有较高的学术价值。同时，这一理论也被推广运用到其他内科疾病的治疗，并取得了良好的疗效。

徐富业教授对中医药事业充满热爱，他经常教导学生要热爱自己的专业，并鼓励和支持年轻医师开展工作，培养他们对中医药的热爱。徐富业教授认为作为一名医师，工作不能仅仅是看病，仅仅看病只能为少数患者服务；要为更多的患者服务，就必须总结经验，传承给后人，让更多的年轻医师学到知识、掌握技能。徐富业教授善于提携后辈，尤其重视对中医药人才的培养。无论是实习医师、进修医师、轮科医师还是本科室医师，他都毫无保留地传授自己多年来积累的临床经验，促使他们能够更好、更快地成长，从而更好地治病救人。

徐富业教授医术高超，工作兢兢业业。凡是有救治的任务，他都会义无反顾地前往。几十年如一日，他展现了高尚的医德和对医术精益求精的精神。他赢得了同行和社会广泛的赞誉，受到中央电视台《中华医药》栏目的专题报道，广西多家媒体也对他进行了专题采访报道。

三、学术思想

徐富业教授高度重视经典著作的学习，勤于研究各家学说，善于吸收诸家长处，在临床诊疗过程中善于探索微妙之处，探寻根源，尊重古代智慧，但并不拘泥于古法，注重实践，勤于实践，并且勇于创新，通过积累丰富而独特的临床经验来治疗多种内科疾病。在继承学习的基础上，他还能够发展创新并发挥个人独特的学术思想和风格。他提出了"动静并治法"，并将其应用于疾病治疗中。在临床实践中，他主张将辨证和辨病结合起来，重视调理脾胃，治疗疾病时要不忘保护脾胃，并且倡导"治未病"的学术思想。

（一）强调辨证论治的重要性

辨证论治是中医临床应用理法方药的过程，是中医学术的基本特点，也反映了中医治疗的特色。它通过综合分析四诊八纲、脏腑、病因、病机等中医基础理论，对患者表现的症状和体征进行综合分析，以判断其属于何种证候，即称为辨证。在辨证的基础上制定相应的治疗措施，称为论治。

简而言之，辨证是指识别、分析和区分的过程，而证是指证据和证候。对于疾病的诊断，中医不仅包括疾病本身的诊断，还包括与疾病相关的证候的诊断，只有这样才能做出准确的诊断。确定诊断后，便可采取相应的治疗措施或方法。徐富业教授强调，应根据不同疾病的证候，采用不同的方药进行治疗。例如，对于胃脘痛患者，如果表现为胃脘部灼热痛或辣痛、嗳气、反酸、口苦、口臭、进食后疼痛加剧、大便溏烂不畅或大便稀疏交替，舌红、舌苔黄厚或腻，脉弦滑或稍数，那么可以判断为脾胃湿热证，治疗原则是清热除湿、行气止痛，可以选择连朴饮进行加减。如果症状表现为胃隐隐作痛，频繁呕吐清水，怕冷喜暖，怕按压，受寒容易恶化，四肢不温，舌质淡白，脉沉细或沉迟紧，那么可以判断为脾胃虚寒证，治疗原则是补脾温中、理气止痛，可以选择理中汤进行加减。通过这样的辨证论治方法，可以针对不同的疾病证候选取相应的方药，使疾病得以好转。另外，如果将脾胃虚寒按照脾胃湿热的方药进行治疗，则疾病不仅无法痊愈，反而可能恶化，这充分说明了辨证论治的重要性。

"证候"是属于"疾病"的一部分，在临床中，看似相同的"证候"，在不同"疾病"的不同阶段出现时，其证候并不完全相同，只是类似而已。因此，摒弃了"疾病"，仅仅根据证候进行诊断和治疗是不够全面的。然而，中医学的特点就是辨证论治，它不仅重视对疾病的诊断，更注重对不同疾病中出现的证候进行判断。正因为如此，临床上存在单一的证候诊断和辨证论治。医生重视对疾病证候进行诊断，其水平便可不断提高，就能够把握辨证论治的主要矛盾，治疗疾病便能有针对性和显著效果。历代医家都非常重视辨证论治，徐富业教授在数十年的临床实践中始终将辨证论治作为其提高疗效缺一不可的核心环节。

每种疾病都有不同的病因、病机，包括病位、病性和疾病的传变趋势。因此，我们需要明确病、证和症三者之间的关系。每种疾病都有其特有的症状，包括主要症状和伴随症状。证候是由多种症状组成的，也包含四诊内容。只有通过辨别病、证和症，并将它们有机地结合起来，我们才能识别疾病的本质。准确的辨证论治会产生良好的疗效。例如，对于风热感冒，初期症状表现在外部，给予桑菊饮与银翘散合剂，辛凉解表，迅速祛除风邪和热邪，感冒很快就会痊愈。如果采用辛温解表法治疗风热证，疾病不仅无法治愈，反而会加重病情。因此，我们强调辨证论治的观点，这正显示了中医治病的本质。

（二）创立"动静并治"新治法

中医学的形成和确立是通过反复的生活、生产和科学实践，从中不断认识到正确的理性结论。中医学理论体系的形成是随着社会发展，通过历代劳动人民在长期与疾病作斗争的医疗实践中总结出来的丰富经验。自汉代以后，几乎所有医药学家的学术主张和理论依据都没有离开《黄帝内经》《难经》《伤寒杂病论》等古典著作的理论体系。《素问·生气通天论》说："阴平阳秘，精神乃治，阴阳离决，精气乃绝。"这一理论解释了人体的生理和病理变化。它说明人体阴阳的相对协调是身体健康的体现；阴阳失去协调是疾病发生和演变的病理反映。另外，《素问·阴阳应象大论》云："善诊者，察色按脉，先别阴阳。""阳病治阴，阴病治阳。"《黄帝内经》既为诊断疾病提出了要点，也为治疗疾病提出了基本原则。在临床实践中，徐富业教授见过很多患者，在疾病演变中，疾病病因错综复杂，虚实相间，特别是在慢性病的治疗中，调整阴阳平衡是非常必要的。徐富业教授将药物分为两大类，一类是具有辛散泻利、活血化瘀、软坚散结、消导等作用的药物，称为"动药"；另一类是具有酸涩滋补等作用的药物，称为"静药"。合理适度地使用"动药"和"静药"，根据病情变化进行调整，可以取得事半功倍的效果。我们称之为"动静并治法"，并将其应用于探讨治疗疑难杂病，取得了显著的效果。例如，对于脾胃虚弱并伴有大肠湿热证的患者，实际上是胃肠同病，临床上不能单纯补益而忽略清泄，应考虑将补益与清泄相结合。因此，我们选择使用"动药"和"静药"并治，一举两得。方选香砂六君子丸（汤）合葛根芩连丸（汤），取得了良好的效果。这种治疗方法具有创新思维，对于发展中医学术和指导临床都大有裨益。

古人在临床实践中做出了许多创举，例如仲景在治疗表虚证时制定了桂枝汤方，桂枝具有辛散之性，芍药和甘草起到辅助的作用，方中同时包含辛散和酸收补的成分，它体现了"动静"的含义。又如六味地黄丸的组方，包括熟地黄以补肾水，泽泻以宣泄肾浊，山茱萸以温涩肝经，牡丹皮以清泻肝火，山药以收涩脾经，茯苓以淡渗脾湿。该方三补三泻，实际上是"动静"的构思。

近代医家对于"动静并治法"也有应用，但将其作为一种独特的治疗法则则是一种创新。我们应该意识到，虽然"动静"带来了好处，但也存在弊端。由于疾病的轻重和虚实不同，选择"动药"和"静药"进行治疗，以及"动药"和"静药"的使用比例，都应根据证候变化进行灵活调整，从而收到事半功倍的效果。

（三）灵活应用"治未病"思想

中医强调的"治未病"，包含预防的意义。首先是未病之前的一般预防，即防止疾病发生；其次是已病后的预防性治疗，以防止疾病传变。这一学术思想自古至今被广泛应用于临床实践，具有极高的价值。例如，《金匮要略·脏腑经络先后病脉证》中曾有记载："上工治未病，何也？师曰：夫治未病者，见肝之病，知肝传脾，当先实脾。"这段文字以五行制化理论为基础，通过举例来说明预防性治疗的方法和脏腑疾病传变的规律。这里用"上工"来进行比喻，古时医术高明者被称为"上工"，也就是说，治未病的医生在面对肝病时，会知晓肝与脾之间的传变关系，所以会先调理脾气，以免它受到肝的邪气侵袭。徐富业教授非常注重灵活运用"治未病"

思想。他曾经遇到很多乙型病毒性肝炎的患者，一开始许多医生都会使用大量清热疏肝解毒的药物进行治疗，但这种方法会导致患者食欲减退，甚至失去味觉，体重减轻，虚弱无力，肝区隐痛，精神不振，舌质红，苔薄，脉细数等肝虚和胃虚的证候。因此，徐富业教授根据《金匮要略》中所述："补用酸，助用焦苦，益用甘味之药调之。"选择了柔肝、调顺肝气的酸味药物，如白芍、木瓜、五味子和女贞子，配以少量苦味的川楝子和牡丹皮来缓解肝气郁滞，配合应用党参、炙甘草等甘味之品以缓中。《素问·阴阳应象大论》中有一句话："木生酸，酸生肝。"这说明在肝病不足的情况下，除了使用酸味药物，还需要辅助使用焦苦的药物，因为焦苦药物具有心火之性，与肝木相关，所以在肝虚的情况下使用焦苦药物，可以起到"子能令母实"的作用。

"治未病"的预防医学思想是中医学的核心。预防未病固然重要，但对已病者的防变同样重要。根据人与自然的关系，古代医家认为"五行"金、木、水、火、土是构成一切物质的基本元素，人体的组织和脏器也是如此。在五脏中，如果一个脏器发生病变，可能会影响其他脏器的功能。以上述"肝病传脾"的例子为说明，脏腑之间存在相互制约的关系。徐富业教授在临床实践中一直贯彻着"治未病"的理念。例如，在气血虚证的治疗中，他会选择八珍汤加少量陈皮或砂仁等行气健胃的药物，以达到补益而不滞阻的效果，有利于人体吸收并达到补益的目的。又如，治疗由外感引起的久咳时，某些医生常常给予止咳化痰的药物，但如果久咳不愈，咳嗽会伤及气机，必须在止咳的同时加入补气健脾的药物。这种方法符合"培土生金"的原则，可以取得更好的效果。无论是哪种疾病，在治疗过程中，都不能忽视胃气的损伤，因为"脾胃为后天之本"。正如李东垣所说："有胃气则生，无胃气则死。"说明了胃气的重要性，也体现了"治未病"的观点。临床医生应该理解并应用这个观点。

"治未病"尚有一种特殊意义，即病已愈防变。又如急性泄泻，某医首先使用葛根芩连汤加收敛固涩药物，症状迅速消失，患者感到满意并急于停药。然而，这是因为治疗不彻底，过早使用固涩药物，导致湿热之邪未完全清除，在胃肠之间停留，每因饮食不节而反复发作。病愈后，只有防止其再次"死灰复燃"，才能称为真正的"上工治未病"。胃肠问题易于反复发作，仅仅治疗症状而不治本，忽视了实脾的作用，会导致急性疾病演变为慢性疾病。因此，在治疗过程中，治未病是非常重要的学术思想。

（四）重视辨病辨证相结合

辨病辨证是近代部分医家的思维方式。作为一个学术观点，不论其是否符合实际，关键在于临床疗效是否有所提高。实践是检验真理的唯一标准，因此实践能带来真知。这种方法的运用，并非将西医的病和中医的证混为一谈。名医张锡纯撰写了《医学衷中参西录》，试图沟通中西医学，以发扬中医学。从这个意义上说，这是进步的一面，我们应该予以认可。中华人民共和国成立后，"西学中"得到了开展，传统中医学的挖掘和整理工作取得了可喜的成绩，迈出了新的一步。像"非典"和"甲流"这样的传染病，西医明确定义了这些疾病，然后与中医辨证相结合进行治疗，极大地提高了疗效。

根据传统中医的辨证观点和方法，很多疾病得到了缓解或治愈。特别对于某些疑难杂症或久治不愈的疾病，经过中医的辨证治疗，患者得到了康复或痊愈的效果。比如，徐富业教授在临床上遇到一名慢性乙型肝炎的患者，这位患者没有任何症状，只是通过体检发现患有乙肝。中医按照"肝着"的原则进行治疗，治疗好坏大多依靠检验结果来进行判断，这就是辨病的做法。另外，某患者电子胃镜检查提示为慢性非萎缩性、糜烂性胃窦炎，同时幽门螺杆菌检测为阳性。按照西医的治疗方法，服用两种或三种抗生素进行杀菌治疗1～2周，再次检查幽门螺杆菌已转阴性，从理论上来说，本病应该已经痊愈了。然而，许多患者的胃脘灼痛或辣痛症状并没有消失。有时，根据临床辨证判断为脾胃湿热，经过清热除湿、行气止痛的治疗后，患者病情逐渐改善，最终疼痛消失。这样的案例显示了将辨病和辨证有机地结合起来，可取得快速、良好且令患者满意的效果。

辨证辨病并不是简单地将中医套入西医或将西医套入中医。举个例子，一位年过花甲的女性患者患有慢性支气管炎，因受凉而引发低热和咳嗽。西医诊断为"感染"，给予抗生素治疗，有时有效，有时无效。中医不会局限于"感染"的范畴，而是采用苦寒清热的方法。然而，如果给一个脾胃虚弱且消瘦的老年人使用抗生素，加上清热解毒药物，患者身体本已虚弱，那么治疗效果如何呢？中医则会辨证为脾胃虚弱、中气不足，采用"甘温除热"的方法，病情便很快得以好转。这说明西医辨病和中医辨证是两个不同的概念，必须根据疾病种类和发展阶段，将二者结合起来，这是可取也是必要的。

中医和西医是不同年代形成的医学体系，其理论观点不同，但治疗疾病的目标是一致的。中医注重整体观，而西医注重细微观察。如果能够找到整体观和微观观察的切入点，将辨证和辨病相结合，那么二者的效果将不仅是简单相加。因此，辨证辨病是一种预防疾病和治疗疾病的有效方法，值得进一步研究。

四、临证经验

徐富业教授以应用"动静并治法"治疗多种疾病见长，包括但不限于慢性胃炎、反流性食管炎、胃溃疡及十二指肠球部溃疡、肠炎、慢性腹泻、慢性乙型病毒性肝炎、丙型肝炎、胆囊炎、胆结石、慢性支气管炎、支气管扩张、慢性阻塞性肺疾病、支气管哮喘、慢性肾炎、尿路感染、糖尿病肾病等与脾胃病、肝胆病、肺系疾病、肾脏病、糖尿病、高血压、顽固性失眠等。此外，他还在儿科和妇科领域积累了丰富经验。现将其中一部分临床经验摘录如下。

（一）脾胃病诊治经验

自然界中的事物都存在着阴阳对立统一的两个方面，比如天与地、昼与夜、寒与热等。阴阳之间关系密切、相互依存，实质上是一种动静变化的现象。徐富业教授认为，人体内部也不断地呈现动静的过程，每个人都需要睡眠，睡眠不仅能够缓解疲劳，减轻疾病所带来的痛苦，而且属于"静"；工作学习则属于"动"，动静相互交替，合理安排工作与休息，有益于身体健康。当动静失衡时，人体就容易出现疾病。因此，人体的生命活动可以看作一个动静的过程。

脾胃位于人体中焦，胃主负责接收和消化食物，是人体的"仓库"；脾主运化，是气血生化之源；两者相辅相成，共同构成了人体的后天之本。饮食进入胃中，经过脾胃的协调作用，化生为精微物质，然后通过脾升清的作用，输送到肺部，再通过全身分布，最后通过大小肠的分清别浊和传化作用排出体外。由于口腔、食管和肛门与外界相通，所以脾胃、大小肠容易受到外邪和饮食因素的影响。同时，中焦是气机运行的关键，脾胃的升降功能与气机的升降出入密切相关。病理上，脾胃常常受到肝脏的疏泄功能影响，导致出现呕吐、恶心、呃逆和吐酸等症状；脾胃气机郁滞不畅，则会引发胃痛、胃痞和腹痛等症状；而大小肠的传化功能障碍，则会导致泄泻和便秘等问题。此外，脾胃、大小肠在生理上相互联系，在病理上相互影响，决定了上述病证之间的相兼和转化。因此，在辨证治疗时，应该进行准确辨证。

徐富业教授认为，从脾胃的生理功能来看，胃负责接受食物，脾负责运化。每当食物进入胃中，就会有一段停留的时间和空间，这是一个静止的过程。在停留后，通过胃气的作用，食物得以腐熟，然后通过脾气的运化功能，形成一个动态的过程。这种动静的变化使得消化、吸收和排泄等功能得以正常运转。但是，如果饥饱无度或因劳累过度而影响了食物的消化吸收，导致脾胃受纳、腐熟转输和传导功能失调，就会出现脾胃虚证。如果因为寒湿阻滞脾胃，或者湿热内蕴，就会出现脾胃实证。还有一种情况是脾虚不化，形成脾虚夹湿，出现本虚标实的症状，表现为动静的变化多样。生理上的动静受阻转变为病理上的动静。因此，在治疗时，必须通过药物的动静属性来调整病理上的动静。

根据药物的性味、归经和功效，徐富业教授认为，药物同时具有"动"与"静"两个方面，比如"走"与"守"，反映了"动"与"静"的意义。一般来说，凡具有辛、散、泻、利、清热解毒、活血祛瘀等动、走作用的药物，统称为"动药"；凡具有酸、涩、温、补、滋养作用的药物，统称为"静药"；在病情变化时，"动药"可以大于"静药"，或者"动药"小于"静药"，即动多静少或静多动少，这旨在协调人体相对的"动静"平衡状态，以达到身体健康为最终目的。这对于选药组方具有指导作用，具有临床价值。徐富业教授将这种治疗方法称为"动静并治法"。

中医学强调"脾胃为后天之本"，它在整个生命活动中起着主导作用，这也决定了人的生长壮老的全过程，正如李东垣所说："有胃气则生，无胃气则死。"每当胃肠病发生时，如果不及时治疗，久之就会形成胃气虚弱或瘀滞不行，疼痛不止，这是脾气不升、胃气不降，精气不能上输，糟粕难以下行的病理反应。胃的功能在于通降，病理状态下则表现为"滞"，包括气血、痰湿和寒热等情况，因此在治疗上必须突出一个"通"字，即注重"动"与"走"。这类药物既有益处，又有不足之处，祛瘀过度容易伤及胃气，清热化湿之苦寒也会伤及胃气，在治疗上必须考虑恢复胃气，以达到治病的目的。在用药上应巩固基础，培补元气，需要使用党参、茯苓、白术和甘草等健脾益气药，即采用"静"与"守"的方法，综合考虑动静相加或权衡动静的比例，从而实现辨证施治。

徐富业教授认为，脾胃病的治疗效果与疾病寒热虚实的辨证密切相关。根据相关资料显示，古人身体相对较为虚弱，劳累和饥饿的情况比较多见。而在现代社会，人们生活条件优越，饮食丰富，营养充足，因此以实证为主的疾病居多。如今科学检查手段先进，通过胃镜检查可以发现各种胃炎或溃疡病，这些都是古人无法实现的。脾胃病的特点是病程缓慢，病情迁延并逐渐加重，多数由实证转为虚证，或者虚证与实证交替出现，可出现气虚和气滞等证候，用药需要谨慎考虑病机变化。对于久病不愈的情况，动态与静态相结合的治疗方法最为适宜。因此，在脾胃病的治疗中，应该以补益虚证的药物为主，并适当应用理气药和行气药。例如，对于脾胃虚证合并气滞者，可以应用四君子汤加陈皮的异功散，本方具有益气健脾、理气和中的作用，其中党参、白术、茯苓、甘草具有守和静的特性，而陈皮具有走和动的作用。因此，这个配方体现了走与守、动与静结合的用药特点。另外，胃肠合剂（包括党参或太子参、白术、茯苓、山药、砂仁、广木香、陈皮、制半夏）也很好地体现了动静并治的理论，其中以静态药物为主，如基础方香砂六君子汤，并配合了动态药物如含有葛根、黄芩、黄连、甘草的葛根芩连汤，这样能够更全面地运用动态和静态治疗法。徐富业教授认为，人体整体以胃气为基础，胃气旺盛则五脏受益，胃气受损则百病丛生。因此，对于那些久治不愈的情况，唯有先健脾和胃，同时行气和导滞，即动静并治。对于脾胃虚证，需要以补益脾胃为主，以增强元气为根本，这是治疗原则。但对于实证中出现的脾胃湿热症状，切勿盲目补益，而应该采取清胃、养胃、补胃的治疗原则，优先清除湿热，确保脾胃平稳，然后再滋补脾胃。徐富业教授总结了几个阶段的三步治疗方法，无论哪个步骤，都运用了动静并治的理念。对于虚证患者，方剂以滋补脾胃之气为主，以静态药物为主，辅以少量理气和行气的动态药物；对于实证患者，则以清热燥湿为主，行气和活血药物为辅，一般来说，动态药物的用量大于静态药物。

如慢性胃炎的治疗，其属于中医学"胃脘痛"范畴，病位在胃，但与肝、脾的关系密切。胃与脾以膜相连，胃主受纳，腐熟水谷，以和为顺；脾主饮食精微的运化转输，以上升为常，两者同为后天之本、仓廪之官，生理上相互配合，病理上亦相互影响。如劳倦内伤、饥饱无常，经常导致脾胃同病。肝属木，为刚脏，喜条达，主疏泄。肝气横逆时，木旺乘土；或中土壅滞，木郁不达；或肝火亢炽，迫灼胃阴；或肝血瘀阻，胃失滋荣。因此，胃病也与肝密切相关。徐富业教授认为，导致胃痛的病因包括饮食不节、情志郁结、先天禀赋不足、劳倦内伤和久病失治误治等，这些因素会损伤脾胃功能，导致脾失健运和胃失受纳。在临床中，应注意辨寒热、虚实、气血，其中辨寒热和虚实是关键。慢性胃炎的基本病理表现为脾胃纳运升降失常，气血瘀阻不畅，即所谓的"不通则痛"。治疗上应采用"动静并治"的方法，多使用通法，调畅气血，使脾胃恢复纳运升降，自然可以缓解胃痛。

在临床用药时，对于脾胃病，需要注意以下几个方面：①多使用甘润调养之品。

临床上常见的患者多为久病体虚之人，脾胃受纳运化功能受损，气血来源不足。因此，治疗应以调补脾胃为主，辅以辛散助运之品。常用的药物有神曲、麦芽、谷芽和鸡内金等，可以辅助运化。②注意整体观念。虽然脾胃病多见于局部病变，但人体是一个有机整体，各脏腑之间相互联系、相互影响。胃主受纳，饮食之邪可伤脾胃，但劳倦、思虑、肝郁和气血等均可影响脾胃。因此，在治疗时应以整体观念为指导，力求找出根本病因，判断是其他脏腑的病变影响脾胃，还是脾胃的病变影响了其他脏腑，根据具体情况而进行辨证治疗。

徐富业教授认为，临床上脾胃病常伴有气滞，因此常用辛香理气药。一般来说，应根据病情变化，并权衡"动静"比例，在处方用药上进行选择，才能达到治疗目的。

（二）慢性乙型肝炎诊治经验

1. 从瘀论治慢性乙型肝炎　慢性乙型肝炎是一种传染病，由乙肝病毒引起，以肝脏炎性病变为主，并可导致多器官损害，严重威胁人类健康。部分患者可能发展为肝硬化或肝癌。目前，西医采用干扰素、拉米夫定、阿德福韦酯、替比夫定、恩替卡韦等抗病毒药物，以及改善肝功能药物和免疫调节药物进行治疗。尽管这些药物有一定疗效，但总体效果并不理想，部分患者停药后容易复发。此类药物价格昂贵，患者难以负担，且长期使用会出现耐药性和不良反应，导致病毒对药物敏感性降低或病毒变异，进而加重病情，增加治疗难度。

经过多年临床研究，徐富业教授认为慢性乙型肝炎的病因病机复杂。大部分慢性乙型肝炎是由脾虚引起的复感湿热疫毒侵袭所致，这些湿热疫毒侵犯了中焦，损伤了肝胆，并导致情志失调和肝失疏泄功能障碍。脾虚无法正常运化水湿，导致痰浊内生，痰浊与瘀阻相互结合，使血液循环不畅而形成血瘀。长期的血瘀有可能转化为痰水，痰瘀和瘀血相互作用，导致恶性循环。脾虚则中气不足，无法推动血液循环，导致瘀血内阻。湿热疫毒内侵，湿邪伤阳耗气，热邪伤阴动血，缠绵不解，导致瘀热互结。肝主疏泄，情志失调，肝失条达，疏泄受阻，肝气郁结，气滞则血行受阻，气结则血瘀积聚，从而导致瘀血内生。此外，久病入络，病变日久，导致肝脉不能畅通，形成血瘀肝脉。慢性乙型肝炎的病情长期发展，影响肝、胆、脾、胃和肾，既有实证，也有虚证表现，应结合辨证辨病进行治疗。肝失疏泄是慢性乙型肝炎的主要表现之一，即血瘀肝脉。目前肝脏穿刺活组织病理检查证实，大部分慢性乙型肝炎患者都有不同程度的纤维组织增生。因此，徐富业教授认为，血瘀是慢性乙型肝炎病程中重要的病理机制，并且贯穿始终，各种证型均存在血瘀证。因此，徐富业教授提出了"从瘀论治慢性乙型肝炎"的观点，强调在慢性乙型肝炎的治疗中，应牢牢抓住"血瘀"的病理变化，辨证着重于"瘀"字，治疗着重于"化瘀"。治疗慢性乙型肝炎时，可以以活血化瘀为主要方法，也可根据辨证情况，灵活使用活血化瘀药物进行治疗，这样才能够取得较好的治疗效果。

徐富业教授认为，中医药治疗慢性乙型肝炎具有以下特点：①注重全面整体观，综合考虑五脏六腑之间的相互关系，以提高临床疗效。②注意辨证论治的灵活性，因人施治，对患者的具体情况进行详细分析，使病情易于向愈转归。③重视疾病的预防，治疗过程中应注重避免引起其他脏器的损害。④告诉患者应密切配合饮食疗法，鼓舞人体正气，以抗御病邪，这对提高疗效非常重要。因为食物有五味且人体体质存在差异，在治疗过程中需针对不同症状进行相应治疗，这样可以取得更好的临床效果。⑤应使用补益药物来扶正固本，以提高人体免疫功能，增强抗病能力，促进肝功能的改善，从而保护肝脏。⑥采用清热解毒除湿药物，清除湿热疫毒病邪，有效清除肝脏中的病毒。⑦应用活血软坚药物，改善微循环，抗纤维化和抗组织坏死，促进肝细胞再生。⑧根据具体情况综合辨证施治，充分发挥中医药的作用。

2. 辨证与辨病相结合论治慢性乙型肝炎　针对慢性乙型肝炎的治疗，徐富业教授提出了应用"动静并治法"，即采用"动药"和"静药"进行治疗，以平衡人体的"动静"状态。慢性乙型肝炎的临床表现多为虚实夹杂，治疗时需补益和清泻相结合，扶正祛邪，使得"动静"保持适度。中医学认为，病毒性肝炎多因湿热疫毒侵犯脾胃中焦，对肝胆造成损害。主要以清热、解毒和利湿为主，并兼顾活血化瘀。然而，当病情持续时间过长，形成慢性过程时，肝、胆、脾、胃和肾都会受到影响，既有实证，又有虚证表现。在这种情况下，不能过分专注于清热、泻下、利湿和攻下等疗法，因为过度使用这些方法会导致病机逆转，进一步损伤脾胃，使病情更难恢复。随着对慢性乙型肝炎发病机制和治疗手段研究的深入，以及治疗药物的逐渐丰富，实际运用中应根据个体情况进行个体化治疗，因人而异，灵活调整治疗方案。在明确辨证的基础上，必要时可以结合辨病进行治疗。

（1）肝胆湿热证、脾胃湿热证、肝郁脾湿证、脾虚湿困证　临床上主要表现为黄疸和深黄色尿液，多因湿热疫毒侵犯脾胃中焦，对肝胆造成损害，导致胆汁无法按常道排出，使得皮肤黄疸、尿液变深黄。因此，治疗主要以清热解毒、利湿退黄为主，同时也要兼顾扶正和活血化瘀，不可忽视助运行滞的问题。方药选择茵蒲退黄饮进行治疗，方中茵陈、蒲公英、大黄、山栀子、黄芩、郁金、麦芽、山楂清热解毒祛湿，并理气消导助运，属于"动药"；当归、生地黄、党参、茯苓、甘草则具有补血和凉血的作用，同时健脾益气，属于"静药"。全方泻中有补、疏中有养，属动静合参的药物配伍，可以取得显著的治疗效果。

（2）气阴两虚夹湿热证、肝胆湿热夹瘀证、肝胃不和证、脾虚湿困证　慢性乙型肝炎病情迁延日久，耗伤人体正气。表现为软困乏力，易倦不耐劳等气虚或气阴两虚的体质。同时，还出现湿热阻滞症状。湿热阻滞肝胆、脾胃，久而必有瘀阻出现。因此，湿热夹瘀在临床上需要得到重视。治疗方案选择芪蒲饮。方剂中黄芪、太子参、党参和炙甘草具有益气健脾、养阴补虚固本、提高免疫力、增强抗病能力、保肝护肝的功效，被称为"静药"。丹参、赤芍、鳖甲和莪术则具有活血祛瘀、软坚消积、改善微循环、防止肝硬化等作用，被称为"动药"。贯众、垂盆草、蒲公英和白花蛇舌草则具有清热解毒、祛湿清除病毒、减少病毒复制、降低酶值、消除残余黄疸的作用，也被称为"动药"。麦芽、山楂则具有助运消导、改善消化功能、促进药物吸收的作用，同样被视为"动药"。综观整个方剂，组方严谨有序，合理安排，共同发挥了益气健脾养阴、清热解毒除湿、活血祛瘀软坚，以及助运消食行滞等功效。

（3）肝肾两虚兼见肝胆蕴热、脾胃湿热证　肝肾两虚是指肝阴长期亏耗，阴损及阳，以及肾阳虚损不能温煦肝阳而导致肝肾之阳皆亏。由于湿热长期困扰，一方面常使用辛温香燥、渗湿利尿的药物，另一方面又存在阳虚的因素。治疗选择巴蒲饮。方剂中的巴戟天、肉苁蓉补肾益精，扶正固本，提高免疫力，被称为"静药"。贯众、白花蛇舌草、垂盆草、胡黄连则具有清热解毒、化解湿热疫毒、清除病毒、阻止病毒复制的作用，被称为"动药"。山楂、木瓜、大枣具有酸甘化阴、助运行滞、促进消化吸收、保肝护肝的作用，以"静"为主。鸡血藤、赤芍则具有补血活血凉血、改善微循环、防治肝纤维化及肝硬化的作用，以"动"为主。整个方剂中，"动静"合参，阴阳协调。全方补肾益精，活血凉血，清解湿热疫毒，酸甘化阴，助运行滞，体现了"动静结合"的组方用药原则。

（4）肝肾阴虚证、阴虚湿困证　应用于肝肾阴虚出现水肿症状，以及阴虚引起的肝络阻塞。慢性乙型肝炎的病机可以总结为虚中夹实、虚实互见。因此，治疗必须同时补虚泻实，"动静结合"是最适宜的方法。治疗选择一贯车苓饮。方剂中的沙参、枸杞子、麦冬具有益阴柔肝、滋补肝肾、提高补体水平、调节免疫功能的作用，被称为"静药"。丹参、川楝子、郁金则具有理气泻火止痛、改善微循环、缓解肝纤维化的作用，被称为"静药"。车前子、赤茯苓具有疏利膀胱湿热、行水消肿解毒的作用，具有双向调节作用，使低下的细胞免疫水平得以提高，使亢进的体液免疫功能逐步下降，被称为"动药"。整个方剂中，需要谨慎平衡阴阳，以平为期，补益肝肾，虚实相兼，"动静并治"。此方配伍中，补肾药（枸杞子）与泻火药（车前子）相互补充，补阴药与渗利药等相配，都体现了"动静结合"的组方用药原则。

（三）久咳诊治经验

徐富业教授在长期的临床诊疗实践中，通过深入研究久咳的辨证治疗，积累了丰富的经验，并总结出六种治疗方法，取得了显著的疗效。

咳嗽是肺系疾病的主要证候之一，从病因上分为外感和内伤两大类。外感病因包括六淫邪气侵袭肺部，内伤病因包括脏腑功能失调、内邪侵袭肺部、肺失宣肃和肺气上逆等。这些病因共同导致咳嗽的发生，如果能够及时宣肺散邪，则可使邪气离去，正气恢复，咳嗽自然会好转。然而，如果将咳嗽视为轻微症状而不予重视，或者医生对寒热病理机制未加审慎考虑，盲目使用敛肺镇咳的药物，那么外邪可能会滞留于肺中，导致久咳。此外，患者肺脏虚弱，或其他脏腑病变传至肺脏而导致的咳嗽，在治疗上也存在难点。

1. 风寒未尽，扶正祛邪　人们常常因感受风寒而发病，正如《黄帝内经》所言："风为百病之长"，并提到"肉不坚，腠理疏，则善病风"。因此，风邪最容易侵袭虚弱之体。肺主司皮毛、开阖腠理的功能，如果因摄取不慎或肺气虚弱而无法护卫外邪，就难以避免风邪的侵袭，导致肺气不能宣通，引发伤风咳嗽。在病情初始阶段，患者往往认为症状轻微，无须过多关注。也有因医生治疗不当或误诊，导致久咳加重。因此，初期症状不能忽视。对体质较为虚弱的患者来说，受邪之后容易出现余邪未尽，导致久咳不愈，常见的情况是风寒并存，即所谓的风寒久咳。其特点是以咳嗽、咽喉发痒和困倦乏力为主要症状，同时伴有恶寒、头痛和全身酸痛，脉象多呈沉细弱。治疗上应该补肺以祛寒，徐富业教授总结了相关经验，即"体虚不慎伤风寒，扶正止咳加参防"（取名为扶正止嗽汤）。使用止咳散进行治疗，并加用党参（在存在气虚和阴虚的情况下使用太子参）、防风等药物。方中紫菀、百部、白前、桔梗都是肺经药物，可以滋润肺部、降逆化痰、宣肺止咳。橘红和甘草有利气和中的作用，可以配合姜半夏温肺散寒、燥湿化痰。荆芥和防风的配伍，可以发散肺部余留之风邪，其性质温和而不烈。加入党参可以益气健脾，有助于平息咳嗽。

2. 寒热夹杂，侧重论治 寒热夹杂也是咳嗽中常见的证候之一。每因感受风寒，或因体内有热，或因身体虚弱，寒邪进入体内转化为热，导致内外皆受邪。这种情况下，肺部积聚热气，同时受到寒邪的侵袭，导致肺气排泄不畅，从而出现逆行咳嗽的症状。其特点是咳嗽时声音沙哑，严重时以气喘为主要症状。同时伴有寒冷感、发热、痰液黏稠难以咳出、口渴咽痛、舌苔白腻带黄、脉浮紧而数。治疗上应该外散寒邪、内清肺热，常用麻杏石甘汤进行加味治疗。现代临床常用麻杏石甘汤治疗肺炎、急性支气管炎、麻疹引起的咳嗽等。然而，在治疗寒热夹杂的咳嗽时，必须注意药物用量的微小调整，否则无法体现寒热并重的意义，仅仅使用麻杏石甘汤会导致明显的治疗差异。用药的关键在于麻黄和石膏的剂量配伍，一般来说，麻黄的用量为石膏的1/8；如果寒邪偏重，麻黄的用量可以达到石膏的2/8或3/8；如果寒邪转化为热并且内热较重，石膏的用量应该比麻黄多。在临床实践中，只有明确寒热轻重，有针对性地运用药物，并结合辨证加减，才能取得良好的效果。麻杏石甘汤具有明显的解热镇咳和平喘功效，因此被称为治疗寒热咳嗽或寒邪化热而导致的咳嗽的名方。

3. 虚实互见，动静并治 对于素体虚弱，不慎受到六淫邪气侵袭而引起咳嗽的患者，治疗起来相对困难，病机十分复杂。既不能因为症状明显而过于强攻，也不能因虚弱而过于补益，需要在扶正固本的同时，避免损伤人体正气，因此，对于虚实互见的咳嗽，动静结合的治疗方法是比较适宜的。一般来说，具有辛散泻利等作用的药物被称为"动药"，具有酸涩温补等作用的药物被称为"静药"。在方剂配伍中，动药和静药的搭配反映了药物"走"和"守"的关系，对于选药组方具有指导作用。方剂的"走"与"守"相结合，实现了"动静并治"的效果。因此，如果患者存在虚证，可以选择具有"守"作用的酸涩温补类药物；而对于新感邪气或未完全排除的实证，可以使用辛散逐泻、渗利、祛痰、活血等具有"走"作用的药物。例如，对于同时存在气阴两虚和长期咳嗽的情况，根据动静结合的考虑，可以使用生脉饮与泻白散的组合进行调配。生脉饮中的人参甘温益气，具有"守"和"静"

的作用，麦冬甘寒养阴，五味子酸温收敛肺气，具有一定的"静"功能。泻白散能泻除热气，桑白皮消除肺部痰液，地骨皮退虚热，具有"走"和"动"的功效。粳米（或用怀山药代替）与甘草的搭配清热兼补益，将补益作用融入清热之中。两种方剂的结合，动静相配，效果明显增强。另外，对于脾虚痰湿和长期咳嗽的情况，可以使用具有"静"作用的四君子汤与具有"动"作用的二陈汤相结合。一方面可起到养护的作用，另一方面具有泻除湿气和痰液的作用。动静并行的治疗方法是解决虚实互见证候的最佳策略，在临床应用中效果显著。

4. 肺燥腑实，润上通下　燥邪伤人，常先犯肺与皮毛，肺失肃降而咳嗽，因为肺与大肠相表里，往往肠腑积热，腑气不通，影响肺的宣肃功能，所以腑实则咳嗽加剧。因此，只要通过通下泻实热，咳嗽自然会减轻。肺燥可分为凉燥与温燥，凉燥症状表现为干咳连声，夹黏腻稀痰，胸闷气逆，皮肤干燥，大便秘结难解，一般还伴有轻微头痛、身体发热恶寒、鼻鸣寒冷、苔薄白、脉多细涩，类似风寒表证。治疗时宜使用葱豉汤合调胃承气汤进行加减，葱白和豆豉能通阳，解在上、在表的邪气，加上紫菀具有辛温润肺的特性，下气化痰，可以治疗肺经虚热。百部甘苦微温，能润肺降气、化痰宣肺止咳，适用于肺热燥咳；甘草则与其他药物协同作用，同时具有止咳的功效。调胃承气汤中的芒硝、大黄、甘草具有润燥泄热、调和胃气的作用。两方合用，可以润上通下，并且不会伤及正气。温燥症状表现为干咳无痰，痰多黏稠，不易咯出，还可能伴有心烦、口渴、咽痛、大便秘结、舌边尖红、脉洪数等症状。治疗时可以首选清燥救肺汤加少量大黄，方中的桑叶可以轻度宣肌表，石膏可以清肺内的燥热，阿胶、麦冬可以润肺滋阴，火麻仁可以滋润肠道，人参培土生金，枇杷叶和杏仁可润肺降逆。加少量大黄可以刺激肠蠕动，促进排便，而且作用相对较缓和，同时服用少量大黄还能健胃，患者胃口好转，肺气也会清肃。如果患者身体状况极差，同时伴有便秘和咳嗽，可能是因为胃肠蠕动减弱，这时可以使用麻子仁丸润肠道，同时使用补气行气的药物。但要避免剧烈泻下，以免损伤正气，导致咳嗽难以平息。

5. 顽痰久咳，从脾缓治 当脾胃虚弱，脾失健运时，容易产生痰浊，上行侵袭肺部，引发咳嗽。由于反复长期患病，肺脾两脏同时受损，可能发展为痰饮。这类疾病病情较重，治疗往往不会立竿见影，因此需要从缓论治。脾胃是人体的后天之本，是水谷生化之源，脾肺相互依存，当脾虚无法生金时，可以采用培土生金的方法进行治疗。因此，治疗因为脾脏受损，影响肺而引起的咳嗽，需要重点调理脾脏。脾脏是生痰之源，只要脾脏健运，则痰无以生，肺亦无痰可贮，则咳嗽会自然停止。脾脏阴虚导致咳嗽的症状表现为烦热，咳嗽持续不止，痰黏稠而难以咳出，口中少津，舌苔干黄，脉细数而滑。治疗时应该选择甘润滋阴的防己麻仁汤（包括防己、火麻仁、杏仁、桑白皮、麦芽、甘草）。脾阳虚导致咳嗽的症状表现为咳嗽痰多，食欲减少，腹满时痛，经常咳出清稀痰涎，四肢冷，喜欢辛辣和热性食物，舌苔白润而滑，脉沉细而迟。治疗时应该温阳利湿，益气化痰，首选理中汤。如果痰特别多，可以加入茯苓和法半夏，增强化痰的力度；如果寒重，可以加入肉桂和熟附子扶助元阳。当元阳旺盛时，脾脏自然旺盛，脾脏旺盛则痰无以生，因此治疗应以止咳为目标。

由于脾虚日久，气血运行缓慢，水液输布失调，可能会形成瘀滞现象，加重气血阻塞。如果在补脾之前不祛除体内瘀滞，则很难达到扶正的目的，因此补脾也需要审慎考虑其阴阳属性。对于同时存在脾虚和痰湿的情况，重点是治疗脾脏，缓收其功，这样久咳才能得到治疗。

（四）尿路感染诊治经验

尿路感染属于中医学中的"淋证"范畴。《金匮要略》认为其病因是"热在下焦"，《丹溪心法》也指出："淋有五，皆属乎热。"总结其原因，可能是因为过食辛辣、热气过盛的食物或饮品，或是嗜酒过度导致湿热积聚在下焦；或者是下阴卫生不当，秽浊之邪侵入膀胱，引发湿热而产生淋证。

金蒲饮是徐富业教授根据自己的经验而研制的方剂，由金银花、滑石、蒲公英和甘草四味药组成。根据症状的不同，可以适度增减中药。如果伴有发热、恶寒、身体酸痛等症状，可以加入防风、柴胡和黄芩；如果主要症状是血尿，可以加入墨旱莲、白茅根、琥珀粉和茜草根；如果患者同时有尿路结石并发感染，可以加入金钱草、海金沙、穿破石和鸡内金。滑石配甘草也被称为"六一散"。方剂中的金银花具有清热解毒的功效。现代药理研究表明，异绿原酸和绿原酸是其重要有效成分，具有抗菌、抗病毒和解热作用。金银花在动物实验性炎症模型中表现出明显的消炎作用，既能抑制炎症渗出，又能抑制炎症增生，还可以促进白细胞的吞噬。滑石能够利水通淋，清解暑热。现代药理研究表明，滑石具有抗菌作用，可以抑制伤寒杆菌和副伤寒杆菌，对脑膜炎球菌也有轻度的抑菌作用。蒲公英具有清热解毒和利湿的功效。现代药理研究表明，蒲公英中含有蒲公英甾醇和胆碱等成分，具有抗菌和利尿作用，对金黄色葡萄球菌、溶血性链球菌、肺炎双球菌、脑膜炎球菌、铜绿假单胞菌、变形杆菌和痢疾杆菌等有杀菌作用。甘草具有泻火解毒、缓急和调和诸药的作用。现代药理研究表明，甘草具有皮质激素样的抗炎和抗免疫作用，其中甘草甜素和甘草次酸是其抗炎成分。实验证明，甘草及其各种制剂对多种药物中毒、体内代谢产物中毒和细菌毒素等具有一定的解毒能力。甘草醇提取物和甘草次酸在体外对金黄色葡萄球菌、结核杆菌和大肠埃希菌等均有抑制作用。综上，金蒲饮具有清热解毒、利尿通淋的功效。

徐富业教授以金蒲饮为基础方剂进行辨证加味治疗尿路感染，疗效显著，并且未发现明显的不良反应。然而，该方剂的作用机制还有待今后进一步的研究和探讨。

（五）慢性腹泻诊治经验

慢性腹泻属于中医学"泄泻"范畴，包括慢性肠炎、过敏性结肠炎、慢性结肠炎、慢性非特异性溃疡性结肠炎等多种疾病。徐富业教授在长年的临床诊疗工作中，对该病的辨证论治积累了丰富的经验。他将其归类为久泻范畴，并总结出了六种治疗"泄泻"的方法，已在临床中取得了满意疗效。

1. 健脾止泻法　慢性腹泻常在急性初期表现为湿热、食滞等证候。一般采用苦寒清热除湿、消食导滞等常用方法治疗，但苦寒过度会伤胃，导致脾阳不足，后天生化乏源。或者由于导滞过度，胃肠受伤，胃失受纳，肠失传导，胃肠功能紊乱。由于疾病久治不愈，脾胃受损的患者常呈现以下几种常见证候。

（1）脾胃虚弱　症状表现为大便溏秘交替，以溏泄为主，完谷不化，稍进油腻食物则便次增多，食欲减退腹胀，神疲乏力，舌淡苔白，脉细弱。治疗时应健脾益胃止泻。方药选择参苓白术散加黄芪。该方补益而不腻，加入黄芪可以协助党参益气，提高机体免疫力，有利于改善体质。然而，山药少量使用效果不显著，需达到60 g使用量，如果单味长期服用，也能使脾旺而消化功能良好，从而实现止泻目的。

（2）脾阳虚夹寒　症状表现为泻下臭味不浓，四肢不温，脘腹喜温，舌淡而胖，脉沉迟。治疗时应温中补虚，最初使用理中汤，然后投入附子理中丸加味调治。

（3）脾虚中气下陷　症状表现为久泻伴随脱肛，少腹隐痛，运动时气短，舌淡，边缘有齿痕，脉细沉。历代医家无不推崇补中益气丸。如果多次服用益气药物效果不明显，可在益气健脾升阳的前提下，少量配合固涩药物，如诃子、石榴皮等一二味药就足够了，切勿过度追求固涩或速效固脱，否则会导致肠道气机突然阻塞，甚至造成不通畅而加重腹痛，反而导致久泻迁延难愈。

2. 温肾止泻法　肾为先天之本，脾为后天之本，脾的健运依赖于肾阳的温煦，而肾气充沛又需要脾胃的滋养。肾虚脾弱的证候特点，必然伴有腰膝疲软等肾虚症状，肠鸣泄泻多在黎明前发生，经久不愈，甚至导致完谷不化，神疲形寒，肢体无力，舌淡，苔薄白，脉沉细，尺脉较弱。治疗时应补火生土，可使用四神丸加炮姜、熟附子，以增强温肾暖脾的功效。徐富业教授惯用附子粳米汤加炮姜、五味子，曾治愈数十例顽固性久泻患者。这类患者还可以少量配合涩而不滞的乌梅、焦山楂。如果脾胃受到严重损伤，肾关不固，如汤药不能达到治疗效果，应该用丸剂缓慢调理治疗，并坚持观察2～3个月甚至更长时间，不能因为症状好转就停药，否则会白费功夫。这类患者往往在房劳后或寒冷变化时症状加重，因此应注意防寒保暖，适度顺应天时，并节制性生活。病中过度放纵最容易伤肾，导致肾阳不得充盈，则正气难以恢复。因此，调护对于慢性腹泻的治疗和康复非常重要。

3. 疏肝止泻法 对于长期腹泻患者，病情已久，内心忧虑，肝气郁结，肝木侮土，可导致肝脾同病。临床上常见两种证候：①肝郁脾虚型：症状表现为肠鸣腹泻，精神抑郁，急躁易怒，泄泻明显受情志影响，食欲不振，舌苔白腻，脉弦缓。可以选择逍遥散与平胃散化裁，前者疏肝解郁健脾，后者燥湿和胃健脾。对于大便稀薄、湿邪较重的患者，可以加入薏苡仁、葛根来淡渗生津；对于泻泄量多且频繁的患者，可以加入猪苓汤以达到分利的目的。但是要注意，分利的程度不宜过度，否则会伤阴液，必须在滋阴的基础上才能实现分利止泻的效果。②肝郁脾虚型：这类肝郁的症状与上一型相似，唯脾虚的证候突出，如纳食减少，口淡乏味，胃脘痞闷，短气懒言，四肢乏力，面色萎黄，大便泄泻且完谷不化，每因摄入油腻、生冷或难以消化的食物而泄泻加重，舌淡苔白，脉沉细弦。此时可以选择柴胡疏肝散与异功散，可加入佛手、香附、台乌药等顺气疏肝之品。对于出现肝郁表现的患者，不可盲目投以大量疏肝药物，否则会损伤阴液。徐富业教授指出，柴胡是疏肝的良药，但要用醋炒，以疏肝而不损害正气，用量以 6 g 左右为宜。对于同时出现腹泻和阴血亏损的证候，容易出现正虚邪困，病情难以痊愈。如果已经出现肝阴不足的证候，切忌使用柴胡，可以选择合欢花（皮）或素馨花等疏肝和胃的药物。总之，要保持肝脏的功能正常，当疏肝健脾，补益虚损并止泻，以巩固治疗效果。

4. 祛痰止泻法 对于体胖的患者，痰湿问题较为突出，容易被忽视。常因阳虚、脾湿不升、胃气郁滞，导致精微不能被脾胃运化，从而产生痰饮内停；加之受风邪侵袭，风痰互结，肺气郁结，肺与大肠相表里，肺失宣降功能则大肠传导功能异常。中焦痰滞，升降失常，津液凝滞而导致腹泻。这种证候的特点是平时多有咳嗽病史，遇寒易发作，咳声沉浊，严重时逐渐加剧，久泻时面色不华，困倦欲睡，大便黄褐偏稀，排便畅通，口腻，常有恶心欲呕的感觉，痰涎较多，舌苔白滑腻，脉濡滑。治疗宜温中健脾，燥湿化痰。方选理中汤与平胃散，加入少许杏仁、紫苏叶、桂枝来辛温宣通肺气，使肺和大肠相互配合，痰湿才能有出路。理中汤温运中焦，补益脾胃，以杜生痰之源，方中干姜的用量要大于人参，才能实现中寒去、脾阳运的目标；平胃散有芳香之性质，侧重于燥湿健脾化痰，除去痰邪，湿邪自然消退，腹泻也会停止。

5. 化瘀止泻法 对慢性腹泻而言，造成瘀血的原因很多。例如，长期病痛导致湿气和热气积聚，气机阻塞，进而影响脾胃功能，导致食物滞留，气机受阻，造成清浊不分，胃肠功能紊乱。随着时间的推移，病情加重，逐渐形成瘀泻的状态。叶天士云："初为气结在经，久则血伤入络。"一般疾病的发展规律是，初期病变主要出现在经络中，以实证为主，长期患病后则以血虚为主。患者长期腹泻后身体逐渐衰弱，邪气进入经络，正气亏虚，症状包括泻下黏液、腹痛固定、面色晦暗或带有紫暗色，舌苔暗红或有瘀点。治疗瘀血致泻，应首先清除瘀血，然后调理脾胃。在临床实践中，必须详细辨别引起瘀血的原因，如果是湿热内阻导致的瘀血，应采用清热利湿通瘀的方法进行治疗，可以选择膈下逐瘀汤合甘露消毒丹进行加减治疗；对于气机瘀阻累及胃肠的情况，可以使用六郁丸合痛泻要方进行加减治疗；如果是食物积滞导致长期腹泻，主要以香砂六君子丸为主方，可以加入槟榔、枳实、大黄等药物来消化积滞、通便疏滞。总之，治疗瘀血的目标是按照《黄帝内经》所说的："疏其气血，令其调达，而致和平。"

6. 食疗止泻法 慢性腹泻多由饮食不当引起，肠胃已经受损，身体逐渐消瘦。很多患者遵循"药补不如食补"的观念，大量摄入油腻和滞涩的食物，如鸡肉、鸭肉、鱼肉等，希望能够加快康复进程，但往往事与愿违。这样做不仅不能促进身体健康，反而加重腹泻，使正气受伤。在疾病缠绵难愈、药物治疗效果不理想时，考虑饮食调理是必要的。合理的饮食可以促进病体康复，因此，医生对患者的饮食进行指导非常重要，具体的饮食应根据患者体质的寒热虚实和食物的四气五味进行指导。一般来说，辛辣食物容易产生热，生冷食物容易产生湿气。对于热气偏重的患者，应该多食用清凉的水果；对于湿气偏重的患者，应该少食用糖果类甜食。无论患者是寒性体质还是热性体质，都应该限制粗纤维食物和刺激性食品，以保护肠道功能。适宜食用稀饭、细面条、面片等食物。根据具体病情，可以选择具有收敛作用的食物，如浓米汤、瘦肉汤、柠檬茶、酸牛奶等。对于久泻阴虚湿困的患者，可以用鸭肉薏苡仁粥（鸭肉 100 g，薏苡仁 50 g）作为食疗方案；对于久泻脾胃虚弱夹有湿热的患者，可以选用薏苡仁土茯苓粥（大米 150 g，薏苡仁 50 g，土茯苓 50 g，用纱布包好同煮，煮至米烂成粥，去掉土茯苓后食用）。食疗止泻法可以单独使用，也可以与前述几种治疗方法相结合，则效果更好。对于慢性腹泻来说，病程持续时间长，症状反复发作，既有实证又有虚证，治疗时必须分清病变在脾、在肾或在肝，是痰还是瘀。对于虚证，不宜急于求成，应该缓慢而有步骤地治疗；对于实证，可以遵循张从正所说的"邪去则正安，不可畏攻而养病"的原则，则有望取得满意的效果。

（六）慢性肾炎诊治经验

徐富业教授在辨病与辨证的基础上，运用自拟经验方消白复肾汤（1 号、2 号）治疗慢性肾炎，取得了良好疗效。

至今为止，慢性肾炎的病因尚未完全清楚。西医治疗主要目的是防止或延缓肾功能的进行性恶化，改善或减轻临床症状，并预防或治疗严重的并发症。在饮食要求控制蛋白质摄入的前提下，要求积极控制高血压，并采用血管紧张素转换酶抑制剂、抗凝剂和抗血小板药物进行治疗，但目前仍然没有根治的药物。

慢性肾炎归属于中医学的"水肿""虚劳"等范畴。徐富业教授认为，该病的发生与脾、肾、肝三脏密切相关。脾主运化，若脾运失司，不能升清、不能统摄，则导致清气下陷；不能运化水湿则水湿、痰湿内生而导致水肿。肾主封藏，若肾气不足，不能藏精，精气下泄则导致蛋白尿。肝藏血，肾藏精，肝肾阴液相互资生。肝阴充足则下藏于肾，肾阴旺盛则上滋肝木。在病理上往往表现为肝肾两脏的阴液"盛则同盛，亏则同亏"。因此，肝肾阴虚常伴发。由于该病病程较长，多呈现虚实夹杂的表现，以正虚为本，邪实为标。临床上常见的症状包括脾肾气虚和肝肾阴虚等。中医治疗方法包括健脾益气、渗利水湿、滋养肝肾、收涩固精、活血化瘀等。徐富业教授根据患者的临床表现、舌象和脉象进行辨证，并将其分为脾肾气虚和肝肾阴虚两种证型，分别采用消白复肾汤1号方和消白复肾汤2号方进行治疗。

其中，消白复肾汤1号方：方中黄芪益气固表，利水消肿；党参补中益气；白术补气健脾，燥湿利水；茯苓健脾补中，利水渗湿，且能利水而不伤正，为利水要药；山药益气养阴，补肺脾肾；枸杞子滋肝肾，益精血；菟丝子补肾固涩，益精养肝；金樱子固精缩尿，补五脏；芡实固肾涩精补脾，与金樱子组成水陆二仙丹，则效果更加显著；蝉蜕散风热宣肺；紫苏叶行气宽中，并略有活血作用，使用本品调畅气机，用于小便不通；益母草活血化瘀，利尿消肿，清热解毒，可补益脾肾之气。

消白复肾汤2号方：方中当归补血活血养血，祛瘀止血；鳖甲滋阴潜阳，软坚散结；桑螵蛸固精缩尿，补肾收敛助阳；莲须固肾收敛涩精；杜仲补肝肾；牛膝补肝肾，活血祛瘀利尿，引血下行；玄参清热凉血，滋阴解毒散结；麦冬养阴润肺益气，滋阴清热；女贞子益肾补肝；墨旱莲补肝肾之阴，凉血止血，以滋补肝肾之阴为主。诸药配伍，共同发挥滋养肝肾、清热凉血的作用。

现代药理研究表明，黄芪具有利尿作用且无耐受性产生，能显著降低实验性肾炎患者的尿蛋白含量，病理切片证明其可缓解肾脏病变，同时扩张血管，具有降压效果；党参可增加脑、下肢及内脏器官的血流量，抑制家兔的血小板聚集；白术和茯苓对大鼠、兔和犬均有明显且持久的利尿作用；枸杞子能提高患者的免疫功能，具有免疫调节作用，促进造血功能，降低血脂和血压；菟丝子能促进造血功能，降低血压，降低胆固醇水平，软化血管，改善动脉硬化；益母草可利尿消肿、降压，抑制血小板聚集、血栓形成、纤维蛋白血栓形成以及红细胞的聚集性，改善肾功能；当归具有降低血小板聚集、抗血栓、促进血红蛋白和红细胞生成，扩张血管，改善外周循环，降低血压，抗氧化和清除自由基，降低血脂，利尿等作用，对肾脏有一定的保护作用；鳖甲可抑制结缔组织增生，提高血浆蛋白含量，促进造血功能；杜仲具有降压、利尿、减少胆固醇吸收、扩张血管和增强机体免疫功能；牛膝能降压，降低血黏度、红细胞压积和红细胞聚集指数，扩张血管，改善循环；玄参能降压并增加动脉血流量；麦冬具有止血和利水作用；女贞子能增强免疫功能，升高外周血细胞，还具有利尿和保肝作用；墨旱莲有止血作用。

临床应用结果显示，消白复肾汤可减少尿蛋白的排泄量，提高慢性肾炎患者的缓解率，其作用机制可能是改善患者体内的微循环，促使一些病理过程逆转或修复。

（七）糖尿病肾病诊治经验

糖尿病肾病归属于中医学"虚劳""消渴""水肿"等范畴。徐富业教授认为，该病的发生与脾肾密切相关，脾脏是人体的后天之本，负责气血的生成和营养物质的转化。长期摄入甘美厚味的食物，会损伤脾脏的运化功能，导致脾脏失去升清功能，胃中食物停滞不化，产生湿气和热邪，进而损伤阴液和津液，导致脾虚湿停，湿邪郁结并化热，久而成为瘀滞。另外，肾主藏精，若肾气不足，就无法正常藏精，精气外泄则引起蛋白尿。脾虚是糖尿病肾病的主要病机，脾肾两者都存在虚损的情况，而湿热瘀阻则是标志性表现。由于该病的病程较长，多数患者呈现虚实夹杂的现象。

西医治疗糖尿病肾病主要依靠控制蛋白质摄入量等方法，同时要求积极控制高血压、高血糖，并应用血管紧张素转换酶抑制剂等药物进行治疗。

徐富业教授在临床实践中采用自拟经验方降糖康肾汤来治疗糖尿病肾病。该方剂中的黄芪具有益气固表、利水消肿的作用；当归能够补血活血，养血祛瘀；茯苓具有健脾补中、利水渗湿的作用，而且能够利水而不伤正，可谓利水要药；山药能够益气养阴，补肺脾肾；白术具有补气健脾、燥湿利水的作用；枸杞子具有滋肝肾、益精血的功效；金樱子能够固精缩尿，补五脏；芡实有固肾涩精、补脾的作用，在与金樱子组合使用时，效果更加显著；益母草能够活血化瘀，利尿消肿，清热解毒；女贞子有益肾补肝的作用；墨旱莲能够补肝肾阴，凉血止血；苍术有燥湿健脾的作用；生地黄能够清热凉血，养阴生津；熟地黄具有养血滋阴、补精益髓的功效；山茱萸能够补益肝肾，收敛固涩；丹参能够活血化瘀，凉血消痈；大黄能够清利湿浊，同时也具有活血通络的功效。诸药共用，共同发挥健脾补肾、滋阴清热燥湿、活血化瘀等作用。

现代药理研究表明，方中黄芪具有利尿作用，且不产生耐受性。它能明显降低实验性肾炎的尿蛋白含量，促进肝脏合成蛋白。病理切片证明，黄芪能减轻肾脏病变，同时扩张血管并降低血压。当归具有降低血小板聚集、抗血栓、促进血红蛋白和红细胞生成、扩张血管、改善外周循环、降低血压、抗氧化和清除自由基、降低血脂、利尿等作用，对肾脏具有一定的保护作用。白术和茯苓对大鼠、兔和犬均有明显而持久的利尿作用。枸杞子能提高患者免疫功能，具有免疫调节作用，并能促进造血功能，此外，枸杞子还具有降低血脂和血压的作用。苍术具有降糖和降压的作用。益母草能利尿消肿、降压，对血小板聚集、血栓形成、纤维蛋白血栓形成，以及红细胞的聚集性具有抑制作用，能改善肾功能。女贞子能增强免疫功能，升高外周血细胞，具有利尿和保肝作用。墨旱莲则具有止血作用。此外，药理研究还表明，黄芪能促进高糖作用下的肾成纤维细胞表达肝细胞生长因子，同时抑制转化生长因子 $-\beta$ 的表达，在延缓肾纤维化方面发挥作用。黄芪和当归能改善糖代谢紊乱，有效减少尿蛋白的排泄，延缓肾功能的恶化，并具有一定的降糖作用。大黄具有降低血糖和糖化血红蛋白的作用，能改善糖尿病肾病肾组织的非酶促糖基化作用。同时，大黄还能抑制肾小球内多肽生长因子的表达，并具有降低肌酐、尿素氮，以及降血脂、改变血流变学等功效。对早期糖尿病肾病患者，大黄可以降低肾小球滤过率和肾血流量，从而改变肾脏的高滤过和高灌注状态。

徐富业教授应用降糖康肾汤治疗糖尿病肾病，在提高缓解率、降低血糖及血脂、减少尿蛋白、改善肾功能等方面，都取得了良好的疗效。

（八）失眠诊治经验

失眠是一种常见的临床疾病，也被称为"不寐"。轻度失眠表现为入睡困难、易醒、醒后难以再次入睡，或者时而入睡时而醒来；而重度失眠则意味着整夜无法入眠，严重影响人们的日常生活和工作学习。特别是在当今社会快节奏的生活中，受失眠困扰的患者越来越多。

关于失眠的病因机制，徐富业教授认为，虚证类型的失眠多为脾虚气血生化功能不足、心神营养不足，或者肾阴不足，患者心肾功能紊乱，虚热上升扰动心神，或者由心胆气虚、痰浊内生、扰乱心神等原因引起；实证类型的失眠多由肝气郁结化火上扰心神，或者消化不良引发宿食内停，导致痰湿产生，后转化为热邪，进而扰动心神。基于这些情况，针对具体病情进行辨证施治是临床治疗失眠的关键。必须明确辨别其寒热虚实，因为失眠存在着不同的证候，需要根据病因和虚实情况来进行治疗。对于虚证类型，主要治疗手段是补心阴、补血和清心火。实证类型则需通过祛邪来治疗。对于痰湿中阻，宜化痰宁心；对于瘀血内阻，应祛瘀宁心；如果出现肝火上炎、扰动心神的情况，则需要泻火宁心。根据徐富业教授的经验，治疗失眠的方法如下：

1. 心阴不足型 过度思虑和劳累，内伤于脏腑，暗耗精血，导致阴虚心伤，神志不宁。其症状主要表现为夜间睡眠时间减少，睡眠质量不佳，心烦多梦，心悸，口干，舌质淡红或稍红，苔薄白或薄黄而干，脉细弱且弦。治疗重点是养阴安神。徐富业教授提出以下方剂：天冬15 g，麦冬15 g，柏子仁15 g，酸枣仁15 g，生地黄15 g，熟地黄15 g，龙齿30 g（先煎），夜交藤30 g，合欢皮20 g。本方通过天冬、麦冬、生地黄、熟地黄、柏子仁、酸枣仁的滋阴养血作用，同时配合龙齿、夜交藤、合欢皮等安神药物，具有滋养阴液、除烦解郁的效果。如果心烦、多梦明显，舌尖红，还可以加入灯心草（2～4 g）和山栀子（6～9 g）来清心除烦。

2. 心肝火旺型 常由于肝脏排毒功能失调，气郁化火，扰动心神所致。症状主要包括睡眠不足，甚至整夜不眠，心烦易怒，入睡后多梦，头痛欲裂，耳鸣等。舌质偏红，苔黄，脉弦数。治疗上重点是平肝清热，宁心安神。徐富业教授提出以下方剂：杭菊花 20 g，桑叶 10 g，麦冬 15 g，生地黄 15 g，山栀子 9 g，葛根 25 g，藁本 15 g，蔓荆子 20 g，茯神 30 g，夜交藤 30 g，龙齿 40 g（先煎），甘草 6 g。方中杭菊花和桑叶具有清肝泻火的作用；麦冬、生地黄、山栀子具有滋阴凉血、清心的作用；藁本、蔓荆子、葛根具有祛风止头痛的作用。同时还配合使用茯神、夜交藤、龙齿等安神药物，以达到平肝清热和宁心安神的效果。如果头痛明显，还可以加入白蒺藜、石决明、珍珠母、牛膝等药物，有加强祛风平肝的作用。

3. 痰湿中阻型 本型多由胆胃不和、痰浊内生所致。主要表现为睡眠质量下降，容易醒来，做梦频繁；伴有痰多、胸闷、心悸、头晕、头重等症状。舌苔淡白或黄，舌质厚腻；脉象弦滑或数。治疗应以清热化痰、宁心安神为主。根据徐富业教授的方案，可以采用黄连温胆汤为基础进行加减治疗。黄连温胆汤的组方如下：黄连 12 g，枳实 10 g，竹茹 10 g，茯苓 25 g，法半夏 10 g，橘红 9 g，龙齿 30 g（先煎），夜交藤 30 g，合欢皮 20 g，甘草 6 g。此方能够清热化痰，并配合龙齿、夜交藤、合欢皮等镇惊安神的药物，通过缓图取效的方式稳定病情。如果伴有头晕、头麻、烦躁等肝火上炎的症状，可以增加石决明、山栀子等药物以平肝清肝。

4. 瘀血内阻型 本型多由寒、热、痰、虚及外伤引起的瘀血内阻所致。气血运行不畅，心脉受阻，新血无法生成，导致睡眠质量异常。其主要症状为顽固性失眠，难以入睡，易醒，面色黧黑。舌质暗红，苔薄白，脉象弦细。治疗方法应以活血祛瘀、宁心安神为主。根据徐富业教授的方案，可以采用血府逐瘀汤进行加减治疗。血府逐瘀汤的组方如下：鸡血藤 30 g，桃仁 12 g，红花 10 g，川芎 9 g，生地黄 15 g，柴胡 10 g，枳壳 10 g，桔梗 15 g，郁金 15 g，龙齿 50 g（先煎），夜交藤 30 g，甘草 6 g。此方能够活血祛瘀，并配合龙齿、夜交藤等药物安神镇定助眠，使心神得安，患者睡眠质量得以改善。对于顽固性血瘀证，还可以加入刘寄奴、泽兰等药物来增强活血功效，同时配合补血药物（如何首乌、枸杞子等）以养心神。

五、医案选介

（一）胃脘痛病案 1

陈某，女，42 岁，2009 年 6 月 23 日初诊。

患者自诉 6 个月前饮食无规律和工作劳累，导致胃脘出现胀痛，同时伴有恶心欲吐、呃逆、口臭、痰多、纳差、口干，以及大便质软且带黏液等症状，未出现肛门坠胀感、脓血便、反酸、消瘦等情况，睡眠质量也较差。曾在广西某医院进行胃镜检查，诊断为慢性非萎缩性胃炎伴胆汁反流，并服用雷贝拉唑钠、盐酸小檗碱等药物治疗，但症状没有明显改善。之后改为中药治疗（具体方剂不详），连续治疗 10 天，但症状没有明显改善，患者就诊时仍感到胃脘胀痛，伴有呃逆、口臭、恶心欲吐、痰多、纳差、口干和大便质软带黏液，睡眠状况也未见好转。舌质暗红，舌苔黄厚腻，脉弦滑。西医诊断为慢性非萎缩性胃炎伴胆汁反流，中医诊断为胃脘痛，证属脾胃湿热型。治疗宜清利湿热，缓急止痛，拟方为清胃饮加减，处方如下：川黄连 9 g，芦根 20 g，蒲公英 30 g，川厚朴 12 g，石菖蒲 15 g，法半夏 10 g，川楝子 9 g，吴茱萸 3 g，竹茹 10 g，茯苓 20 g，延胡索 20 g，白芍 15 g，甘草 6 g。水煎服，每日 1 剂，连续服用 7 剂。

2009 年 6 月 29 日复诊：经过服药后，患者症状减轻，但仍有胃脘胀痛，时有呃逆、口臭和恶心，大便软且带黏液，睡眠有所改善。舌质暗红，舌苔黄厚腻，脉弦滑。酌情调整方剂，处方如下：川黄连 9 g，芦根 20 g，蒲公英 30 g，川厚朴 10 g，石菖蒲 10 g，法半夏 10 g，川楝子 9 g，吴茱萸 3 g，竹茹 10 g，茯苓 30 g，延胡索 10 g，白芍 15 g，台乌药 10 g，甘草 6 g。水煎服，每日 1 剂，连续服用 7 剂。

2009 年 7 月 6 日再诊：服药后患者精神状态好转，胃脘胀痛已基本消失，没有反酸和恶心欲吐，大便每日 1 次，黏液减少，舌质略暗红，舌苔薄黄，脉略弦。方剂如下：川黄连9g，川厚朴10g，石菖蒲10g，芦根20g，蒲公英30g，川楝子9g，茯苓30g，白芍15g，甘草6g，延胡索10g，台乌药15g，素馨花10g。水煎服，每日1剂，连续服用7剂。

2009年7月14日再次就诊：服药后患者主要症状基本消失，精神状态好转，偶尔有痰咳，偶有大便带黏液，舌质略暗红，舌苔稍黄，脉略弦。方剂如下：川黄连9g，川厚朴10g，石菖蒲10g，芦根20g，蒲公英20g，茯苓30g，白芍15g，甘草6g，延胡索10g，素馨花10g，陈皮6g，神曲9g。水煎服，每日1剂，连续服用7剂。

按语：本病多因外感邪气和内伤饮食情志不当所致，患者气机郁滞，胃失所养。《素问·痹论》中说："饮食自倍，肠胃乃伤。"本案辨治需注意以下三点：一是患者饮食不慎和工作劳累，损伤脾胃，食物积聚无法消化，长期累积导致湿热产生，刺激胃络而出现胃脘痛；二是以标实为主；三是脾胃同病，因此治疗需要急则治其标。选用清胃饮加减治疗。清胃饮方中川黄连可清利湿热；吴茱萸具有辛热疏利下气的作用；川厚朴、石菖蒲、法半夏可以燥湿；芦根、蒲公英可以清热解中焦热；川楝子可清热行气止痛；竹茹可清热化浊并止呕；延胡索可行气止痛；茯苓能健脾渗湿；白芍能缓解疼痛；甘草起到调和诸药的作用。诸药配伍，可以清除湿热，药物发挥效果，从而治愈疾病。

（二）胃脘痛病案2

李某，男，45岁，初诊时间为2009年6月4日。

患者主诉3年前因饮酒等原因导致胃脘部出现刺痛，尤其在饥饿时症状明显，并伴有反酸、呃逆，大便干结，食欲不振，没有恶心或呕吐、黑便等症状。在当地医院进行了胃镜检查，结果显示患者患有"慢性非萎缩性胃炎"。经过服用泮托拉唑钠、乳果糖、田七胃痛胶囊等药物治疗后，患者症状有所改善。然而，此后患者胃脘疼痛经常复发。14天前，患者症状再次加重，伴有口干口苦，恶心欲吐。现在患者前来寻求中医治疗。就诊时，患者胃脘部刺痛，伴有反酸、呃逆，时常恶心欲吐，口干口苦，没有食欲，睡眠质量较差，大便干结且难解，每 2～3 天才能解一次。患者舌质暗红，舌苔薄黄而干，脉细数。西医诊断：慢性非萎缩性胃炎并有糜烂；中医诊断：胃脘痛，属于胃阴虚夹瘀热证型，治疗宜以养阴清热、理气化瘀、止痛为主。拟方为养胃饮加减。具体处方如下：太子参 25 g，石斛 20 g，玉竹 15 g，延胡索 15 g，葛根 20 g，蒲公英 25 g，芦根 20 g，川楝子 9 g，郁金 15 g，合欢皮 15 g，台乌药 10 g，素馨花 9 g，丹参 12 g，甘草 6 g。将以上中药用水煎煮后服用，每天 1 剂，连续服用 8 剂。

2009 年 6 月 12 日二诊：患者胃脘刺痛稍有减轻，但仍感到不适，没有恶心欲吐，呃逆反酸的症状明显减少。然而，口干口苦的感觉仍在，并且没有食欲，大便稍微变软，每隔一天才能排便一次。患者舌质暗红，舌苔薄黄，脉细数。继续保持上次的治疗方案并进行加减。具体处方如下：太子参 20 g，石斛 20 g，玉竹 15 g，芦根 20 g，蒲公英 15 g，延胡索 12 g，丹参 9 g，甘草 6 g，郁金 15 g，合欢皮 20 g，素馨花 9 g，葛根 20 g，莱菔子 20 g，天花粉 15 g。将以上中药用水煎煮后服用，每天 1 剂，连续服用 7 剂。

2009 年 6 月 19 日三诊：经过问诊、望诊和切诊，患者仍然感到胃脘不适，已经没有呃逆的症状，偶尔会有反酸感，口干苦的状况有所减轻，大便通畅，每天一次，没有明显的心烦情绪，舌质暗红，舌苔薄黄微润，脉细略数。根据上述情况，调整处方如下：太子参 20 g，石斛 20 g，玉竹 15 g，芦根 20 g，蒲公英 20 g，郁金 15 g，山栀子 9 g，台乌药 15 g，合欢皮 10 g，夜交藤 10 g，茯神 30 g，甘草 6 g。将中药煎煮后服用，每天 1 剂，连续服用 7 剂。

2009 年 6 月 28 日四诊：经过问诊、望诊和切诊，患者胃脘基本上没有不适感觉，大便每天一次，质地软，食欲良好，舌质暗红，舌苔薄黄，脉细。调整处方如下：太子参 20 g，石斛 20 g，玉竹 15 g，芦根 20 g，蒲公英 20 g，郁金 15 g，山栀子 9 g，合欢皮 20 g，夜交藤 10 g，茯神 30 g，甘草 6 g，龙齿 30 g（先煎）。将中药煎煮后服用，每天1剂，连续服用7剂。

按语：对于本病例的辨治要注意以下三点：第一，患者饮食不节，损伤脾胃，导致胃失和降，从而引发胃脘痛；第二，胃液减少，体内津液不足，血流不畅；第三，患者属于本虚标实的情况，因此治疗上应综合考虑标本同治，以养阴为主，清热理气和化瘀止痛为辅。方案采用养胃饮进行治疗，其中太子参可以益气生津；玉竹和石斛可以养胃阴；芦根可以清热止呕，同时也有生津的作用；蒲公英可以清热解毒；川楝子可以疏肝行气止痛；延胡索可以疏利气机止痛；郁金可以活血行气止痛；台乌药和素馨花可以理气止痛；葛根可以生津止渴；合欢皮可以安神解郁活血；丹参可以活血化瘀止痛；甘草则可以调和诸药。在服药一段时间后，患者症状得以缓解。

（三）腹痛病案1

陈某，女，38岁，2008年8月20日首诊。

据陈某自述，两年前由于工作劳累等原因，患者出现了脐周隐痛和大便溏烂的症状，并且次数逐渐增多，上述症状遇寒加重，但没有黏液脓血便。患者喜欢喝热饮，没有消瘦或胃脘疼痛等症状。患者之前曾在广西多家医院接受治疗，被诊断为"慢性肠炎"，并服用了各种西药和健脾中药（详细信息不详）。症状略有改善，但停药后症状复发。最近两个月，患者感觉症状加重，下腹持续隐痛，在温暖环境下稍有缓解，每天大便2～3次，便质仍然溏烂，没有黏液脓血，有时感到胃脘胀闷，没有明显的呃逆或反酸，食欲不振，怕冷。面色晦暗，表情稍显忧郁，精神状态也不好。舌质暗淡，边缘有齿痕，舌苔薄白，脉细弱。西医诊断为慢性肠炎，中医诊断为腹痛，辨证为脾胃虚寒夹湿型，治疗方法为温中健脾祛湿。处方为胃肠合剂加减：党参30 g，茯苓20 g，陈皮6 g，白术15 g，法半夏10 g，广木香6 g（后下），砂仁6 g（打碎后下），葛根15 g，川黄连5 g（打碎后下），神曲9 g，玫瑰花6 g，石榴皮15 g，甘草6 g。每日煎服1剂，连续服用8剂。

2008 年 9 月 1 日二诊：服药后患者精神状态好转，腹痛次数减少，但大便仍然溏烂，每天 1～2 次，舌质暗淡，边缘有齿痕，舌苔薄白，脉沉细。继续服用上述方剂，并调整剂量：党参 20 g，茯苓 20 g，陈皮 6 g，白术 10 g，法半夏 10 g，广木香 9 g（后下），砂仁（打碎后下）6 g，葛根 15 g，川黄连 5 g（打碎后下），神曲 9 g，玫瑰花 6 g，石榴皮 10 g，甘草 6 g，素馨花 6 g。每日煎服 1 剂，连续服用 7 剂。

2008 年 9 月 8 日三诊：患者面色有泽，表情如常，精神状态良好，腹痛发作减少，但大便仍然溏烂，每天 1～2 次，舌质稍淡，边缘有齿痕，舌苔薄白，脉沉细。继续服用上述方剂，并调整剂量：党参 20 g，茯苓 20 g，陈皮 6 g，白术 10 g，法半夏 10 g，广木香 9 g（后下），砂仁（打碎后下）6 g，葛根 15 g，川黄连 5 g（打碎后下），神曲 9 g，玫瑰花 6 g，石榴皮 10 g，甘草 6 g，山药 20 g，薏苡仁 25 g。每日煎服 1 剂，连续服用 14 剂。

2008 年 9 月 22 日四诊：患者面色有泽，表情如常，精神状态良好，腹痛基本消失，大便基本正常，每天 1～2 次，舌质淡，齿痕稍显，舌苔薄白，脉沉细。继续服用上述方剂，并调整剂量：党参 20 g，茯苓 20 g，陈皮 6 g，白术 10 g，广木香 9 g（后下），砂仁（打碎后下）6 g，神曲 9 g，甘草 6 g，山药 20 g，薏苡仁 25 g。每日煎服 1 剂，连续服用 14 剂。

嘱咐患者避免食用生冷和油腻的食物，继续按照上述方剂治疗数月，患者腹痛消失，大便恢复正常，食欲正常，体重增加，身体康复。

按语：慢性肠炎是一种常见疾病，其特征是肠黏膜充血、水肿和渗出的改变。临床表现为长期慢性或反复发作的腹痛、腹泻和消化不良等症状。《脾胃论》云："形体劳役则脾病。"本证因劳倦内伤，损伤脾胃，逐渐损伤脾阳，导致气血亏虚，运行无力，脏腑失去温养功能。本案辨治有三个要点需要注意：一是患者因为劳累过度，损伤了元气和脾胃功能，导致气血和阳气亏虚，脏腑功能偏于寒冷；二是脾胃虚弱，中阳不健，运化无力，湿气进入大肠，长期积聚转化为湿热；三是元气不足，正气虚弱，体表失去固摄之力。因此，治疗上应该标本同治，采用温中健脾、祛湿的治疗方法。拟定的方剂是胃肠合剂，在原方基础上进行加减。方剂中的香砂六君子汤能够益气行气，温中化湿；葛根和川黄连能够清大肠湿热；玫瑰花能够解郁行气和止痛；石榴皮具有收敛止泻的功效；神曲可以健脾和中止泻。整个方剂共同发挥温中健脾、祛湿的功效。在清除湿热后，以香砂六君子汤原方进行调治，可以除去疼痛，故患者得以康复。

（四）腹痛病案 2

沈某，男，30 岁，于 2009 年 9 月 30 日初诊。

患者诉 2 个月前因腹痛在广西某医院被诊断为"慢性乙型肝炎并腹膜炎"，检查结果显示"HBV-DNA 及肝功能正常"。经住院治疗后，患者腹痛仍然存在，并伴有腹腔积液。因此，患者寻求中医治疗。患者症状表现为腹部隐痛，食欲一般，小便稍黄但尿量基本正常，大便稀软，每日解 2～3 次，无腹胀、发热、呕吐、黑便。舌质红，边缘有齿印，舌苔黄厚腻，脉细弦滑。西医诊断为慢性乙型肝炎、肝硬化和自发性腹膜炎，中医诊断为腹痛，属于肝胃湿热型。治宜补气活血，祛湿解毒，行气止痛。方案为芪蒲饮加减，处方如下：黄芪 30 g，蒲公英 20 g，太子参 30 g，白芍 20 g，贯众 12 g，苦参 10 g，丹参 20 g，赤芍 10 g，白花蛇舌草 20 g，素馨花 6 g，合欢花 6 g，神曲 10 g，甘草 6 g。制成水煎剂，每日 1 剂，连续服用 7 剂。

2009 年 10 月 6 日二诊：患者面色晦暗，腹软，腹部膨隆稍减，腹痛减轻，感觉腹中有气体，嗳气，大便稀软，每日 1 次。舌质红，舌苔稍黄，脉略弦。原方进行适当加减，处方如下：黄芪 20 g，太子参 20 g，白芍 20 g，蒲公英 30 g，贯众 12 g，苦参 10 g，丹参 20 g，赤芍 20 g，白花蛇舌草 20 g，素馨花 6 g，合欢花 6 g，神曲 10 g，鳖甲 20 g（先煎），莪术 12 g，甘草 6 g。制成水煎剂，每日 1 剂，连续服用 7 剂。

2009 年 10 月 13 日三诊：患者精神状态好转，服药后腹痛消失，大便正常，晚上胸口有灼热感。舌质红，舌苔稍黄，脉略弦。处方如下：巴戟天 10 g，肉苁蓉 10 g，丹参 20 g，蒲公英 25 g，赤芍 20 g，白芍 20 g，山楂 10 g，鳖甲 20 g（先煎），莪术 10 g，苦参 12 g，神曲 10 g。制成水煎剂，每日 1 剂，连续服用 7 剂。

2009 年 10 月 23 日四诊：患者服药后精神状态良好，没有腹胀感，自觉症状有明显改善。近日患者食欲不佳，容易疲劳，大便稀软，每日 1 次，四肢末梢感觉冰凉。舌质暗红，中根部舌苔稍黄厚，脉细弦。处方如下：巴戟天 10 g，丹参 20 g，蒲公英 25 g，肉苁蓉 10 g，赤芍 20 g，白芍 20 g，山楂 10 g，鳖甲 20 g（先煎），莪术 10 g，苦参 12 g，神曲 10 g，炒白扁豆 25 g，薏苡仁 25 g，山楂 10 g，鸡内金 15 g。制成水煎剂，每日 1 剂，连续服用 7 剂。

按语：《杂病源流犀烛·少腹病源流》云："湿热腹痛，按之愈甚……宜利小便，兼升提。"本案应注意以下几点：一是患者受湿热和疫毒之邪的影响，导致气机阻塞，腑气不通，最终表现为腹痛；二是肝胃同病已有一段时间，正气受损；三是症状属实证，因此治疗上应迅速治疗标证，采取补气活血、祛湿解毒、行气止痛的治法。拟方为芪蒲饮，其中黄芪和太子参用于补气，丹参和赤芍用于活血，蒲公英、贯众、苦参和白花蛇舌草用于祛湿清热和解毒，素馨花和合欢花用于疏肝缓急，神曲有健脾消食的作用，白芍和甘草组成的芍药甘草汤可以缓急止痛，甘草还可调和诸物。诸药共用，可以使药物发挥最佳效果。

（五）鼓胀病案

罗某，男，55 岁，于 1984 年 5 月 11 日就诊。该患者在某医院被诊断为"肝硬化腹水"，曾多次住院治疗，每次治疗后情况有所改善才出院。本次就诊发现患者腹部膨胀，胸脘感到痞闷，食欲较差，进食后症状加重，感到疲乏无力，面色苍黄，小便困难且尿量少，小便呈黄色，双下肢出现浮肿，按压后能形成凹陷，舌苔呈暗红色，苔上有黄色厚腻物，脉弦滑。综合分析脉象和症状，西医诊断为肝硬化腹水，中医诊断为鼓胀，证型属于肝脾两虚型，兼有气滞血瘀和水湿内停。治疗宜调理肝脏和脾胃，同时攻补并用。拟方芪莪饮加减，处方如下：黄芪 30 g，莪术 10 g，茯苓皮 25 g，大腹皮 20 g，牵牛子 10 g，泽兰 15 g，郁金 15 g，鸡血藤 30 g，车前子 15 g（包煎），猪苓 20 g，赤芍 20 g，白芍 15 g，丝瓜络 10 g，牛膝 15 g。每日使用 1 剂，连续服用 7 剂。

1984 年 5 月 19 日二诊：患者服药 1 周后小便通畅，尿量增多，腹胀逐渐减轻，食量增加，舌苔退薄，脉沉缓。考虑病久必瘀，故加入龟甲 30 g（先煎），鳖甲 30 g（先煎），鸡内金 20 g。每日水煎 1 剂，连服 7 剂。

1984 年 5 月 26 日三诊：患者服药后已明显见效，腹胀已消，此乃阴邪浊水已除，应培根固本，应以健脾益气、养血柔肝、软坚消积为治则。方选陈夏六君子汤加减：党参 30 g，白术 15 g，茯苓 25 g，白芍 15 g，赤芍 15 g，陈皮 9 g，鸡内金 10 g，鳖甲 20 g（先煎），煅牡蛎 30 g（先煎），丹参 15 g，合欢皮 9 g。此后调治 3 个月，患者日渐康复。

按语：本患者辨为"鼓胀"，因病情迁延日久，属虚实夹杂，本虚标实，故当补消结合。本案曾每次利尿腹腔积液消退而复发如故，亦可能纯攻水，忽略固本，凡攻逐利水必伤正气。故此类患者应选用攻补兼施。拟方芪莪饮加减治疗，方中黄芪、鸡血藤、赤芍、白芍、莪术等益气补血，活血祛瘀；牵牛子配泽兰、猪苓、车前子以攻逐水邪；鸡内金、茯苓皮健脾消水；郁金、槟榔理气行气解郁；丝瓜络行血通脉，通行经络。全方寓补于攻，攻补兼施，治疗后期，患者虽无腹腔积液，但其正气已伤，以健脾胃调治，使其肝血得养，脏腑得养而康复。

六、论文著作

（一）论文

[1] 徐富业. 闭经. 广西中医药，1980（1）：41.

［2］徐富业.癃闭（尿潴留）.广西中医药，1982（1）：38.

［3］徐富业.中草药治疗毒蛇咬伤22例小结.广西中医药，1982（3）：26-27.

［4］徐富业.金蒲饮治疗热淋的体会.广西中医药，1982（4）：33-34.

［5］徐富业.墨旱莲治疗血红蛋白尿.广西中医药，1989（6）：5.

［6］方显明，程世和，卢玲，等.复方白背叶治疗急性胃、十二指肠出血的临床报道.中国医药学报，1991（4）：32-34.

［7］徐富业.临床带教工作的做法和体会.高等中医教育研究，1992（1）：53-55.

［8］徐富业，王荣球，文志成，等.影响临床带教质量的因素与对策.高等中医教育研究，1992（1）：96.

［9］文志成，徐富业.花粉丹参汤治疗非胰岛素依赖型糖尿病20例.广西中医药，1992（2）：11.

［10］徐富业.金蒲饮.广西中医药，1992（2）：28.

［11］徐富业.动静并治老年病思路管见.中医临床与保健，1992（3）：53-54.

［12］徐富业，贺若芳."治未病"预防医学思想探讨.中医函授通讯，1992（6）：8-9.

［13］徐富业.墨旱莲治愈药物引起的溶血11例报告.中成药，1993（6）：45.

［14］文志成，徐富业.中药治疗胆汁反流性胃炎34例.广西中医药，1995（2）：9，3.

［15］李世红，万辅彬，唐甲璋，等.婴啼频谱分析与初步研究.广西民族学院学报（自然科学版），1995（2）：57-62.

［16］闭翠彬，徐富业.治咳心得撷拾.广西中医药，1996（1）：27-28.

［17］徐富业.中西医结合优势与发展思路.广西中医学院学报，1996（1）：53.

［18］庞学丰.徐富业教授临床经验掇萃.广西中医药，2004（1）：22-24.

［19］徐富业.动静并治法治久泻.广西中医药，2004（2）：43.

［20］庞学丰．徐富业教授治疗慢性泄泻经验．湖北中医杂志，2004（7）：16-17.

［21］庞学丰．徐富业教授倡导动静并治法临证应用评析．中医药学刊，2004（8）：1391-1392.

［22］庞学丰，罗国赞，徐富业."金蒲饮"治疗湿热型尿路感染60例疗效观察．广西中医学院学报，2005（1）：7-8.

［23］黄彬．徐富业教授治疗肝硬化腹水经验撷要．四川中医，2005（8）：3-4.

［24］黄彬．徐富业教授应用石膏治疗外感高热经验撷要．中国中医急症，2005（9）：868.

［25］黄彬，李益忠，刘旭东，等．芪莪饮治疗肝硬化腹水33例．浙江中医杂志，2006（5）：303.

［26］庞学丰，高立珍，任志宏，等．消白复肾汤结合西药治疗慢性肾小球肾炎46例．广西中医药，2007（3）：14-16.

［27］庞学丰．徐富业教授治疗久咳经验．湖南中医杂志，2008（2）：47-48.

［28］庞学丰，巩志富，任志宏，等．降糖康肾汤结合西药治疗糖尿病肾病疗效观察．广西中医药，2008（2）：10-13.

［29］庞学丰，刘欢，罗淑娟，等．徐富业应用动静并治法辨治脾胃病经验总结．广西中医药，2010，33（1）：44-45.

［30］庞学丰，罗淑娟，刘欢，等．徐富业应用动静并治法治疗慢性乙型病毒性肝炎的经验．辽宁中医杂志，2010，37（9）：1651-1652.

［31］庞学丰，刘欢，罗淑娟，等．徐富业应用动静并治法辨治慢性胃炎经验．辽宁中医药大学学报，2012，14（8）：17-18.

［32］庞学丰，王乾，黄彬，等．徐富业教授运用动静并治法辨治慢性肾炎经验．时珍国医国药，2014，25（7）：1717-1718.

［33］庞学丰，黄政治，李玉玲，等．动静并治法治疗骨质疏松症理论研究．风湿病与关节炎，2018，7（4）：57-59.

（二）著作

［1］《中医学教材》，编委，南宁：广西右江出版社，1983.

［2］《肝病论治学》，编委，北京：人民卫生出版社，1988.

［3］《南方医话》，编委，北京：北京科学技术出版社，1991.

［4］《国家级名医秘验方》，编委，长春：吉林科学技术出版社，2011.

［5］《桂派名老中医·传记卷：徐富业》，主编，北京：中国中医药出版社，2012.

［6］《桂派名老中医·学术卷：徐富业》，主编，北京：中国中医药出版社，2021.

七、整理者

庞学丰，主任医师，二级教授，全国优秀中医临床人才，广西名中医，徐富业教授的学术经验继承人。中华中医药学会风湿病分会常委，中国中西医结合学会风湿类疾病专业委员会和基础理论专业委员会常委，中国民族医药学会风湿病分会副会长，广西免疫学会理事，广西中西医结合学会风湿病分会主任委员。主持国家自然科学基金课题、科技部"十一五"科技支撑计划项目、国家中医药管理局项目及广西自然科学基金等课题近 20 项。获广西医药卫生适宜技术推广奖、中国中西医结合学会科技进步奖和中国民族医药学会科学技术奖。发表论文 100 多篇，参编教材和著作十余部。国家中医药管理局"全国老中医药专家学术经验继承工作优秀继承人"，获得"全国首届中医药传承高徒奖"。擅长中西医结合诊治脾胃病、风湿病、肾脏病、肺系疾病，以及肝胆病等疾病。

梁申

一、名家简介

梁申（1907—1992），1907 年 11 月出生于广西玉林市兴业县石南镇，生前为广西中医学院（2012 年更名为广西中医药大学）教授，首批全国继承老中医药专家学术经验指导老师，桂派中医大师，广西著名的草药大王。梁申教授毕生致力于中医药事业，1992 年 3 月 13 日因病医治无效，不幸去世，享年85 岁。

二、医事传略

梁申教授 16 岁开始随当地的名老中医学习医药，在此期间，他认真研读各家名著，特别是对《黄帝内经》《伤寒论》等经典著作的学习尤为专精，对本草学深爱有加。学医期间，他虚心好学，曾遍访良师，寻求深造之门。1933 年 9 月考入广西玉林市兴业县石南镇公立医学研究社，在老师的悉心指导下，他勤勉博览，刻苦钻研，打下了深厚的中医药理论基础，并进一步掌握了中医辨证施治的规律。因其刻苦勤奋，在校期间学习成绩一直名列前茅。1935年7月在公立医学研究社毕业后，梁申教授开始在家乡悬壶济世，其间治愈患者无数，得到百姓普遍赞誉和尊重。1937年7月至1941年12月任长荣乡医务所所长。1942年1月至1945年8月担任那马县立中学校医。1945年10月申请考核，获得中医师资格证。1946年1月至1950年3月先后在石南镇同聚药房、同裕药房、万福堂药房担任坐堂医师。1950年4月至1953年3月开设梁申私人诊所，并同时开设回春堂药房，担任主治医师。因其医术高明，为人诚实仁慈，求诊者纷至沓来，应接不暇。忧戚而至、开颜而去者不可胜数，深受患者拥戴。开诊3年后，于1953年4月至1956年8月前往石南镇联合诊所担任主治医师及卫生协会主任等职。1956年9月奉广西壮族自治区卫生厅（现名为"广西壮族自治区卫生健康委员会"）调令调至广西中医学院任教。

自1956年调到广西中医学院后，梁申教授一直在该校担任教学工作，长达36年之久，曾担任广西中医学院方药学教研室主任、中药学教研室主任等职务。1978年8月被评为广西中医学院副教授，1988年6月被评为广西中医学院教授。1990年经人事部、卫生部、国家中医药管理局遴选成为首批全国继承老中医药专家学术经验指导老师。八桂名医、广西中医学院卢恩培副教授（已故，生前为广西中医学院药学院中药学教研室教师）为梁申教授唯一学术继承人。2012年4月，梁申教授被广西卫生厅、广西人力资源和社会保障厅追授为"桂派中医大师"。

三、学术思想

梁申教授从事中医药事业近60年，学术造诣深厚，他的学术思想可以总结为以下多个方面。

（一）推崇经典，兼通百家

梁申教授自学医以来，广泛阅读经典著作，涉猎多家之论。他先后研读了《黄帝内经》《伤寒论》《金匮要略》《神农本草经》《本草纲目》《雷公炮炙论》《陈修园医书七十二种》《医方集解》《外科十三方考》等优秀的医药名著，并从中汲取精华，撰写了大量的读书笔记。在众多医药典籍中，他尤其推崇张仲景的《伤寒论》。梁申教授认为，《伤寒论》辨证入微，法度严谨，用药精准，是学医者不可或缺的重要著作。该书确立的辨证论治原则，不仅是中医临床的基本原则，也是临床诊疗的思维方法和过程。

梁申教授精通《伤寒论》的辨证大法，在临床实践中应用得心应手，并取得了显著的疗效。例如，对于一位支气管哮喘的患者，其症状表现为恶寒发热，不欲饮，无汗，胸闷，咳喘，痰白有泡沫，舌苔白滑，脉濡。梁申教授根据《伤寒论》第41条原文："伤寒，心下有水气，咳而微喘，发热不渴……小青龙汤主之。"明确了这是一种外寒内饮的证候，治疗方法是使用小青龙汤，患者连续服用6剂后痊愈。又如对于一位便秘的患者，其症状为大便秘结如羊矢近十日，腹部胀满不适，下午时常出现低热，小便黄，舌红，舌苔黄干，脉数有力。梁申教授依据《伤寒论》第209条原文："阳明病，潮热，大便微硬者，可与大承气汤。"明确了这是一种阳明腑实的证候，治疗方法是使用大承气汤加菊花，一剂即治愈。

梁申教授在广泛阅读经典著作的基础上，不仅擅长运用经方治疗疾病，也善于吸收其他流派的学说，对时方也应用自如。例如，他非常擅长使用宋代陈无择的《三因极一病证方论》中的温胆汤来治疗各种胃肠、肝胆湿热病证。对于那些以血热为基础的各种皮肤病患者，他常常采用唐代王焘《外台秘要》中的解毒地黄汤（犀角地黄汤）进行加减治疗。对于小儿风热犯肺导致的咳嗽，他经常使用清代吴鞠通《温病条辨》中的桑菊饮进行个体化治疗。这些治疗方法都取得了良好的效果。

（二）喜用"汗法""泄法"，药到病除

梁申教授在近 60 年的临床实践中，非常重视"汗法"的应用。首先，梁申教授在治疗外感病初期时，如果出现了表证，比如感冒、急性支气管炎、支气管哮喘等合并表证时，他会顺应病情发展的趋势，因势利导，采用"汗法"来通畅皮肤毛孔，透过汗液排出邪气，以缩短治疗时间，使患者尽早康复，取得事半功倍的效果。其次，梁申教授认为，"汗法"不仅适用于表证，还可广泛应用于内伤杂病和慢性病，比如失眠、痹证、血证、中风、带下病、痛经、皮肤病等。这体现了中医学"异病同治"的理念。梁申教授认为，"汗法"之所以能够治疗内伤杂病，是因为它能够畅通气机，调理三焦，使营卫调和，肌肤畅通，玄府运行正常，通过出汗将内部郁积的邪气排出。例如，有一位 28 岁的男性患者，发热恶寒已有 7 天，头重痛，全身骨节酸痛，乏力，胸闷不适，口干而不欲饮，大便稀溏，小便黄，舌苔黄腻，脉濡略数。其他医院诊断为"流行性感冒"，给予针灸和药物治疗，但疗效不显著。梁申教授认为，这是因为体内积蕴了湿气而未能消化，同时又感染了外邪所致。治疗应以解表清热、行气化湿为主，方药：三姐妹 15 g，山芝麻、荆芥、防风各 10 g，水煎服。经过 3 剂药物治疗后，患者的症状得到缓解。再举一个例子：一个 7 岁的男孩，发热已有 5 天，就诊时体温达到 39℃，伴有咳嗽和便秘。梁申教授的诊断为外感发热，因为风热侵袭患者肺脏，造成肺失肃降，腑气不通，治疗方法是发散风热，清肺止咳，方药：桑叶、菊花、杏仁各 5 g，三姐妹、山芝麻、毛冬青、白点秤各 10 g，重楼、芦根各 6 g，水煎服。经过 2 剂药物治疗后，患者病情明显好转。

梁申教授在临床中也非常注重"泄法"的运用，包括"清泄法""降泄法""通泄法"等方法常被他所采用。如复方香鱼合剂是梁申教授治疗外感发热的经验方剂。其中三姐妹和鱼腥草的联合应用，能够清除邪热之毒，促使邪气向下排出，从而达到退热的目的。此外，梁申教授经常使用温胆汤来治疗湿热积聚在中焦的情况，比如胃脘疼痛、恶心欲呕等症状，方中半夏、竹茹都是能够降泄胃气的药物。另外，

对于因湿热积聚在下焦而导致的泌尿系结石或前列腺肥大等疾病，梁申教授在清热祛湿的基础上，加入通腑泄热的大黄，使下焦湿热邪气有出路。对于脑损伤后遗症，梁申教授在选择活血化瘀方剂的基础上，也喜欢使用大黄，其既能够活血化瘀，又能够攻下导滞，使瘀血畅通下行，取得了良好的效果。这些都是"通泄法"的应用范例。

（三）辨证辨病结合，衷中参西

梁申教授认为，中医以辨证论治为精髓，但辨病也是其中一个重要组成部分，不可忽视。在临床实践中，我们应将辨证和辨病相结合。当出现"同病异证"或"异病同证"的情况时，我们需采用相应的治疗方法，即"同病异治"和"异病同治"的原则。梁申教授还认为，辨证与辨病的结合不应局限于中医范围，还应结合西医学的辨病治疗方法。借助于西医的化验和影像学检查等现代技术，可以发挥各自的优势，从而实现见微知著、准确诊断和及早治疗，避免延误病情。这种结合对于早期诊断隐匿性疾病、确定正确的治疗方法，以及判断疾病预后等都有很大帮助。以恶性肿瘤治疗为例，梁申教授常常在传统中医诊疗方法的基础上，借助现代科学先进的诊疗技术，明确疾病诊断，防止误诊和误治，避免错过根治的机会。此外，这种结合还可以解决一些疾病无法辨证的问题。在临床上，也存在很多没有明显自觉症状，饮食起居和睡眠等方面都正常的患者，但通过医疗仪器检查或生化病理检查却可以发现异常。例如，治疗糖尿病时，常见到无多尿、多饮、多食和消瘦等典型症状的患者。这类患者通常在常规体检中发现血糖升高，按照传统中医的辨证论治方法，患者没有明显症状，中医难以进行辨证施治。但借助现代科技手段，结合西医的辨病方法，并进行及时治疗，便可预防病情恶化和并发症的发生。

（四）主张"湿热论"，湿热为众病之长，清热祛湿乃治病之首要方法

梁申教授长期生活和工作在桂东南地区，该地区气候潮湿而温暖，湿热病证非

常常见。正如一方水土养一方草木，这里的中草药大多具有清热祛湿的功效。作为八桂大地上成长起来的名医和草药专家，梁申教授对于湿热病证的诊治和清热祛湿药物的应用非常熟悉。他经常使用黄连温胆汤这一方剂来治疗多种消化系统疾病，以及由痰热扰心引起的心烦、失眠等身心疾病。此外，梁申教授还擅长使用广西主产的清热祛湿药物治疗多种疾病。如急性胃炎、慢性胃炎（包括浅表性胃炎和萎缩性胃炎等）、急性肠炎和急性痢疾等，梁申教授认为这些疾病多与湿热内蕴有关，而清热祛湿是治疗的首要方法。他常常使用自制的"胃炎粉"和"肠炎粉"来治疗这些疾病，这些散剂由广西主产的中草药（如救必应、古羊藤和葛根等）组成，经临床验证，疗效显著。此外，对于普通感冒、流行性感冒和慢性病毒性乙型肝炎等属于湿热证型的疾病，梁申教授常以自拟的"三姐妹汤"加减治疗，每每药到病除。

（五）熟悉广西本土药材，熟练运用广西主产中草药

广西是中草药资源丰富的地方，梁申教授被尊称为"广西草药大王"。他认为草药和中药在医疗价值、功效等方面并无明显区别，应予以同等重视；同时，草药采集简易、应用方便，是开发新药、扩大药源的重要途径。即便已经年过古稀，他仍经常带领年轻教师和学生外出采集草药、识别草药。梁申教授凭借数十年来的临床经验，善于运用广西主产中草药来治疗疾病。例如，他使用毛冬青、岗梅根治疗咽喉肿痛，鱼腥草、重楼治疗肺热咳嗽，金耳环治疗疮痈肿毒、哮喘、扁桃体炎，水半夏治疗疮痈肿毒、无名肿毒、外伤感染；狗仔花、毛果算盘子治疗皮炎、麻疹，土甘草治疗热痹，桃树寄生治疗胃痛，横经席、红接骨治疗腰肌劳损、骨质增生，白饭树治疗湿热带下，老虎耳治疗中耳炎，白龙船治疗类风湿关节炎，露兜簕治疗泌尿系感染、水肿，楤木根治疗前列腺炎、前列腺肥大，苦荬菜、九里香治疗乳痈，铁包金治疗脑损伤后遗症等。这些草药疗效可靠，在临床应用中表现出了很高的实用价值。梁申教授对于三姐妹这味草药的临床应用经验尤为丰富，在多年的临床实

践中，常常以此为主要药物进行组方，治疗流行性腮腺炎、流行性感冒、上呼吸道感染、传染性肝炎、急性胃肠炎等疾病，取得了良好的治疗效果。后来，广西中医学院的科研人员在梁申教授运用三姐妹的临床经验基础上，开展了复方三姐妹片的实验与临床研究，取得了令人满意的科研成果，为复方三姐妹片的新药开发提供了依据，并成功开发出护肝金药片（复方三姐妹片），在临床中广泛应用。

（六）博采众长，喜用民间单方验方，疗效灵验

梁申教授具备深厚的中医药理论知识和宝贵的临床经验。他坚信民间单方验方是中医药宝库中不可或缺的一部分，对保障人民健康起着重要的作用。民间单方验方的收集、整理和应用是挖掘中医学、推动中医学术发展的重要内容。为造福人民，推动中医药临床全面发展，我们必须及时进行抢救性的收集、整理和保护利用。梁申教授常说："凡是为人民健康作出贡献的后学者，我都崇拜他。"因此，在近 60 年的医疗工作中，他经常外出拜访民间医生，并虚心向他们请教。他广泛吸纳各方经验，注重实用性，收集、整理了 100 余首单方验方，并在临床实践中多次取得了显著的疗效。例如，治疗急性化脓性乳腺炎，梁申教授采用了民间的放血疗法。在患乳的背部找到肺俞穴，并用消毒后的三棱针或缝衣针将皮肤挑破，挤出 1～2 滴血，然后进行消毒。经过治疗，患者的疼痛明显减轻。同时，结合内服和外用的中草药，如千里光、蒲公英等清热解毒、凉血消痈的药物，疗效非常显著。梁申教授与他的学术继承人卢恩培副教授先后治疗了近 20 例急性化脓性乳腺炎患者，取得了显著的效果。在治疗睑腺炎方面，梁申教授运用了民间经验，即右眼灸左手，左眼灸右手，取得了奇特的疗效。

（七）用药精良，少轻力专

梁申教授在长期的临床实践中，常常践行神农尝百草的精神，亲自采集、煎煮中药，并通过亲身体验，对药物的性能和功效有着独特的认识。因此，他的处方用

药通常都比较简单，多为小方或单方，但却能取得出色的疗效。在他自创的十余种散药中，每种中药的数量都控制在 5 味以内，虽然用药较少，但疗效却十分显著。例如，梁申教授治疗一例幽门管溃疡合并浅表性胃炎的患者（已经通过胃镜确诊），患者临床症状包括胃脘部胀痛，进食加重，嗳气，口干欲饮，不知饥饿，大便稀软，口苦，舌红，舌苔薄黄，脉数。梁申教授认为这是胃热火郁所致，因此他采用了自制的胃炎粉 2 g 和象皮粉 1 g，用温开水冲服，每日 2 次。经过 6 剂的治疗后，患者的胃脘疼痛明显减轻，饥饿感恢复正常，舌苔变为薄白色，脉略数。因为药物已经对症，疗效令人满意，所以继续使用该方剂 10 剂，患者症状完全消失。另外，对于婴儿吐乳的治疗，梁申教授常常使用紫苏叶泡水灌服的方法，并取得了良好的效果。在治疗流感和急性肠胃炎方面，梁申教授常常使用广西主产的中草药三姐妹和山芝麻等药配伍治疗，取得了良好的效果。

（八）制药巧匠，自创多种药散，疗效独特

梁申教授是一位早年从学药开始习医的专家，他长期从事药物的采收、辨认、加工、炮制等工作，具备采集、认知、制作和应用药物的综合能力。因此，他对中药的药性非常熟悉，不仅善于运用古方和成方进行治疗，还自己研发配方，并制作药物用于临床。梁申教授认为散剂具有许多优点，比如节省药材、制作简便、吸收快、方便携带、价格实惠等。基于这些考虑，他自创了多种药散，包括"肠炎粉""溃疡散""疖疮散""疗疮散""血疮散""湿疹散""拔毒散""口腔溃疡散""丑黄散""代胰素"等。这些方剂是梁申教授近 60 年临床经验的结晶，在治疗急慢性肠炎、胃十二指肠球部溃疡、疮痈肿毒、无名肿毒、皮肤湿疹、丹毒、口腔溃疡、糖尿病等病症上都取得了良好的效果。另外，有学者根据梁申教授治疗胃脘痛的经验方，制成了胃康胶囊（主要成分包括海螵蛸、珍珠层粉、象皮、浙贝母、白及、鸡内金、黄连、甘草、乌药等），并在 68 例消化性溃疡患者中进行了治疗，其中气滞型 30 例，虚寒型 22 例，血瘀型 9 例，郁热型 7 例。结果显示，61 例痊愈，

3 例显效，1 例有效，3 例无效，有效率达到 95.6%；与雷尼替丁对照组相比，有显著性差异（$P < 0.05$）。令人遗憾的是，梁申教授的后代没有继承他的医术，而且自从梁申教授去世后，他的家人也离开了南宁，与广西中医学院也逐渐失去了联系。梁申教授唯一的学术继承人卢恩培副教授因意外英年早逝，导致他创制的许多药散失传。每当想起这一点，都令人深感惋惜。

（九）师古不泥古，守正创新，见解独到

梁申教授的医学实践经验是非常宝贵的。无论是他早年从事临床工作，还是后来在中医学院任教，他一直没有脱离临床。在处理患者时，他不仅精心治疗，还总结自己的临床经验，形成了独特的学术观点，并将其应用于实际治疗中。例如，在治疗小儿多汗时，其他医生常认为是气虚的问题，常常使用补气的药物，如党参、白术、黄芪等。然而，梁申教授认为小儿多汗与脏腑热盛有着密切关系，因此他通常采用清热泻火的方法进行治疗，效果显著。再如，对于小儿遗尿的治疗，历代医家常归因于下元虚寒、脾肺气虚，采用温肾缩尿、补脾益肺的原则进行治疗。梁申教授则认为，"肝旺"也是导致遗尿的重要原因。患者肝热郁结，影响膀胱气化功能，导致遗尿的发生。他自己研制了"热型遗尿方"，使用菊花、川楝子、石决明等清肝疏肝平肝的药物，在临床应用中取得了良好的疗效。对于产后恶露不绝，梁申教授主张以益气化瘀的方法进行治疗。由于妇女在分娩时消耗了大量气血，很容易导致气虚，进而引起恶露不畅。他常常使用生化汤加红参进行治疗，通常能够收到很好的效果。

梁申教授认为，在使用中药时，应根据具体病情灵活调整用量，而不必一味拘泥于教材上的规定。例如，他使用补阳还五汤来治疗中风后遗症导致的半身不遂，其中黄芪的用量通常达到 120 g；在治疗跌打损伤、瘀留胁下等情况时，他常常使用复元活血汤，其中大黄的用量通常在 30 ～ 60 g。这些方药都取得了良好的治疗效果。另外，梁申教授在临床实践中发现，麦冬大剂量与白芷小剂量的配伍对于消

肿散结非常有效。在治疗淋巴结核、甲状腺肿瘤和其他肿块类疾病时，他常常在消瘰丸等方剂的基础上，加入 30 g 的麦冬和 3～5 g 的白芷，或者以麦冬、白芷为基础方，根据病情增加配伍用药，取得了良好的效果。此外，梁申教授非常重视中药用量与不良反应之间的关系。例如，对于远志的用量，他通过临床观察和亲身尝试得出结论，认为远志超过 3 g 时会刺激胃黏膜并引起呕吐，因此通常只使用 1 g。同样，他通过亲身体验认识到，瓜蒌皮和枳壳的味道较苦，用量过大（5～10 g）容易引起腹泻，所以通常只使用 3～5 g；但是对于同时伴有便秘的患者，他会增加用量以促进排便。这些中药用量的经验通过大量的临床验证，既取得了治疗效果，又避免了中药可能产生的不良反应。

（十）内外妇儿，诸科精通

梁申教授年轻时学医，既接受过师承教育，也受过学校教育，再加上他聪明睿智、勤奋好学，为他打下了坚实的中医药理论基础。青年时期，他在家乡从事医务工作，先后担任乡镇医生和学校校医等职。那个时候正值国家政治动荡，民众生活艰苦，医疗资源匮乏，医疗条件十分简陋。这样的医疗环境使得梁申教授成为一位全科医生，熟悉内、外、妇、儿等多种疾病的诊治。更令人钦佩的是，梁申教授治疗各种疾病多采用廉价、便捷的药物和方法。比如，对于风热感冒和流感的治疗，梁申教授经常使用三姐妹汤（由三姐妹、山芝麻等组成）；对于肺热引起的咳嗽，他常常使用复方香鱼合剂（由三姐妹、鱼腥草等组成）；对于乳腺疾病，他常采用放血疗法，并配合药物内服；对于产后恶露不绝，梁申教授认为多是因为气虚血瘀所致，常常使用生化汤加人参来治疗；对于儿童疝气，梁申教授认为是因为气虚下陷，应该通过补中益气的方法来治疗，常用黄芪、升麻水煎，配合瘦猪肉服用；对于儿童痄腮，他常常使用三姐妹浓煎涂抹患处，并内服清热解毒的方药；对于男性前列腺炎和前列腺增生引起的尿潴留，他通常使用露兜簕和楤木等草药进行治疗；对于脑外伤后遗症，他常常使用铁包金，并配合活血通络的草药；对于荨麻疹、湿疹等皮肤瘙痒症，他常以解毒地黄汤（原名犀角地黄汤）为基础方剂，再配伍毛果算盘子、千里光和地肤子等清热解毒、燥湿止痒的草药；对于各种良性肿瘤，梁申教授多从痰火互结的角度进行治疗，自创消坚方剂，以麦冬、白芷、重楼、金耳环和青皮等药为基本方，获得了良好的疗效。

（十一）善治疑难杂症，屡起沉疴

梁申教授学识丰富，善于应变，在治疗疑难杂症方面经验丰富，惠及无数患者。例如，在治疗干燥综合征方面，梁申教授认为除了用滋阴润燥的治疗方法，如使用生地黄、盘龙参、四叶参等药物，还需要根据不同的临床表现，采用活血化瘀或祛风等方法。例如，对于皮肤干燥并出现皮下瘀斑的情况，这属于阴虚血瘀证，适宜配伍铁包金、三七、当归、桂枝、牛膝等活血化瘀的药物；对于皮肤干燥并出现肌肤甲错的情况，是由于血虚风燥所致，可加用当归、丹参、防风等养血祛风的药物；对于皮肤干燥、肥厚且出现瘙痒的情况，可能是由风淫引起的，可与消风散合用。另外，对于系统性红斑狼疮，中医学通常认为与肾阴虚密切相关，但梁申教授则将其归因于心经热盛。心经的热邪导致营卫失调、脏腑内伤，以及经络肌肤受损，从而引发各种症状。因此，在治疗系统性红斑狼疮时，以清热解毒、凉血散瘀为主要方法，常使用解毒地黄汤（原名犀角地黄汤）进行治疗。如果热毒壅盛明显，还可以加入紫草、野菊花等药物；如果同时存在阴虚，可以加入玄参、石斛、沙参等养阴药。梁申教授还擅长治疗多种顽固性皮肤病。他曾经治疗过一名女孩，患者在出生后患上湿疹，尤其严重的是右肩部位。患者长期在上海的大医院接受多种治疗，直到上高中时仍未康复，对患者及其家人来说身心都非常痛苦。通过他人介绍，患者及家属找到梁申教授进行诊治。梁申教授给予患者自制的药散外用，一个月后患者告知完全康复。患者及其家属对梁申教授的治疗效果十分钦佩，每次提及都不禁赞叹不已。

（十二）仁心仁术，济世救人

梁申教授是一位医术精湛的专家，他以良好的医德和医风闻名。他深受唐代孙思邈的大医精诚思想的影响，对待患者时心怀慈悲之情，像对待亲人一样。他经常说："消除患者的痛苦，是我学医的目的。"他总是尽力满足患者的需求，而不考虑金钱。有一次，一位急诊患者在深夜上门求诊，当时正值寒冬腊月，所需药品已用尽。尽管天气严寒，道路遥远，他还是不顾一切地奔走在泥泞的山路上，从野外采集中药，并亲自制成煎剂，救治了患者。20世纪80年代，梁申教授与其他学校教师一起前往广西某县出差。该县某领导的儿子患有难以忍受的阴部湿疹，经在当地医院治疗效果不佳，听闻梁申教授的名声而前来求治。梁申教授使用了自己采集的草药煎水外洗，当晚瘙痒症状便止，三天后患者完全康复。患者家人非常感激，想要表达谢意，但梁申教授婉言谢绝。还有一位广西中医学院的教师患有咽喉肿痛和咳嗽，经过西医长时间的治疗无效后，梁申教授成功治愈了她，并带她参观了学校的药用植物园，让她了解了一些中药，如女贞树和龙脷叶，并告诉她平时可以用几片女贞树叶和几颗大枣煮水代茶饮，或者用龙脷叶适量煎水服用。从那时起，患者再也没有发生咽喉方面的疾病。多年来，梁申教授把挽救患者生命和全心全意为广大群众服务作为自己从医的使命，他对待患者一视同仁，不分贵贱、贫富。他经常自采、自购、自费加工药物，以此来帮助广大患者。对于生活困难的患者，除了免费诊治外，梁申教授经常会帮助他们支付药费或提供补贴。梁申教授非常崇拜宋代名医唐慎微低调的处世态度和认真的工作精神，他从不追逐权力和名利。除了认真对待医疗工作，他还虚心向患者、百姓和拥有专业技能的人学习。每当有人与他分享他们所知道的方剂时，他都会乐意记录并请教他们。正是因为如此，他掌握了大量民间常用的药物和方法，为成为一位医术精湛的医生打下了坚实基础。虽然年迈，但他仍坚持在临床一线工作，每天为数十名患者进行诊断和治疗。这充分展现了梁申教授全心全意为人民服务、大医精诚的高尚医德，他因此深受人民群众的爱戴与敬重。

（十三）医教融合，形成教学特色，奠基特色课程

梁申教授早年从学药开始习医，对当地中草药非常熟悉，擅长应用广西主产中草药治病，因此被广大百姓誉为"广西草药大王"。梁申教授到广西中医学院任教后，毫无保留地将自己的中草药知识传授给同行，并将广西中草药资源丰富的特点融入《中药学》课程的教学，形成了自己独特的教学特色。自从中药学教研室成立以来，在《中药学》课程的教学中安排了实践教学环节，带领学生到野外和农村进行采药、辨认和讲解，通过这样的方式，学生们可以认识100多种广西常见中草药，并了解其功效和临床应用。这种教学方式受到了学生们的喜爱和欢迎。后来，在20世纪90年代，他将这一内容从《中药学》课程中拆分出来，形成了一门独立的课程《广西常见中草药》，作为限制性选修课程纳入中医学类各专业人才的培养方案中。近几年来，为适应广西中医药事业和医疗卫生健康发展的需要，在临床医学专业和中药学专业中也相继开设了这门课程，受到了学生们的普遍欢迎。

中药学教研室的教师们都继承了梁申教授所形成的教学特色和学术思想，薪火相传，并编撰出版了教材《广西临床常用中草药》。《广西常见中草药》先后被评为学校精品课程和自治区一流本科课程。在学校创办壮医学专业的早期，中药学教研室的徐冬英教授和冼寒梅教授成为《壮医方药学》教材的主编。在"十三五"期间，学校对壮医学专业系列教材进行了修订，这套教材被列入全国中医药行业高等教育"十三五"规划教材，中药学教研室的秦华珍教授和徐冬英教授成为《壮药学》教材的主编，而秦华珍教授还同时担任了《壮医方剂学》教材的主编。

鉴于本地中草药与壮药具有同源、渗透和交融的特点，经过数年的努力，秦华珍教授牵头建设了"广西中壮药课程实践教学一体化网站"。该网站供《广西常见中草药》和《壮药学》课程的教学使用，极大地丰富了教学资源，有效延伸了线下教学工作。在全国中医药高校的中药学教研室中，结合地方中草药特色开设特色课程的情况并不常见。本网站得到了同行专家的高度认可，并被教育部中药学课程群的

虚拟教研室链接至虚拟教研室平台，供全国同行学习和观摩。

四、临证经验

梁申教授学识广博，医术高明，对内外妇儿各科都有深入研究，擅长临床诊治，治疗效果显著；在治疗奇难杂症方面更是屡创佳绩。现将他在临床内科、外科、妇科和儿科常见病、多发病，以及奇难杂症方面的经验进行如下介绍。

（一）内科

1. 外感发热　发热是外感疾病的主要症状之一，可以出现在多种疾病中，如上呼吸道感染、肺炎、急性肾盂肾炎、急性胆囊炎、急性肠炎、菌痢等。外感发热是机体受到不同病邪侵袭而引起的，其中包括已知的致病微生物。中医学将其归类为"发热""寒热""壮热"等范畴，指的是机体受到六淫邪气或温热疫毒邪气侵袭引起的发热症状。外邪入侵，机体发起免疫反应，导致体内阴阳失衡，脏腑经络、气血功能紊乱，从而出现各种症状，而发热是机体与邪气斗争、排除邪气的主要表现之一。

梁申教授认为，对于外感发热，应以辛凉解表、清热解毒为主要治疗方法。他与同事们在 1966 年至 1982 年期间共治疗了 660 例外感发热患者，其中男性 339 例，女性 321 例；年龄 3 岁以下者 60 例，4 ～ 7 岁者 120 例，8 ～ 17 岁者 240 例，18 ～ 54 岁者 230 例，55 岁以上者 10 例；体温在 37.5 ～ 38.5 ℃者 211 例，38.6 ～ 39.5 ℃者 263 例，39.5 ℃以上者 186 例；就诊时发热病程在 2 天以内者 368 例，发热 3 天以上者 254 例，低热 1 周以上者 38 例。治疗结果显示：痊愈 413 例（占 62.5%，服药 1 ～ 2 天，患者体温恢复正常，症状基本消失），显效 235 例（占 35.6%，服药 3 天，患者发热逐渐退去，症状明显好转），无效 12 例（占 1.8%，服药 3 天以上患者体温未下降，或同时服用其他药物）。在治疗 660 例外感发热患者的过程中，未发现本方有任何不良反应。少数感冒发热合并腹泻、腮腺炎的患者，在服用本方后，腹泻、腮腺肿痛等症状随着发热消退而消失。患者通常在服药后4～8小时开始退热，大多数患者在24小时内体温恢复正常。体温恢复正常后，未发现有再次升高体温的病例。但对于化脓性扁桃体炎引起的高热，使用该药物后，体温一般需要36小时才开始下降。复方香鱼合剂用于小儿，退热稳定，效果快，无大量出汗导致口干舌燥的不良反应。

复方香鱼合剂的药物组成：细叶香茶菜（又名三姐妹）20 g，鱼腥草16 g。每日使用1剂，水煎，分3次服用。若将复方香鱼合剂制成复方香鱼片，具体制作方法和用法：将上述中药共同研磨细末并进行过筛，将粗末充分煎煮后进行滤液浓缩，然后与细末混合并压制成片剂，每片重0.3 g（含生药量2.49 g）。成年人每日服用3次，每次服用3～4片。7～17岁的患者每日服用3次，每次服用2～3片。6岁以下的儿童患者每日服用3次，每次服用1～2片。对于幼儿，可以将药片溶解后服用。若病情急重，体温较高者，可间隔1～2小时给药1次，直至体温恢复正常。

2. 流行性感冒 本病简称流感，是由流感病毒引起的一种急性呼吸道传染病，通过飞沫经呼吸道传播，往往容易引起暴发、流行或大流行。中医学将其归属于"时行感冒""湿温时疫"的范畴，其原因主要是感受时疫病毒所致，也可能与脾湿不化、外邪侵袭有关。该病具有较强的传染性，对于脾湿不化同时感染外邪者来说，除了出现流感常见症状，还常伴有脾胃方面的症状，如脘腹胀满、大便不爽或溏泄等。针对这种疾病的辨证论治，中医学通常诊断为风温证或湿温证，多以银翘散或藿朴夏苓汤、三仁汤进行治疗。然而，在临床实践中，这些治疗效果并不尽如人意。

梁申教授经过长期的临床实践和不断探索，研究出了一种专治该病的验方——三姐妹汤，在临床应用中取得了明显优于其他方剂的效果。三姐妹汤主要由三姐妹、山芝麻、枳壳组成，其中三姐妹和山芝麻具有清热解毒、利湿的作用，而枳壳能行气宽中，三种药物共同发挥清热解毒、利湿、行气宽中的效果。现代药理研究发现，三姐妹在抗流感病毒试验中具有抑制流感病毒在鸡胚中生长繁殖的作用，并且具备广谱抗菌作用；山芝麻具有解热抗炎作用，对金黄色葡萄球菌具有杀菌作用，对铜绿假单胞菌具有抑制作用；而枳壳对胃肠平滑肌具有双向调节作用。因此，该方剂能够切中病机，取得良好的疗效。

3. 慢性支气管炎 是由感染或非感染因素引起的气管、支气管黏膜及其周围组织的慢性炎症。本病为常见病、多发病，常因天气变化而不慎发病，导致反复发作，病情迁延难愈。临床表现为咳嗽、咳痰或伴有喘息，并且为反复发作的慢性过程。每年发作累计达到 3 个月以上，并持续 2 年或更长时间。该疾病若进一步发展，常并发阻塞性肺气肿，甚至导致肺源性心脏病。中医学将慢性支气管炎归属于"咳嗽""喘证""饮证"等范畴。其形成原因不仅限于内外因素，病位不仅在肺部，正如《黄帝内经》所述："五脏六腑皆令人咳，非独肺也。"

梁申教授认为，慢性支气管炎的发病原因与外邪侵袭和肺、脾、肾三脏功能失调有关，尤其是与外邪侵袭和肺气郁闭关系最为密切。梁申教授总结了多年的临床经验，创立了针对该病的治疗方——"支气管炎方"。该方剂的组成如下：鱼腥草30 g，桑白皮 10 g，芦根 10 g，浙贝母 10 g，杏仁 5 g，菊花 10 g，栀子 6 g，重楼6 g，甘草 5 g。方剂中鱼腥草重用，因为它具有辛寒入肺的属性，能够有效清泄肺热，缓解咳嗽和祛除痰液。桑白皮和杏仁具有降肺平喘的作用，芦根和菊花能够清肺止咳，浙贝母可清化热痰。另外，栀子和重楼能够清热解毒，甘草可起到润肺和调和诸药的作用。整个方剂共同发挥了清肺止咳、化痰平喘的功效。在临床应用中，该方剂常常能够取得药到病除的良好效果。

4. 慢性胃炎、消化性溃疡 慢性胃炎是指不同原因引起的胃黏膜的慢性炎症或萎缩性病变。消化性溃疡是一种界限清楚的局限性组织缺失，可累及黏膜、黏膜下层和肌层的病变。慢性胃炎、消化性溃疡两种疾病皆属于中医学"胃脘痛""胃痛""脘痞""反酸""嗳气"等范畴。究其病因，中医历来认为该病与情志失调、饮食不节、脾胃素虚、外邪内侵等因素有关。

梁申教授在临床实践中认识到，慢性胃炎、消化性溃疡的患者证型以湿热型、火郁者居多，根据这一证型特点，梁申教授研究、创制了专治慢性胃炎、消化性溃疡的"胃炎粉"和"溃疡散"。临证施用，疗效满意。"胃炎粉"和"溃疡散"系梁申教授的经验方、秘方。其中"胃炎粉"的功效主要是清热止痛，主治慢性胃炎、慢性浅表性胃炎、急性胃炎、慢性胆囊炎；"溃疡散"的功效主要是清热止痛，收敛生肌，主治胃溃疡、十二指肠溃疡、幽门管溃疡、胃黏膜损伤等。以上两散中均有救必应、古羊藤等广西常见中草药。其中救必应为冬青科植物铁冬青的树皮或根皮，味苦，性寒。功效：清热解毒利湿，消肿止痛。《南宁市药物志》言本品："清凉解毒。治痧症，内热。熬膏可涂热疮。"江西《草药手册》记载："清热利湿，消肿止痛。治感冒发热，扁桃体炎，咽喉肿痛，急性肠胃炎，胃及十二指肠溃疡，跌打损伤，风湿病。"救必应治疗胃痛在广西民间有着深厚的用药基础，广西圣特药业有限公司开发出救必应胃痛胶囊（片），以救必应、木香、高良姜、肉桂、陈皮等配伍组方，用于治疗胃十二指肠溃疡、慢性胃炎等属肝胃不和所致者。古羊藤是萝藦科植物马连鞍的根，味苦、微甘，性凉。功效：清热解毒，散瘀止痛。《广西药植图志》记载："治急慢性肠炎，心胃气痛，红白痢症，外感痧气，蛇伤。"梁申教授用此二方治疗各种胃炎和胃十二指肠溃疡，常收到令人满意的效果。梁申教授去世后，其学术继承人卢恩培副教授在临床上沿用此二方治疗众多患者，结果表明其疗效显著。

5. 急性肾盂肾炎 为细菌侵袭引起的肾盂急性感染性疾病，是一种常见的尿路感染疾病，多见于女性。临床除了以尿频、尿急、尿痛为主要症状，急性期还可出现寒战、高热、腰痛和尿涩等。该病属于中医学的"淋证"范畴。多因外阴不洁、湿毒内侵或饮食肥甘厚腻，导致湿热滞留，进入膀胱循经上犯达肾，造成膀胱气化不利，尿道阻塞不通。如同《金匮要略》所说："热在下焦。"《丹溪心法·淋》云："淋有五，皆属乎热。"

梁申教授认为，湿热是引起淋证的主要病因，急性肾盂肾炎多属于湿热实证，治疗以清热利湿通淋为主，方药选用八正散加减。方中木通、瞿麦、灯心草能清除小肠中的火热，栀子、大黄、车前子、滑石可泻火通利二便，萹蓄则有利尿通淋的作用。在八正散的基础上，梁申教授通常会加入广西民间常用的草药露兜簕、楤木根，以增强清热利湿通淋的功效，这些是梁申教授治疗泌尿系统疾病，如肾炎、肾盂肾炎、泌尿系结石和前列腺疾病等下焦病证时经常使用的药物。其中，露兜簕是露兜树科植物露兜树的根、根茎及茎部。露兜簕性凉，味甘淡，具有平肝清热、祛湿利尿、发汗解表、行气止痛的功效，可用于治疗感冒发热、风湿痛、肝火头痛、肝炎、肝硬化腹水、尿路感染、肾炎水肿、眼结膜炎、跌打损伤等疾病。楤木根是五加科植物楤木的根或根皮，其性平，味辛，具有祛风湿、利尿、散瘀血、消肿毒的功效，可用于治疗风湿性关节炎、肾炎水肿、肝硬化腹水、急慢性肝炎、胃痛、淋浊、血崩、跌打损伤、瘰疬、痈肿等疾病。

6. 头痛　是临床非常常见的自觉症状之一，可见于西医学的内科、外科、神经科、精神科、五官科等多种疾病中。在内科临床上经常遇到头痛，多见于感染性发热性疾病、高血压、偏头痛等疾病。头痛在古医籍中多称为"脑风""首风""头风""真头痛"等。中医学认为，头痛的病因大致可分为外感和内伤两大类。外感头痛是由风寒湿热之邪侵犯清窍所致。外邪侵袭，常以风为先导，并夹寒、湿、热邪而致病。内伤头痛与肝脾肾三脏功能失调密切相关。徐春甫的《古今医统大全·头痛大法分内外之因》总结说："头痛自内而致者，气血痰饮，五脏气郁之病，东垣论气虚、血虚、痰厥头痛之类是也；自外而致者，风寒暑湿之病，仲景伤寒东垣六经之类是也。"

梁申教授认为，在临床治疗头痛时，除了按外感和内伤的病因辨证施治，还要特别注意头痛的部位。古代医籍中对头痛的论治，有根据所痛部位经络所主分别施治的记载，非常值得今人学习。如《兰室秘藏·头痛门》有记载太阳、少阳、阳明、太阴、少阴、厥阴病的头痛见证及选药："太阳头痛，恶风脉浮紧，川芎、羌活、独活、麻黄之类为主；少阳经头痛，脉弦细，往来寒热，柴胡为主；阳明头痛，自汗，发热，恶寒，脉浮缓长实者，升麻、葛根、石膏、白芷为主；太阴头痛，必有痰……苍术、半夏、南星为主；少阴经头痛，三阴、三阳经不流行，而足寒气逆，为寒厥，其脉沉细，麻黄、附子、细辛为主；厥阴头项痛，或吐痰沫厥冷，其脉浮缓，吴茱萸汤主之。"

梁申教授吸取各家之说的精华。在临床治疗头痛时，他汲取了古人的经验，并在审证求因、随因论治的基础上进行了改进。根据头痛的部位不同，他选择了不同的引经药，从而极大地提高了原有的疗效。例如，如果痛在脑后，属太阳经头痛者，他会加用羌活、藁本；如果痛在前额，属阳明经头痛者，他会选用葛根、白芷；如果痛在两侧，属少阳经头痛者，他会选用柴胡、川芎；如果痛在颠顶，属厥阴经头痛者，他会选用吴茱萸等中药。同时，他还总结了自己在长期临床实践中治疗头痛的经验，并研究、创造了多个有效的治疗方案，如"少阳头痛方""太阳头痛方""阳明头痛方""厥阴头痛方""偏头痛方"等。这些方剂在临床上得到了广泛应用，并取得了卓越的疗效。梁申教授在治疗偏头痛方面尤为独到，他自创的"偏头痛方"组成如下：钩藤 15 g，菊花 10 g，白芍 10 g，川芎 5 g，全蝎 3 g，蜈蚣 1 条，青皮 6 g。方剂中的钩藤具有清热平肝的作用，配伍菊花则增强了清热凉肝的效果，白芍可以滋阴柔肝，川芎可以祛风止痛，全蝎和蜈蚣具有祛风通络止痛的作用，青皮能疏肝理气。这个方剂共同发挥了平肝疏肝、祛风通络、止痛的作用，对各种顽固的偏正头痛有明显疗效。梁申教授在治疗偏头痛时，还注重采用外治法，他擅长使用名为"哭来笑去散"的吹鼻疗法，本方由雄黄、川芎、乳香、没药、生石膏和硝石组成。其中雄黄、生石膏和硝石是古代常用于治疗头痛的药物。《圣济总录》创至灵散治疗偏头痛，即以雄黄、细辛等分为末吹鼻，左边痛吹入右鼻，右边痛吹入左鼻。《本草纲目》言雄黄："入肝经气分，故肝风肝气、惊痫痰涎、头痛眩运、暑疟泄痢、积聚诸病，用之有殊功。"尚言硝石（消石）："头痛欲死，消石末吹鼻内，即愈。"《珍珠囊药性赋》云："石膏治头痛，解肌而消烦渴。"配伍头痛要药川芎芳香辛散上走清窍，更加入乳香、没药，合而有行气活血、祛风止痛的功效。取吹鼻用药，更能引药上行，迅速直达病所而收效。

7. 尿闭　是前列腺肥大患者的常见症状，多发于 50 岁以上男性。其临床主要表现为小便频繁、滴沥不尽、解后不爽，甚至出现尿闭。尿闭的病因目前尚未完全明确，普遍认为与性激素平衡失调有关。中医学将其归属为"癃闭"的范畴。根据《黄帝内经》的理论："气化则能出矣。""中气不足，溲便为之变，肠为之苦鸣。"中医学认为，癃闭是多种原因导致膀胱气化不利所致。其中，肾气虚衰和膀胱气化不利是基本病机。肾中阴阳俱虚，主水功能失司，则膀胱虚冷，气化不畅，开阖失职。气虚血行瘀滞，痰瘀互结，导致尿路阻塞，出现各种症状。因此，癃闭属于本虚标实的病证。

梁申教授认为，在临床观察中，由于前列腺肥大引起的尿闭主要是由湿热蕴积所致，治疗应以清化湿热、通畅水道为主。常用的组方如下：露兜簕 50 g，楤木根 15 g，白茅根 15 g，车前子 10 g，茵陈 15 g，大黄 10 g，枳壳 10 g。其中，露兜簕、楤木根、白茅根、车前子和茵陈具有清化湿热、通利水道的作用，而大黄能攻下湿热，枳壳具有行气消胀的功效。这些药物的联合使用，共同发挥了清化湿热和通利水道的作用。该方是梁申教授治疗前列腺肥大、前列腺炎、急性泌尿系感染等疾病时常用的经验方剂，在临床应用中取得了满意的疗效。

（二）外科

1. 泌尿系结石 包括肾结石、输尿管结石、膀胱结石及尿路结石等。临床上表现为尿中夹砂石，小便涩滞不畅，窘迫难忍，痛引少腹；或尿时中断，腰痛如绞，牵引脐中，尿中带血。泌尿系结石属于中医学"石淋""砂淋""血淋"等范畴。中医学最早对该病的认识见于《诸病源候论·淋病诸候》，其称："石淋者，淋而出石也。肾主水，水结则化为石，故肾客砂石。肾虚为热所乘，热则成淋，其病之状……甚者塞痛令闷绝。"唐代《诸病源候论》说："石淋者，淋而出石也……其病之状，小便则茎里痛，尿不能卒出，痛引少腹，膀胱里急，砂石从小便道出，甚者塞痛，令闷绝。"究其病因病机，《素问·六元正纪大论》指出燥气偏胜时，可有"小便黄赤，甚则淋"。湿气偏胜时，会有"病中热胀，面目浮肿，善眠……小便黄赤，甚则淋"。《丹溪心法》说："诸淋所发，皆肾虚而膀胱生热也。"指出了泌尿系结石是由湿邪与热邪蕴结下焦，煎熬尿液，日积月累，尿中杂质结为砂石所致。本病的病位在肾、膀胱及输尿管，其病因病机主要为肾虚和膀胱湿热两大因素。

梁申教授认为，泌尿系结石病的成因应以膀胱湿热为要，其治疗应着重清利湿热。用药方面，常用广西民间常用草药露兜簕、楤木根，处方如下：露兜簕 30 g，楤木根 15 g。其中，露兜簕清热利水、化湿，楤木根散瘀、祛湿利尿，两药相须为用，则利水化湿之力倍增。凡湿热蕴结下焦所致的泌尿系统疾病，在此基础方之上根据病情配伍，均有显著效果。

2. 急性乳腺炎 是产后尚未满月的哺乳妇女最常见的外科急性化脓性感染性疾病，尤其常见于初产妇。发病通常在产后第 3 周及第 4 周。临床特征包括乳房局部结块、红肿热痛，伴有发热、腋窝淋巴结肿大等症状。急性乳腺炎的发病原因，除了产后全身抵抗力下降，还包括乳汁淤积和细菌侵入两大诱因。中医学将其归属于"乳痈"的范畴，早在《外科正宗·乳痈论》就有详尽的论述："初起红赤肿痛，身微寒热……已成焮肿发热，疼痛有时……已溃脓黄而稠，肿消疼痛渐止，四边作痒生肌者顺。溃后脓水自止，肿痛自消，新肉易生，脓口易合者顺。"急性乳腺炎多因妇人新产、气血暴伤、肝失所养、疏泄失调，或暴怒忧郁、肝郁气滞，乳汁发生壅滞而结块，郁久化热，热胜肉腐为脓；或因产后恣食厚味，导致阳明积热，运化失司，胃热壅盛，导致气血凝滞，乳络阻塞而发生痈肿。此外，产妇乳汁量多，乳头先天内缩畸形，乳络不畅或断乳不当等原因也可导致乳汁郁滞不得出，壅积不散，化火酿脓，也是引起此病的原因。可见，其基本病机为肝胃郁热，乳汁淤积。

梁申教授认为，急性乳腺炎的主要病因是肝经气滞和阳明热盛相互阻滞，导致经络堵塞和营气不畅。根据经络理论，乳头属于足厥阴肝经，乳房属于足阳明胃经，因此乳腺炎经常与肝胃郁热相关。梁申教授采用了清热解毒、消肿散结的治疗方法。在治疗方面，常常结合内服和外治，尤其是梁申教授采用的放血疗法（在患乳的背部，相当于肺俞穴放血），效果显著。梁申教授治疗急性乳腺炎的经验方：蒲公英

15 g，野菊花 15 g，浙贝母 10 g，青皮 6 g，炒穿山甲 5 g。其中，蒲公英具有清热解毒、消痈散结的作用，是治疗乳腺炎的重要药物；野菊花能增强清热解毒的效果；浙贝母能泄热散结；炒穿山甲能散结通乳，活血消肿；青皮能疏通气滞，散结消肿。这些药物的配伍可以发挥清热解毒、散结消肿的作用。同时，结合放血疗法可以泄热散邪，清热化瘀，并具有一定的抗感染作用。经过治疗，急性化脓性乳腺炎患者可以明显减轻疼痛，同时配合针灸和药物使用，可以缩短病程，提高疗效。

3. 慢性胆囊炎　是临床外科常见病之一，西医学认为细菌入侵或胆囊管阻塞是该病的主要原因。它可能由治疗不彻底的急性胆囊炎演变而来，也可能由胆道蛔虫或胆道结石引起。其临床特征主要表现为右上腹胀痛或阵发性绞痛，胆囊部有压痛。慢性胆囊炎可以归属于中医学的"胁痛""胃脘痛""黄疸"等病证范畴，多因饮食不节或情志不畅，引起肝气郁滞、脾胃损伤、胆失疏泄，乃形成本病。如果病后未得到有效治疗，就会导致湿热积聚、脾胃虚弱，病程迁延，反复发作，轻重不一，缠绵不愈。《灵枢·胀论》中指出："胆胀者，胁下痛胀，口中苦，善太息。"历代医家大多根据"气滞""血瘀""湿热"等证型进行辨证施治。

梁申教授认为，痰热是慢性胆囊炎发生的重要原因。胆既属于六腑，又是奇恒之腑之一，被称为"中清之腑"。其生理特点是"中清不浊"且"通降下行"，它贮藏并排泄胆汁，以帮助消化食物。通过清胆热、化痰祛湿的方法，可以使"中清不浊"。因此，梁申教授设计了一种名为"胆囊炎方"的治疗方案，此方可以专治该病，且疗效显著。药物组成：半夏 10 g，橘皮 10 g，枳实 10 g，竹茹 10 g，茯苓 12 g，栀子 5 g，郁金 6 g，生姜 5 g，大枣 5 g，甘草 5 g。此方由温胆汤加入栀子和郁金两味药物组成。此方以半夏、橘皮为主药，通过燥湿健脾，行气和中，有助于胆汁的排泄，促进炎症的吸收。竹茹则作为辅药，具有清胆和胃、止呕除烦的作用。枳实则能理气化痰，使气顺则痰自消。茯苓可以健脾利湿，祛除脾湿，即可防止痰的产生。生姜、大枣有调和脾胃的功能，生姜还能制约半夏的毒性。甘草有益脾和中、调和诸药的作用。在温胆汤的基础上，加入栀子清利肝胆湿热，郁金疏肝行气活血，从而增强利胆的作用。诸药配伍，共同发挥清热利胆、化痰祛湿的效果。

4. 坐骨神经痛 是指坐骨神经通道及其分布区的疼痛综合征，可分为原发性坐骨神经痛和继发性坐骨神经痛两种。原发性坐骨神经痛即坐骨神经炎，继发性坐骨神经痛主要由邻近结构病变（如腰椎退行性变、腰椎间盘突出症、梨状肌炎等）引起。前者的病因与受寒、潮湿、损伤和感染有关。临床常表现为发病时患者首先感到下背部酸痛，腰部僵直，以后逐渐加重而发展为剧烈疼痛，疼痛由腰部、臀部、髋部开始，向下沿大腿后侧、腘窝、小腿外侧和足背扩散。站立、弯腰、咳嗽、打喷嚏等动作常使疼痛加剧。原发性坐骨神经痛属于中医学"腰痛""痹证""筋痹""腰腿痛"等范畴。中医学对原发性坐骨神经痛的病因病机有着清楚认识。其病因病机以正虚受邪、虚实夹杂为特点，并与体质强弱、生活环境、气候条件等密切相关。肝肾不足、气血两虚为内在因素，病邪以风寒湿热之邪入侵，或瘀血、痰浊内停，经络气血阻滞不通为主。一般初起以邪实为主，病位多在经络；久病则正虚邪恋，虚实夹杂，除气血不足外，亦可损及肝肾。

根据梁申教授的观点，坐骨神经痛的主要病因是感受外邪。当机体经络遭受外邪侵袭后，气血痹阻不通，筋脉关节失去滋养，这是本病的病机。梁申教授常使用以下药物治疗坐骨神经痛，取得了良好的效果：生地黄、地榆、苦参、独活、牛膝各 9 g。方中生地黄和地榆具有清热凉血的作用，苦参能导湿清热，独活和牛膝可引药下行。其中，独活还具有祛风除湿止痛的作用，而牛膝通过活血通络化瘀，从而达到止痛效果，这两味药物对于治疗腰以下风湿痹痛非常有效。

（三）妇科

1. 月经不调 是妇科最常见的疾病之一，该病以月经的经期、血色和血量出现异常而得名。临床表现为月经周期或出血量的异常，以及月经前、经期时的腹痛及全身症状。西医学认为月经不调可能是器质性病变或功能失常所致。许多全身性疾病如血液病、高血压、肝病、内分泌疾病、流产、宫外孕、葡萄胎、生殖器感染和肿瘤（如卵巢肿瘤、子宫肌瘤）等，均可引起月经失调。中医学认为，月经的产生是天癸、脏腑、气血、经络协调作用于子宫的生理现象。当天癸不充，脏腑功能失调时，多种月经疾病就会出现。中医学将月经不调分为月经先期、月经后期、月经先后无定期、月经过多或月经过少等几类，但在临床上往往不是单纯一种症状出现，如月经过多常伴随着月经先期出现，月经过少则常与月经后期同时存在。

梁申教授对月经不调的治疗积累了丰富的临床经验。他认为，月经先期或月经过多的病机主要是阴虚内热。妇女属阴，以血为本，以血为用。妇女具有特殊的生理规律，经、孕、产、乳等过程中失血耗精，导致阴液不足，阴虚生内热，血热内扰冲任。因此，对于月经先期或月经过多的治疗，常采用滋阴养血、清退虚热的治疗方法，常用两地汤和清经散等方剂。月经后期或月经过少的病因病机，常由久病失血、产后耗伤精血，或脾虚营血虚少，或先天不足、多产房劳伤肾精，以及感受寒冷等引起。此时，脾肾两虚、寒邪凝滞、气血运行不畅，均可导致月经不能按期而潮，或造成月经量少。同时，肾虚血瘀是引起月经后期或月经过少的关键原因，治疗上应该采用先攻促经、活血化瘀并补肾的方法，常以桃红四物汤为基础方，并根据具体证候加入补肾之品。月经先后无定期多由情志不畅、环境改变、气血失和等因素引起。治疗上宜畅情志、调起居，以疏肝解郁、理气和血为治疗大法，常使用柴胡疏肝散和四物汤等方剂进行治疗。

2. 带下病 是妇科常见病、多发病，占妇科门诊总数的 30% ～ 40%。其临床表现以妇女带下量、色、质、气味异常为特征，并可能伴有全身或局部症状。该病类似于西医学的阴道炎、宫颈炎、盆腔炎，以及妇科肿瘤等疾病引起的带下增多症。中医学认为，带下病的病因包括内外两方面。内因是由于脾、肾、肝等脏腑功能失调，损及任带两脉所致；外因是外感湿毒浸淫带脉。古人有"无湿不成带""脾不虚不成带""湿热下注而成带"的说法。本病的病机相当复杂，脏腑功能失常是其发病的内在条件，湿热邪毒则是致病的外因。若饮食不节，或思虑过多，损伤脾气，运化失常，水谷之精微不能上输以化血，反聚成湿，流注下焦，伤及任带，任脉不固，带脉失约而致带下病；素体肾虚，或放纵多欲，肾阳虚损，气化失常，寒湿不化，损及任带，或肾阳虚损，肾精不固，精液滑脱而为带下病；若怒气伤肝，肝郁气滞，郁久化热，或肝气犯脾，脾虚湿盛，湿热互结，流注下焦，损及任带二脉，约固无力，而发为带下病。经期产后时，胞脉空虚，忽视卫生或房室不洁，或手术损伤，以致感染湿毒；或湿邪蕴久化热，酿成热毒证，流注下焦，而形成带下病。

梁申教授赞同带下俱湿的理论，他认为，无论是脏腑功能失调，还是湿热邪毒，最终都会导致湿邪为患，湿多则带多，湿邪下注是带下病的主要病因。同时他认为，湿邪为患时常夹带热邪；很多人喜食辛辣、肥甘厚味的食物，容易内生湿热；再加上患者有人流手术创伤经历，湿毒乘虚而入，蕴而化热。湿热留恋是引起带下病的主要病机。梁申教授提出治疗带下病应以祛湿热、利湿毒为主。他自拟的"带下方"对于由肝经湿热或湿毒引起的带下病，通常能够取得药到病除的效果。全方组成：茵陈 15 g，黄柏 15 g，苦参 10 g，野菊花 10 g，白芷 6 g。其中黄柏能够清除下焦湿热，茵陈和苦参具有清热祛湿的作用，野菊花可清热解毒，白芷则能够除湿止带。虽然该方剂仅五味中药，但功专清热解毒、除湿止带，因此对疾病有明显的改善效果。

3. 产后恶露不绝　妇女分娩后，子宫内膜会留下创面。胎盘排出后，胎盘附着处的内膜会随血流一起从阴道排出，这被称为产后恶露。在正常情况下，血性恶露会持续 3～4 天，并在 3 周内完全排尽。如果恶露持续超过 20 天仍未停止，就被称为"恶露不绝"或者"恶露不止"。西医学通常将其称为"晚期产后出血""子宫复旧不全"或者"胎盘胎膜残留"。产后恶露不绝是妇产科临床上的常见病，也是多发病。近年来，产后恶露不绝的发病率呈上升趋势。分析原因，多数患者在产前有人流、药流、引产史，而在流产后未充分休息。感染、子宫内膜组织损伤、胎盘剥离面修复不良，以及剖宫产比例增加等问题，导致了气血的消耗。如果产后恶露不绝，还会伴有产后腹痛，长期下去可能导致贫血、缺乳和继发感染等不良后果。中医学认为，产后恶露不绝的发生与情志伤害、起居不慎和六淫侵袭等因素有关，同时也与患者的体质和妊娠、分娩、产后特殊的生理环境有关。在治疗该病时，通常通过判断恶露的量、颜色、质地等来区分寒热、虚实等证型，然后进行辨证施治。

《医学心悟·恶露不绝》指出："产后恶露不绝，大抵因产时，劳伤经脉所致也。"根据前人的认识，梁申教授结合自己的临床诊治经验，提出了"气虚血瘀"是本病发生的重要原因。妇女在妊娠期间需要消耗阴血；分娩时的用力、出汗、失血，以及产后哺乳都会进一步消耗气血。气血亏虚，冲任无力，所以人们常说"产后百节空虚"。气虚会导致血液凝滞，而凝滞的血液又会损伤正气。因此，梁申教授在临床上常用自拟的"益气化瘀方"来治疗产后恶露不绝。该方由当归、川芎、桃仁、炮姜、炙甘草和红参组成。其中，生化汤是治疗产后恶露不绝的名方，由明末清初傅山所创，收录于《傅青主女科·产后》一书中。生化汤使用当归来补血活血、祛瘀生新，川芎则是一味行气活血的药物，这两种药物的组合恰好符合虚夹瘀的病机。桃仁可以活血祛瘀，炮姜可以进入血分，既能温经散寒止血，又有温中止痛的作用；炙甘草可以调和诸药。整个方剂既能补益中焦，又能排除瘀阻，起到活血化瘀、祛瘀止痛的功效。加入红参有大补元气、益气摄血、行气的作用。诸药配伍，共同发挥益气、化瘀、止血的作用。综合来看，该方剂既能补气血，又能活血祛瘀，以益气固脱、止血为主，同时扶正祛邪，祛瘀而不伤正，止血而不留瘀。因此，其临床疗效显著。梁申教授指出，对于产后未排出的瘀块、疼痛未减轻、胞衣未排出的情况，一般都可以使用此方进行随症加减。

4. 习惯性流产　是指自然流产连续发生 3 次或 3 次以上者。习惯性流产是临床常见病，其病因复杂。如遗传基因缺陷、生殖器官疾病、内分泌因素（如甲状腺功能低下）和免疫因素等，均可能导致习惯性流产。部分病因仍然未明确，其中以黄体功能不足和免疫因素最为常见。西医治疗主要针对黄体功能不足，孕后给予黄体酮或绒毛膜促性腺激素等治疗，但疗效不甚满意，尤其对原因不明者疗效较差。中医学将习惯性流产归属于"滑胎""频惯堕胎"的范畴。认为本病原因复杂，涉及男女双方的多个方面，多系母体先天不足或后天受损，导致女精不健；或父体男精不健壮；或因气血亏损，不能萌胎；或由素体阴虚，因妊娠益虚，内热伤胎，以致屡孕屡堕。其基本病机为肾虚受胎不实，冲任不固；或气血亏损，源流不继而导致滑坠。临床治疗原则以补肾健脾安胎为主。肾气亏损者常选用寿胎丸或补肾固冲丸以补肾安胎。气血亏损者常选用泰山磐石散以益气健脾、养血安胎。若临床同时存在血虚、气滞或湿热等情况，则需结合相关证候进行治疗。血虚并夹湿者可使用当归芍药散；气滞者可用保产无忧方，这些都证实有效。

梁申教授在临床中发现，滑胎的主要原因虽然通常归因于肾虚、气血亏虚等因素，但在实际临床中，他经常遇到多次怀孕失败后心理负担加重、情志紧张的滑胎患者。如果孕妇性情忧郁，则会导致气机失调，肝脏的疏泄功能受阻。肝失条达，肝郁气滞久而化火，触动肝火，导致肝不藏血，或肝火扰动相火，热灼胞胎而伤精，胎失濡养，结果导致堕胎。在临床上，也常见到属于肝胆火旺型滑胎的病例。如果仅仅从补肾、益气血的角度出发，而忽略了肝胆火旺的情况，治疗结果将不仅是无效，甚至还可能导致更快的流产。因此，在治疗这类肝胆火旺型滑胎的病例时，梁申教授强调临床医生一定不能局限于常规方法。对于确诊为肝胆火旺的患者，可以大胆使用能够清泻肝火的龙胆泻肝汤进行加减治疗，其临床效果非常显著。

（四）儿科

1. 小儿急性支气管炎　是由病毒或细菌等病原体感染导致的支气管黏膜炎症，是儿童常见的疾病之一，严重威胁着小儿健康。小儿急性支气管炎可作为原发病或作为急性上呼吸道感染的结果而发生，发病可以缓慢，也可以迅速，大多数患儿先出现上呼吸道感染症状，咳嗽是主要表现，最初是干咳，随后有痰液产生，如果发生细菌感染，则可能会咳出黄色痰液。幼儿全身症状较严重，可能会有发热，甚至出现呕吐、腹泻和腹痛等消化道症状。根据中医学的分类，将其归为"咳嗽"的范畴，并且根据其急性发作和短暂的特点，进一步归为"外感咳嗽"的范畴。

梁申教授认为，小儿咳嗽的发生主要与肺有关。肺为娇脏，有主宣发的功能。

一旦受到外界邪气的侵袭，肺的气机就会受阻，失去了正常的宣发作用。由于小儿体质还未充实，肌肤柔弱，肺的抵御能力较弱，腠理也不够致密。加之小儿还无法自我调节体温，在气候多变的情况下，无法适应外界的气候变化，导致风邪特别容易通过口鼻或皮毛侵入，并侵袭肺卫。因此，大部分小儿咳嗽是由外邪风寒束缚所致。因此，治疗小儿咳嗽的原则为疏散外邪，宣肺化痰止咳。考虑到小儿"纯阳之体"的特点，容易患上热病。再加上现代小儿的饮食结构多为营养过剩，一旦受到外邪侵袭，容易患上热病。因此，在临床上常表现为风热证候。结合长期的临床实践，治疗小儿急性支气管炎的方药应该以疏散上焦风热、宣肺止咳为主。梁申教授自创了一首名为"支气管炎方"的方剂，该方由桑菊饮经过加减化裁而成。方药组成：桑叶6 g，菊花6 g，桔梗3 g，杏仁3 g，连翘5 g，薄荷5 g（后下），芦根6 g，甘草3 g，枳壳3 g，鱼腥草10 g，重楼6 g。桑菊饮出自《温病条辨》，是一首辛凉解表的方剂，具有宣肺止咳、疏风清热的功效，常用于外感风热、咳嗽初起的治疗。再加上枳壳可行气化痰，鱼腥草可清肺止咳，重楼可清热解毒。这些药物共同配合，发挥了疏风清热、宣肺化痰止咳的功效。临证施用，颇有效验。

2. 小儿支气管哮喘　是一种常见的疾病，其特点是在发作时呼吸急促、喉间有痰鸣声、呼气时间延长，严重时还会出现不能平卧、呼吸困难、张口抬肩，以及唇口青紫等症状。该病属于气道反应性增高的慢性炎症过敏性疾病，患者对某些因素敏感，导致支气管痉挛而产生哮喘症状。中医学将此病归为"哮证""喘证"或"哮喘"的范畴。在中医学文献中，"哮"和"喘"是两个相关但又有区别的病证。同时，也认识到本病具有反复发作且难以根治的临床特点。

梁申教授认为，哮喘的发病原因可以归结为内因和外因两个方面。其中，内因是发病的基础，主要指的是"伏痰"，与小儿的体质有关。由于伏痰的存在，一旦感染邪气，就会引发伏痰，反复发作。因此，从痰论治是治疗小儿哮喘发作的关键环节。梁申教授治疗小儿支气管哮喘以宣肺化痰为主。在治疗因热痰引起的小儿哮喘时，使用他自创的"哮喘丸"，用温开水送服，疗效非常满意。对于病情较重的患者，可以使用桑菊饮煎水送服，通常都能获得良好的效果。

3. 小儿流行性腮腺炎　流行性腮腺炎是一种由腮腺炎病毒引起的急性全身性传染病，最常见的症状是腮腺非化脓性肿胀和疼痛。该病多发生在冬末初春，主要影响学龄前和学龄期的儿童，个别成人也可能发病，而且成人的症状和并发症较儿童更为严重。该病通过飞沫传播，或直接接触被感染者唾液污染的物品传播。患病后，人体可获得持久性免疫力。中医学将该病称为"痄腮"，其发病原因是感受风温邪毒，导致肠胃积热，热邪壅阻少阳经脉，郁而不散，从而引发腮部结块。

梁申教授认为，治疗本病应以清热解毒、消肿散结为主，并采用自拟方剂进行内外并治。内服方以三姐妹为主要药物，根据不同的证候，可加入山芝麻、野菊花等具有清热解毒作用的药物；外用方则重点使用三姐妹的浓煎液，在患部进行外搽。该方剂药性独特、用量适宜、临床疗效显著。

4. 小儿泄泻　小儿由于脏腑娇嫩，形气未充，肠胃功能较弱，因此泄泻是最常见的小儿疾病之一。该病全年都有发生的可能，但以夏季和秋季更为常见。中医学认为，小儿泄泻多与感受外邪、内伤饮食和脾胃虚弱相关，病变主要发生在脾胃。如果脾胃出现问题，食物在进入胃后就无法正常消化，营养不会被充分吸收，清浊之气无法运行分布，合污而下，而成泄泻。该病的主要临床表现是大便次数增多，粪便稀薄或呈水样，但没有脓血和里急后重等症状。如果小儿泄泻时间较长，容易导致气血耗伤，甚至出现伤阴伤阳的重证和变证。

梁申教授认为，尽管小儿泄泻的临床辨证分型较多，但以湿热泄泻为常见。根据多年的临床实践经验，梁申教授研制了一种专治小儿泄泻的方剂，名为"肠炎粉"。该方剂由广西主产的中草药救必应、古羊藤等组成，具有清除湿热、止泻痢的功效，主要用于治疗急性肠炎、慢性肠炎（热型）和急性肠胃炎。临床应用发现，该方剂疗效显著。

5. 小儿遗尿　又称遗溺，俗称尿床，是指 3 岁以上小儿在睡眠中无法自主控制排尿，夜间或白天会自动排尿，但醒来时才意识到的一种疾病。患儿遗尿的频率不一，有的少则数夜一次，多则一夜数次，而且通常都呈现睡眠深沉、不易唤醒的特点。历代医家多认为，小儿遗尿主要是由于肾气不足、下元虚寒，或者病后体虚所致。因此，治疗上多从补肾培元、温肾固涩的角度出发。

梁申教授认为，上述理论还不能完全概括小儿遗尿的病因和病机。他在长期的临床实践中发现，小儿拥有纯阳之体，性格贪玩好动，肝气旺盛。他认为肝阴不足、阴虚火旺，肝热郁而不解，或者肝经湿热下注，蕴结于膀胱，导致膀胱的气化功能失常而引发遗尿的患儿数量众多。因此，"肝旺"也是导致遗尿的一个重要原因。鉴于此，他常采用清肝平肝的方法，并自创了一种名为"热型遗尿方"的方剂，在临床使用中取得了显著的疗效。

"热型遗尿方"的组成包括菊花、川楝子、石决明（打碎先煎）、栀子、白芍、麦冬和甘草。其中，菊花、川楝子、石决明具有清热平肝的作用；栀子能够清除三焦热邪，导热下行；白芍可以平肝敛阴；麦冬则具有清热养阴的功效；甘草则能调和诸药。这些药物组合在一起，共同发挥清热平肝、敛阴止遗的功效，从而使疾病逐渐好转。

6. 小儿疝气 西医学认为，疝即指人体组织或器官脱离原位，通过人体间隙、缺损或薄弱部位进入其他位置。临床上分为腹股沟直疝、腹股沟斜疝、股疝、脐疝、白线疝、切口疝、嵌顿疝、绞窄疝等十余种类型。西医学治疗该病往往采用手术修补法。

自古以来，中医学对疝有着相当清晰的认识。《黄帝内经》中记载了冲疝、狐疝、癫疝、厥疝、瘕疝、溃疝、癃疝等七种疝气。张仲景的《金匮要略·腹满寒疝宿食病脉证治》详述了寒疝的病因病机、证候及治法。其后，历代医家对疝气的病因、症状与治疗也进行了多方面阐发。唐代医家王冰指出疝乃"寒气凝结之所为也"。认为疝气的发生是由寒邪入侵、气机不畅而造成。《诸病源候论》称"疝者痛也"，揭示了疝气的主要症状。金元四大家之一张子和言"诸疝皆属于肝"。《医宗金鉴·疝证门》云："诸疝厥阴任脉病。"认为该病根源在于肝，发病与先天禀赋不足有关。《儒门事亲·疝本肝经宜通勿塞状》讨论"疝"时指出："或小儿亦有此疾，俗曰偏气。得于父已年老，或年少多病，阴痿精怯，强力入房，因而有子，胎中病也。"明确指出婴儿疝气与先天禀赋不足有关。因此，婴儿疝气的发病机制，是先天禀赋不足、后天脾失健运，导致中气虚弱，气虚下陷，提举无力所致。对于疝气的治疗，明代医家张景岳提出了"治疝必先治气"的观点。

梁申教授认为，婴儿疝气的发生主要是中气不足，导致气虚下陷。婴儿脏腑娇嫩，形气未充，若后天失调，容易导致气虚。气虚即功能减退，包括腹壁强度降低等局部功能。因此，治疗婴儿疝气时，应以补后天、扶正气为首选。梁申教授自行设计了治疗疝气的验方一首，以黄芪、升麻组方，补中益气，升举阳气。通过补气，增强腹壁强度，使缺损的腹壁得到修复（因婴儿形气未充，存在自我修复的功能），从而使婴儿疝气得以痊愈。在临床上使用该方剂，每日服用 1 剂，连续 7 天为 1 个疗程，一般需要进行 3 ～ 5 个疗程，才能达到痊愈效果。

（五）奇难杂症

1. 系统性红斑狼疮　是一种累及多系统、多器官并伴有多种自身抗体产生的自身免疫性疾病。该疾病通过大量致病性自身抗体和免疫复合物导致组织损伤，主要表现为面部蝶形红斑、多系统和脏器受损。根据西医学的观点，该病的病因尚不明确，药物治疗主要以糖皮质激素和免疫抑制剂为主。在中医古籍中，没有关于红斑狼疮的具体病名，根据其临床表现，被称作"蝴蝶丹""阴阳毒""日晒疮"等。西医学根据其特有的面部蝶形红斑，将该病命名为"红蝴蝶疮病"。中医学认为，该病的病因主要与先天禀赋不足、肝肾亏虚、虚火上炎有关；此外，腠理不密，受阳光直晒，外邪侵袭，热毒侵入，二热相搏，阻滞血脉，内伤脏腑，外伤肌肤而导致发病。

梁申教授对系统性红斑狼疮的诊治提出了独特见解，他认为该病的病因病机与心经热盛密切相关。"诸痛痒疮，皆属于心"。心主血脉，血液通过经脉全身循环，无所不至。若心经热盛，热邪充斥，进入营卫经络，内伤脏腑，外及经络肌肤，则会出现各种症状。因此，梁申教授对于本病常使用清热解毒、凉血散瘀的治法，常以犀角地黄汤（现改名为解毒地黄汤）为基础方进行治疗，效果显著。全方组成：水牛角 30 g，生地黄 12 g，赤芍 10 g，牡丹皮 10 g，紫草 10 g，野菊花 10 g，红花 5 g，桃仁 6 g。犀角地黄汤具有清热解毒、凉血散瘀的功效。现改用水牛角代替犀角，凉血清心而解热毒，使火平热降，毒解血宁。同时加入甘苦寒凉的生地黄，一方面协助水牛角清热凉血，还能止血；另一方面能滋养阴血，以恢复已经流失的阴血。辅以辛散苦泄的赤芍和牡丹皮清热凉血、活血散瘀，可收化斑之功。另外，还加入野菊花清热解毒，红花、桃仁和紫草加强赤芍和牡丹皮活血化瘀、凉血散瘀的作用。这些药物配伍在一起，共同发挥清热解毒、凉血散瘀的疗效。梁申教授的学术继承人卢恩培副教授在跟随导师实践的过程中，与导师一起使用该方剂，治疗了多例系统性红斑狼疮患者，取得了满意的疗效。梁申教授仙逝后，卢恩培副教授传承了导师的临床经验，使用该方剂治疗了多例被确诊为系统性红斑狼疮的患者，也获得了良好的治疗效果。

2. 干燥综合征　是一种以外分泌腺高度淋巴细胞浸润为特征的自身免疫性疾病，主要发生于女性。该病主要累及泪腺和涎腺等外分泌腺体，临床表现为口腔干燥、唾液分泌减少、进食时需水相伴；眼部干燥、泪液减少或无泪；涎腺肿大；还可能伴有鼻、咽、呼吸道、食管、阴道黏膜和皮肤的干燥，同时可累及肾、肺、甲状腺和肝等多个器官系统，严重影响患者的劳动能力和生活质量。干燥综合征由于涉及多个器官系统的损害，病情复杂且严重。目前，西医尚无特效治疗方法，主要以缓解干燥症状和防止多系统损害为主要治疗目标。在中医学中，尚无与干燥综合征完全对应的病名，只是认识到口干症这一症状。大多数医家根据该病临床表现中的"燥象丛生"，将其归入"燥证"的范畴。

梁申教授认为，干燥综合征虽然是受多种因素引发的、症状复杂且多脏器受累的疾病，但其主要发病原因可以归结为燥毒侵袭。燥邪有内外之别，而干燥综合征

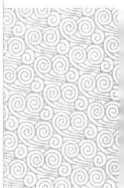

的发病主要是内燥，往往基于阴血亏虚，燥邪逐渐内生。因此，虚、瘀、燥毒相互交织是本病的病理关键。梁申教授总结了一套治疗该病的有效经方和验方，针对阴虚血瘀或血虚风燥所致的干燥综合征，分别采用养阴润燥、活血祛瘀以及养血祛风、滋阴润肤的治疗方法。他自拟了"干燥综合征方"，该方以广西特产药物四叶参、盘龙参和铁包金为基础药。其中，盘龙参和四叶参有补血养阴的作用，铁包金则具有活血作用，并能消散瘀血，祛风祛邪。此外，根据不同证候表现，还配伍其他药物，如养阴润燥、活血通脉、益气行滞之品，常常能取得良好的治疗效果。

3. 银屑病 又称牛皮癣，是一种原因不明而又常见的无传染性慢性复发性、炎症性、红斑鳞屑性皮肤疾病。银屑病的特点是初起为红斑、丘疹，逐渐融合成片，边缘清楚，上覆多层银白色鳞屑，刮去后出现薄膜和点状出血现象。该病常反复发作，缠绵难愈，变化快，时轻时重，难以治愈。严重时皮损泛发全身，伴有大量脱屑和剧烈瘙痒，给患者的身心健康带来严重影响。西医学认为银屑病的病因不明确，一般与遗传、免疫、感染、情志等多种因素有关。病理方面存在机体免疫功能低下和皮肤微循环障碍等现象。中医学无"银屑病"之名，将其归属为"白疕""松皮癣""干癣"等范畴。之所以得名为银屑病，是因为"肤如疹疥，色白而痒，搔起白皮"。该病多因先天禀赋不足、脏腑失调，以及外邪侵袭等原因导致发病。病因包括风、热、寒、湿、燥等外邪入侵，以及七情内伤、饮食失节等。本病主要发生在血分，急性期多为血热炽盛，壅于肌表而发作；慢性期多因血虚、血瘀和肌肤失养所致。中医学一般将该病分为血热毒壅型和血虚风燥型两种证型，治疗以清热、凉血、润燥为主，分阶段进行。

梁申教授认为，银屑病多由于七情内伤，肝气郁滞，郁久化火，热毒蕴伏于营血，伤及血络；或者饮食失节，脾胃失调，食物积聚产生热毒，并受到风热邪毒侵袭，导致经脉阻塞、气血凝结，肌肤得不到滋养。临床上常见的证型以血热毒壅型为主。其病因、病机与温病热入血分证相似。《温热论》云："入血就恐耗血动血，直须凉血散血，如生地、丹皮、阿胶、赤芍等物。"这个论述总结了与血分相关的病机和治法，即容易"耗血动血"，治疗须"凉血散血"。凉血散血即是使用凉血活血的药物来清解血分热毒。因此，在临床上治疗银屑病时，应以凉血解毒、活血化瘀为主要治法。梁申教授根据自己的临床经验，选用自拟的治疗经验方银屑病。药物组成：生地黄 15 g，玄参 15 g，金银花 10 g，野菊花 30 g，紫草 10 g，红花 5 g，赤芍 10 g，牡丹皮 10 g。同时结合合理的心理疏导，在临床上取得了良好的疗效。方剂中的生地黄和玄参起到凉血润肤、滋阴解毒的作用。对于血热毒壅者，不能单纯使用凉血止血的药物，否则虽然可以止血，但瘀血仍然停留于内部，严重时可能形成瘀滞化热。因此，方剂中加入了牡丹皮、赤芍等药物，这些都是清热凉血散血的重要药物。此外，还加入了金银花、野菊花用于清热解毒，紫草用于凉血化瘀，红花用于活血化瘀。这些药物的综合应用，共同发挥了清热解毒、凉血化瘀的功效，使热毒得以清解，瘀滞得以疏通，从而缓解了各种症状。如果血热较重，可以加入槐花、白茅根、丹参、鸡血藤等药物；如果血燥明显，可以增加生地黄的用量，或者配伍阿胶、天冬、麦冬，以增强养阴润燥的作用；对于病程较长，热毒灼阴，导致经脉阻塞、血瘀明显的患者，可以加入三棱、莪术、桃仁等药物，以增强活血化瘀的作用。

4. 糖尿病 是由遗传因素、免疫功能紊乱、微生物感染及其毒素、自由基毒素、精神因素等多种致病因子作用于机体，导致胰岛功能减退和胰岛素抵抗，进而引发糖、蛋白质、脂肪、水和电解质等多种代谢紊乱综合征。临床上主要表现为高血糖，典型病例可出现多尿、多饮、多食、消瘦等"三多一少"症状。西医学将糖尿病分为 1 型和 2 型，而中医学将其归属于"消渴"的范畴。古代医书《黄帝内经》中就记载了名为"消渴"的疾病。汉代名医张仲景在《金匮要略》中也对"三多"症状有所记载。糖尿病的发病原因复杂，常与禀赋不足、饮食失节、情志失调和过度劳累等因素有关，且素体阴亏、五脏柔弱，尤其是肺、脾胃、肾虚弱。疾病以阴虚热盛为主，经过长期发展，可导致气阴两虚，进而出现多种不同的病证。该病病程漫长，治疗较为困难，传统中医对糖尿病的治疗常采取三消论治法。根据刘完素在

《儒门事亲·三消论》中根据病情轻重将消渴分为上、中、下三消，与不同脏腑相对应，代表不同病变阶段。上消以肺燥为主，临床表现为多饮烦渴；中消以胃火炽盛为主，临床表现为善渴、易饥、多食；下消以肾虚火旺为主，临床表现为尿频量多，甚至饮一溲一，小便稠浊较为明显。

梁申教授认为，在糖尿病的发生发展过程中，气和津液的病理变化是疾病发展的始动因素，也是病机演变规律的决定性因素，贯穿整个疾病过程。从气损到津伤，再从津伤到燥热，最终到阴虚，这符合糖尿病基本病理变化。因此，气阴两虚是疾病转机的关键。只有有效控制气阴两虚的病机，才能使疾病朝着气虚或阴虚方向转化，否则将迅速进入阴阳两虚的病证，疾病会恶化。因此，在临床治疗糖尿病时，梁申教授紧紧抓住气阴不足这一病机，打破传统的"三消"治疗法。当临床主要表现为乏力、气短、自汗，活动加重，口干舌燥，多饮多尿，心烦易怒，大便秘结，腰膝酸软，舌淡或红暗，舌边有齿痕，舌苔薄白或少津，脉细弱时，治疗应以益气滋阴为基本方法，处方使用梁申教授自拟的糖尿病方（红参配黄芪）和代胰素。根据病情合理配伍，可以达到更好的效果，从而有效控制患者的血糖水平。糖尿病方药物组成：红参 5 g，黄芪 15 g。将其煎煮后与自制的代胰素 2 g 进行冲服。如果气阴两虚的症状明显，可以增加怀山药 15 g，知母 10 g，葛根 15 g，天花粉 15 g。对于病程较长，阴虚导致阳虚的患者，可以增加红参的用量，最高可达 10 g，以达到阴阳俱补的效果。梁申教授在使用红参、黄芪的同时，还同时使用了自制的代胰素。代胰素是梁申教授研制的一种中草药制剂，可以增强生津止渴的效果，使气阴充盛和燥热得以消除，从而促进患者康复。

糖尿病方中红参和黄芪具有益气养阴和生津作用，这些功效在古代文献中早有记载。《仁斋直指方》云玉壶丸可治疗消渴引饮无度："人参、瓜蒌根各等分。上为末，炼蜜为丸，梧桐子大。每服三十丸，麦门冬汤送下。"《备急千金要方》中记载黄芪汤可治疗消渴："黄芪三两，茯神二两，栝楼三两，甘草（炙）三两，麦门冬（去心）三两，干地黄五两。上六味，㕮咀，以水八升，煮取二升半，去滓，分三服。日进一剂，服十剂佳。"现代药理研究证实红参和黄芪具有显著降血糖作用。红参对注射肾上腺素和高渗葡萄糖引起的高血糖有抑制作用，能改善一般症状，降低血糖。虽然人参在糖尿病患者中降血糖的作用不显著，但它能改善患者的全身症状，减轻或治疗口渴、乏力等症状，并对预防并发症有一定效果。黄芪对血糖具有双向调节作用，能明显降低小鼠的血糖水平，对抗肾上腺素引起的小鼠血糖升高，同时对苯乙双胍引起的低血糖也有显著缓解作用。黄芪还能预防噪声引起的实验动物肝糖原升高。正常人服用黄芪后，红细胞的葡萄糖耗氧量明显增加。

5. 颅脑损伤后遗症　是指脑外伤后引起脑组织损伤、脑震荡，甚至颅内出血压迫脑组织，导致部分脑细胞损伤坏死。这种损伤会长期存在，并引发一组自主神经功能失调或精神性症状，其中包括头痛、神经过敏、易怒、注意力集中障碍、记忆力障碍、头晕、失眠和疲劳等症状。然而，神经系统检查和神经放射学检查并未发现异常，大约有 20% 的脑外伤患者在受伤后会出现这些症状。颅脑损伤后遗症给社会、个人和家庭带来了沉重负担。颅脑损伤的预后和病程与病变的严重程度以及治疗的早晚密切相关。由于神经细胞的修复、再生和功能恢复通常需要很长时间，而有些神经细胞是无法再生的。因此，颅脑外伤后遗症往往持续时间较长。

虽然中医学没有专门的颅脑损伤病名，但对于这种损伤也有一定的认识。《伤科补要》指出："颠顶骨伤……如外皮未破，而骨已碎，内膜已穿，血向内流，声哑不语，面青唇黑者不治。或顶骨塌陷，惊动脑髓，七窍出血……昏闷全无知觉者不治。或骨碎髓出不治。"这表明颅脑损伤的情况非常危险。在外伤病中，颅脑损伤的比例较高，其发病率仅次于四肢损伤。根据统计数据，在外伤事故中导致死亡的病例中，有 2/3 是死于颅脑损伤。尽管一些颅脑损伤患者经过多种救治措施保留了生命，但颅脑损伤后遗症常常会伴随患者终身。

头为诸阳之会，内藏脑髓。大脑作为元神之府，以统全体。这表明人体一切活动都受到大脑的支配。中医学将颅脑损伤后遗症归属于"头痛""眩晕"等证候范畴。在脑部有所坠堕或外来暴力冲击后，脑络损伤，导致气血逆乱、周流不畅，瘀血内阻于脑窍，使脑部的神明失养。正如《素问·缪刺论》所言："有所坠堕，瘀血内留。"《杂病源流犀烛》云："跌仆闪挫，猝然身受，由外及内，气血俱伤病也。"这种证候可归属于外伤导致脑内瘀血阻滞经络，气机不通。当气血不通时就会感到疼痛，且痛有定处。

在长期的临床实践中，梁申教授对颅脑损伤后遗症进行了深入研究。他考虑到颅脑损伤后遗症的病程通常较长，根据久病必瘀、久病入络的特点，梁申教授临床治疗该病以活血化瘀、通络止痛为基本治法。基本组方：川芎 15 g，当归 10 g，红花 5 g，大黄 10 g，全蝎 5 g，钩藤 15 g。每日 1 剂，水煎分 3 次服用。方中川芎具有辛温升散的性质，可以活血行气，祛风止痛，上药可直达颠顶，其祛风止痛的效果非常好。由于颅脑损伤后遗症常表现为血瘀引起的头痛，因此，还加入了具有活血化瘀作用的当归和红花。梁申教授喜欢使用当归和红花治疗瘀血疼痛。当归具有补血活血的功效，能够有效地化瘀而不伤血，而红花则善于化瘀止痛。当它们与川芎相配合时，可以共同发挥活血化瘀、通络止痛的作用。此外，方中还用大黄进行攻下活血，使瘀血得以排出。钩藤和全蝎都归肝经，钩藤能平肝息风，全蝎能通络止痛。虫类药物具有行走攻窜的特性，可以通过通经络、疏逐搜剔的作用深入到脏腑和四肢的气血痰瘀胶结部位，起到通痹散结的作用。这些药物相互配合，可以活血祛瘀、通络止痛，从而使瘀血得以祛除，络脉畅通，则诸症消失。

6. 癌症 中医学对癌症的认识历史悠久，在周代就有相关记载。古代经典多称之为"积""岩"，或者称之为"癥瘕""积聚"。"癌"的记载首见于宋代的《卫济宝书》，其描述："癌者，上高下深，如岩穴之状，颗颗累垂，毒根深藏。"中医学认为癌症是一种全身性疾病，而呈现出局部表现。在致病因素中，内因占主导地位，外因为辅助作用。主要的内因是正气不足和七情内伤，外因主要包括六淫不正之气和饮食不节。癌症的主要病机可以用高秉钧《疡科心得集》所言概括："癌瘤者，非阴阳正气所结肿，乃五脏瘀血、浊气、痰滞而成。"即机体阴阳失衡、脏腑功能障碍、经络阻塞、气血运行不畅、气滞血瘀、痰凝邪毒等相互交织而形成。癌症大多发生于中老年患者，累赘生于人体，坚硬如石，形态不规则，局部肿块坚硬，高低不平推之不移，溃烂如翻花状，色紫恶臭。

梁申教授认为，癌症宜早发现、早治疗。早期即指中医学所称的"治未病"阶段，此时往往没有明显的症状产生，因此最难辨别。但并非毫无线索可寻，如长期胃脘痛病史，近期加重的情况可能预示着胃癌的可能。长期反复咳嗽，经过治疗却无法缓解，并伴有发热和疼痛的情况，也应警惕肺癌的出现等。只要认真观察，是可以进行辅助诊断的。必要时可以借助西医的仪器检查，以提高诊断的准确性。对于这种早期发现的癌症，可以选择适合早期治疗的根治方法，并进行规范化、标准化治疗。治愈后，患者会感到非常满意。例如，对于早期鼻咽癌，放疗和化疗的效果确切，治愈率很高；而早期直肠癌可以通过内镜下切除进行治疗。当癌症进入中期时，往往处于局部病变加剧阶段，出现相应的局部症状，此时多数没有全身症状，因此可以首先进行中药调理，结合相应的西医疗法。在临床实际中，很多患者往往在出现明显癌症症状后才去接受检查。当患者察觉自己已经患上癌症时，往往已经是中晚期，而此时患者大多已经失去了最佳治疗时机。当癌症发展至晚期，即进入恶病质阶段，也就是中医学所说的阴阳俱虚、气血虚弱、形体枯槁、亡阴亡阳或瘀阻加重，甚则疼痛加剧，此时已经进入了不可逆的损伤期。

宋代《疮疡经验全书》云："乳岩者，若未破可疗，已破即难治。"这一观点表明了乳岩破裂后难以治愈的情况。同样，在清代的《外科全生集》中也指出："岩症者，大忌开刀，开则翻花最惨。"这说明了开刀手术的危险性。梁申教授深谙这一道理，并针对中晚期癌症患者强调避免手术治疗，提出了"包膜治癌法"。

所谓"包膜治癌法"，源于梁申教授在农村观察到的牛粪中长出的虫子。梁申教授年轻时在农村生活，那时候农村常见许多牛，田地里也常有牛粪。牛粪外面通常会形成一层保护膜，而里面的小虫会在里面生长，过一段时间后自然死亡。当碰破这层膜时，里面的小虫会四处散开，寻找新的安身之所。如果找到一个适合的环境，它们会重新生长，并对周围的植物造成损害。受到这一现象的启示，梁申教授创造了"包膜治癌法"，提出在癌症早期以祛邪为主、扶正为辅；中期则重视祛邪和扶正；晚期则以扶正为首要任务。该方法已成功治疗了许多癌症患者，收到了良好的效果。这一学术思想与西医学中关于"带瘤生存"和"绿色抗癌"的观点相吻合。

梁申教授认为，大多数癌症患者机体免疫功能低下（正气不足），因此他在治疗上遵循辨证分期和辨证用药的原则，根据癌症的不同阶段、部位、脏器和类型，选择不同的药物治疗方案。梁申教授自拟治癌汤，其基本药物组成包括救必应、古羊藤、翠云草、刺蒺藜、山慈菇和半边莲。此方在整个治疗过程中都被广泛应用。根据不同类型的癌症，临床上采取相应的配伍。例如，对于肝癌早中期，治疗以解毒消肿、利湿退黄、护肝为主，使用茵陈和薏苡仁合治癌汤加味为主；对于中期，则适宜软坚散结、退黄、护肝，方选四郁海藻玉壶汤合治癌汤加味治疗；而晚期患者阴阳俱虚，则以补养为主，方选左归丸、右归丸合治癌汤为主。对于肺癌患者，在早期以咳嗽为主要症状时，选择清气化痰汤合治癌汤加味；中期出现干咳、咳嗽时疼痛、咳痰、咳喘等症状时，采取益气养阴、活血祛瘀、健脾化痰、补肾止咳定喘之方合治癌汤加减治疗；而晚期患者阴阳俱虚，则以补养为主，选用左归丸、右归丸加止咳药合治癌汤为主治疗。这一方剂不仅能有效抑制肿瘤生长，还能控制肿瘤的复发。

此外，对于中医治疗癌症的疗程问题，梁申教授坚持"效不更方"的原则。癌症早期患者通常需要 1～2 年的治疗，整个疗程往往需要 3～5 年，甚至更长时间。梁申教授认为，只要患者病情稳定，就不用频繁更换方剂，这体现了他对治疗的自信，也是医者不断自我完善的一种表现。

五、医案选介

（一）治外感发热

张某，男，42 岁，1968 年 8 月 7 日就诊。患者因患病前一日冒雨赶路，淋湿身体，当晚突然出现高热、微畏寒、头部胀痛，不能起床并要求就诊。刻诊：患者全身灼热，面红唇干，无汗，鼻塞流涕，身骨酸痛，咽红肿痛，略咳而痰黏，小便黄，脉浮数，舌尖边红，苔薄黄。根据脉症，中医诊断为外感发热。中医辨证属外感风邪，热毒郁盛。患者因热毒上蒸犯肺，导致肺失清肃，皮毛疏泄失常。治宜辛凉解表，清热解毒。处方为复方香鱼合剂。组成：细叶香茶菜 20 g，鱼腥草 16 g，水煎为 1 剂，分两次服。服药 1 剂后，患者体温开始下降。再服第 2 剂后，至后半夜体温基本恢复正常。第 2 天再投 1 剂，患者症状消失，病告痊愈。

按语：本案例患者属外感发热，以高热为主要症状；热毒上蒸犯肺，导致咳嗽、鼻塞流涕、咽红肿痛；肺主宣发失常，皮毛疏泄失常，故无汗；舌红苔薄黄，均为热毒所致。治宜辛凉解表，清热解毒。

复方香鱼合剂是梁申教授治疗外感发热的经验方，该方主要药物为细叶香茶菜（又名三姐妹、虫牙药、伤寒头）。《中华本草》记载其味苦微辛，性凉，有清热利湿、解毒止血之功效，主治感冒、流感、咳嗽痰多、咽喉肿痛、牙痛、黄疸、热淋、水肿、痢疾、肠炎、毒蛇咬伤、刀伤出血等证。细叶香茶菜对感冒发热、流感高热、痢疾发热、泄泻发热均有效。配以鱼腥草，取其辛凉宣肺、化痰止咳、利水泄热的作用，以增强解表宣肺、清邪热之毒外达下行的作用。二药相伍，共奏解表退热、清肺止咳之功。

（二）治泌尿系结石

李某，男，29 岁，初诊日期为 1991 年 5 月 30 日。患者患有右侧输尿管结石半年。患者因腰痛、尿痛和尿血曾到某医院就诊，通过检查发现右侧输尿管下段存在一枚约 0.3 cm×0.7 cm 不规则形状的结石，经过治疗后病情未见好转。近期由于服用了"消石素"，患者尿痛加剧，腰部胀痛尤为明显，大便秘结如羊矢，三天解便一次，舌红，舌苔薄黄，脉略数。中医诊断：石淋。中医辨证：属湿热阻滞下焦。治疗宜清热利湿，通淋排石。处方：露兜簕 30 g，楤木根 15 g，大黄 10 g（后下）。水煎服，每日 1 剂。经过 3 剂药后，患者腰痛症状消失，大便恢复正常，但小便仍感疼痛，舌红，舌苔薄黄，脉略数。调整处方去除大黄，并增加金银花和野菊花各 10 g，水煎服，每日 1 剂。再经过 3 剂药后，患者成功排出了一粒大小如黄豆的结石，诸症消失。

按语：本案例是湿热阻滞下焦所导致的疾病，因此使用了露兜簕和楤木根，露兜簕具有清热利水和化湿的功效，楤木根则能散瘀和祛湿利尿，两者相辅相成，协同发挥利水化湿的作用。对于湿热阻滞下焦所致的泌尿系统疾病，具有显著的疗效。

（三）治月经不调

黄某，女，32 岁，1990 年 5 月 19 日初诊。患者每月经行 2 次，已持续 1 年，每次经行 4 ～ 5 天，量少、色暗，伴腹痛。之前在某医院使用四君子汤、四物汤等加减治疗，症状没有缓解，因此转到我科室就诊。刻诊结果：每月经行 2 次，昨日又出现月经量少、色暗，腹痛，便稍结，尿黄，舌质干红，舌苔微黄，脉细数。根据脉证，中医诊断为月经不调。中医辨证：患者属于阴虚血热证。治疗原则为养阴清热，凉血止血。方选清经散合两地汤加减。处方如下：生地黄 12 g，熟地黄 10 g，牡丹皮 6 g，赤芍 10 g，炒栀子 6 g，麦冬 10 g，青蒿 15 g，甘草 6 g，水煎服，每日 1 剂。经过 3 剂治疗后，患者出血停止，腹痛减轻，舌质已有水润。继续使用该方 6 剂后，患者病情完全好转。随访半年，患者经期正常，每月 1 次，但时而量少。仍然继续使用上述方剂进行加减治疗，至今未见复发。

按语：本例患者诊断为月经先期。如果不及时治疗，可能会发展为崩漏。上述方剂是梁申教授治疗阴虚血热所致月经先期的经验方。方剂组成：生地黄 12 g，熟地黄 10 g，牡丹皮 6 g，赤芍 10 g，炒栀子 6 g，麦冬 10 g，青蒿 15 g，甘草 6 g。该经验方是根据《傅青主女科》中的清经散（熟地黄 30 g，牡丹皮 10 g，地骨皮 10 g，白芍 6 g，青蒿 10 g，茯苓 15 g，黄柏 6 g）和两地汤（生地黄 30 g，玄参 30 g，白芍 6 g，麦冬 10 g，地骨皮 10 g，阿胶 15 g）进行加减化裁而成。清经散和两地汤均出自《傅青主女科》，用于治疗火旺水亏所致的经水先期。傅氏认为："火不可任其有余，而水断不可使之不足。"因此需要清热以调理经水。两地汤的作用是滋阴清热。《傅青主女科评注》中指出："两地汤妙在壮水以制阳光。"全方不犯苦寒清热，重在甘寒养阴，育阴以潜阳，补阴以配阳，从而达到水盛而火自平、阴生而经自调的目的。两个方剂的配伍使用，既具备了清火的功效，又具备了滋阴的作用，使"火泄而水不与俱泄"，清热的同时不伤阴。方剂中的生地黄、熟地黄和麦冬清热滋阴，牡丹皮、赤芍和青蒿清热凉血，炒栀子则凉血止血，甘草起到调和诸药的作用。诸药共用，起到了清热养阴、凉血止血的效果，从而使患者病情好转。现代药理学研究表明，生地黄具有抗炎利尿、促进血液凝固、缩短出血时间的作用，并可提高机体的免疫功能；牡丹皮对子宫有明显的兴奋作用，可使其收缩增强；白芍对中枢神经系统、子宫平滑肌等有抑制作用。

（四）治小儿遗尿症

李某，男，11岁半，1991年2月7日初诊。患有遗尿症多年，每晚发作一次，有时2～3天发作一次，经过多方治疗，效果不明显，因此前来我科就诊。详细询问患者情况后得知，近1周来，患者每晚遗尿一次，尿量较多。此外，该患儿平素好动，易发脾气，食欲可，大便偏硬，舌红，苔黄，脉弦数。根据脉症表现，中医诊断为小儿遗尿症。根据中医辨证分析，判断属于"肝旺"型。因此，治疗宜以清热平肝为主。开具处方为热型遗尿方，药物组成：菊花10 g，川楝子10 g，石决明20 g（打碎先煎），栀子5 g，白芍10 g，麦冬10 g，甘草5 g。将中药煎煮后服用，每日1剂。1991年2月11日二诊，患者遗尿已停，但稍有烦躁不安，舌苔薄黄，脉略数。药物已经奏效，因此继续原方再进5剂。1991年2月21日三诊时发现，患者使用药物至今，已无遗尿，大便恢复正常，烦躁明显减轻，舌苔薄白，脉略数。为了巩固治疗效果，再次进5剂原方。经过治疗，患者病情得以完全康复。

按语：小儿遗尿症大多数是下元虚寒而引起的，"肝旺"也是导致小儿遗尿症的重要原因之一。本病例中，患儿平素好动，易发脾气，可见肝火偏旺。肝火内扰膀胱，导致膀胱气化功能不利，因此出现遗尿症状。根据梁申教授提供的热型遗尿方进行治疗，治则为清肝热、泻肝火，使肝火平复，膀胱气化无扰，因此取得了良好疗效。该方剂由菊花、川楝子、石决明（先煎）、栀子、白芍、麦冬、甘草等药物组成。其中，菊花、川楝子、石决明具有清热平肝的作用；栀子能够清三焦之热，并引热下行；白芍具有柔肝敛阴的特性；麦冬则能清热养阴；甘草起到调和诸药的作用。这些药物共同使用，发挥清热平肝、敛阴止遗的功效，因此患者病情逐渐好转，最终痊愈。

（五）治肺癌

韦某，男，57 岁。1990 年 3 月 12 日初诊。患者反复咳嗽 3 年余，最近 1 个月出现咳嗽，有血丝，伴发热，咳嗽时胸痛，在此情况下入院治疗，诊断为肺癌并骨转移。医生建议进行手术治疗，但由于患者有亲属经历手术及放、化疗治疗后不久即去世的情况，因此患者拒绝了手术治疗和放、化疗，并转而寻求中医治疗，故患者特地前来就诊。患者就诊时症状：咳嗽，胸痛，胸闷气紧，偶有喘鸣，口干，便秘，舌质暗紫，苔厚腻，脉弦滑。

中医诊断：肺岩，咳嗽。

辨证：痰热瘀结。

治则：清热化痰，解毒散结，活血化瘀。

方剂：治癌汤加减。

处方：救必应 30 g，翠云草 20 g，山慈菇 15 g，蒺藜 15 g，桃仁 10 g，红花 7 g，当归 10 g，赤芍 15 g，白茅根 15 g，蟾皮 3 g，桔梗 10 g，浙贝母 10 g，半夏 10 g，茯苓 15 g，夏枯草 10 g。

治疗 2 个月后，患者病情有所好转，不再咳嗽出血；但时常出现胸痛、口干和便秘。处方进行了改动，去掉了桃仁、红花、白茅根、浙贝母，加入太子参 15 g，玄参 15 g，苍术 12 g，川贝母 10 g，白芍 20 g。

继续治疗半年多，患者上述症状明显好转。再次修改方剂，上方去掉蟾皮、白芍、苍术和玄参，加入白术 10 g，黄芪 15 g，半边莲 10 g，蛤蚧 5 g（研磨冲服），每隔 1 天服用 1 剂。

再治疗 1 年多，患者上述症状完全治愈。随访 1 年，未见复发。

按语：此例患者根据西医诊断属于晚期肺癌，临床表现为血瘀（胸痛、舌质暗紫）和痰热（口干、便秘、苔厚腻、脉弦滑）并存。因此，在治癌汤的基础上加入桃仁、红花、当归、赤芍等中药，以达到活血化瘀的效果，并加入桔梗、浙贝母、半夏、茯苓、夏枯草等中药，以达到化痰散结的目的。同时，根据具体证候选择白茅根凉血止血，太子参、玄参益气养阴，白芍养肝柔肝，以防止木火刑金；苍术、白术有补土生金的作用，黄芪补中益气。因此，疗效十分显著。

梁申教授自拟的治癌汤不仅是一首有效的抗癌方剂，也展现了他在应用广西主产中草药治病方面的专长，具有鲜明的地方特色。其中，救必应、翠云草等是他经常使用的广西常见中草药，具有良好的民间应用基础。治癌汤方剂中救必应大剂量使用，是主要药物，具有清热解毒、消肿止痛的功效。现代药理研究表明，救必应具有止血、抗菌等药理作用，并且临床研究证实救必应片剂在胃痛、腹痛、肾绞痛等方面有着良好的止痛效果。翠云草具有清利湿、解毒和止血的作用，适用于吐血、咳血、便血和外伤出血。现代药理研究表明，100% 翠云草煎剂对金黄色葡萄球菌具有抑制作用。蒺藜（刺蒺藜、白蒺藜）具有疏肝理气、解郁的功效，气畅则肿消瘤散。山慈菇具有清热解毒、散结消肿的作用，《本草新编》中称其为"散毒之药"。《南宁市药物志》中记载半边莲有"消肿解毒"的功效。现代研究证实，这两种中药都具有抗癌作用。山慈菇中所含的秋水仙碱等多种生物碱是抗癌的有效成分。给予小鼠皮下注射秋水仙碱 2 mg/kg 剂量后，可抑制细胞有丝分裂，使其停止于中期，类似于放射线的照射效果；对于分裂较快的胚胎和肿瘤细胞则更为敏感。半边莲中含有的生物碱也是抗癌的有效成分，当山梗菜碱浓度达到 15 mg/mL 时，可抑制小鼠腹水癌细胞对氧的摄取，从而达到抗肿瘤的作用。

六、论文著作

（一）论文

［1］梁申.糖尿病验案一例.广西中医药，1992（4）：20.

［2］黄珍定，梁庆嫦，梁申.复方香鱼合剂治疗外感发热660例体会.广西中医药，1984（6）：9-10.

［3］梁申.蛇尿入眼.广西中医药，1978（1）：28.

［4］梁申.有的中药为什么要炒和炙？有的中药为什么要注明先煎、后下、包煎、溶化和冲服？.广西卫生，1975（2）：67.

［5］梁申.习惯性流产.新中医，1974（6）：29-30.

（二）著作

梁申教授先后参与了《广西药用动物学》《广西老中医医案选》《奇难杂症古方选》《广西本草选编》等教材、著作的编写工作；主持并参与了《自拟复方三七酒及其药渣的临床运用》《复方香鱼合剂治疗外感发热660例体会》《三姐妹治疗肝炎》等诸多科研课题的研究，并取得多项科研成果。

七、整理者

秦华珍，中药学博士，二级教授，博士研究生导师，广西中医药大学教学名师。担任国家级一流本科专业中药学专业负责人，国家中医药管理局临床中药学重点学科带头人，教育部高等学校中药学类教学指导委员会中药学课程联盟副理事长，教育部首批虚拟教研室中药学课程群虚拟教研室副主任。讲授《中药学》《广西常见中草药》《本草典籍选读》等课程，从事中医内科诊疗工作，擅长运用经方时方、广西主产中草药治疗临床常见病、多发病。主编出版《桂派中医大师·学术卷：梁申》，丰富、发展了"八桂医学"。作为副主编参编《化学中药》《桂本草》（第一卷）（第二卷）及《中药平性药药性研究》等学术专著。作为主编出版自编教材 1 部、全国中医药行业高等教育"十三五"规划教材 2 部。获得广西高等学校教学成果二等奖 2 项、三等奖 2 项。

董少龙

一、名家简介

董少龙，教授，主任医师，第四批全国老中医药专家学术经验继承工作指导老师，桂派中医大师，博士研究生导师，中医传统班导师，兼任中华中医药学会脑病专业委员会常务委员，广西中医药学会常委理事，广西中医药学会心脑血管病专业委员会主任委员，广西中西医结合学会活血化瘀专业委员会副主任委员。在医疗、教学和科研领域有着40多年的工作经验，具备扎实的中西医理论基础。他以中医学理论为指导，将临床实践纳入考量，并积累了丰富的临床经验。对于内科常见病、多发病，他运用中医辨证思维进行立法、处方和用药，取得了显著的疗效。尤其在神经内科常见的头痛、失眠、眩晕、中风、癫痫、帕金森病的治疗中，他力求从根本上治疗疾病，通过细致地辨别寒、热、虚、实等病因，以中医中药和传统经方结合西医技术进行治疗，药中肯綮，效如桴鼓。

1949年农历八月三十日（公历10月21日），董少龙教授出生在广西钟山县迴龙镇泉龙村一个农民家庭。祖父董木秀曾从事手工织布、染布等小生意，于1988年去世。父亲董凤福在1954年至1963年期间担任公路道班工人，1963年后辞职回家务农，于1995年去世。母亲刘氏是回龙镇刘家村人。

钟山县位于广西东部偏北，东邻贺州市，南界昭平，西接平乐、恭城，北靠富川与湖南省江华县，处于湘、粤、桂三省（区）的结合部。地理环境优越，交通便利，是大西南东进粤港澳最便捷的出海通道。县城距离广州市356公里，距通商口岸梧州市200公里，距离风景甲天下的桂林市176公里。国道323线、207线横贯境内，洛湛铁路与桂梧高速公路穿越该县。

钟山县原属汉朝南海郡，隋唐时期归属桂州临贺郡、岭南道桂州。宋元时期隶属广南路、广南西路的贺州、昭州地。明清时期归属贺州、平乐府。民国时期设立钟山县。1953年4月，经政务院批准，撤销富川、钟山两个县，合并为富钟县，隶属平乐专区。1958年7月，隶属梧州专区。1961年7月，富川与钟山分治。1962年3月，国务院决定恢复设置钟山县，隶属梧州地区行政公署。1997年3月，隶属贺州地区行政公署，目前隶属贺州市。

董少龙的家乡又被称为董家峒，也叫董家洞，位于广西贺州市钟山县南面的盆地，包括回龙镇、石龙镇、凤翔镇、珊瑚镇、同古镇五个乡镇。这片区域最初的居民以董姓为主，因此得名。随着时代的发展，这些乡镇相互联系、繁荣发展，但地名董家峒并未改变。董家峒并不是指具体的地点，而是泛指该区域，尤以迴龙镇、石龙镇、凤翔镇、珊瑚镇等地为董姓人较为集中的地方。董家峒人并不仅指董姓居民，而是包括其他姓氏的所有居民。本地现有十多万居民，他们的祖先几乎都是长期定居于此的中原各地或广西周边的迁徙者。

大约在清末民国初期，董少龙的曾祖父带领家人从泉龙村移居到一个名叫白面冲的小山沟，那里山清水秀，鸟语花香。当时社会比较动荡，家里经历了抢劫，这些土匪强盗被当地人称为大蛮，他们专门进行劫掠。一次，这些大蛮将董少龙的祖父的大哥绑架到深山老林当作人质，并传达信息要家人支付赎金。祖父当时还很小，但对家中的这场灾难记忆犹新。祖父回忆说，当时所用的是白银和铜钱，所以应该是在清末时期发生的。为了解救人质，曾祖父展示出自己擅长的竹子编织技艺，一家人日夜紧急制作了箩筐、簸箕等物品，带到市场上出售，获得一些钱后，还向亲戚借了一些钱，才能将人质赎回。曾祖父去过曾居住过的地方，发现那里的房子已经不复存在，只剩下残留的墙角，墙并非由砖块砌成，而是由混合石灰、黄泥和沙子糊成的，非常坚固。可能正因为那次绑架事件，曾祖父认为在那里居住不安全，所以又搬回了村子。

董少龙四五岁时，他的父亲离开老家，到富川县的一家公路道班当修路工人，成为正式员工后，父亲将母子二人接到了那里。

1956 年秋，董少龙就读于富川县白沙小学一年级，度过了他的童年和小学时光。1962 年，他在小学毕业后考入富川县中学初中部。乘坐马车上学成为董少龙生命中的一大乐事。由于父亲辞去工作回乡务农，董少龙在富川中学仅读完初中的第一个学期后，于 1963 年转学至钟山县石龙中学。这次从县城中学转到乡村中学，对他而言充满了遗憾。开学后，油菜花田园景色令人陶醉，小溪潺潺流水如音乐般动听，使他的心情从阴郁转变得畅快。董少龙很快适应了学校新的生活和学习，在 1965 年即将结束初中生涯之际，每个同学都怀揣着升学的愿望，在最后一个月埋头苦干。付出的努力没有白费，大家都如愿以偿地升入了钟山中学高中部。再次回到县城上学，这是他第二次进城就学，虽然县城并非大都市，但各种各样的活动比较多，他的见识也逐渐增长。在高中阶段，接触到的老师更多了，能够交流的同学也来自各地，使他的视野更加广阔。有来自干部家庭的，有来自工人家庭的，还有和他一样来自农村家庭的。"跨长江，过黄河，打开清华、北大的大门"的口号鼓舞着董少龙努力学习，他对上大学的渴望也更加强烈。董少龙下定决心，他不想像家族前辈那样终日面朝黄土背朝天，而是要去更为广阔的天地实现自己的人生理想。董少龙清楚地认识到，只有通过努力读书，考上大学，才能有所作为。

青年时期，有一条道路令董少龙非常向往，那就是参军。每个年轻人都怀揣着一个保卫祖国的梦想，手持钢枪，这是一项光荣的事业。董少龙怀着这个理想报名参军，但天不遂人愿，由于小时候摔断过手臂，所以他不能如愿参军。和董少龙一起去体检的还有同村的人，看着他们得到通知的时候，董少龙明白自己无法穿上军装。

1969年，董少龙高中毕业后回到农村务农。其间，他还担任过村小学的代课老师。两年后，一次机会改变了他一生的命运。1971年，高校恢复招生，从工人、农民和部队中招收学生，即工农兵学员。董少龙被选拔进入广西中医学院，他在校学习了中药学、方剂学、伤寒论、金匮要略，以及中医临床各科知识。他还学习了人体解剖学、生理学、病理学、药理学、诊断学和西医临床各科知识。经历了20世纪70年代的开门办学，董少龙目睹了农村医疗资源匮乏的现象，他的内心充满了责任感，激励自己要努力学习，并时刻做好为人民服务的准备。

1974年7月，广西中医学院的一批大学生毕业了。由于是国家计划招生，学生毕业后基本上都回到原籍工作。每个学生都很明确自己要去哪里工作，因此学校的毕业生分配工作进行得非常顺利。董少龙已经做好了回家乡工作的准备。当时的大专院校需要补充师资，就在毕业前夕，负责学生工作的领导找到了他，学院党组织经过讨论研究，决定让他留校工作，希望他能够服从组织的需要。董少龙教授本人并没有留校的意愿，于是便一再推辞，并提到自己家在农村，离家很远，希望能够回到原籍工作。然而，这些理由无法改变学院的决定。留校工作引来了同学们的羡慕，但他却无法开心起来，看着一个个同学离开学校，他的内心充满了不舍之情。

1974年8月，董少龙在广西中医学院第一附属医院内科进行了临床实习。这家医院是他毕业实习的地方，医院的老师们对他非常了解并且十分信任。一周后，他获得了处方权，一个月后就开始独立值班。由于在实习期间打下了良好的基础，他感到在独立值班时还是比较自信的。那时候，常见的急重症包括心力衰竭、哮喘发作、感染性休克、急性脑血管病和消化道出血等。在实习期间，老师们认真带教，他也刻苦钻研，因此他在工作后独立处理患者时也比较得心应手。

在中医方面，他受益于三位老中医的指导，分别是当时的内科主任劳有安教授，以及曾宜敬教授和周基邦教授。他们的临床辨证思维和用药经验对董少龙产生了深远影响。就在他的业务准备起步时，学院做出了决定，要求七一级毕业留校的青年教师分别到各教学分队进行工作。董少龙被安排到钦州教学分队，在钦州县人民医院和大寺卫生院轮流工作。尽管是在县级医院和卫生院，但有很多的临床实践机会，并有机会得到教学分队老师的指导。在这种条件下，董少龙的业务水平提高很快。

1977 年，高校恢复了高考招生，开门办学停止，董少龙重新回到广西中医学院第一附属医院从事临床医疗工作，并带见习生。这时，董少龙和同学们遭到了来自社会不可避免的批评，有人认为他们不够胜任大学老师的工作。他们在思想和精神上承受了很大的压力。学院做出了他们"回炉"的决定。1978 年至 1979 年，学院成立了七四级至七六级毕业留校工作的青年师资班。在青年师资班里，他们历时一年半，系统地学习了黄帝内经、伤寒论、金匮要略、中医各家学说、医古文、生理学、生物化学和心电图知识。经过几年的临床和教学工作，他们深知自己的不足，因此青年师资班是他们重要的学习平台。青年师资班结业后，他们重新回归医疗和教学工作。在这期间，国家和各大专院校都非常重视对年轻教师的培养。1983 年 8 月到 1984 年 1 月，董少龙参加了由教育部、卫生部委托广州中医学院主办的全国中医内科师资提高班学习。董少龙有机会学习了先进的教学方法，并系统学习了中医内科总论和各论。更难得的是，他聆听了全国知名中医大师邓铁涛、方药中、韩百灵和罗元恺等专家的讲座。这些经历对他非常有益。他的中医学理论和学术水平得到了前所未有的提高，上课和备课方面都比以前有了很大进步。

1986 年 1 月，董少龙被广西中医学院任命为第一附属医院医教科科长。那时，医院是职称评审的试点医院，而职称评定有名额限制。当时的医院领导表示，只要董少龙到医教科任职，他就可以优先解决中级职称的问题。对从事医疗教学工作的人来说，职称非常重要，于是他走马上任。

之前，组织上曾经找过董少龙，希望他到学院的护理学校担任副校长职务。但考虑到这样会离开临床，所以他下不了决心，所以没有答应到护理学校任职。1988年，董少龙参加了重庆中医研究所举办的全国中医急症学习班。回到医院后，他以开展中医急症研究为由，正式向学院和医院提出了辞职请求。经过大半年的等待，学院和医院领导认识到他无心从政，便于1990年9月免去了他的医教科科长职务，并任命他为内二科副主任（主持全面工作）。国庆节后，他便正式回归临床工作。

董少龙上班的第一天，急诊科送来一位服用安眠药呼吸停止并已使用呼吸机的年轻女性患者。患者需要全院共同参与抢救。由于刚离开医教科，董少龙在指挥方面还游刃有余，其他科室医生也听从这位前科长的协调。经过全院的协作抢救，这位呼吸停止已达83小时的患者最终恢复了自主呼吸，并成功出院。这对董少龙而言，不啻是一种莫大的鼓励与鞭策。

三、学术思想

（一）治病求本，本于阴阳

中国传统文化有两大支柱，即阴阳理论与五行学说。阴阳理论奠基于《周易》，《黄帝内经》则是阴阳理论与五行学说的典型应用。可以说，《黄帝内经》对中医学的发展功不可没。《素问·阴阳应象大论》阐述了阴阳的精深理论，指出："阴阳者，天地之道也，万物之纲纪，变化之父母，生杀之本始，神明之府也。"人体疾病的发生离不开阴阳的失衡，其发病机制主要是阴阳的偏胜或偏衰。诊断疾病首要任务是辨别阴阳，而治疗的目标在于调节阴阳平衡。因此，治病必须从根本上认识和处理阴阳的变化。《素问·阴阳应象大论》扼要地阐明了阴阳的基本概念，它揭示了宇宙万物的运动、变化、生成和消亡，都源于阴阳对立的运动变化。这一观点揭示了阴阳是自然界的根本规律。人体也不例外，人体的生理和病理活动变化同样是阴阳对立双方变化的体现，这就是天人合一的道理。因此，"治病必求于本"，其中的"本"指的就是阴阳。无论是养生还是治病，都必须遵循阴阳之道，如此才能取得临床疗效。

在长期医疗实践的基础上，古人将阴阳学说运用于医学领域，以解释人体的生理功能和病理变化，并指导临床诊断与治疗。只有正确运用中医阴阳学说，才能成为良好的临床医生。医者必须深刻理解阴阳与医学之间的重要关系。董少龙教授在临床实践中一直运用阴阳学说来指导自己对病因的认识、对疾病的变化，以及诊断、预防和治疗。

1. 分析邪气和正气的阴阳属性　疾病的发生和发展取决于两个因素：一是邪气，指各种致病因素的总称，包括内因和外因；二是正气，指维持人体生命功能活动的力量，与邪气相对立。邪气分为阴邪（如寒邪、湿邪）和阳邪（风邪、火邪、燥邪、暑邪）。在疾病的辨证中，阴邪和阳邪有时起着主导作用。

2. 分析病理变化的基本规律　疾病的发生和发展过程也是邪正斗争的过程。邪正斗争导致阴阳失调，从而产生各种病理变化。无论是外感病还是内伤病，其病理变化的基本规律都不外乎阴阳的偏盛或偏衰。

（1）阴阳偏盛：指阴盛或阳盛，即某一方面的阴或阳超过正常水平的病变。

阳胜则热：阳盛是病理变化中阳邪过盛所导致热的表现。阳邪致病，如暑热之邪侵入人体，会导致人体阳气过盛，表现为高热、汗出、口渴、面赤、脉数等症状，其性质属于热，因此有"阳胜则热"之说。由于阳盛往往会造成阴液损伤，因此在高热、汗出、面赤、脉数的同时，必然会出现阴液耗伤而口渴的现象，故称"阳胜则阴病"。"阳胜则热"指的是阳邪致病的性质，"阳胜则阴病"指的是阳盛必然损伤人体阴液，出现阴虚的情况。

阴胜则寒：阴盛是病理变化中阴邪过盛所导致寒的表现。阴邪致病，如感受寒邪、湿邪或过量饮食生冷，会导致机体阴气过盛，出现腹痛、泄泻、形寒肢冷、舌淡苔白、脉沉等症状，其性质属于寒，因此有"阴胜则寒"的说法。阴盛往往会导致阳气的损伤，因此在腹痛、泄泻、舌淡苔白、脉沉的同时，必然会出现阳气耗伤而形寒肢冷的现象，故称"阴胜则阳病"。"阴胜则寒"指的是阴邪致病的性质，"阴胜则阳病"指的是阴盛必然损伤人体阳气，出现阳虚的情况。

（2）阴阳偏衰：指阴虚或阳虚，即阴或阳任何一方低于正常水平的病变。

阳虚则寒：阳虚是指人体阳气不足。根据阴阳动态平衡的原理，阴或阳任何一方的不足，必然导致另一方的相对偏盛。阳虚不能制约阴，因此会出现阴相对偏盛的寒的表现。例如，机体阳气虚弱时，会出现面色苍白、畏寒肢冷、神疲蜷卧、自汗、脉微等症状，其性质也属于寒，因此称"阳虚则寒"。

阴虚则热：阴虚是指人体阴液不足。阴虚不能制约阳，因此会出现阳相对偏亢的热的表现。例如，长期疾病，虚耗阴液，或体质素有阴液亏损之人，会出现潮热、盗汗、五心烦热、口舌干燥、脉细数等症状，其性质也属于热，因此称"阴虚则热"。

（3）根据阴阳互根的原理，机体的阴阳任何一方虚损到一定程度，就会必然导致另一方的不足。当阳虚到一定程度时，无法产生足够的阴液，同时也出现了阴虚的现象，这被称为"阳损及阴"。同样地，当阴虚到一定程度时，无法产生足够的阳气，同时也出现了阳虚的现象，这被称为"阴损及阳"。最终形成了"阴阳两虚"的病理状态，表示阴阳在低于正常水平的状态下存在，并非生理状态。

（4）临床上需要注意区分阳胜则热、阴虚则热，以及阴胜则寒、阳虚则寒的不同。阳胜则热称为"实热"，阴虚则热称为"虚热"，阴胜则寒称为"实寒"，阳虚则寒称为"虚寒"。阳损及阴、阴损及阳均属于虚寒虚热范畴。阳损及阴以虚寒为主，虚热次之；而阴损及阳以虚热为主，虚寒次之。阴阳两虚则同时存在虚寒虚热，并处于一种临时的均衡状态。然而，由于这种低水平的平衡是动态变化的，因此在疾病发展过程中仍然存在主次之分。

（5）在疾病的发展过程中，阴阳偏盛或偏衰的病理变化可以在一定条件下相互转化。即阳证可以转化为阴证，阴证可以转化为阳证。阳损及阴和阴损及阳也是阴阳转化的表现。在病理状态下，对立的邪气和正气同时存在于疾病中，并进行着激烈斗争，它们之间的力量对比是不断变化的。这种邪气与正气的斗争是疾病自身运动变化的内在原因，医疗和护理则起到促进转化的外部条件作用，外部因素通过内部因素产生作用。由于阴中有阳、阳中有阴，因此阳证和阴证虽然是对立和有明显差异的，但它们之间相互渗透，阳证中还存在着阴证的因素，阴证中也存在着阳证的因素，因此阳证和阴证之间可以相互转化。

3. 用于指导疾病的诊断　中医诊断疾病的过程，包括诊察疾病和辨别证候两个方面。《素问·阴阳应象大论》云："察色按脉，先别阴阳。"阴阳学说在诊断学中起着重要作用，旨在分析通过四诊而收集来的临床资料和辨别证候属性。

（1）阴阳是分析四诊资料的目的　如色泽鲜明者属阳，晦暗者属阴；语声高亢洪亮者属阳，低微无力者属阴；呼吸有力、声高气粗者属阳，呼吸微弱、声低气怯者属阴；口渴喜冷者属阳，口渴喜热者属阴；脉之浮、数、洪、滑等属阳，沉、迟、细、涩等属阴。

（2）阴阳是辨别证候的总纲　如八纲辨证中，表证、热证、实证属阳；里证、寒证、虚证属阴。在临床辨证中，只有分清阴阳，才能抓住疾病的本质，做到执简驭繁。因此，辨别阴证、阳证是诊断的基本原则，在临床上具有重要意义。在脏腑辨证中，脏腑气血阴阳失调可表现出许多复杂的证候，但不外阴阳两大类，如在虚证分类中，心有气虚、阳虚和血虚、阴虚之分，前者属于阳虚范畴，后者属于阴虚范畴。

总之，由于阴阳偏盛偏衰是疾病过程中病理变化的基本规律，所以疾病的病理变化虽然错综复杂、千变万化，但其基本性质可以概括为阴和阳两大类。

4. 用于指导疾病的防治

（1）指导养生防病　中医学高度重视疾病的预防，其摄生学说不仅运用阴阳学说解释理论，还根据阴阳学说提出具体的养生方法。阴阳学说认为人体内部的阴阳变化应与自然界四时的阴阳变化相协调，这样才能延年益寿。因此，中医学主张顺应自然规律，春夏养阳，秋冬养阴，保持内心的精神守恒，合理饮食，规律作息，实现"法于阴阳，和于术数"（《素问·上古天真论》）。通过这些方式来保持人体的阴阳平衡，达到增进健康、预防疾病的目的。

（2）指导疾病治疗　由于疾病发生和发展的根本原因是阴阳失衡，因此调整阴阳、补偏救弊，使阴阳恢复相对平衡，是治疗疾病的基本原则。阴阳学说不仅指导着疾病的治疗，还用于确定治疗原则和总结药物性能。

在确定治则方面：对于阴阳偏盛的情况，治则为"损其有余，实者泻之"。阴阳偏盛即阴或阳过盛，属于有余的证候。阳盛会导致阴病，阳盛会产生热，阳热过盛容易伤及阴液；阴盛会导致阳病，阴盛会引起寒，阴寒过盛容易伤及阳气。因此，在调整阴阳偏盛时，应注意是否存在相应的阴或阳偏衰的情况。如果阴或阳偏盛而其相对一方没有虚损，可采用"损其有余"的原则。如果其相对一方有偏衰，就要兼顾不足，配合扶阳或益阴的方法进行治疗。阳盛属于实热证，宜使用寒凉药以制约阳气，治疗热证要用寒凉法，即"热者寒之"。阴盛属于寒实证，宜使用温热药以制约阴寒，治疗寒证要用温热法，即"寒者热之"。由于这两种情况都属于实证，所以这种治疗原则被称为"损其有余"，即"实者泻之"。

阴阳偏衰的治疗原则是要补充不足的一方，对虚弱的一方进行补益。阴阳偏衰指的是阴或阳的虚损不足，可以是阴虚或阳虚。当阴虚无法制约阳气而导致阳亢时，属于虚热证，治疗应注重滋阴以抑制阳气。一般不能直接使用寒凉药物来降低内热，而是要运用"以壮水为主，以制阳气"的方法，通过滋阴来制约阳气。这种方法被称为壮水制火或滋水制火，即通过滋阴来抑制阳气。例如，肾阴不足时，会导致虚火上炎，此时并非阳气过盛，而是因为水分不足，所以需要滋肾阴。《黄帝内经》将这种治疗原则称为"阳病治阴"（《素问·阴阳应象大论》）。若阳气虚弱无法制衡阴气而导致阴盛时，属于虚寒证，治疗应重点扶助阳气以制衡阴气。一般不宜使用辛温发散的药物来祛寒，而是要运用"以益火源，以消除阴翳"（《素问·至真要大论》王冰注）的方法，也被称为益火消阴或扶阳退阴，以平衡治疗所需。例如，肾主命门，是先天之本，如果肾阳虚衰，则会出现阳微阴盛的寒证，此时并非阴寒过多，而是真阳不足，因此治疗时应温补肾阳，消除阴寒，《黄帝内经》称这种治疗原则为"阴病治阳"（《素问·阴阳应象大论》）。

在治疗上，补阳配阴或补阴配阳是根据阴阳相互依赖的原理而确定的。当阳气损伤同时影响阴气时，治疗应以补阳为主，同时也要补充阴气（补阳配阴）；当阴气损伤同时影响阳气时，治疗应以补阴为主，同时也要补充阳气（补阴配阳）；当阴阳双方都损伤时，应同时阴阳俱补。阴阳偏衰属于虚证，因此被称为"补其不足"或"虚则补之"。

对于药物性能的归纳，阴阳用于治疗疾病，不仅用来确立治疗原则，还用于总结药物的性味功能，以作为临床用药的指导依据。在治疗疾病时，不仅需要正确的诊断和确切的治疗方法，还必须熟练掌握药物的性能。药物的性能包括四气、五味、升降浮沉的特性。四气（或称四性）包括寒、热、温、凉。五味包括酸、苦、甘、辛、咸。四气属于阳，五味属于阴。在四气中，温和热属于阳；寒和凉属于阴。在五味中，辛味能散、能行，甘味能补益气血，因此属于阳性，如桂枝、甘草等；酸味具有收敛作用，苦味具有泻下作用，因此属于阴性，如大黄、芍药等；淡味具有渗透和利尿作用（相对于物质的浓淡而言，浓为阴，淡为阳），因此属于阳性，如茯苓、通草；咸味药物具有滋润下行的作用，因此属于阴性，如芒硝等。根据药物的升降浮沉特性，质量轻，具有升浮作用的属于阳性，如桑叶、菊花等；质量重，具有沉降作用的属于阴性，如龟甲、赭石等。治疗疾病时，根据病情的阴阳偏盛偏衰，确定相应的治疗原则，并结合药物的阴阳属性和作用，选择相应的药物，以达到"谨察阴阳所在而调之，以平为期"（《素问·至真要大论》）的治疗目的。

（二）心脑共主神明

心脑是人体生命活动的重要器官。根据古代文献记载，"心者，君主之官，神明出焉""心主神明""脑为元神之府"。关于心脑孰主神明的问题，目前存在着"心主神明说""脑主神明说""心脑共主神明说"三种观点。

心主神明说认为，心藏神，是人体生命活动的中心。心的生理作用主要有两个方面。首先，心主思维、意识和精神。在正常情况下，心主司神明，接受和反映客观外界事物，从而进行精神、意识和思维活动，这种作用被称为"任物"。心具有接受和处理外界信息的能力，通过这种"任物"的作用，产生精神和思维活动，并对外界事物做出判断。其次，心主宰生命活动。心被视为身体的主宰，是生命活动的根本。"心为身之主宰，万事之根本"（《饮膳正要·序》）。神明之心是人体生命活动的主宰，五脏六腑必须在心的统一指挥下，才能进行统一协调的正常生命活动。心为君主而脏腑百骸皆听命于心。心藏神而为神明之用。《灵枢·邪客》中说："心者，五脏六腑之大主也，精神之所舍也。"《灵枢·本神》认为："所以任物者谓之心。"《素问·阴阳应象大论》认为："人有五脏化五气，以生喜怒悲忧恐。"古人将神志归属于五脏，但与心的关系最为密切。自从《黄帝内经》阐述"心主神明"以来，这一理论为历代多数医家所遵循，贯穿整个中医学理论体系，体现在理论、方法、方药等各个方面。因此，"心主神明"成为中医学重要的基础理论。

心主神明的理论与中国传统文化密切相关。中国传统文化与心主神明一脉相承。《孟子·告子》云："心之官则思；思则得之，不思则不得也。"这句话意味着心的作用是专门用来思考问题的。俗语有云："心想事成。"说明个人的愿望和目标是由心所决定的，"心领神会"表示心能够在不言而喻的情况下理解和领会对方的意图，"心口如一"指的是心中所想与口中所言完全一致，"心神不定"则意味着心境不平静，神志不安定。这些都足以说明中国传统文化是用心去"思考"的。

脑主神明说在中医学的发展史上也占有重要地位。长期以来，心被视为君主统治神明，然而，脑同样拥有主宰地位。《灵枢·海论》云："脑为髓之海，其输上在于其盖，下在风府。"这表明脑位于头颅中，《灵枢·经脉》中还描述了"人始生，先成精，精成而脑髓生"，这是关于脑生长发育的论述。脑的功能也得到了更加明确的阐明，《素问·脉要精微论》中称头为"精明之府"，意味着头是精神、意识、思维和聪明的所在。人体的精神意识和思维活动都储存于脑中。

后世医家对脑的认识逐渐加深。例如，唐代孙思邈在《备急千金要方·灸例》中指出："头者，身之元首，人神所注，气血精明，三百六十五络，皆上归于头。"又如，明代李时珍的《本草纲目》明确提到"脑为元神之府"。汪昂在《本草备要》中记载："人之记性，皆在脑中，小儿善忘者，脑未满也。老人健忘者，脑渐空也。凡人外见一物，必有一形影留于脑中。昂思今人每记忆往事，必闭目上瞪而思索之，此即凝神于脑之意也。"由此可见，脑承担记忆和思维功能，人的智力与年龄密切相关，与脑有紧密联系。

清代王清任在《医林改错》中，在前人对脑的认识基础上，通过解剖观察和临床实践，大胆而明确地指出"灵机记性在脑，不在心"，否定了"心主神明"的说法。自《黄帝内经》以来，历代医家对"脑主神明"的认识逐渐加深。这些论述都表明脑与神明有关。在近代，"脑主神明"的理论逐渐流行，许多学者认为这个理论否定了五行学说与脏腑理论之间的联系，是中医学理论发展的一个突破。因此，董少龙教授指出，要注意用脑主神明来指导临床实践。

张锡纯在《医学衷中参西录》中指出："神明之体藏于脑，神明之用发于心。"并反复强调"人之元神藏于脑，人之识神发于心"。后来的研究者提出了折中的观点，认为脑与心血有物质关系，心向脑输送血液，提供各种生物信息，供脑做出反应。脑在心的协调和控制下完成神明活动。因此，西医学提出了"脑心综合征""心脑综合征""心脑同治"的概念。心脑共同承担神明功能，这促使他们进行更为深入的研究。

董少龙教授通过临床病例论证了心脑共同承担神明功能的观点。2010年春节前夕，脑病科病房接收了一名从江西赣州送来的患者，该患者是一位年过 85 岁的离休老干部，因一次车祸导致颅脑严重受伤，危及生命。当地医院紧急进行了开颅术，成功挽救了患者的生命。尽管患者大脑组织损失了近 1/3，右额颞颅骨也塌陷了，两年多来，患者也曾出现过肺部感染、肾功能衰竭和消化功能紊乱，但经过治疗，其心跳、呼吸、血压和体温都恢复正常，唯独神明失用。用西医学的说法，患者陷入了植物人状态，这就是一例脑功能不全导致神明的病例。

另一个患者是一位 55 岁女性，因剧烈胸痛而前往医院急诊。当患者刚下救护车准备送入诊室时，突然出现心搏骤停。经过急诊科 5 分钟的心肺复苏抢救，患者成功复苏后，转入重症监护室继续治疗，患者被诊断为急性心肌梗死和心搏骤停。病情稳定后，患者被转入脑科病房接受进一步治疗。转入时，患者的心率、呼吸、血压和体温均恢复正常，但手脚失去了活动能力，患者神志呆滞，无法与人正常交流。这是一例因心搏骤停 5 分钟而导致神明失用的病例。

根据西医学对人脑代谢和血液循环的生理研究，董少龙指出脑部缺血和缺氧的时间不同，造成的脑功能损伤也不同。如果患者脑部缺血和缺氧持续 6 秒，会导致神经元代谢受损；2 分钟后，患者脑功能活动停止；5 分钟后，患者脑功能就会发生不可逆性损伤。

这两个案例表明，心脑损伤会导致患者神明失用，因此董少龙教授认为，神明由心脑共同主宰。

（三）中风多肾虚精亏，病位在脑

董少龙教授指出，老年人中风较为常见，而智力减退是老年人常见的脑器质性改变。根据中医学观点，"心主神明""头者，神明之府"，这表明人的智力活动与心脑密切相关。随着认识的发展，医家逐渐认识到智力活动主要发生在脑中，精神状态与脑病也密切相关。在明代李时珍的《本草纲目》中，提出了"脑为元神之府"的理论；《本草备要》中有"人之记性，皆在脑中"之说；清代王清任在《医林改错》中进一步提出"灵机记性不在心，在脑"的观点。由于脑具有"髓之海""清窍之府""精明之府""元神之府"的生理特征，结合西医学认为老年人智力下降是由脑的器质性疾病、脑萎缩而引起的。中医学认为，老年人智力下降的病因在于脑，其发病与五脏功能密切相关，其中与肾、心、肝、脾四脏关系最为密切。同时，胆、三焦和奇恒等六腑的病变也会对智力下降产生一定影响。脑的生理功能的正常，有赖于脏腑功能的正常。当脏腑功能失调时，脑也会受到损害，可能是精气血亏虚，脑失所养；或者风、火、痰、瘀等邪气内阻，清窍受扰，导致灵机记性减退，进而发展为记忆力下降。

中医学认为，肾藏精、生髓，肝藏血，肝肾的精血来源相同，如果肝肾功能不足，则精血亏虚，髓海失充，无法为脑提供充足的营养；肝肾阴虚时，阴不制阳，阴虚阳亢，从而导致化火生风，上扰清窍。肝郁不舒，郁而化火，肝火上炎，进一步侵袭清窍；心阴、心血不足，导致心脑失养；心阳、心气衰弱，无力推动血液循环，致使脑部功能受损。脾虚会导致气血亏虚，脑失所养，或者脾虚运化失司，导致痰湿内生，蒙蔽清窍。痰阻血瘀，或气滞血瘀，使瘀阻脑窍，清窍失灵，都可能导致记忆力下降的发生。年老体虚是脑髓不足的重要病因，其主要机制包括精、气、血亏损不足，导致髓海失充、脑失所养，以及风、火、痰、瘀等邪气内阻，上扰清窍，使清窍受蒙，最终导致神明失用，智力减退。

（四）老年多瘀

董少龙教授认为，瘀血由气虚而形成。气虚即元气不足，导致推动无力，血液循环依赖于心气的推动、肺气的敷布和肝气的疏泄，即所谓"气行则血行"。元气也称为"原气"或"真气"，它是人体各种气之中最重要、最基本的一种。元气是由先天之精化生而来，后天再以水谷精微不断滋养和补充。因此，《灵枢·刺节真邪》云："真气者，所受于天，与谷气并而充盈于身。"只有身体的各个脏腑组织受到元气的激发，才能发挥各自的不同功能。元气是人体生命活动的原动力。只有元气充沛时，心主血脉，肺主气，脾主运化，肝主疏泄，肾主水藏精，才能各司其职。一旦元气不足，心气和肺气也随之虚弱，血行无力，肝失疏泄而气滞，从而引发血行无力，导致血瘀的产生。

清代医家王清任在治疗血瘀证方面有着独到见解，他指出有些医生在治疗疾病时："开始补阴，然后补阳，补之无效，则云虚不受补，无可如何。"他强调治疗疾病以调理气血为主，其中关键在于明确气的虚实和血的亏瘀。他创立了以活血为主的33个方剂，用于治疗各类血瘀病证。其中，补阳还五汤是治疗中风导致的半身不遂最具代表性的方剂之一，疗效显著，至今仍广泛使用。中风是中老年人常见疾病，多发且具有虚、火、风、痰、气、瘀六个方面的病机表现。其中，大部分患者以气虚血瘀证为主，这也是王清任治疗中风导致偏瘫采用补阳还五汤的依据之一。

（五）临床重舌诊

董少龙教授在临床中深深体会到，患者的舌象表现有时可以对辨证起到一锤定音的作用，因此董少龙教授在望诊中非常注重舌诊。

清代吴谦等《医宗金鉴·四诊心法要诀》中指出："望以目察，闻以耳占，问以言审，切以指参。明斯诊道，识病根源，能合色脉，可以万全。"中医的诊法分为望、闻、问、切四种，称为四诊。是对通过望、闻、问、切四种诊法所获取的疾病症状进行有机的联系，加以综合辨证分析，故又称为四诊合参。望诊居四诊之首，其全部内容可概括为观察人体全身和局部的神、色、形、态。审视神气的存亡，察视色泽的善恶以及形态的常变，以别疾病的寒热、轻重与浅深。而舌诊在望诊中又占有极其重要的地位。曹炳章在《辨舌指南》中指出："四诊以望居其先。望者何？察目色、观目神、辨舌苔、验齿垢四者而已。四者之中，尤以辨舌最为最要。盖舌为心之外候，苔乃胃之明征。"机体有了病，才会出现症状，必有证候特征。证候是疾病反映于体外的临床表现。一般说来，体内患有什么疾病，在体表也会出现与疾病病理改变相应的特征。

董少龙教授认为，根据舌象对疾病进行诊断，舌象能客观地反映人体气血的盛衰虚实、疾病的寒热、病邪的深浅、病性的转归变化，能反映出机体的生理及病理变化。特别是在出现病理变化时，舌象会出现不同的舌质色泽和苔质色泽，这些都是舌象辨证的重要依据。根据出现的不同舌象，可以辨证疾病的性质，分析病变的部位与轻重，对疾病的转归与预后都具有重要的临床意义。

董少龙教授对舌诊的体会如下：①舌质淡，舌体胖大，舌边有齿痕，患者可能存在气虚、阳虚、血虚的证候，需要使用益气、温阳、补血的方药进行治疗。②舌质暗淡，舌体胖大，主要是气虚血瘀的表现，需要使用益气活血的方药进行治疗。③舌红，苔黄腻，主要是热病、湿热内盛的表现，可以选用温胆汤或黄连温胆汤进行治疗。④绛红舌，舌干，舌面干燥，少津无苔，可能表示肝肾阴虚、阴津不足的证候。治疗应以滋阴清热、生津止渴、益气养阴为主。⑤暗紫舌，舌色暗紫，晦暗不润泽，舌干，可能是气血瘀滞、阴液不足的情况。治疗可采用滋阴活血的方法。⑥暗淡舌，舌色暗淡，舌体胖大，舌中苔厚，可能是脾虚、气虚血瘀、湿邪内蕴的证候。治疗应以健脾益气、活血祛湿为主，可以使用参苓白术散加减。

（六）治则：能中不西，先中后西，中西结合

能中不西：力争遵循中医疗法，尽量减少西药使用。对于经过西医治疗无效或效果不佳的疾病，可以停用西药，改用中药；或者同时使用西药和中药，观察一段时间后逐渐减少西药剂量，最终实现单独应用中医疗法，以减少西药的不良反应，充分发挥中西医结合的优势。

先中后西：在治疗过程中，优先使用中医综合疗法，包括中药、针灸、按摩等。但对于某些疾病，不排除临时采用西医疗法的可能。需要注意的是，并非所有疾病都需要先用西医疗法。例如，对于一些慢性病的治疗，可以先使用针灸或按摩，并辨证选用中成药进行治疗，常常能够取得良好疗效；如果无效，再使用西药也不迟。

中西结合：对于某些疾病，尤其是那些单用中医疗法效果欠佳，或者单用西医

疗法在某些环节上存在困难的情况，可以采用中西医结合的方式，或者根据病程的不同阶段，有针对性地进行优势互补，以期在治疗某些难治或无法治愈的病症上取得突破。许多内科病症如高血压、帕金森病、脑梗死、糖尿病等，中药不能完全代替降压药和降糖药，但可以与西药联合使用，以减少不良反应并提高疗效。能中不西、先中后西与中西结合，在使用中要坚持实事求是的原则，尽量为患者减轻病痛。

（七）提倡临证多用汤药

汤剂具有吸收快、作用迅速的特点，可以根据患者年龄、体质差异，以及病情变化的需要进行灵活调整。《圣济经》中有这样的记载："汤液主治，本乎腠理，凡涤除邪气者，用汤为宜，伤寒之治，多先用汤者以此。"中医医院应该充分发挥中医药特色，并加大对中药汤剂的使用，这是提高中医药疗效非常重要的途径之一。

中医汤剂的发明和使用历史悠久，《黄帝内经》中就记载了13首方剂，并总结了有关辨证治则、立法、处方、配伍宜忌等理论，为中医使用汤药奠定了坚实的理论基础。《圣济总录》收录了2万余首方剂，涵盖内、外、妇、儿、五官、养生等各个领域，内容非常丰富，其中大部分都是汤剂。汤剂最能够体现中医的治疗水平。中医治疗疾病主要采用中药饮片配方，使用中药汤剂进行治疗，这是中医学数千年来的传统特色。中医治疗疾病的核心是辨证论治，而中药饮片的随症加减和灵活运用正是其精髓所在。中医药治疗的特点在于强调个体化用药，根据病情的不同阶段及时调整用药方案，这不仅是体现中医水平的重要方式，也是中医治疗的显著特色。掌握中药汤剂的应用是发展中医药的前提和重要途径。

董少龙教授始终追求临证理法方药的一致性，选用经典方剂，并善于运用经典方剂。他经常对学生说："选择合适的药物治疗是非常重要的，因为不同的药物使用结果可能会有很大差异。只有正确地使用药物，才能获得满意的治疗效果。"

（一）中风的辨证施治

1. 对中风病因病机的认识　中风病因：①年迈体弱，内伤积损。《黄帝内经》云："年四十，而阴气自半也，起居衰矣。"《杂病源流犀烛·中风源流》云："人至五六十岁，气血就衰，乃有中风之病。"李东垣也指出："凡人年逾四旬，气衰之际，或忧喜忿怒，伤其气者，多有此疾，壮岁之时无有也。"说明年老正气衰弱是发病的主要因素，患病年龄多在40岁以后。年老气血亏虚，内伤积损，或纵欲伤精，或久病气血耗损，或劳倦过度，使气血更衰，气虚则血行不畅，脑脉瘀阻；阴血虚则阴不制阳，风阳动越，夹气血痰火上冲于脑，蒙蔽清窍而发病。故中风多见于中老年人。②痰浊内生，化热生风。《素问·通评虚实论》说："仆击、偏枯……肥贵人则膏粱之疾也。"《丹溪心法·中风》指出："湿土生痰，痰生热，热生风也。"《临证指南医案·中风》说："平昔酒肉，助热动风为病。"说明饮食不节是发生中风的主要原因。如过食膏粱厚味，脾失健运，气不化津，反聚湿生痰，痰阻化热；或肝木素旺，木旺乘土，致脾不健运，内生痰湿；或肝火内热，炼津成痰，痰热互结，风阳夹痰而横窜经络，上蒙清窍，发为本病。董少龙教授指出，为什么心脑血管疾病的发病率在不断上升，缘于国民生活水平的不断提高，过食肥甘，高脂高糖，饮食不节，当今之人，血脂增高，糖尿病的发病率也日益增长，所以中风多在糖尿病、高脂血症基础上发展而来。③情志过极，化火生风。《素问·生气通天论》云："大怒则形气绝，而血菀于上，使人薄厥。"《素问玄机原病式·火类》云："多因喜怒思悲恐五志有所过极而卒中者，由五志过极，皆为热甚故也。"七情失调，肝气郁滞，气血滞流，瘀阻脑脉；或素体阴虚，水不涵木，复因情志所伤，肝阳上亢；或五志过极，心火暴盛，风火相煽，血随气逆，上扰元神，神明不用而发病。董少龙教授认为，中风的发生与精神因素密切相关，患者多在恼怒生气之时突然发病，特别是高血压患者，情绪激动时血压容易升高，易发生出血性中风。④气候骤变，气血阻滞。在年老体弱、气血亏虚、痰湿内聚、阴阳失调的基础上，由于气候骤变，外风入中，特别是冬春季节，寒则血凝，气血运行不畅，脑脉痹阻，元神失养而发病。因此，中风主因虽然是内因，气候的突然变化，年老体虚之体，阴阳受之影响而失衡，故气候变化往往是中风发生的诱因，但并非外风之邪独能致中风发生。

中风病机：董少龙教授认为，中风是由于患者年老体衰，脏腑功能失调，正气虚弱，加之情志过极、劳倦内伤、饮食不节、气候骤变等方面因素，致使机体阴阳失调，瘀血阻滞，痰热内生，心火亢盛，或阴亏于下，肝阳暴亢，风火相煽，气血逆乱，上冲于脑，夹火夹痰，横窜经络，蒙蔽清窍，或血不循脑脉，血溢于脑，脑失濡养而形成本病。其病位在脑，与心、肝、脾、肾密切相关。其发病机制归纳起来，有虚（阴虚、气虚、血虚）、火（肝火、心火、痰火）、气（气逆、气陷）、血（血瘀）、风（肝风、外风）、痰（风痰、湿痰）六端。其中尤以肝肾阴虚所致的阳亢风动，气升血逆而形成的下虚上实是本病的根本原因。正如《景岳全书·非风》指出："人于中年之后，多有此证，其衰可知。经云：人年四十而阴气自半，正以阴虚为言也。夫人生于阳而根于阴，根本衰则人必病，根本败则人必危矣。所谓根本者，即真阴也。"因此，肾阴亏虚是中风病机的关键。外因是中风发病的一个重要诱因，也应给予足够的重视。其病性为本虚标实，上盛下虚，在本为肝肾阴虚，气血虚弱；在标为风火相煽，痰湿壅盛，气逆血瘀。而阴阳失调，气血逆乱，上犯清窍，为中风的基本病机。本虚是中风的异中之同，标实风、火、痰气、血等是中风的同中之异。这六端往往相互关联，在一定条件下相互影响、相互作用。其轻者风痰横窜经络，阻滞气血运行，经络失养而口眼㖞斜，语言謇涩，半身不遂，称为中经络。重者肝阳上亢，阳升风动，气血逆乱，夹痰夹火上闭清窍而突然昏仆，不省人事，称为中脏腑，多为闭证。若病情进一步发展，肝风痰火炽盛，正气亏虚，正不胜邪而致阴竭阳亡，阴阳离决而为脱证。

2. 对中风诊断的认识　　中风相当于西医学的脑血管疾病，在中医诊断中通过望、闻、问、切四诊收集临床资料来辨识该病。包括患者的发病年龄、先兆证候、诱发因素、发病形式、临床表现、病因先后、病位深浅、病证虚实、病情轻重、病势顺逆、正邪盛衰、体质强弱等方面。这些资料用于进行临床辨证。在临床上，中风的主要临床表现为突然昏仆、不省人事、口眼㖞斜、偏身麻木、肢体偏瘫、言语謇涩不利。

中风病因首次见于《黄帝内经》，然而对于中风的理解，在各个文献中存在差异，在诊断上也较为简略。例如，《灵枢·热病》中将"内夺而厥"视为喑痱，《素问·脉解》云"偏枯""偏风""喑痱"，特征是半身不遂、手足麻木、言语謇涩、神志不乱，没有神志障碍，属于中经络的范畴。《素问·调经论》中有"煎厥""暴厥""薄厥"等概念，特征表现为口舌㖞斜，中风时不语，说明起病急，并有神志障碍，与中脏腑相关。唐代孙思邈指出："中风大法有四，一曰偏枯，二曰风痱，三曰风懿，四曰风痹。"他还指出中风包括肝风、心风、脾风、肺风、肾风、脑风等多种症状，表现多变，但前述四种情况被认为最为严重。严用和指出，中风的证候多种多样，如半身不遂、肌肉疼痛、精神恍惚、惊惕恐惧，或自汗恶风、筋脉挛急，表现多种多样。这些是缺血性中风的常见症状。

董少龙教授认为，古代对于中风在临床诊断上过于强调辨证，但忽视了中医辨病的重要性。由于病的概念不够确切，尤其是病名不规范，有人甚至提出了"西医诊病，中药治疗"的观点，使得中医的地位受到了影响。中医的病名具有丰富的内涵和外延，临床必须重视疾病诊断，并坚持使用中医病名。在研究某一对象时，必须首先明确其名称，正如张景岳所言："凡诊诸病，必先宜正名。"由于历史的局限性，历代中医内科对许多疾病仅以症状作为病名，对病种分类较少。与现代医生相比，他们能够借助现代科技，对疾病的本质有着更为深入的认识，因此强调辨证论治的作用。然而，在反复的临床实践中，历代医家确立了部分能够反映疾病本质的非症状性病名，其中之一即为中风。有些医者片面强调西医诊断，并认为只要西医诊断明确，中医诊断可有可无，这是不正确的。中医对于中风的诊断包括病名和证名，是理法方药的完整统一，这直接关系到临床疗效，不可单纯地依赖于西医诊断。

中风的辨证，无论是出血性中风还是缺血性中风，根据有无意识障碍，临床上将其分为中经络和中脏腑两大类，这种诊断分类方法具有实际意义。中风的辨证论治目前仍以中经络、中络、中脏、中腑分类方法较为明确。当前，随着科学技术的发展，运用CT、MRI等设备辅助检查为进一步明确诊断提供了可靠依据。然而，中医对中风的诊断仍以四诊八纲为基础，强调辨证论治，旨在准确诊断中风，以制定正确的辨证立法和方药，同时要注意对中风的不同阶段进行辨证，包括前期辨病、中期辨型和后期辨名。对于中风的分期，目前存在一些不同的认识，大多数人认为意识障碍持续时间在1个月内属于急性期，无意识障碍持续时间在半个月内属于急性期，持续时间在半个月到半年属于恢复期，持续时间超过半年则属于后遗症期。

3. 中风的临证思路　董少龙教授指出，中风的基本病机是"虚、火、风、痰、气、血"六端，故治疗原则为息风、清火、祛痰、补虚。根据急性期、恢复期和中脏腑与中经络的不同，需要进行区别对待。急性期主要以邪实为主，对于中脏腑者通常采取清肝息风、豁痰开窍的方法，如果出现脱证则应救逆固脱。对于中经络一般采用息风潜阳、化痰通络的治疗方法；而在恢复期，以本虚或本虚标实为主，需要注意扶正祛邪、益气活血、滋阴息风等常用方法的配合运用。对于存在痰湿瘀血闭络的情况，可配合使用搜风逐痰、化瘀通络的治疗方法。通腑泻下、活血祛瘀是当代医家在前人基础上对本病的两大发挥。通腑泻下的方法适用于急性期的实证和热证，活血化瘀则贯穿中风的全过程。此外，通腑泻下法也是董少龙教授临床常用的治疗方法。他的证治经验如下：

（1）中风的辨证要点。①需要区分中经络和中脏腑在中风中的作用。根据患者是否存在神志障碍和病情的轻重，中风可分为中经络型和中脏腑型。中经络型的病变相对较浅，病情相对较轻；而中脏腑型的病变位置较深，病情较为严重。这两种类型常常可以相互转化，在临床上应特别警惕中经络型向中脏腑型的转变。②根据病程不同进行分期。中风的病程可分为急性期、恢复期和后遗症期三个阶段。急性期指发病后两周内，中脏腑型持续时间可长达一个月；恢复期指发病两周后或一个月至六个月；后遗症期指发病半年以上。根据不同的病期，针对各期病机特点的不同，可以分别进行辨证施治和调护，以提高疗效。③需要辨别病势的顺逆。中风的特点是起病急骤、病情变化迅速、证候多样，容易出现各种危重症状。在临床上应密切观察病情，随时了解患者的病情变化，并及时采取相应措施。中经络型和中脏腑型之间可以相互转化，中脏腑型的患者神志逐渐清醒，病情转变为中经络型，这是病势的顺；中经络型患者如果出现神志迷蒙或昏聩不知的情况，则表示向中脏腑型的转变，这是病势的逆。对于中脏腑型患者，应注意观察其神志和瞳孔变化。如果患者神志逐渐昏迷加重，瞳孔大小不等，甚至出现呕吐、呕血、戴阳证，或者背腹骤热而四肢厥逆等症状，表明病情正向脱证发展，病势逆转，病情危重，预后极差。

（2）辨证与辨病相结合。董少龙教授强调在诊治疾病时，要将辨证与辨病相结合。他并不排斥西医，而是注重中西医的结合，并指出中西医的结合不仅体现在治疗上，还应在诊断上相互补充与完善。在诊病时，除明确中医的病名和证型外，还应该明确西医的病名。因此，本病的诊断应充分利用西医学的先进诊断技术。CT、磁共振等医学影像学的发展对中风的诊断非常有帮助。我们可以利用这些先进技术为中医服务。因此，头颅CT、磁共振等已经成为中风患者的常规检查项目，可以明确是出血性中风还是缺血性中风，以及出血或梗死病灶的部位和大小。这对于疾病的治疗和预后具有重要指导意义。

（3）治疗调护并重。中风常伴有许多并发症，这些并发症常常影响疾病的预后。董少龙教授强调，在中风的治疗中，治疗和调护同等重要。他特别强调了生活调摄对于中风防治的重要性。因此，我们应该加强护理工作，定期翻身，保持衣物和床单的干燥和平整，积极按摩受压的皮肤，改善局部气血运行，注意会阴部的卫生，防止各种并发症的发生。在临床实践中，我们应该高度重视中经络通向中脏腑的转变。如果中脏腑受到影响，病情会变得危重，急性期的病情非常不稳定，变证可能会多端出现。因此，需要密切观察患者的病情变化，保持患者呼吸道通畅。对于清醒的患者，要鼓励患者咳嗽或积极吸痰，以防止肺部感染、口腔感染等并发症的发生。同时，要重点关注患者的神志、瞳神、气息、脉象等变化，是否有压疮、呃逆、便秘、肺部感染、尿路感染、上消化道出血等并发症。一旦出现并发症，要采取相应的措施，积极应对，以免延误病情。特别是对于中脏腑的患者，如果听到气道有痰声，应该定期或不定期地对患者进行吸痰，必要时进行气管切开，以保证呼吸的通畅。结合患者的体质和病程，要强调个体化治疗，加强对患者的生活护理，平时要注意患者情绪的波动，使其保持心情愉快。

（4）中风多虚、多瘀，慎用攻伐药物。中风患者多为 50 岁以后发病，年龄越大发病率就更高。年高之人，经脉闭阻，气血滞流或恼怒所迫，并走于上，血液外溢脑脉外或闭阻脑脉，发为中风。李东垣在《医学发明·中风有三》指出："中风者，非外来风邪，乃本气自病也。凡人年逾四旬，气衰者，多有此疾，壮年之际无有也。若肥盛则间有之，亦形盛气衰如此。"张介宾在《景岳全书·非风》指出："人于中年之后，多有此证，其衰可知。经云：人年四十而阴气自半，正以阴虚为言也。夫人生于阳而根于阴，根本衰则人必病，根本败则人必危矣。所谓根本者，即真阴也。"沈金鳌在《杂病源流犀烛·中风源流》也指出："人至五六十岁，气血就衰，乃有中风之病，少壮无是也。然肥盛之人，或兼平日嗜欲太过，耗其精血，虽甚少壮，无奈形盛气衰，往往亦成中风。"因此，董少龙教授指出：中风多虚、多瘀，久病多虚、多瘀。中风与年老有关，与虚有关。虚即气虚与阴虚。从气血关系来说，气虚则血瘀，多数临床患者有舌质淡、暗，甚至舌有瘀斑，这是气虚血瘀证的表现。高血压、糖尿病、冠心病、高黏血状态、高脂血症均是中风的危险因素，这些疾病的病史较长，因此就形成了中风为老年多瘀、多虚，久病多虚、多瘀的病理改变。临证要注意慎用攻伐药物。

4. 中风的治疗经验

（1）急性发作期的辨证治疗。急性发作期应根据中经络、中脏腑和颅脑水瘀证进行相应的治疗。①中经络：对于气虚血瘀证，应选用益气活血通络的补阳还五汤；对于肝阳暴亢证，应选用平肝潜阳、泻火息风的天麻钩藤饮；对于肝胆湿热证，应选用清热利湿的龙胆泻肝汤；对于痰瘀阻络证，应选用化痰息风通络的化痰通络汤；对于痰热腑实证，应选用通腑泄热化痰的星蒌承气汤；对于肝肾阴虚证，应选用滋阴潜阳、镇肝息风的镇肝熄风汤。②中脏腑：对于痰热闭窍证，应选用清热涤痰、醒神开窍的天麻钩饮，或者使用安宫牛黄丸鼻饲；对于痰湿蒙窍证，应选用燥湿化痰、醒神开窍的涤痰汤，或者使用苏合香丸鼻饲；对于元气衰脱证，应选用回阳救逆、益气固脱的参附汤。③颅脑水瘀证：根据气行则血行、气可以化水的生理特点，治疗颅脑水瘀证，应该采用益气活血、逐瘀利水的方法。方药包括黄芪、白术、太子参等益气药物，丹参、川芎、桃仁、红花、水蛭、牛膝等活血逐瘀药物，白茅根、车前子等利水药物，冰片（冲服）作为醒脑开窍药物（易透过血脑屏障）。

（2）注重益气活血化瘀法的运用。董少龙教授认为，中风气虚的病因有两个方面：一是病前即已气虚，如年老体衰、正气不足，或者久病（如消渴、眩晕、胸痹）导致气虚；二是病后邪盛伤正，脏腑功能失调，或者饮食调摄不当，导致气之化源不足，进而引发气虚。气虚是中风主要病机之一；气为血之帅，气虚则推动、温煦血液的功能减弱，血必因之而凝滞；气能摄血，气虚而统摄功能减弱，则血必因之外出而出现出血，"凡离经之血皆为瘀血"。瘀血形成，阻滞脑窍，闭塞脉络而发为中风。该病多发生于中老年人，在气血亏虚、脏腑阴阳偏盛的基础上，遇有劳倦内伤、忧思恼怒、嗜食厚味、烟酒等诱因，进而引起脏腑阴阳气血错乱，痹阻脑脉，或血溢脉外，形成清窍失宣而出现神昏、口舌㖞斜、不语或言语謇涩、偏身麻木不遂等中风证候。这些病的病史较长，多为久病导致虚弱和瘀血，因此形成了中风多虚、多瘀的病理改变。针对此情况，董少龙教授主张在临床实践中运用益气活血化瘀法治疗脑卒中。他通过实验和临床验证了水蛭注射液对缺血性脑卒中具有良好的作用。临床上采用大剂量的水蛭，通过益气活血化瘀法治疗中风，疗效显著，对于恢复受损神经功能比单纯的西医治疗更有优势。在益气活血方药的选择上，常用补阳还五汤加减，或者选择梗塞通汤（董少龙教授自拟方）加入黄芪、赤芍、鸡血藤等药物加减。

董少龙教授强调，瘀血是中风发病的重要因素，血瘀是中风发病的基本病机，血瘀证贯穿中风发生发展的整个过程，瘀血是各种中风证发生的关键，因此，活血化瘀是治疗中风的根本大法。董少龙教授根据传统活血化瘀药的作用程度和功能不同，将其大致分为三类：和血化瘀类，指有养血、活血作用的药物，如当归、牡丹皮、丹参、生地黄、赤芍、鸡血藤等，用于治疗血脉瘀阻，经脉不通引起的肢体感觉异常、肢体麻木疼痛、头晕、头痛等中风先兆证；活血化瘀类，指有活血、行血、通瘀作用的药物，如川芎、红花、五灵脂、蒲黄、刘寄奴、三七、穿山甲、郁金、益母草、姜黄、苏木、泽兰、海风藤、牛膝等，用于治疗脑脉痹阻引起的中风偏瘫（脑梗死）；破血化瘀类，指有破血、消瘀、消肿作用的药物，如水蛭、虻虫、三棱、莪术、大黄、乳香、没药、桃仁、血竭等，用于治疗出血性中风。此外，董少龙教授认为，这三类活血化瘀药物可以交叉使用，并配以息风通络之品，效果更佳，如地龙、全蝎、蜈蚣等。

董少龙教授认为，中风具有瘀（血瘀）的病理改变表现。在治疗上，选用活血化瘀中药时，除了掌握以上原则，还应兼顾以下方面。①活血要分寒热。血瘀证形成的原因有两种，一种是遇寒则凝而形成的瘀血，另一种是血热迫血妄行，使血行脉外形成的瘀血。所以，寒可导致瘀血，热也能导致瘀血。如清代王清任在《医林改错》中所说："血受寒则凝结成块，血受热则煎熬成块。"受寒出现皮肤不温、恶凉喜热等症状，如脱疽患者的足趾冷、麻木不仁、色紫暗、触之不温等。治疗时应同时进行活血化瘀和温煦的处理；对于温热体质的患者，需要清热凉血。由于活血化瘀药物本身具有偏凉或偏热的性质，临床应予以注意。②活血不忘止血。现代药理研究证实，活血化瘀可以明显降低全身血液的黏稠度，抑制血小板凝聚，增强毛细血管张力，使局部血液通畅。临床研究还表明，活血化瘀药可以降低凝血功能，减少血小板数量，增加血液灌流量。同时，也会增加毛细血管的渗透性并在体内积累。因此，在使用药物时，不宜长期单纯应用活血化瘀药，应将活血与止血结合起来，使二者相辅相成。例如，大黄、三七具有活血止血作用，既可以消散血肿，又能止血；既能改善瘀血的病理状态，又能预防出血和制止出血。③活血宜辨虚实。血瘀本身为标实证，引起血瘀的原因有虚实之别，有因虚致瘀，阴虚气少不能行血温煦而致血瘀，也有因实致瘀，实证破血妄行而致瘀血，亦有因瘀致虚者。治疗上，肤肌消瘦、四肢酸痛、潮热心烦等兼血瘀者，当滋阴化瘀，可使用生地黄、当归、牡丹皮、芍药等药物。纯实无虚者，当活血破血，可选用中药如乳香、没药、三棱、莪术、水蛭、虻虫等。④活血勿忘理气。气与血互相关联，气为血之帅，血为气之母，气行则血行，气滞则血瘀，气凝则血聚，气逆则血冲，气大热则血妄行。古人认为血赖气摄，方能流行不止，常居脉道不外溢。如果气虚而无法固摄血液，即气不摄血，血会离经溢出，从而导致瘀血。人体各脏腑经络、组织器官必须在气的温煦下才能进行正常的生理活动。血和津液等也依赖气的温煦作用。如果气的温煦作用失职，会出现畏寒喜热、四肢不温，甚至出现口唇发绀，局部有瘀斑、瘀块等症状。瘀血形成后，对气的各种功能活动也会产生不同程度的影响。血瘀停滞，血亦停止运行，气滞则血亦滞，因此在活血化瘀治疗中，不能忽视治理气的重要性。气滞时则应当行气，气虚则需要补气行血。因此，在活血化瘀治疗中，常配伍理气药物，以达到行气活血的效果。许多活血化瘀的方剂都配有行气药物，如血府逐瘀汤，主要用于治疗胸中血瘀，方剂中主要使用桃仁、红花、川芎等药物活血化瘀，同时配以枳壳、柴胡等药物调畅气机，使气行血活。诸药共用，在治疗中可发挥更好的协同作用。

董少龙教授在临床应用大剂量的水蛭时，通过益气活血化瘀治疗中风，取得了显著的疗效。该方法在恢复受损神经功能方面明显优于单纯西医治疗。在选择益气活血方药时，常采用补阳还五汤加减，或者选择梗塞通汤（董少龙教授自拟方），并加入黄芪、赤芍、鸡血藤等药物进行调整。

（3）提倡通过活血化瘀来治疗脑出血。脑出血是一种发病急骤、见证多端、变化迅速的疾病。它的发病率、致残率和复发率很高，并且常伴有多种并发症，被认为是危害人类健康的三大疾病之一。一些临床医生坚持"出血者止，缺血者活"的观点，认为活血化瘀法主要适用于缺血性卒中和出血性卒中后遗症的治疗，而对于急性脑出血这一发作期的应用则存在一些顾虑，甚至被列为禁忌。然而，董少龙教授认为，在脑出血恢复期，活血化瘀法并非禁忌，其理由如下：

瘀血是脑出血发病的重要病理基础。根据中医学理论，中风的病因病机非常复杂，可以概括为虚、火、气、血、风、痰六个方面，属于本虚标实的证候。其中"血"指的就是瘀血，这种瘀血在脑出血之前就已经形成。瘀血产生的原因主要有两个方面：一是因为"虚"，中老年人的脏腑功能逐渐衰退，精气亏虚，阴阳失调，导致气血运行功能受到障碍。阳虚会导致血液凝结，阴虚会导致血液滞留。二是因为饮食不节，饮食结构失衡。长期过量摄入高脂肪、高糖、高热量食物，会导致脂质和糖类的代谢功能紊乱，进而积湿生痰，阻碍血行，最终导致脑出血的发生。可以看出瘀血既是人体代谢的病理产物，也是脑出血的致病因素。脑出血发生后，破裂的血管会使血液溢出，形成所谓的"离经之血"。这些血液很快在颅内形成血肿，而血肿正是瘀血的表现。病理检查可以看到患处的脑组织肿胀、充血；切开后可以看到多发的瘀点、片状出血或血肿。由此可见，瘀血是脑出血病理变化的结果。有学者提出，脑出血是血管破裂引起的血管内外瘀血的证候。出血量越大，瘀血程度也越重。患者表现为头痛部位固定、肢体偏瘫、舌强语謇、舌质青紫等，以上都是瘀血的症状。

西医学认为，脑出血的主要发病原因在于高血压，并加之血管壁的变性。非凝血机制的障碍、脑实质内小动脉或微动脉的变性，在某些诱发因素作用下破裂，从而导致出血。形成的血肿会压迫局部组织，使破裂的小血管或微血管闭塞，从而阻止血液外溢。这是因为血管破裂同时可激活血小板内、外源性凝血途径，并且脑细胞中富含凝血酶，使得局部凝血功能快速增强，形成血栓。因此，脑出血不是凝血机制障碍导致的出血不止。活血化瘀药与西药的抗凝剂不同，不能将脑出血早期不宜使用抗凝剂误解为不宜使用活血化瘀药。从临床观察和实验来看，脑出血的控制和再出血的预防关键在于理想的血压控制，而不在于是否使用活血化瘀药。因此，从西医学角度来看，活血化瘀并非脑出血的禁忌证。相反，根据中医学理论指导临床实践，"离经之血，便是瘀血"，故应该使用活血化瘀药物。

脑出血早期病理生理变化主要是血肿和脑水肿，而非出血本身，因为脑出血引发的死亡，绝大多数在发病1周内。脑出血早期非手术治疗的关键是刻不容缓地采取积极有效的措施，促进血肿吸收，如能及时消除血肿，迅速缓解对局部脑组织的压迫，则可促进神经功能恢复，降低病死率及致残率。因此，消除血肿，促进血肿吸收、液化与减轻脑水肿，是治疗脑出血的首要问题。中医的活血化瘀药有促进血液循环、改善局部供血、促进血肿吸收的作用。董少龙教授研制的水蛭注射液经试验证实：能够降低血液黏滞度；促进因出血而引起的机体组织的修复；改善血小板质量，加速血凝；降低毛细血管通透性，减少血浆渗出；增强毛细血管张力，减少血管壁脆性；促进侧支循环的建立，改善脑细胞缺血缺氧状态等。脑出血早期应及时运用活血化瘀药，从根本上控制病情，从而提高临床疗效。董少龙教授认为，脑出血早期运用活血化瘀药，有其中西医理论依据，大量的临床和实践研究证实是科学和行之有效的。水蛭注射液具有良好的促进颅内血肿吸收的作用。临床运用大剂量的水蛭，益气活血化瘀，治疗中风疗效显著，对缺损神经动能的恢复大大优于单纯西医治疗。在益气活血方药的选择上，常选用补阳还五汤加减，或者选用梗塞通汤（董少龙教授自拟方）加黄芪、赤芍、鸡血藤等药物加减。但脑出血毕竟病情危急，变化快速，从患者的具体病情出发，也不应排除其他有效的西医治法，如西药脱水药等，必要时可行开颅术。

（4）清化痰热治疗脑卒中。患者或素食肥甘厚味，形体肥胖，或体弱久病，脾胃虚弱。邪盛正虚，虚实夹杂，痰浊阻于中焦，郁而化热。痰热中阻，枢机不利，清阳不升，气血不能上承，脑窍失养。胃气不降，传化失常，浊邪不降，痰热不去，转而上逆，上扰脑窍，浊毒损及脑脉，患者表现出或烦躁或嗜睡，或言语謇涩，半身不遂。痰热证基本出现在中风急性期，以证类划分多归中经证；若痰热化风，风痰上扰，则由中经证向中腑证转化。若中腑证风动不止，痰热化火，风火相煽，风火扰窍，证类由中腑向中脏转化，病势凶险，病情危重。董少龙教授认为，痰热证是中风阶段出现的重要证候。在中风急性期，只要出现痰热证，治疗即应重在清化痰热，痰热得化，腑气得通，浊邪下行，无上逆扰闭清窍之虑。胃气得降，脾气得升，中焦得通，气机运化有度，有助于中风患者脏腑功能、经脉气血运行的恢复，使诸症得减。董少龙教授常用鲜竹沥水、全瓜蒌、胆南星清化痰热，用于治疗中风急性期痰热腑实证，疗效显著。由于痰热常伴有腑实证，常配合通腑泄热法使用。

（5）清泻肝火治疗脑卒中。中风常因五志过极，或因素体阴虚，水不涵木，复因情志所伤，肝阳暴动，引动心火，风火相煽，气血上逆，发为中风，辨证属肝阳上亢。按中医学理论，应该平肝潜阳，方用天麻钩藤饮加减。但董少龙教授大胆创新，不用平肝潜阳，改用清泻肝火，方用龙胆泻肝汤加减。因为这类患者大多有痰热积滞，龙胆泻肝汤不仅能清泻肝胆实火，而且可以清利实热，兼有补养肝血的作用，肝火得降，则肝阳自平，釜底抽薪，使病情向愈，临床用之，每获良效。

（6）通腑治疗的运用。无论是中风急性期，还是中风后遗症期，便秘都是中风患者的常见症状，西医用开塞露灌肠或甘露醇等泻剂通便，除不良反应较多外，并非对所有的中风患者有效，董少龙教授运用中医辨治可获良效。他认为：中风的病机概括起来包括虚、火、风、痰、气、血六个方面，其中与便秘病机最密切的为虚、火、痰，总的不外乎虚实两种情况，即虚秘和实秘。

虚秘可分为两种情况：①阴虚虚秘。中风后便秘以虚秘最多，又以阴虚便秘最为常见，这是因为在中风患者急性期的治疗中，常常使用脱水药，降低颅内压，使人体排出大量水分，损伤人体大量津液。许多患者用药数天后即出现口渴、舌红少津、苔少、脉细等一派阴津耗伤之象；大肠津亏，不能润肠通便，则大便秘结干燥，难以排出，辨证为阴虚津亏便秘。初期可予增液承气汤加肉苁蓉、麻仁、党参、白术之类，以滋阴润肠，益气通便。如进食困难可考虑胃管注入，或者灌肠。②气虚虚秘。中风后遗症期卧床患者亦常发生便秘，此时病机多由久病致虚，脾肺气虚，导致大肠传送无力，大便虽不干硬，但排出不爽，久之亦可致秘结难解，此时辨为气秘，治宜益气润肠通便。可选用黄芪汤，酌加行气、润肠通便之品。

实秘可分为两种情况：①热秘。多见于肝肾阴虚、肝阳上亢之中风患者，临床表现除中风常见症状及便秘外，多伴头痛、目眩、烦躁、身热面赤、口干口臭，舌红苔黄或黄燥，脉弦，小便短赤，辨证为肝火灼津便秘，治宜星蒌承气汤、大承气汤酌加镇肝息风之品。②痰秘。多见于中风后昏迷患者，症见神志昏蒙、口噤不开、喉中痰鸣、肢体偏瘫而伴便秘，西医听诊可闻及肺部痰鸣音，舌质淡，苔白腻或黄腻，脉滑，辨证为痰蒙清窍，痰阻肺与大肠，气机不畅而大便难解，治宜化痰开窍通腑，选用涤痰汤加肉苁蓉、大黄涤痰开窍通便。

董少龙教授反复强调便秘的危害性，尤其是在中风急性期。患者胃肠功能减弱，腑气不通，气机不畅，大便不顺畅，肠道内容物滞留，则会发生郁久化热。此时，如果实热不除，便会在肠道中滞留，可能上扰清窍，导致病情加重或再次中风。此外，在急性期，由于卫外功能减弱，患者除可能出现肢体偏瘫外，还容易发生发热、咳嗽等症状，有些人同时伴发便秘。在治疗中发现，如果仅仅使用抗生素治疗患者肺部感染，而不顾及通便问题，效果就很差。但如果根据辨证施治，给予中药通便治疗，使患者大便通畅之后，肺部感染和发热都会逐渐得到控制，无须调整抗生素，患者的症状便明显改善。这与中医学中"肺与大肠相表里"的理论是相符的。因此，及时进行通腑泄热治疗，既能使腑气通畅，气血得以敷布，达到通痹活络、促进病情好转的作用，又可以防止因胃肠道中痰热积滞而上扰心神，导致气血逆乱，以防阴劫于内阳脱于外，发生抽搐、戴阳证等。

（7）中风并发症的治疗。①咳嗽（肺部感染）。董少龙教授指出，在中风患者中，由于中风后肺卫功能减弱或失调，六淫外邪可以乘虚或通过口鼻侵入，也可以从皮毛侵袭，伤及肺系，导致肺气不清，肺失宣降，气机上逆引起咳嗽。此外，脏腑功能失调，脾失健运，无法输布水谷精微，会导致聚湿生痰，上渍于肺，痰壅肺气，使肺气不清，宣降失司，进一步发展为本病。咳嗽虽然有外感和内伤之分，但二者常相互影响。外感咳嗽如果迁延失治，邪伤肺气，更容易导致反复感邪，进而引起咳嗽频繁发作；内伤咳嗽指的是肺脏有病，卫外功能不强，容易感染外邪并引发或加重咳嗽。这样反复循环下去，则肺脏更加虚损。在治疗中风的同时，对咳嗽也应进行辨证治疗。外感咳嗽有风寒、风热、燥热之分；内伤咳嗽多属邪实与正虚并见，或以邪实为主，以痰、火关系最为密切，或以正虚为主，以阴虚、气虚多见。治疗上，采用根据药敏结果选用抗生素的同时，应发挥中医辨证论治的优势，根据辨证选药。痰湿咳嗽常用二陈汤合三子养亲汤加减。另外，对于痰多化热者，可用鲜竹沥水，每次口服 20 mL，每日 3～4 次。董少龙教授认为，竹茹药性甘、寒，归心、肺、肝经，功效清热豁痰，定惊利窍，用于治疗痰热咳喘、中风痰迷、癫痫、癫狂等。如《名医别录》认为鲜竹沥水可治："暴中风，风痹，胸中大热，止烦闷，消渴，劳复。"《本草衍义》云："竹沥行痰，通达上下百骸毛窍诸处，如痰在颠顶可降，痰在胸膈可开，痰在四肢可散，痰在脏腑经络可利。痰在皮里膜外可行。又如癫痫狂乱，风热发痉者可定；痰厥失音，人事昏迷者可省，为痰家之圣剂也。"董少龙教授临床验证，皆能奏效。附鲜竹沥水制法：取新鲜竹子，锯一尺左右，一头有节，一头无节，无节的砍成斜口，放入水中略浸泡 10～20 分钟，斜放在炭火上烘烤，无节的一头向下，这样竹内液汁就会受热流入盛器内，临用时自制。②呃逆。中风患者后期由于胃肠功能失调，胃失和降，胃气上逆，而出现频繁或持续呃逆，使用西药治疗效果往往不佳，董少龙教授使用下列方剂治疗：丁香 10 g，柿蒂 10 g，半夏 10 g，陈皮 10 g，代赭石 15 g，加水 300 mL，煎至 150 mL，每次服 50 mL，每日 3 次，效果颇佳。③呕血（上消化道出血）。上消化道出血是急性脑血管病患者较为常见的严重并发症，合并上消化道症状的中风患者死亡率明显增高，患者常因胃黏膜持续痉挛，导致出现应激性溃疡，而发生呕血或黑便。中医学认为，中风患者出现呕血或便血，常因久病以后，阴津伤耗，以致阴虚火旺，迫血妄行而出血；或中风后正气亏损，气不摄血，血溢脉外而出血；或血脉瘀阻，血行不畅，血不循经而致出血。董少龙教授临证除使用西药止血外，也充分发挥中医药的优势，在辨证施治的同时，采用中药单味止血药治疗消化道出血，常用云南白药每次 1 g，每日 4 次，口服或鼻饲；田七粉每次 1 ～ 2 g，每日 4 次。泻心汤（大黄 10 g，黄连 8 g，黄柏 10 g），煎水 100 mL，鼻饲或口服。临床取得了良好的疗效。④肩痹（肩手综合征）。肩手综合征是中风的常见并发症，又称为反射性交感神经营养不良综合征，由于偏瘫患者长时间卧床或肢位不当，静脉回流受阻，由手部水肿进而患侧上肢水肿，肩部软组织和关节囊缺血缺氧，导致肩部疼痛。董少龙教授认为，脑卒中后出现肩关节疼痛，是由于患者偏瘫长期卧床少动，中医学认为，可从"久病多虚""久卧伤气""久病入络""虚可致瘀"等理论进行理解，中风后气血愈虚，血瘀愈甚，经脉阻滞，气血运行不畅，脉道阻滞，则气血难达四末，筋脉肌肉失荣，寒湿易附关节，"不通则痛""不荣则痛"，故出现偏瘫侧肩、肘、腕胀痛；"血不利则为水"，水液泛溢肌肤，故腕背及手指肿胀。总之，本病为本虚标实之证，气血不足为本，血瘀、水停为标。故脑卒中患者早期不正确的运动模式，导致肩、腕关节损伤，体位不当，对手关节的过度牵拉，手部小的损伤，患肢输液，上肢体液回流受阻，以及中枢神经损伤后血管运动功能障碍等，均能引起该综合征。治疗上，西医尚无特效治疗方法，董少龙教授一方面嘱患者做被动活动，另一方面根据辨证施治，分别给予温经通络、清化痰热、益气活血等法治疗。同时配合针灸推拿、中药外洗温经通络化湿为主等治疗，临床取得了良好的疗效。⑤痫病（症状性癫痫）。痫病是中风的常见并发症。患者出现突然昏倒，神志不清，口吐白沫，两目上视，四肢抽搐，并发出异常叫声。西医学称为症状性癫痫。董少龙教授指出，该病多由七情失调和脑部损伤引起，导致脏腑功能紊乱，痰浊阻塞，气机逆乱，风阳内动。如果确诊，应尽早按照痫病的规范进行治疗。

（二）经验妙方

1. 息风解痉汤

（1）**处方**　熟地黄 15 g，白芍 15 g，川芎 10 g，当归 10 g，枸杞子 15 g，山茱萸 10 g，全蝎 5 g，蜈蚣 2 条，地龙 10 g，僵蚕 10 g。

（2）**用法**　每日 1 剂，水煎分两次服，7 日为 1 个疗程，服 2 ～ 3 个疗程。加减运用：口干舌燥，大便干结，舌红苔少者，熟地黄改用生地黄，加麦冬、天冬、玄参；气虚者加黄芪、太子参。

（3）**功效**　养血滋阴，息风解痉。

（4）**适应证**　面肌痉挛，面肌不自主抽搐。

（5）**方解**　本方由四物汤加味而成，四物汤功在养血、和血、养肝；枸杞子、山茱萸滋补肝肾；全蝎、蜈蚣、地龙、僵蚕息风解痉。诸药配伍，共奏养血滋阴、息风解痉之功。

2. 竹节王汤

（1）**处方**　鲜竹节王 100 g。

（2）**用法**　每日取鲜全草 100 g，茎捣烂，煎水 100 mL，水煮沸后 5 ～ 10 分钟即可，每次喂服 5 ～ 10 mL（可灌入吸奶瓶喂服），每隔 3 小时喂服 1 次，3 ～ 7 天黄疸消退。

（3）**功效**　清热解毒散瘀。

（4）**适应证**　新生儿黄疸。

（5）**方解**　竹节王（爵床科），别名竹叶青、鳄嘴花、青竹蛇、柔刺草、扭序花、小接骨。多年生披散草本，药用部分为全草，全年可用，多为鲜用，或晒干备用。其味微涩、性凉。多用于治黄疸、风湿痹痛、月经不调、跌打、骨折、刀伤、弹片入肉。

3. 鲜竹沥水

（1）处方　鲜竹沥水。

（2）用法　取鲜竹子一条，断尺余长，将鲜竹子以文烤之，待竹子滴水，用器皿接水，便为竹沥水，取 200 mL 过滤后，每次 50 mL 喂服，每日 4 次。

（3）功效　清热、豁痰、镇惊。

（4）适应证　中风昏迷，痰涎壅盛，肺热痰多，热病神昏惊厥，小儿痰热惊风。

（5）方解　竹沥，又叫鲜竹沥，是用新鲜青秆竹以火烤，而流出的汁液即为竹沥。其味甘、性寒，入心、肝、肺经。功能清热化痰。竹沥得竹子之通利之性，功善逐痰祛痰。《本草衍义》说："竹沥行痰，通达上下百骸毛窍诸处。痰在颠顶可降，痰在胸膈可开，痰在四肢可散，痰在脏腑经络可利，痰在皮里膜外可行。"故竹沥有"痰家之圣药"之称。

4. 加味梗塞通汤

（1）处方　黄芪 30 g，水蛭 10 g，地龙 10 g，全蝎 3 g，蜈蚣 2 条，丹参 15 g。

（2）用法　每日 1 剂，水煎分两次服，2 周为 1 个疗程，服 2～3 个疗程。加减运用：口干舌燥，大便干结，舌红加用生地黄、大黄，头痛剧烈者加天麻、钩藤、细辛；气虚明显者加太子参。

（3）功效　补气、活血、通络。

（4）适应证　中风、半身不遂，口眼㖞斜，言语困难，口角流涎，下肢瘫痪，舌质暗，苔薄，脉结代。

（5）方解　因虚致瘀。正气亏虚，脉络瘀阻，筋脉肌肉失养，症见半身不遂，口眼㖞斜，气虚血瘀，言语困难，舌质暗，苔薄，脉结代。方中重用黄芪大补脾胃之气，使气旺促血行，祛瘀不伤正，四味虫类药活血散瘀，丹参活血行血，诸药合用，气旺血行，祛瘀通络，诸症自愈。

5. 桂枝汤加味

（1）处方　桂枝 15 g，白芍 20 g，生姜 20 g，炙甘草 6 g，大枣 20 g，丹参

15 g，银柴胡 15 g，五味子 6 g。

（2）用法　每日 1 剂，水煎分两次服，7 日为 1 个疗程。加减运用：气虚者加黄芪、太子参；汗出恶风，加防风；口干舌燥，加玄参、生地黄。

（3）功效　解肌止汗，调和营卫。

（4）适应证　汗证，内伤发热，舌淡苔白，脉细。

（5）方解　汗出而发热，乃肺胃失和，卫强营弱，属表虚证。方中桂枝解肌散寒，白芍益肝阴敛涩，桂枝与白芍相合，一治卫强，一治营弱，银柴胡退虚热，五味子生津敛汗，生姜甘温暖胃，大枣益气补中，丹参活血通络，甘草调和诸药。全方共奏解肌止汗、调和营卫之功。

（三）重视药对的运用

在辨证选药时，董少龙教授非常重视药对的运用。董少龙教授认为，药对是临床长期应用被证明确实有效的配伍。药对的配伍原则，可以通过相须相使配对，以求相加协同，增强疗效；或者寒热互用，以和其阴阳；或者苦辛并进，以调其升降；或者补泻兼施，以顾其虚实；或者通过相畏相杀配对，以求制约抑制不良反应；或者通过药性相反配对，以求适应复杂病情，达到最佳疗效。董少龙教授临证中常根据疾病不同的证型和病变部位，选用相应的药对。例如，对于肝阳上亢证，常选用天麻、钩藤；对于痰浊中阻证，常选用半夏、生姜；对于痰浊较重者，可先用苍术、厚朴；对于瘀血证，常选用川芎、赤芍、桃仁、红花；对于瘀血较重者，可选用水蛭、地龙；对于气虚证，常选用黄芪、党参；对于血虚证，常选用当归、川芎；对于外感风邪者，常选用荆芥、防风。临证使用药对，可以起到事半功倍的功效。因此，中药药对的使用具有增强药效、协同作用、牵制作用、提高疗效、减轻不良反应的优点。常用的药对如下：黄芪 – 白术 – 太子参，健脾益气，用于脾气虚弱证。半夏 – 生姜，降逆止呕，用于痰湿中阻、呕吐不止。天麻 – 钩藤 – 僵蚕，平肝息风，用于肝阳上亢证。白芍 – 桂枝，调营卫，和气血，用于诸痹止痛，营卫不和证。柴胡 - 郁金，疏肝解郁，用于肝气郁结证。僵蚕 - 地龙，息风解痉，用于头痛久治不愈，痫病抽搐，中风偏瘫。夜交藤 - 绞股蓝，补气养阴，养心安神，用于心脾气虚证。荆芥 - 防风，发散风寒，祛风胜湿，用于外感风寒证。升麻 - 柴胡，升举脾气，用于气虚下陷，清阳不升之证。丁香 - 柿蒂，温中散寒，和胃降逆，用于中风呃逆。桃仁 - 红花，破血行瘀，活血通络，用于瘀血证。枸杞子 - 女贞子，滋补肝肾，用于肝肾阴虚之证。

五、医案选介

（一）中风（痰热腑实证）

欧某，女，63 岁，住院号 181021，2007 年 3 月 15 日就诊。患者早晨起床时发现右侧半身不遂，口角㖞斜，言语吃力，偏身麻木。行头颅 CT 检查显示左侧基底节区脑梗死，急诊拟诊为脑梗死，收入我院神经内科病房。入院症见：患者右侧半身不遂，口舌㖞斜，言语吃力，胸闷心烦，恶心纳呆，腹胀便秘，头晕，大便四日未行，口黏痰多，舌红，苔黄腻，脉弦。查体结果：血压 170/95 mmHg。神志清楚，心肺检查未见异常，反应稍迟钝，口舌㖞斜，右侧上下肢肌力 1 级，右侧上下肢肌张力减低，右巴氏征阳性。诊断：中风（中经络），证属痰热腑实证，治则：首先通腑泄热化痰，用瓜蒌 10 g，胆南星 12 g，生大黄 10 g（后下），芒硝 10 g（冲服），水煎服，1 剂后泻下干硬秽便，原方去芒硝，大黄改为与诸药同煎，继服 2 剂，患者症状明显好转，反应较前灵活，肢体肌力达 2 级，舌苔转白，继宜活血化瘀、化痰息风通络。上方去芒硝，加半夏 10 g，茯苓 12 g，天竺黄 10 g，香附 8 g，丹参 15 g，又服 5 剂，患者语言流畅，肢体活动明显好转，可在家人搀扶下行走，又上方加当归 12 g，赤芍 12 g，桃红 12 g，红花 10 g，继服 10 余剂，患者好转出院。

按语： 董少龙教授认为，中风发病后患者肠蠕动减弱，气机不畅，肠道内容物滞留，使腑气不通。腑气不通，大便不畅又导致病情加重，或易导致再中风。临床上，部分急性脑血管病患者可出现身热汗出，面赤心烦，大便秘结，甚则谵语狂乱不得眠，舌苔黄厚干燥，脉沉实等阳明腑实证，因此治疗中风应重视通腑，及早予通腑泄热法，腑气一通，气机畅利，邪有出路，病必好转。第一，可使腑气通畅，气血得以敷布，促进病情向愈；第二，可以使阻于胃肠的痰热积滞得以降除，浊邪不得上扰心神，以免发生气血逆乱；第三，可以急下存阴，以防阴劫于内阳脱于外，发生抽搐、戴阳证等。因此，通腑泄热是中医治疗中风的优势。

（二）中风（气虚血瘀）

杨某，男，81岁，住院号240388，患者于2010年1月7日初诊。患者因左侧肢体乏力10月余，加重1周就诊。患者于2009年2月下旬前突然出现左侧肢体活动不利，伴有肢体麻木，口角㖞斜，头晕、头痛，曾在外院诊断为脑梗死，给予对症治疗，具体治疗不详，症状好转后出院，一周前自觉上症加重，左侧肢体乏力加重，今到我院就诊，门诊拟收住院治疗，初步诊断为"脑梗死后遗症"。入院症见：左侧半身不遂，偏身麻木，口舌㖞斜，面色苍白，饮食减少，睡眠欠佳，舌质暗淡，苔薄白，脉细涩。既往史：有高血压病史。体检：神清，精神差，血压145/90 mmHg，肺部听诊未见异常，心脏向左下扩大，心脏听诊未见异常；神经系统：神清，左鼻唇沟变浅，左上下肢体肌力4级，左巴氏征阳性；辅助检查：本院头颅MRI显示右侧基底节区脑梗死（2010年1月3日）。诊断：中风（中经络），证属气虚血瘀。治法：益气活血通络，方剂：补阳还五汤加减。黄芪50 g，桃仁10 g，红花5 g，川芎12 g，当归10 g，赤芍12 g，地龙10 g，牛膝15 g，鸡血藤15 g，每日1剂，水煎服，7剂后，患者头晕改善，肢体乏力好转，继续14剂后，患者血压正常，气短乏力、麻木症状好转，头晕头痛症状消失。

按语：董少龙教授指出，中风患者由于年老体弱，气血不足，后天失养，损伤脾胃，气血生化之源匮乏，气鼓动无力，气血运行不畅，血脉瘀阻，脑脉失养，发为本病。此在中风后遗症患者中极为常见，故治法当益气行气，活血化瘀，疏通脉络，清代王清任创补阳还五汤，为治疗气虚血瘀证的代表方剂，临床运用得心应手。基本方用黄芪、川芎、赤芍、桃仁、红花、当归。方中黄芪大补元气；中医学认为气虚则导致血滞，川芎活血行气，既能活血又能行气，为"血中气药"，气行则血行；红花、桃仁活血祛瘀，现代药理研究认为它们含有黄酮类化合物，能扩张血管，具有改善微循环、增加脑血流量及脑细胞供养作用，可减少红细胞阻塞，减轻脑水肿；当归补血活血，兼具活血化瘀的作用，并具有消除自由基，减轻脑水肿，改善脑缺血缺氧，缓解脑血管痉挛，加速血肿吸收和止血的作用，且对纤溶系统有双向调节作用，可使侧支循环开放，毛细血管血流量增加。需要注意的是，方中黄芪的用量偏大，而且治疗时间较长，活血药物应根据患者的具体情况酌情选用。

（三）眩晕（肝肾阴虚）

刘某，男，66 岁，于 2010 年 1 月因"头晕 3 年，半年来逐渐加重"入院。既往病史包括脑梗死和高血压 15 年，一直坚持服用降血压药物。现症表现：头晕，昏沉，耳鸣，健忘，腰膝酸软，双下肢无力，行走有摇晃感，脘闷纳果，失眠多梦，尿频，夜尿多，大便稀烂，舌淡红，舌苔胖，脉沉细。血压 186/102 mmHg，头颅 CT 显示：双侧基底节区有陈旧性腔隙性脑梗死，脑白质脱髓鞘改变。经颅多普勒超声检查显示：大脑后动脉供血不足，脑动脉硬化。甘油三酯：3.56 mmol/L；低密度脂蛋白：3.8 mmol/L。西医诊断：①脑梗死后遗症。②高血压三级。③高脂血症。中医诊断：眩晕。辨证：肝肾阴虚。患者由于年老体弱，元气亏虚。肾精不足，髓海空虚，无法滋养脑部；髓海不足，则清阳不能上升，浊阴不能下降，导致眩晕。治宜补益肾精，化痰祛湿，活血通络。方剂使用左归丸加减。处方：熟地黄 25 g，山茱萸 10 g，山药 20 g，枸杞子 15 g，菟丝子 15 g，淫羊藿 20 g，益智仁 15 g，半夏 12 g，僵蚕 15 g，鸡血藤 30 g，石菖蒲 15 g，地龙 15 g，葛根 30 g，琥珀 3 g。7 剂，水煎服，每日 1 剂。患者服药后，头晕耳鸣减轻，睡眠改善。继续按原方服用

20余剂，各种症状完全缓解。3个月后随访未见复发。

按语:《灵枢·海论》云:"髓海不足，则脑转耳鸣，胫酸眩冒。"该患者患有眩晕已有很长时间，逐渐加重，伴有耳鸣、健忘、腰膝酸软、双下肢无力、行走摇晃、失眠多梦等症状，这是由于肾精不足，髓海失充，阳亢火盛，心神受扰所致。因此，使用淫羊藿、菟丝子、益智仁、琥珀来补肾益智，清心安神；患者年老体弱，肾气不足，水精气化失常，导致湿气聚集成痰，清阳失宣。所以，使用半夏、石菖蒲、地龙、僵蚕来化痰祛湿，醒脑；患者髓海空虚，清阳失宣，脑失血养。因此，使用鸡血藤、葛根来升清活血。诸药配伍，共奏补肾化痰、活血健脑之功。

（四）头痛（瘀血头痛）

林某，男，58岁，干部，2009年1月15日初诊。患者因"头痛5年，加重3个月"而就诊。患者于5年前无明显诱因出现头痛，初时较轻，时发时止，每发片刻即止，后发作日渐频繁，每次发作时间亦久。近3个月来患者疼痛甚剧，痛如锥刺，少有宁日，夜间加重，伴有头昏、肢麻、记忆力减退等症。经西医神经内科诊断为"脑动脉硬化症，腔隙性脑梗死"，曾用药物治疗后症状稍缓解。3个月前患者疼痛加重，使用各种扩张血管、抗血栓形成的药物治疗，头痛不见好转而来诊。症见：头枕部疼痛甚剧，痛如锥刺，表情痛苦，面色、口唇晦暗，形体肥胖，肢体麻木，头昏健忘，夜寐不安，纳食无味，舌质紫暗，舌体有瘀斑，舌苔薄白，脉弦细涩。患者有高血压病史8年，最高血压达186/110 mmHg；坚持服降压药，血压控制尚可。头颅CT平扫示：双侧基底节区腔隙性脑梗死、皮质下动脉硬化、脑萎缩。西医诊断：①双侧基底节区腔隙性脑梗死。②脑动脉硬化症。中医辨病为头痛，辨证为瘀血头痛，缘于久病入络，瘀血阻滞；治宜活血化瘀，通窍止痛，处方以血府逐瘀汤加减。处方：桃仁12 g，红花10 g，生地黄20 g，当归15 g，枳壳10 g，赤芍15 g，柴胡12 g，川芎10 g，桔梗10 g，怀牛膝30 g，菊花15 g，钩藤20 g，甘草9 g。6剂，每日1剂，水煎服。

二诊：患者服药后头痛大减，仍时有发作，但程度及次数显著减少。患者精神、食欲亦好转。舌脉同前。继以守方再服 7 剂。

三诊：患者头痛偶有发作，片刻即止。舌转红润，舌苔白，脉细缓。前方加黄芪 30 g，党参 20 g，继服半个月，患者头痛连日未再发作，头昏亦不明显，面色正常，舌体瘀斑已消失，精神、体力基本恢复正常。随访 1 年，头痛未见复发。

按语：此例头痛，属脑动脉硬化、腔隙性脑梗死，西医用扩张血管、抗血栓类药物治疗有一定疗效，但有许多患者诸药用遍而不见转机。董少龙教授治疗此类患者，辨病与辨证相结合，分型论治，抓住瘀血阻滞这一基本病机，并综合全身状况，脉症相参，多获奇效。本案既无明显痰浊或肝火，又无明显气血亏虚；而以痛居一处，疼如锥刺，舌有瘀斑为特征，辨证属瘀血头痛，治疗以活血化瘀、通窍止痛为主，佐以平肝息风或益气活血之品，故以血府逐瘀汤加减，服药数十剂而顽疾除。

（五）癫痫（肝风夹痰证）

廖某，女，33 岁。初诊主诉：反复意识丧失，四肢抽搐已有 9 年。现病史：9 年前，患者劳累后突发意识丧失，四肢抽搐。在外院被诊断为癫痫，出院后一直服用丙戊酸钠及托吡酯，并成功缓解症状。最近发作频率增加，每周发作 3～5 次。发作时表现为意识丧失，口角流涎，喉间有辘辘声，两目上视，四肢痉挛。发作后持续几分钟后自行缓解。来诊时患者感觉全身乏力，腰膝酸软，舌质红，苔稍腻，脉弦细。诊断为痫病。方案如下：使用磁神丸，配合以下药物：煅磁石 20 g（先煎），六神曲 15 g，代赭石 15 g（先煎），蝉蜕 5 g，地龙 10 g，姜半夏 15 g，生姜 10 g，胆南星 10 g，钩藤 15 g，夏枯草 15 g。经过 14 剂治疗后，患者近两周未发作。继续使用上述方剂加牛膝、杜仲和淫羊藿，服用半月后，患者未见明显发作。后来转为丸剂并继续服用。嘱咐患者注意日常饮食，避免辛辣刺激等易诱发病情的食物，调节精神状态，保持情绪愉快，并注意进行适当的运动锻炼。

按语：历代医家认为癫痫是由多种因素导致的脏腑阴阳失调、痰浊内阻和蒙闭清窍所致。其中，"痰邪作祟"被认为是病情发生发展的关键，有"无痰不作痫"之说。元代《丹溪心法·痫》指出痫病的发病机制在于痰涎壅塞和迷蒙清窍，强调痰迷心窍会引发癫痫。因此，治疗应以化痰息风、开窍定痫为原则，同时根据病情的轻重，施以相应的治疗方法。对于癫痫发作期的治疗，主要目标是开窍醒神，达到化痰息风、开窍定痫的效果。恢复期的治疗主要针对补虚祛邪，根据辨证施以健脾、补肾和养心等方法。在本例中，董少龙教授认为患者的辨证属于肝风夹痰上攻证，因此在急性期使用磁神丸平肝潜阳，息风化痰止痉，治疗效果良好。

六、论文著作

（一）论文

［1］窦维华，陈燕，吴鹏，等.梗塞通2号方与补阳还五汤治疗气虚血瘀型脑梗死的疗效比较研究.实用心脑肺血管病杂志，2021，29（2）：93-97，107.

［2］窦维华，陈燕，杨飘，等.浅谈中医学的师承教育和院校教育.世界最新医学信息文摘，2019，19（99）：389-390.

［3］陈燕，刘体勤，黄少东，等.中医药治疗帕金森病的作用机制研究进展.广西医学，2019，41（11）：1432-1434.

［4］刁丽梅，董少龙，黄立武，等.补阳还五汤治疗中老年患者颈动脉狭窄支架植入术后的远期疗效.中国老年学杂志，2014，34（15）：4147-4148.

［5］赵宾江，王振中，凌娅，等.银杏二萜内酯葡胺注射液治疗动脉粥样硬化性血栓性脑梗死恢复期（痰瘀阻络证）Ⅲ期临床试验.中草药，2013，44（24）：3525-3530.

［6］周艳英，董少龙.加用温针灸治疗椎基底动脉供血不足性眩晕的疗效观察.广西中医药，2013，36（6）：18-19.

［7］陈炜，梁健芬，蒋凌飞，等．五虎追风散配合西药治疗左旋多巴诱发异动症临床观察．广西中医药，2013，36（1）：11-13.

［8］刁丽梅，董少龙，罗耀昌，等．补阳还五汤配合西药防治颈动脉狭窄支架植入术后再狭窄的疗效观察．现代中西医结合杂志，2013，22（1）：6-7，12.

［9］胡跃强，唐农，董少龙，等．清热化瘀方对脑缺血预处理大鼠ATF_4、Caspase-12 表达的影响．时珍国医国药，2012，23（8）：1849-1851.

［10］胡跃强，唐农，董少龙，等．大鼠脑缺血预处理后 GRP78 表达的变化及清热化瘀方的干预研究．辽宁中医杂志，2012，39（6）：1162-1164.

［11］胡跃强，唐农，董少龙，等．缺血预处理对大鼠脑缺血再灌注损伤神经细胞的保护作用．中国老年学杂志，2012，32（8）：1630-1631.

［12］胡跃强，唐农，董少龙，等．局灶性脑缺血大鼠预处理后 CHOP mRNA 及其蛋白的表达．中国神经精神疾病杂志，2012，38（3）：146-149.

［13］胡跃强，唐农，董少龙，等．大鼠局灶性脑缺血预处理后 caspase-12 mRNA 及其蛋白的表达变化．广东医学，2012，33（6）：739-741.

［14］胡跃强，唐农，董少龙，等．清热化瘀方预处理对大鼠脑缺血再灌注损伤的神经保护作用．中国实验方剂学杂志，2012，18（4）：194-197.

［15］胡跃强，唐农，董少龙，等．清热化瘀方对脑缺血预处理大鼠 GADD34 表达的影响．中药新药与临床药理，2012，23（1）：48-51.

［16］胡跃强，唐农，董少龙，等．大鼠局灶性脑缺血预处理后生长停滞与 DNA 损害可诱导基因 34 表达的变化．中华老年心脑血管病杂志，2012，14（1）：83-85.

［17］胡跃强，唐农，董少龙，等．大鼠局灶性脑缺血预处理后激活转录因子 4 mRNA 及其蛋白表达的变化．中风与神经疾病杂志，2011，28（12）：1060-1062.

［18］胡跃强，唐农，董少龙，等．清热化瘀方对脑缺血预处理大鼠 CHOP 表达的影响．时珍国医国药，2011，22（12）：2845-2847.

［19］范学聪，董少龙．缺血性脑卒中的中医药治疗研究进展．辽宁中医药大学

学报，2011，13（2）：217-219.

［20］唐宁新，黄绍标，刘燕芬，等．中医辨证施治与 ART 协同治疗艾滋病的临床研究．广西中医药，2010，33（4）：5-8.

［21］李杰，胡跃强，董少龙．内源性神经干细胞治疗脑缺血损伤的研究进展．广西中医学院学报，2009，12（4）：61-63.

［22］赵国华，孟庆刚，于向东，等．龟羚帕安胶囊治疗帕金森病多中心、随机、双盲、对照临床研究．中国中西医结合杂志，2009，29（7）：590-594.

［23］胡跃强，刘泰，祝美珍，等．中西医结合治疗癫痫 38 例临床观察．四川中医，2009，27（7）：77-78.

［24］牟艳杰，董少龙，吴鹏，等．血管神经性头痛的中医治疗进展．广西中医药，2009，32（1）：1-2.

［25］陈风华，董少龙．三叉神经痛中医治疗进展．实用中医药杂志，2009，25（1）：55-57.

［26］金煜，董少龙．浅谈活血化瘀法治疗急性脑出血．辽宁中医药大学学报，2008（9）：52-53.

［27］刘远林，董少龙．丹栀逍遥散治疗高血压患者伴抑郁症的疗效观察．中国中西医结合杂志，2008（3）：280-281.

［28］杜宝新，黄培新，黄燕，等．中西医结合综合方案对急性脑出血患者临床疗效及中医证候评分的影响——404 例多中心临床试验．中国老年学杂志，2008（4）：356-358.

［29］缪晓路，黄燕，裴建，等．缺血中风急性期应用阴阳辨证的证候分级回归分析．中西医结合心脑血管病杂志，2007（12）：1166-1167.

［30］梁健芬，董少龙，窦维华，等．水蛭注射液对大鼠脑缺血再灌注后 TNF-α、IL-1β 和 ICAM-1 蛋白表达的影响．陕西医学杂志，2006（12）：1605-1607.

[31] 周艳英，谭玮玮，董宏利，等．椎基底动脉供血不足性眩晕的中医治疗研究近况．辽宁中医药大学学报，2006（6）：163-164.

[32] 董宏利，董少龙，刘泰．中医对失眠病因病机的认识．辽宁中医药大学学报，2006（5）：146-147.

[33] 黄培新，黄燕，卢明，等．急性脑出血中西医结合综合治疗方案研究．中国中西医结合杂志，2006（7）：590-593.

[34] 董少龙，闫珊珊，窦维华．水蛭注射液对大鼠脑缺血再灌注损伤神经细胞凋亡的影响．广西中医药，2006（1）：48-50.

[35] 邱全，董少龙，林英辉，等．水蛭胶囊治疗脑动脉硬化症疗效观察．广西中医药，2004（3）：14-16.

[37] 董少龙．中风临床治疗体会．现代中医药，2004（2）：7-9.

[38] 闫珊珊，窦维华，董少龙，等．血瘀证动物模型的制作及存在问题的探讨．中国中医基础医学杂志，2004（2）：35-37.

[39] 许明辉，邹簃，闵范忠，等．张仲景针灸学术思想探析．广西中医药，2004（1）：42-43.

[40] 窦维华，陈尚杰，董少龙．活血化瘀中药抗动脉粥样硬化的研究进展．江苏中医药，2004（1）：59-61.

[41] 马春林，董少龙，谢永祥，等．中老年多发性肌炎（附6例临床分析）．卒中与神经疾病，2002（5）：309-310.

[42] 董少龙．中风治疗体会点滴．广西中医药，2002（4）：1-2.

[43] 董少龙．中医药如何走好今后的路？广西中医学院学报，2000（3）：1-2.

[44] 黄选华，董少龙，梁健芬．脑出血急性期药物加康复治疗的疗效观察．广西中医药，2000（4）：17-19.

[45] 梁健芬，董少龙，姚春，等．中西医结合治疗多发性硬化疗效观察．辽宁中医杂志，2000（5）：221-222.

［46］董少龙，黄立武，张茂林.水蛭注射液对实验性家兔颅内血肿的影响.广西中医药，2000（2）：49-50.

［47］黄立武，兰青强，董少龙.复正胶囊治疗多发脑梗死痴呆的临床观察.广西中医药，1999（5）：1-4.

［48］董少龙.中西医结合治疗中风急性期并发消化道出血36例.陕西中医，1998（9）：395.

［49］乔丽，黄立武，董少龙，等.早期应用水蛭注射液治疗脑出血35例临床观察.湖南中医杂志，1998（4）：5，11.

［50］董少龙，乔丽.水蛭注射液治疗中风先兆证188例.实用中医内科杂志，1998（2）：30-31.

［51］董少龙.水蛭注射液对高血压性脑出血颅内血肿吸收的影响.广西中医药，1998（3）：4-6.

［52］董少龙.中药注射液治疗椎基底动脉供血不足性眩晕.辽宁中医杂志，1998（6）：26.

［53］董少龙，陆中海，黄敏.梗塞通抗血栓作用的实验研究.广西中医药，1996（6）：37-40.

［54］董少龙，陈国美，陆中海，等.梗塞通胶囊治疗脑血栓临床观察——附100例对照分析.广西中医药，1996（1）：1-3.

［55］董少龙，梁健，欧阳寿，等.胃血宁Ⅰ号、Ⅱ号治疗急性上消化道出血临床观察与实验研究.广西中医药，1991（6）：241-244.

［56］董少龙.中医附属医院建设和临床教学.高等中医教育研究，1988（1）：60-63.

［57］董少龙.尿血治验.广西中医药，1982（3）：31-32.

（二）著作

[1] 董少龙. 阳痿治法集锦. 北京：中国中医药出版社，2022.

[2] 董少龙，古联. 脑病中西医治疗学. 上海：上海科学技术出版社，2018.

[3] 董少龙. 桂派名老中医·传记卷：董少龙. 北京：中国中医药出版社，2011.

[4] 董少龙. 壮医内科学. 南宁：广西民族出版社，2001.

七、整理者

窦维华，医学博士，主任医师，硕士研究生导师，董少龙教授学术经验继承人。主要社会兼职：中华中医药学会脑病分会委员，中国医师协会中西医结合分会神经病专业委员会委员，中国民族医药学会脑病分会理事，广西医师协会中医脑病专业委员会副主任委员，广西中医药学会脑病分会常务委员，广西中西医结合学会神经病专业委员会常务委员。近年来在省级以上刊物发表文章 20 余篇，发表专著 2 部，主持或参加省部级课题研究多项。

蓝青强

一、名家简介

蓝青强，男，1950 年 6 月出生于广西忻城县，祖籍为广西上林县。中医内科学教授，主任医师，广西中医药大学硕士研究生导师、广州中医药大学博士生导师，桂派中医大师，广西首批名中医，第四批全国老中医药专家学术经验继承工作指导老师。1977 年 7 月毕业于广西中医学院中医专业，1986 年 7 月结业于天津中医药大学硕士学位课程班。2012 年 7 月被广西壮族自治区人力资源和社会保障厅、卫生厅授予"桂派中医大师"称号；2008 年 7 月经人力资源社会保障部、卫生部和国家中医药管理局遴选为"第四批全国老中医药专家学术经验继承工作指导老师"；2012 年 8 月，国家中医药管理局立项建立了"蓝青强全国名老中医专家传承工作室"；2003 年被广西人事厅、广西卫生厅授予"广西名中医"；2009 年 5 月受聘担任广州中医药大学博士生导师。

蓝青强教授曾先后担任广西中医学院中医内科学学术带头人；中华中医药学会内科分会常务委员，中国中医药信息研究会理事，广西中医药学会常务理事，广西中西医结合学会常务理事，广西防治艾滋病专家委员会委员，广西壮族自治区卫生保健委员会干部医疗保健专家，广西壮族自治区人民政府科学技术进步奖评审委员会医药卫生专业评审组成员，广西壮族自治区卫生技术（中医中药）系列高级职务资格评审委员会副主任委员，广西高校教师（中医学院副教授）系列高级专业技术资格评审委员会委员，《健康报》新闻宣传咨询委员会委员，《广西中医药》《广西中医学院学报》编委会常务委员等职务。

蓝青强教授从事中医内科临床医疗、教学及科研工作 50 多年，具有扎实的理论功底，积累了丰富的临床经验，主要致力于脾胃病的诊治，如消化性溃疡、急慢性胃炎、急慢性肠炎等；肝胆疾病诊治，如慢性乙型肝炎、乙肝表面抗原阳性、"大三阳"和"小三阳"、早期肝硬化、脂肪肝、胆石症、慢性胆囊炎等；感冒、咳嗽、哮喘等常见病；肾病、肿瘤、遗尿、消渴（糖尿病）、汗证、失眠、郁证、头痛、眩晕、不孕不育等疑难杂症的中医治疗，以及亚健康的干预与中医药调理。

在临床工作中，蓝青强教授注重将中医辨证与西医辨病相结合，将中医学理论与西医学理论相结合，将中医的宏观辨证与微观辨证相结合。重视脾肾，善调先天后天；注重气血，善于调气活血；遣方用药颇具特色，辨证用药与辨病用药相结合，倡导在传统药性理论的指导下，参考现代药理研究成果以遣方用药，从而提高临床用药的准确性与针对性。蓝青强教授擅用虫类搜剔通络药，探索药物的最佳用量。自拟的外感高热方、慢性胃炎一号方、慢性胃炎二号方、慢性胃炎三号方、消化性溃疡方、老年顽固性便秘方、顽固性慢性腹泻方、慢性乙型肝炎方、胆石症基础方、尿路结石方、甲状腺功能亢进方、痛风痹证方、止眩晕方、顽固性失眠方、益脑复聪汤、面瘫专方、偏头痛方、胸痹心痛方、调脂方、慢性咽喉炎方、扶正固表方、小儿消食方等，用于临床治疗，疗效显著。

在教学方面，蓝青强教授曾为广西中医学院中医内科学学术带头人，承担《中医内科学》的教学，已培养硕士研究生、博士研究生 20 多名。在治学上，主张中医医师要读经典，多临床，具有张仲景"勤求古训，博采众方"的治学态度，同时要继承创新，多临床多实践，并学以致用，以不断提高临床疗效。

在科研工作方面，蓝青强教授出版专著《消化性溃疡中西医治疗与康复》《桂派名老中医·学术卷：蓝青强》；参编《专科专病名医临证经验丛书——糖尿病》及《中西医知识问答》系列丛书；在国内学术期刊发表学术论文20多篇；主持广西卫生厅重点科研课题3项；主持省级科研课题1项，获广西壮族自治区卫生科技进步三等奖1项。

1. 核心学术思想

（1）六经三焦共辨证。蓝青强教授取六经三焦所长，纵横结合，以脏腑为纲，气血为辨，相互补充，融会贯通，以明确地表示辨病所在部位、病变界限、邪正力量对比情况和病证的本质属性，从而实现精准辨证。

（2）调合气机畅情志。蓝青强教授认为，现代人工作繁忙，饮食无节，环境污染，导致肝气郁结、脏腑失和、疏泄失常，这已成为大多数疾病的基本病因病机。他提出"和"法治疗，在治疗中强调调和气机、气血兼养、肝脾同治，从和解、调和、和谐、健运人体气机的角度，提高疾病治愈能力。

（3）天人相应补正气。在诊断方面，蓝青强教授提出了以四时辨证识病的方法，总结了慢性肝病、肿瘤等疾病，其舌脉随四时变化的基本特征；在治疗方面，他强调巩固元气，扶助正气，以通为补，寓补于通，以此调节人体气血阴阳平衡，以及与周围环境的平衡，从而实现天人合一。

（4）病证结合重药理。蓝青强教授强调中医诊疗要融古通今，要将西医辨病和中医辨证相结合，使临床用药更加理性，使治疗目的更加明确，避免用药的不利因素，避免不良反应，提高用药水平。中医辨证也要指导中药药理，要从人体整体的阴阳平衡评价药物的药理作用。

2. 代表学术经验

（1）补肾启中治疗肝硬化门静脉高压症。蓝青强教授认为，五脏之真，唯肾为根，慢性肝炎—肝纤维化—肝硬化—门静脉高压症的发展，是由于肝脾传肾，肾气渐耗，精血亏虚，真阴耗竭所致，唯峻补其肾，才能疏启其中（肝、脾）。

前期的动物实验和临床研究都表明，采用补肾启中的方法，能显著降低门静脉压力，升高平均动脉压，提高肝脏血流灌注量和肝脏微血管血流速度。

（2）以平为期促进艾滋病免疫功能重建。蓝青强教授以《素问·至真要大论》"谨察阴阳所在而调之，以平为期"学术思想为指导，提出了艾滋病免疫功能重建不全"平治于权衡"的治疗方法。

（3）三焦培元防治肿瘤复发转移。蓝青强教授认为，血脉不通，阴阳不交，脾肾不和，是肿瘤复发转移的基本病因病机。在治疗上提出了以补土、壮水、化瘀的治疗原则。

蓝青强教授采用频率分析、关联规则、系统聚类、主成分分析、因子分析、判别分析、神经网络等方法包括：①总结出常用黄芪、土茯苓、柴胡等治疗慢性乙型肝炎的 13 味高频用药。②常用黄芪、灵芝、绞股蓝等治疗艾滋病的 7 味高频用药。③常用人参、海藻、斑蝥等治疗肝癌的 11 味高频用药。④常以虚、痰、热、郁、毒五方面进行辨证分型。⑤在整体用药上体现寒温并用、攻补兼施、慢病缓图、专病专方的特点。

二、医事传略

（一）童年的历练

1949 年农历四月初八，蓝青强教授出生在广西中部的忻城县古蓬镇板梧村花召屯。这个小山村环境优美，山清水秀，自成一方风水宝地。尽管环境美好，但蓝青强教授的童年生活却异常艰辛。20 世纪 50 年代的农村，物资匮乏，他的父母都是勤劳的农民，只能靠种田、养猪，以及到镇上卖柴火来维持生计。他上小学和初中的所有费用都是依靠父母的辛勤劳动所换来的。

俗话说，"穷人的孩子早当家"，正因为家境贫寒，蓝青强这个长子格外懂事。从小他就养成了勤学苦读、勇于面对困难、勇往直前的品质。在中小学阶段，无论是住校还是走读，他都未辍学，并且一直保持着优秀的学习成绩。生活的艰辛并没有磨灭蓝青强对学习的热情，反而使他更加坚定地追逐自己的梦想。就这样，从1949年出生开始，他与共和国一同成长。一路走来，他收获了成果，经历了挫折，但从未放弃过对梦想的追求。

蓝青强7岁开始在村里的初级小学读书；11岁时转到邻村的龙球小学上高小；13岁时以出色的成绩考入忻城县古蓬中学，是当时班上30多位毕业生中唯一考上初中的学生。1965年夏天，蓝青强初中毕业，又以杰出的成绩考入柳州地区重点高中——宜山高中，成为当时班上唯一考上重点中学的学生。

（二）初涉中医药

应该说，从蓝青强小时候起，他就与中医中药和壮医壮药结下不解之缘。他在童年时多病体弱，他的祖母总是带他去找当地的民间医生，使用中草药对他进行治疗和调理，随后他的身体逐渐康复。那个时候，他从未打过针，也未使用过西药。于是，他对中医药产生了深深的崇敬之情。

然而，蓝青强真正接触中医药，还是从1967年春天开始。当时学校停课了，蓝青强只得回到忻城县城，寄居在他姑妈家。他的姑爹莫若辉先生是县城的一位领导，也是一位经历风霜的工农干部。姑爹曾经告诉他："古人云，不为良相，便为良医。你有这么好的文化基础，为什么不学医呢？成为一名优秀的医生，将使你终身受益。"于是，姑爹特意为他找来了一些中医入门书籍，其中包括《医学三字经》《药性赋》《中医入门》等。俗话说："秀才学医，如笼中捉鸡。"蓝青强如饥似渴地反复阅读姑爹提供的这些书籍，对中医药有了初步的认识。但是中医学是一门实践性很强的科学，仅凭书本学习是不够的。因此，在半年后，通过姑爹的联系安排，蓝青强得以到忻城县果遂乡凡奇凤诊所拜师学习。

凡奇凤医生是具备中医中药与壮医壮药知识的著名民间医生，他以其卓越的医术在当地享有盛名。凡医生的诊所门庭若市，即使是县城医院无法治愈的患者也会前来找他，以寻求中医治疗。蓝青强在凡奇凤医生家住了两个月，跟随他看病、查房、上山认药、采药，并目睹了凡医生用中药治愈了许多常见病、多发病。凡医生毫无保留地将他治病的经验和方药传授给了蓝青强，使他在从医的道路上获益匪浅。此外，凡医生还亲自教会了蓝青强针灸技术，并向他介绍了许多中草药，为蓝青强后来担任赤脚医生打下了坚实的基础。

1968年春节过后，为了学习一些现代医药知识，经家人联系，蓝青强特地前往忻城县古蓬镇医院学习了三个月，并向杨葆真主任和覃光伯医生请教。

覃光伯医生是外科主任，擅长做普外科手术。作为蓝青强的远房亲戚，他对蓝青强格外关心和照顾。覃医生深受人们喜爱，前来就诊的伯伯、婶婶们络绎不绝。他亲自教给蓝青强一些基本的外科技术，如无菌观念、手术缝合和伤口处理等，蓝青强因此受益匪浅。当年，蓝青强穿上白大褂坐在古蓬医院门诊诊室时，不了解情况的人们甚至误以为他是覃光伯医生。

杨葆真主任是当年从天津市下放到古蓬医院的优秀医生，担任内科主任医师。杨主任十分友好亲切，对土生土长的蓝青强格外照顾。因此，他经常亲自指导蓝青强查看患者，并讲解疾病的诊断、处理和用药等方面知识。杨主任言传身教的方式深深地印在蓝青强的脑海中。每当看到慈祥的杨主任，蓝青强深知，作为一名医生，除了需要精湛的医术，还要具备自身魅力以赢得他人的尊重，如此才能成为一位优秀的医生。

（三）"赤脚医生"历练

1969年3月，蓝青强高中毕业后回到故乡。农村大队和镇医院的领导意识到蓝青强具有较高的文化水平和中西医药知识，因此决定安排他在大队的合作医疗站担任"赤脚医生"。

蓝青强所在的大队叫枝林大队，原本已有一位姓覃的老草医，加上蓝青强一共有两名医生。虽然合作医疗站的办公条件简陋，但他们需要负责方圆四五公里内、七八个自然村庄共两三千人口的预防和医疗工作，责任重大。

那时候农村生活十分艰苦，因为村民没有钱去医院看病，所以感冒、发热、头痛、腹痛、腹泻、牙痛，以及小伤小病等常见疾病，基本上都是由"赤脚医生"来治疗。由于看病的人很多，但只有两位医生，所以蓝青强工作非常辛苦。

蓝青强当时主要依靠针灸和中草药给农民治疗疾病。他根据在凡奇凤老师那里学到的知识，自己配制了一些中药来给村民治病。例如，他用香附和高良姜研粉内服治疗胃痛，用两面针治疗牙痛，用车前草和鱼腥草煎汤内服治疗热淋，还运用针灸疗法治疗头痛、牙痛和腰腿痛等，这些方法都取得了很好的疗效。

（四）"共大"的学习经历

在 20 世纪 60 年代末 70 年代初期，各个大学还没有恢复招生，但柳州地区各县都在兴办共产主义劳动大学。忻城县当时设立了 4 个专业班，分别是赤脚医生班、农机班、兽医班和农技班，主要培养农村基层实用型技术人才。1970 年 8 月至 1972 年 2 月，蓝青强经大队推荐保送到忻城县的"共大"赤脚医生班学习，授课老师都是县医院各科室的主任或骨干，对蓝青强来说，这是一个提高技能的绝佳机会。在赤脚医生班，他接受了更加系统的学习，从简单的解剖学和生理学知识开始，他学习了农村常见病症的诊断和治疗方法。

蓝青强的勤奋好学使他受益良多。由于在班上表现出色，1972 年 2 月毕业时，蓝青强被县城招聘为制药工人，参与忻城县制药厂的筹建工作。随后，他先后在忻城县医院药剂科和制药厂从事中草药制剂的调配工作，使他对许多中草药有了更为深入的了解，并掌握了一些制药技术。

（五）深造进修再提高

1974 年 8 月，蓝青强有幸成为广西中医学院中医专业的一名"工农兵学员"。蓝青强非常珍惜这个学习机会。在校的四年里，他在林沛湘、班秀文、秦家泰、梁申、黄荣活、季绍良、陈慧侬、王荣慈、韦贵康、徐守中、曾祥发、罗守正、谢泽民、玉光添、李少强、尹士强、范永富、翁泰来、张培珠、杨葆真等著名中西医学教授的指导下，系统地学习了《黄帝内经》《伤寒论》《金匮要略》等中医经典著作，以及中西医的基础课程和临床各科知识。在学习经典著作的过程中，尽管古文陌生古奥，今人难以理解，但是蓝青强仍然认真听课、用心领会、勤记笔记，在下课后进行仔细复习，反复阅读原文和注解。随着课程的深入，蓝青强逐渐被中医药博大精深的理论所折服，并对中医药产生了深深的热爱。当年，他几乎所有的临床专业课都是在"开门办学"期间学习的。蓝青强认为，"开门办学"这种教学模式很值得提倡。所谓"开门办学"，就是把一个小班约 30 位同学集合在一起，由五六位任课老师带队到县医院学习。上午，同学们跟随着老师和当地医生一起查房或出门诊，接触各种各样的患者；下午大家就集中在一起上理论课。这种边实践边教学的学习方式，让学生们的实践机会更多了，动手能力也增强了。因此，蓝青强认为，这种"开门办学"的教学模式是中医教育的一种好方法。

1978 年 1 月，蓝青强毕业后留校任教。为了能更好地掌握中医学理论、提高临床技能，他多次参加进修学习，并进行了脱产学习。在参加广西中医学院举办的青年教师提高班学习时，校领导非常重视青年教师的素质培养，因此派了非常优秀的老师来授课，开设了中医经典著作、中西医基础等课程，并且对学员要求十分严格，每门课程都要求进行严格考试。蓝青强在这个提高班中非常用功，善于思考，有问题就积极提问，不断充实自己，并以优异成绩通过了考试。

后来，蓝青强又参加了卫生部委托天津中医学院举办的全国中医内科助教班，进行了一年的脱产学习，学习内容涵盖了硕士学位的十门主要课程。他凭借着自己对中医药的热爱和勤奋学习的精神，蓝青强再次以优异成绩完成了全部课程的学习。

蓝青强教授具备严谨求精的治学态度和不懈探索的治学精神。他出生在广西中部的边远农村，自幼目睹农民生活的艰辛和缺医少药的情景。因此，在涉足医学后至今，他从未松懈，一直不断努力钻研。蓝青强教授曾表示，在他多年的学医生涯中，曾得到多位前辈贤达的指导。蓝青强聆听他们的教诲，目睹他们的风采，跟随他们抄方，这是他在中医道路上一笔不可多得的财富。

（六）在实践中积累经验

留校后，蓝青强进入中医内科教研室，从事中医内科的临床医疗和教学工作。这标志着他正式踏上了中医之路。

当初，学校领导希望蓝青强担任基础课老师，但由于他对临床更感兴趣，同时一直立志成为一名优秀的医生，因此他要求分配到内科教研室担任全职教师。根据卫生部的要求，医学院的临床课老师首先需要具备医师资格，然后才能晋升为教学职称。因此，毕业后，蓝青强将重心放在了临床医疗上。从 1979 年开始，蓝青强就一直坚持在广西中医学院第一附属医院诊或病房工作，并在担任行政职务后仍每周三个半天坚持门诊医疗，从未间断。在医院的临床工作中，蓝青强勤于学习、善于提问，广泛吸收各方面的知识，不断提升自己的临床技能。20 世纪 70 年代末，医院还有许多名老中医如张惠民、周基邦、曾宜敬、王鸿琛、黄荣活、李仕桂等活跃在临床一线。蓝青强利用一切时间主动向这些老一辈中医专家学习，向他们请教问题，在为他们抄方、书写医学文件时虚心学习，广泛借鉴各种经验，从而积累了大量的知识和经验。

作为一名中医师，蓝青强教授不仅诊治过许多常见病和多发病，也诊治过许多疑难杂病和重病。他既接触过大量的内科病例，也遇到过许多儿科、妇科、皮肤科患者寻求中医治疗的情况。蓝青强教授认为，优秀的中医师的专长不应该局限于某一种病症，而应该是全科医生。因此，一名优秀的中医师不仅能够看内科病，也能够看儿科、妇科等其他病症。

近年来，蓝青强教授主要专注于脾胃病、肝胆疾病、咳嗽、哮喘、头痛、眩晕、失眠、郁证、糖尿病、肿瘤、亚健康等疾病的诊治。在这 50 多年的临床医疗、教学和科研工作中，蓝青强教授积累了坚实的理论基础和丰富的临床经验。

蓝青强教授认为，在临床工作中，应注重将中医辨证与西医辨病相结合，将中医学理论与西医学理论相结合，将中医的宏观辨证与微观辨证相结合。在传统药性理论的指导下，参考现代药理研究成果来遣方用药，以提高临床用药的准确性和针对性。

在学术界，蓝青强教授也有自己的独到观点。对于脾胃病，蓝青强教授认为，其发生基于脾胃虚弱，脾虚进一步导致痰瘀积聚。这种痰瘀既是病理产物，又是致病因素。因此，在治疗脾胃病时，必须遵循益气健脾、活血化痰的治则，并贯穿整个治疗过程。研究表明，气虚、湿热、瘀血是慢性胃炎和幽门螺杆菌相关性胃炎的共同病理基础。蓝青强教授根据这一发现创立了胃炎一号方、二号方和三号方，并应用于临床，取得了明显的疗效。

对于糖尿病，蓝青强教授认为，现代糖尿病中大部分都是 2 型糖尿病患者。这类患者多属于痰湿、痰热、痰瘀体质。临床表现往往缺乏典型的"三多一少"症状。因此，蓝青强教授认为糖尿病与古代的消渴证型有所不同。在治疗方面，他大胆突破了传统的三消辨证方法，根据糖尿病本身的证型进行辨证治疗。他提出，糖尿病的根本在于气阴两伤，其中又包括郁热和痰瘀。因此，在治疗上，主要以益气养阴为主，并辅以清热、化痰和祛瘀等治疗方法。

对于亚健康，蓝青强教授认为它是一种偏离健康的生理状态。其临床表现主要体现在主观感觉或自主神经功能紊乱的症状，并伴有免疫功能低下。大多数亚健康属于中医学的脾胃气虚和气机失调证，与脾虚肝郁有关。在治疗上，宜采用疏肝健脾的方法，常常使用逍遥散进行加减治疗，取得了良好的疗效。

（七）传道授业育新人

蓝青强教授在广西中医学院工作多年，可以说是学校的资深教师。他主要承担中医专业、中西医结合专业本科和研究生《中医内科学》的教学，培养了多名硕士研究生和博士研究生。

蓝青强教授一直教导他的学生，中医学是一门实践性和应用性很强的科学。中医学的理论源于实践，并指导着医疗实践。50多年来，蓝青强教授一直奉行着"多临床、多看书"和"纸上得来终觉浅，绝知此事要躬行"的座右铭。只有通过多临床实践，才能学以致用，并不断提高临床疗效。经过多年的临床实践，蓝青强教授积累了许多宝贵的心得体会，并将这些经验传授给学生。

蓝青强教授经常告诫他的学生，中医学博大精深，要想学好中医、成为一名出色的中医师，必须具备张仲景所说的"勤求古训，博采众方"的治学态度。在勤求古训方面，首先要复习经典并尽可能阅读历代名著，如《黄帝内经》《伤寒论》《金匮要略》等，继承和接受前人的宝贵经验，以夯实扎实的中医学理论基础。古代名方经过千锤百炼和多年验证，是历代名医的经验结晶，我们要认真学习，深入领悟，灵活应用。至于博采众方，要虚心向同行学习，不耻下问。书刊、杂志所介绍的经验，以及民间流传的验方，只要有可以借鉴、具有疗效和对患者有益的，我们都应该汲取其长处，加以运用。作为中医药学的学者，我们要继承并开拓，努力创新。不能只崇尚古代而忽视现代，言必经典，论必"岐黄"。我们应该尊师重道，但不应拘泥于古代，要敢于实践，推陈出新。同时，中医药学也应与时俱进。

（八）一心一意为患者

在多年的中医生涯中，蓝青强教授始终坚守在临床一线，长期进行门诊或会诊查房工作，广泛接触患者。蓝青强教授认为，中医学作为传统医学之一，并未随着西医学的高度发展而衰退，反而备受人民群众的青睐，这主要归功于中医药卓越的疗效。因此，在临床医疗工作中，蓝青强教授始终将提高临床疗效视为首要任务。

"实践出真知""纸上得来终觉浅，绝知此事要躬行"。蓝青强教授坚持实践与学习并重。他白天在门诊看病，夜晚则专心阅读历代名医的著作，吸纳借鉴古代名医与现代名医的经验，力求做到"勤求古训，博采众方"，以提高临床疗效。

多年来，蓝青强教授诊治了无数患者，从未发生过医疗差错、医疗事故或医疗纠纷。蓝青强教授的患者包括省部级高官和来自农村、城镇底层的普通群众；他曾诊治显贵富豪，也治愈了不少孤寡老人。无论患者是谁，无论身份地位如何，蓝青强教授始终对所有患者一视同仁。因为蓝青强教授深知，作为一名医生需要的不仅是技术，还有同情心和责任心。

几十年的医教工作中，蓝青强教授经历了生活中的许多波折和困难，正因为经历了这些，他的心态非常平和。然而，很多人不知道的是，即使是年过花甲的蓝青强教授，在听到一句话时仍会感到十分欣喜。这句话就是患者对他说的："找蓝青强教授看病，放心，价格合理。"

一个人的精神品质不是容易改变的，认真和淡定在蓝青强教授身上表现得非常明显。年轻时，他谦虚好学，热爱事业，并与世无争。几十年来，从医从教，他仍保持这种态度。在他平静祥和的面容中，我们能感受到的不仅是岁月留下的痕迹，还有那种对待人生的从容和淡定。

蓝青强教授希望所有热爱中医或初涉中医的后辈们，一旦选择中医，就要怀有仁心仁术，做到医德高尚、医术精湛，成为民众喜爱的名医。

三、学术思想

（一）倡导辨证与辨病相结合的诊疗方式

蓝青强教授强调辨证施治是指导中医临床工作的核心，中医临床不能离开这个原则。同时，蓝青强教授将西医辨病论治引入中医辨证论治体系，主张采用辨证与辨病相结合的诊疗方式。在临床工作中，蓝青强教授强调不仅要重视辨证，还要强调辨病，将辨病与辨证相结合，才能更深入地认识疾病。

辨证施治是中医治疗疾病的特点，也是中医学的精髓所在。辨证的过程是了解疾病的过程，即根据望、闻、问、切四诊所收集的信息，进行综合分析，然后得出某种性质的证候的思考过程。辨证是对疾病某一病理阶段的总结。在临床上，围绕主要症状进行辨证，最常用的辨证方法是八纲辨证和脏腑辨证。

随着时代的进步和医学的发展，许多患者在就诊中已经对自身所患疾病有所了解，或者带着西医的相关认识来就诊。患者并不满足于中医的病名和症状消失，而是要求中医医生要进行中西医双重诊断和中医治疗，要使用西医的客观检查指标来评估疗效，因此蓝青强也强调辨病施治。辨病既包括辨识中医的病名，也包括辨识西医的病名。特别是现代检查手段的更新，临床上确实存在一些实验室检查指标异常而无症状的疾病，当中医四诊无法确定证候时，可以采用辨病论治。西医的辨病可以弥补中医的不足，而中医的辨证可以弥补西医的不足。通过辨证与辨病相结合的方式，可以更好地提高临床疗效。

由于中西医理论体系的差异，两者的病名、诊断和治疗也有所不同。但是，通过辨证与辨病相结合的方式，可以统一应用于一个患者身上，有助于提高临床疗效。在临床实践中，发现西医辨病可以弥补中医的不足，而中医辨证可以弥补西医的不足。将辨证与辨病相结合，立足于中医的整体观念和辨证论治原则，借助西医学的诊断手段来加强中医的辨证论治，拓展中医辨证依据和内容，从而更好地发挥中医治疗的特点。如参考西医学的化验检查结果进行辨证论治，为评估中医疗效提供客观指标，同时也打破了传统中医学认为症状和体征消失即治愈的观念，从而提高中医治疗水平。蓝青强教授认为，要在确保疗效的基础上，进行药理实验研究，明确中药方剂的作用机制，使古方得到新的应用，这开辟了中医药应用的新途径，进一步完善了中医学理论。

辨证与辨病的相结合能够综合考虑疾病不同方面的特点，相互补充，取长补短，从而提高临床疗效。在临床应用中，将辨证用药与辨病用药结合起来。例如，在一些消化性溃疡和慢性胆囊炎的患者中，大都出现上腹胀痛等的症状。在治疗时，既要考虑中医的证候，也要考虑西医的病名和特点。由于两者存在不同，在治疗时所用药物也不同。对于慢性胆囊炎，考虑到胆汁淤积和排泄不畅的病理特点，可加用郁金、金钱草等疏肝利胆的药物。而对于溃疡病患者，鉴于胃酸分泌过多，可以加入煅瓦楞子、海螵蛸等制酸药物，从而促进溃疡的愈合。

在辨证与辨病相结合的诊疗中，不仅重视对同一疾病不同证候的分析，还重视对同一证候的不同病种的分析。将辨证作为核心进行论治，同时将辨证与辨病相结合，根据具体情况进行处方用药。强调中医辨证与西医辨病相结合，是为了提高整体的诊疗效果。

（二）重视脾肾，善调先天后天

在治疗中，应以扶正祛邪为主，重视脾肾两脏对人体生理病理的作用。根据病情的不同，可以主要调理脾或肾，或者同时调补脾肾，平衡先天与后天的功能。

蓝青强教授认为，要特别重视脾胃，善于调理后天之本。引用《黄帝内经》的话说："正气存内，邪不可干。"同时，脾为后天之本，气血生化之源。这表示慢性病的发病过程中，虚弱是本质，治疗上应该以扶正为主，尤其要重视脾胃在生理病理中的作用。根据病情不同，可以采用益气健脾为主的方法，如使用五味异功散、香砂六君子汤；或者以益气升阳为主，使用补中益气汤；或者以健脾燥湿为主，使用平胃散；或者以温中益气为主，使用黄芪建中汤。通过调补脾胃，调整人体脏腑气血功能，从而实现治愈的目的。

蓝青强教授十分重视肾阳，特别是补火益元。很多内伤杂病都与阳虚有关，因此，他特别重视肾阳和命门之火的补充。我们认识到，不知扶阳者，是不知生命之本；不知补火者，是不知气化之源。引用《素问·生气通天论》的话说："阳气者，若天与日，失其所，则折寿而不彰。故天运当以日光明。"导致阳虚的原因主要有三个方面：一是生活方式，很多年轻人没有节制和保护精气神的意识，生活过于放纵。《素问·上古天真论》中说："上古之人，其知道者，法于阴阳，和于术数，食饮有节，起居有常，不妄作劳，故能形与神俱，而尽终其天年，度百岁乃去。今时之人不然也，以酒为浆，以妄为常，醉以入房，以欲竭其精，以耗散其真，不知持满，不时御神，务快其心，逆于生乐，起居无节，故半百而衰也。"二是临床用药方面，过度使用苦寒药物和抗生素会损伤阳气。三是慢性疾病、长期病痛和肾脏功能减退等因素，都会导致患者的阳气虚衰。针对这类患者，治疗应该重点补火培元，激活和调动机体自我修复的能力，有利于疾病的康复。有许多补火培元的方法，比如使用右归丸、右归饮、金匮肾气丸、真武汤等。根据具体病情选用合适的方药，疗效显著。其中，蓝青强教授对附子、人参、紫河车、鹿角胶的应用最为广泛，经验颇丰。

蓝青强教授认为，调养脾肾是中医治未病的重要方法。通过调养脾胃，稳固先天和后天的功能，使脾肾功能正常，才能做到未病先防和既病防变。

（三）注重气血，善于调气活血

蓝青强教授认为，气血是构成人体的两大基本物质，人体依赖气血的温煦、濡润、滋养而维持生机。人身气血贵在充盈与流畅，一旦发生偏盛偏衰或涩滞不畅，则百病萌生。正如朱丹溪所说："气血冲和，百病不生，一有怫郁，诸病生焉。"从临床上看，许多内科杂病在其发生和发展过程中均存在着气血失调的病理变化。因此，在治病的过程中要善于调节气血，重视调理气血的充盈、虚实、通畅与滞涩，并根据其寒热虚实进行辨证施治，如对于气虚者应该补充气血，对于气滞者应该行气，对于气陷者应该提升气血，只有这样才能提高临床治疗效果。

升降出入是人体气机的基本运动形式，气机的升降与脏腑功能活动密切相关，尤其是与肝脏的关系密切。肝主疏泄，凡是与气机不调有关的病证都与肝气郁结有关。在临床上，蓝青强教授善于使用逍遥散并进行加减，以治疗各种气郁证。正如清代名医傅青主所说："逍遥散最能解肝之郁与逆。"

活血化瘀法在中医学中受到推崇。因为在久病和重症患者身上常常伴有瘀血的存在，在配制方剂时加入活血化瘀的药物，可以提高临床治疗效果。

在临床实践中，蓝青强教授常在辨证施治的基础上，加入少量的行气药或活血药，如柴胡、桔梗、香附、枳壳、紫苏叶、薄荷、丹参、三七、川芎、赤芍、蒲黄等药物，以促进气血的流通。

（四）遣方用药具有鲜明特色

医生治疗疾病需要了解药物的特性，包括药性、归经、升降沉浮、功效等传统药性理论，并且要了解现代中药的药理研究成果。蓝青强教授主张借鉴现代中药药理研究成果，以提高临床用药的针对性。

1. 结合辨证用药与辨病用药的方法 蓝青强教授推崇著名中医药学者周超凡教授提出的"中医辨证用药与西医辨病用药相结合"的观点。他认为在临床诊疗过程中，结合辨证用药和辨病用药，可以实现优势互补，从而更好地提高治疗效果。

辨证用药是根据辨证结果选择适合的方药，如对于肝郁气滞证，可以采用疏肝理气的方法，选择四逆散、逍遥散等方药进行治疗。

辨病用药是根据疾病的特点选择适合的药物，如慢性胃炎和慢性胆囊炎患者都可能表现为胃脘胀满疼痛等气滞症状，而辨证结果都是肝郁气滞证。然而，两者的病情特点有所不同，临床症状也不同。慢性胃炎患者常伴有胃气上逆、胃酸分泌过多；慢性胆囊炎患者则常伴有胆汁郁滞等特点。因此，在治疗时应略有不同。对于慢性胃炎可以使用四逆散加半夏、陈皮、煅瓦楞子等药物，以和胃降逆制酸，而对于慢性胆囊炎可以使用四逆散加茵陈、郁金、金钱草等，以疏肝利胆，清利湿热。

2. 以辨证用药为主，参考现代药理研究成果选择药物 蓝青强教授认为，在治疗某些西医诊断已经明确的疾病如糖尿病、高血压等，可以在中医辨证论治的基础上，参考现代中药药理研究成果来选择合适的方药，既选用对应的辨证药物，又选用对应的治疗该疾病的药物（有降糖或降压作用的中药），以提高药物的针对性。如在糖尿病的治疗中，针对糖尿病气阴两虚的病机，可以采用益气养阴、清热生津的治疗方法，同时注重西医的疾病特点。在选择药物时，不仅要考虑中医的辨证，还要考虑具有降血糖、纠正代谢紊乱作用的药物是什么。将传统的中药理论与现代药理研究相结合，取长补短，最大限度地发挥中医药的作用，从而提高临床治疗效果。

蓝青强教授认为，要遵循中医辨证论治的原则来选择药物，在获得治疗效果的基础上进行药理实验研究，明确其作用机制。这样可以使古方得到新的应用，开辟新的用药途径，从而进一步完善中医学理论。

3. 擅用虫类搜剔通络药 蓝青强教授推崇叶天士所创之"久病入络"学说，认为"久病伤血入络"是经络闭阻、瘀血更深一层的原因，也是许多疾病久治不愈的原因。一些疾病如偏头痛、坐骨神经痛、三叉神经痛、面神经麻痹、肝硬化、耳鸣、慢性咳嗽、老年人皮肤瘙痒症等病程较长，缠绵难愈，易入络成瘀，非虫类药物无法搜络剔邪。叶天士云："病久则邪正混处其间，草木不能见效，当以虫蚁疏逐，以搜剔络中混处之邪。"运用这些虫类药物不仅能增强解痉镇痛的作用，还可以加强活血化瘀的功效。他认为在临床治疗中，应在辨证的基础上加用虫类药物，能够搜剔经络，常取得满意疗效。

明确指出所谓"久病入络"，应具有如下征候特点：第一，病程长时间，难以治愈，病情具有一定的顽固性。第二，疼痛的特点多表现为瘀血阻滞的刺痛，或疼痛多有固定的部位，或者在脘腹部形成包块，经一般活血化瘀药物效果不明显或无效。当具备以上特点时，可以考虑存在络病的可能性，并可在辨证的基础上加用虫类通络止痛药物。常用的虫类通络止痛药包括全蝎、蜈蚣、白僵蚕、地龙等，这种方法常用于治疗久治不愈的顽固性疼痛，如血管性头痛、三叉神经痛、坐骨神经痛等，可取得显著效果。

4. 探索药物的最佳用量 中药的用量是否适中，直接关系到药物的疗效和用药的安全性。中药成分的复杂性，也导致中药剂量与效应之间的关系更为复杂。同一种中药或同一方剂，对不同个体可能产生不同的药物反应。在临床用药时，应坚持辨别病情、辨证施治的原则，根据病情、证候和药物特性的不同而个体化用药。应参考现代药理研究成果，确定疗效显著、不良反应最低的用药剂量。在制定合理的治疗用药方案时，要同时注意剂量的个体化。例如，柴胡用于疏肝的一般剂量为 10 ～ 15 g，用于解热则用 20 ～ 30 g；另外，甘草一般用量为 3 ～ 6 g，若是单方使用或偶尔使用，其剂量可稍大，但长期服用时剂量应适度减少。

四、临证经验

（一）理论认识有创新

蓝青强教授认为，在临床工作中应注重将中医辨证与西医辨病相结合，将中医学理论与西医学理论相结合，将中医的宏观辨证与微观辨证相结合。在传统药性理论的指导下，参考现代药理研究成果来调配方剂，以提高临床用药的准确性和针对性。例如，在对待脾胃病时，可以将益气健脾、活血化瘀的治疗原则融入整个治疗过程中，因为脾胃病是在脾胃虚弱的基础上发生，并且脾虚会导致痰瘀，而痰瘀既是病理产物，又是致病因素。

蓝青强教授认为，气虚、湿热、瘀血是慢性胃炎、幽门螺杆菌相关性胃炎共同的病理基础。基于这一观点，他自行拟定了胃炎一号方、二号方和三号方，并在临床上使用，取得了显著的疗效。

对于糖尿病，蓝青强教授认为，很多糖尿病患者往往具有痰湿、痰热、痰瘀体质，临床表现往往不符合传统的"三多一少"症状。因此，在治疗上，应该大胆突破传统的三消辨证，根据糖尿病本身的证型进行辨证治疗。蓝青强教授提出，糖尿病的本质在于气阴两伤，而郁热和痰瘀则是其标志。因此，在治疗上，主要以益气养阴为主，并结合清热、化痰、祛瘀等治疗方法。

针对亚健康问题，蓝青强教授认为亚健康是一种偏离健康的生理状态，其临床表现主要是以主观感觉或自主神经功能紊乱的症状为主，并伴随免疫功能低下。大多数亚健康症状属于中医学的脾胃气虚、气机失调证，并与脾虚肝郁有关。治疗上宜采用疏肝健脾的方法，常使用逍遥散进行加减治疗，可获得良好疗效。他认为在治疗疾病时应根据需要清除邪气或补益正气。对于慢性消耗性疾病（如肿瘤、肝炎），强调以扶正固本为主，常用黄芪、女贞子、党参（偏热者用太子参）、茯苓、白术、当归、熟地黄、白芍、菟丝子、仙鹤草等平和之药以扶正祛邪，而不宜大量使用苦寒解毒的药物。蓝青强教授经常教导学生要"勤求古训，博采众方"，并强调在临床实践中不应受限于特定方剂。他认为小柴胡汤作为少阳病的代表方剂，是一种和解剂，既适用于外感病，如外感发热、虚人外感、妇人经期外感，又适用于内伤病，如黄褐斑、耳鸣、月经病等，临床应用广泛。蓝青强教授在学术研究上严谨务实，他鼓励学生广泛阅读、深入探讨，并要求他们不局限于内科疾病，而是要掌握外科、妇科、儿科等各类病证的治疗，"因为中医医生，从古至今，基本上都是一个全科医生。一名优秀的中医医生，不仅擅长治疗内科疾病，也能处理儿科、妇科疾病"。在临床诊断中，判断胃气的有无是关键，治疗时需要注意保护胃气，对于体壮者，祛除邪气即是保护胃气；对于虚弱者，则不能忘记以胃气为基础。选择药物时，对于中气虚弱者，可以使用党参、黄芪、白术、甘草、大枣来补益，辅以神曲、陈皮等以补而不滞。对于中焦虚寒者，可以使用干姜温中，佐以山药、玉竹、石斛来防止其刚燥之性；对于湿盛者，可以使用薏苡仁、茯苓、苍术来燥湿；对于中脘气滞者，可以使用佛手、香橼、陈皮来理气而不伤阴；对于胃阴虚并有热证者，可以使用沙参、石斛、知母来清热；对于胃燥者，可以使用玄参、麦冬、玉竹来滋阴。蓝青强教授还注重用药剂量小、药味少，并尽量避免使用苦寒之品，并常加入陈皮、木香，以防其碍胃，同时可加入炒谷芽、生稻芽、焦神曲等药，以助其运化。

（二）专病论治有良效

痤疮是一种临床常见病、多发病，治疗方法多样。如何灵活运用古方至关重要。

蓝青强教授认为，在使用金银花、连翘、土茯苓、皂角刺等清热解毒药物的基础上进行辨证施治，取得了令人满意的临床疗效。如果患者且存在月经不调，可在四物汤的基础上加入益母草和鸡血藤；如果属于肝郁证型，可以使用逍遥散；如果患者肾阴不足，可以加入墨旱莲、女贞子、枸杞子等滋补肾阴的药物，尤其需要重视生地黄的使用；对于痤疮发生在背部和头枕部位的患者，由于这些部位属于太阳经，需要加入羌活和川芎等引经药；对于皮肤瘙痒严重的患者，可以酌情加入重楼、白鲜皮、蝉蜕和牡丹皮；对于郁热不透的患者，需要加强透达和开窍的作用，可以加入细辛和薄荷；对于食滞较重的患者，可以加入神曲、鸡内金和山楂等消食药物；如果担心寒凉过重，可以加入小茴香进行调节；如果患者存在便秘，可以加入杏仁和火麻仁；如果出现心烦失眠的症状，可以加入酸枣仁、茯苓、夜交藤和延胡索等药物；对于皮疹溃烂的情况，可以采用治疗疮疡的方法，加入黄芪以排脓和敛疮生肌，同时使用当归补血活血，穿山甲珠可用于消肿溃痈、止痛排脓。总之，在临床实践中，需要细心体会和灵活运用，以达到最佳的治疗效果。

妇女在经期或行经前后时，可能会出现周期性小腹疼痛，疼痛可能会放射至腰骶部，甚至导致剧痛，或引发昏厥。这种情况被称为痛经，又称为经行腹痛。痛经最早见于汉代，《金匮要略方论·妇人杂病脉证并治》中有记载："带下，经水不利，少腹满痛，经一月再见者。"对于寒性痛经，蓝青强教授认为宜温经散寒，常用的是《金匮要略》中的温经汤，他认为在临床上如果没有明显的热象表现，则可以从寒象入手进行治疗；对于热性痛经，宜清热散火，常用的是丹栀逍遥散加延胡索、川楝子和香附。实证痛经多由气滞和血瘀引起。如果是以气滞为主的痛经，常使用柴胡疏肝散；如果是以血瘀为主，常使用少腹逐瘀汤；对于病程较长且疼痛严重的患者，常使用化癥回生丹。虚证痛经多由气血不足引起，需要补益气血。如果以气虚为主，可使用黄芪建中汤；如果是以血虚为主，可使用当归建中汤；如果同时存在气血两虚，则常使用圣愈汤。对于经期受凉淋雨、少腹冷、四肢不温的痛经，常使用当归四逆汤。痹证是由于风、寒、湿、热等引起的一类疾病，主要表现为肢体关节和肌肉的酸痛、麻木、沉重、屈伸不利，甚至关节肿大和灼热等症状。痹证属于风寒湿阻闭，初期多为实证，病久则本虚邪恋。寒痹类型根据虚实程度可以使用乌头汤、阳和汤和独活寄生汤；热痹类型根据虚实程度可以使用白虎加桂枝汤、宣痹汤和桂枝芍药知母汤；如果外有风寒湿邪，内有气血食痰积聚的情况，常使用五积散加味；对于血虚寒闭、营卫不和导致痹证的患者，可使用当归四逆汤进行治疗。

（三）临床择药有技巧

运用药物方面，如治咳常以半夏厚朴汤作为基础方，加旋覆花、紫菀、款冬花、白前、百部、诃子、杏仁、紫苏叶、陈皮、前胡、贝母、桔梗、芦根、桑白皮、白果、地龙、当归、白芍等；宣肺常用炙麻黄、荆芥、紫苏叶、桑叶、牛蒡子、桔梗，肃肺用桑白皮、紫苏子、莱菔子、旋覆花、葶苈子、枇杷叶、杏仁、半夏、厚朴等；鼻塞者用苍耳子、辛夷花、白芷；治疗咳嗽发热者用柴胡、黄芩、金银花、连翘、芦根、鱼腥草；哮喘属虚者用细辛、干姜、桂枝；黄疸者用茵陈、虎杖、土茯苓、泽泻、车前子；胁痛者用柴胡、白芍、郁金、香附、木香、延胡索、川楝子；眩晕者用半夏、白术、天麻、钩藤、石决明；腰痛者用杜仲、川续断、牛膝；视物模糊者加枸杞子、菊花、密蒙花、夏枯草。

蓝青强教授认为，在正确辨证施治的基础上，也要结合现代药理研究成果。如治疗糖尿病的患者往往会加降血糖的中药，如葛根、石斛、麦冬、天冬、黄芩、天花粉；尿酸高的患者常加土茯苓、川萆薢；血脂高的患者加泽泻、荷叶、山楂；胆红素偏高的患者往往加茵陈、虎杖；对于泌乳素高的患者常加麦芽；对于肿瘤患者用菌类药来抗癌，如土茯苓、薏苡仁、山慈菇、猪苓等；对于勃起功能障碍的患者常加蜈蚣。

蓝青强教授在临床工作中，不断有新的发现和新的体验，不断地将中医与西医紧密结合，使中医药能更广泛地应用于临床治疗中。"治病重证不重病"是蓝青强教授辨证的要点，"药不在多而在精"是蓝青强教授用药的宗旨。

（四）治疗幽门螺杆菌相关性胃炎经验

幽门螺杆菌相关性胃炎在中医学中属于"胃脘痛""胃胀""嘈杂""反酸""痞满"等病证范畴。脾胃同居于中焦，以膜相连，互为表里。中医论述胃肠疾病时，无不涉及脾，幽门螺杆菌相关性胃炎的病位在脾胃。幽门螺杆菌应属于中医学的"邪气"范畴。《素问遗篇·刺法论》云："正气存内，邪不可干。"《素问·评热病论》云："邪之所凑，其气必虚。"汉代张仲景提出"四季脾旺不受邪"。蓝青强教授认为，幽门螺杆菌侵犯的部位是胃腑，只有在脾胃气虚、人体抵抗力降低时，幽门螺杆菌这种"外邪"才能乘虚而入，故脾胃虚弱是幽门螺杆菌相关性胃炎发病的基础。饮食不节、情志不遂等因素导致脾胃虚弱，脾失健运，胃失和降，无法升清降浊，水湿停滞，久蕴生热，湿热内蕴于中焦，易使胃黏膜异常，引起幽门螺杆菌侵袭、黏附并引发炎症。脾胃虚弱、湿热滞留是其主要病机。

幽门螺杆菌阳性者的临床表现：胃脘部或胀或痛，空腹痛明显，进食后疼痛减轻，食欲减退、早饱，嗳气、反酸，恶心呕吐，疲乏乏力，口干苦味，舌苔黄腻等。蓝青强教授认为该病表现为正虚邪实、虚实交错之证。临床观察发现，幽门螺杆菌阳性者以脾胃虚弱、脾胃湿热型居多。脾胃气虚，消化吸收无力，生化功能不足，导致胃口不佳，食欲减退，疲乏乏力；运化失常，上下升降失调，胃脘部胀闷不适，或胀或痛，嗳气、反酸，恶心呕吐；脾胃运化失调，脾生湿，胃生热，口干苦味，舌苔黄腻。脾虚运化不畅，湿热阻滞，气机阻滞，郁久化热，易伤胃阴；气虚血运不畅，容易引起瘀滞。因此，虚证多为脾胃气虚或胃阴不足，实证多为湿热、气滞、血瘀。

在辨证时，需要注重辩证与辨病相结合。此外，应结合内镜检查所见的微观表现，如苍白或红白相间的黏膜颜色，黏膜变薄，可考虑脾胃气虚的病变；出现颗粒结节、肠上皮化生等情况，则应考虑瘀血阻塞的病变。

《素问·至真要大论》云："必伏其所主，而先其所因。"针对幽门螺杆菌黏附胃黏膜这一病因病机,确立标本兼顾、攻补兼施的治疗原则,以健脾清热、化湿活血为主要治法。临证之时,蓝青强教授大都是将清热利湿与理气活血、健脾补气等方药配伍应用。在运用中药复方治疗时,注重对人体进行整体调节,注重正气的维护,以提高机体自身免疫力。现代研究药理表明,部分中药对幽门螺杆菌有直接的抑杀作用。在辨证施治的原则指导下,可通过合理配伍,达到清除幽门螺杆菌的目的。

蓝青强教授以自拟益气活血清幽养胃方为基本方加减论治。方用:太子参 15 g,白术 15 g,茯苓 15 g,薏苡仁 20 g,丹参 15 g,黄连 6 g,吴茱萸 3 g,蒲公英 20 g,半夏 10 g,紫苏梗 10 g,檀香 5 g,砂仁 5 g,甘草 6 g。大便干加大黄 10 g;腹痛甚者加芍药 30 g,醋延胡索 10 g;腹胀明显者加厚朴 10 g;纳差,舌苔厚腻者,加焦山楂、焦神曲、焦麦芽各 30 g;反酸烧心明显者加煅瓦楞子 20 g;肠上皮化生、异型增生者,加莪术 10 g,黄芪 30 g。每日 1 剂,水煎 2 次,共取汁 400 mL,分早、晚 2 次温服。

此方由左金丸、四君子汤和半夏泻心汤三方化裁而成。方中取太子参、白术益气健脾和胃,培中气以固本。而黄连味苦性寒,清热燥湿,能清泻胃中之火;吴茱萸味辛性热,温胃散寒,可缓黄连苦寒败胃之弊;二药辛开苦降,具有泄热和胃、下气降逆之功。蒲公英味苦健胃,有清热和中、清胃定痛之效。茯苓、薏苡仁健脾利湿;檀香、砂仁行气和胃止痛,半夏燥湿和中,紫苏梗理气畅膈,丹参活血化瘀。甘草甘缓,可缓急止痛,调和诸药。此方配伍之妙在于全方集甘温苦辛于一炉,寓温清补消于一方,具有益气清热化湿、和胃降逆、散结消痞之功效,能纠正幽门螺杆菌相关性胃炎出现的脾胃气虚,湿热内阻,胃失和降,虚实错杂等病理改变,故能取得较好的疗效。应用本方时必须进行辨证论治,在基本方基础上加减应用,并注意药量的增减。

(五)治疗糖尿病经验

糖尿病是一种慢性、全身性的代谢性疾病。在糖尿病的遗传因素和环境因素的共同作用下，导致胰岛素绝对或相对不足，从而导致体内糖、脂肪、蛋白质代谢紊乱，血糖增高。中医学早在《黄帝内经》中就有了对糖尿病的研究，将其归类为中医学的"消渴"范畴。中医学认为，糖尿病是由于肥甘厚味、酒色过度或七情过度而引起，其病机与气阴两伤、气滞血瘀、燥热等因素有关。中医学对糖尿病的治疗也积累了宝贵经验，兹将蓝青强教授诊治糖尿病的证治体会介绍如下。

1. 辨病与辨证　糖尿病的诊断主要依靠血糖测定。对怀疑患有糖尿病的人群，只需检测空腹血糖和餐后 2 小时血糖。若空腹血糖达到或超过 7.8 mmol/L，餐后 2 小时血糖达到或超过 11.1 mmol/L，则可诊断为糖尿病。

对于中医辨治糖尿病，历代医家大多按照上、中、下三消来进行辨证论治。然而，临床观察表明，现代糖尿病患者以典型的"三多一少"症状为主要表现并不常见。这是因为现代糖尿病患者中 90% 以上为非胰岛素依赖型的 2 型糖尿病，其中大多数患者都伴有肥胖，其体质多属于痰湿、痰热体质，其三消症状不明显。因此，蓝青强教授认为现代的糖尿病与古代的消渴证型有所不同。因此，临床诊治糖尿病时，需要大胆地突破三消辨证，中西医结合，将辨证与辨病相结合。在临床辨证方面，蓝青强教授认为应注重以下几个方面的辨证。①辨患者的体质：是阴虚体质还是痰湿体质。②辨虚实：虚证多表现为气阴两虚，如气短神疲、口干舌燥、不耐劳累等。实证主要表现为燥热与脏热、脏毒等，如伴有肝胃郁热的抑郁、焦虑、脘腹胀满、大便秘结等。③辨气滞血瘀：气滞的表现，患者多见精神抑郁、情志不宁、胸部满闷、胁肋胀痛等。血瘀的症状主要为局部刺痛，或身体部分出现冷热感，舌质紫暗或有瘀斑，脉弦细或涩。④辨慢性并发症：糖尿病中晚期常伴随多种慢性并发症，如糖尿病肾病、糖尿病性视网膜病变、糖尿病性周围血管病变及伴有心脑血管病变的患者，临床上需要进行详细辨识。

2. 证治用药心得　传统中医治疗糖尿病，一般多执三消分治之说，即多饮而渴为上消，属肺燥，治宜润肺；多食而饥为中消，属胃热，治宜清胃；多溲而膏浊不止为下消，属肾虚，治宜滋肾。蓝青强教授通过临床实践认为，古人这种三消分治方法并不符合现代糖尿病的实际。从临床实践来看，糖尿病的发病原因除与素体阴虚、禀赋不足的体质有关外，其致病因素是综合性的，尤其与嗜食肥甘、精神过度紧张、肥胖少动等因素相关，其病理改变涉及气血阴阳和五脏六腑各个系统，并以气阴两虚、脾肾俱虚为本，燥热、气郁、瘀血、痰湿为标。因此，中医治疗糖尿病宜以益气养阴、调补脾肾为主，佐以清热润燥、行气活血祛痰之品，并且参考西医学治疗糖尿病的经验，重视调整胰岛功能，降低血糖，纠正代谢紊乱。中医治疗糖尿病，宜辨证与辨病相结合，遣方用药，既着眼于"证"，还要考虑到"病"，做到病证结合，病与证并重，取中西医两者之长。其用药心得归纳如下：①益气养阴药。宜选用人参、黄芪、西洋参、绞股蓝、怀山药、白术、黄精、玉竹、枸杞子、何首乌、生地黄、玄参等中药，这些中药既能益气养阴，治疗气阴两虚证，又有不同程度的降低血糖的作用。②清热生津药。宜选用黄连、黄柏、金银花、地骨皮、石膏、知母、葛根等中药，这些中药既能清热生津，又有降血糖之作用，既符合证又符合病，这样用药的针对性就会更强。③活血化瘀药。宜酌情选用当归、赤芍、丹参、川芎、田七、山楂、益母草、水蛭等。

糖尿病易造成脉络损伤，而脉络损伤是多种并发症的根源，其形成与发展有一个漫长的过程。因此，要预防并发症，活血化瘀方法宜早期介入。从发现糖尿病的那一天起，即给予活血化瘀通络之品，这样才能有效防治并发症。

3. 重视治疗兼症　糖尿病往往伴有肥胖、便秘、失眠、焦虑、抑郁等不同的兼症。临床上要给予重视和治疗，如果这些兼症未能得到处理，会导致血糖难以控制。

总之，中医学一贯主张糖尿病的综合治疗，包括精神调养、饮食疗法、运动疗法和药物疗法及针灸疗法。同时，也主张中西医结合治疗，这样才能取得较好的临床疗效。

常用处方组成：黄芪30～50 g，生地黄20～30 g，玄参20～30 g，苍术10～15 g，葛根15～30 g，丹参15～30 g，怀山药30～50 g，山茱萸15～30 g，茯苓10～20 g，玉米须20 g。

用法：每日 1 剂，水煎分 3 次服。

功效：益气养阴，活血通络。

主治：糖尿病证属气阴两虚证，症见口渴、心烦、神疲乏力、不耐劳累、自汗、易感冒、腰膝酸软、肢体麻木，舌质淡暗，舌苔薄白，脉细或沉细。

方义分析：本方由祝谌予先生的降糖对药方与六味地黄丸汤化裁而成。方中重用黄芪补气升阳，实卫固表。同时使用生地黄清热生津，滋阴凉血。黄芪与生地黄相须为伍，可以同时补气和滋阴。玄参滋阴清热，生津润燥，能增强生地黄滋阴的功效。苍术燥湿健脾，虽然苍术具有燥性，但与玄参的润性相辅相成，能够收敛脾精，止渗漏。怀山药补脾固精，山茱萸固精敛气，收敛浮火，两种药物同时治疗脾和肝。茯苓和玉米须渗湿健脾。葛根与丹参配伍使用，能够生津止渴，祛瘀生新。糖尿病患者通常有血瘀的情况，血液循环不畅，血液黏稠度增高。葛根与丹参配伍使用，既能生津又能活血，使气血通畅，可提高降糖效果。这些药物共同作用，益气养阴，补脾、滋肾、益肝，针对核心病机进行治疗。同时，活血化瘀，治疗相关症状。诸药配伍，相辅相成，成为治疗糖尿病的常用方剂。

加减：如果口渴严重，可加天花粉；如果有明显的燥热症状，如口干、口臭，舌苔黄或黄腻，可加入黄连和金银花；如果胃火偏热，食欲亢进，可加入玉竹和石膏；如果夜间尿频，可加补骨脂和桑螵蛸；如果大便干燥，可加当归、白芍、火麻仁；如果失眠多梦，可加夜交藤、白蒺藜、龙骨、牡蛎、延胡索；如果腰痛，可加川续断、杜仲、桑寄生；如果肢体麻木，可加白蒺藜、当归、鸡血藤、水蛭；如果视物模糊，可加枸杞子、菊花、川芎、田七；如果男性阳痿，可加淫羊藿、仙茅、巴戟天。

（六）治疗慢性乙型肝炎经验

慢性乙型肝炎是由乙型肝炎病毒持续感染引起的慢性炎症坏死性肝病，病程一般超过 6 个月。慢性乙型肝炎是临床常见病，其起病隐匿，进展缓慢，症状时起时伏，肝功能时好时坏，病情迁延反复。中医学虽无慢性乙型肝炎之病名记载，但根据其临床表现，大多属于中医学的"疫毒""黄疸""胁痛""癥积"等病证范畴。

1. 辨病辨证要点 慢性乙型肝炎的诊断主要是根据血清 HBsAg 阳性、肝功能试验异常和病毒学检测。中医学认为，湿热毒邪侵袭是慢性乙型肝炎发生的根本原因，肝郁脾虚是病变的基础，气滞血瘀癥积形成是疾病发展的过程。其辨证要点如下：

（1）辨湿热之轻重。湿热内蕴者可伴有黄疸、胁痛、口苦、舌红、舌苔黄腻、脉滑数或弦数。如湿邪偏重，多身体沉重，倦怠嗜卧，面色黄暗，食欲不振，胃脘痞闷，大便溏烂，舌质淡，不易伴发黄疸；若热邪偏重，则面色红赤，口渴，口臭，心烦，舌红，苔黄，易发黄疸。

（2）辨肝郁与脾虚。慢性乙型肝炎早期，多有肝气郁滞、肝脾不调之表现，如肝区胁肋胀痛，心情抑郁，嗳气，胸闷，食少等，也可伴有纳食减少，腹胀便溏，面色少华，体倦乏力等脾虚症状。

（3）辨血瘀癥积。随着疾病的发展，气滞日久则血瘀表现突出，如肝脾肿大，伴有肝掌、蜘蛛痣等。

由于慢性乙型肝炎病史较长，病情迁延反复，中医病机多表现为虚实夹杂的证候，临床应予详辨。

2. 证治用药心得 蓝青强教授认为，慢性乙型肝炎有明确的病因，中医病机清楚，中医治疗慢性乙型肝炎应采用辨证论治与专病专方相结合，用药宜采用辨证用药与辨病用药相结合的治疗方法。其证治体会如下：

（1）清热利湿是关键。湿热疫毒之邪是导致慢性乙型肝炎的主要病因，而湿热作为疾病的始动因素，贯穿疾病的全过程，因此清利湿热是慢性乙型肝炎的关键。临床实践和药理研究证明，不少清热利湿、凉血解毒的药物对乙肝病毒有较强的抑制作用，如大青叶、板蓝根、紫草、蒲公英、连翘、茵陈、虎杖、土茯苓、草河车、丹参、赤芍、大黄等。临床可以辨证选用。

（2）降低血清转氨酶的中药选用。血清转氨酶升高是肝细胞损伤的重要标志，急性肝炎血清转氨酶升高者，宜先清利湿热，佐以解毒。可选用败酱草、板蓝根、蒲公英、金银花、茵陈、郁金、柴胡、五味子（研粉后服用）等。若为慢性或迁延性肝炎血清转氨酶升高者，可用五味子制剂，研粉后吞服，以降低转氨酶。临床常选用垂盆草、田基黄、水飞蓟、柴胡、连翘、龙胆草、黄芩、郁金、甘草等。

（3）纠正蛋白代谢紊乱的中药选用。慢性乙型肝炎或早期肝硬化，蛋白代谢紊乱，血清白蛋白降低，球蛋白升高，表现为白蛋白/球蛋白比例失调者，中医辨证多属气血两虚或气虚血瘀之证，宜选用补益气血药，佐以活血化瘀之品。蓝青强教授常选用党参、黄芪、白术、怀山药、黄精、灵芝、当归、丹参、郁金、鳖甲等。

（4）血清胆红素增高及黄疸用药。慢性乙型肝炎出现血清胆红素增高或黄疸，是病情加重的标志之一，治宜利胆退黄，促进胆汁排泄，降低高胆红素血症。常重用茵陈、大黄、黄柏、山栀子、金钱草、虎杖等，通过清利湿热，利小便，达到退黄之目的。

（5）肝脾肿大的用药。慢性或迁延性肝炎肝脾肿大者，蓝青强教授常在疏肝柔肝的基础上，选加生牡蛎、鳖甲、郁金、三棱、莪术、穿山甲等软坚散结之药，可改善肝内微循环，增加血流量。但应用活血化瘀药，宜配合益气养阴等扶正药，如此才能达到缓中补虚之目的。

（6）护肝剂扶正药的应用。蓝青强教授常选用黄芪、党参、枸杞子、灵芝、白术、山药、茯苓、女贞子、何首乌、桑寄生、淫羊藿、生地黄等药，上述药物能调节机体的免疫功能。而免疫功能低下是导致慢性乙型肝炎患者发病或使病情迁延难愈的主要原因，因此在慢性乙型肝炎的治疗中，酌情选用有调节免疫功能的中药是大有裨益的。

（7）专病专方。治疗慢性乙型肝炎，蓝青强教授常采用自拟的乙肝专病方。

组成：柴胡 15 g，白芍 20 g，当归 10 g，茯苓 20 g，白术 20 g，黄芪 20 g，茵陈 20 g，败酱草 25 g，白花蛇舌草 20 g，黄芩 10 g，郁金 15 g，生甘草 8 g。

功效：疏肝健脾，清热利湿。

主治：急慢性乙型肝炎活动期，症见右胁隐痛、胀痛、纳差、神疲乏力、尿黄、舌红、苔薄黄、脉弦细或弦数，肝功能异常或转氨酶升高者。

方义分析：本方从逍遥散化裁而来，方用柴胡疏肝解郁，当归、白芍养血柔肝，黄芪、白术、茯苓、甘草益气健脾和胃，茵陈、黄芩清热利湿，败酱草、白花蛇舌草清热解毒，郁金行气活血通络。本方寒热并用，攻补兼施，实乃慢性乙型肝炎之理想方剂。

加减：如转氨酶升高，宜去黄芪、白术，加金银花、垂盆草、田基黄、龙胆草等清热利湿药；黄疸明显者，去黄芪、白术，加大黄、黄柏、虎杖；肝脾肿大，酌加三棱、莪术、生牡蛎、桃仁等；两胁胀痛，加青皮、佛手；纳呆，腹胀，加神曲、山楂、麦芽；在肝病缓解期，神疲乏力者，加党参、淫羊藿、灵芝、女贞子、何首乌、山药等。

（七）治疗高血压经验

高血压是中老年人常见的疾病之一，又称原发性高血压，是以体循环血压升高为主要表现的综合征。临床上常见眩晕、头痛等症状。高血压是多种心脑血管疾病的重要病因和危险因素，影响重要器官如心、脑、肾，最终导致这些器官的功能衰竭，危害极大。目前尚无根治的方法，中西医治疗高血压各有特色与优势。蓝青强教授认为，运用中医中药治疗高血压，在缓解症状、预防和治疗并发症方面有一定优势。

中医学无高血压之名，但根据高血压患者所产生的头痛、眩晕、心悸、失眠、项强、胸痛、胸闷等症状，常将其归属为中医学"眩晕""头痛"等病证范畴。中医学认为，高血压是本虚标实之证，其致病因素较多，其中精神因素尤为重要。如工作、生活压力过大，忧思恼怒太过，可导致脏腑气血逆乱，阴阳失调，从而导致高血压的发生和发展。

高血压多有头痛、头晕、面红、烦躁、心悸、口苦等症状。这些症状提示病变在上部，多为肝阳上亢、肝火上炎所致。另外，部分高血压患者多为体胖之人，为痰湿体质。因此，高血压与痰湿关系密切。在标实方面，蓝青强教授认为高血压与气郁、肝阳、肝火、痰浊、瘀血等病理因素关系密切。在本虚方面，高血压与肝肾阴虚关系最为密切，但病程日久，可伴有气虚、阳虚或阴阳两虚。

关于临证分型，蓝青强教授常将高血压分为虚实两大类型。

1.实证高血压 常见于高血压的初期和体质壮实者。除血压增高外，常有头痛、眩晕、面红、目赤、口苦、烦躁易怒等肝火上炎和肝阳上亢的表现。同时，患者常伴有形体肥胖、胸闷多痰等痰湿和痰热的症状。舌红，苔黄或苔黄腻，脉弦滑或脉弦数有力。

（1）肝阳上亢型。症状表现为头痛、眩晕、面红、目赤、烦躁易怒、口苦口干、大便秘结，舌红，苔黄，脉弦数有力。

治则：清肝泻火，平肝潜阳。

方药：自拟清肝潜阳方。

处方：石决明30 g，夏枯草15 g，黄芩10 g，菊花10 g，天麻10 g，地龙10 g，牛膝15 g，钩藤15 g，桑寄生15 g，车前子10 g，夜交藤10 g。加减：如头痛剧烈，可加白蒺藜；如大便干燥，可加决明子、大黄。

（2）肝风夹痰型。症状表现为眩晕、头痛、睡眠少、多梦，黄厚舌苔腻，脉弦滑。患者多为形体肥胖。

治则：清肝泻火，燥湿祛痰。

方药：自拟祛痰息风方。

处方：法半夏10 g，茯苓15 g，陈皮15 g，竹茹15 g，枳壳15 g，胆南星10 g，黄芩10 g，夏枯草15 g，石决明30 g，石菖蒲15 g，牛膝15 g，钩藤15 g，珍珠母30 g，地龙10 g。

（3）肝郁化火型。症状表现为头痛、头胀、眩晕、胸胁胀满、恶心欲吐或反酸频繁，嗳气、少食、心烦、口干口苦、多梦易惊、小便黄、大便干结，舌红，苔薄黄，脉弦。

治则：疏肝解郁，清肝降火。

方药：自拟解郁清肝方。

处方：醋柴胡 20 g，郁金 15 g，白芍 15 g，川楝子 10 g，山栀子 15 g，夏枯草 15 g，黄芩 10 g，生地黄 15 g，旋覆花 20 g，代赭石 20 g，钩藤 15 g，牛膝 15 g。

2. 虚证高血压

（1）肝肾阴虚型。症见：头痛、头晕、耳鸣、目干涩或视物模糊、口干、心烦失眠、腰膝酸软、手足心热，舌淡红或舌红少苔，脉细弦。此型临床相当常见，患者素体阴虚或阳亢太久，导致肾阴不足。

治则：滋补肾阴，平肝清热。

方药：自拟滋肾平肝方。

处方：生地黄 15 g，熟地黄 15 g，枸杞子 15 g，菊花 15 g，牡丹皮 10 g，泽泻 10 g，茯神 15 g，杜仲 15 g，桑寄生 15 g，牛膝 15 g，钩藤 15 g，夏枯草 15 g，生牡蛎 30 g，珍珠母 30 g。

（2）阴阳两虚型。症见：眩晕、耳鸣、腰膝酸软、神疲乏力、畏寒肢冷、夜尿频多、便溏水肿，舌质淡胖，苔白，脉沉细。此型常见于更年期高血压或年老体虚，脏腑亏虚，久病阴损及阳的患者。

治则：温肾助阳，兼滋肾阴。

方药：附桂地黄汤加味或真武汤加味。妇女更年期高血压常用二仙汤加味。

3. 治疗高血压的遣方用药特色 中医治疗高血压，常在辨证的基础上加入天麻、钩藤、夏枯草、地龙等中药。用药的原则，一是根据传统的中药理论，二是参考现代药理研究的成果，其用药归纳如下。

（1）清肝泻火药 常选用黄芩、山栀子、龙胆草、夏枯草、大黄、决明子等。此类药物在清肝泻火、降压的同时，有减慢心率的作用，常在肝火炽盛、心烦急躁、口苦、尿黄、心率快、脉数的情况下选用。

（2）平肝息风药 常选用天麻、钩藤、地龙、白蒺藜。此类药物既能平肝息风，又有降压作用，用于肝阳上亢、肝风内动所致的头晕、目眩、头重脚轻等症。

（3）重镇潜阳药　常选用石决明、珍珠母、生龙骨、生牡蛎、灵磁石、代赭石等。

（4）祛痰化浊药　胆南星、全瓜蒌、泽泻、汉防己等。

（5）活血化瘀药　丹参、葛根、益母草、红花、川芎、山楂等。

（6）引血下行药　怀牛膝、益母草等。

（7）对血压有双向调节作用（既可降压，又能升压的药物）　人参、黄芪、灵芝、五味子等。

（8）根据主要症状随症加减的药物　如头晕加天麻、钩藤、地龙；头痛加延胡索、川芎、葛根；颈背酸胀加葛根、白芍、羌活；耳鸣加石菖蒲、灵磁石；失眠加丹参、酸枣仁、延胡索；肢体麻木加四物汤、白蒺藜、地龙；血脂异常加泽泻、姜黄、蒲黄、决明子等。

（八）外感高热治疗体会

中医学认为，发热是机体正气抗御邪气而正邪相争、阴阳失去平衡的一种表现，可分为外感发热和内伤发热。外感发热多因外邪所致，多为高热，属中医学温病的范畴。多见于急性感染性疾病，如流感、流脑、急性支气管炎、肺炎、急性胃肠炎、阑尾炎等。外感高热临床常表现为壮热，口渴，心烦，汗出，伴有微恶风寒或恶寒，头身痛重，口苦咽干，胸胁苦满或腹满而痛，甚则烦躁，昏狂谵语等，舌尖红，舌苔薄白微黄或黄白相兼，脉浮数。

蓝青强教授指出，近年来临床所见的外感高热很少见到单纯的风寒外感或温病的卫分证，常发病急骤，病情严重，卫气营血传变迅速。多表现为表邪入里化热，气分的热势已盛而表证仍未消除的"卫气同病"，或太阳经、阳明经和少阳经病同时出现的"三阳合病"。某些重症病例在气分甚至卫分阶段，热毒多已波及营分，表现为气营两燔之候。因此治疗上常卫气同治，三阳并治，治宜清热解毒、表里两解。

甚至在清气的同时，加入凉营泄热之品，以防止热毒进一步内陷营血，阻断病变的发展。在治疗中除审证求因外，降温退热尤为重要。

在临床上，蓝青强教授常自拟外感退热方，基本药物：荆芥 10 g，防风 10 g，金银花 15 g，连翘 15 g，柴胡 20 g，黄芩 10 g，生石膏 30 ～ 60 g（先煎 20 分钟），知母 10 g，葛根 15 g，茅根 15 g，芦根 15 g，甘草 6 g。本方由荆防败毒散、银翘散、小柴胡汤和白虎汤化裁而成，取其三方之长。方用荆芥、防风解太阳之表，而散风寒用金银花、连翘清热透表，清解卫分而散风热；用柴胡、黄芩和解少阳；用生石膏、知母以清泄阳明；方中加入三根（葛根、芦根、茅根），这是参考施今墨先生的用药经验，茅根清血热，芦根清气分热，葛根通膀胱经，并有解肌的作用。若大便秘结，则加大黄、芒硝、瓜蒌仁，引邪从二便出，使邪有出路，不可闭门留寇。全方体现了卫气同治，寒温并用，三阳同法。口渴明显，加天花粉、麦冬；腮肿咽痛，加大青叶、射干、马勃；咳嗽痰黄，加浙贝母、瓜蒌、鱼腥草；高热太盛，宜加大石膏用量，并加青蒿；恶寒明显加羌活。

（九）汗证治疗经验

汗证是指人体阴阳失调，腠理开阖不利而引起汗液外泄的病证，以汗多为其主要症状，主要包括自汗和盗汗两种。

1. 治则治法 《素问·阴阳别论》云："阳加于阴谓之汗。"汗乃阳气蒸化阴液而成，阴平阳秘是出现正常汗之前提，阴阳失调，则是导致异常汗之根源。蓝青强教授认为："虚了就出汗。""热了就出汗。"一般而言，汗证多见于虚证，如自汗多见于阳虚，盗汗多见于阴虚，而实证之汗多见于正盛邪热亢盛之实热证，也多见于肝郁火旺、湿热内蕴之邪热郁蒸之证。《景岳全书》明确指出："自汗盗汗亦各有阴阳之证。"病程久者或病变重者会出现阴阳虚实错杂的情况，在临床上要虚实兼顾，寒热并施。蓝青强教授认为，治疗以调节阴阳、收敛止汗为要，灵活运用调、固、滋、清、潜五法，才能使汗停止并治愈病证。

（1）调　指调和营卫之法，多见于年老、久病、微受风邪的患者或长期反复发作者。可能没有其他自觉症状，或由于汗证的困扰而出现心烦、食欲减退和睡眠质量下降等症状。临床特点是以局部出汗为主诉，如头部出汗、半身出汗或出汗部位左右上下不对称。西医学认为这多是由自主神经功能失调造成的，中医学认为属于营卫失调，腠理不固。采用调和营卫法，方可使用桂枝汤合甘麦大枣汤进行加减。

（2）固　指固表止汗法，多见于素体较弱，容易感冒之人。临床特点是白天出汗明显，在活动时尤为严重，伴有气短和乏力。属于肺卫不固，可以采用固表止汗法。可使用玉屏风散进行治疗。

（3）滋　指滋阴敛汗法，多见于西医学诊断为甲状腺功能亢进症、结核病的患者。临床特点是短气自汗、口干舌燥，脉细弱，可能有气阴两虚或发热盗汗、面赤心烦、口干唇燥、舌红、脉数的阴虚火旺证。采用滋阴敛汗法进行治疗，治以滋阴生津、滋阴敛汗或滋阴降火，虚火熄则汗自止。可采用生脉散或当归六黄汤进行加减。

（4）清　指清热止汗法，多见于某些传染病的发热期。临床特点是高热、大渴、脉洪大，属于正盛邪热亢盛之实热证或蒸蒸汗出、面赤烘热、口苦口渴、烦躁不安、舌苔薄黄、脉弦数的肝火、湿热等邪热郁蒸之证。采用清热止汗法，可使用白虎汤或龙胆泻肝汤进行加减。

（5）潜　指潜阳敛汗法，汗是五液之一，过多的汗易伤阴，阳随阴损，阴不涵阳，虚阳浮越。除实热引发的多汗情况外，其他病证都可以使用潜阳敛汗法，可以适量添加龙骨、牡蛎等药物，以收敛止汗。

2. 治疗体会

（1）汗证多见于西医学的甲状腺功能亢进症、结核病、低血糖、神经症、佝偻病、休克等，以及某些传染病的发热期和恢复期。在治疗时应病证结合，深化遣方用药，使治疗的针对性更强。例如，对于糖尿病自主神经病变导致的异常汗出，根据现代药理研究，在辨证的基础上使用具有降糖作用的中药，加强控制血糖，患者的异常汗出症状往往能够得到很快改善。

（2）自汗和盗汗都是由于腠理不固、津液外泄，因此可以考虑加入敛汗之品，如麻黄根、浮小麦、糯稻根须，以增强止汗的功能；而乌梅、五味子、山茱萸则具有酸涩止汗的作用，也常常在方剂中酌加使用。

（3）治疗阴虚汗出时，常常使用地骨皮、生地黄、黄精、牡丹皮、山栀子等药物来清虚火，虚火熄则汗自止。

（4）《神农本草经》云："桑叶主治能除寒热，并除出汗也。"清代陈士铎的《辨证奇闻》中也有"桑叶……引经止汗"。在治疗汗证时，常常使用桑叶作为引经药，使其他药物通过腠理进入病变部位。

（5）小儿汗证在临床上常常表现为头部汗出，腹胀纳呆，嗳腐吞酸，苔腐脉滑。这种情况多属于实证，常见于食滞胃肠。食滞于胃肠，浊气不降，清气不升，导致中气郁而化热，进而出现汗出的症状，正如《素问·经脉别论》所说："故饮食饱甚，汗出于胃。"治疗时应该消食化积，使用消导药物则可以止汗，方剂可考虑使用保和丸进行加减。

（十）肿瘤化疗不良反应的中医药治疗经验

化疗是恶性肿瘤治疗中最常用的方法之一，但化疗药物对患者来说，往往是"敌我不分"。在杀死癌细胞的同时，也会不同程度地损害机体正常细胞。因此，接受化疗的患者大多会引起一系列不良反应和各种损伤，如消化道症状会出现恶心呕吐，骨髓抑制会导致血细胞数量下降，免疫抑制会使患者抵抗力下降等。

蓝青强教授认为，化疗药物毒性较大，属于"药邪""药毒"之类，主要损伤人体的脾胃和造血功能，还会累及肝肾，往往会造成气阴两伤、气血两虚，或脾胃不和、精血亏损等病变。针对化疗药物引起的不良反应，通过中医药进行辨证施治，能降低化疗药物的不良反应，增强化疗治疗的效果，并保护和提高机体的免疫功能，使化疗能够顺利进行，这是中医药治疗肿瘤的优势所在。

恶性肿瘤属于本虚标实之证，加之"药毒"侵袭人体，加重了病情的复杂性。因此，在治疗时应根据病邪对人体气血和脏腑损伤的程度和部位，选择合适的方药，提高治疗的针对性，以取得好的疗效。

根据蓝青强教授的临床实践，肿瘤化疗不良反应常用以下治法：

1. 和胃降逆法　适用于化疗药物刺激胃肠引起的消化道症状，可见腹胀纳呆，恶心呕吐，或呃逆频作，肢体倦怠，舌淡，苔白腻，脉沉弦或滑。

辨证：胃失和降，痰湿内阻。

治则：健脾和胃，降逆止呕。

方药：香砂六君子汤加味。

处方：党参20 g，白术15 g，茯苓15 g，半夏10 g，陈皮10 g，木香10 g，砂仁6 g，代赭石30 g（先煎），旋覆花10 g（包煎），紫苏梗10 g，竹茹10 g。

2. 调和肝脾法　适用于化疗药物引起的肝损害。其临床表现为肝区不适，腹胀便溏，神疲乏力，食欲不振，或皮肤巩膜黄染，转氨酶增多，舌红苔白，脉弦。

辨证：肝郁脾虚，兼有湿热。

治则：调和肝脾，清化湿热。

方药：逍遥散加味。

处方：柴胡15 g，白芍20 g，当归15 g，白术20 g，茯苓20 g，虎杖10 g，土茯苓30 g，金钱草15 g，枸杞子30 g，僵蚕10 g，陈皮10 g。

3. 益气养血法　适用于化疗药物引起的白细胞减少症。其临床表现为头晕、心悸，面色无华，神疲乏力，失眠多梦，不思饮食，脱发及白细胞减少等症。

辨证：气血两虚，气虚血瘀。

治则：益气养血，佐以化瘀。

方药：自拟升白汤。

处方：黄芪30 g，党参30 g，丹参15 g，黄精20 g，白术20 g，茯苓15 g，当归15 g，熟地黄20 g，女贞子15 g，川芎10 g，白芍15 g，鸡血藤10 g，薏苡仁

30 g，山楂 10 g。

4. 用药体会 关于化疗不良反应的用药技巧，蓝青强教授认为，除按中医辨证用药、根据传统的药性理论选择药物外，还应参照现代药理研究成果，根据现代药理理论和研究结果来选择和使用药物。例如，在化疗期间，应注意保护和提高患者的免疫系统功能。可以配伍应用能提高机体免疫系统功能的药物，如人参、黄芪、党参、白术、茯苓、灵芝、淫羊藿、补骨脂、巴戟天、枸杞子、女贞子等。只有这样，才能提高治疗效果。

总之，恶性肿瘤患者在化疗期间，结合中医辨证论治来服用中药，中医治疗与化疗相结合，两者相辅相成，相得益彰。这样可以保护人体正气，起到减轻化疗不良反应、增加化疗效果的作用，提高化疗药物对肿瘤的抗肿瘤效果。这正是中医治疗与化学药物治疗的优势所在。

（十一）肿瘤放疗不良反应的中医药治疗经验

放疗是以高能射线攻击局部肿瘤，将癌细胞杀灭。迄今为止，放疗仍是恶性肿瘤的主要治疗手段之一，它用于某些癌肿的根治性治疗，也常用于癌肿的辅助性治疗。但是放疗在杀灭癌细胞的同时，也使正常的组织和器官受到射线的损伤，尤其是损伤免疫组织或器官，导致免疫功能紊乱，会引起全身一系列不良反应。

放疗的不良反应因人而异，主要取决于治疗剂量和治疗部位。患者的身体素质也会影响对放疗的反应，以及是否产生不良反应。放疗最常见的不良反应包括疲劳、皮肤变化、食欲不振、恶心呕吐、饭后胀满等。其他不良反应通常与接受治疗的部位有关，不同部位放疗后可能出现不同的不良反应和症状。如口腔、食管、胃肠道等部位接受放疗后，容易出现吞咽困难、口干舌燥、恶心呕吐、腹泻、便血等症状，少数患者可能发生消化道穿孔。此外，还有一些放疗后患者会出现耳鸣、头痛、白细胞下降等症状。

中医学认为，放射线属于"火热毒邪"。放射线作为一种热毒之邪侵袭人体，容易伤津耗液，损伤脾胃的运化功能，影响气血生化，导致脾胃失调，肝肾亏损，气血损伤，气阴两虚。癌症患者在接受放射治疗后，容易造成机体热毒过盛，而患者正气不足，抵抗力低下，常易合并感染，瘀毒化热，也会出现毒热表现，导致瘀毒内蕴证。

蓝青强教授认为，运用中医药防治放疗不良反应时，治疗以扶正为要，主要采用益气养阴生津、滋养肝肾、调理脾胃、活血化瘀，以及清热解毒等治法，根据患者具体情况灵活应用，以提高机体的免疫力。

1. 益气养阴生津法 主要适用于放疗中出现少气懒言，咽干口燥，消瘦，五心烦热，饮食难下，头晕耳鸣，干咳无痰，舌红，苔少，脉细数。证属热毒邪盛，伤阴耗气，以致阴虚火旺，气阴两虚。用益气养阴生津法，方以生脉散、知柏地黄丸、百合固金汤加减。

2. 滋养肝肾法 主要适用于放疗中出现腰酸，全身疲乏，精神不振，心悸，气短，胁部拘挛疼痛，白细胞下降及血小板减少，头痛耳鸣，咽干口燥，苔少，脉弦细等。证属肝肾不足。用滋养肝肾法，方以一贯煎、左归饮加减。

3. 调理脾胃法 主要适用于放疗中出现四肢倦怠，头重眩晕，嗜睡，口淡或口干舌燥，纳差，脘腹胀闷，恶心欲呕，大便溏薄，舌体胖，苔白腻，脉细或细数无力等。证属脾胃失调，治宜健脾养胃。方以香砂六君子汤、参苓白术散、益胃汤加减。

4. 活血化瘀法 主要适用于放疗中出现面色暗滞，食欲不振，烦躁焦虑，头胀痛，口渴不欲饮，大便干，皮肤颜色紫暗，肌肤甲错，舌质淡暗，脉弦涩等。证属久病久损，夹瘀入络，治宜活血化瘀。方以血府逐瘀汤加减。

5. 清热解毒法 主要适用于放疗中出现烦躁，汗出，发热，口疮，口渴，大便干，小便黄，舌质红，苔黄腻，脉弦数等。证属热毒过盛，治宜清热解毒。方以五味消毒饮加减。常用方剂：生脉饮、五味消毒散、沙参麦冬汤、一贯煎、左归饮、六味地黄丸、八珍汤、参苓白术散、四君子汤、枳实消痞汤、桃红四物汤、血府逐瘀汤等。

6. 常用药物 ①益气药：黄芪、太子参、西洋参、党参、大枣、黄精。②养阴药：生地黄、玄参、石斛、玉竹、女贞子、天花粉、沙参、麦冬、龟甲、枸杞子、百合。③养血药：当归、鸡血藤、龙眼肉。④健脾药：山药、白术、茯苓、薏苡仁。⑤活血化瘀药：丹参、川芎、桃仁、红花、赤芍、三七、莪术。⑥清热药：金银花、连翘、蒲公英、白花蛇舌草、半枝莲、山豆根、射干、黄连、土茯苓、板蓝根、芦根、瓜蒌、杏仁、生地榆、瞿麦。

五、医案选介

（一）治疗幽门螺杆菌阳性病案

陈某，女，47 岁。2008 年 8 月 5 日就诊。

主诉：胃脘反复胀痛 2 年余，加重 1 周。

病史：患者 2 年来经常出现胃脘胀痛不适，经多方诊治，症状时轻时重，未见明显效果。近因饮食不节，胃脘隐痛加重，饭后胀甚，纳呆早饱，倦怠乏力，口苦而黏，大便不畅，舌质暗红，舌苔黄腻，脉弦滑重按无力。胃镜检查诊断为"慢性浅表性胃窦炎伴平坦糜烂"。幽门螺杆菌检测（++）。

中医诊断：胃痛。

西医诊断：慢性糜烂性胃炎。

辨证：脾虚湿阻，湿热内蕴。

治则：益气清热化湿，和胃降逆，散结消痞。

处方：益气活血清幽养胃方，6 剂，每日 1 剂，水煎服。

6 剂后，患者胃脘胀满隐痛等症状减轻，食欲增加，黄苔稍退，但胃脘部仍有胀感。原方加减治疗一个半月，患者诸症消失，食欲良好，胃镜检查复查：慢性浅表性胃窦炎，胃黏膜活动性炎症消失，慢性炎症轻度好转。幽门螺杆菌检测阴性。

按语：本案证属虚实夹杂，脾虚湿阻，用益气活血清幽养胃方化裁治疗，取效颇捷。现代药理研究表明，太子参、黄芪、白术等补益药具有提高免疫力的作用；幽门螺杆菌的抑菌试验表明高度敏感中药为黄连；丹参、吴茱萸、甘草、大黄亦为中度敏感中药。应用丹参抗大鼠乙酸胃溃疡中发现，丹参能促进胃黏膜细胞DNA合成，形成新的胃黏膜细胞，同时促进胃黏膜分泌黏液，加强了屏障防御幽门螺杆菌的作用。另有试验表明蒲公英、厚朴等对幽门螺杆菌敏感，能有效地抑制胃内幽门螺杆菌繁殖。同时配合活血化瘀治疗，能促进细胞的代谢活动，增加超氧化物阴离子的形成，从而增强杀菌作用，并灭活病原微生物在体内产生的毒素，增强免疫力和抵抗力。

（二）糖尿病病案

陆某，女，60岁，某单位退休职工，2007年10月12日初诊。

主诉：体检发现糖尿病3个月。

病史：患者自述于3个月前在市某医院体检发现空腹血糖为12.0 mmol/L，初诊为2型糖尿病。在门诊治疗，口服"达美康"与二甲双胍等药，服药已3个月，但均未获效，初诊时检测空腹血糖为11.0 mmol/L，餐后2小时血糖为16.0 mmol/L，但无"三多一少"症状，除略感疲倦外，余无不适症状，食欲、睡眠及大小便均正常，舌质偏红，舌苔薄白，脉沉细。

诊断：2型糖尿病。

辨证：气阴两虚，燥热伤津。

治则：益气养阴，清热生津，兼以活血。

处方：糖尿病专方加减。黄芪30 g，生地黄20 g，玄参20 g，苍术15 g，葛根15 g，丹参15 g，怀山药30 g，茯苓10 g，山茱萸15 g，地骨皮15 g，黄连6 g，甘草 3 g，玉米须 20 g。14 剂，每日 1 剂，水煎分 3 次服。

二诊：患者上方连服 2 周后，复查空腹血糖为 7.3 mmol/L，餐后 2 小时血糖为 13.0 mmol/L。守上方加玉竹 15 g，天花粉 10 g，再服 30 剂。

三诊：患者上方连续服用 1 个月后，复查空腹血糖为 6.7 mmol/L，餐后 2 小时血糖为 10.8 mmol/L，糖化血红蛋白为 7%。嘱调节饮食，加强锻炼，并服用六味地黄丸以善其后。至今患者病情一直稳定，血糖均在正常范围内。

按语：本例患者虽无自觉症状，似乎无症可辨，可从实验室检查入手，并结合舌脉象，辨为气阴两虚，予以益气养阴、清热活血之法治疗，可取得较好疗效。

（三）乙肝病案

莫某，男，27 岁，学生，2009 年 10 月 7 日初诊。

主诉：乙肝"大三阳"10 年。

病史：患者自述于 10 年前体检发现乙肝"大三阳"，病后曾间断接受中医治疗，至今未愈。近 1 个月来，患者因学习紧张，感到右胁疼痛，纳差，腹胀。刻诊时发现右胁部胀痛，腹胀，纳差，食后加重，大便烂，小便黄短，舌淡红，舌苔黄腻，脉弦细。实验室检查显示肝功能异常：谷丙转氨酶 171 U/L，谷草转氨酶 131 U/L，乙肝标志物呈"大三阳"。

诊断：慢性乙型肝炎。

辨证：肝郁脾虚，湿热未清。

治则：疏肝健脾，清热解毒。

方药：自拟乙肝方。

处方：柴胡 15 g，白芍 15 g，当归 10 g，茯苓 20 g，白术 20 g，茵陈 20 g，败酱草 15 g，白花蛇舌草 15 g，黄芪 15 g，郁金 15 g，生甘草 6 g，虎杖 15 g，蒲公英 20 g，枸杞子 15 g。

用法：每日 1 剂，加适量清水浸泡 1 小时，然后置于火上煎煮，沸后再煮 30 分钟左右，连煎两次，分 3 次服用。患者上方坚持服用 3 个月，并进行肝功能复查，显示转氨酶已恢复正常，诸症消失。

按语：本患者证属肝郁脾虚，治用自拟乙肝方疏肝健脾，清热解毒，故收效明显。

（四）外感高热病案

李某，女，50 岁，商人，于 2009 年 4 月 25 日初诊。

主诉：恶寒发热已持续 1 天。

病史：患者自述近日生意繁忙，较为疲劳。昨日下午突然出现恶寒和发热，自测体温高达 39℃。当晚前往急诊科就诊，接受了静脉滴注抗生素治疗和肌内注射退热针，一度出汗退热。今日上午患者再次出现发热症状，全身感觉酸软疼痛。经朋友介绍，前来寻求中医治疗，患者希望在两天内退热痊愈，因为已经预订了第三天的飞机票。

刻诊：恶寒怕冷，发热，出汗，头身疼痛，咽干微痛，口苦欲呕，心烦胸闷，口渴喜冷饮，食欲尚可，大小便良好，测体温为 39.5℃，形体健壮，神志清楚，满面红赤，口唇微干，舌体偏红，舌苔白而干，脉浮数。血常规检查显示正常。

诊断：上呼吸道感染导致高热。

辨证：太阳、阳明、少阳三阳合病，卫气同病。

治则：三阳并治，卫气同治。

处方：外感退热方加味。荆芥 10 g，防风 10 g，羌活 10 g，金银花 15 g，连翘 15 g，柴胡 20 g，黄芩 15 g，石膏 30 g，知母 10 g，芦根 20 g，葛根 15 g，白茅根 20 g，板蓝根 20 g，大青叶 15 g。2 剂，每日 1 剂，分 2 次开水冲服。

二诊：服用上述方剂 1 剂后，患者当晚即出汗，身体感觉凉爽，各种症状得到缓解。服用完 2 剂后，患者体温恢复正常，全身感到轻松，但仍感到身体疲倦无力，口干咽干，口淡，食欲稍差，舌苔薄白而干，脉细缓。

治则：益气生津，清热解毒。

处方：竹叶10 g，石膏15 g，太子参15 g，金银花10 g，大青叶10 g，玄参15 g，生地黄15 g，沙参10 g，麦冬15 g，白芍20 g，甘草6 g。3剂，每日1剂，用开水冲服。

此处方可用于调理康复，以巩固治疗效果。

按语：患者既有风寒外袭的恶寒发热、头身疼痛，又有阳明热盛的高热不退、出汗、口渴喜冷饮等症状，同时伴有口苦、心烦、欲呕等少阳见症。这是卫气同病、三阳合病的患者，治疗应强调卫气和三阳同治，寒温并用。方剂中使用荆芥、防风、羌活来解表散寒；使用金银花、连翘、板蓝根、大青叶来清热解毒，同时也清解卫气并散风热；使用小柴胡汤中的主药柴胡、黄芩来和解少阳；使用白虎汤中的主药石膏、知母来清泄阳明。其中特别加用了葛根、芦根、白茅根这三味甘寒之品，葛根解除肌表的热邪并生津；芦根清除气分的热邪并利尿；白茅根消除血分的热邪并利尿；这三味药合在一起，既能清热又能利尿，使邪气有出路，因此退热非常迅速。

（五）肿瘤放疗术后病案

何某，男，29岁，2009年7月23日就诊。

主诉：口干、大便干结反复1月余。

病史：患者2006年被诊断为多发性骨髓瘤，至今已经3年，并实施多次放疗。现症见：口干舌燥，大便干结，肌肤干燥，消瘦，夜寐欠安。舌质暗红，少苔，脉弦数。

诊断：肿瘤放疗术后。

辨证：气阴两虚夹瘀。

治则：益气养阴，生津润燥，活血化瘀。

处方：沙参30 g，麦冬15 g，生地黄30 g，玄参15 g，黄芪30 g，玉竹15 g，

天花粉 15 g，决明子 15 g，莱菔子 20 g，夏枯草 15 g，半夏 9 g，丹参 15 g，红花 6 g，川芎 6 g。7 剂，日 1 剂，水煎服。

二诊：患者口干舌燥和大便干结明显改善，精神明显好转。原方继服 10 剂，日 1 剂，水煎服。

按语：放疗为热毒之邪侵袭人体，热毒过盛，津液受损，气阴两虚，且久病久损，易夹瘀入络。方以重用黄芪益气，并用大队养阴药沙参、麦冬、生地黄、玄参、玉竹、天花粉；丹参、红花、川芎活血化瘀；决明子、莱菔子润肠通便；夏枯草、半夏调和阴阳，改善睡眠。

（六）汗证病案

病例 1：江某，女，64 岁，2009 年 8 月 5 日就诊。

主诉：汗出不止反复 1 年余。

病史：患者自诉汗出不止，以夜间为甚，伴体倦乏力，心烦，口稍干，舌暗红，苔薄白，脉弦略数。有糖尿病病史 25 年，血糖控制不理想。

中医诊断：汗证。

辨证：气阴两虚。

治则：滋阴清热泻火，益气固表止汗。

处方：当归六黄汤化裁。黄芪 30 g，生地黄 15 g，熟地黄 15 g，黄连 6 g，黄芩 10 g，黄柏 10 g，当归 15 g，五味子 10 g，山茱萸 30 g，牡蛎 30 g，桑叶 10 g。3 剂，日 1 剂，水煎服。

二诊：患者汗多症状明显减少，精神明显好转。舌暗红，苔薄白，脉弦略数。守方治疗，7 剂，日 1 剂，水煎服。

按语：本案以汗出不止，以夜间为甚，伴体倦乏力、心烦、口稍干等气阴两虚之证，为阴虚阳亢，热迫汗出，方以当归六黄汤化裁。方中当归、生地黄、熟地黄入肝肾而滋阴养血，阴血充则水能制火；以黄连、黄芩、黄柏泻火除烦，虚火熄而阴液不伤；热清则火不能扰，阴坚则汗不外泄。倍用黄芪以益气固表止汗；汗证日久，加煅牡蛎平肝潜阳，收敛固涩，并加酸涩之五味子、山茱萸，增强止汗作用；桑叶敛汗，引诸药入腠理。诸药合用，气阴足，内热、外汗皆可相应而除。

病例 2：覃某，女，46 岁，某公司职员，2009 年 4 月 3 日初诊。

主诉：头面右侧多汗，左侧无汗 3 年余。

病史：患者自述平素多汗，易出汗，但 2006 年 2 月以来，患者出现头面右侧多汗，头面左侧则无汗，胸背无汗，而下肢及大腿汗多，出汗部位上下左右不对称，以为是中风先兆，求治于市、区多家医院，做过多种检查，包括血液生化、肝肾功能、血糖、血脂、头颅 CT 及肝胆彩超等检查，均未见异常。曾服用中药汤剂（具体不详），但治疗无效。刻诊：精神体力尚好，食欲正常，背部时有怕冷，二便正常，舌质淡红，舌苔薄白，脉细。

中医诊断：汗证。

辨证：营卫不和。

治则：调和营卫。

处方：桂枝汤加味。桂枝 10 g，白芍 20 g，干姜 5 g，大枣 15 g，乌梅 10 g，炙甘草 10 g，浮小麦 30 g，糯稻根须 30 g，龙骨 20 g，牡蛎 20 g，黄芪 20 g，防风 10 g，百合 20 g。10 剂，每日 1 剂，水煎服。

二诊：患者背部怕冷已除，右侧头面部出汗明显减少，左侧头面部微微有汗，腹部及大腿出汗亦减少，守上方去干姜，再服 10 剂。患者右侧头面出汗大减，左右侧头面出汗正常。

按语：汗证虽非重症，但治疗也较难以治愈。本例患者采用调和营卫之法，使出汗减少，且调整其出汗部位，使出汗恢复正常。方中用桂枝助心阳，通经络，解肌以祛在表之风邪，使卫不致强；白芍益阴和里，固在里之营阴，令营不致弱；两者一阴一阳，一温一寒，能调和营卫。加用乌梅、浮小麦、糯稻根须敛汗止汗，龙骨、牡蛎性涩收敛，止汗。药症相符，因此取得了明显的效果。

病例3：方某，女，16岁，学生，于2006年4月28日初诊。

主诉：夜间出汗已持续1月余，最近1周加重。

病史：患者称在今年3月初开始感到身体不适，每天傍晚时分感到身体烦热，夜间睡眠质量差，多梦。每晚睡到半夜就会大量出汗，汗水会湿透内衣。无论天气寒冷与否，患者都会出汗。患者曾就诊于市某医院，进行了胸部X线和血液生化等多项检查，未发现异常情况。之前尝试过中药牡蛎散和糯稻根须等，也使用过西药阿托品，但效果都不明显。

刻诊：患者形体消瘦，情绪易激动，每天傍晚面部有灼热感，头部有胀痛感，睡眠质量差，多梦。夜间仍然大量出汗，需要起床换内衣一次。食欲一般，口干欲饮，小便偏黄而短，大便3～4天一次，且大便干结如羊屎状。舌红而瘦，苔薄白而少，脉细略数。

中医诊断：盗汗。

辨证：阴分不足，虚火内盛，阴液无法收敛。

治则：滋阴降火，辅以止汗。

处方：当归六黄汤加味。生地黄15 g，熟地黄15 g，当归10 g，黄芪20 g，黄连6 g，黄芩10 g，黄柏10 g，龟甲20 g，鳖甲20 g，麦冬15 g，龙骨20 g，牡蛎20 g，浮小麦30 g，糯稻根须50 g，五味子10 g。5剂，每日1剂，水煎服。

二诊：服完上方5剂后，患者盗汗明显减轻，但仍感到睡眠欠安稳。守上方加夜交藤30 g，再服用7剂。

三诊：患者盗汗已经停止，睡眠质量也有所改善。建议继续长期服用六味地黄丸进行调理。

按语：《医学正传》指出："盗汗者，寐中而通身如浴，觉来方知，属阴虚，荣血之所主也。大抵自汗宜补阳调卫，盗汗宜补阴降火。"本例患者在午后感到面部灼热，头部胀痛，口干欲饮，而夜间盗汗严重，这是肾阴不足，虚火内盛，阴液无法内收引起的，是典型的阴虚盗汗证，因此使用当归六黄汤加味进行治疗。方剂中的生地黄、熟地黄、当归、龟甲、鳖甲、麦冬能滋阴养血，黄连、黄芩、黄柏能泻火，黄芪能益气固表，五味子、浮小麦、牡蛎、龙骨、糯稻根须能止汗。这些药物共同使用，具有滋阴清热和止汗的功效。治疗阴虚盗汗，其效甚佳。

病例4：韦某，男，43岁，广西某县干部，于2005年3月1日初诊。

主诉：睡中出汗已持续2月余。

病史：患者自述于今年1月初开始睡中出汗，并逐渐加重，严重时衣被完全湿透。曾就诊于县、市多家医院，先后尝试过滋阴清热剂和补气固表剂，但效果均不明显。

刻诊：患者体形肥胖，面色黄晦，除夜间盗汗外，平时常感到烘热，有时伴恶心、胸闷脘痞、口苦，或口中有黏腻感，大便偏烂。由于工作原因，患者经常应酬并饮酒，饮酒后症状加重。舌质胖红，舌苔厚腻，脉弦滑。

中医诊断：盗汗。

辨证：湿热蒸腾，迫使津液外泄。

治则：清热化湿，辅以导滞。

处方：黄连温胆汤加减。法半夏15 g，茯苓20 g，陈皮10 g，竹茹10 g，薏苡仁30 g，黄连6 g，茵陈20 g，枳壳10 g，砂仁6 g，神曲20 g，麦芽20 g，谷芽20 g。7剂，每日1剂，水煎服。叮嘱患者饮食以清淡为主，减少饮酒。

二诊：1周后复诊，患者称服用上述方剂4剂后，盗汗明显减轻。7剂治疗后，患者盗汗已停止，且精神状态转佳。建议之后继续使用香砂六君子丸合保和丸进行调理。

按语：临床上对于盗汗的治疗，常常从补益阴虚的角度进行考虑，这是常见的治疗方法。然而，在本例中，患者属于湿热体质，其临床表现如烘热、胸闷脘痞、口苦、口黏、恶心、大便溏等，舌苔厚腻、脉滑等，都支持了湿热内蕴的辨证。滋阴、甘温药物并不适合该情况。根据辨证，采用黄连温胆汤加减进行治疗，清热化湿，辅以促进消化和导滞，药物选择与证候相符，取得了良好的效果。该案例提示医生在临床上需要开拓思路，治疗盗汗除了补益阴虚的方法外，还可以考虑清利湿热的治疗方法。

病例 5：莫某，女，30 岁，某中学教师，于 2003 年 6 月 10 日初诊。

主诉：产后自汗已持续 20 天。

病史：患者自述于 20 天前足月顺产一男婴后，即出现全身频繁出汗，活动后症状加重，每天需更换内衣三四次，伴有背部微恶风寒，怕风，头痛，以两侧太阳穴为主，神疲乏力，口淡不渴，夜间睡眠不安。曾请某中医师看过，服用桂枝汤加味，共 5 剂，但效果不明显。

刻诊：面色苍白，舌质淡胖而嫩，边有齿痕，舌白有苔，脉细弱。

中医诊断：产后自汗。

辨证：产后阳虚，卫表不固。

治则：温阳益气，固表敛汗。

处方：真武汤加味。熟附子 15 g，干姜 10 g，白术 15 g，茯苓 20 g，黄芪 30 g，当归 15 g，五味子 10 g，煅牡蛎 30 g，煅龙骨 30 g，浮小麦 30 g。3 剂，每日 1 剂，水煎服。

二诊：患者在服用上述方剂 3 剂后，出汗已停止，背部怕冷、恶风等症状均消失，唯睡眠质量不佳，舌质淡嫩，脉细。拟益气、养血、固表，佐以安神以善后，方用当归补血汤、玉屏风散、甘麦大枣汤化裁。处方：黄芪 20 g，当归 20 g，白术 20 g，防风 6 g，浮小麦 30 g，大枣 15 g，夜交藤 20 g，酸枣仁 20 g，五味子 10 g。10 剂，每日 1 剂，水煎服。

按语：该病例根据脉象判断为产后阳虚，卫表不固所致的产后自汗。之前的医生在治疗中使用桂枝汤调和营卫，但效果不明显，这是因为未考虑到肾阳虚衰这一根本原因。使用真武汤温补肾阳，加入黄芪、当归以益气、养血、固表，使用煅龙骨、煅牡蛎、五味子、浮小麦以固涩敛汗，因此取得了显著的疗效。

六、论文著作

（一）论文

［1］蓝青强.清幽消痞益胃方.广西中医药，2004，27（6）：40.

［2］蓝青强.采取多种形式培养中青年教师.高等中医教育研究，1988，5（1）：67.

［3］蓝青强.医院要主动适应医疗保险制度改革.广西中医学院学报，1996，2（1）：47.

［4］蓝青强，王武兴.少阳病与柴胡证刍议.新疆中医药，1988，2（4）：14.

［5］蓝青强."通阳不在温，而在利小便"浅识.重庆中医药杂志，1987，1（1）：41-42.

［6］蓝青强.脾胃与糖尿病的关系.陕西中医，1987，8（10）：454-455.

［7］蓝青强.吴瑭"治上焦如羽"小识.广西中医药，1987，10（5）：41-42.

［8］蓝青强，杨华清.我院教师队伍结构现状分析及改革设想.高等中医教育研究，1989，6（1）：68-71.

［9］蓝青强.现代中医院建设与发展思路.广西中医学院学报，1999，16（4）：1-4.

［10］蓝青强，庞军.对传统中药汤剂改革的思考.广西中医药，2000，23（4）：3-4.

［11］蓝青强，庞军.对中医药现代化的若干思考.广西中医药，2001，4（4）：20-21.

（二）著作

［1］蓝青强.桂派名老中医·学术卷：蓝青强.北京：中国中医药出版社，2011.

［2］蓝青强.消化性溃疡中西医治疗与康复.南宁：广西民族出版社，1994.

七、整理者

1.覃洁梅，女，副主任医师，医学学士，蓝青强教授学术经验继承人。1995 年毕业于广西中医学院中医专业。毕业后在广西中医药大学附属瑞康医院从事医疗、教学、科研工作。其中，1999 年 9 月至 2000 年 9 月在广西中医学院中医专业研究生课程进修班学习；2008 年 10 月至 2012 年 3 月作为第四批全国老中医药专家学术经验继承工作学术继承人跟师蓝青强教授学习。现任世界中医药学会联合会内科专业委员会理事。主要从事胃肠肝胆疾病、眩晕耳鸣、头痛腰痛、汗证失眠、久咳久泻、便秘消渴等内科杂病的中医治疗与康复，以及围绝经期综合征、月经不调、肿瘤术后调治、疲劳综合征、亚健康状态的中医治疗与康复。作为主编和副主编，编写了《全国名老中医蓝青强医案集》《全国名老中医蓝青强临床用方选辑》《桂派名老中医·学术卷：蓝青强》，公开发表医学论文 10 多篇。

2.邓鑫，男，博士生导师，二级教授，获得临床博士学位和科学博士学位，医学博士后，国家中医药管理局青年岐黄学者，国家中医药管理局重点学科带头人，原卫生部优秀青年岗位能手，中华人民共和国教育部跨世纪优秀青年，全国中医药类高校优秀青年，广西医学高层次领军人才。长期从事中医药的基础及临床研究，获得省部级科技进步奖 10 余项，出版著作 11 部。